G. Guglielmi • F. Schiavon • T. Cammarota

Radiologia geriatrica

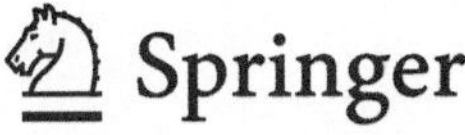

PROF. GIUSEPPE GUGLIELMI
Dipartimento di Diagnostica
per Immagini
IRCCS Ospedale
"Casa Sollievo della Sofferenza"
San Giovanni Rotondo, Foggia

DR. FRANCESCO SCHIAVON
Dipartimento di Diagnostica
per Immagini e Scienze Radiologiche
ULSS 1 - Ospedale San Martino
Belluno

DR. TERESA CAMMAROTA
SC Radiodiagnostica 5
ASO San Giovanni Battista di Torino
Torino

In copertina: *Anziana Arlesiana*, Arles, 1888.
Fondazione, National Museum Vincent Van Gogh, Amsterdam

ISBN-10 88-470-0485-3
ISBN-13 978-88-470-0485-6

Springer fa parte di Springer Science+Business Media
springer.com

Progetto grafico della copertina: Simona Colombo, Milano
Progetto grafico e impaginazione: Graficando snc, Milano
Stampa: Arti Grafiche Nidasio, Milano

Presentazione

La popolazione sta sempre più invecchiando e questo fenomeno è particolarmente evidente in Italia: nell'ultimo mezzo secolo l'età media è aumentata di 12 anni; il 62% delle donne e il 39% dei maschi giungono a superare gli 80 anni. Allo stesso tempo, con la progressiva riduzione della natalità l'età media della popolazione si è innalzata: attualmente il 20% della popolazione italiana è rappresentata da ultrasessantenni e il 3% da ultraottantenni.

Oggi si vive dunque di più ma si vive anche meglio. Il cosiddetto "anziano" (secondo la concezione attuale colui che ha più di 65 anni) pretende giustamente di vivere in stato di assenza di malattia. Tuttavia è innegabile che l'anziano ha più bisogno di assistenza e la sanità deve farsi carico di questa esigenza cambiando la sua organizzazione; giova ricordare che il costo dell'assistenza dell'anziano è più del doppio di quello degli adulti.

La radiologia non sfugge a questa problematica; il ricorso dell'anziano alla diagnostica per immagini è in costante crescita. Le nuove tecnologie propongono metodologie di indagine sempre più sopportabili e meno invasive rispetto al passato: l'anziano vi ricorre con maggior facilità e gradimento.

La radiologia del paziente anziano non è la stessa del giovane adulto. La patologia prevalente nell'anziano è quella involutiva-degenerativa. Non è facile per il radiologo stabilire una linea di demarcazione tra normale e patologico, anche perché l'involuzione senile non segue le leggi dell'anagrafe ma presenta enormi differenze tra i vari individui. D'altra parte la letteratura sull'argomento non è molto ricca.

La SIRM ha pensato di affrontare il problema favorendo ogni iniziativa volta a migliorare le conoscenze geriatriche del radiologo. Francesco Schiavon, Giuseppe Guglielmi e Teresa Cammarota hanno organizzato nel 2001, nel 2002 e nel 2003 rispettivamente, un Convegno di Radiologia Geriatrica nelle loro sedi lavorative, coinvolgendo un gran numero di esperti di fama nazionale. Questo volume è - in definitiva - il frutto di tutto il loro lavoro di questi anni: l'elevata qualità dei contributi, la ricchezza e la completezza dei dati, insieme alla splendida veste editoriale, ne favoriranno la diffusione e il successo, colmando nel contempo quella lacuna che indubbiamente esisteva sino ad oggi.

Maggio 2006

Francesco Dalla Palma
Presidente SIRM 2004-2006

Prefazione

Anziano è chiunque abbia più di 65 anni. Si tratta con tutta evidenza di una definizione vecchia, inadeguata e insensibile alle profonde modificazioni demografiche che la nostra società sta vivendo da decenni e che si riassumono sostanzialmente in una sola parola: invecchiamento, o geriatrizzazione.

In un apposito capitolo verrà descritta, oltre all'epidemiologia della terza età, la composizione per fasce anagrafiche della popolazione attuale, con proiezioni su quella futura. Emerge con chiarezza che nella nostra società, caratterizzata da un inadeguato ricambio generazionale, l'anziano è la figura prevalente e dominante, altrettanto esigente dell'adulto e del bambino per il miglioramento della qualità di vita e l'aumento della longevità.

Certo, la concezione e le competenze della geriatria dovranno essere ammodernate; ma ciò non toglie che debbano parimenti aumentare la sensibilità e la cultura geriatrica del radiologo per alcune sacrosante necessità.

Anzitutto, la razionalizzazione della spesa sanitaria: da 1/3 alla metà delle risorse monetarie e umane sono destinate ai problemi di diagnosi, terapia e recupero dell'anziano.

Ancora, la produzione di algoritmi diagnostici rispondenti alle reali esigenze cliniche, data la disponibilità sempre maggiore di apparecchiature, anche costose, e di software aggiornati.

Infine, lo studio più approfondito della patologia specifica della terza età.

Se la prima di queste necessità è competenza specifica degli economisti e la seconda il frutto di *consensus conferences*, confronti, o altro tra clinici e radiologi, l'ultima dipende solo dalla buona volontà dei medici radiologi: e siccome i riferimenti bibliografici sono pochi e inadeguati rispetto alla vastità dell'argomento, abbiamo pensato che questo volume potesse provare a colmare la lacuna.

Anche perché, partendo dal presupposto che nell'invecchiamento prevalgono gli aspetti involutivo-degenerativi (mentre nel bambino prevalgono quelli legati allo sviluppo e nell'adulto quelli della piena efficienza), abbiamo pensato che il limite fra la normale involuzione senile e quella patologica non fosse poi così chiaro al radiologo, ma probabilmente nemmeno al clinico.

Così, il rischio di confondere l'anziano sano - che si lamenta di qualche "acciacco" più o meno banale - con quello malato, il quale, invece, necessita davvero dell'intervento sanitario, è molto ampio e frequente, più che quotidiano; correndo con ciò il rischio di sconfinare nell'*over-diagnosis* e nell'*over-treatment*, cioè di mettere in atto interventi sanitari non richiesti e tali da configurare un vero e proprio "accanimento". E questo solo perché non si conosce la "normalità specifica" dell'anziano, cioè quello che è "nella norma" per lui ma non per gli altri: per esempio, l'ipercolesterolemia e l'arteriosclerosi, che per le altre età sarebbero indice di patologia e che sono "nella norma" negli anziani dei Paesi industrializzati, ma non in quelli dei Paesi poveri.

Queste scarse conoscenze dipendono soprattutto dal fatto che una vera fisiologia e fisiopatologia dell'anziano - favorita anche dall'eccessivo divario tra "giovani-anziani", con performance pari a quelle dell'adulto, e "vecchi-anziani", che interpretano i veri anziani - non sono mai state ricercate dagli addetti ai lavori, che si rifanno ancora a modelli del tutto inadeguati, e spesso davvero anacronistici, dell'adulto.

Ci sono, è vero, tentativi di aggiornamento mediante il calcolo del cosiddetto "indice di disabilità" della popolazione che invecchia, in base al quale si può pianificare la spesa sanitaria negli anni a venire prevedendo il numero di disabili, ovvero ridisegnando la soglia di vecchiaia in termini "dinamici" e definendo pertanto anziana quella persona che ha una speranza residua di vita inferiore a 10 anni rispetto agli standard corrispondenti alla sua età.

Ma ciò non toglie che queste conoscenze, comunque scarse, possano avere nefaste conseguenze diagnostico-terapeutiche, perché variazioni anche modeste dei valori e/o della popolazione di riferimento spostano drammaticamente il numero degli anziani da trattare.

Fermo restando il ruolo delle scuole di specialità nel migliorare, se non creare, la giusta sensibilità geriatrica nel radiologo in formazione, noi pensiamo che questo volume - che si avvale del contributo dei migliori specialisti nazionali nei vari settori ed è nato con questa specifica finalità - possa contribuire fattivamente allo scopo.

Ai Collaboratori va tutto il nostro ringraziamento, tanto più perché sappiamo di aver dato loro un impegno gravoso, oltre a quelli che già debbono espletare per la loro attività istituzionale: la loro amicizia e la loro "conversione alla causa geriatrica" hanno alla fine prevalso.

Altrettanto dobbiamo ringraziare la casa editrice Springer - nelle persone di Antonella Cerri e Angela Vanegas - per aver creduto nell'argomento che abbiamo proposto, averci seguito con pazienza in tutto il percorso che l'opera ha richiesto e averle dato adeguata veste editoriale.

Maggio 2006

Giuseppe Guglielmi
Francesco Schiavon
Teresa Cammarota

Indice

SEZIONE I - LA DIAGNOSTICA PER IMMAGINI NELL'ANZIANO

1 · Geriatria 3
M. Molaschi, E. Martinelli

2 · Economia dell'invecchiamento 7
S. Zamagni

3 · Epidemologia dell'invecchiamento 13
S. Maggi, C. Marzari, G. Crepaldi

4 · Problematiche relative all'impiego dei mezzi di contrasto nell'anziano 21
F. Stacul

5 · Tecnologia in radiologia geriatrica 29
R. Passariello, A. Napoli, P.G. Nardis

6 · Patologia neoplastica nell'anziano 39
O. Bertetto, D. Marenco, F. Gaspari

7 · Il vecchio e il radiologo 47
E. Comino

8 · Invecchiamento: fisiologia e patologia 53
C. Doglioni

9 · Traumatologia: diagnostica per immagini dei traumi toraco-addominali dell'anziano 59
A. Masi, S. Gabbrielli, G. Caracchini, G. D'Elia, M. Zini

SEZIONE II - APPARATO CARDIOVASCOLARE

10 · Inquadramento clinico 73
R. Fattori, L. Lovato

11 · Esame radiologico del torace nell'invecchiamento cardiaco 79
M. Midiri, G. Lo Re, M. Galia, G. Runza, T.V. Bartolotta, R. Lagalla

12 · Invecchiamento dell'aorta 87
E. Di Cesare, A.V. Giordano, G. Gismondi, S. Carducci

13 · Imaging diagnostico nell'invecchiamento dei vasi periferici 95
R. Marano, R. Iezzi, B. Merlino, A.R. Cotroneo

SEZIONE III - APPARATO RESPIRATORIO

14 · Invecchiamento dell' apparato respiratorio 109
S. Nardini, C. Sanguinetti, F. Schiavon

15 · Invecchiamento del torace 119
C. Fava, D. Gned, L. Cardinale, A. Cataldi, A. Priola

16 · Studio radiologico della tromboembolia polmonare acuta 125
M. Vigo, R. Polverosi

17 · Studio radiologico dello scompenso cardiaco e della broncopneumopatia cronica ostruttiva 139
F. Schiavon, R. Berletti, S. Nardini

18 · Imaging diagnostico delle polmoniti nell'anziano 145
R. Canini, G. Battista, M. Zompatori

19 · Imaging della tubercolosi e delle micobatteriosi atipiche nell'anziano 155
G. Pedicelli, S. Giannecchini, C. Leonetti

20 · Immagini radiologiche delle malattie della pleura nell'anziano 169
M. Maffessanti, L. Cardinale

21 · Imaging delle broncopneumopatie croniche ostruttive 179
E. Comino, G. Cortese, P. Nespoli

22 · Imaging delle neoplasie polmonari nell'anziano 189
T. Pirronti, R. Polito

SEZIONE IV - APPARATO MUSCOLO-SCHELETRICO

23 · Alterazioni degenerative del rachide nell'anziano 201
A. Leone

24 · Alterazioni degenerative delle articolazioni sacro-iliache (ASI) 209
M.G. Angeretti, E.A. Genovese, C. Neri, C. Fugazzola

25 · Alterazioni degenerative dello scheletro appendicolare 217
A. Barile, N. Limbucci, C. Masciocchi

26 · Alterazioni reumatiche del rachide e delle articolazioni 225
G. Garlaschi, E. Silvestri, E. La Paglia

27 · Diagnostica per immagini delle spondilodisciti in età geriatrica 235
M.A. Cova, C. Gasparini, M. Braini

28 · Radiologia tradizionale nelle malattie metaboliche dell'osso nel paziente geriatrico 249
G. Guglielmi, F. Urbano

29 · Tumori primitivi maligni dell'osso nella terza età 259
U. Albisinni, M.C. Malaguti, M. Busacca

SEZIONE V - NEURORADIOLOGIA

30 · Invecchiamento del sistema nervoso centrale 269
G. Moretto, F. Alessandrini

31 · Ictus ischemico 279
T. Popolizio, T. Scarabino

32 · Ictus emorragico 295
M. Resta, C. Andreula, M. Resta, M. Donatelli

33 · Vasculopatie cerebrali croniche nell'anziano 305
R. Rossi, A. Manca, U. Salvolini

34 · Diagnostica per immagini dei disturbi del movimento 315
C. Colosimo, M. Bucci, A. Cianfoni

35 · Diagnostica per immagini delle demenze 337
G.B. Frisoni, A. Beltramello, E. Piovan, S. Perini

SEZIONE VI - APPARATO GASTROINTESTINALE

36 · Apparato gastrointestinale nell'anziano: modificazioni età-correlate e patologie più comuni 351
M. Molaschi, E. Martinelli

37 · Disturbi della deglutizione 357
E. Juliani, F. Francone

38 · Patologia gastrointestinale neoplastica 365
G.A. Rollandi, E. Biscaldi, G. Lo Re

39 · Patologia gastrointestinale non neoplastica 385
T. Cammarota, S. Romano, A. Sarno, D. Robotti, P. Debani, R. Grassi

40 · Patologia di fegato, vie biliari, pancreas: problematiche della radiologia interventistica 397
D. Righi, M.C. Cassinis, V. Virzì, G. Gandini

41 · Patologia gastrointestinale sistemica 405
D. Regge, D. Campanella, V. Tartaglia

42 · Addome acuto 415
L. Romano, N. Gagliardi, F. Lassandro, S. Merola, A. Pinto, S. Romano, M. Scaglione

43 · Patologia del perineo posteriore 425
A. Rotondo, S. Romano, A. D'Andrea, A. Cozzolino, A. Reginelli, C. Mauro, R. Grassi

SEZIONE VII - APPARATO UROGENITALE

44 · Vie urinarie superiori e inferiori nell'anziano: modificazioni età-correlate e patologie più comuni 439
M. Molaschi, E. Martinelli

45 · Rene senile: insufficienza renale nell'anziano 445
T. Cammarota, G. Piccoli, A. Sarno, C. Rabbia, G. Bonenti, G. Olivieri

46 · Patologie renali chirurgiche 461
M. De Maria, G. Lo Re, M. Galia, T.V. Bartolotta, M. Midiri

47 · Prostata 477
I. Menchi, F. Resi, P. Innocenti, R. Carpi

48 · Patologie della vescica 491
P. Pavlica, L. Barozzi, I. Menchi, C. Gaudiano

49 · Patologie dell'uretra 509
L. Barozzi, P. Pavlica, M. Valentino, C. Gaudiano

50 · Patologie dello scroto 521
M. Bertolotto, L. Calderan, S. Gava, L.E. Derchi, M.A. Cova

Elenco degli Autori

Ugo Albisinni
Servizio di Radiologia e Diagnostica per Immagini
Istituto Ortopedico Rizzoli
Bologna

Franco Alessandrini
Servizio di Neuroradiologia
Azienda Ospedaliera-Universitaria di Verona
Verona

Cosma Andreula
Anthea Hospital
Bari

Maria Gloria Angeretti
Cattedra di Radiologia
dell'Università dell'Insubria
Ospedale di Circolo
Fondazione Macchi
Varese

Antonio Barile
Dipartimento di Diagnostica per Immagini
Università degli Studi di L'Aquila
L'Aquila

Libero Barozzi
UO Radiologia DEA
Azienda Ospedaliera Universitaria
S. Orsola-Malpighi
Bologna

Tommaso Vincenzo Bartolotta
DIBIMEL
Dipartimento di Scienze Biomediche
e di Medicina Legale
Sezione di Scienze Radiologiche
Palermo

Giuseppe Battista
Dipartimento Area Radiologica
Policlinico S. Orsola-Malpighi
Bologna

Alberto Beltramello
Servizio di Neuroradiologia
Ospedale Maggiore
Verona

Riccardo Berletti
Dipartimento di Diagnostica per Immagini
e Scienze Radiologiche - ULSS 1
Ospedale S. Martino
Belluno

Oscar Bertetto
SC Oncologia
ASO S. Giovanni Battista di Torino
Torino

Michele Bertolotto
DSCMT - Radiologia
Azienda Ospedaliera Universitaria
"Ospedali riuniti di Trieste"
Trieste

Ennio Biscaldi
UO di Radiologia
Ente Ospedaliero "Ospedali Galliera"
Genova

Giovanni Bonenti
SC Radiodiagnostica 5
ASO S. Giovanni Battista di Torino
Torino

Massimiliano Braini
UCO di Radiologia
Azienda Ospedaliera Universitaria
"Ospedali riuniti di Trieste"
Trieste

Monica Bucci
Istituto di Radiologia
Università Cattolica del Sacro Cuore
Roma

Maurizio Busacca
Servizio di Radiologia e Diagnostica per Immagini
Istituto Ortopedico Rizzoli
Bologna

Loretta Calderan
DSCMT-Radiologia
Azienda Ospedaliera Universitaria
"Ospedali riuniti di Trieste"
Trieste

Teresa Cammarota
SC Radiodiagnostica 5
ASO S. Giovanni Battista di Torino
Torino

Delia Campanella
UO di Radiologia
Istituto per la Ricerca e la Cura del Cancro
Candiolo, Torino

Romeo Canini
Dipartimento Clinico Scienze Radiologiche
e Istocitopatologiche
Università degli Studi di Bologna
Policlinico S. Orsola-Malpighi
Bologna

Giuseppe Caracchini
Azienda Ospedaliera Universitaria Careggi
CTO
Firenze

Luciano Cardinale
Istituto di Radiologia
Ospedale S. Luigi Gonzaga
Orbassano, Torino

Sergio Carducci
Istituto di Radiologia
Università di L'Aquila
L'Aquila

Roberto Carpi
Dipartimento di Diagnostica per Immagini
Azienda Ospedaliera Universitaria Careggi
Firenze

Maria Carla Cassinis
Istituto di Radiologia Diagnostica
e Interventistica dell'Università di Torino
ASO S. Giovanni Battista di Torino
Torino

Aldo Cataldi
Istituto di Radiologia
Ospedale S. Luigi Gonzaga
Orbassano, Torino

Alessandro Cianfoni
Istituto di Radiologia
Università Cattolica del Sacro Cuore
Roma

Cesare Colosimo
Istituto di Radiologia
Università Cattolica del Sacro Cuore
Roma

Edmondo Comino
Istituto di Radiologia dell'Università
Ospedale S. Luigi
Orbassano, Torino

Giancarlo Cortese
Servizio di Radiologia
Ospedale Civile
Biella

Antonio Raffaele Cotroneo
Dipartimento di Scienze Cliniche e Bioimmagini
Sezione di Scienze Radiologiche
Università "G. d'Annunzio"
Ospedale "SS. Annunziata"
Chieti

Maria Assunta Cova
UCO di Radiologia
Azienda Ospedaliera Universitaria
"Ospedali riuniti di Trieste"
Trieste

Attilio Cozzolino
Istituto di Radiologia
Dipartimento Clinico-Chirurgico
"Magrassi-Lanzara"
Seconda Università degli Studi di Napoli
Napoli

Gaetano Crepaldi
CNR Sezione Invecchiamento
Istituto di Neuroscienze di Padova
Padova

Alfredo D'Andrea
Istituto di Radiologia
Dipartimento Clinico-Chirurgico
"Magrassi-Lanzara"
Seconda Università degli Studi di Napoli
Napoli

Giovanni D'Elia
Azienda Ospedaliera Universitaria Careggi
CTO
Firenze

Paola Debani
SC Radiodiagnostica 5
ASO S. Giovanni Battista di Torino
Torino

Marcello De Maria
DIBIMEL
Dipartimento di Scienze Biomediche
e di Medicina Legale
Sezione di Scienze Radiologiche
Palermo

Lorenzo E. Derchi
DICMI-Radiologia
Università di Genova
Genova

Ernesto Di Cesare
Istituto di Radiologia
Università di L'Aquila
L'Aquila

Claudio Doglioni
UO Anatomia Patologica
Istituto Scientifico Ospedale S. Raffaele
Milano

Massimo Donatelli
Struttura Complessa di Radiologia
Presidio Ospedaliero Valle d'Itria
Martina Franca, Taranto

Rossella Fattori
Dipartimento di Radiologia
US Radiologia Cardiovascolare
Policlinico S. Orsola
Bologna

Cesare Fava
Istituto di Radiologia
Ospedale S. Luigi Gonzaga
Orbassano, Torino

Fabio Franconi
SC Radiodiagnostica I
ASO S. Giovanni Battista di Torino
Torino

Giovanni B. Frisoni
LENITEM
Laboratorio di Epidemiologia Neuroimaging
& Telemedicina
IRCCS S. Giovanni di Dio Fatebenefratelli
Brescia

Carlo Fugazzola
Cattedra di Radiologia
dell'Università dell'Insubria
Ospedale di Circolo
Fondazione Macchi
Varese

Silvia Gabbrielli
Azienda Ospedaliera Universitaria Careggi
CTO
Firenze

Nicola Gagliardi
UOSC di Radiologia Generale
e di Pronto Soccorso
AORN "A. Cardarelli"
Napoli

Massimo Galia
DIBIMEL
Dipartimento di Scienze Biomediche
e di Medicina Legale
Sezione di Scienze Radiologiche
Palermo

Giovanni Gandini
Istituto di Radiologia Diagnostica
e Interventistica dell'Università di Torino
ASO S. Giovanni Battista di Torino
Torino

Giacomo Garlaschi
Dipartimento di Medicina Sperimentale
Università degli Studi di Genova
Genova

Fabio Gaspari
SC Oncologia
ASO S. Giovanni Battista di Torino
Torino

Cristiana Gasparini
UCO di Radiologia
Azienda Ospedaliera Universitaria
"Ospedali riuniti di Trieste"
Trieste

Caterina Gaudiano
Azienda Ospedaliera Universitaria
S. Orsola-Malpighi
Bologna

Stefania Gava
DSCMT-Radiologia
Azienda Ospedaliera Universitaria
"Ospedali riuniti di Trieste"
Trieste

Eugenio A. Genovese
Cattedra di Radiologia dell'Università dell'Insubria
Ospedale di Circolo
Fondazione Macchi
Varese

Stefano Giannecchini
Radiologia Centrale
Ospedale C. Forlanini
Roma

Aldo Victor Giordano
Istituto di Radiologia
Università di L'Aquila
L'Aquila

Giuseppe Gismondi
Istituto di Radiologia
Università di L'Aquila
L'Aquila

Dario Gned
Istituto di Radiologia
Ospedale S. Luigi Gonzaga
Orbassano, Torino

Roberto Grassi
Istituto di Radiologia
Dipartimento Clinico-Chirurgico
"Magrassi-Lanzara"
Seconda Università degli Studi di Napoli
Napoli

Giuseppe Guglielmi
Dipartimento di Diagnostica per Immagini
IRCCS Ospedale "Casa Sollievo della Sofferenza"
San Giovanni Rotondo, Foggia

Paolo Innocenti
Dipartimento di Diagnostica per Immagini
Azienda Ospedaliera Universitaria Careggi
Firenze

Elsa Juliani
SC Radiodiagnostica I
ASO S. Giovanni Battista di Torino
Torino

Ernesto La Paglia
Ospedale Civile di Alessandria
SS. Antonio e Biagio e C. Arrigo
Alessandria

Roberto Lagalla
DIBIMEL
Dipartimento di Scienze Biomediche
e di Medicina Legale
Sezione di Scienze Radiologiche
Palermo

Francesco Lassandro
UOSC di Radiologia Generale
e di Pronto Soccorso
AORN "A. Cardarelli"
Napoli

Antonio Leone
Dipartimento di Bioimmagini
e Scienze Radiologiche
Università Cattolica del Sacro Cuore
Roma

Clara Leonetti
Radiologia Centrale
Ospedale C. Forlanini
Roma

Roberto Lezzi
Dipartimento di Scienze Cliniche
e Bioimmagini
Sezione di Scienze Radiologiche
Università "G. d'Annunzio"
Ospedale "SS. Annunziata"
Chieti

Nicola Limbucci
Dipartimento di Diagnostica per Immagini
Università degli Studi di L'Aquila
L'Aquila

Giuseppe Lo Re
Università degli Studi di Palermo
Dipartimento di Biotecnologie Mediche
e Medicina Legale
Sezione di Scienze Radiologiche
Palermo

Luigi Lovato
Dipartimento di Radiologia
US Radiologia Cardiovascolare
Policlinico S. Orsola
Bologna

Stefania Maggi
CNR Sezione Invecchiamento
Istituto di Neuroscienze di Padova
Padova

Mario Maffessanti
Istituto di Radiologia
Azienda Ospedaliera Universitaria
"Ospedali riuniti di Trieste"
Trieste

Maria Cristina Malaguti
Servizio di Radiologia e Diagnostica
per Immagini
Istituto Ortopedico Rizzoli
Bologna

Antonio Manca
Radiologia Clinica ed Intervenzionistica
UO di Neuroradiologia
INRCA
Istituto Nazionale di Ricovero
e Cura a carattere scientifico
Ancona

Riccardo Marano
Dipartimento di Scienze Cliniche e Bioimmagini
Università "G. d'Annunzio"
Ospedale "SS. Annunziata"
Chieti

DANIELA MARENCO
SC Oncologia
ASO S. Giovanni Battista di Torino
Torino

ELISA MARTINELLI
Struttura Complessa a Direzione Universitaria
di Geriatria
ASO S. Giovanni Battista di Torino
Torino

CHIARA MARZARI
CNR Sezione Invecchiamento
Istituto di Neuroscienze di Padova
Padova

CARLO MASCIOCCHI
Dipartimento di Diagnostica per Immagini
Università degli Studi di L'Aquila
L'Aquila

ANDREA MASI
Azienda Ospedaliera Universitaria Careggi
CTO
Firenze

CIRO MAURO
Istituto di Urologia
Seconda Università degli Studi di Napoli
Napoli

ILARIO MENCHI
UO Radiologia
Ospedale S. Maria Nuova
Dipartimento di Diagnostica per Immagini
Azienda Ospedaliera Universitaria Careggi
Firenze

BIAGIO MERLINO
Dipartimento di Bioimmagini
e Scienze Radiologiche
Istituto di Radiologia
Università Cattolica del Sacro Cuore
Policlinico "A. Gemelli"
Roma

STEFANELLA MEROLA
UOSC di Radiologia Generale
e di Pronto Soccorso
AORN "A. Cardarelli"
Napoli

MASSIMO MIDIRI
DIBIMEL
Dipartimento di Scienze Biomediche
e di Medicina Legale
Sezione di Scienze Radiologiche
Palermo

MARIO MOLASCHI
Struttura Complessa a Direzione Universitaria
di Geriatria
ASO S. Giovanni Battista di Torino
Torino

GIUSEPPE MORETTO
UO di Neurologia
Azienda Ospedaliera-Universitaria di Verona
Verona

ALESSANDRO NAPOLI
Dipartimento di Scienze Radiologiche
Università "La Sapienza"
Policlinico Umberto I
Roma

STEFANO NARDINI
UOA di Broncopneumologia
Ospedale Civile di Vittorio Veneto
Vittorio Veneto, Treviso

PIER GIORGIO NARDIS
Dipartimento di Scienze Radiologiche
Università "La Sapienza"
Policlinico Umberto I
Roma

CARLO NERI
Cattedra di Radiologia dell'Università dell'Insubria
Ospedale di Circolo
Fondazione Macchi
Varese

PAOLA NESPOLI
Istituto di Radiologia dell'Università
Ospedale S. Luigi
Orbassano, Torino

GILDA OLIVIERI
SC Radiodiagnostica 5
ASO S. Giovanni Battista di Torino
Torino

ROBERTO PASSARIELLO
Dipartimento di Scienze Radiologiche
Università "La Sapienza"
Policlinico Umberto I
Roma

PIETRO PAVLICA
UO Radiologia
Azienda Ospedaliera Universitaria
S. Orsola-Malpighi
Bologna

GIOVACCHINO PEDICELLI
Radiologia Centrale
Ospedale C. Forlanini
Roma

Stefano Perini
Servizio di Neuroradiologia
Ospedale "S. Bortolo"
Vicenza

Giuseppe Piccoli
Scuola di Specializzazione in Nefrologia
Università degli Studi di Torino
Torino

Antonio Pinto
UOSC di Radiologia Generale
e di Pronto Soccorso
AORN "A. Cardarelli"
Napoli

Enrico Piovan
Servizio di Neuroradiologia
Ospedale Maggiore
Verona

Tommaso Pirronti
Dipartimento di Bioimmagini
e Scienze Radiologiche
Università Cattolica del Sacro Cuore
Policlinico "A. Gemelli"
Roma

Rosaria Polito
Dipartimento di Bioimmagini
e Scienze Radiologiche
Università Cattolica del Sacro Cuore
Policlinico "A. Gemelli"
Roma

Roberta Polverosi
Dipartimento di Diagnostica per Immagini
SC di Radiologia
Ospedale S. Bassiano
Bassano del Grappa, Vicenza

Teresa Popolizio
Servizio di Neuroradiologia
IRCCS Ospedale "Casa Sollievo della Sofferenza"
San Giovanni Rotondo, Foggia

Adriano Priola
Istituto di Radiologia
Ospedale S. Luigi Gonzaga
Orbassano, Torino

Claudio Rabbia
SC Radiologia 6
ASO S. Giovanni Battista di Torino
Torino

Daniele Regge
UO di Radiologia
Istituto per la Ricerca e la Cura del Cancro
Candiolo, Torino

Alfonso Reginelli
Istituto di Radiologia
Dipartimento Clinico-Chirurgico
"Magrassi-Lanzara"
Seconda Università degli Studi di Napoli
Napoli

Francesca Resi
Dipartimento di Diagnostica per Immagini
Azienda Ospedaliera Universitaria Careggi
Firenze

Mariachiara Resta
Istituto di Radiologia
Policlinico Università di Bari
Bari

Maurizio Resta
Dipartimento di Diagnostica per Immagini
Ospedale SS. Annunziata
Taranto

Dorico Righi
Istituto di Radiologia Diagnostica e
Interventistica dell'Università di Torino
ASO S. Giovanni Battista di Torino
Torino

Daniela Robotti
SC Radiodiagnostica 5
ASO S. Giovanni Battista di Torino
Torino

Gian Andrea Rollandi
UO di Radiologia
Ente Ospedaliero "Ospedali Galliera"
Genova

Luigia Romano
UOSC di Radiologia Generale
e di Pronto Soccorso
AORN "A. Cardarelli"
Napoli

Stefania Romano
Dipartimento di Diagnostica per Immagini
AORN "A. Cardarelli"
Napoli

Roberto Rossi
Radiologia Clinica ed Intervenzionistica
UO di Neuroradiologia
INRCA
Istituto Nazionale di Ricovero e Cura
a carattere scientifico
Ancona

Antonio Rotondo
Istituto di Radiologia
Dipartimento Clinico-Chirurgico
"Magrassi-Lanzara"
Seconda Università degli Studi di Napoli
Napoli

Giuseppe Runza
DIBIMEL
Dipartimento di Scienze Biomediche
e di Medicina Legale
Sezione di Scienze Radiologiche
Palermo

Ugo Salvolini
Cattedra di Neuroradiologia
Università degli Studi di Ancona
Ancona

Claudio Sanguinetti
UO di Pneumologia
Azienda Complesso Ospedaliero
"S. Filippo Neri"
Roma

Antonino Sarno
SC Radiodiagnostica 5
ASO S. Giovanni Battista di Torino
Torino

Mariano Scaglione
UOSC di Radiologia Generale
e di Pronto Soccorso
AORN "A. Cardarelli"
Napoli

Tommaso Scarabino
Servizio di Neuroradiologia
IRCCS Ospedale "Casa Sollievo della Sofferenza"
San Giovanni Rotondo, Foggia

Francesco Schiavon
Dipartimento di Diagnostica
per Immagini e Scienze Radiologiche
ULSS 1 - Ospedale S. Martino
Belluno

Enzo Silvestri
Dipartimento di Medicina Sperimentale
Università degli Studi di Genova
Genova

Fulvio Stacul
Unità Clinico Operativa di Radiologia
Università degli Studi di Trieste
Trieste

Vincenzo Tartaglia
Istituto di Radiologia
Università degli Studi di Torino
ASO S. Giovanni Battista di Torino
Torino

Filomena Urbano
Dipartimento di Diagnostica per Immagini
IRCCS Ospedale "Casa Sollievo della Sofferenza"
San Giovanni Rotondo, Foggia

Massimo Valentino
UO Radiologia DEA
Azienda Ospedaliera Universitaria
S. Orsola-Malpighi
Bologna

Mario Vigo
Dipartimento di Diagnostica per Immagini
SC di Radiologia
Ospedale S. Bassiano
Bassano del Grappa, Vicenza

Valentina Virzì
Istituto di Radiologia Diagnostica e
Interventistica dell'Università di Torino
ASO S. Giovanni Battista di Torino
Torino

Stefano Zamagni
Università degli Studi di Bologna
Bologna

Matteo Zini
Azienda Ospedaliera Universitaria Careggi
CTO
Firenze

Maurizio Zompatori
UO Scienze Radiologiche
Università degli Studi di Parma
Ospedale G. Rasori
Parma

SEZIONE I

La diagnostica per immagini nell'anziano

Capitolo 1

Geriatria

Mario Molaschi, Elisa Martinelli

In tutti i Paesi a tecnologia avanzata, l'invecchiamento della popolazione è stato uno dei fattori sociali più significativi del XX secolo. Esso si è caratterizzato essenzialmente per la maggiore sopravvivenza delle donne e per l'aumento, in termini assoluti e percentuali, dei grandi vecchi (negli ultimi 30 anni, 14 volte gli ultraottantenni, rispetto alle 7 volte dei soggetti di età compresa tra 65 e 79 anni). Inoltre, nell'arco di un secolo, la speranza di vita si è allungata di alcuni decenni: mai nella storia dell'umanità un numero così elevato di individui è giunto a tarda età come sta accadendo ora, almeno, nei Paesi più sviluppati.

In Italia, negli ultimi decenni, la *speranza di vita media alla nascita* è aumentata di circa 4,6 anni per la popolazione maschile e di quasi 6 anni per quella femminile, risultando nel 2002 per gli uomini di 76,7 anni e per le donne di 82,9 anni.

Nell'arco di tempo di alcuni anni gli ultrasettancinquenni aumenteranno del 40%, a fronte di un incremento previsto del 28% per l'intera popolazione di età superiore ai 65 anni. Ciò significa che si avrà a che fare con una popolazione anziana più numerosa e più vecchia, con sensibili modificazioni nella struttura della società.

Non è semplice fornire una definizione esatta di "anziano" sia perché il momento di inizio della vecchiaia si è notevolmente modificato negli anni, sia perché il termine può assumere significati diversi a seconda dei contesti esaminati. Attualmente, la maggior parte delle statistiche considera l'esordio della senescenza all'età di 65 anni. In realtà non esiste un limite fisso al di qua o al di là del quale un individuo debba essere considerato "anziano".

La senescenza è un processo continuo, progressivo e irreversibile, che si caratterizza per una estrema *eterogeneità* ed *eterocronia* sia *interindividuale*, nel senso che si sviluppa con velocità diversa e in tempi diversi da soggetto a soggetto, sia *intraindividuale*, non interessando in maniera omogenea nello stesso soggetto i diversi organi e apparati e, all'interno di essi, le diverse componenti; infine, si verifica con modalità estremamente differenti in ciascun individuo (Fig. 1).

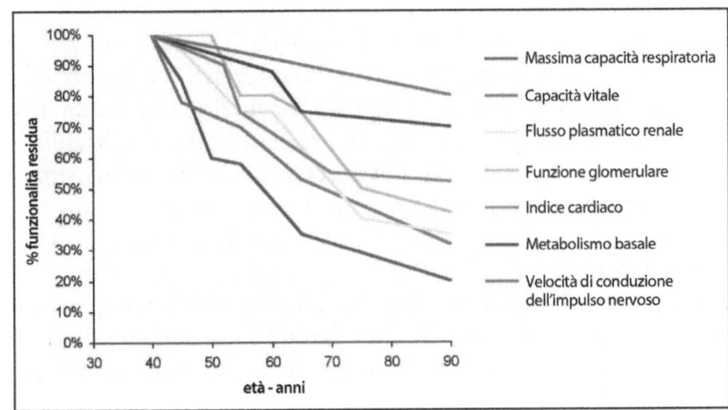

Fig. 1. Effetti dell'invecchiamento su alcuni indici funzionali

In genere, l'invecchiamento determina una tendenza generale all'atrofia e una ridotta efficienza dei vari sistemi. In particolare, si verifica una serie di modificazioni morfologiche e funzionali a carico di vari organi e apparati, caratterizzata da: diminuzione del peso e del volume degli organi, perdita di elasticità e di contenuto idrico nei tessuti, alterazioni del connettivo, riduzione della vascolarizzazione, ritardata crescita cellulare, accumulo di pigmenti di lipofuscina, lipidi e calcio.

Per gran parte delle alterazioni connesse con il progredire dell'età si pone il problema di stabilire se queste siano l'esasperazione di una condizione ancora fisiologica, o se, invece, siano già espressione di malattia; in altre parole è estremamente difficile, nell'ambito del processo di invecchiamento, distinguere ciò che è legato all'età avanzata di per sé da ciò che è, invece, ascrivibile a patologia. Problematico è, peraltro, accertare se esista una continuità tra fisiologia e malattia, oppure se vi sia tra loro una separazione netta. Le modificazioni di ordine biologico, fisiopatologico e clinico si riscontrano soprattutto nelle età decisamente avanzate.

È importante però sottolineare che l'invecchiamento non è sinonimo di malattia, non consiste in un accumulo di stati morbosi, ma è comunque un processo attraverso il quale l'individuo va incontro a una progressiva *riduzione delle riserve funzionali* di organi e sistemi e *della capacità omeostatica*, con aumento della suscettibilità a diverse patologie e una minor capacità di recupero di fronte a *noxae* patogene.

Nonostante ciò, un individuo in età molto avanzata può vivere in condizioni di discreto benessere psicofisico e possedere un sufficiente livello di autonomia funzionale in quanto l'organismo umano, nel suo complesso, è spesso in grado di mettere in atto aggiustamenti e meccanismi di compenso che limitano i deficit derivati dalle alterazioni anatomo-funzionali legate all'invecchiamento e reintegrano un nuovo equilibrio a un livello di regola meno elevato, ma ancora adeguato all'età.

All'opposto, in rapporto alle ridotte riserve funzionali, appare evidente come una malattia che si manifesti in un soggetto anziano possa condurre con maggiore facilità a un brusco declino di qualsiasi sistema o funzione, con scatenamento del cosiddetto meccanismo dello "scompenso a cascata".

L'anziano è un soggetto a *massima individualità biologica* e, con il procedere degli anni, si amplia notevolmente la variabilità interindividuale dei reperti, specie funzionali: accanto a soggetti che in età avanzata sono simili o uguali al soggetto giovane-adulto, sono numerosi quelli che presentano deficit più o meno evidenti. Appare logico ritenere che anche questi ultimi, per il loro numero e per l'assenza di chiari episodi morbosi dimostrabili, appartengano all'ambito dell'invecchiamento fisiologico.

Pur riconoscendo che non è possibile in età avanzata identificare un modello paradigmatico di riferimento, espressione della normalità, un avanzamento in tal senso potrebbe essere rappresentato - per la maggior parte dai parametri, o per tutti - da valori di riferimento desunti da una popolazione anziana "normale" anziché da una popolazione giovane-adulta. Tuttavia, a questo punto, emerge il problema della *definizione di normale*, che può essere interpretata secondo l'accezione di "valori più comunemente rappresentati in una popolazione di età equivalente, presumibilmente sana". Una difficoltà notevole, crescente con il progredire degli anni, si ha nel reperire soggetti con tali caratteristiche di "sanità".

Ciò non toglie che, con ogni verosimiglianza, tale metodologia potrebbe ridurre l'errore di interpretazione dei dati: potrebbe contribuire a limitare il fenomeno di *overdiagnosis*, come definito da Svanborg, con tutte le implicazioni terapeutiche a esso correlate, e potrebbe allo stesso tempo aiutare il medico a evitare un fenomeno altrettanto negativo quale quello di *underdiagnosis*, determinato da un'insufficiente conoscenza della realtà biologica propria della senescenza.

Le modificazioni fisiologiche età-correlate comportano alcune alterazioni rispetto alle comuni modalità d'insorgenza delle varie patologie. Nell'anziano l'insorgenza di una nuova malattia interessa in genere un organo, o meglio, un intero apparato reso vulnerabile dalle modificazioni fisiologiche legate al processo d'invecchiamento e da reliquati di patologie pregresse: di qui la possibilità di una presentazione atipica di qualsiasi processo morboso, che si discosta dal quadro che si ha solitamente nell'individuo adulto; inoltre, i sintomi di un'affezione possono accentuare o mascherare quelli di un'altra, complicando spesso il processo di valutazione clinica.

In aggiunta, la modalità di presentazione delle patologie nell'anziano è influenzata dalle variazioni nelle caratteristiche cliniche e nella distribuzione delle malattie stesse. La prevalenza di alcuni processi morbosi ad andamento cronico, con influenza sul progressivo declino funzionale, quali la patologia cerebrovascolare, la malnutrizione, le neoplasie, è nettamente più elevata nei soggetti di età avanzata. Studi autoptici su soggetti ultraottantacinquenni hanno identificato come cause di morte più frequenti la malattia aterosclerotica (cardiopatia ischemica e vasculopatia cerebrale), seguita dalle infezioni broncopolmonari e dalle neoplasie.

Dati ottenuti sulla prevalenza e sulla clinica delle patologie dell'anziano hanno indotto a classificare quest'ultime in tre grandi gruppi:

- malattie ad appannaggio dell'*invecchiamento in sé*, che compaiono in tutti i soggetti in modo progressivo e irreversibile, con un'ampia gamma di variabilità interindividuale, quali l'aterosclerosi, le malattie degenerative articolari, l'osteoporosi;
- malattie la cui *incidenza aumenta con l'età*, per esempio i tumori;
- malattie e processi morbosi, analoghi a quelli che si verificano nel soggetto adulto, che però hanno *conseguenze più gravi nell'individuo anziano*; basti citare i traumi, le cadute, le infezioni.

Le condizioni morbose più frequenti nella popolazione anziana sono rappresentate da: patologie dell'apparato respiratorio, affezioni osteoarticolari, cardiopatie, malattie del sistema nervoso centrale, affezioni dell'apparato genito-urinario.

Mancando queste premesse, qualsiasi successiva diagnosi o misura terapeutica presenta la possibilità di produrre inattesi effetti negativi. Il dirigere l'attenzione dalla ricerca di una singola causa alla base della patologia, allo studio dell'interazione tra la malattia acuta e lo spettro di affezioni e la disabilità di un individuo, è l'elemento che maggiormente caratterizza la valutazione geriatrica.

Letture consigliate

- Davis BB, Gibson Wood W (1985) Homeostatic function and aging. Aging series Vol 30. Raven press, New York
- Evans GJ, Williams TF, Beattie B et al (eds) (2000) Oxford textbook of geriatric medicine, 2nd ed. Oxford University Press, Oxford
- Fabris F, Molaschi M (1984) La normalità nell'anziano. Relazione 85° Congresso della Società Italiana di Medicina Interna. Roma 11-14 ottobre 1984. Edizioni Luigi Pozzi, Roma
- Fabris F (2003) Geriatria. CESI, Roma
- Fried LP, Storer DJ, King DE, Lodder F (1991) Diagnosis of illness presentation in the elderly. J Am Geriatr Soc 39:117-123
- Hazzard WR (2003) Principles of geriatric medicine and gerontology. Mc Graw-Hill, New York
- ISTAT (2004) Annuario statistico italiano 2004. ISTAT, Roma
- Kane RL, Kane RA (2000) Assessing older persons. Measures, meaning, and practical applications. Oxford University Press, London
- Leveille SG, Guralnik JM, Ferrucci L, Langlois JA (1999) Aging successfully until death in old age: opportunities for increasing active life expectancy. Am J Epidemiol 149:654-659
- Manton KG, Corder LS, Stallard E (1997) Chronic disability trends in elderly United States populations: 1982-1994. Proc Nate Acad Sci USA 94:2593-2597
- Poli L, Pich A, Fonte G et al (1993) Autopsy and multiple pathology in the elderly. Gerontology 39:55-62

Capitolo 2

Economia dell'invecchiamento

Stefano Zamagni

Un paradosso, di non poco conto, sta intrigando le nostre società. In questa epoca, nella quale si è realizzato il più importante aumento della durata del ciclo di vita delle persone, pare proprio che si sia incapaci di dare a esse valore, mettendo a disposizione della causa del bene comune quel grande patrimonio di risorse umane che è la coorte degli ultra sessantacinquenni, cioè dei vecchi secondo la definizione statistica ancor'oggi in auge. Accade, infatti, che da un lato si allontanano dal processo lavorativo persone che all'età di sessanta anni hanno, in media, un'aspettativa di vita residua di vent'anni circa e che, in prevalenza, godono di buona o discreta salute, e, dall'altro lato, ci si interroga sui modi in cui le giovani generazioni in età lavorativa dovrebbero intervenire finanziariamente per assicurare ai vecchi uno standard decente di vita.

L'esito di questo modo - ancora oggi dominante - di affrontare il problema dell'invecchiamento è sotto gli occhi di tutti. Per un verso, una percentuale crescente di cittadini viene umiliata perché la si lascia sentire socialmente irrilevante e dunque ridondante; per l'altro verso, si alimentano conflitti intergenerazionali circa l'allocazione intertemporale delle risorse, conflitti che potrebbero scatenare veri e propri episodi di odio tra giovani e vecchi fino ad arrivare a forme più o meno velate di gerontocidio [1]. Cosa troviamo al fondo di questa forma di irrazionalità collettiva? La resistenza ad ammettere che il lavoro è costitutivo della persona umana, la quale né può scoprire appieno la propria identità né può pensare di autorealizzarsi se non per mezzo del lavoro. Un pensiero antico, e dunque sempre attuale, rende bene questo concetto. Alla fine del 1300, la scuola francescana - prima vera e propria scuola di pensiero economico - affermava: "L'elemosina aiuta a sopravvivere, ma non a vivere, perché vivere è produrre e l'elemosina non aiuta a produrre". Il messaggio è chiaro: tenere a lungo una persona, non importa quanto anziana, fuori dall'attività lavorativa vuol dire negarle la sua fecondità e quindi la sua possibilità di "vivere". Nel suo celebre *Vita activa*, Hannah Arendt ci ricorda che gli esseri umani vivono interagendo con altri non solo - come accade con gli animali - perché è nella loro natura fare ciò, ma anche perché essi si scoprono e progrediscono durante il processo di interazione.

Perché pare così difficile affrontare il tema dell'invecchiamento a partire da una premessa culturale del genere? La risposta che trovo più plausibile è che i cardini del nostro impianto culturale sono rimasti quelli di una società fordista, di una società cioè in cui lavorare significava stare, basicamente, alla catena di montaggio, intesa in senso proprio oppure figurato. Per dirla in altri termini: il processo produttivo ha sue proprie leggi di funzionamento che vanno rispettate se si vuole aumentare la produttività e quindi abbattere i costi. Il lavoratore deve adattarsi a esse nei modi e nei tempi che il piano di lavoro esige. Di qui l'icona della figura di lavoratore che i libri di storia ci hanno trasmesso: un soggetto, preferibilmente di sesso maschile, in piena forza fisica e quindi in buona salute, disposto ad accettare gradi elevati di alienazione in cambio di livelli crescenti di reddito e/o di vantaggi materiali.

Oggi sappiamo che l'organizzazione tayloristica del lavoro è in crisi irreversibile, e perciò non più in grado di consentire alle imprese di vincere la sfida della competizione globale. Eppure, ci si ostina a credere, contro l'evidenza empirica, che debba essere l'uomo a piegarsi alle esigenze della macchina, anziché il viceversa, come sarebbe tecnologicamente possibile ed economicamente conveniente. Ma una società che non sa dare valore al tempo e alle capacità dei suoi anziani è preda di uno spreco inaccettabile e dunque è una società non capace di futuro. "Dare anni alla vita e vita agli anni" è, nelle condizioni storiche attuali, un obiettivo perfettamente conseguibile, purché lo si voglia. A ciò sono finalizzate le riflessioni che seguono.

Soffermiamo un attimo l'attenzione su taluni fatti stilizzati - quelli afferenti la tesi qui in discussione - della transizione demografica in atto nel nostro paese. Nel 1994, la vita media alla nascita degli italiani era di 74,7 anni per gli uomini e di 81,7 anni per le donne. Le previsioni ISTAT al 2010 portano questi valori a 77,5 anni e 83,7 anni rispettivamente. Ma è il processo di invecchiamento della popolazione, iniziato un quarto di secolo fa, il fenomeno che più rileva ai fini presenti. Come noto, l'invecchiamento è dovuto sia all'allungamento della vita media sia al declino del tasso di natalità. A sua volta, l'aspettativa di vita può aumentare o in seguito all'espansione della mortalità (innalzamento dell'età estrema) oppure in seguito alla compressione della mortalità (sempre più persone sopravvivono alle varie età). Tuttavia, negli ultimi trent'anni, il fattore decisivo nel processo di invecchiamento è stato la compressione della mortalità e non tanto l'espansione della mortalità. Ciò chiarito, i giovani con meno di 15 anni erano il 24,4% della popolazione nel 1971; nel 1995 la loro percentuale si era ridotta al 14,8%. Le persone ultrasessantacinquenni erano il 9,3% della popolazione nel 1951; esse sono diventate il 18,7% nel 1991. Inoltre, all'invecchiamento della popolazione si accompagna una parallela evoluzione della composizione delle famiglie. Per il 2010, l'ISTAT prevede un incremento del numero di nuclei familiari correlato a una forte riduzione del numero medio di componenti (2,8 nel 1990; 2,28 nel 2010). All'aumento dell'età media del nucleo familiare si affiancherà da un lato una maggiore frequenza di patologie cronico-degenerative (già oggi, oltre il 70% della popolazione ultrasessantacinquenne ne è affetta), e dall'altro una progressiva minore capacità della famiglia di esercitare il ruolo di promotore di salute e di assistenza ai soggetti non autosufficienti.

Non è difficile cogliere le implicazioni di simili andamenti sulla domanda di prestazioni sanitarie. Quest'ultima, infatti, non si distribuisce uniformemente sulle diverse fasce di età delle persone, ma tende a concentrarsi soprattutto su quelle alte. L'OECD ha valutato che la popolazione anziana spende per la salute quattro volte di più della non anziana e Mapelli [2] ha stimato, per l'Italia, che le persone con età superiore a 60 anni spendono più del doppio dei soggetti tra 15 e 59 anni. D'altro canto, Besley e Gouveia [3] hanno calcolato che l'effetto invecchiamento della popolazione sulla spesa sanitaria pro capite è già ora di poco inferiore al 10%. A scanso di equivoci, è bene precisare che non è tanto l'aumento dell'aspettativa di vita (*life expectancy*) a determinare, di per sé, una lievitazione della spesa sanitaria, quanto piuttosto l'innalzamento dell'aspettativa di vita in buona salute, cioè l'aumento della cosiddetta *health expectancy.*

Le aspettative di salute sono misure dello stato di salute della popolazione che quantificano il numero di anni che, in media, una persona di una data età ha ancora da vivere in uno specifico stato di salute. Parecchi sono i metodi che si possono seguire per calcolare l'aspettativa di salute; il più noto di questi è il "metodo di Sullivan" [4]. Applicando tale metodo, è stato calcolato che, per l'Italia, l'aspettativa di vita priva di disabilità alla nascita è di 61,1 anni per le donne e di 60,4 anni per gli uomini. All'età di 65 anni, questo stesso dato è di 7,7 anni sia per le donne sia per gli uomini. Se nel calcolo dell'aspettativa di salute si inserisce poi una disabilità moderata, si ha che, all'età di 65 anni, le donne hanno ulteriori 6,7 anni e gli uomini ulteriori 4,6 anni di vita [5]. Quanto a dire che all'età di 65 anni, un uomo italiano ha un'aspettativa di vita senza o con moderata disabilità di 12,3 anni e una donna italiana di 14,4 anni. Eppure, nella fascia d'età tra 65 e 75 anni, solamente un uomo italiano su 12 svolge una qualche attività lavorativa. Non c'è dato più eloquente di questo per illustrare lo spreco di cui si è detto nel paragrafo precedente.

Inoltre, va considerato che le generazioni di oggi non invecchieranno con le stesse modalità, e dunque non esprimeranno il medesimo fabbisogno di cure, di quelle di ieri. Opportunamente si parla, a tale riguardo, di un "fattore generazione" attribuibile, da un lato, all'emergere di nuovi modelli socioculturali di riferimento che vedono la salute non solo come assenza di malattia e, dall'altro, alla più agevole e trasparente diffusione delle informazioni circa i mezzi e le opportunità di cura. Ricerche recenti sulla mortalità hanno posto in risalto il fatto che non esiste un solo universale processo di invecchiamento e che non è vero che ciascuna persona sarebbe destinata a vivere per un predeterminato periodo di tempo a prescindere dalle determinanti socio-ambientali. Ciò comporta che la sopravvivenza futura potrebbe anche superare le pur ottimistiche previsioni. Dobbiamo dunque aspettarci che nel XXI secolo torneranno i "patriarchi", carichi bensì di anni, ma prestanti nel corpo e nella mente. Come si sa, l'ingegneria genetica porta, infatti, ad allungare fortemente la durata della vita umana in condizioni di soddisfacente efficienza, quanto a dire che vengono spostate in avanti le cosiddette "barriere naturali" della vita, le quali solo in parte dipendono da fattori di natura genetica; per la restante parte esse sono collegate allo status socioeconomico del soggetto e alla sua storia clinica. È questo un punto importante da sottolineare: anche le epoche passate hanno conosciuto anziani di età ragguardevole - appunto, i patriarchi. La differenza con la situazione attuale è che oggi, e sempre più in futuro, l'anziano godrà di buona salute e di un tempo da trascorrere in piena attività, e non certo nei cronicari [6].

Se le cose stanno, come stanno, nei termini sopra brevemente descritti, il problema eminentemente politico che con urgenza va risolto è quello riguardante la sostenibilità economica e sociale dell'estensione della durata della vita. Invero, se non sarà possibile assicurare risorse aggiuntive per finanziare le crescenti spese socio-sanitarie e assistenziali degli anziani, gli straordinari successi finora conseguiti dalla scienza e dalla tecnologia bio-medicale sul fronte della qualità di vita degli anziani potrebbero interrompersi, se non addirittura invertire la tendenza. Né si può pensare, come semplicisticamente più di un commentatore fa, che a tale esigenza possano far fronte i trasferimenti pubblici, come finora è accaduto. E ciò per l'evidente ragione che il tasso di dipendenza - misurato dal rapporto tra ultrasessantacinquenni e popolazione attiva - va progressivamente aumentando: nel 1998, tale tasso era in Italia del 28%; sarà del 34% nel 2010 e del 40% nel 2020.

Occorre pertanto essere edotti del fatto che di fronte a trasferimenti pubblici verso le età anziane in costante diminuzione, in termini relativi, rispetto a quelli attuali, e in presenza di una aumentata domanda di cure socio-sanitarie da parte degli anziani, non è più possibile accettare come dato quasi di natura che le persone cessino di produrre reddito - cessino cioè di contribuire alla creazione del valore aggiunto sociale - con l'entrata in quiescenza, anche qualora si riuscisse a spostare questa in avanti di 5 o 7 anni. Si badi, infatti, che il problema di cui mi sto occupando non riguarda, se non in piccola parte, l'equilibrio finanziario dell'assetto pensionistico. Se così fosse, allora sarebbe certamente vero che un innalzamento dell'età pensionabile, in misura acconcia, sortirebbe l'effetto desiderato. Ma una pensione di ammontare anche decente, come tutti sanno, non basta ad assicurare che l'obiettivo dell'allungamento della vita in buona salute venga realizzato.

Quel che è necessario fare è intervenire sulle capacità di guadagno dell'anziano, capacità oggi immotivatamente ridotte, se non proprio impedite, sia dal modo in cui funziona il nostro mercato del lavoro sia dalla quasi totale assenza, nel nostro mercato finanziario, di schemi di *asset building* in grado di utilizzare in maniera razionale i risparmi delle persone fisiche incanalandoli verso impieghi sicuri e redditizi. In questa sede mi occuperò solamente del primo tipo di misura.

Il dato di osservazione da cui prendere le mosse è che nelle nostre società avanzate c'è una domanda implicita di lavoro umano che non riesce a essere soddisfatta. Mentre diminuisce la domanda di lavoro da avviare "in fabbrica", cioè nei luoghi in cui si producono le merci (o i servizi alla produzione di merci), grazie alle nuove tecnologie infotelematiche della terza rivoluzione industriale aumenta in misura impressionante la domanda di lavoro da utilizzare per la produzione sia di beni immateriali, sia di beni relazionali, sia ancora di talune specie di beni pubblici. È in ciò l'origine del ben noto paradosso dell'opulenza: abbiamo ereditato un assetto organizzativo che è efficientissimo nella produzione di beni di cui potremmo tranquillamente fare a meno e che invece siamo "costretti" (o indotti) a consumare, mentre non riusciamo a consumare beni e servizi capaci di soddisfare i nuovi bisogni perché non vi sono a sufficienza soggetti di offerta in grado di produrli. Valgano alcuni esempi.

Si pensi al bisogno di diffusione del *know-how* tecnologico tra coloro che, per una ragione o l'altra, ne sono rimasti esclusi. Come sappiamo, nella *knowledge based society*, il sapere deve essere il più possibile distribuito tra la popolazione perché esso possa produrre i risultati desiderati. Se la conoscenza è accentrata, non si generano né esternalità di rete né si riuscirà a beneficiare di complementarità strategiche. Eppure, tantissimi sono coloro che ancora non hanno accesso all'informatizzazione della vita quotidiana. Altro bisogno, in continuo aumento, è quello legato ai servizi di cura nei confronti dei figli minori di genitori che lavorano, o delle persone comunque non autosufficienti. La nozione base soggiacente è quella di vulnerabilità: ciascun essere umano è vulnerabile in vario grado durante il corso della propria vita, ma in determinate fasi tale vulnerabilità diviene totale. In questi periodi non potremmo stare al mondo se altri non si prendessero cura di noi. Si consideri, ancora, il bisogno di diffondere tra la popolazione la cultura di un ambiente di vita ecologicamente sostenibile, una cultura che non può ridursi a mera informazione, ma che postula la realizzazione di pratiche di vita e di stili di consumo eco-compatibili (è in ciò il fondamento della nozione di consumo critico). Si pensi, infine, al bisogno sempre più avvertito di rendere fruibile a quote crescenti di popolazione l'immenso patrimonio di beni culturali di cui il nostro paese è fortemente dotato, un patrimonio che è ancora troppo poco valorizzato.

Cosa hanno in comune questi, e altri simili, bisogni? Che per venire soddisfatti v'è necessità di attivare processi produttivi caratterizzati tutti da alta intensità di lavoro. Di processi, cioè, che richiedono molto lavoro e relativamente poco capitale e che in quanto tali soffrono della famosa "malattia dei costi" di cui ha parlato per primo William Baumol: se devo assistere un paziente o giocare con un bambino non posso ridurre il tempo dedicato senza compromettere la qualità del servizio reso. Né posso farmi sostituire da una "macchina": si tratterebbe di un altro servizio. Ecco perché i bisogni di cui sopra si è detto non riescono a essere soddisfatti: se il lavoro deve essere remunerato secondo le regole del mercato del lavoro salariato, così come questo si è andato evolvendo con l'avvento del sistema di fabbrica, non ci saranno mai abbastanza soggetti di offerta che riusciranno a collocare questi servizi a prezzi tali da incontrare tutta la domanda potenziale. Non solo, ma quel che è peggio è che sono proprio le persone a reddito medio-basso quelle ad avere più necessità di soddisfare quei bisogni, e quindi quelle che più ne risentirebbero.

Riusciamo ora a comprendere il ruolo importante e strategico che la coorte degli anziani potrebbe svolgere nelle nostre società. Se il lavoro costasse di meno, perché non tenuto a rispettare gli standard minimi, e soprattutto se il relativo contratto fosse meno rigido e vincolante per l'impresa (privata o sociale che fosse), allora il prezzo per l'erogazione del servizio potrebbe portarsi a un livello tale da incrociare la capacità di spesa del portatore di bisogni e, al tempo stesso, da rendere contento l'anziano disposto a svolgere un'attività lavorativa. Anticipo un'obiezione: ma così facendo non si crea forse il rischio di scatenare una pericolosa concorrenza al ribasso tra lavoratori? La risposta sarebbe positiva solamente in assenza di regole intelligenti e di un'agenzia deputata a farle rispettare. D'altro canto, già oggi le nostre università impiegano i propri studenti, per un numero massimo di ore all'anno, in molteplici attività di natura organizzativa e didattica (tutoraggio), a un costo orario sensibilmente inferiore a quello di mercato. Questa prassi non solamente non ha generato alcuna guerra tra poveri, né alcuna forma nuova di precariato, ma ha contribuito - soprattutto negli USA, dove l'idea venne sperimentata per prima alcuni decenni fa - a migliorare significativamente la performance delle università e ad allentare il vincolo di bilancio di un gran numero di studenti.

In buona sostanza, la proposta che avanzo è quella di incanalare il lavoro "liberato" dell'anziano verso attività che producono quei beni che né il settore privato dell'economia né il settore pubblico hanno interesse - il primo - o le risorse necessarie - il secondo - a produrre. Si tratta, come si è detto, dei beni relazionali, dei beni di merito, di alcune tipologie di beni pubblici e di alcune categorie di beni di uso collettivo. Quel che è urgente fare è superare l'idea che il lavoro sia solo quello retribuito secondo le forme canoniche, a tutti ben note. Piuttosto, il lavoro è l'insieme delle attività necessarie alla crescita dell'uomo, inteso nella globalità delle sue dimensioni. È stato un connotato tipico della società industriale, ormai alle nostre spalle, quello secondo cui il lavoro veniva definito nei termini dei suoi attributi solo mercantili, in quanto produttore di merci [7]. L'ingresso nella società post-industriale ci consente - finalmente - di porre il lavorare al servizio dell'*agere* e non solo del *facere* liberando, in tal modo, energie e tempi da destinare ad attività capaci di soddisfare i nuovi bisogni tipici di una società avanzata come è ormai la nostra.

Tra questi bisogni svetta appunto quello di persone sempre più anziane e in discreta salute che "reclamano" il rispetto della loro specifica identità. È noto che molte difficoltà di natura fisica dell'anziano sono legate non tanto all'invecchiamento di per sé, quanto al suo stile di vita, e in particolare alla sua inattività. Il fatto è che la biologia considera l'invecchiamento un processo che porta all'inutilità e quindi all'afflizione. Si tratta di contrastare nella maniera più decisa possibile questa idea, basicamente inumana, della vecchiaia come di un tempo inutile. Ha dunque ragione Hilman [8] quando scrive che la vecchiaia è un'afflizione perché è affetta dall'idea di afflizione. Permettere allora all'anziano di avere accesso alla "terapia occupazionale", modificando l'assetto organizzativo delle nostre società per renderlo adeguato alle sue caratteristiche, vuol dire contribuire anche al miglioramento della sua salute, la quale non è mai mera assenza di malattia o infermità. Piuttosto, in salute è la vita che possiede la caratteristica dell'autofinalità.

Bibliografia

1. Roszak T (1998) America the wise: the longevity revolution and the true wealth of nations. Mifflin, New York
2. Mapelli V (1994) La domanda di servizi sanitari. Un'indagine campionaria. IES, Milano
3. Besley T, Gouveia M (1994) Alternative systems of health care provision. Economic Policy 19:200-258
4. Robine JM, Romieu I, Cambois E (1999) Health expectancy indicators. WHO Bulletin 77:181-185
5. Herce JA, Ahn N, Genova R, Pereira J (2003) Bio-demografic and health aspects of ageing in the EU. CES, WP 1027
6. Livi Bacci M (2000) La Società dei cent'anni, Il Mulino, Bologna
7. Bruni L, Zamagni S (2004) Economia Civile. Il Mulino, Bologna
8. Hilman J (1999) La forza del carattere. La vita che dura. Adelphi, Milano

Capitolo 3

Epidemiologia dell'invecchiamento

Stefania Maggi, Chiara Marzari, Gaetano Crepaldi

Aspetti demografici

Da secoli ormai la popolazione anziana mondiale sta aumentando, ma un fatto nuovo si è inserito recentemente nell'andamento demografico: la rapidità di tale crescita. A metà del 2000 la popolazione mondiale di ultrasessantacinquenni era intorno ai 420 milioni ed era aumentata, rispetto a un anno prima, di circa 9,5 milioni, ossia di circa 795.000 anziani al mese. Quello che spesso non viene considerato, però, è che il 77% di questo aumento (615.000 soggetti al mese), avviene nei Paesi in via di sviluppo. Nel 1990 erano 26 i Paesi del mondo che avevano almeno due milioni di anziani; nel 2000 erano 31 e si prevede che nel 2030 saranno più di 60 [1].

La speranza di vita ha subito un aumento molto marcato nell'ultimo secolo a causa di diversi fattori, quali il miglioramento delle condizioni sociali e sanitarie della popolazione e il progresso della medicina preventiva e curativa, nonché della sanità pubblica. Paesi come l'Italia, il Giappone e Singapore hanno raggiunto una speranza di vita alla nascita di 80 anni; la Svizzera, la Svezia, l'Islanda, l'Australia e il Canada di 79 anni; tutti gli altri Paesi industrializzati variano tra 76 e 78 anni. Bisogna sottolineare, però, che mentre a livello mondiale la speranza di vita è aumentata durante tutto questo secolo, le differenze tra una regione e l'altra restano marcate. Per esempio, i Paesi del sud Sahara hanno una speranza di vita inferiore ai 50 anni, ossia di oltre 20 anni inferiore rispetto ai Paesi industrializzati. Inoltre, 3 su 4 morti nei Paesi meno sviluppati sono, ancora oggi, in persone al di sotto dei 50 anni [1].

Per quanto riguarda la *mortalità*, le cause di morte sono radicalmente cambiate nel corso di questo secolo, in Italia come in quasi tutto il resto del mondo. Nella prima metà del diciannovesimo secolo la mortalità generale era molto più elevata, soprattutto per malattie infettive e parassitarie che colpivano per lo più i bambini, mentre le donne giovani spesso morivano per condizioni legate al parto. Solo un piccolo segmento della popolazione viveva abbastanza a lungo da trovarsi a dover affrontare i problemi e le malattie che accompagnano la vecchiaia. La struttura per età della popolazione aveva la forma di una piramide, con una larga base costituita dal grande numero di bambini. Al vertice, c'erano le poche persone che vivevano oltre l'età riproduttiva. L'età media della popolazione era bassa. Poi, man mano, la piramide è venuta assumendo una forma diversa, in quanto un numero proporzionalmente maggiore di individui sopravvive fino a età più avanzate. Verso la metà di questo secolo, la piramide assumerà una conformazione rovesciata [2].

Le due principali cause di morte nella popolazione anziana italiana sono le malattie cardiovascolari (CV) e i tumori maligni che, nel 2001, nella popolazione ultrasessantacinquenne avevano rispettivamente tassi di circa 200/10.000 e 118/10.000 (Tabella 1).

Per quanto riguarda i tumori maligni la prevalenza è stimata intorno al 3% e nel 2001 i decessi sono stati circa il 28,5% della mortalità nella popolazione generale.

Tabella 1. Numero di decessi e tassi di mortalità (10.000) per causa nella popolazione italiana 65+

	Maschi		Femmine		Totale	
	ND	TM	ND	TM	ND	TM
Malattie sistema circolatorio	90.900	*218,12*	124.482	*154,62*	215.382	*201,9*
Malattie ischemiche cuore	31.626	*75,29*	33.027	*42,28*	64.653	*60,54*
Disturbi circolatori encefalo	24.077	*58,39*	37.487	*46,55*	61.564	*57,76*
Tutti i tumori	71.236	*167,3*	54.265	*79,02*	125.501	*117,84*
Tumori apparato digerente	23.584	*55,44*	21.481	*31,03*	45.065	*42,31*
Tumori apparato respiratorio	21.092	*48,73*	5.130	*7,82*	26.222	*24,63*
Malattie apparato respiratorio	18.451	*44,82*	13.262	*16,37*	31.713	*29,76*
Diabete	5.854	*14,01*	10.291	*14,01*	16.145	*15,14*

Fonte: Dati ISTAT, anno 2001. *ND*, numero decessi; *TM*, tasso di mortalità

La valutazione dell'andamento della mortalità per cause specifiche nella popolazione generale ha dimostrato un declino, soprattutto a partire dagli anni '80, per le malattie CV, passando dal 48% delle morti nel 1980 al 41% nel 2001 [3].

L'andamento della mortalità per patologia ischemica cardiaca nell'ultimo secolo è stato pressoché simile in tutti i Paesi industrializzati, con tassi specifici per età in aumento fino agli anni Sessanta/Settanta, poi in continuo e rilevante declino. Questo andamento è in larga parte responsabile dell'allungamento della vita media nella popolazione generale. Nel Nord America la mortalità per patologia coronarica, tra gli anni Sessanta e gli anni Ottanta, è diminuita di circa il 50%, mentre la mortalità per ictus ha avuto un declino di oltre il 60% tra gli anni Cinquanta e gli anni Ottanta. Nello stesso periodo, nel resto del mondo industrializzato la mortalità CV è diminuita di circa il 10-20%, mentre si è registrato un aumento del 20-40% in Grecia, in Yugoslavia e in alcuni Paesi dell'Est europeo. Questo andamento è presumibilmente da imputarsi a importanti modificazioni dello stile di vita nei suddetti Paesi. Anche in certe regioni in via di sviluppo, quali l'America Latina, che si stanno "occidentalizzando" e quindi stanno acquisendo i fattori di rischio classici delle nostre società, la patologia CV è diventata la principale causa di morte. A Singapore, dove la speranza di vita è passata da 40 anni nel 1948 a 70 anni alla fine degli anni Settanta, le morti per patologia CV sono passate dal 5% al 32% di tutte le morti. Negli USA, al contrario, dagli anni Sessanta in poi la mortalità si è ridotta drasticamente, soprattutto nella fase acuta dell'infarto miocardico, in cui è passata dal 30 al 15%. I fattori responsabili di questa riduzione sono, presumibilmente, l'introduzione e la rapida disseminazione di unità di terapia intensiva coronarica, il miglioramento delle conoscenze di elettrofisiologia e quindi un miglior monitoraggio emodinamico, la defibrillazione, l'introduzione della terapia trombolitica e delle altre tecniche di rivascolarizzazione. Nella prima metà del secolo, non solo la mortalità per infarto acuto era molto elevata, ma chi sopravviveva era ad alto rischio di reinfarto e di morte precoce dopo la dimissione. Dopo il 1970, venne dimostrata l'efficacia di alcuni farmaci, quali i betabloccanti, nel prevenire eventi ricorrenti in pazienti infartuati, e più recentemente degli ACE inibitori, in caso di disfunzione ventricolare sinistra dopo infarto acuto. Indubbiamente, anche il miglioramento degli strumenti diagnostici - quali l'angiografia e l'ecocardiografia - e delle tecniche di cardiochirurgia ha contribuito sia all'allungamento della vita che a un innalzamento della sua qualità nei pazienti cardiopatici. Così come la comprensione del ruolo dell'aggregazione piastrinica nell'evento coronarico e il riconoscimento dell'effetto protettivo dell'aspirina hanno comportato non solo un decremento della mortalità e dell'incidenza di eventi secondari in caso di infarto acuto e di ictus, ma anche una riduzione dell'incidenza in soggetti sani [4].

In Italia, circa la metà delle morti totali sono attribuibili a malattie CV e, in particolare, oltre il 30% alla cardiopatia ischemica. Circa l'87% di questi decessi avviene nella popolazione di età pari o superiore ai 65 anni. Nonostante negli ultimi 10 anni ci sia stato un declino importante, nei Paesi industrializzati, delle morti per malattie del sistema circolatorio, in Italia esse continuano a rappresentare circa il 41% delle morti totali. Anche in questo caso, comunque, dalla fine degli anni Settanta a oggi si è verificato un lento e graduale declino della mortalità.

L'aumento del numero di anziani e della durata della loro vita farà aumentare l'incidenza di malattie tipiche della vecchiaia o ci sarà una tendenza a vivere "vecchiaie di successo" senza gravi malattie disabilitanti?

Secondo la teoria di Fries [5], uno stile di vita migliore e i progressi della scienza medica comporteranno una compressione della morbilità e della disabilità in un periodo più ristretto, verso la fine della vita. Secondo altri studiosi, invece, ulteriori riduzioni della mortalità estenderebbero il periodo durante il quale possono manifestarsi le malattie invalidanti legate all'invecchiamento. Grazie a stili di vita più sani e a migliori terapie mediche, infatti, le persone sopravvivono più a lungo anche se colpite da malattie CV, ictus o cancro. Tuttavia, a causa dell'estendersi della sopravvivenza possono soffrire più a lungo delle malattie non mortali, ma altamente invalidanti, associate alla vecchiaia.

L'Italia è già oggi il Paese più vecchio del mondo, con una percentuale di ultrasessantacinquenni attualmente intorno al 20%, ma che è destinata a salire nei prossimi 20 anni fino a circa un quarto di tutta la popolazione. Basta questo dato demografico per sottolineare come occorrano politiche dettate da strategie lungimiranti per formulare degli interventi adeguati ai tempi. Se si vuole privilegiare la permanenza degli anziani nel proprio domicilio, come si sta facendo nella maggior parte dei Paesi industrializzati, allora andranno tutelati, contemporaneamente ai diritti e alla dignità degli anziani, i diritti dei familiari. Numerose famiglie vivono la cura di persone non autosufficienti come un vero e proprio problema: economico, fisico, sociale ed emotivo; molte persone vivono in modo conflittuale le richieste che vengono loro dal lavoro e dalla cura di un parente anziano. Da qui la necessità di riorganizzare i tipi di servizi offerti dalla società, cioè di crearne di alternativi all'ospedalizzazione e all'istituzionalizzazione in genere, per promuovere in misura sempre più appropriata l'erogazione di assistenza domiciliare, sia sociale che sanitaria. La riorganizzazione delle modalità di erogazione dei servizi nasce quindi da un'esigenza di efficacia che è sempre più sentita e diffusa.

Aspetti epidemiologici

In conseguenza ai cambiamenti biologici, funzionali e all'esposizione ai fattori di rischio durante tutto l'arco della vita, nell'anziano aumenta marcatamente la frequenza di alcune patologie e condizioni croniche e degenerative.

In Italia non esiste un sistema nazionale che permetta la valutazione dei tassi di prevalenza e di incidenza delle malattie e delle disabilità nella popolazione, ma sono disponibili i dati di alcuni studi su campioni rappresentativi della popolazione.

Lo studio ILSA (*Italian Longitudinal Study on Aging*), per esempio, dimostra che un'alta percentuale di anziani è affetta da patologie croniche disabilitanti; in particolare circa il 7% da scompenso cardiaco, il 60% da osteoartrosi, il 20% da broncopneumopatia cronica, il 6,5% da ictus [6].

Lo studio ILSA ha anche prodotto le prime stime di incidenza delle malattie croniche nella popolazione anziana. In base a tali dati, si stima che ogni anno in Italia ci siano circa 114.000 nuovi casi di scompenso cardiaco, oltre 100.000 nuovi casi di ictus, circa 80.000 nuovi casi di diabete. Questo per elencare alcune tra le più comuni malattie disabilitanti dell'anziano, che comportano, usualmente, *sequelae* a medio e lungo termine tali da richiedere forme di assistenza continuativa.

Il rapido e marcato invecchiamento della popolazione, che ha caratterizzato il nostro Paese nelle ultime decadi, ha determinato un aumento di tutte le malattie età-associate. Allo stesso tempo, la diminuzione dei tassi di mortalità ha incrementato la speranza di vita alla nascita, con l'inevitabile conseguenza di avere un numero sempre maggiore di persone a rischio di patologie croniche e di disabilità a esse correlata. La disabilità fisica, intesa come difficoltà nelle comuni attività quotidiane (lavarsi, vestirsi, mangiare, ecc.), aumenta con l'età ed è dovuta principalmente alla comorbidità; colpisce infatti circa il 25% dei maschi e il 34% delle femmine ultrasessantacinquenni, mentre nel gruppo degli ultraottantenni circa il 6% dei maschi e l'8% delle donne risultano totalmente non autosufficienti. Nel follow-up di circa 5 anni della popolazione dell'ILSA, si è evidenziato che circa il 78% di coloro i quali all'inizio dello studio erano totalmente autosufficienti si manteneva tale, mentre circa il 22% presentava qualche forma di perdita della capacità funzionale. Al tempo stesso è interessante notare che tra coloro i quali all'inizio erano totalmente non autosufficienti l'88% restava tale, mentre circa l'8% passava a livelli di disabilità lieve o di totale autosufficienza. È fondamentale, quindi, studiare quali sono i fattori che determinano la transizione da uno stato funzionale all'altro non solo nel senso della perdita, ma anche del recupero dell'autosufficienza. Questo è uno degli obiettivi principali dello studio europeo CLESA (*Comparison of Longitudinal European Studies on Aging*), in corso in Italia, Spagna, Olanda, Svezia, Finlandia e Israele, e coordinato dal Centro per lo studio dell'invecchiamento del CNR [7].

Una condizione legata all'invecchiamento è l'*osteoporosi*, caratterizzata da una riduzione della massa ossea e da un deterioramento della struttura dell'osso tali da comportare una maggior fragilità, e quindi un aumentato rischio di frattura.

L'osteoporosi riconosce tre cause principali: 1) l'età (e nella donna la menopausa); 2) il mancato raggiungimento del picco ottimale di massa ossea durante la crescita; 3) la perdita di massa ossea conseguente a patologie specifiche [8].

Dati dello studio ESOPO (*Epidemiological Study On the Prevalence of Osteoporosis*), condotto su circa 15.000 soggetti, rivelano che circa il 23% delle donne di età superiore ai 40 anni e il 14% degli uomini di età superiore ai 60 anni sono affetti da osteoporosi. Inoltre circa il 42% delle donne e il 34% degli uomini in queste fasce di età sono affetti da osteopenia, quindi a rischio di sviluppare osteoporosi e le sue complicanze. In base a questi dati, si stima che attualmente in Italia oltre 3,5 milioni di donne e circa 1 milione di uomini siano colpiti dall'osteoporosi, mentre oltre 6,5 milioni di donne e circa 2 milioni di uomini dall'osteopenia [9]. Ben diversi i dati prodotti dall'Indagine Multiscopo sulle Famiglie dell'ISTAT, basata su un'intervista, dai quali risulta che solo il 4,7% della popolazione totale - o il 17,5% della popolazione ultrasessantacinquenne - si dichiara affetta da osteoporosi [10]. Questa marcata discrepanza è spiegata, in gran parte, dalla caratteristica, intrinseca all'osteoporosi, di "malattia silente", spesso diagnosticata solo in caso di complicanza fratturativa. Nel caso di dati basati sulle diagnosi riferite dalla popolazione esaminata, la sottostima, è quindi inevitabile. Le donne sono circa 4 volte più a rischio degli uomini di sviluppare tale patologia. Questo comporta, ovviamente, anche una diversa incidenza delle complicanze fratturative: una donna su due e un uomo su otto sopra i 50 anni avranno una frattura da fragilità nella restante vita. In particolare, tale rischio è nella donna di 17,5, 15,6 e 16% rispettivamente per il femore prossimale, la colonna vertebrale e l'avambraccio distale - le tre sedi più frequenti di fratture osteoporotiche - mentre nel maschio è rispettivamente di 6, 5 e 2,5%. I tassi di incidenza della frattura del femore aumentano esponenzialmente dai 65 anni in poi, raddoppiandosi all'incirca ogni cinque anni di età e raggiungendo tassi di oltre 400/10.000 nelle donne ultraottantacinquenni. Secondo i dati disponibili nel sito web del Ministero della Salute, in Italia nel 2002 le fratture prossimali del femore risultavano circa 70.000, quelle vertebrali circa 20.000, mentre quelle del polso e di altre sedi ammontavano a 19.000. Questo avrebbe comportato una spesa sanitaria già superiore agli 850 milioni di Euro per i costi dei soli *diagnosis related group* (DRG) di intervento chirurgico e degenza ospedaliera. A tali costi diretti vanno aggiunti tutti i costi indiretti per le giornate lavorative perse (dei pazienti e dei familiari), la dipendenza funzionale e la necessità di assistenza domiciliare, la riduzione della qualità di vita, ecc. [11]. Le conseguenze legate alle fratture del femore sono pesantissime sia in termini di morbilità che di impatto socio-economico. La mortalità è del 15-25% e la disabilità motoria colpisce più della metà dei pazienti nell'anno successivo all'evento. Inoltre, in circa il 20% dei casi la possibilità di camminare indipendentemente è persa del tutto, e solo il 30-40% riprende piena autonomia nelle attività quotidiane.

Dal momento che le fratture del femore sono uno dei gruppi diagnostici che consuma più risorse economiche ospedaliere, in alcuni Paesi, primo fra tutti la Svezia, è stato creato un registro delle fratture del femore basato sulle diagnosi ospedaliere e sui dati di mortalità. Attraverso il monitoraggio dell'utilizzo delle strutture sociali e sanitarie nei primi 4-6 mesi dopo la frattura, il registro ha portato a una stretta collaborazione tra ospedali e strutture territoriali, permettendo quindi la dimissione più precoce dai reparti per acuti. Collaborazioni internazionali sono in corso con la Finlandia, l'Olanda, l'Inghilterra, la Scozia, la Spagna, l'Ungheria e la Grecia nell'ambito della *Concerted Action SHAFE: Standardization of Hip Fracture Audit in Europe* [12].

L'Italia sta avviato negli ultimi anni un progetto multicentrico, coordinato dal CNR, per entrare a far parte di questa rete internazionale [13].

Preoccupante il quadro dell'aumento del numero di fratture che ci si aspetta nei prossimi anni: secondo le proiezioni, passeremo in Europa dai 414.000 casi di oggi a circa 972.000 nel 2050. L'impatto di questa patologia, anche dal punto di vista dei costi assistenziali, è pertanto immenso [14].

Per l'*arterosclerosi*, invece, la conseguenza più importante in termini di frequenza è l'occlusione coronarica, che porta all'infarto miocardico. Secondo i dati ILSA, in Italia ogni anno si registrano circa 76.000 nuovi casi di infarto nella popolazione anziana.

Come si è scritto in precedenza, in Italia le morti per malattie CV continuano a rappresentare oltre il 40% del totale dei decessi, registrando un decremento inferiore a quello rilevato negli altri Paesi industrializzati a partire dagli anni Settanta ma tuttavia presente. In che proporzione questo sia dovuto alla riduzione dei fattori di rischio e al miglioramento delle terapie negli eventi acuti non è stato finora quantificato. Dal registro del progetto Monica (*MONItoring CArdiovascular diseases*) [15], che fornisce i dati di epidemiologia CV della popolazione generale italiana, si estrapola che una larga percentuale di casi (circa il 49% degli uomini e il 37% delle donne) muore a casa. Una larga proporzione dei decessi che avvengono fuori dall'ospedale riguarda soggetti colpiti da eventi secondari, cioè già affetti da un episodio precedente.

Da questi dati risulta evidente che la patologia CV è tuttora un rilevante problema sanitario e che nonostante il miglioramento della terapia e la più frequente e rapida ospedalizzazione la letalità è ancora troppo elevata.

Diverse condizioni neurologiche, in particolare la *demenza*, comportano un peso considerevole in termini di disabilità, perdita di produttività e costi sanitari diretti e indiretti. Anche per queste patologie lo studio ILSA ha fornito i dati di prevalenza e di incidenza, permettendo di quantificare numericamente i casi attualmente presenti in Italia, che sono all'incirca 800.000, con una stima di circa 97.000 nuovi casi ogni anno. Di questi, circa il 40-50% sono casi di Alzheimer, 25% di demenze vascolari e il resto di forme miste o di altra origine. La prevalenza di demenza aumenta con l'età, triplicandosi all'incirca ogni 5 anni, e i tassi passano dall'1,2 % nel gruppo di 65-69 anni al 21,1% nei soggetti di 80-84 anni [6]. Tenuto conto del progressivo invecchiamento della popolazione e della durata della malattia - generalmente intorno ai 10 anni - si configura nei prossimi anni un impegno assistenziale in preoccupante espansione. I costi diretti e indiretti legati a questa patologia sono infatti immensi, e coinvolgono il settore sanitario, il settore sociale e la famiglia [16].

Conclusioni

Il principale obiettivo della ricerca epidemiologica geriatrica è quello di fornire le conoscenze per ridurre la disabilità e aumentare l'indipendenza fisica e sociale in età anziana al fine di garantire il benessere e la produttività del singolo individuo anche negli ultimi anni di vita. Dalla ricerca medica e biologica abbiamo imparato come identificare molte delle anormalità fisiche e psicologiche della vecchiaia e come bloccare, in molti casi, la loro progressione. Dalla ricerca sui servizi, abbiamo capito quali sono i requisiti per un'adeguata assistenza negli ospedali, nelle residenze sanitarie assistenziali (RSA), a domicilio. Adeguata in termini clinici così come in quelli etici e nel rispetto della dignità dei pazienti. Sappiamo anche, sfortunatamente, che non sempre l'assistenza viene fornita a questi livelli di eccellenza. Dalla ricerca socio-comportamentale abbiamo appreso l'impatto che i rapporti familiari e sociali, l'esperienza di lavoro e di pensionamento hanno sulla qualità di vita e sullo stato di benessere generale della persona anziana.

Ognuna di queste branche di ricerca ci ha mostrato, comunque, enormi differenze nello stato di salute degli individui anziani; proprio questa grande variabilità ci fa pensare che la ricerca futura debba portarci alla possibilità di intervenire in maniera efficace per ridurre il numero di anziani malati, disabili, emarginati.

La prima considerazione è che ci sono potenzialità reali e certe per avanzamenti scientifici importanti nel prossimo futuro. La ricerca biomedica ha da tempo evidenziato che l'invecchiamento è il maggior fattore di rischio per molte malattie croniche. Al tempo stesso, la comprensione di complessi aspetti genetici di alcune malattie ci consente di identificare soggetti a rischio di Alzheimer, cancro, ipertensione, osteoporosi. Ciò offre la possibilità, attraverso interventi di diagnosi precoce e in qualche caso anche di prevenzione, di influenzare il processo della malattia e di migliorarne il trattamento in un certo numero di casi. Dal canto suo, la biologia cellulare ha compiuto enormi progressi nella comprensione della regolazione della divisione cellulare. Queste nuove conoscenze possono aiutare a capire perché molte cellule e tessuti tendano all'atrofia durante il normale invecchiamento e perché altri comincino a proliferare in maniera inappropriata, portando talvolta all'insorgenza di neoplasie. Questa linea di ricerca può indurre a una miglior comprensione di altri disordini comunemente legati all'invecchiamento, quali aterosclerosi, osteoartrosi e iperplasia prostatica. Similmente, il ruolo del danno ossidativo nell'alterazione strutturale e funzionale e la possibilità di ridurlo attraverso interventi dietetici, di stile di vita e interventi biologici rappresentano un'altra area importante di ricerca futura.

Anche se spesso mettiamo in evidenza il lato peggiore dell'invecchiamento, con disabilità e malattia, è peraltro vero che la trasformazione della struttura per età della popolazione produrrà anche un gran numero di anziani in buona salute. La ricerca medica continua a condurre la battaglia contro la malattia e la morte. Oggi sappiamo che l'invecchiamento è caratterizzato dalla presenza sia di tendenze involutive, che inducono una diminuzione quantitativa dell'efficacia dei sistemi periferici, sia di tendenze di segno opposto, che contrastano la diminuzione ottimizzando le risorse funzionali dei sistemi centrali. Tali teorie, ormai convalidate scientificamente, contrastano quindi con gli approcci basati sull'idea della vecchiaia come malattia cronica, stigmatizzata in modo ineluttabile dalla presenza della morte, rivalutando al tempo stesso il ruolo e la funzione sociale di questo specifico periodo della vita [17].

Possiamo sostenere che non esiste una vecchiaia uguale per tutti, ma un numero sempre maggiore di persone che in età avanzata riflettono caratteristiche genetiche, peculiari per ogni singolo individuo, e caratteristiche legate allo stile di vita e all'ambiente in cui vivono. I bambini di oggi saranno gli anziani di domani. Non sappiamo con certezza se saranno più sani degli anziani che li avranno preceduti, ma per raggiungere tale obiettivo è certamente necessario pianificare il futuro sia a livello individuale, con una vita "sana" per il raggiungimento di una vecchiaia di successo, sia a livello sociale, garantendo adeguate cure, assistenza e dignità a ogni cittadino di qualsiasi età ed estrazione sociale.

Bibliografia

1. Kinsella K, Velkoff VA (2001) An Aging World: 2001. US Census Bureau, series P95/01-1. US Government Printing Office, Washington DC
2. World Health Organization (2000) World health statistics annual. WHO, Geneva
3. ISTAT (2001) Rilevazione delle cause di morte. *www.istat.it*
4. Braunwald E (1997) Shattuck lecture - cardiovascular medicine at the turn of the millenium: triumphs, concerns, and opportunities. N Engl J Med 337:1360-1369
5. Fries JF (1980) Aging, natural death, and the compression of morbidity. N Engl J Med 303:130-135
6. ILSA Working Group (1997) Prevalence of chronic diseases in older italians: comparing self-reported and clinical diagnosis. Int J Epidemiol 26:995-1002
7. Minicuci N, Noale M, Bardage C et al for the CLESA Working Group (2003) Cross-national determinants of quality of life from six longitudinal studies on aging: the CLESA project. Aging Clin Exp Res 15:187-202
8. WHO Study Group (1994) Assessment of fracture risk and its application to screening for postmenopausal osteoporosis assessment of fracture risk and its application to screening for postmenopausal osteoporosis: report of WHO study group. WHO Technical Report Series, No 843
9. Crepaldi G (2002) Le proiezioni future delle principali patologie cronico degenerative dell'anziano. *http://www.sigg.it/attivita_cnr.html*
10. ISTAT (2001) Le condizioni di salute della popolazione. Indagine Multiscopo sulle famiglie. Condizioni di salute e ricorso ai servizi sanitari. *www.istat.it*
11. 12ª Commissione permanente del Senato della Repubblica (2003) Indagine conoscitiva su problemi socio-sanitari connessi alla patologia osteoporotica. Senato della Repubblica
12. Thorngren KG (1994) Fractures in older persons. Disabil Rehabil 16:119-126
13. Langlois JA, Maggi S, Crepaldi G (2000) Workshop on Hip Fracture Registries in Europe Aging (Milano) 12:398-401
14. European Commission (1998) Report on osteoporosis in the European community. Action for prevention Office for Official Publications of the European Communities, Luxembourg
15. Tunstall-Pedoe H for the WHO MONICA Project (1988) The World Health Organization MONICA Project (Monitoring Trends and Determinants in Cardiovascular Disease): a major international collaboration. J Clin Epidemiol 41:105-114
16. Castelletti F, Pignatti F, Zanetti E (2000) I costi della demenza. In: Trabucchi M (ed) Le demenze, 2ª ed. UTET, pp 545-559
17. Rowe J, Kahn R (eds) (1998) Successful aging. Pantheon Books, New York

Capitolo 4

Problematiche relative all'impiego dei mezzi di contrasto nell'anziano

Fulvio Stacul

Nella pratica clinica quotidiana la problematica di più frequente riscontro quando ci si accinge a effettuare un esame contrastografico per via intravascolare in un paziente anziano è rappresentata dalla possibilità di un danno renale che il mezzo di contrasto (MDC) può determinare. L'età avanzata costituisce infatti un fattore di rischio per questo evento, come pure situazioni cliniche frequenti nella terza età quali l'insufficienza renale, il diabete e lo scompenso cardiaco. Ci sembra quindi opportuno focalizzarci in questa nota sulla nefrotossicità da MDC, affrontando questa problematica in maniera pragmatica, cercando di fornire al radiologo elementi che possano consentire una migliore gestione del paziente nella pratica clinica.

Vi sono due strategie da perseguire per prevenire il danno nefrotossico da MDC: da un lato l'identificazione delle categorie di pazienti a rischio e dall'altro la messa in atto in questi pazienti delle misure profilattiche più adeguate.

Nel porsi il problema dell'identificazione dei pazienti a rischio, è necessario anzitutto disporre di un'adeguata conoscenza clinica del problema. È quindi necessario chiarire come la nefropatia da MDC può essere definita, quali ne siano i fattori di rischio e quale sia la prognosi di un eventuale danno nefrotossico.

Fortunatamente, negli ultimi anni i lavori clinici sull'argomento utilizzano nella pressoché totalità la stessa definizione di nefropatia da MDC, permettendoci quindi delle valutazioni comparative che in passato, quando le definizioni utilizzate erano spesso diverse, risultavano assai più problematiche. Vi è infatti accordo, attualmente, nel definire la nefropatia da MDC come un peggioramento della funzionalità renale dopo somministrazione di MDC in assenza di un fattore causale alternativo, quantizzando il danno in un incremento della creatininemia di almeno il 25% o di almeno 0,5 mg/dl (44,2 mμ/l) che si verifica entro 3 giorni dalla somministrazione del MDC. Tale deterioramento della funzionalità renale si può solitamente verificare già entro le prime 24 ore, con un picco della creatininemia che si registra di solito entro 3-4 giorni dalla somministrazione del MDC.

Solitamente il paziente non manifesta oliguria e il deterioramento della funzionalità renale è reversibile, con ritorno della creatininemia ai valori di base entro 1-2 settimane, ma talora si può verificare un deterioramento irreversibile della funzionalità renale, si possono manifestare casi di insufficienza renale acuta accompagnati da oliguria e per alcuni pazienti può risultare necessario il ricorso all'emodialisi. Parallelamente vi può essere un incremento nell'incidenza di complicanze severe non renali (emorragie gastrointestinali, edema polmonare acuto) e ciò naturalmente può determinare un prolungamento del periodo di ospedalizzazione.

È importante avere un'idea quantitativa del fenomeno. Tuttavia, quando si consideri in letteratura l'incidenza del danno nefrotossico dopo somministrazione di MDC, si possono riscontrare percentuali estremamente diverse, legate a numerose variabili, tra cui i criteri di selezione dei pazienti, la diversa prevalenza dei fattori di rischio, la diversa definizione di nefropatia da MDC, il tipo di esame contrastografico effettuato (si ritiene che la somministrazione per via arteriosa del MDC sia connessa a un rischio superiore rispetto alla somministrazione endovenosa) e il tipo di MDC impiegato. Vi è comunque accordo sul fatto che in pazienti senza fattori di rischio la nefropatia da MDC si verifica in una percentuale di casi estremamente bassa, sicuramente inferiore al 5% e verosimilmente anche inferiore all'1%. Nei pazienti con fattori di rischio l'incidenza può essere estremamente diversa, in particolare in relazione a quali e quanti fattori di rischio sono presenti. Si può passare così da incidenze stimate nell'11% in pazienti il cui solo fattore di rischio è rappresentato da un'età superiore ai 70 anni [1] sino a incidenze del 50% in particolari categorie di pazienti a rischio elevato.

Vi è quindi la necessità di essere a conoscenza in maniera dettagliata dei fattori di rischio, e sotto questo profilo possiamo distinguere quelli legati al paziente da quelli legati al MDC. Per quanto riguarda i fattori di rischio legati al paziente, ve ne sono alcuni sui quali vi è ampia convergenza in letteratura e altri più discutibili. Tra i fattori di rischio indiscutibili possiamo elencare anzitutto l'insufficienza renale associata al diabete, che rappresenta di gran lunga il fattore di rischio più significativo. L'insufficienza renale, anche qualora non sia associata al diabete, rappresenta un fattore di rischio e va precisato come il rischio sia tanto maggiore quanto maggiore è il deterioramento della funzionalità renale stessa. Anche la disidratazione rappresenta un indiscutibile fattore di rischio, come pure lo scompenso cardiaco congestizio. Si ritiene che entrambi questi fattori vadano considerati fattori di rischio, in particolare per l'alterazione che determinano nell'emodinamica renale. Vi è convergenza anche sul fatto che l'età avanzata va considerata un fattore di rischio. Dalla gran parte degli autori si considera come tale un'età superiore ai 70 anni, pur se in alcuni lavori si precisa come il rischio aumenti a partire da età minori. Vi è peraltro chi ritiene che l'età avanzata non costituisca un fattore di rischio di per sé, ma solo in quanto vi può essere una compromissione latente della funzionalità renale. Un altro fattore di rischio che va valorizzato è rappresentato dalla somministrazione di farmaci potenzialmente nefrotossici (quali farmaci antiinfiammatori non steroidei - FANS, aminoglicosidi, cisplatino, ecc.), motivo per cui è estremamente importante che il radiologo sia a conoscenza dei farmaci assunti dal paziente.

È interessante riportare alcuni dati quantitativi relativi all'incidenza di nefropatia da MDC in pazienti con diabete e/o insufficienza renale. In pazienti sottoposti ad angiografia con monomero non ionico l'incidenza di nefrotossicità è risultata nulla nei soggetti senza insufficienza renale e senza diabete, dello 0,6% in pazienti diabetici senza compromissione della funzionalità renale, del 4,1% in pazienti con insufficienza renale non diabetici e dell'11,8% in pazienti diabetici con insufficienza renale [2]. Un altro studio su pazienti con nefropatia diabetica ha messo in evidenza come l'incidenza di danno nefrotossico aumenti considerevolmente all'aumentare della creatininemia di base, risultando del 3,6% in pazienti con creatininemia inferiore a 2 mg/dl, per passare al 27% in pazienti con creatininemia tra 2 e 4 mg/dl, giungendo sino all'81% quando la creatininemia era superiore a 4 mg/dl [3]. È stato anche dimostrato come l'incidenza di danno nefrotossico sia sensibilmente superiore in diabetici insulino-dipendenti rispetto a quelli trattati con antidiabetici orali [4].

Altri fattori di rischio legati al paziente sono più opinabili. Vi è stata per esempio discussione se il diabete costituisca di per sé un fattore di rischio, pur in assenza di una compromissione della funzionalità renale. In passato alcuni lavori, tra cui quello precedentemente citato [2], avevano negato che il diabete rappresentasse un fattore di rischio indipendente, ma acquisizioni recenti su casistiche particolarmente ampie giungono a conclusione opposta, sottolineando quindi come il diabete sia un reale fattore di rischio significativo [5, 6]. Vi è invece sostanziale accordo sul fatto che altri fattori saltuariamente presi in considerazione in passato (ipertensione, iperuricemia, proteinuria) non vanno considerati dei fattori di rischio, come pure non va considerato come fattore di rischio il mieloma multiplo, qualora il paziente sia adeguatamente idratato. Anche il sesso è stato considerato come possibile fattore di rischio. I risultati a riguardo sono piuttosto controversi. A fronte di studi più datati, alcuni dei quali sostenevano che il sesso maschile fosse un fattore di rischio, altri più recenti riportano come il sesso femminile sia un fattore di rischio significativo. Peraltro in numerosi studi non si verifica un'incidenza significativamente diversa di danno nefrotossico tra i due sessi.

È opportuno comunque che nella pratica clinica si presti attenzione particolare alla coesistenza di fattori di rischio diversi. Recentemente accurate analisi statistiche su ampie casistiche di pazienti sottoposti a esami angiocardiografici hanno permesso di estrapolare dati che consentono di precisare il rischio di danno nefrotossico nel singolo paziente alla luce della sua situazione clinica [5, 6].

Come precedentemente accennato, accanto ai fattori di rischio legati al paziente vi sono fattori di rischio per danno nefrotossico legati al MDC e rappresentati dal suo volume e dalla tipologia di MDC impiegato.

La nefrotossicità da MDC è un avvento avverso dose-dipendente e quindi in qualche misura prevedibile. L'incidenza di eventi nefrotossici si correla infatti con la dose e vi è accordo in letteratura sul fatto che quanto maggiore è la dose tanto maggiore è il rischio. Non vi è dubbio peraltro che la dose non sia stata analizzata a fondo come fattore di rischio indipendente. Alcuni anni fa è stata proposta una formula per calcolare una dose soglia al di sotto della quale il rischio appariva ridotto:

$$\frac{\text{5 ml di MDC/Kg (max 300 ml)}}{\text{creatininemia (mg/dl)}}$$

La validità empirica di questo valore soglia, e soprattutto della relazione tra dose e rischio, è stata chiaramente dimostrata in due lavori [7, 8]. Va peraltro sottolineato come in essi si facesse riferimento all'impiego di MDC ionici, per cui tale formula non risulta verosimilmente applicabile in questa veste al giorno d'oggi. Nell'ambito del Contrast Media Safety Committee della Società Europea di Radiologia Urogenitale (ESUR), è stato raggiunto un consenso su quella che può essere considerata una dose soglia quando si impieghi un MDC alla concentrazione di 300 mgI/ml. È stata proposta una dose massima di 400 ml in pazienti con funzionalità renale normale, di 150 ml in pazienti con funzionalità renale moderatamente ridotta (130-300 mμ/l) e di 60-100 ml in pazienti con funzionalità renale ancor più compromessa [9].

Per quanto riguarda la tipologia di MDC, dando per acquisita la minore nefrotossicità dei MDC a bassa osmolarità rispetto a quelli ad alta osmolarità, chiaramente dimostrata quanto meno in studi angiografici nei pazienti con funzionalità renale compromessa, al giorno d'oggi la nefrotossicità dei MDC a bassa osmolarità va raffrontata a quella dei MDC isoosmolari. Nel 2003 è stato pubblicato uno studio multicentrico randomizzato che confrontava un MDC a bassa osmolarità (iohexolo) a uno isoosmolare (iodixanolo) in pazienti ad alto rischio per danno nefrotossico (con insufficienza renale e diabete) sottoposti a indagine angiografica. I risultati sono stati significativamente a favore del MDC isoosmolare, dimostrando in particolare come, utilizzando la consueta definizione per danno nefrotossico, l'incidenza fosse del 26% dopo somministrazione di iohexolo e del 3% dopo somministrazione di iodixanolo ($p = 0{,}002$) [10].

Una più recente metaanalisi ha confrontato il MDC isoosmolare iodixanolo con diversi MDC a bassa osmolarità prendendo in considerazione 16 trial per un totale di 3.004 pazienti sottoposti a esami angiografici [11]. Anche in questo caso i risultati erano significativamente a favore dello iodixanolo sia nella popolazione generale che nei pazienti con insufficienza renale e soprattutto nei diabetici con insufficienza renale. Sono stati quindi raccolti elementi clinici a favore dell'impiego di iodixanolo in gruppi di pazienti a rischio sottoposti a indagine angiografica.

Appare opportuno fornire alcuni dati anche sulla prognosi in caso di danno nefrotossico da MDC, per chiarire la rilevanza clinica del fenomeno. Una valutazione su 1.826 pazienti sottoposti ad angioplastica coronarica ha dimostrato come la mortalità intraospedaliera risultasse del 1,1% nei 1.548 pazienti che non avevano manifestato un deterioramento della funzionalità renale dopo l'indagine, mentre saliva al 7,1% nei 264 pazienti che erano andati incontro a un danno nefrotossico dopo la somministrazione del MDC, per giungere al 35,7% nei 14 pazienti con un danno nefrotossico che aveva richiesto un trattamento emodialitico [12]. La prognosi può essere quindi particolarmente severa. È stato anche dimostrato come nei pazienti che hanno subito un danno nefrotossico da MDC vi sia un incremento significativo del periodo di ospedalizzazione, dell'eventuale periodo di degenza in un'unità di terapia intensiva, nonché della mortalità sia intraospedaliera sia a un anno [13].

Dai dati finora riportati emerge chiaramente come una compromissione della funzionalità renale, soprattutto quando associata a diabete, rappresenti il fattore di rischio più temibile per un eventuale danno nefrotossico dopo somministrazione di MDC. Vi è quindi la necessità di identificare in particolare questo gruppo di pazienti. Vi è da chiedersi se sia ragionevole una determinazione routinaria della creatininemia prima dell'indagine contrastografica. Va a questo proposito ricordato anzitutto che la valutazione clinico-anamnestica è stata considerata dalla Circolare Ministeriale del 17/9/1997 l'aspetto più importante nella prevenzione di eventuali danni da MDC, non risultando necessarie batterie di indagini laboratoristiche. L'importanza di una valutazione clinico-anamnestica preliminare per identificare i pazienti a rischio viene anche sottolineata dai risultati ottenuti attraverso un questionario che aveva l'obiettivo di identificare i pazienti con una elevata probabilità di avere una funzionalità renale normale, e quindi di non necessitare di una valutazione preliminare della creatininemia. In questo studio [14] è stato rilevato come la risposta positiva a 6 domande (tese a verificare presenza di una patologia renale preesistente, di proteinuria, di un precedente intervento chirurgico renale, di ipertensione, gotta e diabete) fosse predittiva di una creatininemia elevata. Il 67% dei 673 pazienti interrogati aveva dato una risposta negativa a questi 6 quesiti. Tra questi, 94 avevano una creatininemia normale e il 99% aveva una creatininemia inferiore a 1,7 mg/dl. Gli autori pertanto concludono che un semplice questionario con 6 domande può identificare una elevata percentuale di pazienti con creatininemia normale e quindi ridurre notevolmente la quota di pazienti in cui è necessaria una valutazione della creatininemia prima dell'indagine contrastografica.

Vanno prese a questo punto in considerazione le strategie che possono essere impiegate per prevenire il danno nefrotossico in pazienti a rischio. Prenderemo in esame cinque aspetti:

1. la necessità di evitare farmaci nefrotossici per almeno 24 ore;
2. la necessità di garantire una idratazione adeguata;
3. la possibilità di una profilassi farmacologica;
4. la possibilità di ricorso all'emodialisi o all'emofiltrazione;
5. l'opportunità di ottimizzare il volume di MDC e di scegliere il prodotto più opportuno.

Abbiamo già accennato come il radiologo debba essere consapevole che numerosi farmaci sono in diversa misura nefrotossici ed è stato recentemente dimostrato come la somministrazione di farmaci potenzialmente nefrotossici sia un fattore di rischio indipendente per l'insorgenza di danno nefrotossico indotto da MDC [15].

L'ESUR ha quindi inserito nelle proprie linee guida l'opportunità di evitare la somministrazione di farmaci nefrotossici per almeno 24 ore prima di effettuare l'esame contrastografico in pazienti a rischio [9].

Per quanto riguarda l'idratazione, vi è ampio consenso sulla sua efficacia come misura profilattica per evitare il danno nefrotossico. Vi è anche accordo sull'opportunità di una idratazione per via endovenosa piuttosto che per via orale, quando possibile, come anche sull'opportunità di impiegare preferenzialmente una soluzione fisiologica allo 0,9%. Per quanto riguarda il volume ottimale da impiegare, le linee guida dell'ESUR consigliano la somministrazione di 100 ml/h, iniziando 4 ore prima della procedura e continuando sino a 24 ore dopo [9]. Un recente studio [16] ha sottolineato l'utilità di una idratazione con bicarbonato di sodio piuttosto che con soluzione fisiologica (cloruro di sodio) dimostrando una significativa riduzione nell'incidenza di eventi nefrotossici in pazienti idratati con la prima. Tali risultati vanno considerati di estremo interesse, pur se sarà opportuna una conferma in trial multicentrici più ampi.

Sono stati proposti numerosi farmaci per una profilassi del danno nefrotossico. In particolare, sono stati testati in trial clinici sia vasodilatatori renali (calcioantagonisti, dopamina, peptide atriale natriuretico, fenoldopam, prostaglandina E1), sia farmaci antagonisti di vasocostrittori (antagonisti del recettore per l'endotelina e la teofillina), sia infine farmaci citoprotettori (N-acetilcisteina). Alcuni di questi farmaci si sono dimostrati inefficaci, altri addirittura dannosi, ma sulla gran parte i risultati ottenuti in letteratura sono controversi. Ci sembra opportuno soffermarsi in particolare su due di essi, sui quali è stato raccolto un maggior numero di dati nella letteratura recente: la teofillina e, soprattutto, la N-acetilcisteina.

Per quanto riguarda la teofillina, antagonista dell'adenosina, il suo impiego può risultare di interesse soprattutto per la possibilità di somministrarla pochi minuti prima della somministrazione del MDC in una singola iniezione per via endovenosa; modalità quindi immediata, non dispendiosa e ragionevolmente sicura, pertanto concettualmente utile in situazioni di urgenza. Una recente metaanalisi [17] ha preso in considerazione 7 studi su questo farmaco e ha concluso sottolineandone la reale efficacia per la prevenzione del danno nefrotossico da MDC. Gli autori stessi peraltro sottolineano l'estrema eterogeneità dei lavori presi in considerazione nell'ambito della metaanalisi, per cui tale risultato, per quanto interessante, non può ancora rappresentare un dato conclusivo a favore dell'impiego di questo prodotto.

Negli ultimi anni moltissimi studi hanno preso in considerazione la possibilità di impiegare la N-acetilcisteina per la prevenzione del danno nefrotossico da MDC. Si tratta di un farmaco citoprotettore, un vero e proprio spazzino dei radicali ossigeno liberi che presenta anche un'azione vasodilatatrice. Esso ha inoltre ulteriori punti a proprio favore che ne agevolano l'impiego, ovvero il basso costo, l'ampia diffusione, la facilità di somministrazione e la scarsità di effetti collaterali. Sembrerebbe un prodotto pressoché ideale, ma resta da definire se sia veramente efficace. Una prima metaanalisi [18] aveva concluso positivamente, dimostrando l'efficacia della N-acetilcisteina nel prevenire il danno nefrotossico. Una metaanalisi successiva, che prendeva in considerazione 13 studi clinici, è invece giunta a risultati meno favorevoli [19]. Un altro studio ha contribuito a sollevare perplessità sulla modalità di azione di questo farmaco [20]. Sarebbe stato infatti dimostrato come la N-acetilcisteina riduca effettivamente la creatininemia serica, ma non il volume di filtrazione glomerulare misurato attraverso un marker più sensibile (la cistatina C), per cui è stato ipotizzato che la N-acetilcisteina non modifichi in realtà il volume di filtrazione glomerulare ma determini una riduzione dei livelli di creatininemia attraverso altri meccanismi (es. interferendo con la secrezione tubulare e il metabolismo della creatinina). Alla luce di questi dati si ritiene sia difficile proporre sulla base dell'evidenza clinica l'impiego della N-acetilcisteina per prevenire la nefropatia da MDC [19].

Taluni autori avevano proposto l'emodialisi come misura profilattica, da impiegarsi quindi immediatamente dopo la somministrazione del MDC per prevenirne il danno nefrotossico. Gli studi clinici non hanno dimostrato peraltro un'efficacia di questa procedura, e si ritiene ciò sia legato alle modalità con cui si instaura il danno renale dopo somministrazione di MDC in quanto tale danno verrebbe a essere espressione, in particolare, di una vasocostrizione a livello midollare che si verifica pressoché immediatamente dopo la somministrazione del MDC, rendendo quindi vana la successiva emodialisi.

Uno studio recente [21] ha riportato i risultati positivi ottenuti con emofiltrazione, procedura effettuata nel reparto di terapia intensiva iniziando 4-8 ore prima dell'angiografia e continuando per 18-24 ore dopo l'indagine. Tali dati sono sicuramente interessanti, ma è chiaro che una procedura di questo genere non può trovare applicazione nella larga massa dei pazienti a rischio, venendo eventualmente limitata a pochi casi selezionati.

Per quanto riguarda il volume e il tipo di MDC da impiegare si può far riferimento alle considerazioni precedentemente espresse. Non vi è dubbio che nelle indagini contrastografiche vada impiegato il volume di MDC minimo che ci consente di ottenere un'informazione adeguata ai fini diagnostici, e nei pazienti a rischio per danno nefrotossico va posta particolare attenzione all'opportunità di minimizzare la dose di MDC. Per quanto riguarda invece il tipo di MDC da impiegare, non vi è dubbio che i MDC ad alta osmolarità non trovino più utilizzo per studi intravascolari, e va ricordato come non vi siano studi clinici che dimostrino differenze significative in termini di nefrotossità nell'ambito dei diversi MDC a bassa osmolarità. Studi per via intraarteriosa hanno invece rilevato una minor nefrotossicità di MDC isoosmolari nei pazienti a rischio.

Dopo questa disamina sui danni renali da MDC iodati sembra opportuno aggiungere qualche considerazione sulla possibile nefrotossicità dei MDC contenenti gadolinio. È ben noto come essi siano assai sicuri e non correlabili a un apprezzabile rischio di nefrotossicità quando somministrati nelle dosi usuali in risonanza magnetica (sino a 0,3 mmol/kg) sia in pazienti normoazotemici che in pazienti con funzionalità renale ridotta. Tuttavia va sottolineato come la nefrotossicità dei MDC contenenti gadolinio sia stata ben documentata sia negli animali che nell'uomo quando vengono impiegate dosi superiori a 0,3 mmol/kg, per esempio quando si utilizzano questi composti per esami radiografici o TC. Va rilevato come dosi superiori a 0,3 mmol/kg possano essere occasionalmente somministrate anche in alcuni esami RM. L'uso di queste dosi elevate in pazienti con funzionalità renale compromessa è quindi controindicata.

In conclusione, nel paziente anziano va posta particolare attenzione alla necessità di prevenire un eventuale danno nefrotossico da MDC, che in pazienti con fattori di rischio può avere pesanti implicazioni prognostiche. Per orientarci su quanto va fatto e soprattutto su quanto va evitato nella pratica quotidiana appare opportuno far riferimento alle linee guida dell'ESUR che possono essere ritrovate sul sito *www.esur.org* e che sono qui di seguito riportate (Tabelle 1, 2).

Tabella 1. Linea guida ESUR per evitare la nefropatia da MDC

Ricercare i fattori di rischio
- Creatininemia elevata, soprattutto se pazienti con nefropatia diabetica - Disidratazione - Scompenso cardiaco congestizio - Età superiore a 70 anni - Somministrazione di farmaci nefrotossici, es. FANS

Tabella 2. Linea guida ESUR per evitare la nefropatia da MDC

In pazienti con fattori di rischio
Da fare - Accertarsi che il paziente sia ben idratato: somministrare almeno 100ml/h (per via orale, a esempio bibite, o per via endovenosa - soluzione fisiologica - in base alla situazione clinica) iniziando 4 ore prima e continuando sino a 24 ore dopo la somministrazione del MDC. In paesi caldi il volume di liquidi va aumentato - Usare MDC a bassa osmolarità o isoosmolare - Interrompere la somministrazione di farmaci nefrotossici per almeno 24 ore - Prendere in considerazione indagini alternative che non richiedono la somministrazione di MDC iodati **Da non fare** - Iniettare MDC ad alta osmolarità - Somministrare dosi elevate di MDC - Somministrare mannitolo e diuretici, soprattutto diuretici dell'ansa - Effettuare studi contrastografici multipli in un breve periodo di tempo
ESUR, European Society of Urogenital Radiology; *FANS*, farmaci antiinfiammatori non steroidei; *MDC*, mezzo di contrasto

Bibliografia

1. Rich MW, Crecelius CA (1990) Incidence, risk factors, and clinical course of acute renal insufficiency after cardiac catheterization in patients 70 years of age or older. A prospective study. Arch Intern Med 150:1237-1242
2. Rudnick MR, Goldfarb S, Wexler L et al (1995) Nephrotoxicity of ionic and nonionic contrast media in 1196 patients: a randomized trial. Kidney Int 47:254-261
3. Berns A (1989) Nephrotoxicity of contrast media. Kidney Int 36:730-740
4. Lautin EM, Freeman NJ, Schoenfeld AH et al (1991) Radiocontrast-associated renal dysfunction: incidence and risk factors. AJR Am J Roentgenol157:49-58
5. Bartholomew BA, Harjai KJ, Dukkipati S et al (2004) Impact of nephropathy after percutaneous coronary intervention and a method for risk stratification. Am J Cardiol 93:1515-1519
6. Mehran R, Aymong ED, Nikolsky E et al (2004) A simple risk score for prediction of contrast-induced nephropathy after percutaneous coronary intervention. J Am Coll Cardiol 44: 1393-1399
7. Cigarroa RG, Lange RA, Williams RH et al (1989) Dosing of contrast material to prevent contrast nephropathy in patients with renal disease. Am J Med 86: 649-652
8. Vliestra RE, Nunn CM, Narvarte J et al (1996) Contrast nephropathy after coronary angioplasty in chronic renal insufficiency. Am Heart J 132:1049-1050
9. Morcos SK, Thomsen HS, Webb JAW et al (1999) Contrast-media-induced nephrotoxicity: a consensus report. Eur Radiol 9:1602-1613
10. Aspelin P, Aubry P, Fransson SG et al (2003) Nephrotoxic effects in high-risk patients undergoing angiography. N Engl J Med 348:491-499
11. Stacul F, Bertrand ME, McCullough RA et al (2004) Contrast-induced nephropathy (CIN) following iso-osmolar (IOCM) versus low-osmolar contrast media (LOCM) in patients undergoing angiography and predicting factors for CIN: a meta-analysis of prospective trials. Eur Radiol 14 (Suppl 2):333
12. McCullough PA, Wolyn R, Rocher LL et al (1997) Acute renal failure after coronary intervention: incidence, risk factors and relationship to mortality. Am J Med 103:368-375
13. Iakovou I, Dangau G, Mehran R et al (2003) Impact of gender on the incidence and outcome of contrast-induced nephropathy after percutaneous coronary intervention. J Inv Cardiol 15:18-22
14. Choyke PL, Cady J, DePollar SL et al (1998) Determination of serum creatinine prior to iodinated contrast media: is it necessary in all patients? Tech Urol 4:65-69
15. Alamartine E, Phayphet M, Thibaudin D et al (2003) Contrast medium-induced acute renal failure and cholesterol embolism after radiological procedures: incidence, risk factors, and compliance with recommendations. Eur J Intern Med 14:426-431
16. Merten GJ, Burgess WP, Gray LV et al (2004) Prevention of contrast-induced nephropathy with sodium bicarbonate. A randomized controlled trial. JAMA 291:2328-2334
17. Ix JH, McCulloch CE, Chertow GM (2004) Theophylline for the prevention of radiocontrast nephropathy: a meta-analysis. Nephrol Dial Transplant 19:2747-2753
18. Birck R, Krzossok S, Markowetz F et al (2003) Acetylcysteine for prevention of contrast nephropathy: meta-analysis. Lancet 362:598-603
19. Fishbane S, Durham JH, Marzo K et al (2004) N-Acetylcysteine in the prevention of radiocontrast-induced nephropathy. J Am Soc Nephrol 15:251-260
20. Hoffmann U, Fischereder M, Kruger B et al (2004) The value of N-acetylcysteine in the prevention of radiocontrast agent-induced nephropathy seems questionable. J Am Soc Nephrol 15:407-410
21. Marenzi G, Marana I, Lauri G et al (2003) The prevention of radiocontrast-agent-induced nephropathy by hemofiltration. N Engl J Med 349:1333-1340

Capitolo 5

Tecnologia in radiologia geriatrica

Roberto Passariello, Alessandro Napoli, Pier Giorgio Nardis

Tecnologia radiologica al servizio dell'anziano

L'innalzamento dell'età media della popolazione ha determinato un notevole incremento della richiesta di prestazioni sanitarie che, accanto allo sviluppo di nuovi protocolli terapeutici efficaci e dedicati a questa categoria di pazienti geriatrici, ha comportato lo sviluppo di tecniche e metodiche diagnostiche accurate e poco traumatizzanti; nella pratica clinica, spesso il paziente geriatrico versa in condizioni difficili, e ciò rappresenta un importante ostacolo alle indagini soprattutto quando queste richiedono tempi lunghi e posizioni poco confortevoli.

Significativi progressi si sono infatti osservati nella diagnostica di tutti i settori specialistici. Si pensi ai notevoli vantaggi derivanti dall'introduzione delle nuove tomografie computerizzate spirali con tecnologia multidetettore nello studio delle patologie cardiovascolari e degli organi cavi addominali con tecniche di endoscopia virtuale.

Analogamente la risonanza magnetica (RM) ha aperto nuove prospettive nello studio del sistema nervoso centrale, in particolare nell'identificazione delle malattie cerebro-vascolari, e nella valutazione dei principali distretti vascolari. In campo oncologico, inconfutabili sono i risultati forniti dalla spettroscopia RM nell'identificazione delle neoplasie prostatiche in fase iniziale.

Accanto a queste nuove metodiche, ve ne sono altre come l'ecotomografia e la mineralometria ossea, che grazie ai continui aggiornamenti hanno conosciuto nuovi campi di applicazione in patologia geriatrica.

Metodiche ecografiche

Sebbene l'ultrasonografia in ambito di patologia geriatrica abbia come principale settore di applicazione lo studio della patologia neoplastica della prostata, la più recente innovazione deriva dall'introduzione dei mezzi di contrasto (SonoVue, Bracco, Milano).

Tali agenti, costituiti da microbolle ecoriflettenti e introdotti per via endovenosa, si distribuiscono e si concentrano nei vari organi senza uscire dal distretto capillare; ciò offre importanti informazioni circa la vascolarizzazione dei vari organi e di eventuali tessuti ritenuti patologici.

Per fornire un esempio concreto, basti pensare come in campo geriatrico sia particolarmente elevato, in pazienti portatori di neoplasie colo-rettali, il riscontro di formazioni nodulari epatiche non facilmente caratterizzabili all'esame di base.

L'ecografia con mezzo di contrasto permette di distinguere in modo non invasivo, rapido ed economico una lesione secondaria caratteristicamente ipovascolare (Fig. 1), da una lesione primitiva ipervascolare, da una formazione angiomatosa con il caratteristico potenziamento centripeto (*globular enhancement*). Infine un'altra prospettiva interessante nell'uso degli ultrasuoni, che verrà meglio validata con studi futuri, è la valutazione della densità ossea. È stato infatti osservato che l'osso è caratterizzato da specifici valori di impedenza acustica che dipendono strettamente dal contenuto minerale.

Valutando i valori di densità ossea riscontrati su una falange della mano, si possono avere informazioni rapportabili circa il rischio di frattura in distretti diversi e ben lontani, quali appunto le vertebre e il collo femorale. Pertanto, tenendo conto dell'elevato rendimento di questa metodica e il bassissimo costo rispetto alla mineralometria ossea computerizzata (circa 1/5), si può pensare a uno screening della popolazione anziana, appunto quella a maggior rischio.

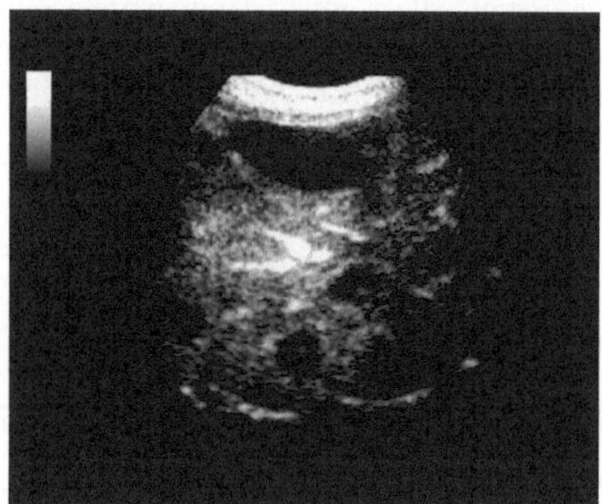

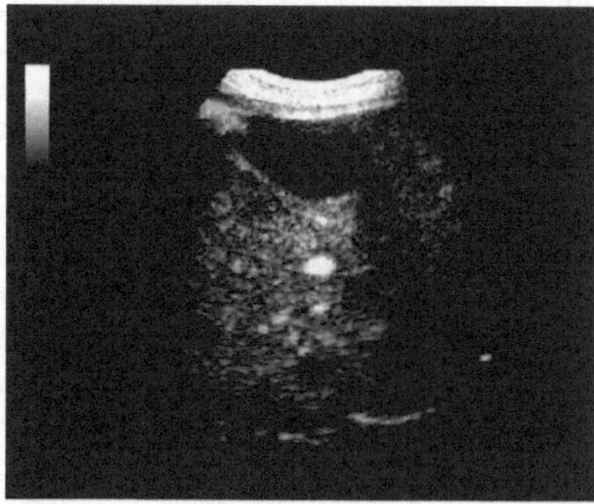

Fig. 1. Ecotomografia epatica eseguita dopo somministrazione endovenosa di mezzo di contrasto ecografico (SonoVue, Bracco, Milano). Tipiche lesioni secondarie ipoecogene da carcinoma colo-rettale che non presentano *enhancement*

Mineralometria ossea computerizzata

Sebbene la diagnostica radiologica abbia avuto come primi campi di applicazione lo studio della patologia scheletrica, compiendo nel tempo notevoli passi fino a divenire metodica imprescindibile nell'inquadramento delle malattie dell'apparato loco motore, un importante problema quale la valutazione della densità ossea rimaneva insoluto. L'invecchiamento progressivo della popolazione espone i soggetti anziani a un rischio di frattura sempre più elevato. Mentre in passato il radiologo si trovava a giudicare una riduzione del tono calcico basandosi solo su segni indiretti dell'esame radiografico, quali l'ipertrasparenza dei segmenti ossei o l'accentuazione del disegno trabecolare dell'osso spongioso, attualmente, grazie alla mineralometria ossea computerizzata (MOC) e alla densitometria a doppia energia fotonica (DEXA, *double energy X-ray absorbiometry*), è possibile eseguire una valutazione quantitativa della perdita di massa ossea rispetto alla prima e alla seconda deviazione standard del paziente normale.

La DEXA misura l'assorbimento osseo di un raggio X, permettendo all'operatore di stabilire in modo molto preciso (con un errore del 1-2%) la densità ossea e dunque il contenuto di calcio. In caso di crolli vertebrali, inoltre, è possibile integrare i dati densitometrici ossei, eseguendo una valutazione morfometrica dei corpi ed evidenziando la presenza di eventuali fratture su base osteoporotica.

Altra affascinante applicazione di queste apparecchiature riguarda la valutazione dell'osso in sede periprotesica in pazienti portatori di protesi d'anca (Fig. 2). Sottraendo grazie a un software dedicato l'elemento metallico del femore (*metal removal*), si ottengono i valori di densità dell'osso circostante che vengono successivamente confrontati con quelli del femore controlaterale; si potranno quindi identificare fenomeni di sclerosi o di rarefazione quale indice di integrazione o meno dell'elemento protesico.

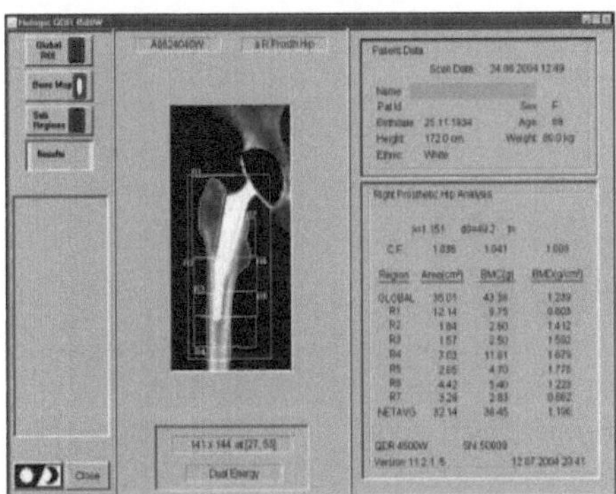
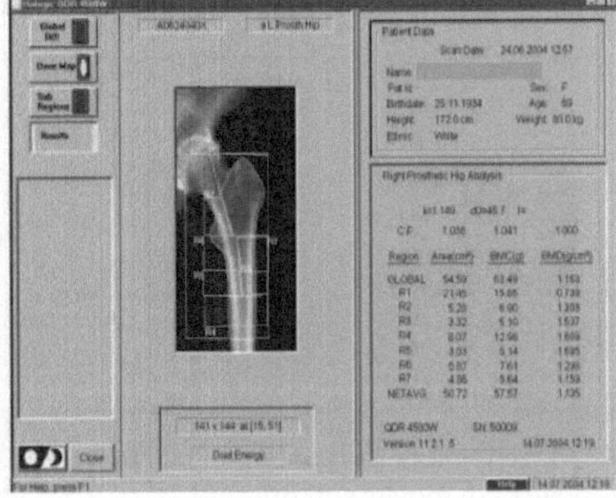

Fig. 2. Esame eseguito per la valutazione dell'osso in sede periprotesica. Nel riquadro di sinistra si osserva il femore con la protesi; a destra è riportato il femore controlaterale che viene esaminato; i valori di assorbimento ottenuti vengono confrontati con quelli dell'osso in sede periprotesica

Tecnologia TC (tomografia computerizzata) spirale multistrato

Accanto a queste metodiche, quella che senz'altro ha goduto dei maggiori progressi della tecnologia è sicuramente la tomografia computerizzata.

Già nei primi anni '90, con il passaggio dalle apparecchiature sequenziali che acquisivano singolarmente uno strato per rotazione del *gantry* (complesso tubo radiogeno-detettori), con tempi di acquisizione lunghi, alle apparecchiature spirali, si ebbe un importante cambiamento nell'*imaging* tomografico. Le apparecchiature spirali, infatti, prevedendo un movimento combinato e continuo del *gantry* e del lettino porta-paziente tale da produrre un'acquisizione di tipo elicoidale (spirale o volumetrica), riducevano notevolmente i tempi di acquisizione.

Pertanto, se con le apparecchiature sequenziali l'acquisizione di un volume pari a quello toracico richiedeva in media circa 120 secondi, con le apparecchiature spirali a singolo strato il tempo si riduceva a circa 40 secondi; con evidenti vantaggi sia in termini di qualità dell'immagine per la riduzione degli artefatti da movimento, sia in termini di comfort del paziente.

Una vera rivoluzione si ha però con l'introduzione della tecnologia multidetettore. Grazie alla presenza di più file di detettori disposti longitudinalmente rispetto all'asse del paziente (Fig. 3), unitamente a una velocità di rotazione del *gantry* molto elevata (spirale singolo strato circa 1 sec/rotazione, spirale 4 strati 0,5 sec/rotazione) è possibile acquisire ampi volumi corporei in tempi estremamente brevi (per acquisire un volume pari a quello toracico sono sufficienti circa 20 secondi con un'apparecchiatura multistrato a quattro file di detettori).

Da ciò deriva la possibilità di utilizzare protocolli di acquisizione con collimazioni e spessori di strato estremamente sottili (1 mm) senza influenzare il tempo di acquisizione, con notevoli benefici in termini di risoluzione spaziale e conseguente fine dettaglio anatomico.

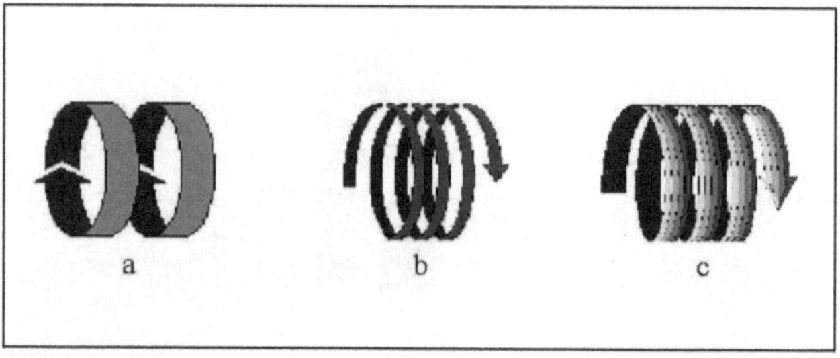

Fig. 3. Schema di funzionamento di tomografia computerizzata: nell'immagine *a* si osserva la sequenza di movimenti durante l'acquisizione; l'immagine *b* mostra l'acquisizione di tipo elicoidale derivante dal movimento continuo e combinato del *gantry* e del lettino porta-paziente; la figura *c* rappresenta invece l'acquisizione di un volume con apparecchiatura spirale multistrato a 4 file di detettori ed è ben visibile l'acquisizione di quattro strati contemporaneamente per ogni rotazione del *gantry*

L'elevata quantità di immagini ottenute (che facilmente superano le 500 unità) consente inoltre rielaborazioni con visualizzazione del volume acquisito su diversi piani spaziali (immagini coronali, sagittali, oblique) nonché immagini tridimensionali (3D), fornendo al clinico dettagli anatomici estremamente raffinati (Fig. 4).

Il maggiore impatto della tecnologia multidetettore (TCMD) si è avuto nell'*imaging* dell'apparato cardiovascolare. Grazie all'elevata velocità di acquisizione, è possibile studiare ampi segmenti, e le maggiori esperienze con TCMD riguardano il distretto aortico toraco-addominale, i vasi del circolo periferico, i vasi epiaortici e il circolo arterioso intracranico, riportando risultati sovrapponibili a quelli delle metodiche di riferimento quali l'angiografia a sottrazione digitale con approccio trans-arterioso (DSA - *digital subtraction angiography*), notoriamente più invasiva.

La diagnosi di tromboembolia polmonare, particolarmente frequente nella popolazione geriatrica, è attualmente imprescindibile dall'esecuzione di una TC. Con le apparecchiature multistrato, grazie all'utilizzo di collimazioni sottili che permettono la visua-

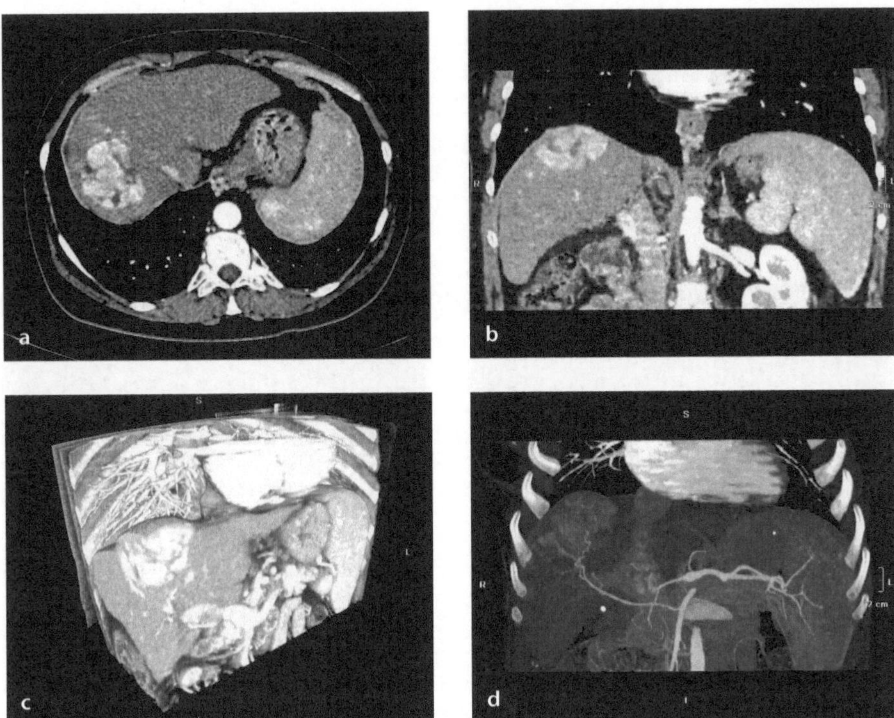

Fig. 4. Tomografia computerizzata (TC) eseguita con tecnologia spirale multistrato (4 strati). È evidente la voluminosa formazione espansiva solida localizzata nel lobo di destra del fegato (**a**), con vascolarizzazione di tipo arterioso: epatocarcinoma; le immagini MPR (*multiplanar reconstruction*) coronale (**b**) e *volume rendering* (**c**) permettono di localizzare in modo corretto la lesione e i rapporti con gli organi circostanti. L'algoritmo MIP (*maximum intensity projection*) (**d**), consente di visualizzare il ramo arterioso proveniente dall'arteria mesenterica superiore che vascolarizza la lesione

lizzazione anche dei rami più distali delle arterie polmonari, si osserva un significativo aumento della sensibilità (Fig. 5).

Sorprendenti sono i risultati nello studio del distretto coronarico. In virtù dell'elevata velocità di acquisizione, i limiti legati al movimento sistolico e diastolico del cuore sono stati quasi completamente superati. L'acquisizione viene fatta in sincronia con il tracciato elettrocardiografico del paziente (ECG-*gating*) e, prendendo come punto di riferimento l'onda R del tracciato, la ricostruzione (sistema retrospettivo) delle immagini viene fatta a un intervallo fisso tale che il cuore risulti una struttura virtualmente "immobile".

La letteratura in proposito è molto ampia e dimostra come la TCMD nel distretto coronarico abbia numerosi campi di applicazione: valutazione di malattia steno-occlusiva, con possibilità di evidenziare le componenti della placca aterosclerotica, controllo della pervietà di *stent* coronarici (Fig. 6) e by-pass.

Altra importante applicazione della TC multistrato, grazie all'utilizzo di collimazioni sottili, è lo studio dei visceri cavi addominali e pelvici con tecniche di endoscopia virtuale.

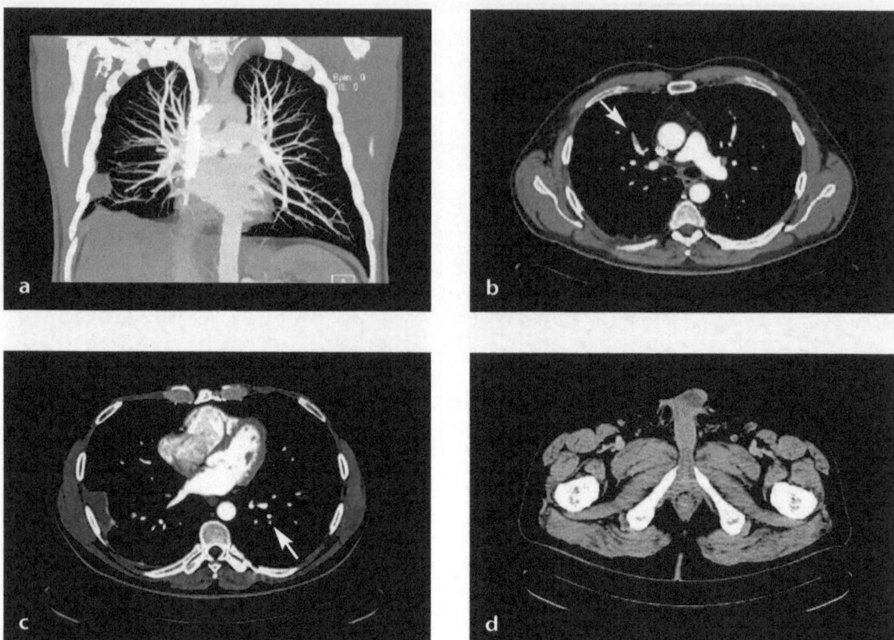

Fig. 5. Esame TC spirale multidetettore. Ottima rappresentazione del difetto di riempimento dei vasi polmonari segmentari (**a**, **b**, **c**) in paziente con embolia polmonare (*frecce*); è apprezzabile inoltre un'area di addensamento parenchimale in sede periferica relativa all'infarto. L'acquisizione tardiva (120 sec), eseguita a livello della pelvi, evidenzia la sorgente emboligena, in questi caso a livello della vena femorale superficiale di sinistra

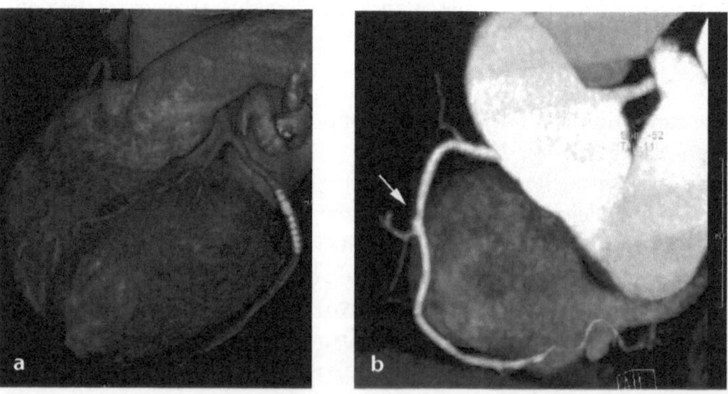

Fig. 6. Immagini di coronarografia con TC spirale 64 strati. **a** ricostruzione con tecnica *volume rendering* mostra presenza di *stent* metallico in corrispondenza del terzo medio dell'arteria coronaria circonflessa, con ottima visualizzazione del vaso a valle (**a**). Immagine in asse corto con tecnica di ricostruzione MIP in cui appare ben visualizzabile l'arteria coronaria di destra che presenta peraltro un'alterazione parietale a bassa densità in corrispondenza del terzo prossimale che determina stenosi di grado lieve (**a** e *freccia* in **b**)

Tra tutte le applicazioni, quella che ha riscosso il maggior gradimento da parte dei clinici, degli endoscopisti, ma soprattutto da parte dei pazienti stessi, è sicuramente la colonscopia virtuale.

Sfruttando infatti il contrasto esistente tra l'aria introdotta per via retrograda con un catetere e la parete del colon, è possibile avere una corretta visualizzazione della superficie del viscere, con ottima evidenza di lesioni endoluminali e patologie di parete (Fig. 7).

Attualmente la colonscopia virtuale sta sostituendo lo studio del colon con clisma a doppio contrasto, del quale presenta le medesime indicazioni: casi in cui l'endoscopio non abbia potuto oltrepassare ostacoli, ove il paziente abbia rifiutato di eseguire l'esame colonscopico strumentale a causa del discomfort, o casi in cui un quadro di diverticolosi o di rischio di perforazione controindichino l'introduzione dell'endoscopio.

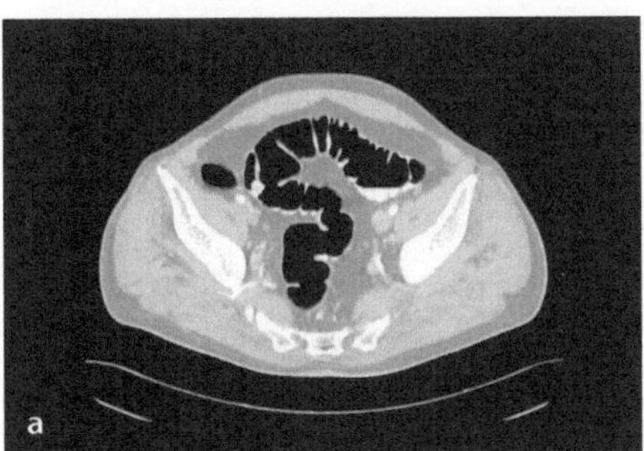

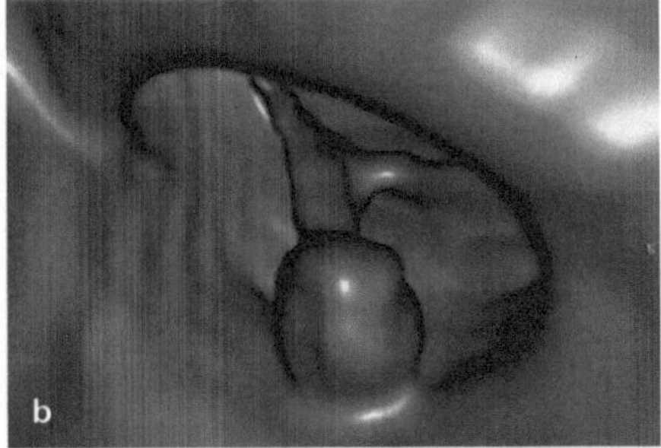

Fig. 7. Esame eseguito con tecnologia TC spirale multidetettore dopo insufflazione di aria. Ben evidente la formazione polipoide peduncolata a livello sigmoideo (**a**). La ricostruzione con algoritmo 3D e *fly through*, fornisce una visione endoscopica della lesione (**b**)

Tecnologia a risonanza magnetica

Sin dall'introduzione dei primi tomografi a RM, metodica che sfrutta le proprietà magnetiche delle diverse molecole che compongono la materia, vennero intuite le enormi potenzialità in campo di *imaging* medico.

Infatti, l'elevato potere di contrasto permette di distinguere i tessuti in base alla loro composizione chimico-fisica evidenziando, con alta sensibilità, la presenza di aspetti patologici, in quanto dotati di segnale caratteristico, e di differenziarli dai tessuti normali.

È d'esempio la patologia neoplastica del pancreas: a differenze lievi o minime di densità in zone contigue visibili alla TC, la RM contrappone la normale intensità del parenchima a quella bassa tipica del segnale di tumore.

In ambito geriatrico, i principali risvolti clinico-terapeutici derivano dall'utilizzo della RM nello studio del sistema nervoso centrale, essendo divenuta metodica di riferimento, non solo in elezione, ma anche in urgenza, nel dimostrare lesioni ischemiche cerebrali.

Accanto infatti alle classiche sequenze T1- e T2-pesate che evidenziano la presenza di liquido edematoso nel contesto del parenchima cerebrale, sono state messe a punto sequenze come le FLAIR (*fluid attenuation inversion recovery*). Con queste, mediante l'utilizzo di opportuni impulsi di radiofrequenza, viene soppresso il segnale dell'acqua libera presente nel liquor ventricolare e nei solchi corticali dello spazio subaracnoideo, esaltando di conseguenza il segnale dell'edema parenchimale delle lesioni ischemiche.

Un ulteriore incremento della sensibilità nell'identificazione precoce delle lesioni ischemiche si ottiene con le sequenze di diffusione (DWI, *diffusion weighted image*). Queste infatti sono in grado di identificare l'edema citotossico conseguente al danno delle pompe di membrana ATP-dipendenti che interessa le cellule cerebrali nelle fasi iniziali dell'ischemia (Fig. 8).

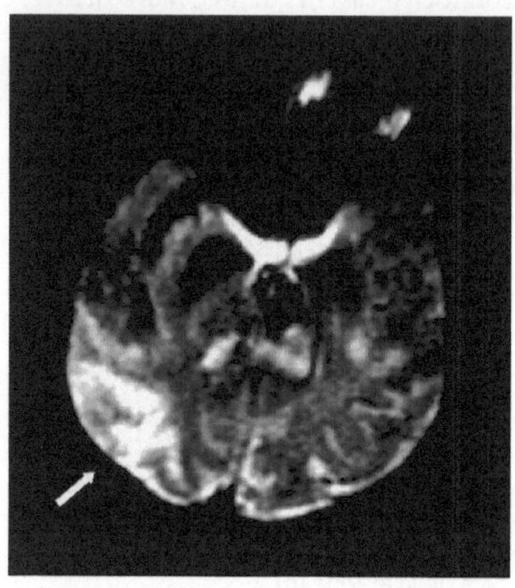

Fig. 8. Immagine di risonanza magnetica (RM) assiale ottenuta utilizzando una sequenza in diffusione, mostra un'area di alterata intensità di segnale in corrispondenza della corticale occipitale di destra, da riferire a lesione ischemica

Altro importante campo di applicazione, come già detto per la TCMD, è sicuramente la patologia vascolare. Con le sequenze TOF (*time of flight*), infatti, si sfruttano le proprietà magnetiche dei protoni del sangue che scorre nei vasi, e utilizzando opportune sequenze si ottiene un'ottima rappresentazione del distretto vascolare. Le principali indicazioni prevedono lo studio del circolo arterioso e venoso intracranico dei vasi del collo. Di contro, questo tipo di sequenze risente molto delle turbolenze di flusso, potendo in molti casi sovrastimare una stenosi, dare falsi positivi nonché una scarsa rappresentazione del tratto distale alla stenosi. Presentano inoltre numerosi limiti nella caratterizzazione delle placche, e infine richiedono tempi di acquisizione estremamente lunghi (6-7 minuti per i vasi del collo).

Per tale motivo attualmente si preferiscono protocolli Angio-RM con mezzo di contrasto paramagnetico (CE-MRA, *contrast enhancement magnetic resonance angiography*).

Con un singolo bolo di 10-15 ml di mezzo di contrasto si ottengono risultati sorprendenti nell'identificazione di alterazioni di calibro di un vaso, così come importanti informazioni sulla morfologia della placca, sulla presenza di lesioni tandem e sul grado della stenosi, con tempi di acquisizione estremamente brevi (circa 10 secondi per i vasi del collo) (Fig. 9).

Il settore che in un prossimo futuro beneficerà di più dell'avanzamento tecnologico della RM in campo geriatrico è la spettroscopia nello studio del carcinoma prostatico.

L'*imaging* spettroscopico, ampiamente utilizzato in neuroradiologia, trova un'importante applicazione nello studio delle neoplasie prostatiche, dove consente di identificare i vari costituenti tissutali grazie alla possibilità di quantificare le diverse componenti dello spettro del fosforo organico-inorganico, permettendo così di differenziare, con certezza quasi assoluta, il tessuto normale da quello tumorale; è ragionevole pensare che diverrà complementare, per esempio, a uno studio ecografico transrettale di dubbia interpretazione.

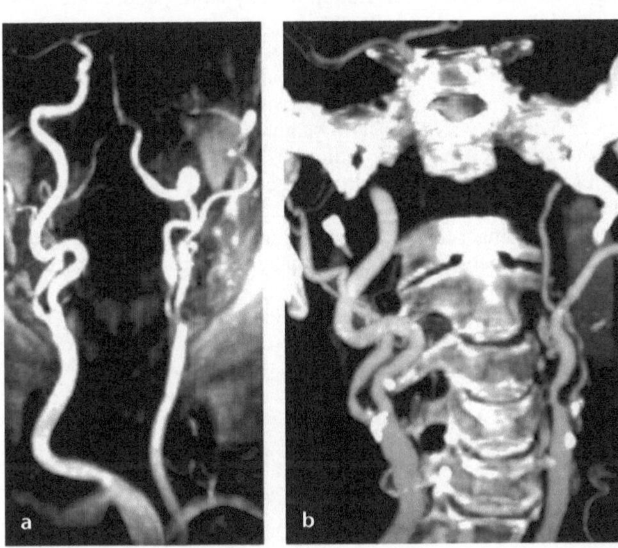

Fig. 9. a Esame Angio-RM eseguito dopo somministrazione endovenosa di mezzo di contrasto paramagnetico: stenosi di grado severo a livello della biforcazione carotidea sinistra che si estende distalmente coinvolgendo l'arteria carotide interna. La carotide interna presenta omolateralmente un inginocchiamento. A destra si osserva una stenosi all'origine dell'arteria carotide esterna. **b** Immagini e TC multidetettore ricostruite con tecnica MIP: ottima correlazione anatomo-patologica con le immagini RM

Letture consigliate

- Catalano C, Fraioli F, Laghi A et al (2004) Infrarenal aortic and lower-extremity arterial disease: diagnostic performance of multi-detector row CT angiography. Radiology 231:555-563
- Catalano C, Pediconi F, Nardis P et al (2004) MR angiography with MultiHance for imaging the supra-aortic vessels. Eur Radiol 14(Suppl 7):O45-O51; discussion O61-O62
- Coakley FV, Kurhanewicz, Lu Y et al (2002) Prostate cancer tumor volume: measurement with endorectal MR and MR spectroscopic imaging. Radiology 223:91-97
- Ghaye B, Szapiro D, Mastora I et al (2001) Peripheral pulmonary arteries: how far in the lung does multi-detector row spiral CT allow analysis? Radiology 219:629-636
- Heushmid M, Kuettner A, Schroeder S (2005) ECG-gated 16-MDCT of the coronary arteries: assessment of image quality and accuracy in detecting stenoses. AJR Am J Roentgenol 184:1413-1419

- Kanis JA (2002) Diagnosis of osteoporosis and assessment of fracture risk. Lancet 359:1929-1936
- Laghi A, Di Giulio E, Iannaccone R et al (2002) Computed tomographic colonography (virtual colonoscopy): blinded prospective comparison with conventional colonoscopy for the detection of colo-rectal neoplasia. Endoscopy 34:1-6
- Laghi A, Iannaccone R, Carbone I et al (2002) Detection of colorectal lesions with virtual computed tomographic colonography. Am J Surg 183:124-131
- Marx JJ, Mika-Gruettner A, Thoemke F et al (2002) Diffusion weighted magnetic resonance imaging in the diagnosis of reversible ischaemic deficits of the brainstem. J Neurol Neurosurg Psychiatry 72:572-575
- Ricci P, Laghi A, Cantisani V et al (2005) Contrast-enhanced sonography with SonoVue: enhancement pattern of focal benign liver lesions and correlation with dynamic gadobenate dimeglumine-enhanced MRI. AJR Am J Roentgenol 184:821-827
- Ropers D, Baum U, Pohle K et al (2003) Detection of coronary artery stenoses with thin-slice multi-detector row spiral computed tomography and multiplanar reconstruction. Circulation 107:664-666
- Rovir A, Rovira-Gols A, Pedraza S et al (2002) Diffusion-weighted MR imaging in the acute phase of transient ischemic attacks. AJNR Am J Neuroradiol 23:77-83
- Rubin GD, Schmidt AJ, Logan LJ, Sofilos MC (2001) Multi-detector row CT angiography of the lower extremity arterial inflow and runoff: initial experience. Radiology 221:146-158
- Von Herbay A, Vogt C, Willers R, Hanersinger D (2004) Real time imaging with the sonographic contrast agents SonoVue: differentiation between benign and malignant hepatic lesions. J Ultrasound Med 23:1557-1568
- Yu KK, Scheider J, Hricak H et al (1999) Prostate cancer: prediction of extracapsular extension with endorectal MR imaging and three-dimensional MR spectroscopic imaging. Radiology 213:481-488

Capitolo 6

Patologia neoplastica nell'anziano

Oscar Bertetto, Daniela Marenco, Fabio Gaspari

Introduzione

Il 15% della popolazione europea è ultrasessantacinquenne e il 55% dei casi di tumore si riscontra in questo gruppo di età.

L'età è un importante fattore di rischio per la malattia neoplastica. Negli Stati Uniti l'incidenza di neoplasie per i pazienti di età inferiore a 65 anni è di 222,9 per 100.000, per quelli di età uguale o maggiore di 65 anni è di 2196,1 per 100.000, con un rischio quindi 10 volte superiore [1]. L'impatto del fattore di rischio età è ancora più evidente quando si considerano alcuni specifici tumori. Infatti, negli uomini, l'84% dei casi di tumore della prostata, il 73% dei casi di tumore del colon e il 63% dei casi di tumore del polmone si riscontra in questa fascia d'età. Nelle donne ultrasessantacinquenni i dati relativi al tumore del colon (78%) e del polmone (61%) sono simili a quelli maschili, inoltre il 50% dei casi di tumore delle mammella e il 49% dei tumori dell'ovaio colpisce tale fascia d'età. I dati del registro tumori americano rivelano che la vecchiaia è il "normale" momento della vita in cui si sviluppa un tumore. Si discostano da tale tendenza alcuni tumori che registrano il maggior picco di incidenza nei giovani, come il melanoma, alcuni tumori del sistema nervoso centrale, i tumori del testicolo, il linfoma di Hodgkin, alcuni linfomi non Hodgkin e infine alcune forme di tumore tiroideo.

Il 67% di tutte le morti per cancro negli USA riguarda la fascia d'età ultrasessantacinquenne ed è significativamente aumentata negli ultimi 10 anni (meno di dieci anni fa, la percentuale era del 60%) con una punta del 90% per quanto riguarda il tumore della prostata [2].

Per quanto concerne l'Italia, prendendo in considerazione i dati dei Registri Tumori di Genova, Torino, Trieste e Varese, si può osservare che la percentuale delle neoplasie maligne è massima nella fascia d'età superiore ai 65 anni [3].

Inoltre è stato evidenziato che il numero di casi di malattia neoplastica non diagnosticati nel corso della vita del paziente aumenta con l'età. In uno studio di Suen su 3535 pazienti ultrasessantacinquenni, la percentuale di tumori diagnosticati solo al momento dell'autopsia era del 20,7% nella fascia di età compresa tra 66 e 75 anni e addirittura del 36,2% nel gruppo degli ultraottantaseienni [4]. Questo può suggerire che esistono negli anziani tumori relativamente "indolenti", forse in relazione al loro elevato grado di differenziazione cellulare.

Da uno studio epidemiologico di Smith è emerso che la patologia neoplastica è responsabile del 40% dei decessi nella fascia di età compresa tra i 50 e i 69 anni, ma solo del 4% nei centenari [5]. Tale dato potrebbe essere in parte dovuto alla percentuale relativamente alta di casi non diagnosticati nei pazienti più anziani, ma viene confermato anche da uno studio autoptico italiano in cui si evidenzia una significativa riduzione dell'incidenza di lesioni neoplastiche maligne dopo i 95 anni d'età [6]. In questa fascia di età estrema, inoltre, là dove presente, la patologia neoplastica diventa meno rilevante come causa di morte.

Peculiarità in oncologia

Nonostante il rischio di cancro aumenti con l'età, vi è scarso interesse clinico nei confronti di questo problema, dimostrato sia dall'elevata percentuale di casi non studiati o non diagnosticati sia dalla frequente esclusione dei pazienti anziani dai trial clinici.

È stato ben dimostrato che la mammografia e l'esame obiettivo di screening nelle donne asintomatiche tra i 50 e i 74 anni sono in grado di ridurre la mortalità per tumore della mammella, e nello stesso tempo si è evidenziato che vi è una diminuzione della *compliance* età-correlata delle raccomandazioni di screening. Il fenomeno può essere in alcuni casi dovuto a problemi clinici (comorbidità) o socio-economici delle pazienti anziane, in altri può essere la conseguenza della sola valutazione, da parte del medico, dell'età cronologica più che dell'età biologica della paziente. In uno studio di Marwill del 1996 si è evidenziato che l'età superiore ai 75 anni, la collocazione in *nursing home*, una demenza anche di grado lieve-moderato condizionano la decisione del medico di non sottoporre le pazienti a screening mammografico più delle limitazioni funzionali e delle patologie croniche [7].

In un'indagine condotta su un campione di 1.762 medici si è evidenziato che nei confronti dei pazienti più anziani, nel caso di sospetto tumore del colon, vi è spesso la tendenza a non consigliare approcci diagnostici invasivi a prescindere dai problemi di comorbidità del paziente stesso [8].

In una recente rassegna che analizza la rappresentazione delle diverse fasce d'età nei trial clinici oncologici, si dimostra come rispetto all'incidenza dei tumori i pazienti anziani siano generalmente sottorappresentati: solo il 39% degli uomini e il 25% delle donne ha un'età superiore ai 65 anni. Ciò è particolarmente evidente per gli uomini nel caso di tumore del polmone, del colon-retto, del pancreas e delle leucemie; analogamente, per le donne, nel caso di tumore del polmone, della mammella, del colon-retto, del pancreas, dell'ovaio. Le possibili spiegazioni del fenomeno comprendono: la difficoltà a inserire pazienti anziani in protocolli terapeutici che potrebbero essere tossici; la frequente presenza di comorbidità; le scarse aspettative di efficacia a lungo termine sia da parte del medico che del paziente; le difficoltà logistiche e socio-economiche spesso presenti in questa fascia di popolazione [9].

Si è precedentemente riportato che il ritardo nella diagnosi o addirittura la mancanza di diagnosi sono più frequenti tra i pazienti anziani e come questi fattori possano condizionare un inadeguato trattamento e un aumento della mortalità. Samet ha recentemente dimostrato che il ricevere cure mediche regolari, l'avere buone conoscenze (informazioni) sul cancro e un buono stato funzionale sono fattori associati a una più alta probabilità di diagnosi di malattia in fase localizzata [10]. Goodwin ha inoltre evidenziato come il deterioramento cognitivo e inadeguate informazioni sulla patologia neoplastica siano fattori associati a un aumento della mortalità indipendentemente rispetto alla stadiazione e al trattamento effettuati [11].

Uno degli elementi più difficilmente valutabili e che maggiormente condiziona e complica la gestione del paziente oncologico anziano è rappresentato dalle patologie concomitanti. In un recente studio condotto su pazienti ultrasessantacinquenni affetti da tumore del colon si è evidenziato che oltre il 40% dei pazienti presentava 5 o più patologie associate e che l'80% dei pazienti aveva almeno una patologia associata, considerata di moderato o grave impatto per la salute. Significativi si sono dimostrati essere: 1) la correlazione tra l'aumento del numero medio di patologie associate e l'aumento dell'età, e 2) il modo in cui la gravità della comorbidità condiziona significativamente la mortalità [12].

Al concetto di comorbidità si devono aggiungere alcune considerazioni fisiopatologiche dell'invecchiamento. Sono infatti note variazioni/alterazioni di farmacocinetica (assorbimento, volume di distribuzione, clearance renale, metabolismo epatico) e farmacodinamica degli agenti antitumorali, una più limitata riserva fisiologica, una diminuita efficacia del sistema immunitario che si aggiungono agli spesso limitati supporti sociali. Tali situazioni aumentano la complessità dell'approccio terapeutico e la valutazione della sua efficacia. È necessario quindi esaminare lo stato di salute del paziente, la comorbidità, lo stato funzionale e cognitivo, parametri che possono influenzare sia la farmacocinetica che i rischi anestesiologici e radioterapici. A tale scopo è necessario un lavoro di équipe fra oncologi, geriatri, chirurghi, radioterapisti e medici di famiglia: solo così è possibile un trattamento sicuro ed efficace nei vecchi come nei giovani [13].

La valutazione multidimensionale

Le considerazioni sopra citate rendono ragione del fatto che l'invecchiamento, fase della vita in cui si verifica la più alta incidenza di patologie neoplastiche, è allo stesso tempo caratterizzato da una maggior fragilità funzionale oltre che da una maggiore presenza di polipatologia. La rottura dell'equilibrio e la comparsa della non autosufficienza dipendono da una serie di fattori interferenti, con modalità assai diverse da caso a caso, con la salute fisica e mentale, con la condizione socio-economica e ambientale.

L'*assessment* multidimensionale è considerato uno dei principi fondamentali e unificanti della medicina geriatrica e rappresenta la parte principale dei programmi geriatrici, indispensabile per l'organizzazione della valutazione iniziale del paziente, per la creazione del programma di cure e per il monitoraggio delle modificazioni cliniche nel tempo. Può essere definito come "un processo diagnostico interdisciplinare multidimensionale" che ha l'intento di individuare le condizioni mediche, psicosociali, funzionali e i problemi degli anziani fragili e di sviluppare un programma generale per il trattamento e il follow up del paziente [14].

La valutazione geriatrica multidimensionale (VGM) comprende, oltre alla raccolta dei dati anagrafici e sociali, due scale di valutazione dello stato funzionale (*Activities of Daily Living*, ADL, e *Instrumental Activities of Daily Living*, IADL) e una scala per la valutazione dello stato cognitivo (*Short Portable Mental Status Questionnaire*, SPMSQ o *Mini Mental State Examination*, MMSE). Data la complessità delle problematiche del paziente oncologico la valutazione deve essere implementata dall'utilizzo del *Karnofsky Performance Scale* (KPS) e da una scala di valutazione della comorbidità. Mentre per quanto riguarda i precedenti strumenti di valutazione citati esistono ampi consensi e omogeneità nel loro utilizzo, la misura della comorbidità è oggetto di ampia discussione nella letteratura geriatrica più recente. Tra gli strumenti maggiormente utilizzati citiamo la *Cumulative Illness Rating Scale* (CIRS) e la Charlson Comorbidity Scale;

entrambe sono state usate in numerosi *setting* e prevedono un elenco di patologie suddivise per organi e apparati con un punteggio indicante la gravità della patologia stessa [15, 16].

In ambito oncologico i vantaggi della VGM sono rappresentati dalla possibilità di:
- valutare la spettanza di vita, basata sullo stato funzionale, la comorbidità, lo stato cognitivo, la presenza o assenza di sindromi geriatriche. In generale, tale valutazione è critica soprattutto per i trattamenti per i quali i vantaggi sono evidenziabili solo a distanza di tempo, come per esempio i trattamenti adiuvanti per i tumori mammari e colorettali, il trattamento primitivo per il tumore della prostata o l'uso dei chemioterapici in caso di mielodisplasia;
- applicare un linguaggio comune per la valutazione dei pazienti anziani; tale linguaggio è essenziale per comparare i risultati di trattamenti diversi e per la corretta valutazione dei risultati.

Chemioterapia nei pazienti anziani

Il fallimento di una terapia oncologica deriva spesso da una decisione affrettata e individuale presa da un singolo medico; talvolta la terapia non viene portata a termine e dunque fallisce prima ancora che se ne possa valutare l'efficacia o meno. È importante non dimenticare che la tradizionale risposta antitumorale non si traduce necessariamente in un reale vantaggio per il malato. L'obiettivo del trattamento resta comunque quello di offrirgli la migliore qualità di vita e ciò comporta il confrontarsi con le sue esigenze e le sue abitudini quotidiane.

L'esclusione, finora prevalente, da studi clinici controllati di pazienti d'età superiore a 70 anni e l'esiguo numero di lavori in letteratura che riportino risultati suddivisi per fasce d'età non consentono di stabilire precise correlazioni tra età, risposta terapeutica ai farmaci chemioterapici e durata della sopravvivenza.

In questi pazienti, un corretto uso degli agenti antineoplastici deve essere preceduto da una scrupolosa valutazione dell'età biologica (*Performance Status*, patologie e trattamenti farmacologici concomitanti, condizioni psico-sociali) e quindi delle variazioni farmacocinetiche e farmacodinamiche che tali agenti subiscono in relazione alla loro distribuzione intra- ed extracellulare, per esempio per l'aumento del tessuto adiposo o per la riduzione dell'albumina plasmatica, oppure per la presenza di un'alterazione del metabolismo epatico o dell'escrezione renale.

Ottenere terapeuticamente il controllo della malattia neoplastica, la regressione o quanto meno l'arresto evolutivo delle lesioni tumorali, rappresenta il modo più efficace per migliorare la qualità della vita dei pazienti; pertanto, oggi, l'età cronologica in sé non è più da considerare un motivo sufficiente per rifiutare a un paziente anziano un trattamento potenzialmente curativo o quantomeno capace di palliare i sintomi connessi alla malattia.

Come nell'adulto, anche nell'anziano l'efficacia del trattamento citostatico è legato a un dosaggio adeguato dei farmaci impiegati: così avviene che una riduzione dell'attività antineoplastica si manifesti frequentemente per la decisione, spesso non giustificata, di erogare dosi subottimali di chemioterapia (anche se questo si traduce in una diminuzione degli effetti collaterali). Per contro, può avvenire che l'utilizzo di dosi piene di citostatici in schemi più aggressivi, soprattutto se impiegati in pazienti anziani in scadute condizioni generali, determini una più elevata tossicità, con maggiore rischio di morbilità e mortalità da correlare alla terapia instaurata (anche se rimane difficile chiarire il ruolo delle polipatologie e delle plurifarmacoterapie) [17].

In particolare, negli anziani ad alto rischio è necessario individuare il profilo del chemioterapico in grado di minimizzare gli effetti collaterali. Il farmaco ideale dovrebbe avere le seguenti caratteristiche: 1) bassa incidenza (< 15%) di tossicità di grado 3°-4°; 2) ampio spettro di azione antineoplastica; 3) farmacocinetica prevedibile che permetta aggiustamenti di dose in base alla funzionalità epatica e renale. Quindi è più che mai auspicabile disporre in futuro di trial clinici "tagliati" su misura per questa fascia di pazienti oncologici, che possano rendere i dati generalizzabili a tutta la popolazione anziana.

Chirurgia geriatrica oncologica

La valutazione dell'indicazione e del rischio chirurgico del paziente anziano candidato a intervento oncologico deve essere effettuata dal chirurgo, dall'oncologo, dal geriatra, dal fisiatra e dall'assistente sociale: eventuali consulenze specialistiche rappresentano un'integrazione e un supporto alla valutazione collegiale. Scopo dell'intervento, oltre alla guarigione clinica, se possibile, è quello di mantenere o ripristinare l'autosufficienza. Questa va valutata singolarmente e rapportata al *performance status* del paziente prima della malattia, e alle sue condizioni sociofamiliari. Oltre alla correzione di eventuali patologie associate, la preparazione del paziente oncologico chirurgico anziano deve comprendere la valutazione e la relativa preparazione alimentare, motoria, respiratoria. Il ricovero ospedaliero preoperatorio deve essere ridotto e l'espletamento degli esami preoperatori e la preparazione devono essere effettuati, per quanto possibile, ambulatorialmente. L'indicazione verso esami strumentali invasivi o che richiedano preparazioni complesse deve essere limitata. L'esito dell'esame deve fornire un reale apporto diagnostico e non rappresentare una conferma di precedenti esami. È opportuno che l'anestesia sia concordata con il team geriatrico; è auspicabile che vi siano uno o più anestesisti dedicati alla chirurgia geriatrica (come avviene per la chirurgia pediatrica) per le peculiari reazioni del paziente anziano ai vari tipi di anestesia. Soprattutto nel grande vecchio, va privilegiata l'anestesia spinale anche per gli interventi endoaddominali (anestesia spinale alta) con posizionamento di catetere peridurale per l'analgesia postoperatoria al fine di evitare l'infusione sistemica di analgesici maggiori. Punto qualificante della chirurgia geriatrica è la dimissione precoce, se sussistono le condizioni cliniche e socio-ambientali favorevoli.

La radioterapia dei tumori dei pazienti in età senile

La radioterapia può rappresentare una valida metodica di cura per il paziente affetto da patologia oncologica [18].

Secondo dati raccolti dal Gruppo GROG (Gruppo Radioterapia Oncologia Geriatrica) il 55% dei pazienti radiotrattati ha un'età superiore a 60 anni e il 30% superiore a 70.

Esistono convincenti ragioni per considerare il paziente anziano eleggibile per una radioterapia primaria, per la mancata associazione di mortalità acuta al trattamento, per la possibilità di preservare la funzione dell' organo di origine, a differenza di quello che può essere l'esito di un trattamento chirurgico.

Per contro gli svantaggi di un trattamento radiante possono essere rappresentati dalla durata (in genere, per i trattamenti radicali, da 6 a 7 settimane), dalla difficoltà, per motivi logistici, ad accedere al centro di radioterapia e dall'entità degli effetti collaterali, che possono peggiorare la qualità di vita del paziente stesso.

La presenza di patologie concomitanti potrebbe amplificare il danno tissutale, e in caso di patologia d'organo cronica è consigliabile ridurre le dosi totali a tale organo per ridurre il rischio di danni permanenti. Anche in caso di irradiazioni di organi con campi ampi quali il polmone o l'intestino, è necessaria una riduzione della dose totale in presenza di patologie concomitanti quali il diabete, i disturbi vascolari o le patologie infiammatorie croniche.

In assenza di queste condizioni la dose totale e il trattamento radiante non devono essere modificati nel paziente anziano.

Allo stesso modo, gli effetti collaterali sono sovrapponibili a quelli del giovane, anche se quando insorgono, se non trattati tempestivamente con farmaci sintomatici, possono avere un impatto maggiore per il particolare equilibrio generale del soggetto anziano.

La rete dei servizi

Le esigenze sanitarie della popolazione anziana sono spesso variamente intrecciate con problemi di ordine sociale e da essi in parte condizionate; inoltre, per la loro complessità e peculiarità, richiedono un'attenzione particolare. Tali considerazioni sono ancora più sentite nel caso di patologie croniche di importante rilievo quale quella neoplastica. Il Progetto Obiettivo Anziani (POA), ripreso dal Piano Sanitario Nazionale per il triennio 1994-1996 [19], rappresentava un tentativo di rilanciare una filosofia di cura in cui la salute dell'anziano era vista come obiettivo globale dove gli aspetti fisici, mentali, psicologici e sociali sono tra di loro integrati e inscindibili. Il Progetto partiva dal presupposto che un sistema sanitario basato sulla centralità dell'ospedale per acuti e il ricovero in istituzione come unica alternativa assistenziale per gli anziani disabili o privi di supporto familiare era troppo costoso e generalmente inadeguato alle nuove problematiche. Negli anni successivi questo problema si è ulteriormente aggravato. L'utilizzazione dei raggruppamenti diagnostici (DRG) nella valutazione di efficienza degli ospedali ha indotto dimissioni precoci e una generale contrazione delle degenze medie. Questa tendenza è particolarmente problematica negli anziani, spesso dimessi in fase ancora instabile, affetti da malattie che richiedono cure continue. Sulla base di considerazioni sia etiche che economiche è stata generalmente avvertita l'esigenza di creare alternative al ricovero in ospedale e in istituto che permettessero di mantenere l'anziano al proprio domicilio in tutte le fasi della malattia. Da ciò è scaturito il concetto di rete di servizi, dove le componenti sociali e sanitarie della cura sono strettamente collegate, cui hanno contribuito esperienze realizzate anche in altri Paesi europei.

Bibliografia

1. Ries LA, Eisner MP, Kosary CL et al (2003) Cancer statistics review: 1975-2000. National Cancer Institute, Bethesda
2. Yancik R, Ries LAG (1991) Cancer in the aged: an epidemiologic perspective on treatment issue. Cancer 68:2502-2510
3. Vercelli M, Quaglia A, Parodi S, Crosignani P and the ITAPREVAL working group (1999) Cancer prevalence in the elderly. Tumori 85:391-399
4. Suen KC, Lau LL, Yermakov V(1974) Cancer and old age. An autopsy study of 3535 patients over 65 years old. Cancer 33:1164-1168
5. Smith DW (1996) Cancer mortality at very old ages. Cancer 77:1367-1372
6. Stanta G, Campagner L, Cavallieri F et al (1997) Cancer of the oldest old. Wath we have learned from autopsy studies. Clin Geriatr Med 13:55-68
7. Marwill SL, Freund KM, Barry PP (1996) Patient factors associated with breast cancer screening among older woman. J Am Geriatr Soc 44:1210-1214
8. Cooper GS, Fortinsky RH, Hapke R et al (1997) Primary care physician recommendations for colorectal cancer screening. Patient and practitioner factors. Arch Intern Med 157:1946-1950
9. Trimble EL, Carter CL, Cain D et al (1994) Representation of older patients in cancer treatment trial. Cancer 74:2208-2216
10. Samet JM, Hunt WW, Goodwin JS (1990) Determinant of cancer stage. A population-based study of elderly New Mexicans. Cancer 15:1302-1307
11. Goodwin JS, Samet JM, Hunt WC (1996) Determinants of survival in older cancer patients. J Natl Cancer Inst 88:1031-1038
12. Yancik R, Wesley MN, Ries LAG et al (1998) Comorbidity and age as predictors of risk for early mortality of male and female colon carcinoma patients. Cancer 82:2123-2132
13. Bertetto O, Marenco D, Marinello R (2002) Il modello di integrazione fra oncologi e geriatri. In: Zagonel V (ed) Oncologia geriatria 1. Una realtà clinica emergente. Il Pensiero Scientifico Editore, Roma, pp 9-18
14. Rubenstein LZ, Stuck AE, Sin AL, Wieland D (1991) Impacts of geriatric evaluation and management programs on defined outcomes: overview of the evidence. J Am Geriatr Soc 39:8-15
15. Balducci L, Yates J (2000) General guidelines for the management of older patients with cancer. Oncology 14:221-227
16. Extermann M, Aapro M (2000) Assessment of the older cancer patient. Hematol Oncol Clin North Am 14:63-78
17. Cova D, Beretta G, Balducci L (1998) Cancer chemoterapy in the older patient. In: Balducci L, Lyman GH, Ershler WB (eds) Comprehensive geriatric oncology. Harwood Accademic Publishers, London, pp 429-442
18. Pignon T (1999) La radiothérapie chez la sujet âgé. In: Hery M (ed) Traitment des tumeurs du sujet âgé. Masson, Paris, pp 55-68
19. Piano Sanitario Nazionale 1994-1996 (1993) Sanitas Domi 4:5-36

CAPITOLO 7

Il vecchio e il radiologo

Edmondo Comino

Nel suo splendido saggio dal titolo *Vivere nel presente*, Lionello Sozzi, non so quanto inconsciamente, offre un prezioso quadro dell'anziano nel suo rapporto con il tempo.

Era da tempo noto che gli anziani sono sempre più numerosi e sempre più emarginati in un'età in cui il corso degli eventi è sempre più accelerato e sempre più accentuati sono l'attivismo e l'egoismo degli altri, ma poco approfondito era invece il loro rapporto con il presente, il passato e il futuro. Cosa indispensabile da sapere e ricordare anche per noi medici, che dobbiamo prima conoscerli e comprenderli per poi curarli.

L'anziano, quasi sempre, vive, infatti, nel presente. Cioè "nell'assaporare, come diceva Rousseau, il sentimento dell'esistenza, esistere in armonia con le cose, scoprirsi, come disse Ungaretti, una docile fibra dell'universo. Ma accanto al presente dei momenti privilegiati, estatici, divinamente contemplativi, c'è il presente della sofferenza, dell'assenza, del male fisico, del male di vivere, e c'è il presente dell'insignificanza o il presente sprecato in futilità, la povera vacuità degli spazi temporali che grigiamente s'impaludano. Chi accetta tale grigiore mai risale a pensieri d'eterno né a desideri e struggimenti sempre in qualche modo sollecitati da ricordi di passato, da prospettive di futuro" [1].

È una tristezza che è angosciosa talora, specie in quei molti la cui esistenza non è illuminata e riscaldata dalla Fede e dall'affetto grande e costante di chi è loro vicino e la cui vita che si fugge è stata mirabilmente riassunta da Volney con le note parole "*tout en sensations, peu en souvenirs, point en espérances*"[1] [2].

Nell'anziano malato, che è quello che sempre più frequentemente noi incontriamo, si aggiunge una rassegnazione talora disperata:

"Non chiedo che tu mi guarisca:
offesa sarebbe la domanda
che esaudire non puoi.
Chiedo che tu mi salvi,
che non mi lasci per sempre
soggiacere a questa
quotidiana morte" [3].

Credo che la geriatria (e quindi anche il radiologo geriatra) debba rendersi conto di questa situazione non certo nuova, ma che oggi l'invecchiare di più tanti ha reso particolarmente evidente e drammatica. In un suo indimenticabile editoriale, Trabucchi [4] giustamente afferma che "la geriatria - come cultura e come prassi - ha il dovere di compiere un ulteriore passo avanti rispetto al passato per poter continuare a guidare un'evoluzione che negli ultimi decenni ha portato a un continuo progresso nella qualità

[1] Tutto in sensazioni, poco in ricordi, niente in speranze

delle cure prestate alla persona che invecchia". E aggiunge che è nostro dovere "riappropriarci della nostra umana capacità di vedere prima l'evoluzione del mondo combattendo contro una tecnica che ci ha privato di ogni capacità di guida degli eventi, rendendoci ciechi e distratti".

Sembra un invito, un comando, quasi, rivolto proprio a noi che della tecnologia siamo i paladini e in qualche misura gli schiavi. Anzitutto, è necessaria una domanda.

Che cosa vuole l'anziano e malato da noi e che cosa dobbiamo fare per lui?

Credo che l'anziano, specie se malato, desideri che la sua sofferenza e il suo dolore vengano anzitutto riconosciuti e poi leniti. Le malattie cronico-degenerative, la sua sempre crescente fragilità del corpo e dello spirito, le sue stesse condizioni di vita non sempre rendono quindi necessaria e utile una diagnosi "di fondo" con le più sofisticate tecnologie quanto piuttosto un'attenzione più umana ai dettagli del suo racconto, a un esame (clinico e anche radiologico) più attento di quei particolari per lui essenziali e da noi trascurati nell'abituale scarsa e frettolosa anamnesi che sovente porta a inutili indagini.

Per l'anziano ammalato può avere scarsa importanza l'esattezza della diagnosi o il suo approfondimento con le più sofisticate metodiche, come pure il conoscerla nella freddezza dei dettagli; più frequentemente egli cerca di affidarsi senza riserve a un medico che si faccia carico completamente delle sue difficoltà e "che non lo lasci solo di fronte alla sofferenza e all'angoscia, per avere qualcuno cui chiedere aiuto per capire e guarire; o per adattarsi, sopportare, forse infine morire" [5].

Queste poche note sui desideri dell'anziano hanno però molti ed essenziali risvolti nella nostra quotidiana attività che non dovrebbe più soggiacere al nostro vizio ancestrale di "non vedere il paziente né parlare con lui" con il comodo quanto antico alibi che il nostro vero interlocutore è il medico inviante e che le immagini ci parlano di più e meglio del paziente stesso.

Poi, si possono delineare alcune possibili risposte.

L'incontro (l'anamnesi, la visita)

C'è l'anziano che ama raccontare e quello che preferisce "affidarsi" al medico: si richiede quindi da parte nostra un approccio diverso, ma in ogni caso attivo e personale, evitando comunque di delegare ad altri (anche al più giovane collega o al tecnico) questo atto essenziale della nostra professione.

L'ascolto del suo racconto ci permetterà di vedere con grande chiarezza la vita e il male dell'anziano avvicinandoci prodigiosamente alla diagnosi e soprattutto alla comprensione del suo stato; ci permetterà di portarlo serenamente a ogni anche fastidioso o doloroso intervento diagnostico, se davvero necessario; ci permetterà di instaurare quel rapporto di simpatia e di fiducia indispensabile quando dovremo ottenere un formale consenso o comunicare una diagnosi infelice. Più semplice sarà la situazione quando ci verrà detto "faccia lei, dottore..." con la parola o con un semplice sguardo.

È ancora Trabucchi che insiste sulla necessità del "rito che passa necessariamente attraverso il contatto fisico" *(non sarà legato a questo l'esplodere e il continuo diffondersi dell'ecotomografia?)* ricordando che "questi aspetti ... con il tempo si sono perduti sotto la pressione di un approccio pseudotecnologico che ha improntato, seppure indirettamente, anche un atteggiamento culturale di perdita di valore di qualsiasi atto che non fosse di alto contenuto tecnico".

Un paziente difficile e particolare come l'anziano richiede quindi da parte nostra una tranquilla presenza al suo fianco, breve magari, ma densa di attenzione e di condivisione.

La parola (l'informazione e il consenso)

È noto che il Codice Deontologico dispone che il medico "non deve intraprendere attività diagnostica e/o terapeutica" senza avere ottenuto il consenso del paziente espresso consapevolmente sulla base della "più idonea informazione sulla diagnosi, sulla prognosi, sulle prospettive e le eventuali alternative diagnostico-terapeutiche e sulle prevedibili conseguenze della scelta operata".

Questa disposizione trova il suo fondamento morale (e giuridico, che credo inutile ricordare) nel diritto all'autodeterminazione riconosciuto dalla legge a ogni soggetto in grado di intendere e di volere, ma nel caso dell'anziano e più ancora dell'anziano malato rende necessaria qualche riflessione e qualche riserva.

Risulta infatti evidente che l'età avanzata e lo stato di malattia, le sofferenze e le preoccupazioni possono sovente rappresentare "un inevitabile condizionamento della volontà del soggetto e quindi una ulteriore limitazione del suo potere decisionale. Pertanto ... il suo consenso o dissenso sul programma procedurale comunicatogli dal medico non sarà mai libero ... Ed è appunto la consapevolezza della sua incompetenza e della sua ridotta capacità di autodeterminarsi che induce la persona sofferente ad affidarsi a un competente che gli ispiri fiducia, obbedendo più all'istinto che al raziocinio e stabilendo perciò con il suo interlocutore una relazione che, per quanto occasionale e contingente, ha una valenza umana più che tecnica e burocratica" [6].

Non è tanto un problema cosa dire e cosa tacere all'anziano, quanto piuttosto quello di come spogliarsi "dell'insidiosa tentazione di comunicare tra pari, come se si trattasse di un collega. Occorre vigilare sempre attentamente, con sensibilità, per non rischiare di imporre più conoscenze di quante siano necessarie, o gradite, all'interlocutore". Molti anziani, infatti, "non solo preferiscono delegare le decisioni tecniche, ma addirittura vorrebbero affidarsi senza riserve a un professionista che si faccia carico completamente delle loro difficoltà e soprattutto della loro angoscia. Taluni rinunciano perfino a capire. *Faccia lei, dottore, io preferisco non sapere,* ti sentirai dire non appena accenni a una spiegazione" [5].

Dobbiamo ricordare che il dovere di informare "che obbliga il medico a fornire l'informazione e quindi il paziente a riceverla, contrasta infatti con un principio di libertà personale anch'esso compreso nel diritto all'autodeterminazione, qual è quello del rifiuto di sapere per non essere costretti a decidere in proprio dal momento che l'informazione, in particolare se di segno negativo e quindi nociva all'equilibrio mentale di chi la riceve, non può essere imposta ma fornita soltanto su esplicita richiesta dell'interessato" [6].

Una particolare cautela nell'informare e talora la grave quanto necessaria responsabilità di tacere devono quindi guidarci nel quotidiano difficile colloquio con l'anziano malato anche nella talora necessaria richiesta del suo consenso.

La pietà (l'accanimento diagnostico-terapeutico)

Non intendo tanto riferirmi a quello terapeutico, sovente causa di un dubbio drammatico per il medico che deve scegliere fra accanimento e abbandono, entrambi vietati dal nostro Codice Deontologico e soprattutto dalla nostra morale, quanto piuttosto alla più subdola e frequente tentazione, che il medico radiologo incontra sovente nel suo difficile cammino quotidiano, che richiede di giungere a diagnosi sempre più certe e più complete.

Ognuno di noi ha bene in mente quegli occhi sbarrati, quel tenue lamento di anziani che venivano portati in radiologia in stato terminale, o quasi, per un fastidioso clisma opaco o per una TC con contrasto: essi chiedevano soltanto di essere lasciati in pace nella loro intimità, e noi dovevamo invece tristemente quanto scrupolosamente tormentarli per tentare di giungere a una diagnosi più esatta, più completa che però non avrebbe forse resa possibile alcuna diversa terapia - la *medical futility* della recente letteratura tedesca e anglosassone [7-10]. Tante volte ci siamo chiesti se tutto questo era doveroso, morale, giusto.

È una domanda che spesso ci assilla e alla quale non è facile dare la risposta poiché, come ha autorevolmente ricordato Pessina [11] nel recente Convegno milanese di Medicina e Persona, "accanto alla sofferenza del paziente c'è anche la sofferenza del medico ... In un contesto come quello odierno caratterizzato da cambiamenti culturali molto forti e nel quale disponiamo di strumenti tecnologici particolarmente sofisticati ... è necessario fare non solo ciò che è tecnicamente possibile, ma ciò che è moralmente legittimo". Facciamoci comunque la domanda in quelle occasioni, sempre, senza nasconderci dietro il comodo alibi: "è il medico che ci ha chiesto l'esame".

Ed è anche essenziale ricordare che il medico (radiologo e non) ha obblighi precisi nei confronti del paziente e di nessun altro, evitando quindi con cura indagini, specie se fastidiose o pericolose, se prive di una chiara utilità ai fini della terapia, eseguite soltanto perché richieste dall'affannoso e non sempre sincero zelo dei familiari. Colleghi e familiari dovranno conoscere i motivi del nostro rifiuto (o rinvio) di tali pratiche diagnostiche di cui la legge e la morale ci fanno i soli responsabili.

Conclusioni

Ho in precedenza proposto tre temi per una riflessione e un approfondimento: l'anamnesi e la visita, l'informazione e il consenso, l'accanimento diagnostico. Sono tre aspetti del nostro dovere professionale che nell'anziano vanno modificati ed enfatizzati nella luce della bioetica, cioè attraverso la "riflessione morale sui problemi medici, biologici e scientifici nel loro rapporto con la vita" [12]. Si tratta di una disciplina da sempre latitante nelle nostre scuole di specialità e nella sezione di studio che dovrebbe occuparsene, ma che in geriatria (come in pediatria) acquista un ruolo essenziale.

In geriatria (e quindi in radiologia geriatrica), specialità "trasversale" come la pediatria, non è assolutamente ammesso né quasi possibile dividere l'uomo in apparati e in parti diverse (difficilmente sostenibile, quindi, la figura del radiologo geriatra "d'organo"), ma l'anziano deve essere considerato nella sua complessità, nella sua peculiare polipatologia come anche nella sua altrettanto peculiare fragilità umana, nel suo desiderio dell'altro come nella sua abitudine alla solitudine, nella sua ansia di condividere più ancora che di sapere, nella sua paura di soffrire più ancora che di morire, nella sua pesante quotidianità così splendidamente descritta da Montale:

"Difficile è credere
che sia un dono la vita
quando si trascina una
stanca esistenza e il vivere
d'ora in ora ci tortura"[12].

La condivisione e la compassione, come ancora suggerisce Trabucchi, devono quindi essere alla base del nostro lavoro con l'anziano: "La compassione è capacità di comprensione del dolore altrui e quindi premessa a un intervento che conosce nel profondo il disagio di chi è oggetto di cura; non deve quindi essere interpretata in senso deteriore, come atteggiamento pietistico di fronte alle difficoltà dell'altro ... ma che si esprime al meglio nel rispetto dell'altro (il paziente anziano) che ha bisogno di sentirsi aiutato".

Diagnosticare le malattie o la loro assenza è oggi molto più facile grazie ai continui progressi della tecnologia, ma ritengo che il vero e decisivo progresso culturale sia quello di portare nel nostro lavoro, specie in quello con l'anziano, quei presupposti etici che ho cercato di ricordare e che penso possano essere la giusta introduzione a questo libro di alto valore scientifico.

Bibliografia

1. Sozzi L (2004) Vivere nel presente. Il Mulino, Bologna
2. Volney C (1864) Oeuvres complètes. Firmin Didot Ed, Paris
3. Turoldo DM (1999) Ultime poesie. Garzanti, Milano
4. Trabucchi M (2001) È possibile un pensiero forte nella cura dell'anziano. G Gerontol 49:263-267
5. Cosmacini G, Satolli R (2003) Lettera a un medico sulla cura degli uomini. Laterza, Bari
6. Ermini M (2002) Il consenso informato tra teoria e pratica. Medicina e Morale 52:493-504
7. Barron JS, Duffey PL, Byrd LJ (2004) Informed consent in frail older persons. Aging Clin Exp Res 16:79-85
8. Becker G, Blum HE (2004) Medical futility: the doctor between the demands for and the limitations of treatment. Dtsch Med Wochenschr 129:1694-1697
9. Mueller PS, Hook CC, Fleming KC (2004) Ethical issues in geriatrics: a guide for clinicians. Mayo Clin Proc 79:554-562
10. Wreen M (2004) Medical futility and physician discretion. J Med Ethics 30:275-278
11. Pessina A (2004) citato da Corticelli A. In: Il malato "critico": accanimento o abbandono? *www.culturacattolica.it*
12. Montale E (1995) Diario postumo. Mondadori, Milano

Capitolo 8

Invecchiamento: fisiologia e patologia

Claudio Doglioni

Senectus ipsa morbus, la famosa frase di Terenzio, va sicuramente oggi rimeditata.

L'allungamento della vita media umana e le più recenti acquisizioni sui complessi meccanismi biologici che governano la vita, sia delle singole cellule che degli organismi multicellulari, con ordini di complessità crescenti dal nematode *Cenorhabditis elegans* all'uomo, ci impongono un ripensamento e una rivalutazione del significato biologico dell'invecchiamento.

Il confine fra invecchiamento e malattie legate all'invecchiamento è spesso assai sottile e incerto: è però opportuno mantenere una netta distinzione, almeno dal punto di vista concettuale, per poter meglio comprendere i complessi fenomeni biologici che regolano la senescenza sia della singola cellula che di organismi complessi. L'invecchiamento non va considerato di per sé una malattia, anche se facilita la comparsa di alterazioni patologiche correlate all'età quali l'aterosclerosi, il diabete, le osteoartropatie involutive, le malattie degenerative del sistema nervoso centrale e dell'apparato visivo e il cancro. L'invecchiamento è un processo fisiologico che coinvolge i singoli costituenti cellulari e si ripercuote nei sistemi cellulari più complessi modificandone le interazioni e creando nuovi, a volte precari, equilibri. Questo processo è condizionato da fattori intrinseci - genetici - e da fattori estrinseci quali per esempio la dieta, le condizioni ambientali, sociali e la malattie intercorrenti.

L'invecchiamento che coinvolge ogni singola cellula si ripercuote quindi nel processo di invecchiamento dell'organismo. Per poter meglio comprendere il processo dell'invecchiamento dell'individuo è perciò necessario studiare il processo di senescenza nella singola unità cellulare e ancor meglio nelle singole unità cellulari facenti parte dei diversi sistemi tessutali e d'organo.

L'invecchiamento cellulare

Numerose funzioni cellulari si riducono o vengono alterate con l'età. Esse comprendono la ridotta capacità di fosforilazione ossidativa dei mitocondri, la ridotta efficienza nei complessi di sintesi e di riparazione degli acidi nucleici, la diminuita capacità di assicurare il turnover delle proteine strutturali, degli enzimi, dei recettori e dei fattori di trascrizione, la riduzione nell'efficienza di assorbire nutrienti e di rispondere a stimoli esterni. Tali alterazioni hanno anche degli equivalenti morfologici evidenziabili soprattutto in microscopia elettronica con anomalie nella morfologia dei mitocondri, dell'apparato di Golgi e del nucleo. Un fenomeno frequente è l'accumulo di pigmento lipofuscinico che rappresenta un prodotto di perossidazione lipidica legato a fenomeni di danno ossidativo. Altra anomalia, biochimicamente dimostrabile, è l'accumulo di prodotti di glicosilazione, derivanti da processi di glicosilazione non enzimatica, in grado di creare legami con proteine alterandone la funzione, come avviene nelle proteine del cristallino con conseguente cataratta. Altra alterazione biochimica frequente nell'invecchiamento cellulare è l'accumulo di proteine con anomala conformazione, imputabili a una ridotta efficienza del proteasoma e ad anomalie di sintesi proteica: la cellula non riesce a degradare completamente queste proteine che possono accumularsi fino a livelli nocivi per la cellula stessa, come avviene nell'amiloidosi e nelle malattie prioniche. Queste alterazioni non sono sufficienti di per sé a giustificare l'invecchiamento cellulare: esse, più che causa, sono un effetto di modificazioni più profonde che sottendono l'invecchiamento cellulare. Varie sono le chiavi interpretative che la ricerca scientifica utilizza per comprendere il fenomeno dell'invecchiamento: fra di esse la teoria metabolica e quella dell'orologio cellulare meritano un breve approfondimento.

Danno ossidativo e invecchiamento

Nella teoria metabolica i danni ossidativi provocati dai ROS (*reactive oxygen species*) sono l'elemento caratterizzante. L'attività metabolica che produce i ROS è in qualche modo correlata alla durata della vita: così gli animali con elevata velocità metabolica hanno vita breve, mentre è l'opposto per quelli con bassa velocità metabolica. I ROS sono un prodotto del normale metabolismo e hanno funzioni fisiologiche utili, ma potenzialità altrettanto dannose per i vari costituenti cellulari quali proteine, lipidi e acidi nucleici; il danno ossidativo che ne deriva è una componente fondamentale per la senescenza cellulare. Sperimentalmente si è visto che la restrizione calorica applicata a vari organismi, dai lieviti agli animali da laboratorio, permette di allungare la vita [1] grazie al silenziamento di una serie di geni, meccanismo questo che comporta una riduzione del metabolismo cellulare. L'aumentata produzione, in animali transgenici, di molecole che in qualche modo tampona il danno ossidativo, come la superossido dismutasi (SOD) e la catalasi, ritardano la senescenza dell'animale. Si è visto per esempio che in alcuni organismi utilizzati per studiare l'invecchiamento come, il nematode *Caenorhabdtis elegans,* specifiche modificazioni del metabolismo, in particolare del glucosio, condizionano la longevità dell'organismo. Meccanismi similari potrebbero quindi influenzare la longevità umana. L'attività dei ROS può essere indotta da stimoli fisiologici e patologici. Essi - come detto - hanno funzioni che possono divenire dannose se sono prodotti in eccesso e non vengono controbilanciati da meccanismi di tamponamento biochimico: così l'ossido nitrico, mediatore chimico importante nella vasodilatazione, se non adeguatamente controbilanciato può contribuire all'invecchiamento cellulare fino alla morte. Questi pericolosi metaboliti sono prodotti a livello mitocondriale, e possono attivare molte vie metaboliche che a loro volta agiscono a livello nucleare portando alla trascrizione di specifiche sequenze geniche e all'innesco di ulteriori reazioni come l'arresto di crescita o la senescenza. L'utilizzo di molecole antiinfiammatorie (es. i polifenoli) sembra efficace nel ridurre il danno ossidativo, in particolare quando combinato con una riduzione dell'apporto calorico. Uno fra i più studiati di questi composti è il resveratrolo, un polifenolo delle piante abbondante nel vino rosso e considerato il principale responsabile dei benefici effetti legati all'uso moderato di questa bevanda. Tuttavia, considerando il problema dell'obesità nei Paesi industrializzati e il problema della malnutrizione in molte popolazioni del mondo, appare difficile proporre la restrizione calorica per controllare gli effetti dell'invecchiamento. Di certo, l'utilizzo di farmaci che ottengano gli stessi effetti della restrizione calorica potrebbe essere più desiderabile - anche dall'industria farmaceutica.

L'orologio cellulare e la senescenza replicativa

Secondo la teoria dell'orologio cellulare ogni cellula ha un suo contatore temporale. Il concetto che ogni cellula abbia una limitata capacità di replicazione fu sviluppato da un semplice modello sperimentale. Quando, messe in coltura, le cellule umane hanno generalmente un numero limitato di replicazioni - circa 30-40 - per poi andare incontro a senescenza e a morte cellulare. Le cellule umane in genere (es. i fibroblasti) hanno nel neonato potenzialità maggiori che nell'adulto o nell'anziano. La senescenza cellulare comporta l'iperespressione di una serie di proteine che inibiscono il ciclo cellulare, fra cui p16 e p21. Vi sono evidenze sperimentali e osservazioni in patologia umana in favore di questa teoria. Nelle sindromi progeroidi umane, caratterizzate da precoce invecchiamento degli individui, vi è una ridotta capacità replicativa cellulare. Le sindromi progeroidi sono malattie genetiche autosomiche recessive piuttosto rare; la meno rara è la malattia di Werner, caratterizzata da prematura senescenza con elevata frequenza di malattie età-correlate. Esse sono un modello naturale per facilitare la comprensione dei meccanismi della senescenza e sono tutte legate a mutazioni diverse di un singolo gene (l'elicasi), un enzima implicato nella riparazione e replicazione del DNA: questo fa supporre che l'accumulo di danni genetici e il silenziamento dell'espressione genica siano momenti molto importanti nel determinismo della senescenza cellulare. A favore della teoria dell'orologio cellulare sta la scoperta della funzione dei telomeri e della telomerasi [2]. I telomeri sono sequenze ripetitive di DNA situate all'estremità di ciascun cromosoma: essi assicurano la completa replicazione del cromosoma, proteggendolo nel contempo da fenomeni di fusione e di degradazione che potrebbero provocare danni letali o addirittura la trasformazione neoplastica delle cellule. I telomeri sono mantenuti integri da un complesso enzimatico, la telomerasi. L'attività telomerasica viene a mano a mano persa nelle cellule somatiche e viene riattivata in quelle neoplastiche. A ogni divisione cellulare si perde una porzione di telomero, sino alla sua consunzione e al conseguente arresto replicativo. Nell'uomo i telomeri sono relativamente corti e la telomerasi va incontro a progressiva inibizione fin dalla nascita: questo fenomeno porta alla senescenza cellulare, di pari passo con l'accumulo di proteine, ad alterazioni del ciclo cellulare, all'arresto mitotico ed eventualmente alla morte cellulare. Se invece dovessero verificarsi ulteriori mutazioni, per nuovi danni genetici, si può avere la cosiddetta crisi con innesco di altri cicli cellulari, riattivazione della telomerasi e trasformazione neoplastica. Questo è un aspetto che lega la senescenza cellulare all'elevata incidenza di neoplasie dell'anziano: peraltro oltre gli 80 anni si raggiunge un plateau di crescita, come se in qualche modo entrassero in campo dei meccanismi protettivi. Il sistema telomeri-telomerasi è quindi legato alla senescenza cellulare, ma qualora vi siano perturbazioni nel lento consumarsi dei telomeri esso può divenire un meccanismo di immortalizzazione cellulare e favorire lo sviluppo di neoplasie.

Geni che influenzano l'invecchiamento

La ricerca di geni implicati nei processi di senescenza è stata condotta in vari modelli cellulari e animali. Questi studi hanno dimostrato che l'invecchiamento è regolato da geni specifici. Nel nematode *Caenorhabditis elegans*, di cui si conoscono l'intero genoma e la funzione e il destino di ogni singola cellula, l'inattivazione di geni coinvolti nella via metabolica dell'insulina e del fattore di crescita insulino simile 1 (insulina/IGF1) porta a un prolungamento della vita del 50% correlato a un ridotto consumo calorico. Gli studi sulla longevità negli organismi semplici hanno notevolmente ampliato le nostre conoscenze su come la restrizione calorica possa prolungare la vita. Un enzima particolarmente importante per prolungare la longevità in alcuni lieviti è Sir2; un enzima omologo è attivo e ha le stesse caratteristiche anche nel nematode *Caenorhabditis elegans.*

L'enzima Sir2 appartiene a una ampia famiglia di molecole evolutivamente conservate, chiamate sirtuine [1]. L'omologo umano è denominato Sirt1. Negli organismi inferiori questi enzimi regolano varie attività cellulari che condizionano la longevità. Nei mammiferi, le sirtuine agiscono da regolatori della differenziazione e della morte programmata cellulare. Queste osservazioni suggeriscono un potenziale meccanismo di convergenza fra attività metabolica e longevità. È interessante il fatto che il resveratrolo sia un potente attivatore delle funzioni di Sir2. Sono ormai numerosi i geni che sembrano influire sull'invecchiamento identificati nei vari organismi. L'ultimo in ordine di segnalazione è il gene *klotho*, la cui overespressione allunga la durata di vita nei topi [3]. La proteina klotho agisce come un ormone ed è coinvolta nei meccanismi di regolazione della via metabolica insulina/IGF1: questa proteina potrebbe agire come ormone anti invecchiamento nei mammiferi. Il nome della proteina deriva dalla mitologia greca: la dea Cloto, una delle tre figlie di Zeus e Temi, era la dea della filatura, e assieme a Lachesi e a Atropo costituiva il trio delle Moire, o Parche.

Cellule staminali e invecchiamento

Lo studio delle cellule staminali e il loro possibile utilizzo nella riparazione di danni causati da malattie croniche rappresentano un argomento di grande attualità che suscita speranze e anche non pochi timori. Tralasciando il controverso argomento dell'utilizzo di cellule staminali fetali, grande attenzione è posta attualmente al ruolo delle cellule staminali adulte mesenchimali. Poiché queste cellule hanno un'importanza fondamentale nel mantenimento e nella rigenerazione dei vari tipi tessutali, sorge spontanea la domanda su quale sia il loro ruolo nell'invecchiamento e quale il loro possibile utilizzo terapeutico nel prevenire o limitare i danni dell'invecchiamento [4].

Considerazioni finali

La ricerca scientifica è intensamente impegnata nell'individuare i meccanismi coinvolti nella senescenza cellulare: i possibili risvolti di carattere economico, sociale e culturale che potrebbero derivare dalla possibilità di rallentare o addirittura arrestare i processi di invecchiamento sono difficilmente immaginabili. Probabilmente l'invecchiamento è un processo legato all'accumulo di danni derivanti da una ridotta capacità riparativa e proliferativa delle cellule. È verosimile che i geni che condizionano la longevità e la senescenza siano assai numerosi: però, a differenza di altri fattori genetici che regolano la vita umana, probabilmente non vi sono geni che abbiano avuto una selezione naturale ai fini della longevità. Infatti l'invecchiamento è un artefatto prodotto dalla civilizzazione umana, strettamente legato alla specie umana e che si verifica solo negli animali allontanati dall'ambiente naturale e protetti dall'uomo: esso è perciò, teleologicamente, un processo innaturale. Ogni organismo giunge alla maturazione, alla riproduzione e al perpetuamento della specie: quello che avviene successivamente non è più governato dalla selezione naturale, non essendo stato selezionato per questo scopo. Vi sono animali, detti *big bang animals*, che spendono tutte le loro energie per arrivare al momento riproduttivo e poi morire, come i salmoni del Pacifico; vi sono altri animali, come le tartarughe, che non sembrano invecchiare e muoiono solo per selezione naturale. I rapidi progressi delle conoscenze scientifiche e le sempre maggiori possibilità di intervenire sui processi biologici lasciano intravedere scenari sconcertanti. Si può ipotizzare la possibilità di allungare notevolmente la vita, anche oltre quel limite di 110-120 anni che sembra attualmente il limite massimo. Ci si deve ricordare del mito di Titone e Aurora: Aurora aveva chiesto a Zeus di prolungare la vita dell'amato, dimenticandosi però di chiedergli di mantenerlo giovane, cosicché Titone visse a lungo - oltre 1500 anni - ma da vecchio. Al giorno d'oggi Aurora chiederebbe a Zeus anche una buona scorta di cellule staminali per l'amato.

Bibliografia

1. Bordone L, Guarente L (2005) Calorie restriction, SIRT1 and metabolism: understanding longevity. Nat Rev Mol Cell Biol 6:298-305 (review)
2. Blasco MA (2005) Telomeres and human disease: ageing, cancer and beyond. Nat Rev Genet 6:611-622
3. Chang Q, Hoefs S, van der Kemp AW et al (2005) The beta-glucuronidase klotho hydrolyzes and activates the TRPV5 channel. Science 310:490-493
4. Bell DR, Van Zant G (2004) Stem cells, aging, and cancer: inevitabilities and outcomes. Oncogene 23:7290-7296 (review)

Capitolo 9

Traumatologia: diagnostica per immagini dei traumi toraco-addominali dell'anziano

Andrea Masi, Silvia Gabbrielli, Giuseppe Caracchini, Giovanni D'Elia, Matteo Zini

Introduzione

Gli eventi traumatici costituiscono una delle cause più frequenti di patologia acuta nel paziente anziano. In considerazione, tuttavia, del tipo di vita e della minore dinamicità negli spostamenti e nei movimenti, gli effetti del traumatismo sono spesso più limitati rispetto a ciò che avviene nella popolazione di età intermedia e giovane e interessano prevalentemente il sistema scheletrico. È comunque necessario considerare che un evento traumatico può determinare effetti amplificati su un organismo con alterazioni del sistema nervoso, cardiocircolatorio, scheletrico, endocrino e immunitario.

La diagnosi strumentale, che spesso è condizionata nella sua completezza dal quadro clinico del paziente, deve essere rapida e finalizzata al riconoscimento delle diverse sedi e tipologie di lesioni al fine di garantire il migliore immediato trattamento.

I traumi toraco-addominali si dividono in *aperti* e *chiusi*. I primi, meno frequenti, sono sostenuti da ferite da arma da fuoco o da taglio, mentre i secondi sono dovuti per lo più a incidenti stradali. In questi ultimi casi è richiesta in genere la contemporanea esplorazione di entrambi i distretti. Per quanto riguarda i traumi toracici o comunque coinvolgenti il distretto toracico, il primo esame strumentale ancora oggi eseguito al momento dell'arrivo del paziente in ospedale è la radiografia del torace a paziente supino.

Sebbene siano noti i limiti intrinseci di questo esame in termini di sensibilità e accuratezza diagnostica, frequentemente esso può rappresentare l'unico supporto della diagnostica per immagini in pazienti con grave instabilità clinica a seguito di eventi traumatici a dinamica maggiore. Nello studio dell'addome traumatizzato l'ecografia, soprattutto per la sua elevata sensibilità nel dimostrare piccole falde fluide intra-addominali, è spesso utilizzata come metodica di prima istanza, anche se sono ben noti i limiti diagnostici nell'identificare lesioni degli organi parenchimatosi. Lo studio scheletrico, poi, può essere rapidamente eseguito con l'assunzione di radiogrammi del bacino e del rachide.

La tomografia computerizzata (TC) sia nel distretto toracico che addominale è comunque la metodica più sensibile nell'individuazione delle lesioni di natura post-traumatica.

L'avvento delle innovazioni tecnologiche proprie della TC spirale e più recentemente delle apparecchiature multidetettore ha determinato un ulteriore guadagno in termini di rilievo e caratterizzazione delle lesioni, di individuazione dei segni diretti di danno alle strutture vascolari e, soprattutto, ha consentito l'esecuzione dell'esame in tempi brevissimi. Questa particolare elevata velocità di acquisizione delle immagini permette infatti di procedere allo studio di diversi distretti corporei nella stessa seduta e soprattutto allo studio delle diverse strutture anatomiche in essi contenute. Attualmente, dunque, la TC spirale rappresenta un fondamentale e irrinunciabile strumento diagnostico, che esprime tutte le caratteristiche che deve possedere un esame da eseguire in regime di urgenza: rapidità, sensibilità nel rilievo di raccolte emorragiche, possibilità di studio di diversi apparati, non dipendenza dall'operatore; essa deve comunque essere eseguita in presenza di eventuali dubbi diagnostici all'esame radiografico tradizionale, all'ecografia o nel sospetto di lesioni vascolari. Più limitato risulta il ruolo della risonanza magnetica (RM) nella valutazione di patologie post-traumatiche.

Inquadramento della patologia e indicazioni della metodica

Torace

Nell'ambito della patologia traumatica possono essere distinte lesioni della parete toracica, del parenchima polmonare, del mediastino, della pleura e del diaframma [1-4].

Lesioni della parete toracica

Lesioni scheletriche

Le *fratture costali* generalmente si localizzano al terzo medio dell'arco costale, sede di minore resistenza meccanica. Le lesioni fratturative multiple possono essere composte o scomposte; in quest'ultimo caso risultano più frequenti complicanze quali il versamento pleurico, lo pneumotorace, l'enfisema sottocutaneo e gli ematomi di parete.

La frattura di più archi costali (almeno cinque o tre con frattura plurifocale) può essere causa di insufficienza respiratoria dovuta al generarsi di un'area distrettuale di instabilità con conseguente movimento respiratorio paradosso della parete toracica lesionata (*volet costale* o *flail chest*) ed eventuale erniazione di un segmento polmonare (ernia polmonare transtoracica). La frattura delle prime tre coste è evenienza rara in quanto queste sono ben difese dalle strutture muscolo-scheletriche del cingolo scapolare. Il loro riscontro è dovuto a lesione traumatica conseguente a elevato impatto e si accompagna frequentemente a contusioni e/o lacerazioni delle strutture polmonari ed extrapolmonari, a lesione del plesso brachiale o dei vasi succlavi e dell'apice polmonare.

Le fratture degli ultimi archi costali possono determinare lesioni del fegato, della milza e dei reni. La rima di frattura della componente scheletrica degli archi costali è per solito ben identificabile all'esame radiologico tradizionale come discontinuità della struttura ossea, composta o scomposta; le fratture dei tratti cartilaginei si manifestano come discontinuità e/o angolazioni all'esame TC.

Le *fratture sternali* sono in genere identificabili all'esame radiologico. Talora esse si accompagnano a lesioni vascolari con conseguenti ematomi retrosternali, visualizzabili con esame TC.

La radiologia tradizionale è metodica di prima istanza nel rilievo di *fratture vertebrali*. TC e RM rappresentano metodiche di seconda istanza, cui generalmente si ricorre per sintomatologia algica persistente con esame radiologico non chiaramente positivo, per meglio definire la presenza di frammenti ossei dislocati all'interno del canale vertebrale (TC) o per valutare lo stato del midollo spinale (RM).

Enfisema sottocutaneo

L'eziologia dell'enfisema sottocutaneo è riconducibile a lacerazione di entrambi i foglietti pleurici, a spostamento d'aria in caso di pneumomediastino e/o a lacerazioni laringo-tracheo-bronchiali. L'elemento diagnostico fondamentale con radiologia tradizionale e TC è rappresentato dalla individuazione di aree iperdiafane nel contesto della parete toracica.

Lesioni del parenchima polmonare

Contusione

La contusione è definita come alveolite e interstiziopatia emorragica, che si localizza nella zona del trauma o nella sede del contraccolpo. La TC è estremamente sensibile nella valutazione del danno parenchimale e della sua evoluzione; l'aspetto è quello di una opacità a margini sfumati, tipicamente periferica, che regredisce dopo 10-14 giorni.

Lacerazione

È secondaria in genere a una frattura costale; più raramente è sostenuta da ferite penetranti o da importanti decelerazioni. La sua identificazione con radiogramma toracico rappresenta una rara evenienza che si caratterizza per la presenza di una immagine iperdiafana lineare circondata da parenchima addensato da stravaso ematico. Alla TC la sua identificazione è molto più semplice ed è caratterizzata da un difetto di sostanza di aspetto piuttosto lineare, circondata da lembi polmonari addensati che progressivamente si distanziano verso la superficie pleurica. La lesione può evolvere verso la formazione di un franco ematoma o verso uno pneumatocele.

Atelettasia

Nel paziente politraumatizzato è frequente il riscontro di addensamenti parenchimali atelettasici, per obliterazione da parte di materiale emorragico o mucoso del lume bronchiale, con maggiore localizzazione nei segmenti posteriori dei polmoni, nei lobi inferiori. L'aspetto radiologico e TC è quello di addensamenti parenchimali a margini regolari con i tipici segni della riduzione di volume polmonare.

Sindrome da distress respiratorio (ARDS) post-traumatico

Consiste nella comparsa improvvisa di grave difficoltà respiratoria dopo un intervallo di circa 12 ore dall'evento traumatico, sostenuta verosimilmente da aumento della permeabilità alveolo-capillare con conseguente formazione di edema alveolare. Il quadro strumentale è quello dell'edema alveolare bilaterale, caratterizzato dalla presenza di aree "a vetro smerigliato" o di consolidazione con distribuzione diffusa o "a carta geografica", soprattutto periferica. Tipicamente assente è il versamento pleurico. Spesso l'ARDS è associata a focolai broncopneumonici e infartuali e ad atelettasia.

Lesioni del mediastino

Pneumomediastino

Il rilievo di pneumomediastino è piuttosto frequente nei traumi chiusi del torace ed è quasi sempre sostenuto da lacerazione degli alveoli periferici con conseguente migrazione dell'aria attraverso gli spazi interstiziali fino in sede mediastinica. Rari, ma clinicamente gravi, sono gli pneumotoraci dovuti a *rottura tracheo-bronchiale* o *esofagea.* La radiologia, in caso di pneumomediastino limitato, si caratterizza per l'identificazione di sottili lamine iperdiafane che scollano la pleura dalle strutture cardio-mediastiniche. La TC consente di individuare anche minime quantità di aria in sede mediastinica, valutandone l'esatta distribuzione e consentendone la distinzione con uno pneumopericardio o uno pneumotorace. La diagnosi di rottura tracheo-bronchiale, caratterizzata da massiva diffusione di aria in sede mediastinica, è fondamentalmente di pertinenza endoscopica; la diagnosi di *rottura esofagea* si basa sullo studio radiologico tradizionale (Fig. 1) con impiego di mezzo di contrasto (MDC) idrosolubile a bassa osmolarità somministrato *per os* o sull'esame endoscopico. In caso di rottura esofagea, comunque, elemento orientativo all'esame TC per la diagnosi è il riscontro di bolle di aria nel mediastino posteriore in sede periesofagea. In caso di rottura tracheo-bronchiale la raccolta aerea si localizza preferenzialmente in sede paratracheale in prossimità della sede di discontinuità parietale. Elevate quantità di aria nel mediastino possono migrare nel cavo pleurico, nel retroperitoneo o verso il collo e la parete toracica.

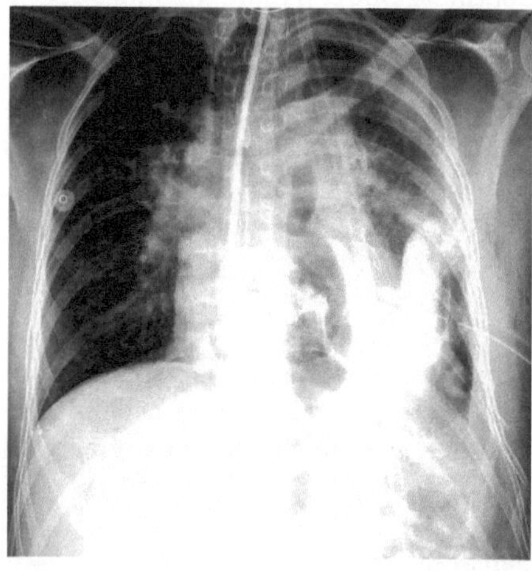

Fig. 1. Rottura esofagea: passaggio di gastrografin dall'esofago nel mediastino e in cavità toracica

Emorragie mediastiniche

Le forme localizzate (di limitate dimensioni) sono prevalentemente sostenute da lesioni circoscritte delle vene parietali o mediastiniche, da fratture sterno-costali o vertebrali. Le forme diffuse sono conseguenza di rottura aortica e/o dei vasi epiaortici. L'aspetto all'esame radiologico (Rx) è rappresentato dallo slargamento del mediastino. L'aspetto TC delle lesioni traumatiche dell'aorta toracica è caratterizzato dai seguenti reperti: emorragia mediastinica, distacchi intimali, trombi murali endoluminali, pseudoaneurisma, pseudo-coartazione aortica, brusca modificazione del calibro dell'aorta, irregolarità del contorno aortico e *active bleeding.*

Il tipico reperto TC dell'*emomediastino* è la presenza di un alterato aspetto del tessuto adiposo mediastinico all'esame diretto, con zone più o meno definite ed estese a densità sovraidrica, che, se di piccole dimensioni, sono prevalentemente localizzate intorno alla parete vascolare; esse possono tuttavia arrivare a determinare slargamento e deformazione dei profili mediastinici e versamento di natura ematica in cavità pleurica. Nel caso di una lesione vascolare aperta (*active bleeding*), dopo MDC si evidenzia lo spandimento del sangue opacizzato all'interno del mediastino (Fig. 2).

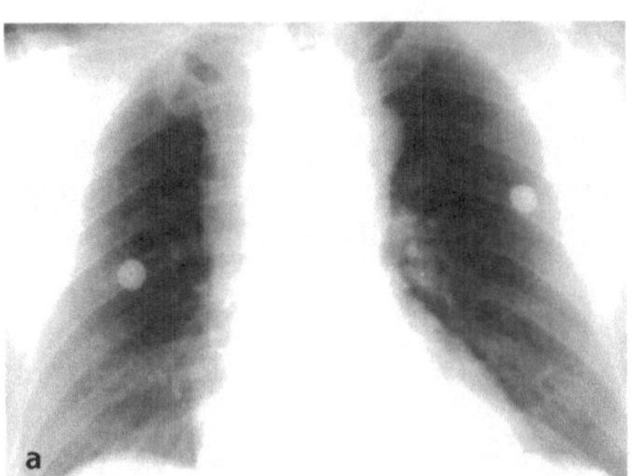

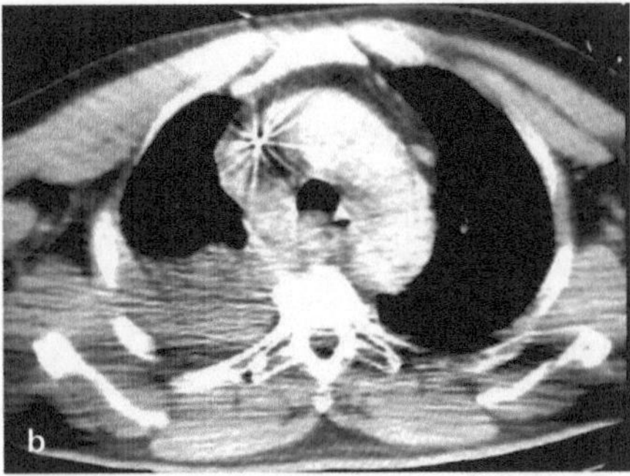

Fig. 2. Emomediastino. **a** Esame radiologico (Rx) torace: slargamento del mediastino più evidente a destra. **b** Tomografia computerizzata (TC) dopo mezzo di contrasto (MDC): aspetto iperdenso del tessuto adiposo mediastinico con densità analoga al MDC endovasale; versamento pleurico a destra

Pericardio e cuore

I traumi possono essere non penetranti e penetranti. In questo ambito patologico l'ecocardiografia, meglio se transesofagea, rappresenta la metodica di elezione. Con la radiologia tradizionale possono essere evidenziati slargamenti dell'ombra cardiaca e pneumopericardio. La TC è più accurata nella valutazione delle alterazioni pericardiche; in fase acuta risulta agevole la dimostrazione dell'emorragia recente, iperdensa, in cavità pericardica [5].

Pleura

Nella patologia pleurica (*pneumotorace* ed *emotorace*) l'ecografia consente di rilevare anche minime quantità di liquido in cavità pleurica. La TC è comunque indubbiamente più sensibile nell'individuare falde di aria libera o raccolte liquide.

La diagnosi di chilotorace è di esclusiva pertinenza TC (valori densitometrici negativi del liquido pleurico).

Lesioni del diaframma

La rottura diaframmatica coinvolge prevalentemente l'emidiaframma sinistro e le porzioni più periferiche, specie sul versante posteriore.

La diagnosi di rottura diaframmatica quando possibile è di pertinenza radiografica, aiutandosi anche con i MDC gastro-intestinali. In questi casi la TC serve a valutare meglio la sede e l'entità della breccia e l'impegno viscerale; deve essere sottolineato comunque che sempre più frequentemente la TC è la metodica di prima istanza nell'approccio diagnostico al politraumatizzato. La diagnosi TC si basa sui seguenti criteri: assenza di riconoscimento del diaframma; presenza di grasso o di tessuto adiposo e/o visceri attraverso la breccia; convergenza e riduzione luminale dei visceri in prossimità della breccia.

Addome

Come già precedentemente accennato, sebbene l'ecografia rappresenti tuttora la metodica di primo impiego nello studio dell'addome traumatizzato, la TC riveste tuttavia oggigiorno un ruolo fondamentale nel fornire le informazioni più dettagliate e complete [6].

Emoperitoneo

Rappresenta l'espressione più frequente di trauma chiuso addominale e anche piccole quantità devono indurre alla ricerca di minime lesioni viscerali. L'emoperitoneo si raccoglie dapprima in prossimità dell'organo danneggiato, successivamente si distribuisce in cavità peritoneale. L'ecografia è metodica estremamente sensibile nel rilevare anche minime falde fluide localizzate nel recesso epato-renale, in sede periepatica e perisplenica, nelle docce parieto-coliche e nella pelvi. Deve essere ricordato che limitate quantità di liquido in cavità pelvica possono essere riscontrate nelle donne in età fertile; inoltre il liquido ascitico in pazienti cirrotici può determinare problemi di diagnosi differenziale.

L'emoperitoneo può presentare aspetto TC diverso in base alla sede, alla datazione e allo stato fisico (se lisato o coagulato) del sanguinamento. In fase acuta il sangue stravasato ha la stessa densità di quello circolante; entro alcune ore i suoi valori di attenuazione aumentano parallelamente alla formazione di coaguli. Le raccolte libere endoperitoneali hanno valori densitometrici compresi tra 30 e 45 unità Hounsfield (UH), mentre il sangue coagulato oscilla tra 50 e 75 UH, superando talora 100 UH. L'emoperitoneo può presentare bassi valori di attenuazione anche in fase acuta (< 30 UH) in soggetti fortemente anemici. Talora il sangue fresco può mostrare un aspetto stratificato con componente fluida serica disposta superiormente ed eritrociti e coaguli sedimentati nelle porzioni declivi (*hematocrit effect*).

Fegato

L'interessamento del parenchima epatico può essere presente in casi di traumi chiusi addominali o della parete toracica destra. Più frequente è l'interessamento dei segmenti postero-superiori del lobo destro. Nello studio del fegato traumatizzato l'ecografia si presenta talora con aspetti di difficile interpretazione; più frequentemente si ha una franca disomogeneità della zona parenchimale interessata. Talvolta l'ematoma è evidenziabile come focalità ipoecogena a margini sfumati. La TC risulta sicuramente metodica più sensibile, che consente di definire i diversi tipi dell'evenienza traumatica.

La *contusione* si caratterizza all'esame TC come area solitamente segmentaria tenuemente ipodensa, a margini sfumati, nel cui contesto si possono rilevare piccoli focolai emorragici visibili già all'esame diretto, identificabili dopo somministrazione di MDC come stravasi ematici.

L'*ematoma intraparenchimale* si presenta all'esame diretto in fase acuta come area di iperdensità (60-70 UH), talora disomogenea, o iso-ipodensa successivamente; esso appare invece come area di ipodensità dopo somministrazione di MDC.

L'*ematoma sottocapsulare* ha morfologia lenticolare, può determinare compressione del parenchima periferico, si presenta come raccolta iperdensa periferica, ben circoscritta, più frequentemente disposta lungo la parete antero-laterale del lobo destro epatico. Con *periportal tracking* si intende un'immagine di ipodensità che circonda i vasi portali. Tale alterazione è stata attribuita alla presenza di sangue nel connettivo periportale ed è da considerare un segno di trauma, benché minimo.

La *lacerazione* è una soluzione di continuo del parenchima, per solito parallela alle diramazioni venose sovraepatiche e/o perpendicolare ai vasi portali. L'aspetto TC è quello di una stria di ipodensità più o meno spessa di aspetto abbastanza lineare. Nel suo contesto possono ritrovarsi foci di iperdensità da coaguli e i suoi margini appaiono in genere più o meno frastagliati e divaricati con una componente ematica interposta. Una forma particolare di lacerazione epatica è quella cosiddetta "ad artigli di orso" in cui si evidenziano aree ipodense a disposizione radiata del lobo destro (Fig. 3).

Nella *frattura* si evidenzia una lacerazione complessa (stria di ipodensità) che interessa a pieno spessore un segmento o un intero lobo, estendendosi da un estremo capsulare all'altro. La *frammentazione* è data da una severa distruzione del parenchima epatico a estensione in genere uni- o bisegmentaria, in cui i frammenti evolvono rapidamente verso la necrosi. Tra le *alterazioni vascolari* ricordiamo che l'*avulsione* rappresenta l'evento più drammatico, caratterizzandosi immediatamente per il rilievo di abbondante liquido endoperitoneale [7].

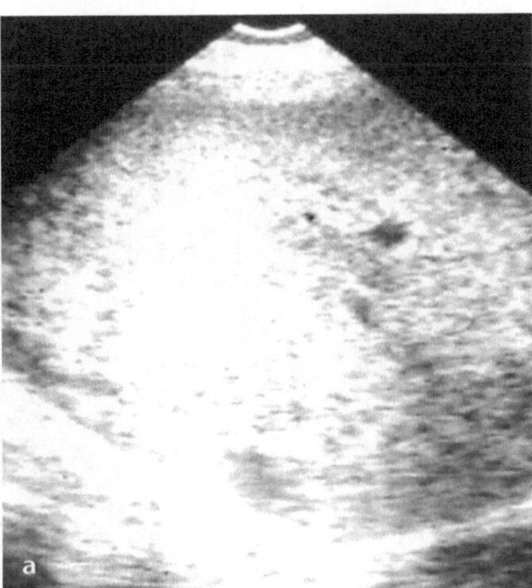

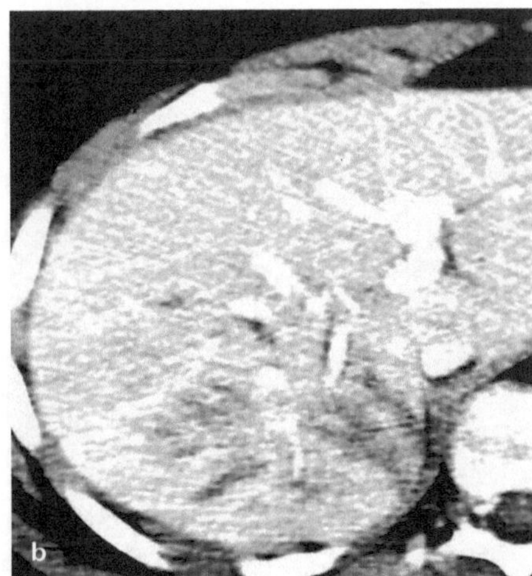

Fig. 3. Lacerazione parenchimale epatica. (**a**) Ecografia: disomogeneità della struttura del lobo destro epatico sul versante posteriore. (**b**) TC dopo MDC: disomogeneità strutturali del lobo epatico destro con striature ipodense parenchimali

Milza

La milza è l'organo maggiormente coinvolto nei traumi chiusi addominali.

Le alterazioni sono conseguenza di traumi della porzione inferiore dell'emitorace sinistro o dell'ipocondrio sinistro, talora in presenza di frattura delle ultime coste omolaterali.

L'*ematoma intraparenchimale* si presenta all'ecografia inizialmente come una zona di disomogeneità strutturale che tende a diventare nel tempo ipoecogena; essa può poi risolversi, trasformarsi in pseudocisti o andare incontro alla formazione di una massa complessa fino alla rottura in due tempi. Alla TC l'ematoma intraparenchimale presenta valori densitometrici diversi a seconda del tempo intercorso dall'evento traumatico; esso appare comunque ipodenso dopo somministrazione di MDC. L'*ematoma sottocapsulare* è rappresentato ecograficamente da una falda anecogena disposta intorno all'organo. Alla TC si manifesta come una raccolta lenticolare o "a semiluna" di spessore variabile, localizzata generalmente lungo il margine laterale, che appare iperdensa all'esame diretto e disomogeneamente ipodensa in fase contrastografica. La *lacerazione* ecograficamente si esprime con il rilievo di una irregolarità del profilo splenico marginale. Alla TC appare come immagine irregolarmente lineare di diversa ampiezza, spesso disposta in sede periferica con andamento perpendicolare rispetto alla superficie dell'organo. Dopo somministrazione di MDC per via venosa essa si presenta come stria ipodensa, singola o multipla. La *rottura* è all'ecografia una stria ipoecogena che interrompe la continuità del parenchima, i cui lembi possono essere divaricati. Con TC essa si presenta come immagine lineare ipodensa in fase contrastografica (Fig. 4) e, allorché la lacerazione sia completa, con separazione della milza in due parti di diversa ampiezza, talora limitata a un polo splenico (avulsione polare). La rottura della milza "in due tempi" è secondaria a un ematoma intraparenchimale o sottocapsulare che non si associa a emoperitoneo nelle prime fasi, ma che successivamente può accrescersi determinando lenta filtrazione ematica o rottura improvvisa. In tutti questi casi deve essere

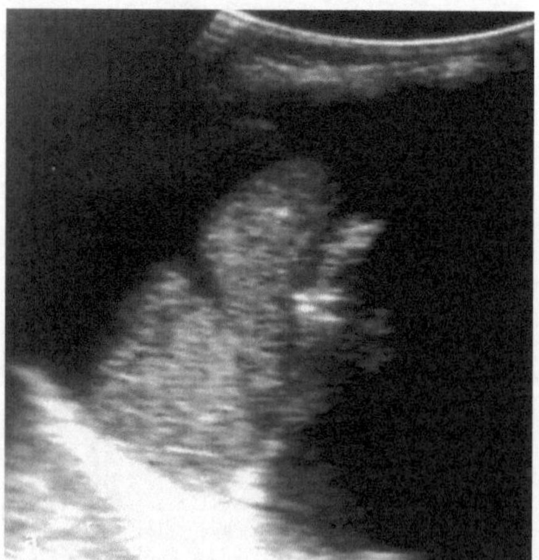

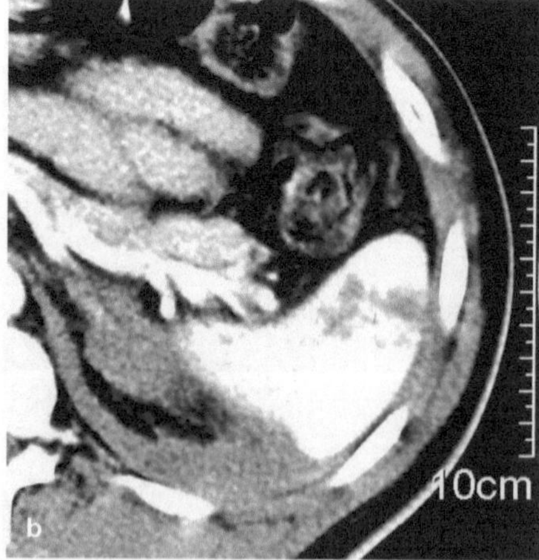

Fig. 4. Rottura splenica con emoperitoneo. **a** Ecografia: bene evidente l'interruzione parenchimale di aspetto ipoecogeno. **b** TC dopo MDC: disomogeneità strutturali del parenchima splenico associata a raccolta fluida perisplenica. Coesiste ematoma surrenalico

comunque presente fin dall'inizio un segno di lesione traumatica, sebbene sfumato. Nel caso, invece, di rottura cosiddetta "tardiva" della milza, peraltro rara, lo studio iniziale TC è negativo e l'evento si manifesta solo dopo ore o giorni. Alla base di ciò può porsi un tamponamento della lesione per aderenze o sovradistensione gastrica, per effetto della capsula, di legamenti o coaguli. In caso di *frammentazione* (*spappolamento* o *scoppio*) si ha la frammentazione multipla della milza con vasti focolai lacero-contusivi e frammenti parenchimali non perfusi. L'*infarto* può essere identificato con TC in caso di lesioni post-traumatiche come area non perfusa triangolariforme, con base rivolta verso la capsula e apice verso l'ilo, meglio evidenziabile dopo somministrazione di MDC [7].

Reni e vescica

Il coinvolgimento renale si verifica nell'8-10% dei traumi addominali chiusi. L'ematuria rappresenta il più importante indice di interessamento dell'apparato urinario; tuttavia la sua negatività non esclude la presenza di lesioni renali. La *contusione* può essere identificata all'esame ecografico come una zona di rarefazione strutturale. L'*ematoma intraparenchimale* si presenta come area ipo-anecogena all'esame ecografico; con TC all'esame diretto si apprezza in fase acuta un'area iperdensa (60-70 UH) rispetto al restante parenchima, che successivamente diviene isodensa e può quindi essere riconosciuta dopo somministrazione di MDC come lesione ipodensa in fase parenchimografica. In fase cronica l'ematoma mostra una ipodensità di tipo idrico (10-15 UH) e può sviluppare una pseudo-capsula che lo demarca dal restante parenchima renale. L'*ematoma sottocapsulare* è visibile come una sottile falda fluida ipo-anecogena che impronta il parenchima renale sottostante; all'esame TC diretto si manifesta come raccolta liquida a densità variabile a seconda della fase evolutiva, con aspetto "a semiluna" o "a lente biconvessa" situata tra capsula e parenchima renale. L'*ematoma perirenale*, secondario alla rottura della capsula renale e a spandimento di liquido emorragico e/o urina nello spazio perirenale delimitato dalla fascia di Gerota, è riconoscibile ecograficamente come area anecogena estesa alla periferia del rene ben delimitata; con TC l'ematoma si presenta come raccolta a densità variabile, che si localizza nello spazio perirenale rimanendo confinata all'interno della fascia di Gerota. Si associa addensamento del tessuto adiposo perirenale, che può assumere aspetto marezzato per infarcimento emorragico. L'*ematoma pararenale*, che compare a seguito della lacerazione della fascia di Gerota, è visualizzabile come area anecogena estesa alla periferia del rene e della loggia, mal delimitabile. La TC garantisce un accurato bilancio spaziale definendone anche una eventuale diffusione alla pelvi. Le *lacerazioni* sono soluzioni di continuo del parenchima renale associate a componente contusiva (lacero-contusione). Le *fratture* sono soluzioni di continuo profonde, che interessano a tutto spessore il parenchima renale spesso con coinvolgimento delle vie escretrici. Un rene fratturato si presenta ecograficamente aumentato di dimensioni con morfologia deformata. Rara è la possibilità di individuare la stria ipoecogena di frattura, che risulta invece ben identificabile alla TC come stria ipodensa che interrompe la continuità renale ed è indissociabile dallo stravaso ematico circostante.

Tra le *lesioni vascolari* consideriamo l'*infarto*, visibile alla TC come area triangolariforme con base rivolta verso la capsula e apice verso l'ilo, omogeneamente ipodensa dopo somministrazione di MDC venoso. Nelle lesioni del peduncolo può essere ecograficamente dimostrata la *trombosi venosa*; il rene, in questo caso, presenta ecogenicità diminuita per l'edema parenchimale. Alla TC nel rene colpito si osserva persistenza della fase parenchimografica nei confronti del rene controlaterale.

Le lesioni della pelvi renale e delle vie escretrici urinarie superiori sono rare e caratterizzate dalla diffusione di urina nello spazio retroperitoneale. All'ecografia si può evidenziare la raccolta liquida retroperitoneale, associata o meno a dilatazione delle cavità calico-pieliche. All'esame radiologico diretto dell'addome e all'urografia può essere evidenziata una tenue opacità addominale, che dopo iniezione di MDC può presentare incremento della densità. Il quadro TC mostra una raccolta ipodensa all'esame diretto, che dopo iniezione di MDC può tardivamente aumentare la sua densità per la diffusione di questo al di fuori della via escretrice. Qualora, oltre allo stravaso urinoso, vi sia una significativa componente emorragica, la raccolta all'esame diretto appare iperdensa in fase acuta. I traumi vescicali sono spesso associati a lesioni fratturative pelviche. Nei casi di rottura vescicale la cistografia retrograda rappresenta l'esame di maggiore accuratezza diagnostica. Nei casi di rottura extraperitoneale la TC permette di evidenziare all'esame diretto un aumento di densità più o meno diffuso del tessuto adiposo perivescicale. Qualora la rottura sia intraperitoneale si rileva la presenza di fluido tra le anse intestinali. L'ecografia ha scarso valore diagnostico. Nelle rotture extraperitoneali si può dimostrare una raccolta perivescicale.

Nei casi di trauma uretrale l'esame di elezione è l'uretrografia retrograda.

Intestino e mesentere

Le porzioni del tratto gastroenterico maggiormente interessate da un evento traumatico sono il duodeno (soprattutto la seconda e la terza porzione), l'angolo di Treitz e il digiuno prossimale, a causa della loro fissità anatomica e della posizione prevertebrale. Tra le alterazioni post-traumatiche si ricordano l'ematoma intramurale, l'ematoma mesenterico e pericolico, lo pneumoperitoneo, lo pneumoretroperitoneo, l'emoperitoneo, le raccolte fluide, la lacerazione completa di parete, le ernie traumatiche.

La TC rappresenta la metodica più accurata nel rilievo e nel bilancio di una lesione, per la capacità di identificare aria libera, ispessimento delle pareti intestinali e alterazioni densitometriche, nonché per la definizione spaziale di raccolte fluide [8].

Pancreas

Le lesioni pancreatiche da trauma chiuso dell'addome sono piuttosto rare e quasi mai isolate, legate alla compressione dell'organo tra la parete addominale anteriore e la colonna vertebrale. Esse sono rappresentate da: contusione, ematoma, lacerazione, frattura, lacerazione dei dotti pancreatici, pancreatite acuta. Attualmente l'esame di elezione per la valutazione del danno parenchimale pancreatico è la TC, che ben evidenzia le zone contusive (aumento volumetrico della ghiandola a margini sfumati), le strie di lacerazione e le fratture d'organo con dissociazione dei frammenti [9, 10].

Cingolo pelvico

Le fratture del cingolo pelvico si dividono in *stabili* e *instabili* a seconda che sia mantenuta o meno l'integrità anatomica delle componenti ossee e articolari che lo costituiscono (sacro, osso innominato, articolazione sacro-iliaca e sinfisi pubica), nonché dei tessuti molli, soprattutto dei legamenti. Particolare attenzione va posta sul cosiddetto complesso sacro-iliaco posteriore, struttura portante dell'anello pelvico, costituito dai legamenti sacro-iliaci interossei anteriori e posteriori, dai legamenti ileo-lombari e dalle porzioni posteriori del sacro, delle articolazioni sacro-iliache e degli ilei. Le fratture stabili (2/3 delle lesioni pelviche) sono date da fratture isolate o comprese nell'anello pelvico (fratture unilaterali o bilaterali dei rami pubici, isolate dell'ala iliaca, isolate del sacro o del coccige e da avulsione apofisaria).

L'esame TC, anche attraverso le ricostruzioni bidimensionali e tridimensionali, consente di evidenziare con accuratezza le fratture del cingolo pelvico, la disposizione dei singoli frammenti ossei, i rapporti delle superfici articolari e le eventuali lesioni associate, quali a esempio la frattura e/o lussazione della giunzione lombo-sacrale, causa frequente di lombalgie croniche post-traumatiche [6].

Bibliografia

1. Gavelli G, Canini R, Bertaccini P et al (2003) Traumatic injuries: imaging of thoracic injuries in emergency radiology - Categorical Course ECR 2003, Springer-Verlag Heidelberg, pp 101-122
2. Wicky S, Wintermark M, Schnyder P et al (2000) Imaging of blunt chest trauma. Eur Radiol 10:1525-1538
3. Scaglione M, Romano L, Pinto A (2002) Traumi chiusi del torace. Imaging integrato. Idelson-Gnocchi Editore, Napoli, pp 61-167
4. Guidotti A, Storto ML, Di Terlizzi M et al (2000) Le urgenze toraciche traumatiche. Radiol Med 99:101-115
5. Di Cesare E, Masciocchi C (2002) Urgenze toraciche: cuore e pericardio. Radiol Med 103 5(Suppl 1):35-43
6. Weishaupt D, Grozaj AM, Willmann JK et al (2003) Traumatic injuries: imaging of abdominal and pelvic injuries in emergency radiology - Categorical Course ECR 2003, Springer-Verlag Heidelberg, pp 123-139
7. Becker CD, Mentha G, Terrier F (1998) Blunt abdominal trauma in adults: role of CT in the diagnosis and management of visceral injuries. I. Liver and spleen. Eur Radiol 8:553-562
8. Becker CD, Mentha G, Schmidlin F et al (1998) Blunt abdominal trauma in adults: role of CT in the diagnosis and management of visceral injuries. II. Gastrointestinal tract and retroperitoneal organs. Eur Radiol 8:772-780
9. Novelline RA, Rhea JT, Bell T (1999) Helical CT of abdominal trauma. Radiol Clin North Am 37:591-612
10. Lane MJ, Katz DS, Shah RA et al (1998) Active arterial contrast extravasation on helical CT of the abdomen, pelvis, and chest. AMJ Am J Roentgenol 171:679-685

SEZIONE II

Apparato cardiovascolare

CAPITOLO 10

Inquadramento clinico

Rossella Fattori, Luigi Lovato

L'età avanzata si associa a un aumentato rischio di sviluppare malattie cardiovascolari, le quali rappresentano di gran lunga la principale singola causa di morte tra la popolazione anziana, e di queste, in particolare, la cardiopatia ischemica è la maggiore responsabile.

Il 60% di tutti gli infarti miocardici acuti colpisce le persone oltre i 65 anni di età e la prevalenza delle coronaropatie è maggiore del 50% in questa fascia di età [1, 2].

Se si considera il progressivo invecchiamento della popolazione, quale si sta verificando nelle ultime decadi, soprattutto nei paesi occidentali, ci si può rendere conto dell'enorme peso rappresentato dalle malattie cardiovascolari in termini di mortalità e morbidità e di conseguenza dell'importanza nella pratica clinica di comprendere i meccanismi fisiopatologici dell'invecchiamento dell'apparato cardiovascolare [1, 3] e in particolar modo quei fattori legati all'età che maggiormente influiscono su di esso, con ovvi risvolti pratici sull'attività clinica.

Con il progressivo invecchiamento infatti, l'apparato cardiovascolare (cuore e vasi) va incontro a una serie di importanti modificazioni strutturali e funzionali che riflettono modificazioni a livello molecolare e biochimico [4]. Da un punto di vista morfologico tali cambiamenti consistono principalmente, a livello miocardico, in una riduzione del numero complessivo dei miociti, in parte sostituiti dalla deposizione di tessuto adiposo e di fibre collagene con conseguente aumento della matrice connettivale, e in un incremento di volume dei miociti rimanenti (ipertrofia compensatoria) [5].

Per quanto riguarda l'aspetto funzionale, le modificazioni a livello miocardico consistono in un potenziale d'azione prolungato e in una ridotta velocità di contrazione dei miociti, con conseguente prolungamento della contrazione miocardica. Si ha poi un aumento dei tempi di rilasciamento miocardico che contribuisce a ridurre la risposta alla stimolazione ß-adrenergica. Quest'ultimo aspetto, unitamente all'incremento della matrice interstiziale perimiocitica e all'ipertrofia ventricolare, determina un aumento della rigidità del miocardio, vale a dire della resistenza che le pareti ventricolari oppongono alla pressione tendente a distenderle in diastole. In altre parole, una riduzione della distensibilità (*compliance*) cardiaca, con un conseguente rallentamento del riempimento rapido ventricolare protodiastolico [6]. Simili modificazioni morfo-strutturali correlate all'età si apprezzano anche a livello della parete delle arterie e in particolare della tonaca media delle grandi arterie, ove si osservano l'incremento delle fibre collagene e della sostanza fondamentale (matrice connettivale) e la riduzione delle fibre di elastina (frammentazione progressiva) che determinano una perdita di elasticità, con conseguente irrigidimento parietale, il quale in parte sembra favorito anche da alterazioni del flusso sanguigno dei *vasa vasorum* a livello della tonaca avventizia [7, 8]. Dal punto di vista funzionale, invece, si osserva con l'invecchiamento l'insorgenza di una progressiva disfunzione endoteliale [9-12] che altera la vasodilatazione endotelio-dipendente nelle grandi arterie e nei vasi di resistenza, favorendo la comparsa di lesioni aterosclerotiche e aumentando così il rischio di eventi cardiovascolari acuti (infarto miocardico, ictus).

Altre modificazioni strutturali che caratterizzano il processo d'invecchiamento del cuore sono inoltre rappresentate da un aumento del tessuto adiposo subepicardico, dalla presenza di piccoli depositi intramiocardici di sostanza amiloide [6], dalla comparsa di calcificazioni (prevalentemente a carico dell'anello valvolare e delle cuspidi delle valvole aortica e mitralica, ma anche della valvola tricuspide), che possono avere nel tempo conseguenze cliniche importanti quali stenosi valvolari, eventi tromboembolici o endocarditi, da depositi calcifici a livello del pericardio, delle coronarie, dell'aorta e delle grandi arterie, causate da molteplici fattori: meccanici (strutture valvolari), presenza di comorbidità (ipercalcemia, insufficienza renale) e anche metabolici compresi alcuni fattori di rischio per l'aterosclerosi (iperlipidemia, ipertensione arteriosa) [5, 13-16].

Naturalmente esiste uno stretto e reciproco rapporto di causa ed effetto che lega le alterazioni morfo-strutturali e i mutamenti funzionali del cuore e dei vasi (Tabella 1).

Tabella 1. Schema riassuntivo delle principali modificazioni morfologiche e funzionali dell'apparato cardiovascolare correlate all'età e delle conseguenze fisiopatologiche associate

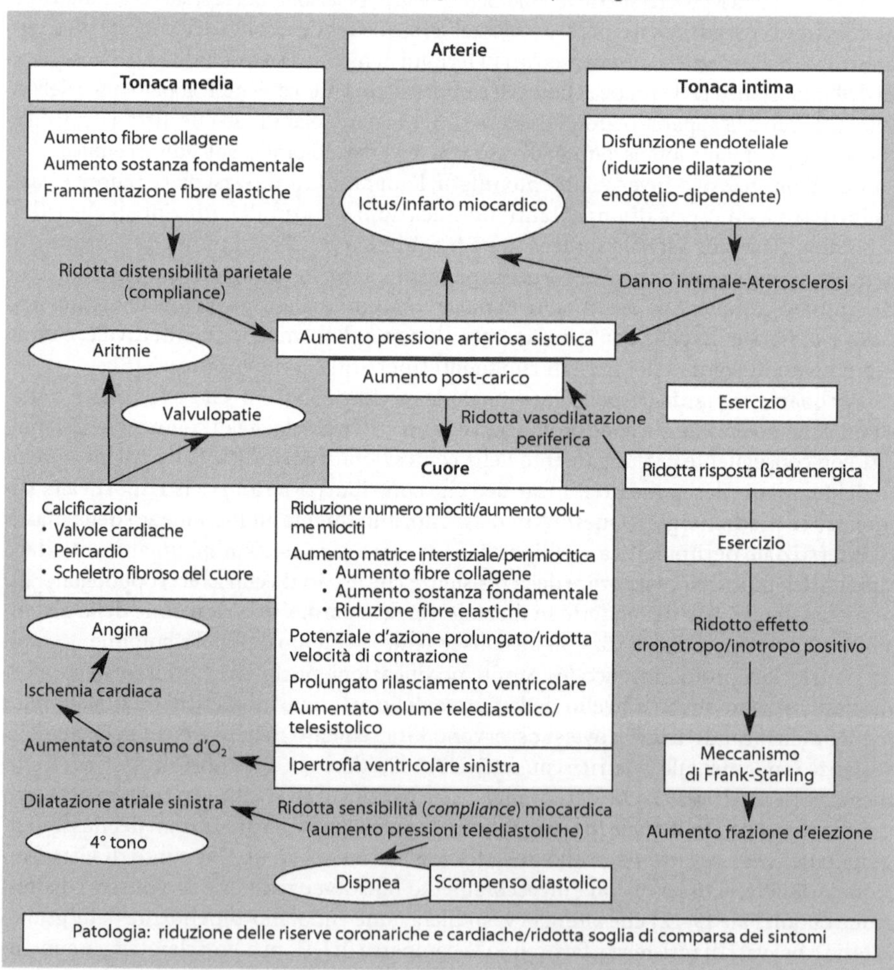

Nonostante la complessità di tali modificazioni nel loro insieme, si riconoscono due meccanismi principali nel determinare le variazioni emodinamiche correlate all'età avanzata dai quali scaturisce la fisiopatologia dell'apparato cardiovascolare nell'anziano: 1) l'aumento del post-carico ventricolare sinistro, dovuto all'aumentata rigidità delle principali arterie e in particolare dell'aorta e 2) la ridotta risposta alla stimolazione ß-adrenergica delle strutture cardiovascolari.

La ridotta distensibilità aortica, secondaria alle già citate modificazioni della composizione strutturale della parete dell'aorta, caratterizzate in particolare da un incremento delle fibre collagene e della sostanza fondamentale (connettivo) e dalla riduzione delle fibre di elastina (frammentazione progressiva), determina un ovvio incremento del picco sistolico e della velocità dell'onda arteriosa pressoria, in quanto la parete aortica è rigida, non distendendosi al passaggio del sangue [17-19].

Questo fa sì che si verifichi un aumento della pressione sistolica a livello centrale, anche perché a tale livello si ha la sovrapposizione dell'onda pressoria anterograda con l'onda pressoria riflessa a livello della biforcazione iliaca, che per la sua maggiore velocità ritorna centralmente prima della chiusura della valvola aortica [20].

Di conseguenza, nell'anziano l'azione di pompa del cuore deve vincere una maggiore resistenza anche in assenza di una condizione patologica (aumento del post-carico ventricolare).

Tale resistenza diviene ancor più importante in condizioni di esercizio fisico, in quanto vi è una ridotta risposta alla stimolazione ß-adrenergica, che sembra essere legata non a una ridotta produzione di catecolamine, bensì a una minore risposta alla loro azione a livello recettoriale e post-recettoriale (meccanismo *multistep*) [6, 21], per cui non si ha una vasodilatazione periferica adeguata; inoltre, per lo stesso motivo, il cuore riduce la sua capacità di aumentare la gittata cardiaca attraverso un aumento della contrattilità e della frequenza cardiaca (minore effetto inotropo e cronotropo positivo).

In definitiva, con l'età si ha una diminuzione della performance cardiaca, in particolare in condizioni di sforzo fisico, il che non vuol dire che nell'anziano la frazione d'eiezione non aumenti durante un esercizio fisico, ma semplicemente che esso utilizza altri meccanismi.

Infatti il cuore compensa la sua ridotta capacità contrattile con il meccanismo di Frank-Starling, aumentando il volume telediastolico attraverso un maggiore stiramento delle fibre miocardiche e di conseguenza, operando a volumi più elevati, riesce a mantenere un adeguato output cardiaco per soddisfare l'aumentata domanda a livello periferico (tessutale) [22, 23].

Riassumendo, dunque, la diversa fisiopatologia nell'età avanzata si riflette a livello macroscopico in una serie di modificazioni morfologiche e strutturali:

1. ipertrofia ventricolare di grado lieve-moderato (ingrandimento dei miociti e incremento della matrice connettivale) con lieve dilatazione delle camere ventricolari. L'ispessimento miocardico va visto più come un meccanismo adattativo, allo scopo di mantenere un regolare stress parietale, dovendo operare a pressioni più elevate per l'aumento del post-carico;
2. ingrandimento atriale sinistro, legato al sempre maggiore contributo della contrazione atriale al riempimento ventricolare diastolico, che è rallentato e ostacolato in parte dalla maggiore rigidità parietale del ventricolo [22];
3. dilatazione del bulbo aortico, secondario alla sclerosi dell'annulus, e, in generale, diffusa lieve dilatazione aortica, in particolare a livello dell'arco e dell'aorta discen-

dente, secondaria alla ridotta distensibilità parietale aortica e peraltro favorita da una progressiva disfunzione endoteliale, legata all'età, che predispone maggiormente al danno di parete.

Tali modificazioni morfo-funzionali si prestano pertanto a una serie di importanti considerazioni, che devono essere tenute presenti nell'approccio clinico alle problematiche cardiovascolari nell'anziano:

- in virtù delle modificazioni descritte, l'anziano è esposto a un più alto rischio di sviluppare una malattia cardiovascolare. Per esempio, l'ipertensione arteriosa sistolica, associata alla progressiva disfunzione endoteliale, predispone al danno di parete e aumenta perciò il rischio di comparsa d'ictus e d'infarto miocardico, mentre l'ipertrofia ventricolare, e il conseguente aumento della massa miocardica, aumentando la domanda di ossigeno espone il cuore a un più alto rischio di eventi ischemici e a una maggiore severità degli stessi.
- Le modificazioni cardiovascolari che avvengono nell'anziano, sia a significato degenerativo (riduzione del numero dei miociti, aumento della matrice connettivale delle pareti ventricolari e arteriose) che adattativo (ipertrofia ventricolare compensatoria), determinano una riduzione della riserva funzionale cardiovascolare. Infatti, già in condizioni di normale attività fisica vengono utilizzati tutti i meccanismi compensatori per aumentare la gittata cardiaca; di conseguenza appare evidente come anche il semplice esercizio fisico possa esacerbare una malattia cardiovascolare di lieve entità determinando la comparsa di segni e sintomi di uno scompenso cardiaco, che rappresenta l'evoluzione finale comune di molte patologie cardiovascolari (valvolari, ischemiche, ipertensive, aritmiche).

Ed è proprio lo scompenso cardiaco, in continuo aumento nelle ultime decadi, la maggiore causa di morte e ospedalizzazione nella popolazione anziana dei paesi industrializzati, rappresentando pertanto un enorme problema clinico [24-28]. Inoltre, nell'età avanzata l'ipertrofia ventricolare e l'aumento dei tempi di rilasciamento miocardico, di per sé meccanismi adattativi (una riduzione della velocità di contrazione e una più prolungata fase contrattile sono energeticamente più efficienti), determinano un incremento della rigidità del miocardio e un'elevazione delle pressioni telediastoliche, favorendo un'alterazione dei meccanismi di riempimento ventricolare e introducendo così allo scompenso diastolico, definito come scompenso cardiaco con conservazione della funzione d'eiezione, entità patologica di più recente inquadramento clinico, particolarmente frequente nella popolazione anziana (più del 50% degli scompensi cardiaci totali nei pazienti oltre i 65 anni d'età) [29, 30].

Sul piano dell'*imaging* cardiovascolare, la conoscenza dei cambiamenti morfostrutturali del cuore e dei vasi con l'invecchiamento è indispensabile per poter distinguere aspetti che sono espressione di un meccanismo di adattamento (per esempio, un lieve ispessimento miocardico concentrico o un lieve ingrandimento delle camere ventricolari), e come tali parafisiologici, da veri e propri quadri radiologici patologici.

In particolare vanno segnalate le calcificazioni valvolari, che soprattutto grazie alla tomografia computerizzata (TC), nello specifico la TC multidetettore, possono oggi essere localizzate precisamente da un punto di vista anatomico e accuratamente quantificate [31, 32], in quanto in taluni casi e in particolari sedi, come i lembi valvolari o le strutture dello scheletro del cuore (trigoni fibrosi, basi d'impianto delle valvole aortica e mitrale), tali calcificazioni possono essere associate a valvulopatie o causare complicanze aritmiche anche severe [5, 33-34].

Infine l'*imaging* cardiovascolare, attraverso l'impiego della TC multidetettore e della risonanza magnetica (RM) che forniscono dettagli morfo-funzionali ancora più precisi dell'ecocardiografia (studio della funzione ventricolare) [35, 36], è particolarmente importante nell'identificazione e differenziazione dei quadri dello scompenso cardiaco sistolico e diastolico.

Ciò ha un alto significato clinico, considerato il differente significato fisiopatologico delle due condizioni, in quanto la forma sistolica è una patologia dell'eiezione (aumento dei volumi cardiaci e riduzione della frazione d'eiezione) mentre quella diastolica è una patologia del riempimento (ispessimento parietale, volumi cardiaci normali o ridotti, alterazione del pattern di riempimento diastolico) e vista l'incidenza dello scompenso diastolico nella popolazione anziana.

In conclusione, è importante sottolineare come la fisiopatologia dell'apparato cardiovascolare dell'anziano possa modificare anche la presentazione clinica di una patologia, con comparsa di segni e sintomi atipici, spesso ritardando la diagnosi e allo stesso modo influenzando la selezione e la risposta a determinati trattamenti terapeutici [37-39].

Bibliografia

1. Jensen GA, Miller DS (1995) The heart of aging: special challenges of cardiac ischemic disease and failure in the elderly. AACN Clin Issues 6:471-481
2. Tresch DD, Alla HR (2001) Diagnosis and management of myocardial ischemia (angina) in the elderly patient. Am J Geriatr Cardiol 10:337-344
3. Kelly DT (1997) Disease burden of cardiovascular disease in the elderly. Coron Artery Dis 8:667-669
4. Lakatta EG, Gerstenblith G, Weisfeldt ML (1997) The aging heart: structure, function and disease. In: Braunwald E (ed) Heart disease: a textbook of cardiovascular medicine. WB Saunders Company, Philadelphia, pp 1687-1703
5. Davies MJ (1992) Pathology of the aging heart. In: Brocklehurst JC, Tallis RC, Fillit HM (eds) Textbook of geriatric medicine and gerontology, 4th edn. Churchill-Livingstone, Edinburgh, pp 181-187
6. Lakatta EG (1990) Cardiovascular disorders: normal changes of aging. In: Abrams WB, Berkov R (eds) Merck manual of geriatrics. Merck Sharp & Dohme Research Laboratories, Rahway, pp 309-325
7. Schlatmann TJM, Becker AE (1977) Histologic changes in the normal aging aorta: implications for dissecting aortic aneurysm. Am J Cardiol 39:13-20
8. Stefanadis C, Vlachopoulos C, Karayannacos P et al (1995) Effect of vasa vasorum flow on structure and function of the aorta in experimental animals. Circulation 91:2669-2678
9. Celermajer DS, Sorensen KE, Bull C et al (1994) Endothelium-dependent dilation in the systemic arteries of asymptomatic subjects relates to coronary risk factors and their interaction. J Am Coll Cardiol 24:1468-1474
10. Taddei S, Virdis A, Mattei P et al (1995) Aging and endothelial function in normotensive subjects and patients with essential hypertension. Circulation 91:1981-1987
11. Gerhard M, Roddy MA, Creager SJ et al (1996) Aging progressively impairs endothelium-dependent vasodilation in forearm resistance vessels of humans. Hypertension 27:849-853
12. Taddei S, Virdis A, Ghiadoni L et al (2001) Age-related reduction of NO availability and oxidative stress in humans. Hypertension 38:274-279
13. Murphy ES, DeMots H (1984) Cardiology. In: Cassel CK, Walsh JR (eds) Geriatric medicine, Vol 1. Springer-Verlag, New York, pp 147-182

14. Lindroos M, Kupari M, Valvanne J et al (1994) Factors associated with calcific aortic valve degeneration in the elderly. Eur Heart J 15:865-870
15. Cury RC, Ferencik M, Hoffmann U et al (2004) Epidemiology and association of vascular and valvular calcium quantified by multidetector computed tomography in elderly asymptomatic subjects. Am J Cardiol 94:348-351
16. Catellier HJ (1990) Calcific deposits in the heart. Clin Cardiol 13:287-294
17. Nichols WW, O'Rourke MF, Avolio AP et al (1985) Effects of age on ventricular-vascular coupling. Am J Cardiol 55:1179-1184
18. Benetos A, Waeber B, Izzo J et al (2002) Influence of age, risk factors and cardiovascular and renal disease on arterial stiffness: clinical applications. Am J Hypertens 15:1101-1108
19. London JM, Marchais SJ, Guerin AP et al (2004) Arterial stiffness: pathophysiology and clinical impact. Clin Exp Hypertens 26:689-699
20. O'Rourke MF (1982) Arterial function in health and disease. Churchill-Livingstone, New York
21. Lakatta EG (1993) Cardiovascular regulatory mechanisms in advanced age. Physiol Rev 73:413-467
22. Lakatta EG (1990) Alterations in circulatory function. In: Hazard WR, Bierman EL et al (eds) Principles of geriatric medicine, 3rd ed. Mc Graw-Hill, New York, pp 493-508
23. Gerstenblith G (1992) Diagnosis and management of ischemic heart disease in the elderly. In: Brocklehurst JC, Tallis RC, Fillit HM (eds) Textbook of geriatric medicine and gerontology, 4th edn. Churchill-Livingstone, Edimburgh, pp 206-213
24. Del Sindaco D, Zuccala G, Pulignano G et al (2004) Geriatric assessment in the elderly with heart failure. Ital Heart J 5(Suppl 10):26S-36S
25. Schocken DD (2000) Epidemiology and risk factors for heart failure in the elderly. Clin Geriatr Med 16:407-418
26. Rengo F, Leosco D, Iacovoni A et al (2004) Epidemiology and risk factors for heart failure in the elderly. Ital Heart J 5(Suppl 10):9S-16S
27. Stewart S (2003) Heart failure and the aging population: an increasing burden in the 21st century? Heart 89:49-53
28. Ferreira A, Fernando PM, Cortez M et al (1996) Epidemiologic features of congestive heart failure. Retrospective analysis of 2561 hospitalizations. Rev Port Cardiol 15:395-410
29. Banerjee P, Clark AL, Cleland JG (2004) Diastolic heart failure: a difficult problem in the elderly. Am J Geriatr Cardiol 13:16-21
30. Rich MW (1997) Epidemiology, pathophysiology, and etiology of congestive heart failure in older adults. J Am Geriatr Soc 45:968-974
31. Koos R, Mahnken AH, Sinha AM et al (2004) Aortic valve calcification as a marker for aortic stenosis severity: assessment on 16-MDCT. AJM Am J Roentgenol 183:1813-1818
32. Cowell SJ, Newby DE, Burton J et al (2003) Aortic valve calcification on computed tomography predicts the severity of aortic stenosis. Clin Radiol 58:712-716
33. Nair CK, Aronow WS, Stokke K et al (1984) Cardiac conduction defects in patients older than 60 years with aortic stenosis with and without mitral anular calcium. Am J Cardiol **53**:169-172
34. Rosenhek R, Binder T, Porenta G et al (2000) Predictors of outcome in severe, asymptomatic aortic stenosis. N Engl J Med 343:611-617
35. Watzinger N, Maier R, Reiter U et al (2005) Clinical applications of cardiovascular magnetic resonance. Curr Pharm Des 11:457-475
36. Messroghli DR, Bainbridge GJ, Alfakih K et al (2005) Assessment of regional left ventricular function: accuracy and reproducibility of positioning standard short-axis sections in cardiac MR imaging. Radiology 235:229-236
37. Kannel WB, Abbott RD (1984) Incidence and prognosis of unrecognized myocardial infarction. An update on the Framingham study. N Engl J Med 311:1144-1147
38. Gregoratos G (2001) Clinical manifestations of acute myocardial infarction in older patients. Am J Geriatr Cardiol 10:345-347
39. Tarantini L, Alunni G, Mariotti R (2004) Clinical features and diagnostic evaluation of heart failure in the elderly. Ital Heart J 5(Suppl 10):17S-25S

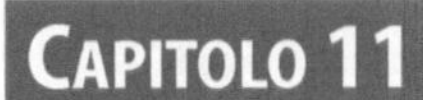

Esame radiologico del torace nell'invecchiamento cardiaco

Massimo Midiri, Giuseppe Lo Re, Massimo Galia,
Giuseppe Runza, Tommaso Vincenzo Bartolotta, Roberto Lagalla

Introduzione

L'invecchiamento è un processo fisiologico, definito omeostenosi caratterizzato da un progressivo declino dell'omeostasi di diversi organi e apparati in assenza di segni e/o sintomi di malattia.

Le modificazioni anatomo-patologiche a carico dell'apparato cardiocircolatorio iniziano a comparire già dalla terza decade di vita con incremento del grasso pericardico, progressivo irrigidimento delle valvole cardiache con segni di insufficienza e/o stenosi.

Nella parete cardiaca si può documentare ipertrofia del miocardio con incremento volumetrico delle fibrocellule muscolari lisce, prevalentemente a carico del distretto sinistro.

Analoghe modificazioni sono riscontrabili nella parete vasale del circolo sistemico, specie in soggetti ipertesi, diabetici o affetti da ipercolesterolemia. Questi fenomeni si aggiungono all'aterosclerosi, tipica dell'età geriatrica, con conseguente aumento del rischio di malattia ischemica, specie a carico del circolo coronario e del distretto carotideo.

Inoltre è spesso riscontrabile un incremento della pressione arteriosa con sovraccarico sistolico sinistro e incremento della pressione polmonare e conseguente sovraccarico sistolico destro. La portata cardiaca, il volume e le dimensioni telediastoliche non sembrano ridursi con l'età, mentre si riducono la *compliance* cardiaca e la capacità contrattile del miocardio. Il ritorno venoso appare pressoché costantemente ridotto a causa della stasi periferica che comunemente si riscontra in pazienti geriatrici allettati o con deficit deambulatori.

Tutto ciò porta a progressivo ingrandimento globale del cuore, che può essere facilmente documentato con un esame teleradiografico del torace. L'esame Rx del torace è inoltre in grado, in alcuni casi, di svelare la presenza di lesioni ateromasiche calcifiche dell'aorta e delle coronarie (Fig. 1: nella proiezione postero-anteriore (PA) si apprezza la sclerosi calcifica dell'arco aortico) [1].

Note di tecnica

L'esame del torace presenta basso impatto sulla salute del paziente dal punto di vista radioprotezionistico, fornendo peraltro utilissime informazioni cliniche.

Lo studio del cuore in radiologia convenzionale si basa sullo studio della silhouette cardiaca e, più in generale, del mediastino. L'esame comprende due proiezioni standard, PA e latero-laterale (LL), e viene eseguito con tecnica teleradiografica (distanza fuoco-film di 180 cm), al fine di ridurre l'ingrandimento radiografico proiettivo.

Può essere utile eseguire l'esame somministrando al paziente un bolo baritato, così da distinguere, nella proiezione LL, l'esofago dalle altre strutture mediastiniche.

Proiezioni accessorie sono l'obliqua anteriore destra (OAD) e l'obliqua anteriore sinistra (OAS). L'uso di un adeguato kilovoltaggio e milliamperaggio, la simmetria delle strutture anatomiche visualizzate e la presenza sul radiogramma delle basi polmonari e degli apici sono imprescindibili per l'ottimizzazione della tecnica radiografica.

Anatomia radiologica normale

Nella proiezione PA, che viene eseguita in inspirazione, il fascio cardiovascolare presenta una forma a tronco di cono, in cui si riconoscono un margine destro, un margine sinistro, un margine superiore e un margine diaframmatico (Fig. 1).

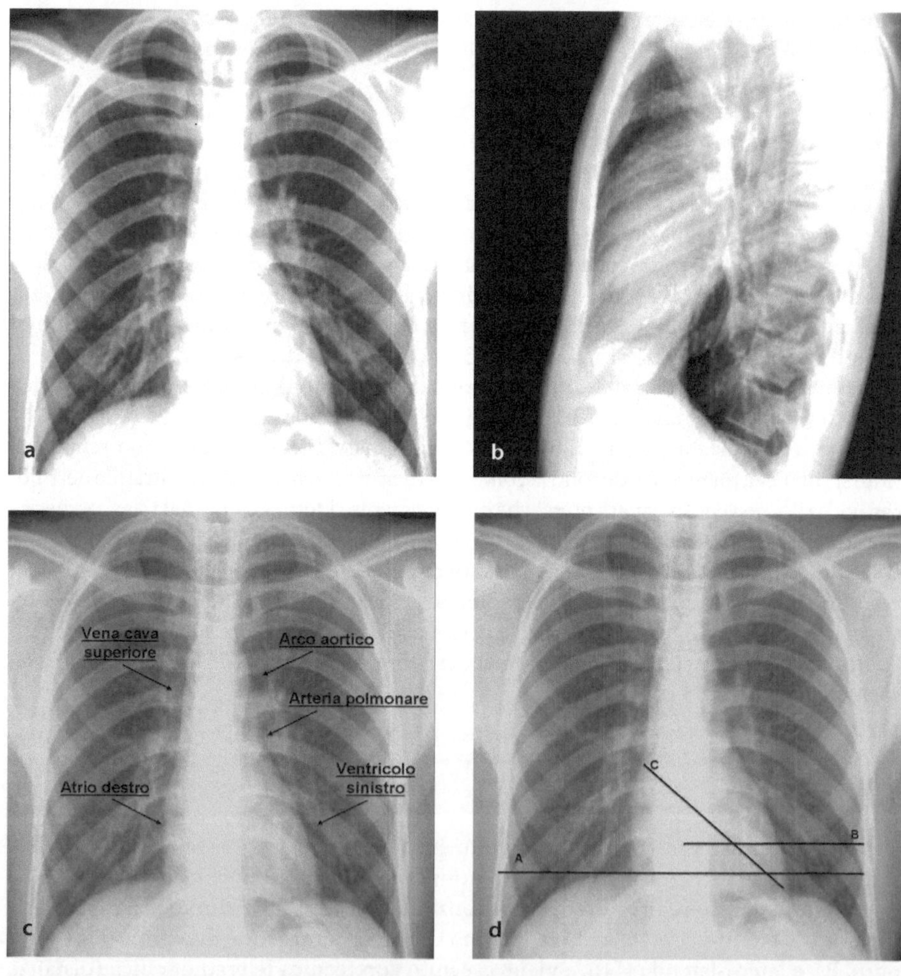

Fig. 1. Proiezione postero-anteriore (PA) (**a**) e latero-laterali (LL) (**b**) del torace in soggetto giovane. **c** Rappresentazione schematica degli archi cardiaci nella proiezione PA. **d** Valutazione dei diametri trasversale toracico (*A*), trasversale cardiaco (*B*) e longitudinale cardiaco (*C*)

Il *margine destro* presenta due archi: il superiore, formato dalla vena anonima destra, dalla vena cava superiore e da parte dell'aorta ascendente (quest'ultima nell'età avanzata può partecipare alla costituzione dell'arco inferiore destro), e l'inferiore, formato dall'atrio destro.

Il *margine sinistro* presenta tre archi: il superiore, formato dall'arco aortico, il medio, formato cranialmente dall'arteria polmonare e caudalmente dall'auricola sinistra, e l'inferiore, formato dal ventricolo sinistro.

Il *margine diaframmatico*, formato dai ventricoli, non è visualizzabile per l'interposizione del diaframma.

Il *margine superiore* è formato dalla convessità dell'arco aortico.

Nella proiezione LL distinguiamo il margine anteriore, quello posteriore e quello inferiore.

Il *margine anteriore* presenta due archi: il superiore (vascolare), formato dal tronco brachiocefalico, dalla vena cava e dall'aorta ascendente, e l'inferiore (cardiaco), formato dall'infundibolo polmonare e dal ventricolo destro.

Il *margine posteriore* presenta anch'esso un arco vascolare superiore (vena cava) e un arco cardiaco inferiore (atrio e ventricolo sinistro).

Il *margine inferiore* è invece formato anteriormente dal ventricolo destro e posteriormente dal ventricolo sinistro.

Gli angoli di raccordo del cuore con il diaframma, o angoli cardio-frenici, in condizioni normali sono acuti.

Una valutazione, seppur grossolana, delle dimensioni del cuore può essere ricavata dal rapporto cardio-toracico, cioè dal rapporto fra il diametro trasversale cardiaco (dato dalla somma dei due emidiametri destro e sinistro) e il diametro traversale toracico, misurato tangenzialmente al punto più craniale dell'emidiaframma destro. In condizioni normali l'indice cardio-toracico è pari o inferiore a 0,50 (Fig. 1).

Altra importante misura delle dimensioni cardiache è ottenibile con il metodo di Moritz, misurando il diametro longitudinale. Questo viene quantizzato nella proiezione PA con una linea passante dal punto di intersezione dei due archi di destra, al punto di intersezione dell'ombra cardiaca e l'emidiaframma sinistro; in condizioni di normalità è pari a 14 cm nel maschio e a 13 cm nella donna.

Le altre proiezioni supplementari impiegate sono in grado di esaltare, di volta in volta, la visualizzazione delle diverse strutture anatomiche. Tuttavia, tali proiezioni oggi sono in declino, viste le possibilità diagnostiche della più recenti tecniche di *imaging*, tra cui l'ecografia, la risonanza magnetica (RM) e, più recentemente, la tomografia computerizzata (TC) multistrato cardiosincronizzata. Un attento studio del cuore necessita inoltre un'adeguata valutazione delle strutture anatomiche ilari.

Anatomia radiologica del cuore nell'anziano

Le modificazioni parafisiologiche del cuore in età senile sono responsabili di alcune alterazioni della silhouette cardiaca (prominenza dell'arco inferiore sinistro, allungamento dell'aorta con calcificazioni parietali, calcificazioni dell'*anulus* mitralico) che non hanno ripercussioni cliniche.

Al contrario, in presenza di ipertensione arteriosa sistemica il quadro radiologico documenta alcune variazioni morfologiche dovute non più a un processo fisiologico di invecchiamento ma a un peggioramento delle condizioni di salute del paziente: ingrandimento dell'atrio sinistro, allungamento dell'aorta toracica (prominenza degli archi superiore e inferiore di sinistra, e rientranza dell'arco medio). Questo quadro radiologico configura il quadro di "cuore senile", cui frequentemente si associano calcificazioni coronariche, specie del ramo interventricolare anteriore (Fig. 2).

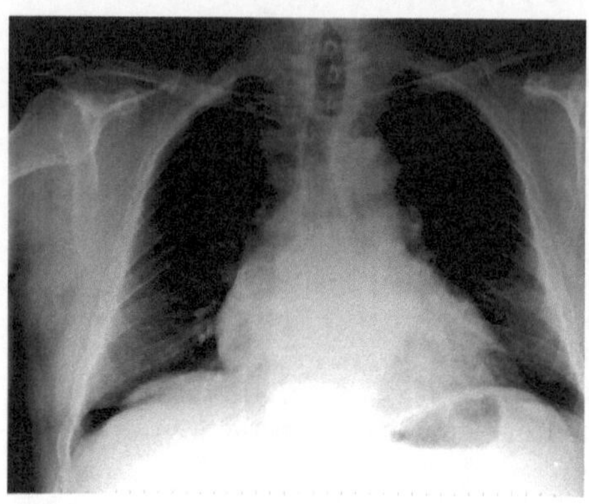

Fig. 2. Quadro radiologico di cuore senile. È apprezzabile l'ingrandimento dell'atrio sinistro, l'allungamento dell'aorta toracica, con rientranza dell'arco medio e la prominenza degli archi superiore e inferiore

Bisogna distinguere le patologie che interessano prevalentemente il ventricolo destro da quelle che invece si ripercuotono maggiormente sul ventricolo sinistro.

Cause di insufficienza ventricolare sinistra nell'anziano sono l'ipertensione arteriosa, la cardiopatia ischemica, le malattie del pericardio - che ne riducono la *compliance* determinando un aumento dei gradienti pressori intraventricolari - e, anche se molto rara, l'ipertensione atriale sinistra da ostruzione (trombi, mixoma).

Nelle fasi iniziali di malattia del ventricolo sinistro non si hanno importanti modificazioni della silhouette cardiaca all'esame radiologico del torace. Con il passare del tempo si assiste però a un progressivo ingrandimento del cuore, con prominenza dell'arco inferiore sinistro e congestione del circolo vascolare polmonare da stasi per la riduzione della gittata cardiaca.

Il ventricolo destro è spesso coinvolto in processi patologici che interessano il circolo polmonare, quali per esempio l'embolia polmonare. L'embolia polmonare è una patologia che, determinando un aumento della resistenza vascolare polmonare, presenta importanti ripercussioni sulla funzione contrattile del ventricolo destro. L'aumento della resistenza vascolare nel distretto polmonare fa sì che il ventricolo destro, "pompa di volume", debba sviluppare elevati gradienti pressori. Nelle fasi iniziali si produrrà l'ipertrofia ventricolare caratterizzata dall'ispessimento della parete miocardica; con il passare del tempo, l'ipertrofia cardiaca e il cronico incremento delle resistenze polmonari porteranno a uno sfiancamento del ventricolo stesso. Radiologicamente avremo una riduzione del disegno polmonare nelle zone a valle dell'occlusione vascolare, dilatazione del ramo dell'arteria polmonare interessata con brusco restringimento terminale (segno di Westermark), risalita dell'emidiaframma con obliterazione dell'angolo costofrenico omolaterale, prominenza dell'arco cardiaco medio di sinistra (Fig. 3). A ciò ovviamente si aggiunge un'opacizzazione della regione parenchimale polmonare esclusa dalla vascolarizzazione. Nella forma multi-infartuale, invece, l'embolia si manifesta preva-

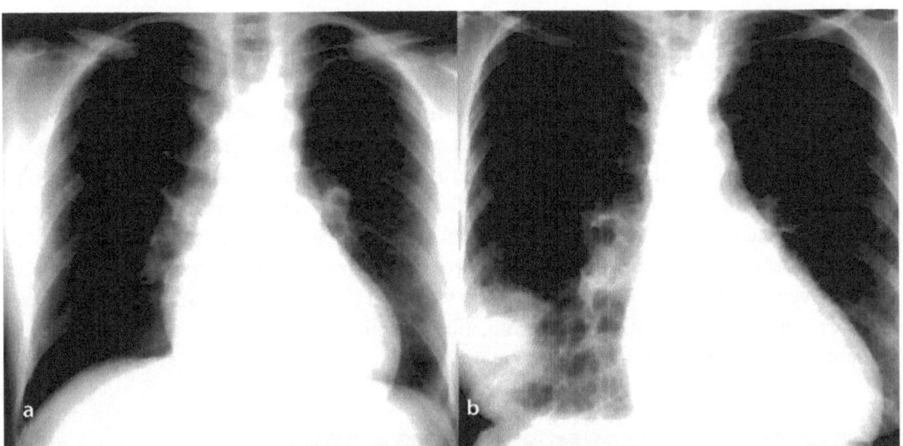

Fig. 3. Embolia polmonare acuta. **a** Riduzione del disegno polmonare del campo polmonare inferiore destro. **b** Dilatazione del ramo dell'arteria polmonare destra con brusco restringimento terminale. È inoltre visibile la risalita dell'emidiaframma destro con obliterazione dell'angolo costo-frenico omolaterale e la prominenza dell'arco cardiaco medio di sinistra

lentemente con i segni radiologici dell'ipertensione arteriosa polmonare di tipo precapillare. Nella fase iniziale l'ingrandimento del ventricolo destro non è visibile, essendo esso situato al centro dell'ombra cardiaca. Inoltre, nelle fasi iniziali l'incremento dello spessore miocardico avviene a spese del volume della camera ventricolare stessa. Con il passare del tempo, il ventricolo va incontro a sfiancamento. L'ombra cardiaca si allunga, la punta cardiaca si approfonda nel diaframma, l'ostio tricuspidale risale determinando un appiattimento dell'arco medio. Alla fine, il quadro radiologico si caratterizza per ingrandimento del diametro trasversale del cuore conseguente alla dilatazione ventricolare destra. È questo il quadro di cuore polmonare cronico [2]. Altra importante causa di variazione della silhouette cardiaca è la broncopneumopatia cronica ostruttiva (BPCO) che, determinando un incremento delle resistenze vascolari polmonari, è responsabile di un tipico quadro di cuore polmonare da ipertensione precapillare (Fig. 4).

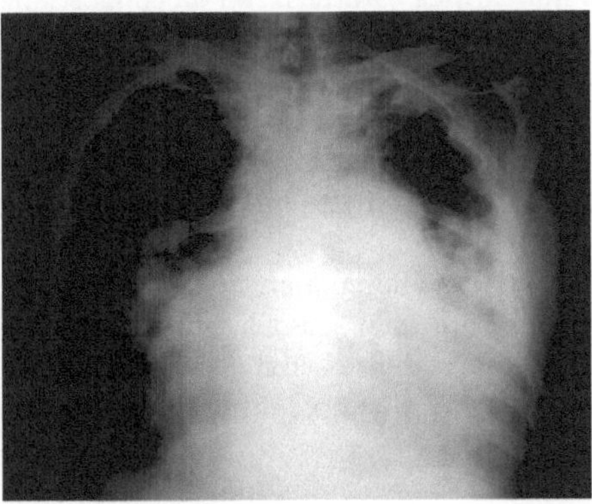

Fig. 4. Quadro radiologico di broncopneumopatia cronica ostruttiva (BPCO). Sono inoltre apprezzabili i segni propri dello scompenso cardiaco, in questo caso dati da una condizione di pervietà atriale

Altri quadri patologici che frequentemente determinano alterazioni del quadro Rx nell'anziano sono l'ipertrofia miocardica, la malattia ischemica e le patologie vascolari aortiche e dei vasi mediastinici.

L'ipertrofia miocardica è di comune riscontro nell'età adulta, ed è spesso una causa predisponente di malattia ischemica cardiaca. Colpisce prevalentemente la metà sinistra del cuore e mostra modificazioni radiografiche tipiche: il cuore si presenta aumentato di volume con angoli cardio-frenici ottusi e aspetto triangolare dell'ombra cardiaca, con base molto allargata sul diaframma. Anche il disegno polmonare presenta modificazioni date dall'incremento del disegno vascolare e dall'incremento volumetrico delle strutture ilari da congestione venosa. Bisogna ricordare che, in caso di ipertrofia, il cuore mantiene la sua caratteristica silhouette con minime variazioni, mentre nella dilatazione il cuore appare flaccido, adagiato sul diaframma e con scomparsa pressoché completa dei diversi archi (Fig. 5).

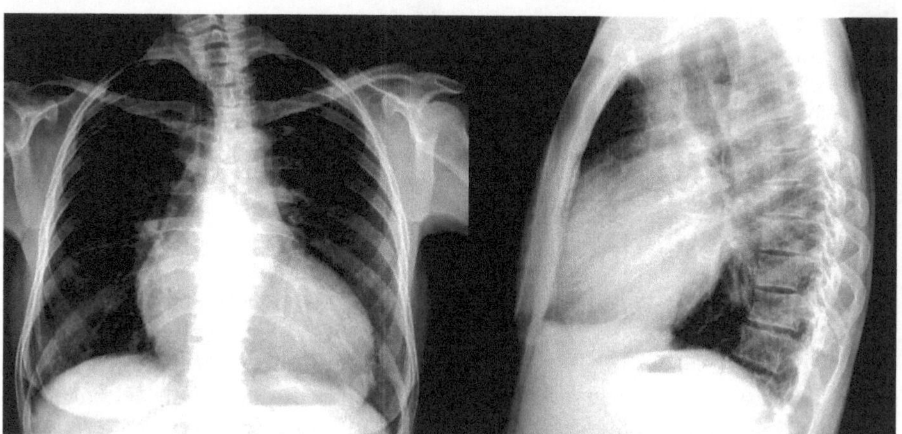

Fig. 5. Ipertrofia miocardica di grado severo

Nella malattia ischemica si associano i segni dello sfiancamento delle pareti cardiache nella sede di lesione con la comparsa di un'immagine convessa, spesso calcifica (aneurisma parietale), che deborda dal profilo cardiaco.

A ciò si associano i segni d'insufficienza miocardica caratterizzati da congestione ilare ed edema interstiziale polmonare, con aspetto velato degli emitoraci per riduzione della trasparenza. Raramente, all'esame radiologico si possono riscontrare calcificazioni nello spessore del miocardio.

Nel tempo il cuore ipertrofico o post-infartuale evolve verso la forma dilatativa, espressione dell'incapacità contrattile del miocardio, con netto peggioramento della sua capacità di pompa (Fig. 6).

L'aorta nell'anziano va fisiologicamente incontro ad allungamento (*elongatio* aortica) e allargamento (ectasia aortica) indipendentemente dallo "stato di salute" del cuore. L'allungamento dell'aorta toracica, nella maggior parte dei casi non legato a patologie di base e asintomatico (Fig. 7), può creare problemi di diagnosi differenziale, specie quando particolarmente prominente.

Le calcificazioni dell'aorta e dei vasi mediastinici sono spesso indicative di proces-

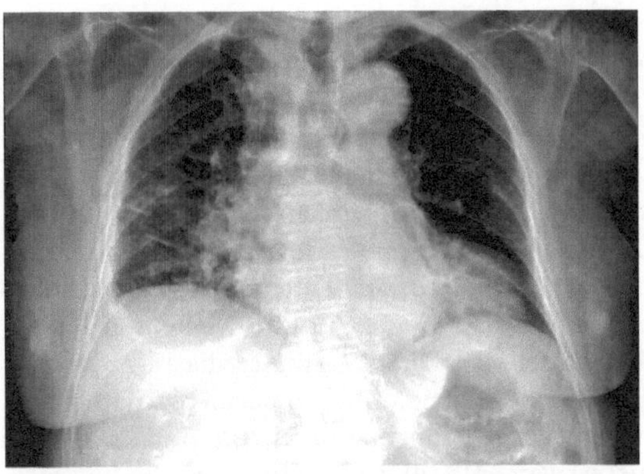

Fig. 6. L'immagine radiografica mostra un netto ingrandimento cardiaco, con aspetto velato dei campi polmonari

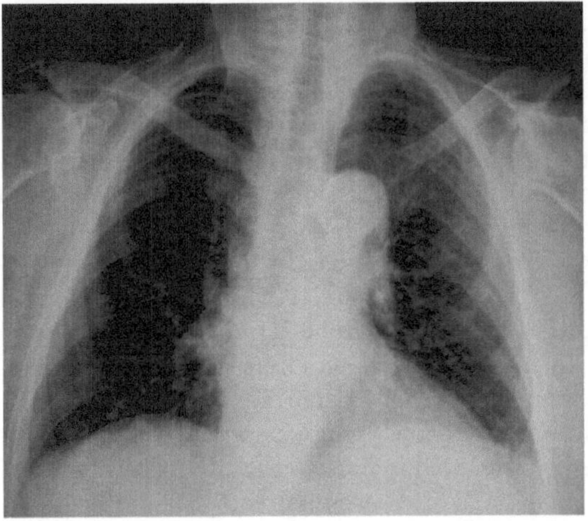

Fig. 7. *Elongatio* aortica con calcificazioni intimali dell'arco aortico

si patologici. Calcificazioni cardiache si riscontrano in più dell'80% delle autopsie cardiache eseguite in soggetti di età superiore ai 40 anni [3] e in più del 50% con diametro maggiore di 3 mm.

Le calcificazioni aortiche sono dovute a fenomeni degenerativi intimali, spesso conseguenti ad aterosclerosi [4].

Nel caso in cui le calcificazioni siano interne all'ombra aortica bisogna sospettare la presenza di una dissecazione.

Le calcificazioni delle arterie polmonari sono rare e conseguenti a ipertensione polmonare di grado severo [5].

Le calcificazioni coronariche sono molto frequenti nei soggetti anziani e sono associate, anche in questo caso, alla malattia aterosclerotica [6]. Le calcificazioni coronariche identificabili all'esame radiologico convenzionale sono quelle che interessano i tratti prossimali delle arterie coronarie, e nella maggior parte dei casi sono individuabili in una regione triangolare delimitata dal margine cardiaco sinistro, dal rachide dorsale e dal margine superiore del ventricolo sinistro [7]. Si presentano come delle immagini lineari radiopache, più o meno regolari, a decorso lineare, e il loro riscontro non permette alcuna diagnosi di malattia; solo l'angiografia coronarica o l'esame TC cardiosincronizzato possono dare informazioni riguardo l'estensione delle calcificazioni e il loro significato clinico.

Altre calcificazioni riscontrabili all'esame radiologico convenzionale del torace dell'anziano sono le calcificazioni valvolari; nella maggior parte dei casi sono conseguenti alla malattia reumatica e interessano con maggiore frequenza la valvola aortica e la mitrale.

Il deposito di calcio a livello dei lembi valvolari determina la fusione dei lembi valvolari stessi, esitando in una condizione di stenosi che evolve nel tempo verso la steno-insufficienza.

L'interessamento della valvola aortica determina un incremento pressorio sistolico del ventricolo sinistro, con conseguente ipertrofia di quest'ultimo. Nel tempo, l'incremento pressorio non è più controbilanciato dalla sola ipertrofia miocardia e si ha lo sfiancamento del ventricolo sinistro con dilatazione e riduzione della capacità contrattile. Questo quadro di alterazioni pressorie si ripercuote dapprima sul circolo polmonare, con incremento dei regimi pressori, e successivamente sul ventricolo destro. Radiologicamente è possibile apprezzare la presenza delle calcificazioni e l'ingrandimento dell'ombra cardiaca. La dilatazione post-stenotica dell'aorta non è sempre apprezzabile all'Rx.

Gli stessi processi patologici descritti per la valvola aortica si osservano per la mitrale. In questi casi la malattia valvolare può essere dovuta anche alla presenza di un mixoma atriale o di formazioni trombotiche o neoplastiche sia del ventricolo che dell'atrio sinistro.

Le calcificazioni della valvola mitrale hanno forma a "C", essendo incomplete medialmente, e vanno distinte dalle calcificazioni dell'atrio sinistro. Spesso le alterazioni della valvola aortica si associano alle alterazioni della mitrale.

Recentemente la cardiochirurgia ha compiuto notevoli passi in avanti, tanto da permettere di realizzare un trapianto cardiaco anche in pazienti di età medio-avanzata. Il follow-up di questi soggetti si basa proprio sull'acquisizione di frequenti radiogrammi del torace nel periodo post-operatorio e, successivamente, a intervalli prestabiliti [8].

Nelle prime settimane post-intervento si possono riscontrare ingrandimento dell'ombra cardiaca, pneumomediastino, pneumotorace, pneumopericardio, enfisema sottocutaneo e ingrandimento del mediastino. Solo la persistenza di queste immagini orienterà, in questi casi, verso una patologia di base responsabile.

Bibliografia

1. Lipton MJ, Boxt LM (2004) How to approach cardiac diagnosis from the chest radiograph. Radiol Clin N A 42:487-495
2. – (1961) Chronic cor pulmonale. Report of an expert committee. World Hearth Organ Tech Rep Ser 213:1
3. Blankenhorn DH, Stern D (1959) Calcification of the coronary arteries. AJR Am J Roentenol 81:772-777
4. Edwards JE (1959) Manifestations of acquired and congenital disease of the aorta. Curr Probl Cardiol 3:1-62
5. Roberts HC, Kauczor HU, Schweden F et al (1997) Spiral CT of pulmonary hypertension and chronic thromboembolism. J Thorac Imaging 12:118-127
6. Jorgens J, Boardman WJ, Danberg SW et al (1965) The significance of coronary calcification. AJR Am J Roentenol 95:667-672
7. Souza AS, Brensike JF, Battaglini JW et al (1979) Chest film detection of coronary arterial calcification: the value of the CAC triangle. Radiology 129:7-10
8. Attili A, Kazerooni EA (2004) Postoperative cardiopulmonary thoracic imaging. Radiol Clin N A 42:543-564

Capitolo 12

Invecchiamento dell'aorta

Ernesto Di Cesare, Aldo Victor Giordano,
Giuseppe Gismondi, Sergio Carducci

Introduzione

Il progresso tecnologico, in questo settore, ha avuto un rilievo assolutamente importante in quanto ha sconvolto un *imaging* consolidato da decenni di pratica angiografica. Infatti, la valutazione tradizionalmente angiografica dell'aorta ha perso interesse clinico, anche perché richiede un cateterismo indaginoso e non scevro da rischi. Oggi le nuove metodiche di *imaging* - tomografia computerizzata (TC) e risonanza magnetica (RM) - l'hanno di fatto soppiantata [1, 2].

Di contro, l'esame radiologico del torace riveste ancora un ruolo importante, soprattutto nell'individuazione delle dilatazioni dell'arco aortico e nella ricerca delle calcificazioni.

Oggigiorno, lo studio dell'aorta si avvale in prima istanza della TC spirale o multidetettore che è veloce, precisa e con elevate potenzialità diagnostiche. Questa metodica consente di studiare in modo ottimale tutti i segmenti, compreso il bulbo (prima di difficile valutazione perché soggetto ai movimenti del cuore); dopo somministrazione di mezzo di contrasto si possono differenziare le lesioni aterosclerotiche, i trombi e gli ispessimenti parietali; inoltre, ha aperto una nuova strada nello studio del distretto coronario [3]. A modificare l'approccio diagnostico hanno contribuito soprattutto i vantaggi dell'*imaging* di parete - che evidenzia direttamente le alterazioni parietali dell'aorta - e le potenzialità dell'acquisizione volumetrica - che consente lo svolgimento longitudinale del vaso grazie a ricostruzioni elettroniche bi- o tridimensionali. Recentemente, infine, è stata introdotta l'endoscopia virtuale dell'aorta e delle sue diramazioni, la quale - anche se giudicata promettente da molti - deve ancora chiarire la sua effettiva validità clinica.

Un'altra metodica che ha contribuito a cambiare il panorama nell'ambito vascolare è la RM, che già con tecnica convenzionale - cioè con sequenze spin-eco - permette di studiare non solo il lume, ma anche molto bene la parete e la componente adiposa peri-avventiziale. Questa tecnica, tuttavia, nell'anziano mostra maggiori difficoltà applicative in quanto richiede lunghi tempi di acquisizione, una posizione obbligata e una sincronizzazione elettrocardiografica. Ma anche in questo l'approccio tecnico è totalmente cambiato, e oggi esistono delle alternative che riducono fortemente i tempi di acquisizione: infatti, se un tempo erano necessari almeno 5 minuti per avere informazioni accettabili, attualmente con un bolo di mezzo di contrasto di 10-15 cc è possibile ottenere una visione completa dell'aorta - dal bulbo sino alla biforcazione - in poco più di 10 secondi [2].

L'aorta senile

Gli elementi che caratterizzano la cosiddetta "aorta senile" sono l'allungamento del vaso, la sua dilatazione e la deposizione di sali di calcio nelle sue pareti [4] (Fig. 1).

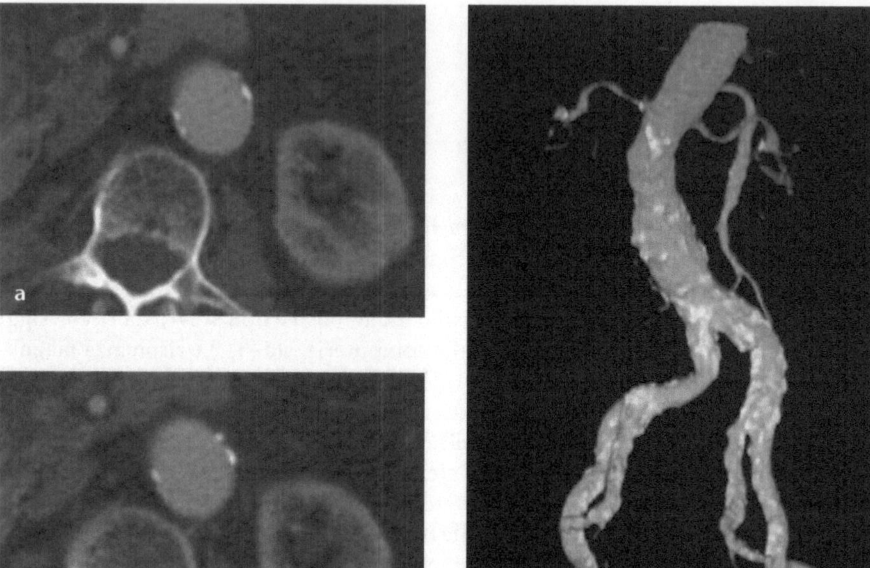

Fig. 1. Le calcificazioni di parete si identificano come elementi iperdensi (**a**, **b**). La ricostruzione tridimensionale (*volume rendering*) permette una più immediata quantizzazione (**c**)

L'allungamento dell'aorta, sia sopra- che sotto-diaframmatico, è facilmente dimostrabile, in special modo con RM grazie al suo ampio campo di vista e alla multiplanarietà. Ma sarebbe assurdo eseguire un esame di RM solo per questo scopo, in quanto l'allungamento aortico è già apprezzabile con la diagnostica radiologica convenzionale, molto più economica e adeguata, che può contare anche sulla radioscopia per la diagnostica differenziale tra tortuosità di decorso e dilatazioni aneurismatiche [5] (Fig. 2).

Anche le calcificazioni sono ben visibili con la diagnostica radiologica convenzionale, benché la TC sia più sensibile: ma chi eseguirebbe per questo un esame TC, visto che il loro significato clinico è generalmente incerto?

Per contro, l'aumento dimensionale dell'aorta è di particolare interesse clinico: entro certi limiti, infatti, la dilatazione dell'aorta è fisiologica nell'anziano. Ma quando diventa patologica e, soprattutto, quand'è che la dilatazione mette a rischio la sopravvivenza del paziente e si rende quindi necessario un intervento terapeutico? Per rispondere

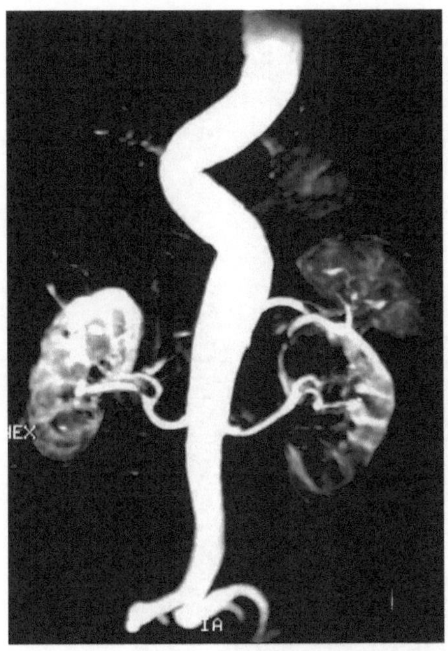

Fig. 2. La tortuosità dell'aorta discendente è frequente nel paziente anziano

a questi quesiti si deve tener conto di alcuni elementi di anatomia patologica e di fisiopatologia. L'invecchiamento dell'aorta è caratterizzato principalmente dalla frammentazione del tessuto elastico parietale e dalla sua progressiva sostituzione con tessuto collagene più rigido. Questo comporta la riduzione della *compliance* vascolare e l'aumento della pressione sistolica che determinano l'aumento dimensionale dell'aorta. La dilatazione vasale può essere considerata fisiologica fino a quando si mantiene entro il 6% dei valori medi dell'aorta dell'adulto [6].

Se invece l'aumento dimensionale dell'aorta è distrettuale e non diffuso, è poco probabile che esso possa essere determinato dalla sola alterazione dell'elasticità di parete ma, verosimilmente, saranno presenti altri meccanismi (per esempio, le alterazioni emodinamiche indotte dalle valvulopatie aortiche) [5]. In questi casi l'esame diagnostico più indicato è la RM, perché è in grado di evidenziare le turbolenze di flusso determinate dal processo patologico valvolare, sottoforma di alterazione di segnale di flusso, in modo analogo all'ecocardiografia che, per quest'aspetto, rimane esame di prim'istanza. La RM, però, permette una precisa contemporanea valutazione della dilatazione aortica. Per esempio, una dilatazione localizzata al di sopra della valvola aortica dovrà far pensare in prima ipotesi alla stenosi valvolare, mentre una dilatazione estesa a tutta l'aorta ascendente a una valvulopatia aortica con prevalente insufficienza (Fig. 3).

Nella patologia aneurismatica, specie dell'aorta addominale, il rischio di rottura dipende, oltre che dall'età, soprattutto dal diametro della dilatazione; in tal caso, la semplice ecografia sarà esaustiva [7].

Però, se si deve considerare un altro importante parametro per il rischio di rottura, cioè la presenza e le caratteristiche del trombo, bisognerà ricorrere alla TC che permette di definire meglio la struttura e la disposizione della componente trombotica; la

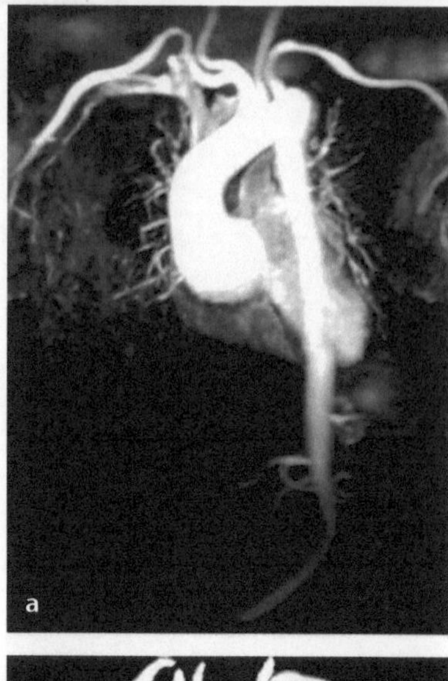

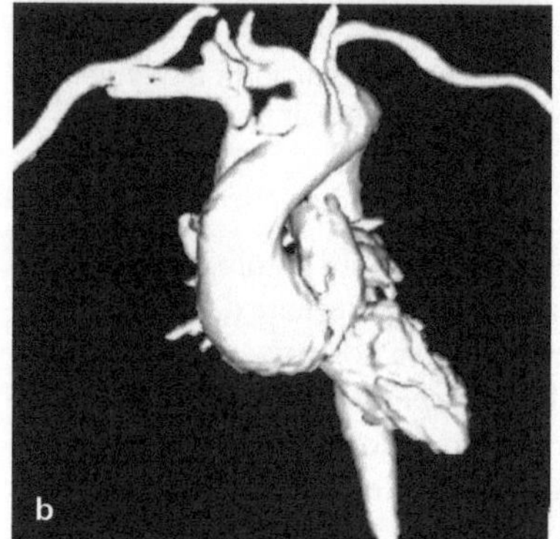

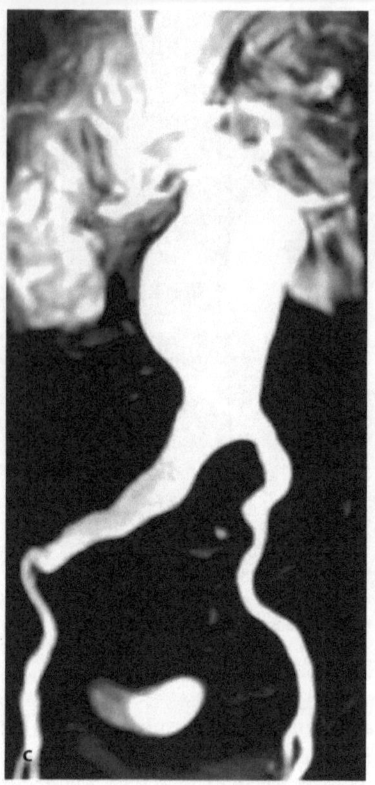

Fig. 3. La risonanza magnetica (RM) permette di definire la presenza di patologia aneurismatica dalla regione del bulbo (**a**, **b**) sino al tratto addominale (**c**)

conformazione anulare del trombo ha infatti un effetto "stabilizzante" sull'aneurisma, mentre un aspetto frammentato e/o irregolare non protegge la parete vasale e determina anche un rischio emboligeno [8] (Fig. 4).

Nell'anziano, gli indirizzi terapeutici odierni si sono arricchiti con la possibilità di inserire endoprotesi, che consentono un buon risultato senza i rischi legati all'invasività dell'intervento chirurgico.

La dissezione aortica non è propriamente una patologia dell'anziano, essendo frequente anche nel giovane. Tuttavia, poiché è condizionata anche dall'arteriosclerosi, trova un meccanismo eziopatogenetico in più nell'anziano [9].

Anche in questo tipo di patologia l'approccio diagnostico è radicalmente cambiato negli ultimi anni, grazie all'utilizzo delle ricostruzioni longitudinali della TC spirale, che valutano la reale estensione della dissezione, e dell'endoscopia virtuale, che consente di "navigare" nel vero e nel falso lume (Fig. 5). La RM può offrire in modo semplice lo stesso contenuto d'informazioni attraverso sequenze sui piani longitudinali e rico-

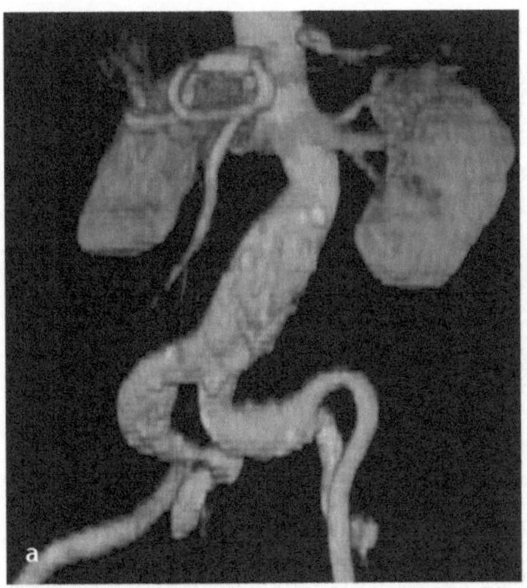

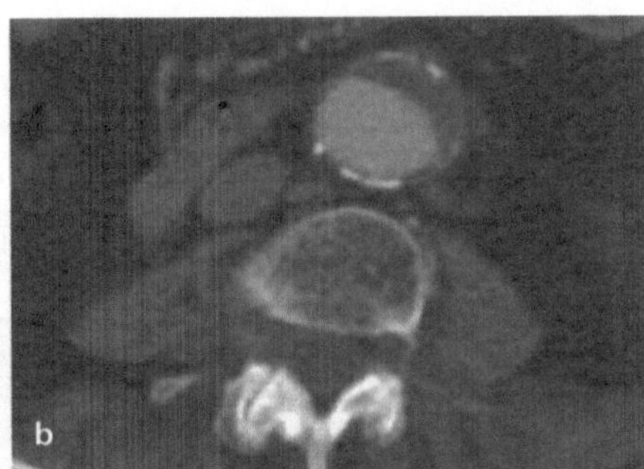

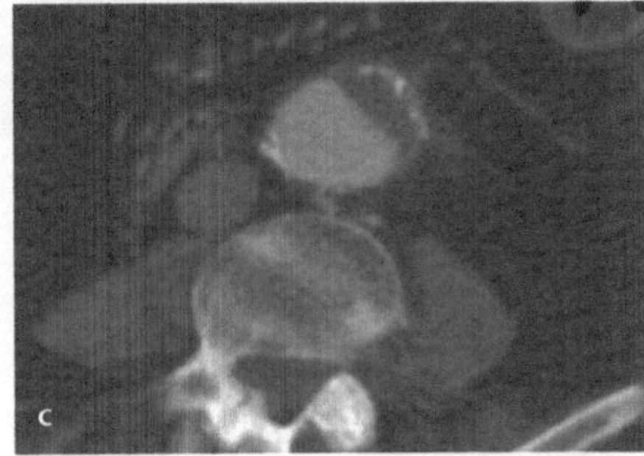

Fig. 4. Nella valutazione della patologia aneurismatica del tratto addominale, la tomografia computerizzata (TC) è in grado di fornire complete informazioni di sede, estensione (**a**) e sulla morfologia e dimensione del lume residuo e del trombo (**b**, **c**)

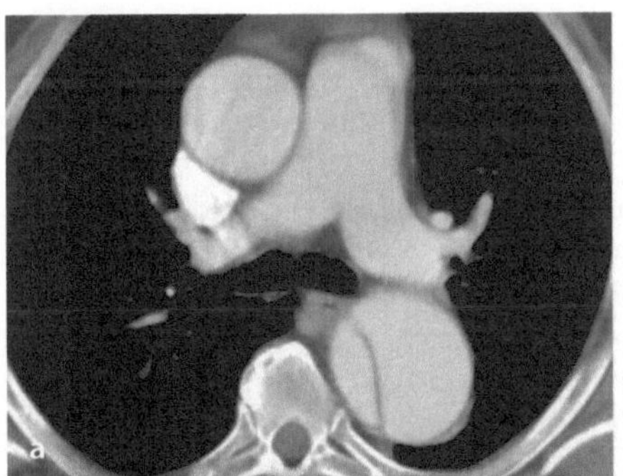

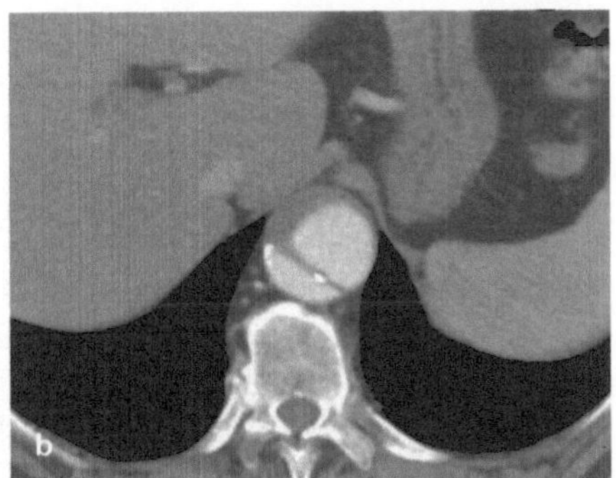

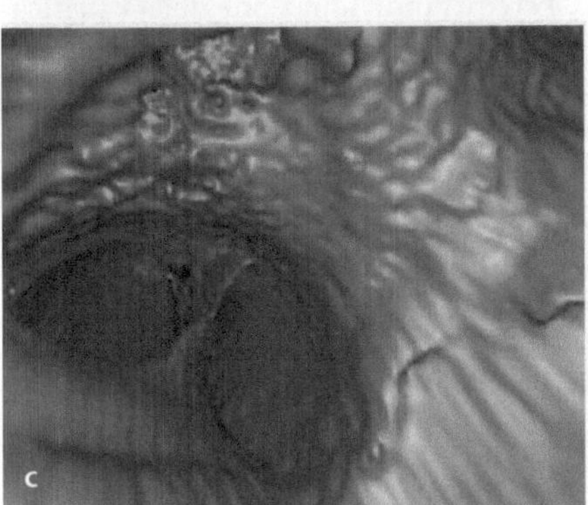

Fig. 5. Dissezione aortica. Le sezioni assiali TC mantengono il loro significato diagnostico nella definizione di presenza del *flap* e della componente trombotica (**a**, **b**). Le ricostruzioni aggiungono ulteriori elementi come i rapporti del *flap* con i tronchi sovraortici (**c**)

struzioni con massima intensità di proiezione (MIP) e *volume rendering* (Fig. 6); purtuttavia il suo utilizzo è limitato in fase acuta dalle condizioni cliniche del paziente, dalla capacità di collaborazione, dalla presenza di supporti elettronici - quali il pacemaker; per cui in definitiva l'ecocardiografia rimane in molti casi l'esame fondamentale nella diagnosi di dissezione dell'aorta toracica nel paziente geriatrico [10].

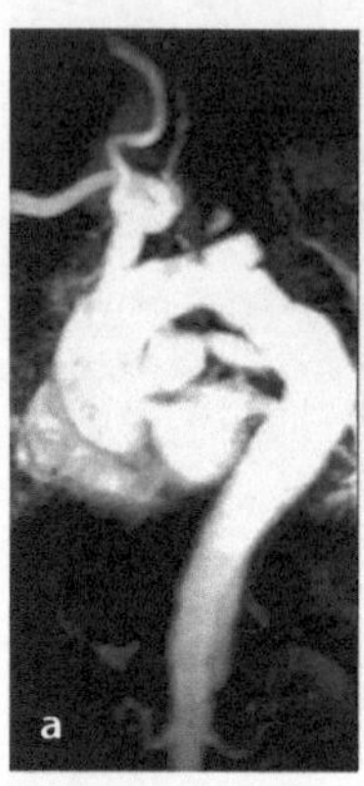

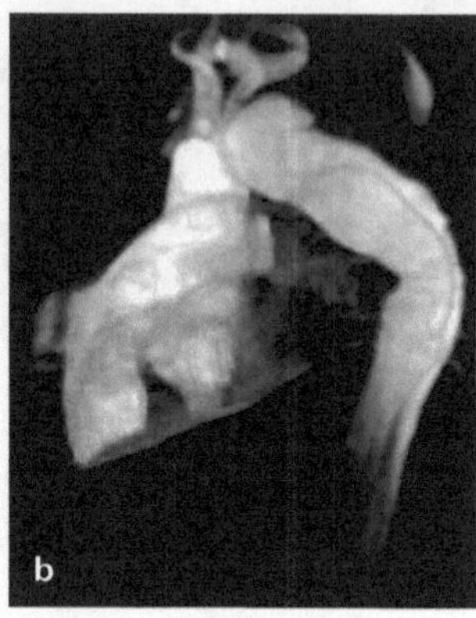

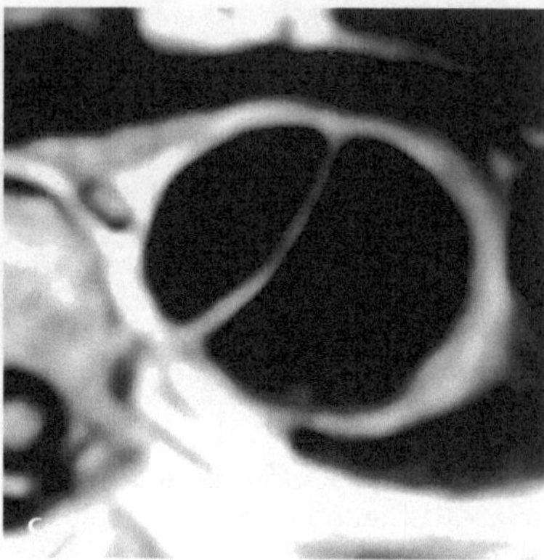

Fig. 6. La RM offre informazioni simili alla TC. La tecnica di ricostruzione ottimale è quella *volume rendering* (**b**)

Anche le arterie coronarie vanno incontro a un processo di invecchiamento del tutto simile a quello dell'aorta con deposizione di sali di calcio nel contesto delle pareti vasali. Tale componente può essere quantificata in modo preciso dalle nuove tecniche di *imaging* TC, in particolare dalla TC a fascio di elettroni dedicata allo studio dell'apparato cardio-vascolare, e dalla TC multidetettore [11, 12].

Peraltro, va chiarita l'importanza delle calcificazioni coronariche e quindi della loro ricerca: infatti, esse sono un fattore di rischio per un evento coronarico, con lo stesso valore predittivo della dislipidemia e dell'ipertensione. Ma ciò che più interessa in questo ambito - e che dovrebbe costituire l'obiettivo dello sviluppo di nuove tecniche - è l'evoluzione della placca, perché la sua crescita e instabilità possono provocare la sua rottura ed emorragia, inducendo l'evento acuto. Perciò, l'individuazione della calcificazione resta importante, ma ai fini prognostici-trapeutici cresce l'importanza della caratterizzazione della placca.

La coronarografia è a tutt'oggi l'esame diagnostico fondamentale perché identifica esattamente le stenosi, che sono l'elemento patologico fondamentale, oltre a evidenziare la dilatazione e la tortuosità di tali vasi, frequenti nell'anziano.

In definitiva, l'*imaging* vascolare di questo distretto è notevolmente cambiato rispetto al passato; infatti, sia la TC che la RM sono oggi in grado di fornire informazioni analoghe a quelle dell'angiografia, ma senza i rischi del cateterismo arterioso e con le informazioni di parete che risultano particolarmente utili per valutazioni di tipo prognostico e terapeutico.

Bibliografia

1. Rankin SC (1998) Spiral CT: vascular applications. Eur J Radiol 28:18-29
2. Di Cesare E, Giordano AV, Cerone G et al (1999) Angiografia con risonanza magnetica tridimensionale in apnea con infusione rapida di mezzo di contrasto nello studio dell'aorta toracica. Radiol Med 98:361-367
3. Prokop M (2000) Multislice CT Angiography. Eur J Radiol 36:86-96
4. Badano L, Caratino L, Giunta L et al (1993) L'invecchiamento fisiologico del sistema cardiovascolare. G Ital Cardiol 23:619-628
5. Di Guglielmo L, Dore R, Raisario A et al (1999) La diagnostica per immagini nello studio dell'invecchiamento cardiaco. Il cuore senile è una realtà? Radiol Med 97:449-460
6. Badano L, Caratino L, Giunta L et al (1995) Modificazioni del sistema cardiovascolare indotte dall'età in soggetti normali. G Ital Cardiol 30:213-216
7. Cao P, De Rango P (1999) Abdominal aortic aneurysm: current management. Cardiologia 44:711-717
8. Siegel CL, Cohan RT (1994) CT of the abdominal aortic aneurysms. AJR Am J Roentgenol 163:17-29
9. De Bakey ME, Mc Collum CH, Crawford ES et al (1992) Dissection and dissecting aneurysms of the aorta: a twenty years follow up of five hundred and twenty-seven patients treated surgically. Surgery 92:1118-1134
10. Di Cesare E, Giordano AV, Cerone G et al (2000) Comparative evaluation of TEE, conventional MRI and contrast enhanced 3d breath hold MRA in the post operative follow-up of dissecting aneurysms. Int J Card Imaging 6:135-147
11. Agatson AS, Janowitz WR, Hildner FJ et al (1990) Quantification of coronary artery calcium using ultrafast computed tomography. J Am Coll Cardiol 15:827-832
12. Beker CR, Ohnesorge BM, Schoepf UJ et al (2000) Current development of cardiac imaging with multidetector row CT. Eur J Radiol 36:97-103

Capitolo 13

Imaging diagnostico nell'invecchiamento dei vasi periferici

Riccardo Marano, Roberto Iezzi, Biagio Merlino, Antonio Raffaele Cotroneo

L'invecchiamento del sistema vascolare deve essere distinto in primario, in cui le alterazioni vascolari sono direttamente ed esclusivamente determinate da un processo di invecchiamento fisiologico (i cosiddetti "anziani sani") e secondario, in cui le alterazioni anatomo-patologiche sono correlate a differenti condizioni patologiche concomitanti [1, 2]. La patologia vascolare periferica è prevalentemente rappresentata dall'aterosclerosi, alterazione chiaramente correlata con l'età ma non esclusivamente età dipendente. Infatti, nonostante la prevalenza di malattia aumenti proporzionalmente con l'aumentare dell'età dei pazienti (valori variabili tra 1,4% in caso di età inferiore a 50 anni e oltre il 10% in caso di pazienti con età superiore a 70 anni) [3, 4], il fatto che essa abbia una severità e un'incidenza variabili per individui, gruppi sociali ed etnici e aree geografiche è prova che essa non è una conseguenza inevitabile della vita, ma risulta piuttosto in stretta correlazione con la presenza di vari fattori di rischio. Le modificazioni istologiche primarie che intervengono sulla parete vascolare sono rappresentate dall'ispessimento fibroso dell'intima, secondario al graduale accumulo di cellule muscolari lisce e di tessuto connettivo, dalla deposizione di sali di calcio nel contesto della tonaca media e dalla perdita in contenuto di elastina, con conseguente riduzione della elasticità parietale. Qualora prevalga invece l'ispessimento intimale con formazione di placche ateromasiche quest'ultima alterazione può determinare la tortuosità e l'allungamento delle arterie di maggior calibro, con conseguente tendenza alla loro dilatazione o al restringimento del calibro vasale [5]. I principali fattori di rischio che accelerano e aggravano l'invecchiamento secondario dei vasi periferici sono rappresentati dal fumo, dall'ipercolesterolemia, dall'ipertensione arteriosa, dalla familiarità e dal diabete [6-9]. Tali fattori di rischio individuali e ambientali predispongono alla formazione di placche ateromasiche, con conseguente possibile patologia steno-ostruttiva, associata o meno a patologia dilatativa. La steno-ostruzione del lume vasale determina una progressiva riduzione di perfusione dei distretti muscolo-cutanei a valle della lesione, stimolando la produzione di circoli collaterali che tendono comunque a mantenere accettabili i livelli di irrorazione. In questa fase i sintomi compaiono solo sotto sforzo, manifestandosi con la classica *claudicatio intermittens*. Qualora la malattia progredisca, come spesso avviene se non si correggono i fattori di rischio e in assenza di un'adeguata terapia, il quadro clinico tenderà a peggiorare, con l'instaurarsi di dolori a riposo sino alla comparsa di lesioni trofiche [3]. È questo il quadro definito di "ischemia critica", in cui il trattamento di rivascolarizzazione diventa obbligatorio. Bisogna altresì considerare che l'arteriopatia è quasi sempre a localizzazione multi-distrettuale, il che comporta nei pazienti con ischemia critica un tasso di mortalità per accidenti cardiovascolari del 46% a 5 anni e una percentuale di amputazioni a 1 anno del 27% [10]. Il trattamento dei pazienti con arteriopatia periferica si basa essenzialmente sulla prevenzione ed eliminazione dei fattori di rischio, sulla terapia farmacologica e sui trattamenti di rivascolarizzazione in casi di patologia avanzata. Infatti, le nuove strategie di rivascolarizzazione, comprendenti procedure chirurgiche e procedure di radiologia interventistica, utilizzate singolarmente o in maniera combinata, forniscono elevate garanzie di successo in termini di recupero funzionale dell'arto interessato e di durata a distanza di tempo del risultato immediato. Al fine di pianificare correttamente il tipo e il *timing* dell'eventuale trattamento è necessaria un'accurata e dettagliata diagnosi morfo-funzionale della patologia, basata su una valutazione clinico-anamnestica e strumentale [11, 12]. L'esame clinico di tali pazienti comprende una completa anamnesi (fattori di rischio e sintomatologia del paziente, secondo la classificazione di Leriche-Fontaine) e un esame obiettivo accurato mirato alla valutazione dei polsi periferici, all'auscultazione di eventuali soffi e all'evidenza di eventuali alterazioni cutanee e/o lesioni trofiche. Secondo la classificazione di Leriche-Fontaine (LF), il primo stadio (LF-I) corrisponde alla fase iniziale della sintomatologia (generalmente asintomatico o con possibile sensazione di freddo o parestesie alle estremità); il secondo stadio (LF-II) è caratterizzato da *claudicatio intermittens* (dolori crampiformi muscolari durante lo sforzo che recedono alla sospensione dell'esercizio); il terzo stadio (LF-III) si associa alla presenza di dolore a riposo, mentre il quarto stadio (LF-IV) è caratterizzato dalla presenza di lesioni trofiche e/o gangrena. L'esame clinico deve essere inoltre completato dalla misurazione dell'ABI (*Ankle/Brachial Index*) o indice di Winsor, ossia dell'indice pressorio caviglia/braccio; qualora esso mostri valori inferiori a 0,95 è considerato indicativo della presenza di patologia. Un valore di indice di Windsor inferiore a 0,6 risulta indicativo di arteriopatia severa meritevole di approfondimento diagnostico strumentale [13]. La valutazione strumentale si basa sull'utilizzo delle seguenti metodiche d'*imaging* vascolare: eco-color-Doppler (ECD), angiografia digitale arteriosa (DSA), angiografia con tomografia computerizzata (Angio-TC) e angiografia con risonanza magnetica (Angio-RM).

Eco-color-Doppler

L'ECD è una metodica non invasiva, poco costosa, di semplice esecuzione, ampiamente diffusa sul territorio e dotata di un'adeguata accuratezza diagnostica (sensibilità > 82% e specificità > 92%) nel rilevare stenosi superiori al 50% o occlusioni [14]. Sicuramente, per le sue caratteristiche, tale metodica rappresenta l'esame di primo livello da effettuare nel sospetto di arteriopatia periferica, come metodica di screening per porre l'indicazione a una metodica di seconda istanza e/o per pianificare un eventuale trattamento di rivascolarizzazione. Inoltre, tale metodica risulta indispensabile nel follow-up di pazienti sottoposti a trattamento medico, chirurgico o endovascolare [15-20]. La semeiotica ECD si basa su informazioni morfo-strutturali ed emodinamiche. Le alterazioni morfo-strutturali della malattia ateromasica vengono individuate all'esame ecografico sotto forma di ispessimento della parete vasale, con aspetto ipo-aneocogeno in caso di placche lipidiche (Fig. 1a) o disomogeneamente iperecogeno in caso di ateromi fibrotici. In caso di placche a prevalente componente calcifica si associa la presenza di coni d'ombra per sbarramento acustico generato dai depositi di calcio. Tale metodica diagnostica consente inoltre di valutare i margini della lesione aterosclerotica (regolari o irregolari) e di evidenziare eventuali ulcerazioni intra-placca (Fig. 1a). Tali informazioni, tuttavia, nella patologia del distretto arterioso degli arti inferiori presentano un ridotto apporto clinico rispetto ad altri distretti (per esempio distretto carotideo), in quanto raramente la sintomatologia è secondaria a un micro-embolismo. Alla valutazione morfologica, lo studio color-Doppler aggiunge dati flussimetrici estremamente utili nella stadiazione della patologia steno-ostruttiva. In particolare, è possibile escludere (Fig. 1b) o registrare e misurare turbolenze del flusso sanguigno (Fig. 1c) oppure, utilizzando il segnale colore, è possibile distinguere la parete vasale, la placca ateromasica e il lume residuo (Fig. 1d). Infine, in relazione al grado di stenosi, è possibile quantizzare l'aumento corrispondente della velocità sistolica (Fig. 1c) sino all'assenza di segnale in caso di ostruzione (Fig. 1e). Questi descritti sono i cosidetti segni "diretti"; sono inoltre presenti segni "indiretti", quali la presenza di flusso rallentato con attenuazione o scomparsa dell'onda *reverse* e della seconda onda positiva a monte della stenosi e la presenza di ridotta modulazione sisto-distolica (flusso *parvus-tardus*) a valle. I segni indiretti sono presenti in caso di stenosi superiori al 50% e secondari oltre che al grado di steno-ostruzione anche all'entità del circolo collaterale instauratosi. Al fine di porre l'eventuale indicazione a una indagine di secondo livello, l'esame ECD mostra comunque dei limiti, rappresentati principalmente dalla stretta operatore-dipendenza, che necessita di adeguata conoscenza sia della metodica che della patologia vascolare. Inoltre, tale metodica è condizionata dall'*habitus* e dalla collaborazione del paziente (asse iliaco), con bassa accuratezza diagnostica nell'identificazione e *grading* di multiple e successive steno-ostruzioni (soprattutto nel distretto femoro-popliteo); infine, risulta limitata nella valutazione di vasi infra-poplitei, non sempre esplorabili con sufficiente attendibilità diagnostica [21, 22].

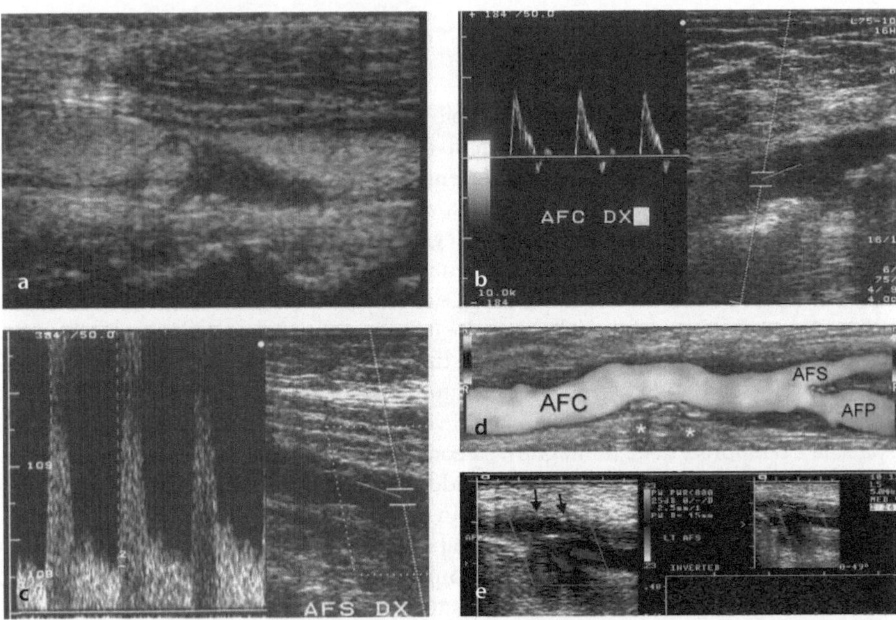

Fig. 1. a Placca ipoecogena ulcerata osservata con il modulo *B-flow*. **b** Normale tracciato trifasico nell'arteria femorale comune (*AFC*) di un paziente arteriopatico; tale reperto permette di escludere con elevata accuratezza la presenza di stenosi significative a monte. **c** Stenosi significativa da placca fibrolipidica dell'arteria femorale superficiale (*AFS*) e corrispondente tracciato demodulato a valle. **d** Scansione longitudinale con *power-doppler* della AFC e della sua biforcazione con placche fibrocalcifiche determinanti coni d'ombra (*) e placche fibrose non stenosanti. **e** Biforcazione della AFC, con assenza sia di segnale colore che di flusso nella AFS (*frecce nere*), in rapporto a occlusione. *AFP*, arteria femorale profonda

Angiografia digitale

La metodica di *imaging* considerata ancora come *gold standard* nella valutazione della patologia steno-ostruttiva periferica è l'angiografia digitale (DSA) eseguita per via arteriosa, grazie alla buona risoluzione sia spaziale (0,1 mm) che temporale (< 10 msec), all'ampio campo di vista, alla capacità di fornire eccellenti dettagli anatomici riguardanti sede, entità ed estensione della patologia ed eventuali circoli collaterali [23, 24]. Essa è tuttavia una procedura diagnostica invasiva, eseguita previo accesso arterioso percutaneo, che richiede l'ospedalizzazione del paziente, non scevra da rischi - con percentuale di complicanze pari al 3-7% e di mortalità pari allo 0,7% - correlati alla cateterizzazione e all'iniezione diretta intra-arteriosa del mezzo di contrasto (MDC) [25]. L'angiografia è comunque una tecnica prettamente "luminografica", che consente solamente una valutazione relativa al "contenuto" del vaso senza fornire informazioni "dirette" riguardo lo stato del "contenente", ossia della parete (apposizione trombotica, dilatazioni aneurismatiche trombizzate, caratteristiche della placca). Negli ultimi anni, il tumultuoso sviluppo tecnologico delle metodiche d'*imaging* ha consentito di introdurre nella pratica clinica metodiche diagnostiche non invasive, rappresentanti una valida alternativa alla DSA, quali l'angiografia con tomografia computerizzata spirale (Angio-TC) e l'angiografia con risonanza magnetica (Angio-RM).

Angio-TC

Lo sviluppo della tecnologia spirale a singolo strato alla fine degli anni Novanta ha consentito di applicare la tecnica TC allo studio del distretto vascolare. Tale tecnica non ha comunque conseguito risultati soddisfacenti in questo ambito, in quanto l'eccessivo carico termico al tubo radiogeno e la bassa velocità di acquisizione rendevano impossibile studiare tutto il distretto arterioso degli arti inferiori se non utilizzando ulteriori scansioni, con conseguenti maggiori quantità di MDC e maggior esposizione del paziente alle radiazioni ionizzanti [26, 27]. L'avvento della tecnica multistrato nel 1998, per le sue peculiari caratteristiche tecniche (contemporanea acquisizione di più sezioni per ogni rotazione completa del sistema tubo radiogeno-detettori, associata a un'aumentata velocità di rotazione di quest'ultimo, con conseguente riduzione dei tempi di acquisizione e possibilità di studiare ampi volumi anatomici con ottimale risoluzione spaziale e temporale delle immagini), ha consentito di superare tali limiti, permettendo uno studio contemporaneo dell'aorta addominale e del distretto arterioso periferico degli arti inferiori (Fig. 2a, b) con una singola acquisizione TC e un'unica somministrazione endovenosa di MDC, con adeguata risoluzione spaziale e temporale. La tecnica multistrato ha consentito, quindi, di ampliare le indicazioni cliniche dell'Angio-TC nello studio del distretto arterioso periferico [28-32]. Negli ultimi anni numerosi autori hanno confrontato l'Angio-TC con tecnica multistrato e la DSA nello studio di pazienti con arteriopatia periferica degli arti inferiori, con ottimi risultati di concordanza [33-38]. L'Angio-TC è una metodica non invasiva, rapida, poco costosa, eseguita con somministrazione endovenosa (ev) di MDC e in quantità inferiori rispetto alla DSA, che non espone l'operatore a radiazioni ionizzanti e non richiede l'impiego di un team di radiologi dedicato per l'esecuzione dello studio. La possibilità di rielaborare nel *post-processing* le immagini acquisite mediante l'impiego di software dedicati bi- o tridimensionali (*muliplanar reconstruction*, MPR; *maximum intensity projection*, MIP; *volu-*

me rendering technique, VRT), ottenendo così immagini simil-angiografiche (Fig. 2c, d), consente in fase di refertazione un'adeguata valutazione della patologia steno-ostruttiva, anche se eccentrica o ostiale (in corrispondenza delle biforcazioni), senza la necessità di dover eseguire ulteriori acquisizioni (proiezioni aggiuntive) (Fig. 3a, d, e) come accade invece in angiografia (Fig. 3b, c). L'esame Angio-TC fornisce inoltre accurate informazioni "dirette" sulla parete vasale, sulle caratteristiche dell'eventuale apposizione trombotica, sulla presenza di dissezione e sulla componente calcifica della placca, valutando inoltre la presenza di fattori compressivi *ab-estrinseco*. L'Angio-TC, come riportato in letteratura, è però gravata da una percentuale, seppur bassa, di sovra- o sottostima in caso di patologia stenotica del distretto infra-popliteo data l'esiguità del calibro di tali vasi, soprattutto in presenza di diffuse e grossolane calcificazioni parietali a manicotto che rendono difficoltosa la discriminazione tra lume e parete. In caso di patologia steno-ostruttiva, la valutazione del grado di stenosi viene effettuata comparando il diametro del lume residuo con il diametro totale del vaso. Il grado della stenosi si distingue in lieve (1-30%), moderato (31-70%), severo (71-99%) e occlusione (100%). In realtà nel distretto infra-popliteo, data l'esiguità del calibro vasale, il *grading* della stenosi si basa su un *cut-off* pari al 50% (inferiore o superiore). In caso di patologia aneurismatica, l'Angio-TC non solo consente una corretta valutazione della sede della lesione, delle dimensioni assiali e longitudinali della sacca aneurismatica, dell'eventuale presenza di trombosi parietale, dello stato della parete arteriosa e dei rapporti con le differenti efferenze vascolari, ma anche di ottenere misurazioni accurate per la scelta del corretto *device* in caso di presenza di indicazioni al trattamento endovascolare dell'aneurisma. Le indicazioni all'esame Angio-TC comprendono, oltre alla fase

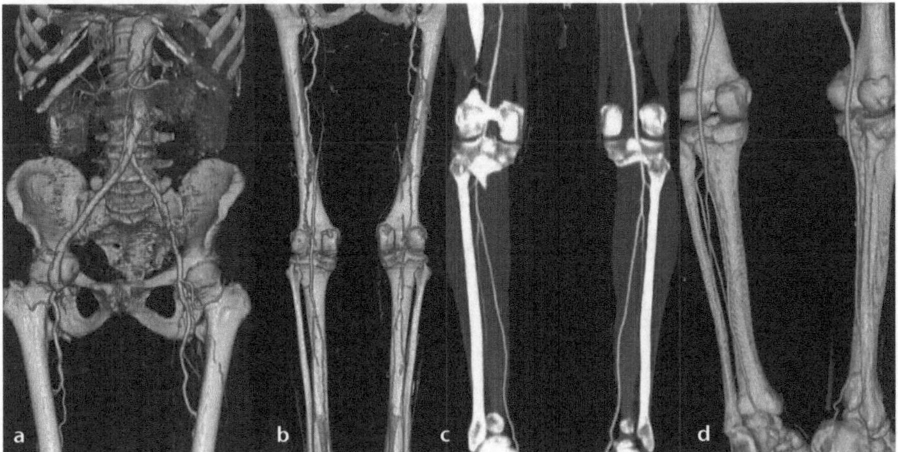

Fig. 2. L'angiografia con tomografia computerizzata (Angio-TC) dell'aorta addominale e dell'asse ilia-co-femorale (**a**) documenta pseudo aneurisma della AFC destra, con occlusione bilaterale della AFS. In **b** si evidenzia buona riabitazione del tratto distale della AFS e dell'arteria poplitea a sinistra (visione posteriore), mentre a destra è evidente uno scarso *run-off*. Angio-TC del distretto tibio-peroniero (**c-d**): i software di ricostruzione elettronica con tecnica *maximum intensity projection* (MIP) (**c**) e *volume rendering technique* (VRT) (**d**) consentono di visualizzare le strutture vascolari con modalità simil-angiografica, con il vantaggio di poter variare il punto di osservazione (per esempio antero-posteriore o viceversa, o obliqua) senza dover effettuare una nuova acquisizione TC o somministrare ulteriore MDC

diagnostica, lo studio di pazienti già sottoposti a rivascolarizzazione chirurgica mediante confezionamento di bypass periferici o a procedure endovascolari (follow-up) e in caso di esame ECD positivo/dubbio. Infatti l'esame Angio-TC consente un'ottimale valutazione della pervietà di tali *device* (bypass, *stent*), un accurato studio delle anastomosi del bypass e dell'*in-flow* e del *run-off* distale al tratto vascolare trattato [39].

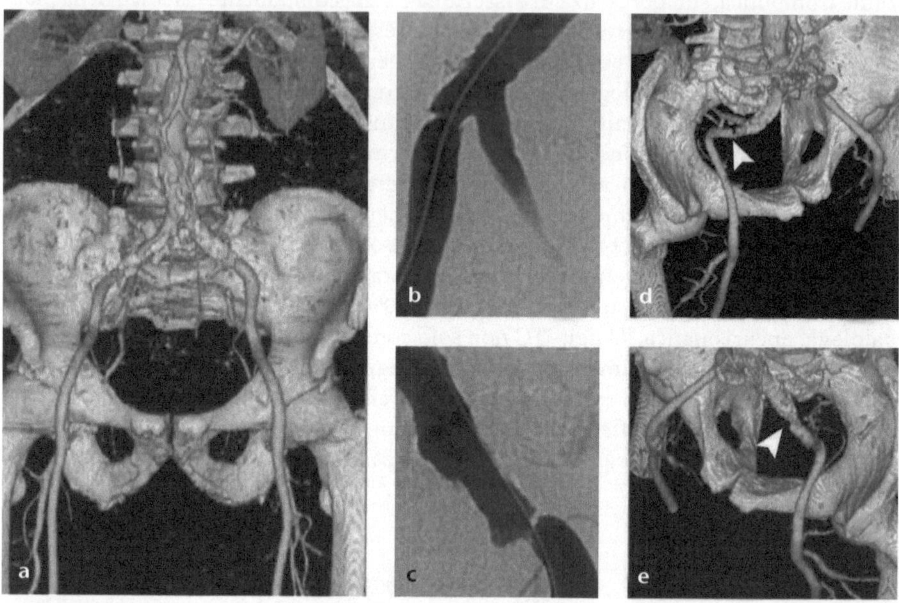

Fig. 3. Mediante una singola somministrazione endovenosa (ev) di MDC è possibile studiare adeguatamente l'asse vascolare (**a**) e la patologia associata. Infatti, mentre in angiografia è necessario eseguire proiezioni aggiuntive (oblique) (**b, c**) con ulteriore somministrazione intra-arteriosa di MDC al fine di visualizzare la biforcazione dell'arteria iliaca comune (AIC), i software di ricostruzione delle immagini TC consentono di valutare adeguatamente lesioni eccentriche (*teste di freccia* in **d** ed **e**) o ostiali secondo differenti punti di osservazione, evitando così ulteriori acquisizioni o somministrazione di MDC

Angio-RM

Nell'ambito della valutazione diagnostica della malattia aterosclerotica, la risonanza magnetica (RM) ha progressivamente guadagnato un ruolo dalla metà degli anni Novanta grazie allo sviluppo e all'introduzione della tecnica angiografica mediante somministrazione ev di MDC paramagnetico con iniettori automatici (*contrast enhanced* Angio-RM, CE-ARM) [40, 41]. Analogamente a quanto avvenuto con la tecnologia TC, lo sviluppo di scanner RM sempre più veloci e a elevati gradienti ha consentito di ottimizzare l'impiego del MDC, aprendo la strada all'applicazione clinica della tecnologia RM in ambito vascolare. L'introduzione della tecnica CE-ARM ha così consentito di superare le principali problematiche delle tecniche angiografiche senza MDC, ossia quelle cosiddette convenzionali (tecnica *time of flight*, TOF, e tecnica *phase contrast*, PC), rappresentate complessivamente dai lunghi tempi di acquisizione, dalla sensibilità ai flussi turbolenti e dalla bassa accuratezza diagnostica. Il principio di base della CE-ARM è rappresentato dall'acquisizione dei dati durante il "primo passaggio" del bolo di MDC nelle strutture vascolari in esame. Scanner allo stato dell'arte consentono acquisizioni Angio-RM rapide e durante una singola apnea, con ampi campi di vista. Fattori critici che possono influenzare la qualità d'immagine e l'accuratezza diagnostica di un esame Angio-RM sono rappresentati da fattori correlati sia alla tecnica RM utilizzata che al MDC impiegato e alla sua modalità di somministrazione. Per quanto attiene alla tecnica RM, l'acquisizione è contenuta nella durata di una normale apnea (in genere inspiratoria), nell'ordine di 25-30 sec al massimo, con sequenze caratterizzate da determinati criteri di rapporto segnale/rumore (S/R) e di copertura della regione anatomica di interesse. In genere, è possibile utilizzare strategie di acquisizione con piani paralleli al decorso dei vasi e non perpendicolarmente a essi (come per la tecnica TOF tradizionale), con netta riduzione del tempo di acquisizione. La tecnica è di tipo 3D, con acquisizione cioè di un intero volume e calcolo successivo delle singole partizioni (immagini) 2D, fatto che comporta un più favorevole rapporto S/R nelle immagini ottenute e spessori di strato inferiori rispetto a quelli della tecnica 2D (migliore risoluzione spaziale), ottimali per applicare dedicati algoritmi di ricostruzione (MPR, MIP). Il mantenimento dell'apnea, essenziale per la valutazione di altri distretti (vasi toracici e addominali), non è invece necessaria nello studio dei distretti periferici. Quanto ai MDC, in genere della famiglia dei chelati del Gadolinio (Gd), sono tutti caratterizzati da buona tollerabilità e ridotta nefrotossicità (utilità nei pazienti con insufficienza renale). Fattori importanti sono la dose, la velocità (flusso) di somministrazione, l'impiego di iniettore automatico (per la somministrazione a bolo) e il preciso *timing* dell'acquisizione. Risultano inoltre fondamentali i fattori legati al tempo di acquisizione rispetto all'iniezione, tanto più quanto maggiore è la velocità della prima. Per ottimizzare l'insieme dei fattori riportati sono state elaborate diverse modalità di esecuzione degli esami in rapporto ai differenti distretti studiati, man mano che la tecnica CE-ARM ha trovato applicazione negli anni nello studio di tutti i distretti arteriosi, con la sola eccezione, praticamente, del distretto coronarico. Dato l'esteso volume anatomico del distretto arterioso degli arti inferiori, nonostante la somministrazione ev automatica del MDC e l'impiego di sequenze veloci, i protocolli Angio-RM prevedevano inizialmente l'acquisizione di due o tre distretti separati (aorto-iliaco; femoro-popliteo e distale), ognuno con una somministrazione di MDC e mediante impiego di bobine di superficie. Sebbene applicabile, tale approccio risultava inficiato dall'eccessiva dose di MDC somministrato e dall'*enhancement* vascolare non selettivo (*enhancement* vascolare venoso), motivi per i quali furono successivamente introdotti il movimento automatico o semiautomatico del lettino porta-paziente, l'impiego di bobine di superficie con maggiori campi di vista e differenti parametri tecnici di acquisizione, che tenessero conto delle differenti esigenze di risoluzione spaziale a seconda delle dimensioni dei vasi del distretto in esame (distretto aortico, iliaco-femorale, popliteo-infrapopliteo). Tali caratteristiche hanno permesso di sviluppare protocolli più soddisfacenti, consentendo di "seguire" il bolo di MDC impiegando differenti campi di vista, acquisiti sequenzialmente dall'aorta addominale alle caviglie, con una singola dose di MDC somministrato mediante iniettore automatico. Attualmente, il requisito obbligatorio è quello di muovere il lettino (o il paziente) durante l'acquisizione RM e la somministrazione del MDC (Fig. 4a, b).

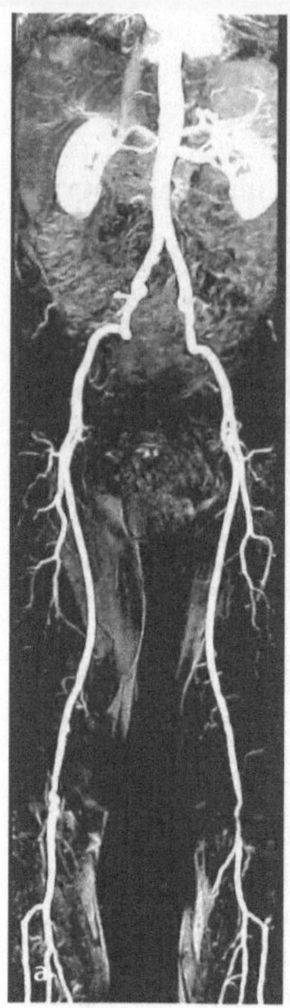

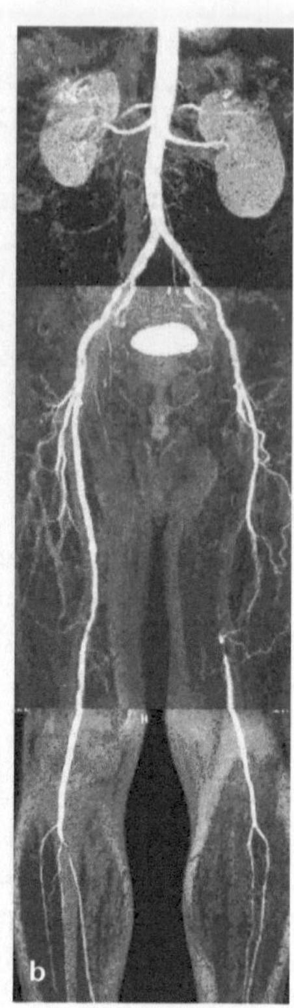

Fig. 4. Angiografia con risonanza magnetica (Angio-RM) del distretto arterioso aortico addominale e degli arti inferiori, in due differenti pazienti (**a**, **b**) eseguita mediante acquisizione di tre contigui campi di vista, con spostamento del lettino porta-paziente e ricostruzione con tecnica MIP

Tali caratteristiche spiegano perché i protocolli CE-ARM per lo studio del distretto arterioso degli arti inferiori siano così fortemente dipendenti dalla tipologia di scanner e dalle preferenze individuali di ogni operatore [42-47]. In termini generali, la tecnica più comunemente utilizzata impiega tre *step*, con campi di vista da 350 a 450 mm (in funzione delle bobine), spessore della partizione da 1 a 2 mm, spessore del pacchetto in funzione del paziente e del numero di step, dose di MDC da 0,1 a 0,3 ml/Kg a concentrazione 0,5 M, flusso di somministrazione del MDC variabile con una prima fase (di 1-1,5 ml/sec) e una seconda più lenta (0,4-0,6 ml/sec), ma dipendente dalla durata media dell'acquisizione (da 12 sec fino a oltre un minuto per ciascuno step). La variabilità dei protocolli riportata in letteratura non risulta di ausilio nel confrontare i risultati della CE-ARM *versus* DSA nei differenti centri diagnostici. Tali dati, tenendo conto delle indicazioni e/o controindicazioni classiche, suggeriscono comunque un ruolo della RM come metodica di seconda istanza nella valutazione diagnostica della patologia aterosclerotica del distretto arterioso degli arti inferiori, alla pari della TC multidetettore [48-59]. Tale ruolo è certamente confermato in modo sostanziale per i vasi aorto-iliaco-femorali, ove i risultati sono di qualità comparabile a quelli della TC, con i vantaggi radioprotezionistici noti [48-51, 53]. Meno soddisfacenti appaiono invece quelli nello studio dei vasi arteriosi distali (dalla poplitea in poi) [52, 54, 55]. Le ragioni principali di ciò vanno identificate nella maggiore "delicatezza" della tecnica RM, nella quale il corretto *timing* di *enhancement* del bolo di MDC rispetto alla durata e alla tecnica di acquisizione delle sequenze e dei campi di vista risulta determinante e non sempre ottimalmente realizzabile, e nella frequente presenza di lesioni critiche vascolari che condizionano un asimmetrico flusso tra i due arti, con picco di *enhancement* diverso e differente resa dello studio, cui conseguono problemi interpretativi. L'introduzione di tecniche veloci con rapida acquisizione sequenziale hanno ridotto tali problemi, ma non li hanno eliminati del tutto. Buoni sono i risultati nei controlli post-chirurgici di bypass [59], anche se con problemi legati alla presenza di possibili *clip* (artefatti) o reperti associati (fistole artero-venose). Limitato appare invece attualmente l'impiego nel follow-up di procedure interventistiche, con posizionamento di *stent* endovascolari. In tali casi classico è infatti il "vuoto di segnale" visibile nel tratto di vaso in cui è presente lo *stent*, con l'incapacità di esprimere un giudizio, per esempio, di ristenosi intra-*stent*. Nonostante questo, rimane comunque la capacità della tecnica RM di valutare la pervietà dello *stent* mediante l'ottenimento di informazioni indirette, documentando la presenza di *enhancement* vascolare a valle dello *stent* e valutando le caratteristiche dinamiche del flusso a valle, mediante tecnica PC. Lo studio di fistole artero-venose, o in generale di malformazioni arterovenose, si può giovare delle tecniche RM multifase ad alta risoluzione, oggi disponibili, costituendo un'indicazione preferenziale rispetto alla TC [57].

Conclusioni

In caso di sospetta arteriopatia periferica, l'obiettivo delle tecniche di *imaging*, qualunque sia la metodica scelta, è quello di individuare le caratteristiche morfologiche e funzionali che, associate alla valutazione clinico-laboratoristica, permettono di selezionare i pazienti indirizzandoli verso il trattamento più adeguato (terapia medica, chirurgica o endovascolare) o verso un'osservazione periodica nel tempo dell'evoluzione dell'arteriopatia o del risultato dell'eventuale trattamento effettuato. Comunque, qualunque sia la metodica utilizzata, un esame diagnostico "ideale" in tali pazienti dovrebbe consentire la visualizzazione di tutto il distretto arterioso degli arti inferiori (panoramicità dell'esame) in maniera da ottenere informazioni sulla lesione *target* (responsabile della sintomatologia), sull'*in-flow* (distretto arterioso a monte) e sul *run-off* (distretto arterioso a valle) sino alle arterie del piede con adeguata risoluzione spaziale, in modo da poter valutare anche i vasi di piccolo calibro. L'esame di prima istanza nei pazienti arteriopatici, da associare comunque e sempre a un'accurata valutazione clinico-laboratoristica, è rappresentato dall'ECD in virtù sia delle sue caratteristiche (disponibilità, attendibilità, non invasività e costi contenuti) che della possibilità di risultare esauriente o in grado di porre l'indicazione a una metodica di seconda istanza, quali DSA, Angio-TC o Angio-RM. L'obiettivo da perseguire attualmente è quello di sottoporre a esame angiografico solamente i pazienti trattabili con procedure endovascolari interventistiche o casi selezionati nei quali permangono dubbi irrisolti dopo valutazione TC o RM. Ulteriore obiettivo della fase diagnostica è quello di ottenere una completa pianificazione della distribuzione delle lesioni arteriose tale da permettere l'approccio angiografico (trans-femorale omo-controlaterale, transfemorale anterogrado, trans-ascellare o trans-omerale) più adeguato a rendere semplice l'eventuale successivo trattamento endovascolare. Quindi, in caso di paziente con esame ECD (ritenuto tecnicamente adeguato) positivo e con indicazione a un trattamento endovascolare, la metodica di seconda istanza da eseguire è rappresentata dall'angiografia. In caso di esame ECD dubbio o discordante con la valutazione clinica, appare invece giustificato il ricorso a un esame di seconda istanza (Angio-TC o Angio-RM) al fine sia di confermare/escludere la patologia, sia per la pianificazione del trattamento più indicato. In caso di lesione del distretto femoro-popliteo-infrapopliteo, passibile di trattamento endovascolare, l'indicazione all'esame angiografico appare giustificata se l'esame ECD consente di escludere con certezza la presenza di lesioni contestuali a monte (distretto iliaco); infatti, l'esclusione di lesioni iliache consente in questi casi di utilizzare l'approccio più adeguato (anterogrado), tale da rendere la procedura più semplice, più veloce, più sicura, con conseguente riduzione della quantità di MDC utilizzato e dell'esposizione a radiazioni ionizzanti, sia del paziente che degli operatori. In caso di esame ECD dubbio o positivo con indicazione chirurgica, l'iter diagnostico prosegue con una metodica di seconda istanza non invasiva (Angio-TC, Angio-RM) che, sulla base dei vantaggi e dei limiti precedentemente descritti, consente di evidenziare l'eventuale lesione vascolare e di fornire al chirurgo/radiologo interventista informazioni tali da porre una corretta indicazione al trattamento, sia esso chirurgico che endovascolare. Nel follow-up dei pazienti sottoposti a terapia chirurgica/endovascolare la metodica di riferimento è certamente rappresentata dall'esame ECD, con il ricorso a una metodica d'*imaging* di seconda istanza non invasiva in caso di reperto ECD negativo con valutazione clinica fortemente sospetta per recidiva/fallimento della procedura o in caso di ECD dubbio o, infine, con ECD positivo per lesione passibile di ulteriore trattamento.

Bibliografia

1. Di Guglielmo L, Dore R, Raisaro A et al (1999) Diagnostic imaging in the study of heart aging. Is the "senile heart" a fact? Radiol Med 97:449-460
2. Badano L, Carratino L, Giunta L (1993) "Physiologic" aging of the cardiovascular system. G Ital Cardiol 23:619-628
3. Weiner SD, Reis ED, Kerstein MD (2001) Peripheral arterial disease. Medical management in primary care practice. Geriatrics 56:20-2, 25-6, 29-30
4. Criqui MH, Fronek A, Barrett-Connor E et al (1985) The prevalence of peripheral arterial disease in a defined population. Circulation 71:510-515
5. Sramek A, Bosch JG, Reiber JH (2000) Ultrasound assessment of atherosclerotic vessel wall changes: reproducibility of intima-media thickness measurements in carotid and femoral arteries. Invest Radiol 35:699-706
6. Kannel WB, Skinner JJ Jr, Schwartz MJ et al (1970) Intermittent claudication. Incidence in the Framingham Study. Circulation 41:875-883
7. Fowkes FG (1988) Epidemiology of atherosclerotic arterial disease in the lower limbs. Eur J Vasc Surg 2:283-291
8. Fowkes FG, Housley E, Cawood EH et al (1991) Edinburgh Artery Study: prevalence of asymptomatic and symptomatic peripheral arterial disease in the general population. Int J Epidemiol 20:384-392
9. Polak JF (1993) Arterial sonography: efficacy for the diagnosis of arterial disease of the lower extremity. AJR Am J Roentgenol 161:235-243
10. Karlstrom L, Bergqvist D (1997) Effects of vascular surgery on amputation rates and mortality. Eur J Vasc Endovasc Surg 14:273-283
11. Pedrini L, Spartera C, Ponzio F et al (2000) Definizione dei percorsi diagnostico-terapeutici nelle arteriopatie ostruttive croniche periferiche. Minerva Cardioangiol 48:277-302
12. Rubin GD, Schmidt AJ, Logan LJ et al (2001) Multi-detector row CT angiography of lower extremity arterial inflow and runoff: initial experience. Radiology 221:146-158

13. Matzke S, Lepantalo M (2001) Claudication does not always precede critical leg ischemia. Vasc Med 6:77-80
14. Kohler TR, Nance DR, Cramer MM (1987) Duplex scanning for diagnosis of aortoiliac and femoropopliteal disease: a prospective study. Circulation 76:1074-1080
15. AbuRahma AF, Diethrich EB (1979) Doppler ultrasound in evaluating the localization and severity of peripheral vascular occlusive disease. South Med J 72:1425-1428
16. Carter SA (1969) Clinical measurement of systolic pressures in limbs with arterial occlusive disease. JAMA 207:1869-1874
17. Fellmeth BD, Bookstein JJ, Lurie AL et al (1990) Rapid progression of peripheral vascular disease after diagnostic angiography. Radiology 175:71-74
18. Lynch TG, Hobson RW 2nd, Wright CB et al (1984) Interpretation of Doppler segmental pressures in peripheral vascular occlusive disease. Arch Surg 119:465-467
19. Picus D (1990) Angiography in the 1990s: diagnosis and therapy. Radiology 175:33
20. Rutherford RB, Lowenstein DH, Klein MF (1979) Combining segmental systolic pressures and plethysmography to diagnose arterial occlusive disease of the legs. Am J Surg 138:211-218
21. Polak JF (1993) Arterial sonography: efficacy for the diagnosis of arterial disease of the lower extremity. AJR Am J Roentgenal 161:235-243
22. Moneta GL, Yeager RA, Antonovic R et al (1992) Accuracy of lower extremity arterial duplex mapping. J Vasc Surg 15:275-284
23. Lips DL, Vacek JL (1999) Catheter-based methods for managing peripheral vascular disease: which types of occlusive disease are most amenable? Postgrad Med 106:69-73, 77-78, 80-82
24. Reimer P, Landwehr P (1998) Non-invasive vascular imaging of peripheral vessels. Eur Radiol 8:858-872
25. Waugh JR, Sacharios N (1992) Arteriografic complications in the DSA era. Radiology 182:243-246
26. Rieker O, Duber C, Schmiedt W et al (1996) Prospective comparison of CT angiography of the legs with intraarterial digital subtraction angiography. AJR Am J Roentgenol 166:269-276
27. Lawrence JA, Kim D, Kent KC et al (1995) Lower extremity spiral CT angiography versus catheter angiography. Radiology 194:903-908
28. Prokop M (2000) Multislice CT angiography. Eur Radiol 36:86-96
29. Fishman EK (2001) CT Angiography: clinical applications in the abdomen. Radiographics 21:3-16
30. Rubin GD, Shiau MC, Schmidt AJ et al (1999) Computed tomographic angiography: historical perspective and new XV-state-of-the-art using multi detector-row helical computed tomography. J Comput Assist Tomogr 23:83-90
31. Katz DS, Hon M (2001) CT Angiography of the lower extremities and aortoiliac system with a multi-detector row helical CT scanner: promise of new opportunities fullfilled. Radiology 221:7-10
32. Blum A, Walter F, Ludif T et al (2000) Multislice CT: principles and new CT-scan applications. J Radiol 81:1597-1614
33. Ota H, Takase K, Igarashi K et al (2004) MDCT compared with digital subtraction angiography for assessment of lower extremity arterial occlusive disease: importance of reviewing cross-sectional images. AJR Am J Roentgenol 182:201-209
34. Rubin GD, Schmidt AJ, Logan LJ et al (2001) Multi-detector row CT angiography of lower extremity arterial inflow and runoff: initial experience. Radiology 221:146-158
35. Puls R, Knollmann F, Werk M et al (2001) Multi-slice spiral CT: 3D CT angiography for evaluating therapeutically relevant stenosis in peripheral arterial occlusive disease. Rontgenpraxis 54:141-147
36. Ofer A, Nitecki S, Linn S et al (2003) Multidetector CT angiography of peripheral vascular disease: a prospective comparison with intraarterial digital subtraction angiography. AJR Am J Roentgenol 180:719-724
37. Catalano C, Fraioli F, Laghi A et al (2004) Infrarenal aortic and lower-extremity arterial disease: diagnostic performance of multi-detector row CT angiography. Radiology 231:555-563
38. Martin ML, Tay KH, Flak B et al (2003) Multidetector CT angiography of the aortoiliac system and lower extremities: a prospective comparison with digital subtraction angiography. AJR Am J Roentgenol 180:1085-1091

39. Willmann JK, Mayer D, Banyai M et al (2003) Evaluation of peripheral arterial bypass grafts with multi-detector row CT angiography: comparison with duplex US and digital subtraction angiography. Radiology 229:465-474
40. Prince MR (1994) Gadolinium enhanced MR aortography. Radiology 191:155-164
41. Prince MR, Narasimham DL, Stanley JC et al (1995) Breath-hold gadolinium enhanced MR angiography of the abdominal aorta and its major branches. Radiology 197:785-792
42. Boos M, Lentschig M, Scheffler K et al (1998) Contrast enhanced magnetic resonance angiography of peripheral vessels. Different contrast agent applications and sequence strategies: a review. Invest Radiol 33:538-546
43. Ho KY, Leiner T, de Hann MW et al (1998) Peripheral vascular tree stenoses: evaluation with moving-bed infusion-tracking MR angiography. Radiology 206:683-692
44. Wang Y, Lee HM, Khilnani NM et al (1998) Bolus-chase MR digital subtraction angiography in the lower extremity. Radiology 207:263-269
45. Yamashita Y, Mitsuzaki K, Ogata I et al (1998) Three dimensional high-resolution dynamic contrast enhanced MR angiography of the pelvis and lower extremities with use of a phased array coil and subtraction: diagnostic accuracy. J Magn Reson Imaging 8:1066-1072
46. Ho KY, Leiner T, de Hann MW et al (1999) Peripheral MR angiography. Eur Radiol 9:1765-1774
47. Ho VB, Choyke PL, Foo TK et al (1999) Automated bolus chase peripheral MR angiography: initial practical experience and future directions of this work-in-progress. J Magn Reson Imaging 10:376-388
48. Swan JS, Kennell TW, Acher Cw et al (2000) Magnetic resonance angiography of aorto-iliac disease. Am J Surg 180:6-12
49. Huber A, Heuck A, Baur A et al (2000) Dynamic contrast-enhanced MR angiography from the distal aorta to the ankle joint with a step-by-step technique. AJR Am J Roentgenol 175:1291-1298
50. Ruehm SG, Goyen M, Barkhausen J et al (2001) Rapid magnetic resonance angiography for detection of atherosclerosis. Lancet 357:1086-1091
51. Schoenberg SO, Essig M, Hallscheidt P et al (2002) Multiphase magnetic resonance angiography of the abdominal and pelvic arteries: results of a bicenter multireader analysis. Invest Radiol 37:20-28
52. Winterer JT, Schaefer O, Uhrmeister P et al (2002) Contrast-enhanced MR angiography in the assessment of relevant stenoses in occlusive disease of the pelvic and lower limb arteries: diagnostic value of a two-step examination protocol in comparison to conventional DSA. Eur J Radiol 41:153-160
53. Goyen M, Ruehm SG, Debatin JF (2002) MR angiography for assessment of peripheral vascular disease. Radiol Clin North Am 40:835-846
54. Khilnani NM, Winchester PA, Prince MR et al (2002) Peripheral vascular disease: combined 3D bolus chase and dynamic 2D MR angiography compared with x-ray angiography for treatment planning. Radiology 224:63-74
55. Swan JS, Carroll TJ, Kennell TW et al (2002) Time-resolved three-dimensional contrast-enhanced MR angiography of the peripheral vessels. Radiology 225:43-52
56. Huber A, Scheidler J, Wintersperger B et al (2003) Moving-table MR angiography of the peripheral runoff vessels: comparison of body coil and dedicated phased array coil systems. AJR Am J Roentgenol 180:1365-1373
57. Herborn CU, Goyen M, Lauenstein TC et al (2003) Comprehensive time-resolved MRI of peripheral vascular malformations. AJM Am J Roentgenol 181:729-735
58. Herborn CU, Goyen M, Quick HH et al (2004) Whole-body 3D MR angiography of patients with peripheral arterial occlusive disease. AJM Am J Roentgenol 182:1427-1434
59. Meissner OA, Verrel F, Tato F et al (2004) Magnetic resonance angiography in the follow-up of distal lower-extremity bypass surgery: comparison with duplex ultrasound and digital subtraction angiography. J Vasc Interv Radiol 15:1269-1277

SEZIONE III

Apparato respiratorio

Capitolo 14

Invecchiamento dell'apparato respiratorio

Stefano Nardini, Claudio Sanguinetti, Francesco Schiavon

Premessa

L'insieme di fenomeni fisiologici che chiamiamo invecchiamento, e che si sostanzia in un progressivo deterioramento delle funzioni vitali, è ancora per larga parte sconosciuto sia nelle sue cause prime, sia nei suoi meccanismi, sia infine nella sua progressione che, come noto, varia da individuo a individuo.

Ogni ragionamento sull'invecchiamento dell'apparato respiratorio deve partire dall'osservazione che *l'apparato respiratorio è la parte del nostro organismo che maggiormente interagisce con l'ambiente*, e lo fa senza alcuna protezione che non siano i mezzi "naturali" di difesa. I 70 metri quadrati che nella media costituiscono la superficie respiratoria di un adulto non possono che risentire, acutamente ma anche nel lungo periodo, comunque sempre in misura massiva, di tutti i mutamenti che si verificano nelle caratteristiche biologiche, fisiche e chimiche dell'ambiente in cui l'individuo si muove.

Pertanto l'evoluzione dell'individuo che noi chiamiamo invecchiamento va intesa come il prodotto dell'interazione di un organismo che evolve (con il passare del tempo) con un ambiente (comprensivo anche degli stili di vita) che evolve. E come ogni individuo è diverso dall'altro per costituzione genica e per caratteristiche biologiche, così ogni ambiente è diverso dall'altro in senso non solo geografico ma, soprattutto, in senso storico. Si vuole con questo dire che i vecchi che noi osserviamo e studiamo oggi hanno vissuto in una comunità molto differente dalla nostra, respirando aria differente da quella che respiriamo noi e venendo a contatto con sostanze e microrganismi diversi da quelli con cui noi veniamo a contatto.

Così, almeno alcune delle patologie "degenerative" che noi oggi riteniamo connaturate all'invecchiamento sono invece, probabilmente, il prodotto della prolungata interazione dell'organismo con *noxae* patogene caratteristiche di un certo periodo storico e non del semplice scorrere del tempo.

Queste constatazioni, lungi dal far giudicare impredicabile l'invecchiamento dell'apparato respiratorio, devono però renderci consci che le nostre conoscenze in questo campo saranno sempre relative, viziate da quello che in epidemiologia è noto come un "effetto coorte".

Due sono i fattori che hanno influito nei decenni scorsi sull'invecchiamento dell'apparato respiratorio di coloro i quali oggi fanno parte della cosiddetta terza età: le malattie infettive e l'inquinamento.

La regressione dell'importanza della patologia infettiva - pur registratasi anche per quello respiratorio - non è stata così pronunciata come per altri apparati. La tubercolosi ha colpito duro per tutta la prima metà del secolo (e colpisce a tutt'oggi). Bronchiti e broncopolmoniti hanno costituito importanti cause di morbilità e mortalità.

Per quel che riguarda l'inquinamento aereo, è ben noto che il secolo scorso si è qualificato come quello nel quale si è assistito a un suo aumento e a una sua diffusione geografica. Inoltre - a differenza di quanto si osserva oggi - il livello di sostanze tossiche inalabili nell'ambiente di lavoro è stato molto elevato.

Nel ragionare sulle modifiche che si osservano nell'apparato respiratorio sui nostri vecchi occorrerà tenere conto di quanto questi due fattori possono aver agito sull'individuo.

Senectus ipsa morbus est?

Nessuno è ancora riuscito a capire con precisione come e perché si invecchia. Alcune teorie hanno enfatizzato il ruolo di ripetute "lesioni" da raggi ultravioletti, altre quello dell'accumulo di metaboliti, altre infine il ruolo della genetica. Tutti questi fattori possono giocare un ruolo ma, come accennato, l'invecchiamento è un processo complesso in cui differenti elementi (l'ereditarietà, l'ambiente, la dieta, l'esercizio fisico, le malattie passate, le influenze culturali) interagiscono in modo non prevedibile. In questo l'invecchiamento si differenzia dai cambiamenti osservati, per esempio, nell'adolescenza, che possono essere previsti con buona approssimazione. Alcuni apparati iniziano a invecchiare relativamente presto nel corso della vita, altri (come il sistema nervoso centrale) relativamente tardi. La senescenza dell'apparato respiratorio inizia a trent'anni circa. Tuttavia, nonostante questo precoce inizio dell'involuzione senile, in campo respiratorio il detto che la vecchiaia è di per sé una malattia non è vero.

Per quel che riguarda la funzione respiratoria, intesa come ossigenazione del sangue e depurazione dello stesso dall'anidride carbonica, infatti, in linea di massima si sa che un organismo che invecchia in modo "sano" e armonico (che abbia cioè avuto una favorevole interazione con l'ambiente) non presenta problemi di insufficienza funzionale.

Il grafico di Figura 1 evidenzia questo fenomeno.

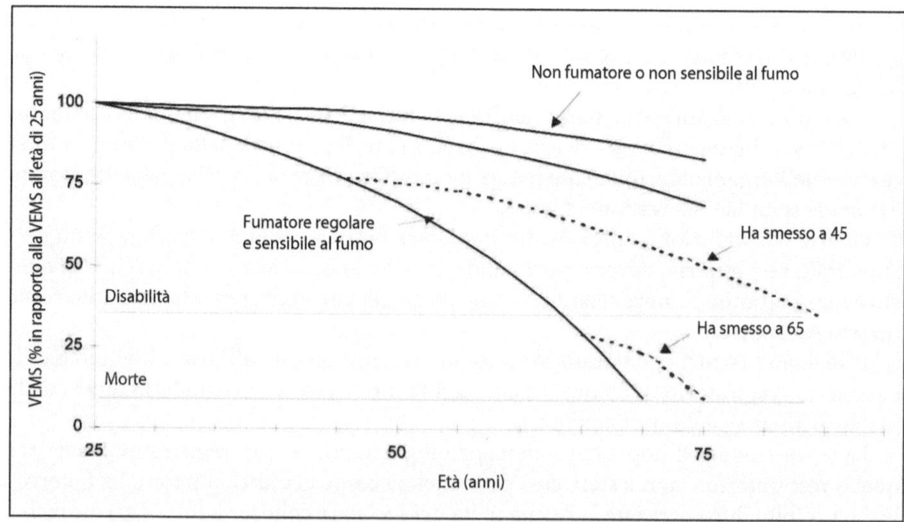

Fig. 1. Volume espiratorio massimo al primo secondo (VEMS) in differenti età

Come si osserverà, la funzionalità respiratoria, espressa nel grafico come VEMS (volume espiratorio massimo al primo secondo) decresce con l'età.

Nel soggetto che abbia "male interagito" con l'ambiente (nel caso del grafico, un soggetto fumatore) questo decremento può essere rapido e portare a una severa riduzione della funzione respiratoria, tale da provocare in età relativamente giovane (50-60 anni) invalidità e morte.

Per contro, nel soggetto "normale" che abbia "ben vissuto" la riduzione prestazionale incide solo sulle riserve funzionali, cioè su quella quota di respirazione che viene reclutata in condizioni di sforzo.

Nella vecchiaia, l'apparato respiratorio, consente quindi di svolgere un'attività fisica moderata, comunque commisurata alle attitudini caratteristiche dell'età. Il respiro normale rimane adeguato e anche una persona molto vecchia è in grado, nella maggior parte dei casi, di respirare senza sforzo. Tuttavia, in presenza di necessità aumentate di ossigeno (per esempio durante l'esercizio fisico o in alta montagna) l'apparato respiratorio invecchiato può non essere in grado di soddisfare la richiesta.

Struttura e funzioni dell'apparato respiratorio

L'apparato respiratorio è molto complesso sia nella struttura che nella funzione. Essenzialmente è costituito da un organo di scambio di gas tra due fluidi, l'aria e il sangue, e dalle vie di conduzione che veicolano aria e sangue alle singole unità ove lo scambio avviene.

I due fluidi vengono mobilizzati da due "pompe": il sangue dal cuore (che è un semplice muscolo), l'aria dal sistema toracopolmonare, che è una struttura complessa. I movimenti della gabbia toracica sono in grado di generare le pressioni che mobilizzano l'aria nelle vie aeree, in ragione dell'elasticità del polmone, ma la gabbia toracica si muove in dipendenza dell'integrità dell'apparato osteo-articolare e della capacità dei muscoli di generare tensione.

La funzionalità del sistema è assicurata da un esatto accoppiamento tra sangue e aria, cioè dal fatto che giunga aria a unità scambiatrici nelle quali si trovi anche il sangue.

Per assicurare l'omeostasi di questo organo di scambio, l'apparato respiratorio dispone di meccanismi biologici, per lo più localizzati sul versante ventilatorio, in quanto come detto più esposto agli agenti esterni.

Riconosciamo quindi un sistema di "condizionamento" dell'aria e uno di protezione dell'apparato respiratorio, quest'ultimo è esteso dalle prime vie aeree fino agli alveoli e articolato in difese meccaniche e biologiche, con funzioni sia di prevenzione sia di riparazione dei danni.

La mortalità elevata per cause infettive (per esempio per broncopolmonite), caratteristica delle classi di età più avanzate, è testimonianza di una minore efficienza dei meccanismi di protezione citati associata a una minore efficacia di quelli riparativi.

Lo scopo principale dell'apparato respiratorio (ve ne sono anche altri, secondari) è quello di assicurare la necessaria fornitura di ossigeno. Contestualmente, con l'apparato renale, mantiene costante l'equilibrio metabolico. Per raggiungere questo obiettivo, aria "fresca" deve essere introdotta regolarmente e continuativamente nelle singole unità funzionali: gli alveoli. È noto da decenni che con l'invecchiamento si riduce - fisiologicamente - la quantità di aria che può essere mobilizzata. Il grafico di Figura 1, basato sugli studi di Fletcher e Peto, rende visibile questo dato illustrando contemporaneamente l'effetto di "invecchiamento precoce" che può avere l'abitudine al fumo (fattore ambientale legato allo stile di vita) quando interagisce con una particolare costellazione genica individuale.

L'insieme delle alterazioni accennate configura il quadro del "polmone senile": un organo reso meno efficiente e più fragile dal passare degli anni rispetto al corrispettivo adulto (Tabella 1).

Come queste alterazioni possano raffigurarsi attraverso immagini radiologiche viene analizzato nel capitolo relativo di questo trattato (v. Capitoli 18-22). Qui si cercherà di analizzare il mutamento progressivo di ciascuna delle componenti dell'apparato respiratorio per spiegare la genesi di quanto osservato nell'anziano.

Tabella 1. Differenti componenti dell'invecchiamento dell'apparato respiratorio

Funzione	Struttura	Proprietà	Possibile alterazione con l'invecchiamento	Effetto/i sulla funzione
Trasporto dell'aria	Vie aeree superiori	Pervietà, temperatura, umidità		Riduzione progressiva e omogenea dei volumi ventilatori mobilizzabili
	Vie aeree	Pervietà	Ridotta (*)	
	Polmone	Elasticità	Ridotta elasticità	
	Gabbia toracica ossa	Volumetria e simmetria	Ridotta volumetria, alterazione della forma	
	Gabbia toracica articolazioni	Mobilità	Ridotta mobilità	
	Muscolatura respiratoria	Forza e resistenza	Ridotta forza e resistenza	
Circolazione del sangue	Vasi sanguigni	Pervietà	Ridotti scambi dei gas	Riduzione della perfusione
	Cuore	Forza	Ridotta forza e resistenza	
Protezione delle vie aeree	Apparato mucociliare	Efficacia dinamica	Minore capacità di pulizia	Riduzione delle capacità di difesa e di riparazione dei danni
	Difese immunitarie	Efficacia	Minore resistenza alle infezioni	
	Sistemi enzimatici	Efficienza	Minore capacità riparativa	

Note: (*) pervietà ridotta delle piccole vie aeree per ridotta elasticità polmonare

Effetti noti dell'invecchiamento sulla struttura e la funzione respiratorie

È ancora una volta necessario sottolineare che le evidenze che si hanno a disposizione non consentono a oggi di avere una conoscenza completa sia delle conseguenze "fisiologiche" dell'invecchiamento, sia delle basi dei cambiamenti che vengono osservati. Peraltro, le nostre conoscenze, seppur parziali, ci consentono di tracciare un quadro sommario dell'involuzione dell'organismo anziano che verrà fornito di seguito in modo analitico in relazione ai singoli componenti dell'apparato respiratorio.

Sistema muscolo scheletrico. La gabbia toracica

La massa ossea (ovvero la densità) si riduce con l'età, per perdita di calcio e altri minerali, specialmente nel sesso femminile. A carico della colonna vertebrale, oltre a queste alterazioni che possono portare a una riduzione delle dimensioni del corpo vertebrale, si osservano degenerazioni dei dischi intervertebrali, che perdono parte della sostanza liquida e diventano più sottili. La colonna vertebrale si accorcia e la gabbia toracica cambia forma e dimensioni.

In generale le articolazioni diventano più rigide e meno flessibili. Le cartilagini articolari possono andare incontro a lenti e progressivi fenomeni di calcificazione.

Con il passare degli anni viene perduta anche massa muscolare: questa perdita sembra essere uno dei pochi fattori determinati geneticamente dall'invecchiamento e inizia dopo i 20 anni nei maschi e dopo i 40 nelle femmine. Nei muscoli si deposita lipofuscina che si interpone tra le fibre. La riparazione del tessuto muscolare diviene più lenta e, almeno in parte, il tessuto viene sostituito da sostanza inerte. Ciò determina una riduzione del tono e della contrattilità, indipendentemente dal grado di allenamento fisico.

Gli effetti dei cambiamenti descritti a carico del sistema muscolo-scheletrico dell'anziano si concretizzano in un aumento del diametro sagittale del torace. La colonna vertebrale può incurvarsi in maniera più o meno spiccata contribuendo ad alterare, oltre al volume, anche la forma della gabbia toracica, in particolare per una riduzione del diametro laterale, e conseguentemente la sua motilità. I muscoli respiratori - in particolare il diaframma, nel quale si verifica un aumento del tessuto connettivo, ma anche gli intercostali - perdono parte della loro efficienza e conseguentemente si riduce la forza massima che può essere generata nell'inspirazione o nell'espirazione.

Complessivamente, il torace diviene con l'età più rigido. La gabbia toracica cambia forma. L'apparato respiratorio è meno potente. Di recente in Italia è stato messo in evidenza che anche altri fattori si associano all'età nell'influenzare la funzione respiratoria, segnatamente il rapporto tra massa magra e peso totale, che risulta correlato positivamente con la capacità vitale. In pratica, nel valutare la funzione respiratoria dell'anziano si deve tenere d'occhio anche la corporatura e non solo la statura.

Le vie aeree superiori

Con l'invecchiamento si osserva un rimodellamento delle strutture osteo-cartilaginee che deriva dalle modificazioni della matrice extracellulare del connettivo e dalla demineralizzazione ossea; questo rimodellamento, associato a ipotrofia della mucosa, limita l'efficienza dei poteri di "condizionamento" dell'aria inspirata.

Per effetto dell'invecchiamento, la trachea perde elasticità e può presentare (fisiologicamente) calcificazioni e ossificazioni delle cartilagini.

Come accennato, si osserva un progressivo scadimento dell'efficienza dei meccanismi di barriera e di clearance che riguarda tutto il tratto respiratorio.

La tosse riduce la sua efficienza nel "tenere pulite" le vie respiratorie, in parte per le degenerazioni descritte a carico della laringe e della trachea, in parte per quelle del sistema muscolo scheletrico.

Cuore e vasi sanguigni

Come per la funzione ventilatoria anche quella cardiaca si riduce lentamente ma progressivamente con l'età: a 20 anni il cuore è in grado di aumentare la gittata di circa 10 volte. Dopo i 30 anni viene perso in media l'1% all'anno.

Ciò avviene per degenerazione delle cellule muscolari cardiache con depositi di lipofuscina. Anche le valvole diventano rigide, aumentando lo spessore. Non è infrequente che un cuore invecchiato fisiologicamente sia lievemente aumentato di dimensioni. Questo fatto, dimostrato nelle donne giapponesi, si accompagna alla già citata riduzione del diametro toracico e, per conseguenza, determina un aumento del rapporto cardio-toracico che potrebbe erroneamente essere interpretato come patologico.

I vasi sanguigni del circolo polmonare presentano un'involuzione sia della struttura sia della funzione. Vi è una progressiva fibrosi intimale. Anche se su quest'ultimo punto non vi sono evidenze concordi, sembra che parallelamente al ridursi del numero degli alveoli (v. sotto) si assista a una riduzione del numero dei capillari polmonari, la cui pervietà è influenzata dalle modificazioni del tessuto connettivo polmonare (v. oltre). L'effetto di questi cambiamenti porta a un aumento delle resistenze vascolari che è stato osservato e che peraltro si rende di solito evidente solo durante lo sforzo fisico.

Per inciso, la riduzione del contenuto di liquidi dell'organismo che si verifica con l'età porta a una riduzione del contenuto fluido del sangue con riduzione del volume plasmatico totale. È anche comune una riduzione della componente cellulare del sangue che però non giunge alla vera e propria anemia.

I polmoni

Soprattutto in passato, e soprattutto da specialisti radiologi, è stato spesso utilizzato il termine "enfisema senile" a designare, nell'anziano, un quadro radiologico toracico caratterizzato da aumento della trasparenza aerea polmonare e da un mutamento della forma del torace, con morfologia "a botte".

I Colleghi radiologi sono stati spesso criticati per l'uso di questo termine, tuttavia, anche se quel che si osserva non è un vero enfisema (nel senso che mancano le alterazioni distruttive caratteristiche di quest'ultimo), i cambiamenti funzionali e strutturali del polmone senile sono qualitativamente simili a quelli che si osservano nella patologia polmonare, in particolare nell'enfisema propriamente detto. La sfida, quindi, per il radiologo come per lo pneumologo, è quella di distinguere i cambiamenti fisiologici da quelli patologici.

I fenomeni che si verificano con l'età nel sistema respiratorio e le cui cause verranno analizzate nel dettaglio più oltre sono sostanzialmente:

1. perdita di ritorno elastico polmonare. Questa alterazione riconosce come cause alterazioni sia nelle componenti dell'interstizio (elastina, collagene, proteoglicani), sia nella loro disposizione, sia infine nel loro rapporto proporzionale reciproco. Le fibre elastiche si riducono di numero e spessore, soprattutto a livello delle vie aeree e dei vasi. Il tessuto connettivo si modifica, divenendo progressivamente più rigido e determinando a sua volta rigidità, oltre che del polmone, anche dei vasi e delle vie aeree in esso contenuti. Come accennato, il collagene non si modifica nelle sue caratteristiche intrinseche, quanto piuttosto nei suoi rapporti quantitativi in rapporto con le altre componenti, segnatamente l'elastina.
   Alcune ipotesi correlano la riduzione della elasticità non solo e non tanto ai fenomeni appena descritti, quanto a modifiche dell'orientamento spaziale delle fibre.
   Comunque determinata, la perdita del ritorno elastico ha conseguenze sia sulle funzioni di pompa respiratoria - perché cambia il rapporto *pressione* (generata dalla pompa muscolo-scheletrica della gabbia toracica) *volume* (polmonare) - sia sulla pervietà delle vie aeree distali (che nell'espirio forzato tendono a chiudersi più facilmente). Un altro fenomeno caratteristico dell'età che può contribuire alla ridotta pervietà delle vie aeree distali è la riduzione dello spessore della componente muscolare della parete bronchiale che determina anche minore efficienza della tosse.
   A differenza di quanto si osserva nell'enfisematoso, nella persona anziana la riduzione del ritorno elastico polmonare è in genere compensata dalla riduzione della compliance della gabbia toracica (nel sistema muscolo-scheletrico). Queste trasformazioni dell'insieme toraco-polmonare sono all'origine delle variazioni di volume e forma che si verificano con l'età.
2. Aumento della superficie delle vie aeree di conduzione distali (bronchioli respiratori e dotti alveolari) che determina aumento della distanza che intercorre tra le pareti alveolari. L'effetto più eclatante è una maggiore tendenza al collasso bronchiale parziale nell'espirio, particolarmente nelle parti più declivi (le basi polmonari nella stazione eretta) dove sono maggiori gli effetti del gradiente gravitazionale. Inoltre, il descritto aumento di superficie a carico dei bronchioli respiratori e dei dotti alveolari, unito alla riduzione del numero degli alveoli, porta a mutamenti nella compartimentazione dei volumi polmonari statici e dinamici, dato che il volume di aria esposto agli scambi respiratori alveolari - espresso come percentuale del totale dell'aria ventilabile - diminuisce.

È già stato menzionato il fatto che numerosi fenomeni caratteristici della vecchiaia possono concorrere a creare l'immagine dell'enfisema "senile". Oltre alle alterazioni del parenchima polmonare, si possono menzionare la riduzione della densità ossea (che riduce il contrasto della struttura rigida della gabbia toracica), la riduzione della massa muscolare (che può avere lo stesso effetto) e la riduzione del volume plasmatico totale (che può ridurre la componente radio-opaca del polmone).

Inoltre, le alterazioni del diametro bronchiale hanno conseguenze sul piano dell'*imaging*: il rapporto bronco-arterioso, definito come il rapporto tra il diametro del lume bronchiale e il diametro della arteria satellite, aumenta con l'età fino a superare l'unità nei soggetti ultrasessantacinquenni, simulando la presenza di bronchiectasie patologiche.

Le alterazioni citate a carico del parenchima e del circolo polmonare sono riflesse anche nella valutazione indiretta della loro funzionalità, che viene fatta dalle scintigrafia perfusoria e inalatoria: tali alterazioni funzionali imitano il quadro dell'embolia polmonare e possono renderne difficile la diagnosi nell'anziano.

Alcuni dei fattori alla base dell'aumentata trasparenza polmonare (involuzione muscolare con perdita di forza, riduzione dell'elasticità polmonare, alterazioni ossee con modificazioni della gabbia - v. Tabella 1) possono spiegare anche il cambiamento di forma e volume del torace, e quindi, dell'*imaging* polmonare dell'anziano. Se si confrontano con tomografia computerizzata ad alta risoluzione le alterazioni rilevabili in seguito all'invecchiamento con quelle rilevate in seguito al fumo, si vede che l'età aumenta le anormalità degli spazi aerei prevalentemente a carico delle porzioni inferiori, mentre il fumo le aumenta prevalentemente a carico dei lobi superiori.

Le difese dell'apparato respiratorio

Con l'avanzare dell'età, anche i meccanismi di difesa del sistema respiratorio subiscono un'involuzione. Si tratta di cambiamenti che investono soprattutto la componente cellulare e biochimica, per cui sono di relativo interesse per lo specialista radiologo. Per questo motivo, in questa sede se ne fornirà solo una visione generale, per sottolineare la relativa aumentata fragilità dell'apparato respiratorio nell'anziano.

Già si è fatto cenno al fatto che con l'età si modificano le prime vie aeree, con una riduzione della loro capacità di "pulizia" meccanica. Sul versante della difesa cellulare non si osservano sostanziali diminuzioni del numero dei macrofagi alveolari, che sono la prima linea di difesa, né della loro funzionalità. Invece, l'aumento del numero di neutrofili osservato negli alveoli può essere ricondotto in parte alle turbe della loro funzione, presenti anche nei neutrofili circolanti. Con l'età si osservano alterazioni dei rapporti tra le differenti linee dei linfociti T; quelli presenti nel polmone sembrano avere una ridotta capacità di attivazione e replicazione.

È noto che la persona anziana tende a ricordare meglio gli eventi passati rispetto ai fatti recenti: analogamente, si osserva una ridotta risposta antigenica. Ciò è espresso da una ridotta concentrazione di IgM, in presenza di livelli sostanzialmente stabili. IgG e IgA sostanzialmente rimangono relativamente stabili.

Conclusioni

In conclusione, l'invecchiamento dell'apparato respiratorio provoca numerose variazioni della fisiologia sia della "pompa" (la gabbia toracica), sia dell'organo scambiatore (il polmone). Queste variazioni - che sono ben lungi dall'essere completamente conosciute-determinano alterazioni che si concretizzano, sul piano funzionale, in una riduzione della quantità di aria mobilizzabile e in una minore riserva funzionale. Sul piano anatomico, le variazioni si concretizzano in cambiamenti di forma e di composizione del torace e delle strutture in esso contenute. Data la capacità dell'invecchiamento di simulare alcuni quadri caratteristici di diverse malattie respiratorie, la sfida per il radiologo come per il clinico è quella di saper distinguere il fisiologico dal patologico, l'anziano sano da quello malato, ai fini di poter fornire a ciascuno il trattamento più appropriato.

In altre parole, i medici che si occupano di assistenza a soggetti anziani devono considerare che la variabilità nel normale è molto maggiore nell'anziano e che tutte le procedure diagnostiche dovrebbero essere considerate nel contesto della sintomatologia.

Letture consigliate

- Burger C, Stanson A, Sheedy P et al (1992) Fast-computed tomography evaluation of age related changes in upper airway structure andfrnction in normal men. Am Rev Respir Dis 145:846-852
- Crepaldi O (1993) Trattato di gerontologia e geriatria. UTET, Torino, pp 3-58
- DeLorey DS, Babb TG (1999) Progressive mechanical ventilatory constraints with aging. Am J Respir Crit Care Med 160:169-177
- Dow L, Carrol M (1996) The aging lung: structural and functional aspects. In: Connolly M (ed) Respiratory disease in the elderlypatient. Chapman and Hall Medicai, London, pp 1-17
- Ekberg O, Feinberg M (1991) Altered swallowing function in elderly patients without dysfagia: radiologic findings in~6 cases. Am J Radiol 156:1181-1184
- Fletcher C, Peto R, Tinker C, Speizer F (1976) The natural history of chronic bronchitis and c'i:physema. Oxford University Press, Oxford, p 272
- Grassi V, Cossi S, Leonardi R, Tantucci C (1998) The aging lung: functional aspects. Aging, Milano 10:176-177
- Inoue K, Yoshii K, Ito H (1999) Effect of aging on cardiothoracic ratio in women: a longitudinal study. Gerontology 45:53-58
- Lai-Fook SJ, Hyatt RE (2000) Effects of age on elastic moduli of human lungs. J Appl Physiol 89:163-168
- Johnson BD (1998) Demand versus capacity during exercise in the aging pulmonary system. Aging, Milano 10:176
- Matsuoka S, Uchiyama K, Shima H et al (2003) Bronchoarterial ratio and bronchial wall thickness on high-resolution CT in asymptomatic subjects: correlation with age and smoking. AJR Am J Roentgenol 180:513-518
- Righini M, Le Gal G, Perrier A, Bounameaux H (2005) The challenge of diagnosing pulmonary embolism in elderly patients: influence of age on commonly used diagnostic tests and strategies. J Am Geriatr Soc 53:1039-1045
- Rossi A, Ganassini A, Tantucci C, Grassi V (1996) Aging and the respiratory system. Aging Clin Exp Res 8:143-161
- Santana H, Zoico E, Turcato E et al (2001) Relation between body composition, fat distribution, and lung function in elderly men. Am J Clin Nutr 73:827-831
- Soejima K, Yamaguchi K, Kohda E et al (2000) Longitudinal follow-up study of smoking-induced lung density changes by high-resolution computed tomography. Am J Respir Crit Care Med 161(4 Pt 1):1264-1273
- Verbeken E, Gauherghs M, Mertens L (1992) The senile lung. Comparison with normal and emphysematous lungs. 1. Structural Aspects. Chest 101:793-799
- Wahba WM (1983) Influence of aging on lung function-clinical significance of changes from age twenty. Anesth Analg 62:764-776
- Young KR Jr, Merrill WW (1986) Interstitial lung diseases in the elderly patient. Clin Geriatr Med 2:385-410
- Zeleznik J (2003) Normative aging of the respiratory system. Clin Geriatr Med 19:1-18

CAPITOLO 15

Invecchiamento del torace

Cesare Fava, Dario Gned, Luciano Cardinale, Aldo Cataldi, Adriano Priola

Gli esami di diagnostica per immagini nei soggetti di età superiore ai 65 anni sono in continuo aumento. In considerazione del miglioramento delle possibilità terapeutiche e delle legittime aspettative del paziente anziano, il radiologo deve conoscere le più importanti evoluzioni anatomiche e fisiologiche caratteristiche dell'età avanzata, innanzitutto del torace, così da poter stabilire il reale limite tra modificazioni del torace compatibili con l'età e quadri propriamente patologici. Infatti, se da una parte è frequente che l'anziano presenti una qualche patologia polmonare, è del tutto errato considerare la stessa come un evento fisiologicamente correlato all'età. Per esempio, è noto che oltre i 65 anni l'incidenza delle broncopneumopatie croniche, e in particolare dell'enfisema polmonare, aumenta: questo è uno degli elementi che inducono a parlare impropriamente di "enfisema senile", ma è assolutamente semplicistico considerare l'enfisema in un anziano come un fatto fisiologico.

Definire le variazioni anatomo-fisiologiche che si verificano nell'anziano come "polmone senile" è di fatto inesatto e riduttivo in quanto è il torace nel suo complesso ad andare incontro a mutamenti che possono riguardare la gabbia toracica, la parete toracica, il polmone, il mediastino. Le tecniche di *imaging* sono in grado oggi di oggettivare questi cambiamenti, fornendo al medico di reparto un utile elemento di chiarimento per quei quadri clinici spesso sfumati o di difficile interpretazione. In linea generale, si può affermare che la radiologia tradizionale, con il radiogramma standard, è in grado di mettere in luce la maggior parte degli aspetti tipici del torace senile, e che la tomografia computerizzata li evidenzia in modo maggiormente analitico in virtù dei vantaggi di lettura dell'immagine di sezione.

La parete toracica: il "contenitore" del polmone

La gabbia toracica è il "contenitore" del polmone e include principalmente le coste, lo sterno, il rachide dorsale, il diaframma e i muscoli della parete toracica anteriore e posteriore.

Lo *scheletro* della gabbia toracica si irrigidisce progressivamente, per effetto della calcificazione delle cartilagini costali e dell'artrosi delle articolazioni costo-vertebrali: questi eventi, in associazione all'osteoporosi diffusa dell'osso dell'anziano e alla perdita del tono parietale muscolare, portano a un aumento della fragilità della parete toracica, predisponendo alle fratture e alle deformazioni (tipicamente: cifosi dorsale ingravescente e ricurvamento dello sterno).

La progressiva atrofia dei *muscoli* della parete toracica è caratterizzata dalla sostituzione delle fibrocellule muscolari con cellule adipose. Questa sostituzione, pur potendo non alterare lo spessore della parete toracica, ne modifica in ogni caso significativamente la costituzione. All'esame fisico obiettivo del paziente tale modificazione strutturale della parete può nascondersi, ma non all'esame radiologico, che nel radiogramma standard rileva un diffuso aumento della radiotrasparenza toracica (in virtù della ben nota minore attenuazione del fascio radiogeno da parte del tessuto adiposo rispetto al muscolo). Si deve parlare allora, in questo caso, di aumento della trasparenza polmonare *apparente*, da riferirsi, cioè, al minore apporto dell'opacità parietale e non a un'effettiva alterazione del parenchima polmonare (enfisema), e l'esame tomografico (TC), in virtù della rappresentazione assiale dell'anatomia parietale documenta molto bene questa caratteristica (Fig. 1a, b).

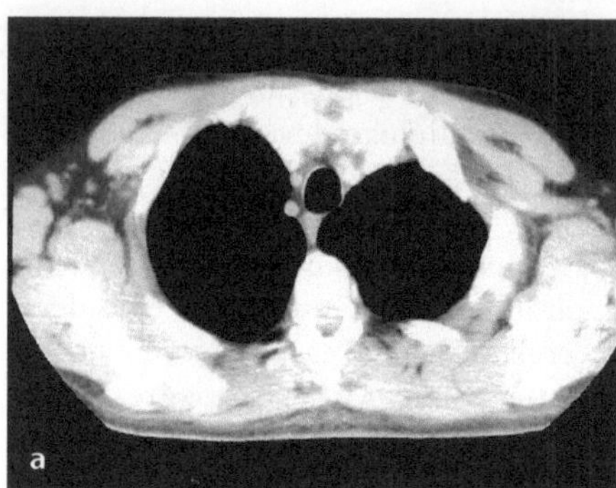

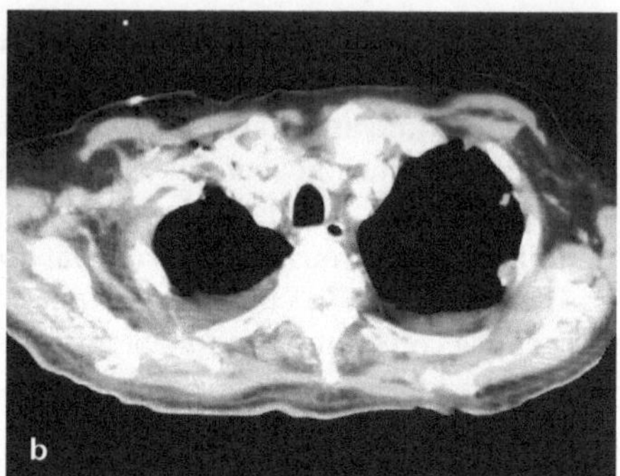

Fig. 1. a Sezione tomografica (TC) di torace di soggetto maschile di giovane età. È ben evidente il valido trofismo della muscolatura della parete e di quella destinata alla motilità degli arti superiori. **b** Sezione TC di torace di soggetto anziano. È assai evidente l'atrofia muscolare: i pettorali, in particolare, presentano volume ridotto. Analogamente ipotrofici risultano i muscoli posteriori

Gli aspetti involutivi della parete ossea e dei muscoli, pertanto, possono essere fonte di errori di interpretazione degli esami radiologici.

Altri errori possono essere causati da reperti frequenti nell'anziano quali isole di compatta costale, ponti osteofitosici vertebrali, ipertrofie artrosiche costo-trasversarie, situazioni tutte che possono simulare un'opacità nodulare parenchimale.

Anche il *diaframma* può essere oggetto di fenomeni involutivi. Sul lato destro è frequentemente apprezzabile un sollevamento dell'emidiaframma, causato dallo sfiancamento del muscolo che deve mantenere i rapporti anatomici con un fegato spesso ingrossato. Sul lato sinistro, al contrario, è talora visibile un abbassamento dello stesso, per l'aumento del peso del cuore, spesso ipertrofico in relazione alla presenza di ipertensione arteriosa. Inoltre, nell'anziano con un compenso emodinamico labile, sono frequenti piccoli versamenti sottopolmonari e infrapolmonari mono/bilaterali, che devono essere distinti da un sollevamento degli emidiaframmi.

Il polmone: il "contenuto"

I reperti parenchimali polmonari più caratteristici dell'anziano sono due: il cosiddetto "polmone sporco" e l'aumento della trasparenza di fondo.

Il polmone dell'anziano è conosciuto in letteratura come "polmone sporco" (*dirty lung*), termine che descrive l'apprezzabile deterioramento qualitativo del parenchima, con uno scadimento della funzionalità polmonare nel suo complesso: ventilazione, diffusione e perfusione vengono compromesse e conducono ad alterazioni morfologiche che portano a un ulteriore peggioramento dei parametri funzionali, innescando così un "circolo vizioso".

Questo quadro polmonare è caratterizzato dalla frequente presenza di alterazioni bronchiali e vascolari, dalla presenza di opacità nodulari e lineari fibrotiche e dalla iperdensità declive, elementi che producono una perdita della nitidezza delle immagini vascolari e un rinforzo della trama polmonare alle basi. Dal punto di vista radiologico, questo deterioramento qualitativo-morfologico del polmone può essere messo efficacemente in luce sia dalla radiologia tradizionale, sia - più analiticamente - dalla tomografia computerizzata (TC e TC ad alta risoluzione).

Le *alterazioni bronchiali* riconoscono come substrato fisiopatologico principale il rallentamento della clearance muco-ciliare, che porta a un progressivo ispessimento delle pareti: questo segno, molto ben evidenziabile con la TC, ma riconoscibile anche alla radiografia (RT), si presenta come immagine anulare quando il bronco è preso "d'infilata", o come immagine "a binario" (*tram lines*) quando è preso lungo il suo asse longitudinale.

L'*iperdensità parenchimale declive* è un altro reperto frequente. La causa sembra risiedere nella diminuzione della pressione di chiusura delle vie aeree più distali che facilita il collabimento dei bronchi cui si associano strie di disventilazione parenchimale con un analogo significato fisiopatologico. Tale aspetto è documentabile in maniera evidente solo con la TC, presentandosi come un'opacità "a vetro smerigliato", che ha la caratteristica di essere reversibile con il decubito, cioè rendendo antideclive la zona interessata (cambiando la posizione del paziente da supino a prono) (Fig. 2).

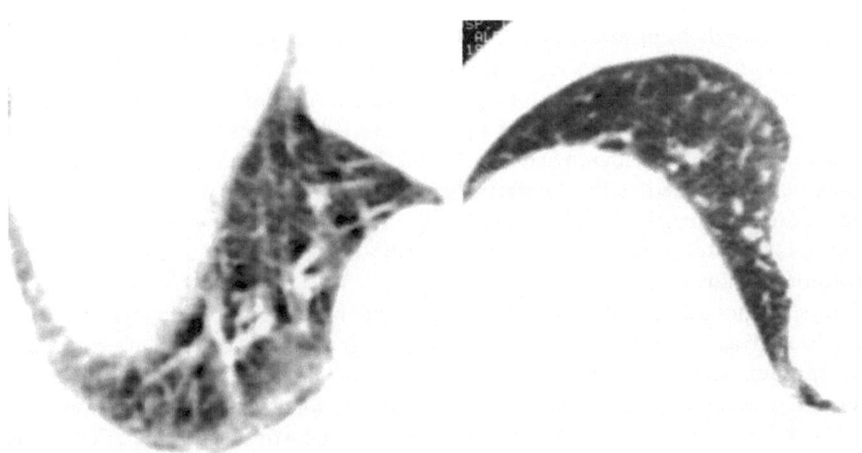

Fig. 2. Sezioni TC di torace di soggetto anziano, assunte rispettivamente in decubito supino (a sinistra) e prono (a destra). È ben evidente, alla base polmonare, l'iperdensità parenchimale declive, dovuta alla diminuzione della "pressione di chiusura" delle vie aeree, che scompare variando il decubito (e quindi le condizioni pressorie)

Le alterazioni vascolari polmonari tipiche dell'invecchiamento sono responsabili di quel quadro radiologico che – come ricordato qualche anno fa da Schiavon e coll. - può essere definito con il nome di "polmone cardiaco", conosciuto in modo assai meno preciso rispetto alla sua entità opposta, il "cuore polmonare": con questo termine si indica l'insieme delle conseguenze delle alterazioni funzionali del cuore dell'anziano sull'apparato respiratorio. La caratteristica fisiopatologica principale di questa condizione consiste nello squilibrio che si viene a creare tra la pompa cardiaca e quella respiratoria: il cuore ingrandito occupa gran parte del torace (che, come già detto, è relativamente inespansibile), a danno dei polmoni, per cui le escursioni respiratorie si riducono con alterazioni della dinamica perfusoria, oltre che ventilatoria. I principali aspetti radiologici (RT e TC), sono la ridistribuzione verso gli apici del disegno polmonare - "distribuzione invertita"- e un rapporto di 1:1 tra il calibro dei vasi superiori e quelli inferiori - "distribuzione bilanciata" (espressioni dell'aumento della pressione venosa nel piccolo circolo: 12-15 mmHg). I vasi divengono, in genere, più tortuosi e spesso aumentano di calibro, contribuendo anche alla genesi del cosiddetto "polmone sporco". Nelle fasi più avanzate il quadro del polmone cardiaco presenta elementi aggiuntivi: l'edema interstiziale conduce all'aspetto sfumato degli ili e dei vasi e porta alla formazione delle strie di Kerley, soprattutto di tipo B.

Il mediastino

L'immagine del mediastino può apparire allargata nel suo complesso o solo in alcuni punti, in genere senza grossolane deformazioni. I principali elementi da analizzare sono l'aorta, la trachea e il cuore.

L'*aorta toracica* spesso risulta allungata e dilatata, soprattutto nel settore dell'arco aortico, tanto da improntare la trachea, determinando così un certo grado di scoliosi destro-convessa. Questo aspetto si accentua con il decubito supino del paziente (torace al letto) e può simulare un impegno del mediastino superiore. Importanti elementi da considerare per escludere una patologia mediastinica sono la conservazione della normale radiotrasperanza del nastro tracheale e la conservazione del normale spessore della linea mediastinica paratracheale destra o "banda paratracheale destra". La frequente presenza, inoltre, di cateteri o sondini (CVC, SNG, elettrodi di PM, ecc.) può agevolare l'interpretazione di anomalie mediastiniche, offrendo importanti reperi anatomici radiopachi.

La *trachea* gioca un ruolo importante nel giudizio radiologico del mediastino superiore. Oltre agli aspetti analizzati in precedenza, essa può aiutare nella valutazione della ipertrasparenza del polmone dell'anziano (che, come abbiamo visto, può non essere imputabile a una patologia parenchimale): per esempio, l'eventuale alterazione tracheale "a fodero di sciabola" può indirizzare verso una corretta diagnosi di enfisema polmonare (Fig. 3).

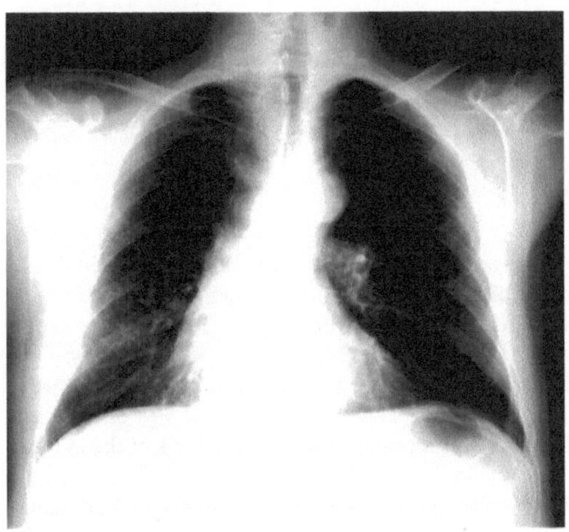

Fig. 3. Radiogramma del torace assunto in anziano affetto da bronco-pneumopatia cronica ostruttiva con notevole componente enfisematosa. Evidente riduzione del calibro tracheale in vista frontale (trachea "a fodero di sciabola")

Il *cuore* presenta con l'invecchiamento diversi aspetti involutivi parafisiologici, che definiscono un quadro che potremmo definire "cuore senile", termine con cui si intende l'insieme delle modificazioni a carico del pericardio, del miocardio, delle arterie coronarie e degli apparati valvolari caratteristiche dell'età avanzata. A livello *pericardico* aumenta la quantità di grasso, in particolare a livello degli angoli cardio-frenici, che diventano ottusi nel radiogramma standard del torace. Le modificazioni delle *camere cardiache* consistono in generale in un modesto aumento volumetrico delle cavità atriali di sinistra e nell'aumento della massa miocardica ventricolare sinistra: questi aspetti sono la conseguenza della frequente accentuazione dell'ipertensione sistemica nell'anziano che causa l'ipertrofia del miocardio ventricolare e quindi un aumento del peso del cuore: nel radiogramma standard del torace questi aspetti si apprezzano come un arrotondamento dell'arco cardiaco inferiore di sinistra con punta arrotondata e spostata verso il basso e a sinistra e, nella proiezione latero-laterale, nell'occupazione da parte dell'ombra cardiaca dello spazio chiaro retrocardiaco. Le *arterie coronarie* diventano tortuose e spesso sono sede di depositi calcifici e placche aterosclerotiche; inoltre, a livello dell'*apparato valvolare* si formano dei depositi calcifici, soprattutto a livello della valvola aortica e dell'*annulus* mitralico. In tali sedi dovranno quindi essere ricercate nel radiogramma eventuali calcificazioni dei lembi valvolari e degli anelli fibrosi, all'occorrenza integrando lo studio con un'analisi dinamica del loro comportamento cinetico in radioscopia.

Conclusioni

Il torace dell'anziano senza patologia evidente è caratterizzato da reperti che occupano una sorta di "terra di nessuno" tra il normale e il patologico. L'invecchiamento comporta fisiologicamente delle modificazioni che devono essere riconosciute per non essere interpretate erroneamente come patologiche. D'altra parte, l'anziano tende ad ammalarsi di più e sono più frequenti le pluripatologie, per cui la diagnostica per immagini è un elemento chiave di chiarimento di quadri clinici spesso sfumati e non di rado può consentire anticipazione della diagnosi, a tutto vantaggio della tempestività dell'intervento terapeutico.

Letture consigliate

- Anglesio A, Marchisio U, Comino E (1995) Le broncopneumopatie croniche ostruttive. In Comino E, Cammarota T (eds) Lezioni per immagini in geriatria. Minerva Medica, Torino
- Bernadac P (1991) Le poumon du troisième age. In: Encyclopedie Medico-Chirurgicale: Radiodiagnostic. Vol IV Ed Sur, Paris, pp 324980-324510
- Comino E, Cammarota T (1995) Lezioni di diagnostica per immagini in geriatria. Minerva Medica, Torino
- Gillody M, Lamb D (1993) Airspace size in lungs of lifelong non smokers: effects of the age and sex. Thorax 48:39-43
- Marano P, Cecconi L, Danza F (1975) Studio radiologico del circolo polmonare nell'anziano e sue possibilità funzionali. G Gerontol 23:761-773
- Muiesan G, Sorbini CA, Grassi V (1971) Respiratory function in the aged. Bull Physiopathol Respir 7:973-1009
- Schiavon F, Nardini S, Favat M et al (1993) La radiologia delle strutture toraciche normali nel paziente anziano. Radiol Med (Torino) 86:418-431
- Schiavon F, Nardini S, Pesce L et al (1996) Il polmone cardiaco: la radiologia correlata alla fisiopatologia respiratoria e alla clinica. Radiol Med (Torino) 91:526-536
- Schiavon F, Nardini S, Tregnaghi P et al (1997) L'esame radiologico del torace nell'anziano: considerazioni tecniche e metodologiche. Radiol Med (Torino) 94:193-197

Capitolo 16

Studio radiologico della tromboembolia polmonare acuta

Mario Vigo, Roberta Polverosi

Epidemiologia e fattori di rischio

La malattia tromboembolica venosa (MTEV) è una condizione anatomo-clinica costituita da una patologia trombotica a carico del circolo venoso profondo degli arti inferiori e/o del piccolo bacino (TVP) associata o meno a tromboembolia polmonare (TEP). La MTEV è una affezione severa e potenzialmente fatale che di solito complica il decorso di pazienti ospedalizzati, ma che non risparmia soggetti esterni, anche in buone condizioni cliniche. In Nord America la TEP è la prima causa di morte tra la popolazione ospedalizzata di età superiore ai 65 anni [1]. La TEP e la TVP sono in costante aumento a causa dell'allungamento della vita media, della prolungata sopravvivenza dei pazienti con patologie gravi e dell'aumento dei traumi degli arti inferiori [2].

Si è dimostrato che l'incidenza di TEP è maggiore nei pazienti più anziani e vi è consenso sul fatto che, a parità di altre condizioni, il rischio di TVP cresce con l'avanzare dell'età, anche se il grado di tale incremento è controverso. Nel cosiddetto "Study of Men Born in 1913" [3], in cui 855 uomini sono stati seguiti prospettivamente dall'età di 50 all'età di 80 anni, la diagnosi di MTEV è stata confermata nello 0,7% a 50 anni, nello 0,9% a 54 anni, nel 1,3% a 60 anni, nel 2,0% a 67 anni, nel 4,5% a 75 anni e nel 3,8 % a 80 anni. L'età inoltre rappresenta uno dei fattori indipendenti che condizionano la sopravvivenza sia a breve che a lungo termine dei pazienti con TVP e/o TEP [4]. Tale maggiore rischio è in gran parte dovuto all'aumentata prevalenza di gravi patologie associate, che al di sopra dei 65 anni sono state riscontrate fino nel 53% dei casi [5]. L'immobilizzazione a letto, che frequentemente accompagna tali condizioni, è stata riscontrata nel 65% dei pazienti con TEP di età superiore ai 65 anni [6]. In questa situazione sono favorite la dilatazione e la stasi venosa e vi è frequentemente una riduzione dell'attività fibrinolitica [7]. Non è ancora chiaro se l'invecchiamento favorisca di per sé gli stati di ipercoagulabilità.

Un'elevata incidenza di MTEV si ha nei pazienti con emiplegia così come nei pazienti costretti a letto dopo un intervento chirurgico, evento sempre più frequente negli anziani specie se non è stata istituita un'adeguata profilassi farmacologica. In 90 pazienti con diagnosi di TEP di età superiore ai 70 anni sono state riscontrate preesistenti malattie cardiopolmonari nel 41% dei casi [8]. Un'elevata incidenza di MTEV si registra soprattutto in pazienti con scompenso cardiaco congestizio o con infarto acuto del miocardio e il rischio diviene particolarmente elevato quando le due condizioni cliniche sono associate. Nello scompenso cardiaco i meccanismi patogenetici della MTEV vengono comunemente identificati nell'ipertensione venosa centrale, nella scarsa mobilità e nell'ipercoagulabilità secondaria a ipossia [9].

Prandoni e coll. [10] hanno dimostrato che le neoplasie maligne (in particolare di pancreas, stomaco, colon, ovaio, testicoli, rene e polmone) rappresentano di per sé un importante fattore di rischio per lo sviluppo della MTEV, con manifestazioni cliniche che talvolta precedono il riconoscimento della neoplasia e che in alcuni casi sono resistenti alla terapia. Inoltre, molti di questi pazienti sono anziani, sottoposti a interventi chirurgici demolitivi, di lunga durata e con decorso postoperatorio spesso molto complicato, e anche l'insieme di queste circostanze può spiegare l'alta incidenza di eventi trombotici nei malati di tumore. Infine, l'obesità, la policitemia secondaria a broncopatie croniche ostruttive, alcune emopatie, come il mieloma multiplo, e la presenza di varici degli arti inferiori sono condizioni favorenti l'insorgenza di MTEV e presenti con maggior frequenza nei soggetti anziani.

Manifestazioni cliniche

Nei pazienti di età superiore ai 70 anni le manifestazioni cliniche della TEP non differiscono sostanzialmente da quelle riscontrate nei pazienti di 40-69 anni [11]. Nell'89% dei casi i sintomi comprendono o dolore pleuritico o emottisi o dispnea isolata o collasso cardiocircolatorio. Quest'ultimo è un sintomo particolarmente importante negli anziani anche in assenza di dolore [12]. La dispnea o la tachipnea sono presenti nel 92% dei casi [11]. È stato riscontrato che nei pazienti più anziani sono più frequenti presentazioni atipiche che possono essere attribuite alle patologie concomitanti e causare ritardi diagnostici e terapeutici [12-14]. L'evidenza clinica di TVP è significativamente meno frequente nei pazienti di età superiore ai 70 anni che nei pazienti di età inferiore [8].

Recentemente alcuni gruppi di ricercatori hanno introdotto modelli standardizzati che dettano regole esplicite per meglio stratificare le probabilità di TEP a partire dai segni clinici e dai fattori di rischio. Lo schema più noto è quello di Wells e coll. [15], che nella sua versione semplificata (Tabella 1) ha riscontrato una prevalenza di TEP del 2% nei pazienti classificati a bassa probabilità (40% dei casi), del 19% nei pazienti a probabilità intermedia (52% dei casi) e del 50% nei pazienti ad alta probabilità (8% dei casi).

Tabella 1. Modello per predeterminazione della probabilità clinica di TEP [15]

Segni clinici e/o sintomi di TVP (almeno tumefazione della gamba e dolore anche minimo alla palpazione delle vene profonde)	3 punti
Diagnosi alternativa meno probabile di TEP	3 punti
Frequenza cardiaca superiore a 100/min	1,5 punti
Immobilizzazione o intervento chirurgico nelle 4 settimane precedenti	1,5 punti
Pregressa storia di TVP e/o TEP	1,5 punti
Emottisi	1 punto
Tumori maligni (in corso di trattamento o trattati negli ultimi 6 mesi anche in forma palliativa)	1 punto

punteggio > 4 elevata probabilità clinica di TEP
punteggio ≤ 4 bassa probabilità clinica di TEP

L'uso contemporaneo del D-dimero ha permesso di aumentare notevolmente la specificità del modello, tanto che nei pazienti con punteggio ≤ 4 e D-dimero negativo la MTEV è stata esclusa nel 98% dei casi. Studi clinici condotti negli anziani hanno tuttavia evidenziato che una TEP può essere presente fino nel 16% dei pazienti con valore del D-dimero inferiore al *cut-off* [13]. D'altro canto nei pazienti anziani la sensibilità del test è molto bassa in quanto i livelli ematici di D-dimero sono frequentemente elevati a causa delle frequenti condizioni di comorbidità.

Diagnostica per immagini

Il ricorso a test obiettivi per la diagnosi di TEP è cruciale, dal momento che la sola valutazione clinica non è affidabile e che le conseguenze di una mancata diagnosi sono rilevanti. Infatti, la mortalità della malattia in assenza di adeguato trattamento è elevata. Fra i pazienti sopravvissuti per almeno un'ora dall'evento embolico acuto la mortalità dei casi non riconosciuti e non trattati è del 32% e scende al 3-10% nei casi tempestivamente diagnosticati e sottoposti a terapia [16]. D'altro canto, le diagnosi cliniche falsamente positive sottopongono inutilmente i pazienti ai rischi della terapia anticoagulante e a interventi diagnostici potenzialmente pericolosi. È quindi indispensabile ricorrere a test obiettivi non invasivi, fra i quali fino a pochi anni fa un ruolo preminente è spettato alla scintigrafia polmonare. A essa si sono successivamente affiancate nuove tecniche diagnostiche, in particolare la tomografia computerizzata (TC) spirale polmonare, che ha attualmente assunto un'importanza primaria.

Radiografia del torace

La radiografia del torace (RxT) deve essere sempre e comunque il primo esame nella ricerca di patologia toracica, e quindi anche nel sospetto di TEP, anche se in più del 20% di questi pazienti in fase iniziale l'esame risulta negativo [17].

Se positiva, la RxT mostra frequentemente alterazioni aspecifiche, come addensamenti alveolari, versamenti pleurici, atelettasia, innalzamento di un emidiaframma, cardiomegalia e segni di edema. Possono essere presenti anche segni più specifici, come un'opacità rotondeggiante a base pleurica (segno della gobba di Hampton), aree di oligoemia localizzate perifericamente e distali all'embolo con interruzione e prominenza dei vasi prossimali all'area embolica (segno di Westermark), dilatazione del ramo discendente dell'arteria polmonare e strie di atelettasia subpleurica alle basi. L'evidenza radiologica di un'area di addensamento cuneiforme con base pleurica in pazienti con dolore di tipo pleurico ed emottisi supporta l'ipotesi diagnostica di infarto polmonare [18]. Comunque la sensibilità e la specificità di questi segni sono estremamente basse [17].

Anche se di per sé la RxT non è in grado né di confermare né di escludere la presenza di TEP, essa è tuttavia necessaria nella diagnosi di altre malattie polmonari che possono simulare una TEP, come una polmonite o un edema polmonare, ed è inoltre necessaria per una corretta interpretazione della scintigrafia polmonare, in particolare per distinguere difetti di perfusione da un'area localizzata di addensamento o di enfisema.

Scintigrafia polmonare

Prima della progressiva diffusione della TC spirale la scintigrafia polmonare (SP) era il test più impiegato per la valutazione iniziale dei pazienti con sospetta TEP. Un difetto di perfusione localizzato può indicare un'occlusione vascolare ma può essere determinato anche da altre cause, come aree di consolidazione parenchimale o di atelettasia, di vasocostrizione riflessa a ipossia alveolare da bronco-pneumopatia cronica ostruttiva (BPCO), presenza di neoplasia ecc. La SP perfusionale ha perciò elevata sensibilità ma scarsa specificità. L'associazione della SP ventilatoria a quella perfusionale può aumentare la specificità della metodica. Infatti, nelle aree emboliche di alterata perfusione la ventilazione rimane indenne, mentre essa è compromessa quando il difetto di perfusione è secondario a una malattia primitiva parenchimale [19].

Vari studi sono stati eseguiti per valutare specificità e sensibilità della SP, il più importante dei quali è lo studio multicentrico PIOPED (Prospective Investigation of Pulmonary Embolism Diagnosis) [20]. In questo studio un quadro ad alta probabilità di TEP è stato riscontrato solo nel 32-55% dei pazienti con TEP angiograficamente accertata. Un esame scintigrafico normale o quasi normale è stato riscontrato nel 14% dei casi. Nei pazienti con basso indice di sospetto clinico e SP negativa la prevalenza di TEP era del 4%, mentre nei pazienti con alto indice di sospetto clinico e una SP con reperto di alta probabilità la prevalenza di TEP è risultata del 96%. Nei pazienti con SP normale o a bassa probabilità si può quindi clinicamente escludere la presenza di TEP ed evitare l'anticoagulazione, mentre i pazienti con SP ad alta probabilità possono venire trattati. Tuttavia, nel 39% dei casi la SP depone per un'intermedia probabilità di TEP e nel 34% per una bassa probabilità e non fornisce quindi una sicura indicazione diagnostica [20]. Dei 755 pazienti con SP anormale dello studio PIOPED solo in 251 (33%) l'arteriografia è risultata positiva, il 41% dei quali con SP ad alta probabilità e il 42% con SP a probabilità intermedia [20]. Uno svantaggio significativo della SP è che essa non è risolutiva nella maggior parte dei pazienti con BPCO [21].

In conclusione, la SP ha una limitata capacità di confermare o escludere da sola la diagnosi di TEP e in circa il 65% dei casi è necessario ricorrere ad altre indagini.

Ecografia venosa con compressione

In circa il 75% dei pazienti con TEP è presente una TVP degli arti inferiori [22], anche se i segni clinici di TVP sono presenti solo in un quarto dei pazienti con TEP sintomatica. Pertanto, nei casi di sospetto clinico di TEP può essere utile il ricorso all'ecografia venosa (EV) *real-time B-mode* delle vene degli arti inferiori come test iniziale. Infatti, se l'EV conferma la presenza di una TVP si può comunque intraprendere l'anticoagulazione e diagnosticare indirettamente la TEP senza ricorrere all'*imaging* polmonare.

L'EV è oggi il test più diffuso per la diagnosi di TVP. Il principale criterio diagnostico ecografico è la mancata compressibilità del lume venoso; l'eco-Doppler e il color-Doppler possono essere utili per una più rapida identificazione dei vasi venosi ma non sono indispensabili. Vari studi, rivisti da Kearon e coll. [22], hanno dimostrato le elevate sensibilità (95%) e specificità (96%) della EV nella diagnosi della TVP sintomatica delle vene prossimali (poplitea e femorale). La sensibilità del test nella diagnosi di TVP delle vene del polpaccio è molto più bassa (~75%), ma la TVP distale isolata non è frequente (~15% delle trombosi sintomatiche) e solo raramente si associa a TEP [22]. Gottlieb e coll. [23], in uno studio retrospettivo di 283 pazienti con EV delle vene prossimali iniziale negativa, hanno riportato un'incidenza dell'1% di TVP e TEP diagnosticate successivamente, suggerendo quindi che per la valutazione iniziale dei pazienti con sospetta TVP o TEP non è necessario estendere l'esame ecografico alle vene distali. Poiché l'eventuale estensione centrale di una trombosi distale avviene entro una settimana, è stato suggerito di ripetere l'EV nei pazienti con EV negativa a 1 e 2 settimane per escludere una progressione della TVP non diagnosticata inizialmente [24].

In tre recenti studi la presenza di TVP prossimale è stata riscontrata nel 23-52% dei pazienti con diagnosi confermata di TEP acuta [25-27]. In caso di esame negativo, l'utilità dell'EV può essere aumentata combinando i risultati dell'indagine con la probabilità clinica e i valori di D-dimero; si può così ridurre del 40-50% il ricorso all'*imaging* polmonare [28]. Meyerovitz e coll. [29] hanno riportato la presenza di TEP in 5 di 62 (8%) pazienti con EV negativa e SP a bassa probabilità. Tuttavia, l'esclusione di una TVP prossimale mediante EV riduce significativamente il rischio di mancata diagnosi di TEP nei pazienti con SP o TC spirale non diagnostiche [24].

Arteriografia polmonare

L'arteriografia polmonare (AP) è considerata lo standard di riferimento per la diagnosi di TEP, anche se non ha mai conseguito largo impiego. I suoi risultati possono dipendere da molti fattori (qualità tecnica dell'indagine, impiego della sottrazione digitale, calibro delle arterie coinvolte, criteri diagnostici, esperienza dell'operatore, tipo di paziente, tempo trascorso tra evento clinico ed esame), ma si può affermare che la metodica è estremamente accurata e, se negativa, può escludere con sicurezza una TEP clinicamente significativa, anche se può non visualizzare piccoli emboli periferici [30].

La concordanza interpretativa fra diversi lettori è globalmente elevata (86%) ma scende al 66% nel caso di emboli subsegmentari isolati [31]. L'AP è indagine invasiva e in molti casi, soprattutto pazienti anziani e in condizioni cliniche critiche, non può essere eseguita. Nei pazienti anziani l'incidenza di complicanze maggiori dell'AP è la stessa che nelle altre età; la frequenza di insufficienza renale dopo AP è tuttavia maggiore dopo i 70 anni [11]. L'esame può non essere diagnostico fino nel 17% dei casi [32].

Nonostante il fatto che la maggior parte degli algoritmi diagnostici riportino l'AP come *gold standard* nello studio della TEP, oggi, dopo l'avvento della TC spirale, l'indagine è sempre meno utilizzata perché invasiva e difficilmente accessibile [33].

Arteriografia-TC spirale

L'arteriografia-TC spirale del circolo polmonare (A-TC), dopo la sua introduzione nei primi anni '90, ha guadagnato sempre più spazio nello studio dei pazienti con sospetta TEP, perché consente di ottenere un'opacizzazione uniforme e costante delle arterie polmonari di diametro fino a 2-3 mm (rami subsegmentari) e di fornire pertanto una dimostrazione diretta degli emboli polmonari. L'A-TC è resa possibile dal ridotto tempo di scansione e, di conseguenza, dalla drastica riduzione della durata dell'esame. È così possibile - durante il picco di opacizzazione vascolare dopo somministrazione del mezzo di contrasto - esplorare l'intero torace in un'unica acquisizione volumetrica con una singola apnea. Grazie alla sua elevata sensibilità e specificità, l'A-TC ha oggi progressivamente sostituito l'AP ed è stata introdotta in molti recenti protocolli diagnostici dei pazienti con sospetta TEP sia come indagine complementare e successiva alla SP, sia, soprattutto, come metodica diagnostica primaria [34].

Con gli apparecchi multistrato a 16 file di detettori la tecnica prevede l'acquisizione di un volume di strati contigui di 1-1,25 mm di spessore in direzione caudo-craniale, per un tempo totale di acquisizione di 10 secondi. L'acquisizione avviene in media 20-25 secondi dopo iniezione di un bolo di 135-150 ml di mezzo di contrasto non ionico, alla concentrazione di 300 mg/ml, con un flusso di 4 ml/sec [35]. Le immagini così acquisite possono poi essere rielaborate, se necessario, con ricostruzioni multiplanari (MPR) e tecniche 3D (MIP) che consentono di valutare le arterie polmonari secondo il loro asse longitudinale, migliorando il riconoscimento di piccoli emboli adesi alle pareti. L'esame richiede un'attenta valutazione alla *workstation* con finestre opportune e visualizzazione in modalità *cine-view*. È opportuno aggiungere a questo protocollo anche lo studio dell'asse venoso profondo dell'addome e degli arti inferiori (flebografia-TC): dopo un intervallo di circa 3 minuti dallo studio del circolo polmonare si acquisiscono alcune scansioni dell'addome, della pelvi e degli arti inferiori per identificare nelle vene opacizzate un'eventuale TVP, senza la necessità di somministrare altro mezzo di contrasto [36].

I criteri diagnostici TC di TEP sono analoghi a quelli dell'AP e consistono nella diretta dimostrazione di difetti di riempimento intraluminali parziali o completi (Fig. 1). Il vaso può avere aspetto a "binario" se l'embolo è centrale ed è circondato da mezzo di contrasto, mentre in altri casi il difetto è situato a ridosso della parete arteriosa. In molti casi si associano inoltre alterazioni pleuriche e parenchimali secondarie di vario tipo che sono molto più evidenti nelle immagini TC che nella RxT. Questi segni indiretti, anche se non costituiscono un criterio diagnostico, possono incrementare la confidenza diagnostica e aumentare l'indice di sospetto nei casi di esame negativo ma di qualità tecnica subottimale [37]. L'A-TC consente inoltre una valutazione quantitativa dell'estensione dell'ostruzione embolica che si correla con la mortalità e può costituire un utile parametro ai fini della valutazione prognostica [38, 39].

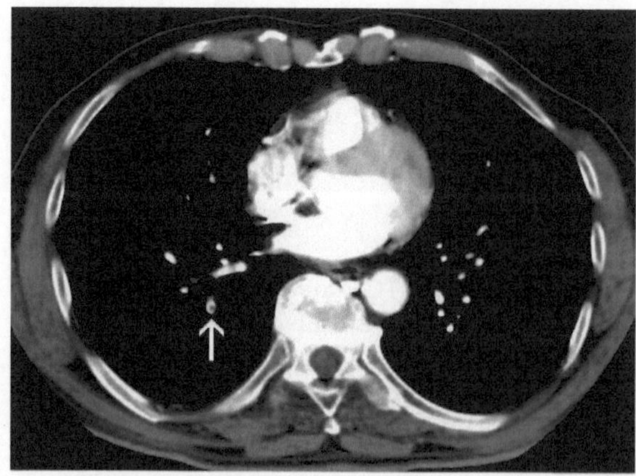

Fig. 1. Arteriografia-TC spirale polmonare. Piccolo difetto intraluminale (*freccia*) nell'arteria segmentaria basale posteriore del lobo inferiore destro

Dopo il primo lavoro del 1992 di Remy-Jardin e coll. [40] l'accuratezza diagnostica dell'A-TC è stata valutata in molti successivi studi [41-46] e confrontata con quella dell'AP. I risultati confermano le elevate sensibilità e specificità della metodica nell'identificazione di emboli fino a livello lobare e segmentario, pur con una certa variabilità legata soprattutto ai diversi parametri tecnici impiegati. Diversi studi comparativi hanno valutato l'accuratezza diagnostica della SP e dell'A-TC nei pazienti con sospetta EP e hanno dimostrato che quella dell'A-TC è sempre nettamente più elevata [42, 43, 47]. Secondo una recente meta-analisi di Hayashino e coll. [48] la sensibilità e la specificità sono rispettivamente di 86% e 93,7% per la A-TC e di 39% e 97,1% per la SP. Anche la variabilità interpretativa inter-osservatore dell'A-TC è inferiore a quella delle altre metodiche. Nello studio multicentrico americano PIOPED II, di cui sono stati recentemente resi noti i risultati preliminari [49], la concordanza interosservatore espressa dal valore κ è risultata di 0,73 per l'A-TC, di 0,54 per la SP e di 0,66 per l'AP. Un recente studio ha dimostrato una concordanza interosservatore elevata (κ di 0,85) anche tra radiologi con esperienza molto diversa [50]. La flebografia-TC ha una sensibilità superiore a quella della EV [51] e se integrata con l'A-TC consente di incrementare del 18-20% l'identificazione di MTEV [52, 53].

L'elevato valore predittivo negativo dell'A-TC è stato indirettamente confermato da studi prospettici che hanno dimostrato la sicurezza clinica di non sottoporre a terapia anticoagulante i pazienti in cui la diagnosi di TEP sia stata esclusa sulla base di una A-TC negativa [54-68]. Goodman e coll. [55] hanno riscontrato segni clinici di TEP entro 3 mesi solo in 2 dei 98 pazienti (1%) con sospetta TEP e A-TC negativa non trattati. Van Strijen e coll. [56] hanno controllato a 3 mesi 248 pazienti con A-TC negativa non trattati osservando una prevalenza di recidiva di MTEV dello 0,4%. Krestan e coll. [57] hanno riconosciuto recidiva clinica di MTEV nel follow-up a 6 mesi soltanto in 1 di 220 pazienti con A-TC negativa. Nessuno dei suddetti lavori ha impiegato apparecchiature TC multistrato ed i loro risultati si comparano favorevolmente con le percentuali di recidiva di studi simili condotti su pazienti con AP o SP negative. Secondo una recente meta-analisi effettuata da Quiroz e coll. [58], la validità clinica della A-TC nell'escludere la TEP acuta è simile a quella della AP. È probabile che il valore predittivo negativo dell'A-TC eseguita con apparecchiature multistrato da 32-64 detettori risulti ancora più elevato, con prevalenza di recidiva nei pazienti non trattati molto probabilmente vicina allo 0,5% riportato da Swensen e coll. [59] in una serie di 993 esaminati con TC a cannone di elettroni.

Per una buona accuratezza diagnostica sono comunque necessarie esperienza interpretativa e perfetta conoscenza dell'anatomia vascolare polmonare. Gli errori sia falsi positivi che falsi negativi sono dovuti soprattutto a: effetto di volume parziale; inadeguata opacizzazione vascolare e artefatti da movimento in pazienti con grave dispnea; piccoli emboli subsegmentari e aree di addensamento parenchimale e/o di versamento pleurico. L'accuratezza diagnostica dell'A-TC dipende principalmente dalla sede e dalle dimensioni degli emboli più grandi presenti e dalla qualità tecnica dell'esame e pertanto dal tipo di apparecchiatura impiegata (strato singolo o multistrato, 4, 8 o 16 detettori) [60, 61]. Con la A-TC a strato singolo si ottiene un'adeguata visualizzazione delle arterie segmentarie nel 78-90% dei casi e delle arterie subsegmentarie solo nel 37% dei casi [34]. Anche la concordanza interosservatore dipende dal territorio vascolare in esame ed è elevata a livello delle arterie polmonari principali (κ di 0,91) e lobari (κ di 0,78) ma bassa per le arterie subsegmentarie (κ di 0,21) [45]. Con A-TC multistrato e collimazione di 1,25 mm migliorano significativamente sia la visualizzazione dei rami subsegmentari che la concordanza interosservatore nell'identificazione di piccoli emboli periferici [60-62].

Emboli polmonari subsegmentari isolati sono presenti nel 2-33% dei soggetti con TEP acuta [20, 40, 42]. De Monyé e coll. [64] hanno valutato la presenza di embolia polmonare e la distribuzione anatomica degli emboli in una serie consecutiva di 487 pazienti con sospetta TEP. La prevalenza di TEP è risultata del 27% (130/487) con 66 emboli a sede centrale o lobare (51%), 35 emboli segmentari (27%) e 29 emboli subsegmentari isolati (22%). Gli emboli subsegmentari isolati sono quasi sempre clinicamente silenti, la loro diagnosi è difficile anche con AP e il loro reale significato clinico è dubbio [65]. I più ritengono che i pazienti con piccoli emboli periferici che originano da una TVP distale isolata non devono essere sottoposti a terapia anticoagulante [65, 66]. Fra i risultati dello studio PIOPED si è documentato che nei pazienti con probabili piccoli emboli dimostrati angiograficamente, ma non sottoposti a terapia anticoagulante in quanto la diagnosi era stata posta solo retrospettivamente alla revisione delle immagini, si è avuto nel follow-up solo un 5% di TEP recidive e di mortalità [20]. Si ritiene che i piccoli emboli periferici isolati possano rappresentare una causa di ipertensione polmonare cronica oppure precorrere un successivo episodio embolico maggiore [67]. Ciò è più probabile in particolare nei pazienti con precedenti episodi di TEP e nei pazienti più anziani che frequentemente hanno una ridotta riserva cardiopolmonare o multipli fattori di rischio [63].

I vantaggi dell'A-TC consistono, oltre che nella sua elevata accuratezza diagnostica, nella possibilità di diagnosticare altre patologie alternative causa della sintomatologia nell'11-33% dei casi [44, 54], nella capacità di differenziare una TEP acuta da una cronica, nella rapidità dell'esame, nella buona disponibilità dell'apparecchiatura, nella possibilità di combinare in un singolo esame A-TC e flebografia-TC delle vene della pelvi e delgli arti inferiori e, soprattutto, dal fatto che la metodica consente una diagnosi definitiva in una percentuale di casi molto maggiore della SP. I principali limiti della metodica sono costituiti dalla sua scarsa sensibilità per gli emboli di piccole dimensioni, dal fatto che in circa il 5-10% dei casi l'indagine risulta di cattiva qualità tecnica, e quindi non diagnostica e che la sua interpretazione richiede esperienza interpretativa.

L'A-TC è oggi considerata l'indagine di elezione per la dimostrazione diretta degli emboli polmonari [68], e a tale scopo ha di fatto sostituito quasi completamente l'AP, anche per il miglior rapporto costo-beneficio [69]. Il suo preciso ruolo è tuttavia ancora controverso. Si può affermare che se una A-TC effettuata accuratamente dimostra la presenza di un difetto di riempimento in un'arteria centrale o lobare si può, ai fini pratici, porre diagnosi di TEP [24].

Risonanza magnetica

La diagnosi diretta di TEP è possibile anche con angiografia a risonanza magnetica (A-RM) con accuratezza diagnostica simile a quella della A-TC [70, 71]. La metodica ha dimostrato tuttavia scarsa sensibilità nell'identificazione degli emboli periferici isolati ed elevata variabilità interpretativa inter-osservatore (κ di 0,54) [71, 72]. Sono prevedibili nuovi sviluppi progressi tecnologici rivolti a migliorare ulteriormente la sensibilità e la specificità della metodica, come per esempio sequenze più veloci per ridurre i tempi di acquisizione in rapporto al picco di *enhancement* vascolare, impiego di nuovi mezzi di contrasto paramagnetici macromolecolari a prolungata ritenzione intravascolare e studi RM "funzionali" di ventilazione e perfusione [73] che potrebbero indirizzare verso le aree più sospette la successiva ricerca degli emboli sulle immagini A-RM.

Al momento attuale, tuttavia, la A-RM non viene impiegata routinariamente perché ha gli svantaggi di una limitata risoluzione spaziale e temporale, di problemi di accesso dei pazienti critici, di un costo elevato e di una disponibilità ancora limitata. Il suo ruolo nella valutazione della TEP è pertanto subordinato a quello dell'A-TC. All'indagine spetta una posizione di nicchia per lo studio dei pazienti con controindicazioni assolute all'impiego dei mezzi di contrasto iodati e non è al momento prevedibile se in futuro la metodica potrà estendere le sue indicazioni.

Ecocardiografia

Con l'ecocardiografia transtoracica vengono visualizzati direttamente trombi intracardiaci in circa il 5% dei pazienti con TEP acuta ma il test generalmente non è in grado di riconoscere difetti embolici nelle arterie polmonari [74]. L'ecografia transesofagea può identificare emboli nelle arterie polmonari centrali con buona specificità (> 90%) ma la sua sensibilità non è stata valutata. L'ecocardiografia è facilmente eseguibile anche al letto del paziente, e in circa l'80% dei casi di TEP massiva può suggerire indirettamente la diagnosi in base alla dimostrazione di alterazioni emodinamiche, come una dilatazione o un'ipocinesia del ventricolo destro [75]. L'ecocardiografia può avere quindi il ruolo di supporto diagnostico nei malati critici in attesa di una conferma della TEP mediante test più obiettivi. Ma soprattutto, la sua positività indica una prognosi più severa e supporta un approccio terapeutico più aggressivo con la fibrinolisi [76].

Conclusioni

La diagnostica per immagini ha un ruolo centrale nella valutazione dei pazienti con sospetta TEP. La probabilità clinica e le diverse indagini diagnostiche possono essere fra loro combinate per confermare o escludere la diagnosi. Sono stati proposti numerosi algoritmi con approcci diversi a seconda del tipo di paziente e della disponibilità dei test. Per la valutazione iniziale degli anziani con sospetta TEP e segni o sintomi di TVP il test più indicato è la EV, che in caso di negatività deve essere seguita da A-TC. La SP solo raramente può essere conclusiva nei pazienti anziani, data la frequente concomitanza di cardiopatie e pneumopatie croniche. Pertanto, a nostro avviso, anche in virtù della sua maggiore disponibilità, la A-TC può venire impiegata al posto della SP come test iniziale negli anziani con probabilità di TEP intermedia o elevata e senza segni clinici di TVP. Tuttavia, in caso di risultato negativo o in presenza di difetti confinati a livello segmentario o subsegmentario, soprattutto se la qualità tecnica dell'indagine non è adeguata, è opportuno escludere o confermare una MTEV con la combinazione di EV seriata, SP ed eventualmente AP. Nei pazienti con bassa o intermedia probabilità clinica di TEP la negatività dell'A-TC e della flebografia-TC (o della EV) sono sufficienti per escludere definitivamente una MTEV.

Bibliografia

1. Kwaan HC, Bowie EJW (1982) The scope of the problem. In: Kwaan HC, Bowie EJW (eds) Thrombosis. WB Saunders Company, Philadelphia, p 3
2. Hirsh J, Hull RD, Raskob GE (1986) Epidemiology and pathogenesis of venous thrombosis. J Am Coll Cardiol 8:104-110
3. Hansson PO, Welin L, Tibblin G, Eriksson H (1997) Deep vein thrombosis and pulmonary embolism in the general population. The Study of Men Born in 1913. Arch Intern Med 157:1665-1670
4. Heit JA, Silverstein MD, Mohr DN et al (1999) Predictors of survival after deep vein thrombosis and pulmonary embolism: a population-based, cohort study. Arch Interm Med 159:445-453
5. Mangion DM (1989) Pulmonary embolism. Incidence and prognosis in hospitalized elderly. Postgrad Med J 65:814-817
6. Casotti L, Ceccarelli E, Cappelli R et al (2000) Pulmonary embolism in the elderly: clinical, instrumental and laboratory aspects. Gerontology 46:205-211
7. Prandoni P, Vigo M (1988) La malattia tromboembolica venosa. In: Progressi Clinici: Medicina. Piccin, Padova
8. Calvo Romero JM, Perez Mirando M, Bureo Dacal P (2003) Pulmonary thromboembolism in the elderly. An Med Interna 20:21-24
9. Kniffun WD jr, Baron JA, Barretta J et al (1994) The epidemiology of diagnosed pulmonary embolism and deep venous thrombosis in the elderly. Arch Intern Med 154:816-826
10. Prandoni P, Lensing AW, Buller HR et al (1992) Deep-vein thrombosis and the incidence of subsequent symptomatic cancer. N Engl J Med 327:1128-1133
11. Stein PD, Gottschalk A, Saltzman HA, Terrin ML (1991) Diagnosis of acute pulmonary embolism in the elderly. J Am Coll Cardiol 18:1452-1457
12. Timmons S, Kingston M, Hussain M et al (2003) Pulmonary embolism: differences in presentation between older and younger patients. Age Ageing 32:601-605
13. Casotti L, Ceccarelli E, Cappelli R et al (2000) Pulmonary embolism in the elderly: clinical, instrumental and laboratory aspects. Gerontology 46:205-211
14. Ceccarelli E, Masotti L, Barabesi L et al (2003) Pulmonary embolism in very old patients. Aging Clin Exp Res 15:117-122
15. Well PS, Anderson DR, Rodger M et al (2000) Derivation of a simple clinical model to categorize patients probability of pulmonary embolism: increasing the model's utility with the SimpliRed D-dimer. Thromb Haemost 83:416-420
16. Bell WR, Simon TL (1982) Current status of pulmonary thromboembolic disease: pathophysiology, diagnosis, prevention and treatment. Am Heart J 103:239-262
17. Elliott CG, Goldhaber SZ, Visani L, De Rosa M (2000) Chest radiographs in acute pulmonary embolism. Results from the International Cooperative Pulmonary Embolism Registry. Chest 118:33-38
18. Greenspan RH, Ravin CE, Polansky SM et al (1982) Accuracy of the chest radiograph in diagnosis of pulmonary embolism. Invest Radiol 17:539-543
19. Hull R, Raskob GE, Coates G et al (1990) Clinical validity of abnormal perfusion-lung scan in patients with suspected pulmonary embolism. Chest 97:23-26
20. The PIOPED Investigators (1990) Value of the ventilation/perfusion scan in acute pulmonary embolism: results of the Prospective Investigation of Pulmonary Embolism Diagnosis (PIOPED). JAMA 263:2753-2759
21. Lesser BA, Leeper KU Jr, Stein PD et al (1992) The diagnosis of acute pulmonary embolus in patients with chronic obstructive pulmonary disease. Chest 102:17-22
22. Kearon C, Ginsberg JS, Hirsh J (1998) The role of venous ultrasonography in the diagnosis of suspected deep venous thrombosis and pulmonary embolism. Ann Intern Med 129:1044-1049
23. Gottlieb RH, Widjaja J, Mehra S, Robinette WB (1999) Clinically important pulmonary emboli: does calf vein US alter outcomes? Radiology 211:25-29

24. Kearon C (2003) Diagnosis of pulmonary embolism. CMAJ 168:183-194
25. Turkstra F, Kuijer PM, van Beek EJ et al (1997) Diagnostic utility of ultrasonography of leg veins in patients suspected of having pulmonary embolism. Ann Intern Med 126:775-781
26. Mac Gillavry MR, Sanson BJ, Buller HR et al (2000) Compression ultrasonography of the leg veins in patients with clinically suspected pulmonary embolism: is a more extensive assessment of compressibility useful? Thromb Haemost 84:973-976
27. Barrellier MT, Lezin B, Landy S et al (2001) Prevalence of duplex ultrasonography detectable venous thrombosis in patients with suspected or acute pulmonary embolism. J Mal Vasc 26:23-30
28. Nicolaides AN (2005) Thrombophilia and venous thromboembolism. International Consensus Statement. Guidelines According to Scientific Evidence. Int Angiol 24:1-26
29. Meyerovitz MF, Mannting F, Polak JF, Goldhaber SZ (1999) Frequency of pulmonary embolism in patients with low-probability lung scan and negative lower extremity venous ultrasound. Chest 115:980-982
30. Darcy MD (1998) Pulmonary digital subtraction angiography: ready for prime time. Radiology 207:11-22
31. Quinn MF, Lundell CJ, Klotz TA et al (1987) Reliability of selective pulmonary arteriography in the diagnosis of pulmonary embolism. AJR Am J Roentgenol 1987 149:469-471
32. Stein PD, Henry JW, Gottschalk A (1999) Reassessment of pulmonary angiography for the diagnosis of pulmonary embolism: relation of interpreter agreement to the order of the involved pulmonary arterial branch. Radiology 210:689-691
33. Schluger N, Henschke C, King T et al (1994) Diagnosis of pulmonary embolism at a large teaching hospital. J Thorac Imaging 9:180-184
34. Remy-Jardin M, Remy J (1999) Spiral CT angiography of the pulmonary circulation. Radiology 212:615-636
35. Woodard PK (2004) Results of the NIH/NHLBI PIOPED II study: CT protocol and technical issues. In: Proceedings of 90th Scientific Assembly and Annual Meeting of Radiological Society of North America. Radiological Society of North America, Chicago
36. Loud PA, Grossman ZD, Klippenstein DL, Ray CE (1998) Combined CT venography and pulmonary angiography: a new diagnostic technique for suspected thromboembolic disease. AJR Am J Roentgenol 170:951-954
37. Coche EE, Muller NL, Kim K et al (1998) Acute pulmonary embolism: ancillary findings at spiral CT. Radiology 207:753-758
38. Wu AS, Pezzullo JA, Cronan JJ et al (2004) CT pulmonary angiography: quantification of pulmonary embolus as a predictor of patient outcome - initial experience. Radiology 230:831-835
39. van der Meer RW, Pattynama PM, van Strijen MJ et al (2005) Right ventricular dysfunction and pulmonary obstruction index at helical CT: prediction of clinical outcome during 3-month follow-up in patients with acute pulmonary embolism. Radiology 235:798-803
40. Remy-Jardin M, Remy J, Wattinne L, Giraud F (1992) Central pulmonary thromboembolism: diagnosis with spiral volumetric CT with the single-breath-hold technique: comparison with pulmonary angiography. Radiology 185:381-387
41. Goodman LR, Curtin JJ, Mewissen MW et al (1995) Detection of pulmonary embolism in patients with unresolved clinical and scintigraphic diagnosis: helical CT versus angiography. AJR Am J Roentgenol 1995 164:1369-1374
42. Remy-Jardin M, Remy J, Deschildre F et al (1996) Diagnosis of acute pulmonary embolism with spiral CT: comparison with pulmonary angiography and scintigraphy. Radiology 200:699-706
43. Sostman HD, Layish DT, Tapson VF et al (1996) Prospective comparison of helical CT and MR imaging in clinically suspected acute pulmonary embolism. J Magn Reson Imaging 6:275-281
44. Mayo JR, Remy-Jardin M, Muller NL et al (1997) Pulmonary embolism: prospective comparison of spiral CT and ventilation-perfusion scintigraphy. Radiology 205:447-452
45. Ruiz Y, Caballero P, Caniego JL, et al (2003) Prospective comparison of helical CT with angiography in pulmonary embolism: global and selective vascular territory analysis. Interobserver agreement. Eur Radiol 13:823-829
46. Winer-Muram HT, Rydberg J, Johnson MS et al (2004) Suspected acute pulmonary embolism:

evaluation with multi-detector row CT versus digital subtraction pulmonary arteriography. Radiology 233:806-815
47. Garg K, Welsh CH, Feyerabend AJ et al (1998) Pulmonary embolism: diagnosis with spiral CT and ventilation-perfusion scanning-correlation with pulmonary angiographic results or clinical outcome. Radiology 208:201-208
48. Hayashino Y, Goto M, Noguchi Y, Fukui T (2005) Ventilation-perfusion scanning and helical CT in suspected pulmonary embolism: meta-analysis of diagnostic performance. Radiology 234:740-748
49. Goodman L (2004) Results of the NIH/NHLBI PIOPED II study: how interpretative issues may affect the diagnostic validity of spiral CT. In: Proceedings of 90th Scientific Assembly and Annual Meeting of Radiological Society of North America. Radiological Society of North America, Chicago
50. Chartrand-Lefebvre C, Howarth N, Lucidarme O et al (1999) Contrast-enhanced helical CT for pulmonary embolism detection: inter- and intraobserver agreement among radiologists with variable experience. AJR Am J Roentgenol 172:107-112
51. Kim T, Murakami T, Hori M et al (2004) Efficacy of multi-slice helical CT venography for the diagnosis of deep venous thrombosis: comparison with venous sonography. Radiat Med 22:77-81
52. Cham MD, Yankelevitz DF, Shaham D et al (2000) Deep venous thrombosis: detection by using indirect CT venography. The Pulmonary Angiography-Indirect CT Venography Cooperative Group. Radiology 216:744-751
53. Cham MD, Yankelevitz DF, Henschke CI (2005) Thromboembolic disease detection at indirect CT venography versus CT pulmonary angiography. Radiology 234:591-594
54. Garg K, Sieler H, Welsh CH et al (1999) Clinical validity of helical CT being interpreted as negative for pulmonary embolism: implications for patient treatment. AJR Am J Roentgenol 172:1627-1631
55. Goodman LR, Lipchik RJ, Kuzo RS et al (2000) Subsequent pulmonary embolism: risk after a negative helical CT pulmonary angiogram - prospective comparison with scintigraphy. Radiology 215:535-542
56. van Strijen MJ, de Monye W, Schiereck J et al (2003) Single-detector helical computed tomography as the primary diagnostic test in suspected pulmonary embolism: a multicenter clinical management study of 510 patients. Ann Intern Med 138:307-314
57. Krestan CR, Klein N, Fleischmann D et al (2004) Value of negative spiral CT angiography in patients with suspected acute PE: analysis of PE occurrence and outcome. Eur Radiol 145:93-98
58. Quiroz R, Kucher N, Zou KH et al (2005) Clinical validity of a negative computed tomography scan in patients with suspected pulmonary embolism: a systematic review. JAMA 293:2012-2017
59. Swensen JS, Sheedy PF, Ryu JH et al (2002) Outcomes after with-holding anticoagulation from patients with suspected acute pulmonary embolism and negative computed tomographic findings: a cohort study. Mayo Clin Proc 77:130-138
60. Hales C (2004) Results of the NIH/NHLBI PIOPED II study: how good is spiral CT for pulmonary embolism? The results of PIOPED II. In: Proceedings of 90th Scientific Assembly and Annual Meeting of Radiological Society of North America. Radiological Society of North America, Chicago
61. Patel S, Kazerooni EA, Cascade PN (2003) Pulmonary embolism: optimization of small pulmonary artery visualization at multi-detector row CT. Radiology 227:455-60
62. Schoepf UJ, Holzknecht N, Helmberger TK et al (2002) Subsegmental pulmonary emboli: improved detection with thin-collimation multi-detector row spiral CT. Radiology 222:483-490
63. Remy-Jardin M, Tillie-Leblond I, Szapiro D et al (2002) CT angiography of pulmonary embolism in patients with underlying respiratory disease: impact of multislice CT on image quality and negative predictive value. Eur Radiol 12:1971-1978
64. De Monyé W, van Strijen MJL, Huisman MV et al (2000) Suspected pulmonary embolism: prevalence and anatomic distribution in 487 consecutive patients. Radiology 215:184-188
65. Dalen JE (1993) When can treatment be withheld in patients with suspected pulmonary embolism? Arch Intern Med 153:1415-1418

66. Moser KM (1990) Venous thromboembolism. Am Rev Respir Dis 141:235-249
67. Goodman LR, Lipchik RJ (1996) Diagnosis of acute pulmonary embolism: time for a new approach. Radiology 199:25-27
68. Schoepf UJ, Costello P (2004) CT angiography for diagnosis of pulmonary embolism: state of the art. Radiology 230:329-337
69. Perrier A, Nendaz MR, Sarasin FP et al (2003) Cost-effectiveness analysis of diagnostic strategies for suspected pulmonary embolism including helical computed tomography. Am J Respir Crit Care Med 167:39-44
70. Gupta A, Frazer CK, Ferguson JM et al (1999) Evaluation of pulmonary MR angiography in the diagnosis of acute embolism. Radiology 210:353-359
71. Meaney JFM, Weg JG, Chenevert TL et al (1997) Diagnosis of pulmonary embolism with magnetic resonance angiography. N Engl J Med 336:1422-1427
72. Blum A, Bellou A, Guillemin F et al (2005) Performance of magnetic resonance angiography in suspected acute pulmonary embolism. Thromb Haemost 93:503-511
73. Middleton H, Black RD, Saam B et al (1995) MR imaging with hyperpolarized 3He gas. Magn Reson Med 33:271-275
74. Miniati M, Monti S, Pratali L et al (2001) Value of transthoracic echocardiography in the diagnosis of pulmonary embolism: results of a prospective study in unselected patients. Am J Med 110:528-535
75. Leibowitz D (2001) Role of echocardiography in the diagnosis and treatment of acute pulmonary thromboembolism. J Am Soc Echocardiogr 14:921-926
76. Goldhaber SZ (2002) Echocardiography in the management of pulmonary embolism. Ann Intern Med 136:691-700

Capitolo 17

Studio radiologico dello scompenso cardiaco e della broncopneumopatia cronica ostruttiva

Francesco Schiavon, Riccardo Berletti, Stefano Nardini

Scompenso cardiaco

Gli studi epidemiologici concordano che lo scompenso cardiaco (SC) sia la causa della morte dell'80% degli anziani ultraottantenni e del più frequente ricovero nell'ambito internistico, essendo il quadro clinico dominato dalla dispnea [1, 2].

Il modello clinico che lo esprime è il "polmone cardiaco", che rappresenta le modalità con cui lo SC si riflette sulla condizione polmonare attraverso il piccolo circolo (Fig. 1) [3].

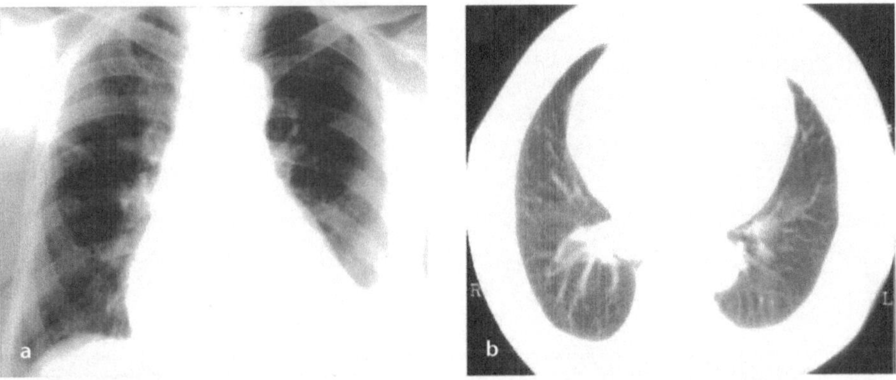

Fig. 1. Quadro di "polmone cardiaco" in relativo compenso emodinamico. **a** Esame radiologico del torace (ERT) in proiezione frontale. **b** Scansione in tomografia computerizzata (TC) delle basi polmonari

Questo implica, per il radiologo, una particolare attenzione e cura nell'esecuzione e nella lettura dell'esame radiologico del torace (ERT). Perché si devono cercare e descrivere tutti i segni della congestione polmonare - dalla ridistribuzione del flusso ai lobi superiori per l'impegno del circolo "di riserva" (Fig. 2a), all'aspetto sfumato del disegno vascolare con riduzione della normale trasparenza di fondo del polmone per trasudazione interstiziale (Fig. 2b) - fino ai segni più marcati dello SC (strie di Kerley, piccoli versamenti pleurici infra-polmonari e/o scissurali, iniziali infiltrati alveolari) (Fig. 2c) e al quadro drammatico dell'edema alveolare conclamato (Fig. 2d); senza trascurare i segni di ingrandimento vascolare degli ili e delle cavità di sinistra del cuore, che vanno riconosciuti sin dal loro esordio (Fig. 1, 2).

Va ricordato che il versamento pleurico da causa emodinamica, seppur quasi sempre presente, può non essere correlato alla gravità dello SC, perché esso richiede "l'incompetenza" del cuore destro, sfociando le vene di drenaggio prevalentemente nel circolo sistemico, al contrario dell'edema polmonare che richiede "l'incompetenza" del cuore sinistro [4].

Nell'interpretazione va tenuto però presente che oltre la metà degli ERT sono fatti non nelle due proiezioni ortogonali, ma in condizioni precarie, cioè ad anziani allettati o in sedia [5] per i quali, come detto, la causa più frequente di ricovero è rappresentata proprio dallo SC, che quindi ne provoca l'invalidità.

Dal punto di vista anatomo-patologico, il cuore senile è caratterizzato dall'aumento della massa e dello spessore del ventricolo sinistro per l'ipertrofia dei miociti residui e l'incremento della matrice connettivale [6]. Ne conseguono due aspetti particolari, entrambi radiologicamente rilevabili: l'aumento di peso del cuore [3] e la duplice genesi dello SC, sistolico o diastolico [7].

L'aumento di peso del cuore è ben visualizzabile in un paziente portatore di pacemaker, nel quale la posizione del sondino stimolatore nel ventricolo destro evidenzia l'abbassamento del diaframma per l'appoggio del cuore (Fig. 3). Esso rappresenta nell'anziano dispnoico un'ulteriore causa di insufficienza respiratoria, in quanto incide sfa-

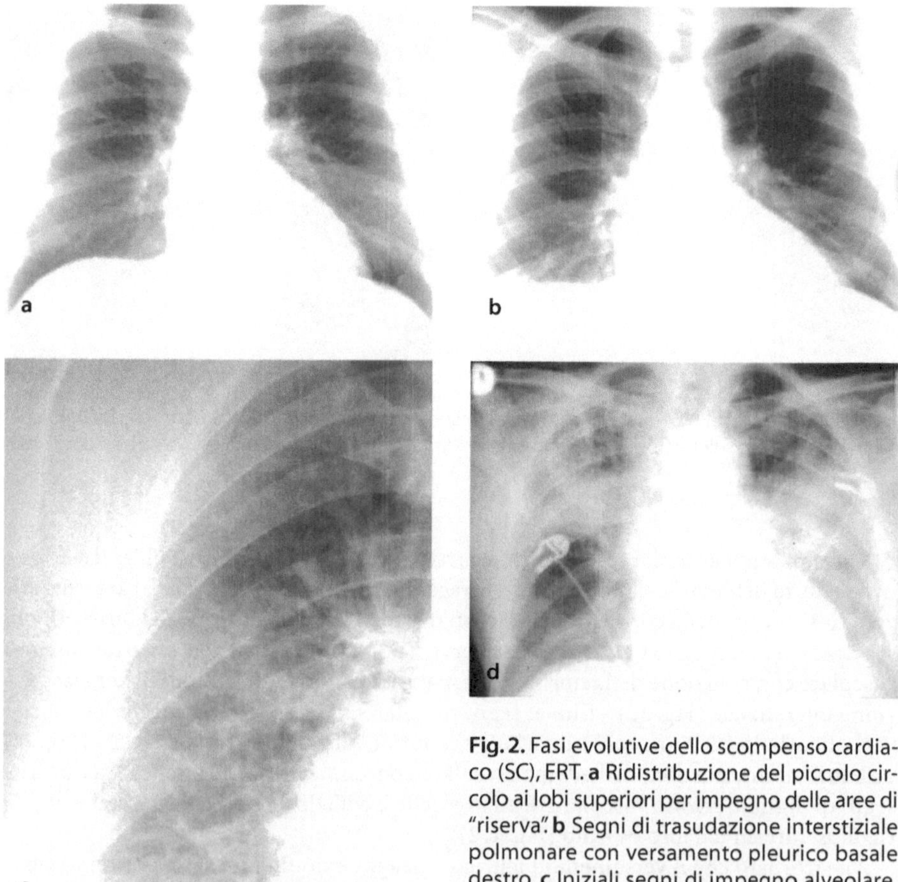

Fig. 2. Fasi evolutive dello scompenso cardiaco (SC), ERT. **a** Ridistribuzione del piccolo circolo ai lobi superiori per impegno delle aree di "riserva". **b** Segni di trasudazione interstiziale polmonare con versamento pleurico basale destro. **c** Iniziali segni di impegno alveolare. **d** Edema polmonare conclamato

vorevolmente sul lavoro del diaframma, il principale muscolo inspiratorio: perciò, la correzione della cardiopatia si riflette positivamente sulla performance respiratoria.

Riguardo lo SC sistolico o diastolico, il terreno clinico d'insorgenza è molto diverso: cardiopatia ischemica e valvulopatia per il primo, ipertensione arteriosa per il secondo. Nell'ultrasessantacinquenne è dimostrato che il 40% degli SC consegue a causa diastolica [8]: si tratta, perciò, di un importante problema pratico. L'ERT è fondamentale per la distinzione ed è strettamente correlato con la fisiopatologia, che prevede per lo SC sistolico la dilatazione del ventricolo sinistro senza alterazione dello spessore parietale e la riduzione della frazione di eiezione (Fig. 4a), e per lo SC diastolico l'ispessimento parietale del ventricolo sinistro senza dilatazione, la compromissione degli indici di riempimento diastolico e la normalità della frazione di eiezione (Fig. 4b) [9].

Nello studio dello SC, la tecnica di esecuzione dell'ERT è molto importante: essa deve rispettare il grigio di fondo polmonare e la sfumatura peri-vascolare [10]. Perciò, nell'ottica della radiologia clinica, essa dovrebbe essere modulata sul quesito clinico, avendo presente che l'obiettivo prioritario, nella ricerca delle lesioni focali, è la buona rappresentazione delle zone polmonari "cieche" e, nella valutazione del paziente cardiopatico, la dimostrazione delle condizioni del circolo polmonare [5, 11].

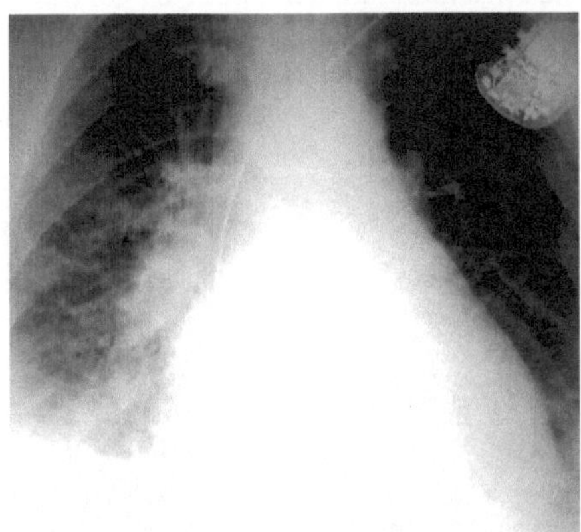

Fig. 3. Aumento di peso del cuore (ERT): la posizione dell'elettrodo stimolatore del pacemaker nel ventricolo destro evidenzia l'abbassamento del diaframma per l'appoggio del cuore

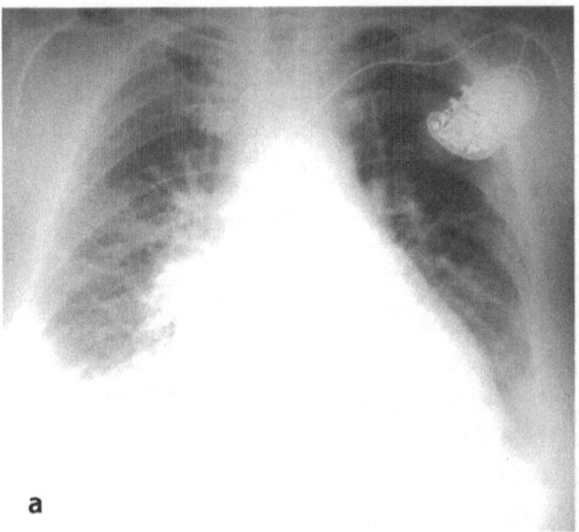

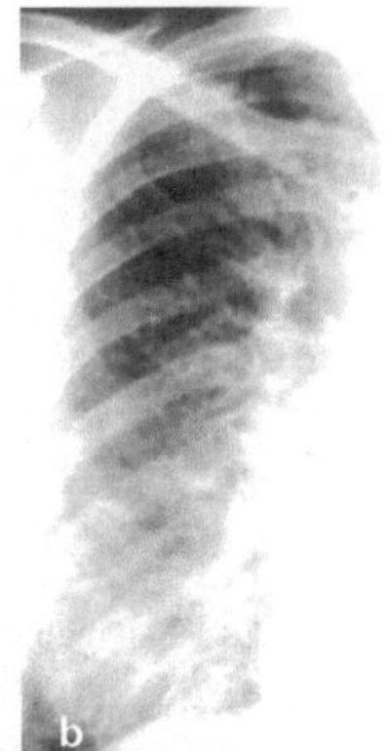

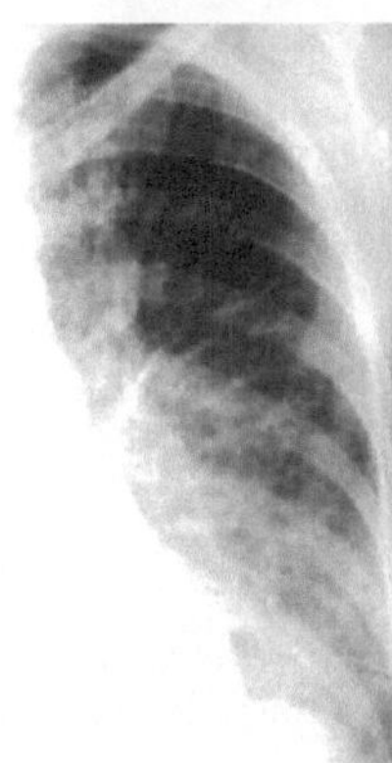

Fig. 4. ERT: scompenso sistolico (**a**) e diastolico (**b**). In entrambi l'aspetto del piccolo circolo è quello tipico dello SC, ma in **a** il cuore è ingrandito e in **b** si mantiene entro i limiti

Broncopneumopatia cronica ostruttiva (BPCO)

Il secondo modello clinico, antitetico al primo, è il cosiddetto "cuore polmonare" (Fig. 5) [3], la cui espressione clinica è la BPCO e/o l'enfisema; la seconda causa, in ambito pneumologico, di invalidità, ricovero e morte dell'anziano [1, 2].

La gabbia ossea è relativamente rigida, soprattutto nell'anziano per l'involuzione osteo-cartilaginea muscolare: ciò fa sì che gli eventuali squilibri tra le due "pompe" - il cuore e i polmoni - non vengano assorbiti se non si corregge il difetto dell'una o dell'altra. Così, nello SC il sintomo più precoce e caratteristico è la tachipnea, perché il cuore ingrandito coarta i polmoni e riduce il lavoro inspiratorio del diaframma appesantito (Fig. 2, 3). La sua correzione migliora la respirazione, perché i polmoni si riespandono facilitando gli scambi alveolo-capillari e il diaframma è meno affaticato [3]. Invece nella BPCO il primo sintomo è la tachicardia, perché i polmoni iperespansi coartano il cuore sino a incarcerarlo - aspetto a "goccia" (Fig. 5) - e a renderne incompleto il riempimento diastolico. In questo caso, l'obiettivo terapeutico è la riduzione o il contenimento dell' iperespansione polmonare - talvolta anche chirurgicamente (*lung volume reduction*) - così da rendere più efficace il riempimento diastolico del cuore [12].

Quindi, anche l'aspetto terapeutico conferma l'inscindibilità del rapporto cuore/polmoni: devono essere corretti il deficit cardiaco per eliminare la tachipnea nello SC, e il difetto ventilatorio per migliorare la "performance" cardiaca nella BPCO.

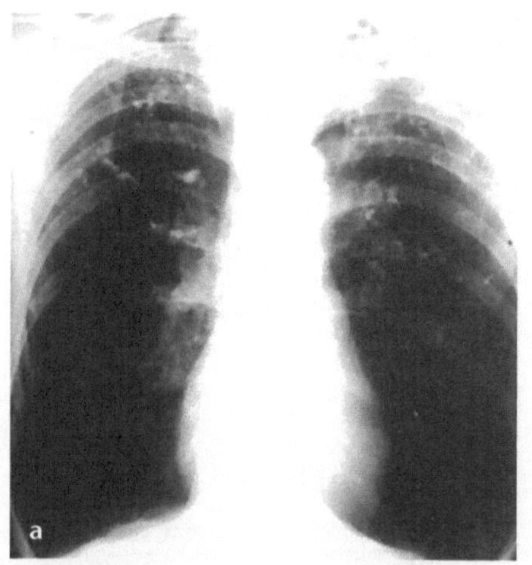

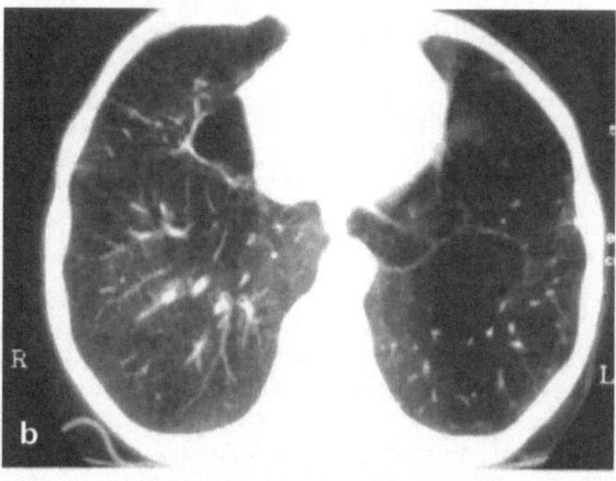

Fig. 5. Quadro di "cuore polmonare": i polmoni iperespansi coartano il cuore come ben si vede all'ERT **a** e alla TC **b. a** ERT in proiezione frontale. **b** Scansione TC a livello del cuore

Refertazione

Infine, un cenno alla refertazione [13]. Anzitutto non può prescindere da conoscenze di base della fisiopatologia cardio-respiratoria; per fare un esempio, se nello SC iniziale i campi polmonari sono poco espansi all'inspirazione, ciò avviene perché sono meno "complianti" e non perché il paziente è meno collaborante [14]. Deve inoltre aver presente le esigenze cliniche, per cui nel possibile cardiopatico - al di là della presenza o meno di lesioni focali - deve descrivere le condizioni del piccolo circolo, soprattutto negli stadi iniziali dello SC, perché sono queste le informazioni più importanti per il clinico e perché in queste fasi la diagnosi di SC può essere solo radiologica [3].

Il radiologo, quindi, deve dare dell'ERT anche una lettura di tipo "emodinamico" [15, 16], citando sempre nel suo referto le condizioni del circolo polmonare, ovviamente non solo nelle sue alterazioni, ma anche nella sua normalità, ed esercitandosi altresì a valutare l'aspetto del circolo polmonare in rapporto alla morfologia cardiaca (Fig. 1a, 2-5a).

Conclusioni

Il cuore senile ha in genere un certo grado di ipertrofia sinistra e quindi una tendenza allo scompenso [11]: perciò, il modello del "polmone cardiaco" è tipico anche dell'anziano asintomatico.

Questa specificità clinica presuppone una particolare cura nell'esecuzione dell'ERT e, parallelamente, una buona sensibilità nella refertazione. Circa l'esecuzione, devono essere rispettati i grigi di fondo che indicano l'eventuale sovraccarico idrico polmonare; circa la refertazione, le condizioni del piccolo circolo devono essere sempre valutate e citate dal radiologo, perché sono l'elemento qualificante dell'ERT e supporto indispensabile alla diagnosi di SC nelle fasi iniziali.

Bibliografia

1. The ILSA Working Group (1997) Prevalence of chronic diseases in older Italians: comparing self reported and clinical diagnosis. Int J Epidemiol 26:995-1002
2. Vettorazzi M (2003) Epidemiologia dell'età senile. In: Schiavon F, Berletti R, Guglielmi G, Cammarota T (eds) Diagnostica per immagini nell'invecchiamento. Radiologia Medica, Supplemento 1 al n 3, Edizioni Minerva Medica, Torino, pp 7-9
3. Schiavon F, Nardini S, Pesce L et al (1996) Il "polmone cardiaco": la radiologia correlata alla fisiopatologia respiratoria e alla clinica. Radiol Med (Torino) 91:526-536
4. Agostoni E (1972) Mechanics of the pleural space. Physiol Rev 52:57-64
5. Schiavon F, Nardini S, Tregnaghi P et al (1997) L'esame radiologico del torace nell'anziano. Considerazioni tecniche e metodologiche. Radiol Med (Torino) 94:193-197
6. Mc Laughlin MA (2001) The aging heart. State-of-the-art, prevention and management of cardiac disease. Geriatrics 56:45-49
7. Catania G (2003) Le esigenze del clinico. In: Schiavon F, Berletti R, Guglielmi G, Cammarota T (eds) Diagnostica per immagini nell'invecchiamento. Radiologia Medica, Supplemento 1 al n 3, Edizioni Minerva Medica, Torino, pp 46-49
8. Rusconi C, Faggiano P, Gardini A (1992) Fisiopatologia della diastole dalle basi cellulari alle implicazioni cliniche. Ghedini Editore, Milano
9. Marcus M, Schelbert HR, Skorton DJ (1991) Cardiac imaging. WB Saunders Company, Philadelphia
10. Dore R (2003) La moderna diagnostica per immagini nell'invecchiamento cardiaco. In: Schiavon F, Berletti R, Guglielmi G, Cammarota T (eds) Diagnostica per immagini nell'invecchiamento. Radiologia Medica, Supplemento 1 al n 3, Edizioni Minerva Medica, Torino, pp 54-56
11. Di Guglielmo L, Dore R, Raisario A et al (1999) La diagnostica per immagini nello studio dell'invecchiamento cardiaco. Il "cuore senile" è una realtà? Radiol Med (Torino) 97:449-460
12. Fein AM (1994) Pneumonia in the elderly. Med Clin North Am 78:1015-1033

13. Schiavon F, Berletti R (2006) Il radiologo e la refertazione. Suggerimenti per una corretta comunicazione. Edizioni Minerva Medica, Torino
14. Schiavon F, Carubia G, Cavagna E et al (2000) Immagini e parole. La trasmissione delle immagini e la refertazione nella radiologia toracica (II parte). Radiol Med (Torino) 99:323-333
15. Marano P (1986) La radiologia funzionale del torace. Cortina, Verona
16. Milne E, Pistolesi M (1993) Reading the chest radiograph. Mosby-Year Book, St Louis

Capitolo 18

Imaging diagnostico delle polmoniti nell'anziano

Romeo Canini, Giuseppe Battista, Maurizio Zompatori

Nel paziente in età geriatrica le infezioni respiratorie costituiscono una patologia rilevante considerando la maggiore incidenza e mortalità rispetto alla popolazione generale (quinta causa di morte nei soggetti di età superiore ai 65 anni) [1, 2]. L'elevata mortalità da polmoniti, tuttavia, non è correlata solo all'età ma anche ad altre condizioni concomitanti, quali la coesistenza di patologie debilitanti o di stati di malnutrizione.

L'età avanzata è comunque il principale fattore di rischio, rappresentando una condizione predisponente in conseguenza dell'alterazione dei meccanismi di difesa sia a livello respiratorio che del sistema immunitario [3]. A questo proposito, nell'anziano si osserva una serie di modificazioni dell'apparato respiratorio (declino della forza della muscolatura respiratoria e della *compliance* della parete toracica; alterazioni delle strutture di supporto delle vie aeree, con conseguente ridotto ritorno elastico nella meccanica ventilatoria) cui consegue un'alterazione del rapporto ventilazione/perfusione con ridotta capacità di risposta all'ipercapnia o all'ipossia [2].

Anche il sistema immunitario va incontro a modificazioni, con disfunzione dei meccanismi cellulari e molecolari che contribuiscono all'aumentata suscettibilità alle infezioni [3]. Infine, va considerata la compromissione degli altri meccanismi di difesa, quali la clearance orale e mucociliare, mentre il riflesso della tosse e i meccanismi della deglutizione, che intervengono nella prevenzione delle polmoniti da aspirazione, risultano già alterati proprio per effetto dell'età avanzata [4].

I fattori di rischio chiamati in causa sono tuttavia molteplici, compresi la coesistenza di patologie croniche respiratorie o sistemiche debilitanti e le cause iatrogene (interventi chirurgici, sondini naso-gastrici, tracheostomia, ventilazione meccanica, prolungati trattamenti con steroidi e antibiotici) [5].

L'epidemiologia di tali infezioni si è poi modificata nel corso degli anni, in rapporto all'aumentata sopravvivenza dei soggetti immunodepressi o con patologie croniche, con possibile riattivazione di patogeni come il micobatterio tubercolare, mentre le terapie antibiotiche prolungate e particolarmente potenti hanno portato alla selezione di ceppi patogeni resistenti o patogeni emergenti [6].

Ai fini diagnostici e dell'impostazione terapeutica, considerato anche l'elevato polimorfismo di presentazione delle polmoniti nell'anziano, è necessaria una integrazione tra diversi elementi, quali il quadro clinico-laboratoristico, gli aspetti morfologici ottenibili con le metodiche di diagnostica per immagini, i dati forniti dall'eventuale esame broncoscopico [5]. Per un corretto orientamento è utile anche considerare il luogo in cui è stata contratta l'infezione, distinguendo le polmoniti acquisite in comunità da quelle contratte in ospedale o nelle case di cura [3].

Circa le polmoniti acquisite in comunità, lo *Streptococcus pneumoniae* rappresenta il principale responsabile (25-30%), soprattutto nei grandi anziani (> 80 anni) [1, 3], mentre le polmoniti pneumococciche occorrono più frequentemente in pazienti con patologie polmonari coesistenti, disordini epatici o abuso alcolico. Relativamente ai batteri Gram-negativi non è stata riscontrata una significativa differenza di frequenza rispetto alla popolazione generale, sebbene l'incidenza sia maggiore in caso di patologie sistemiche concomitanti [1]. Altri agenti, come *Chlamydia* e *Mycoplasma pneumoniae* sono relativamente più frequenti nei pazienti più giovani [1, 7]. Seguono quindi altri agenti infettivi quali *Haemophilus influenzae*, *Staphylococcus aureus* e virus (virus respiratorio sinciziale e virus della varicella Zoster) [8, 9].

Nei pazienti ospedalizzati prevalgono le infezioni da batteri Gram-negativi (*Pseudomonas aeruginosa*, *Klebsiella pneumoniae*, *Escerichia coli*), la cui gravità è correlata alla severità delle patologie concomitanti. Seguono stafilococco, pneumococco, anaerobi, *Chlamydia pneumoniae* e virus.

I residenti in case di riposo e gerontocomi sono particolarmente a rischio nello sviluppare infezioni polmonari (il rischio di infezioni pneumococciche è quattro volte più alto rispetto agli anziani che vivono in comunità) [10]. Gli agenti eziologici sono sovrapponibili a quelli citati per le infezioni acquisite in ospedale, ma va segnalata una maggiore incidenza di polmoniti da aspirazione in rapporto alle difficoltà nella deglutizione e alla sedazione farmacologica [7].

Quadro clinico

Il quadro clinico delle polmoniti infettive nell'anziano risulta spesso atipico sia per quello che riguarda la sintomatologia e la espressività dei sintomi, sia per quanto concerne l'andamento e la risposta al trattamento.

I sintomi e i segni classici delle polmoniti infettive possono mancare o essere espressi in modo incompleto: la tosse è assente nel 60% dei casi, la febbre nel 20%, la leucocitosi nel 20-40% [3, 11]. Spesso tachipnea e tachicardia precedono di 3-4 giorni la comparsa degli altri sintomi mentre il dolore toracico di tipo pleurico, cefalea, anoressia, mialgie e tosse produttiva prevalgono nei soggetti ospedalizzati rispetto ai ricoverati in gerontocomi [7]. Infine, un ulteriore fattore che può confondere il quadro clinico è la frequente coesistenza di sintomi extratoracici (ipotensione, anoressia, mialgie, nausea, vomito) o di sintomi legati a un peggioramento di patologie preesistenti sistemiche (diabete, insufficienza cardiaca, demenza) o respiratorie (broncopneumopatie ostruttive e restrittive) [12, 13] (Fig. 1).

Altra caratteristica di queste forme infettive è la lenta risoluzione del quadro clinico e radiologico, che può richiedere 10-14 settimane o anche diversi mesi, soprattutto se si tratta di pazienti cardiopatici o affetti da pneumopatie croniche. Questa lenta risoluzione rispetto ai soggetti più giovani è da ricollegarsi al lento e incompleto riassorbimento dell'essudato alveolare su base microatelettasica [14].

Di fronte a un andamento di questo tipo, spesso risulta difficoltosa la diagnosi differenziale con altre patologie non infettive; in primo luogo quelle neoplastiche, la tromboembolia polmonare con infarto e la bronchiolite obliterante con polmonite organizzativa (BOOP).

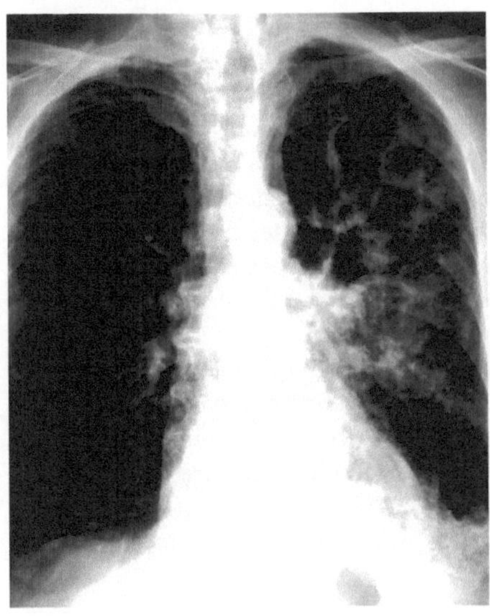

Fig. 1. Paziente anziano con aggravamento della dispnea. Il radiogramma del torace mostra aree di disomogenea consolidazione al polmone sinistro, insorte su una evidente condizione enfisematosa responsabile della disomogeneità parenchimale

Diagnostica per immagini

L'integrazione dei dati clinico-laboratoristici con quelli radiologici costituisce la base per un tentativo di inquadramento della patologia, soprattutto in rapporto alla differenziazione tra patologia infettiva e non infettiva [15].

Dopo la valutazione clinico-epidemiologica, il radiogramma convenzionale rappresenta la metodica di *imaging* di prima istanza ai fini di un orientamento diagnostico. La sensibilità dell'indagine è elevata, ma non sono rari i falsi negativi radiologici in presenza di un'obiettività clinica francamente positiva, o i falsi positivi correlati a una errata valutazione delle fisiologiche modificazioni delle strutture toraco-polmonari osservabili nell'anziano [16, 17].

La tomografia computerizzata (TC) e la TC ad alta risoluzione (HRCT) presentano maggiore sensibilità e relativa maggiore specificità rispetto al radiogramma convenzionale, potendo quindi offrire un ulteriore valido contributo nella interpretazione diagnostica [18].

Le metodiche di *imaging* però, pur potendo dimostrare agevolmente la presenza di un processo patologico toracico, non consentono in genere una precisa diagnosi eziologica in quanto i diversi quadri possono essere sostenuti da cause diverse e, viceversa, uno stesso agente patogeno può manifestarsi con quadri differenti. Esiste, comunque, una correlazione tra il tipo di pattern radiologico, le diverse patologie polmonari e gli specifici agenti causali.

Nella interpretazione del quadro anatomo-patologico e quindi radiologico, devono essere presi in considerazione i diversi aspetti dell'infezione, quali le vie di accesso del germe, la modalità di diffusione del processo, le difese immunitarie dell'ospite, la coesistenza di altre patologie coesistenti, l'eventuale terapia instaurata.

Sulla base della struttura polmonare coinvolta e della via di diffusione dell'infezione, classicamente si distinguono quattro modelli [11]: a) la polmonite lobare, che si manifesta con un addensamento segmentario o lobare, omogeneo, con broncogramma aereo, il cui esempio tipico è la polmonite da pneumococco; b) la polmonite lobulare o broncopolmonite, caratterizzata dalla diffusione flogistica dalle vie aeree al parenchima polmonare circostante, che si esprime con opacità a chiazze irregolari, talora nodulari, confluenti tra di loro, come si può osservare nelle infezioni da stafilococco; c) la polmonite interstiziale, sostenuta da virus e *Mycoplasma*, caratterizzata da iniziale interessamento interstiziale con successivo coinvolgimento alveolare con opacità a chiazze sublobulari sfumate; d) la embolizzazione ematogena, con focolai nodulari multipli, spesso escavati, o veri infarti polmonari.

I principali limiti di questa suddivisione riguardano la frequente coesistenza di un interessamento interstizio-alveolare e la difficoltà nel definire uno specifico quadro radiologico sostenuto da un determinato agente eziologico [14]. Pertanto risulta maggiormente utile ricondurre le diverse manifestazioni radiologiche a tre quadri principali: infiltrati focali, infiltrati diffusi e lesioni nodulari.

Infiltrati focali

L'eziologia è generalmente batterica (*Streptococcus*, Gram-negativi, *Legionella pneumophila*); meno frequentemente si tratta di infezioni virali o fungine [19].

Si manifestano al radiogramma convenzionale come opacità acinari sfumate, confluenti fra loro fino a un addensamento segmentale o lobare, espressione di una sindrome alveolare.

Elementi di semeiotica radiologica importanti da considerare sono la presenza del broncogramma aereo, l'eventuale modificazione morfologica delle scissure e lo sviluppo di complicanze (versamento pleurico, escavazione, empiema).

La presenza di broncogramma aereo è indicativa di un addensamento da causa non ostruttiva (Fig. 2), escludendo in tal modo una lesione neoplastica ostruente, ma non

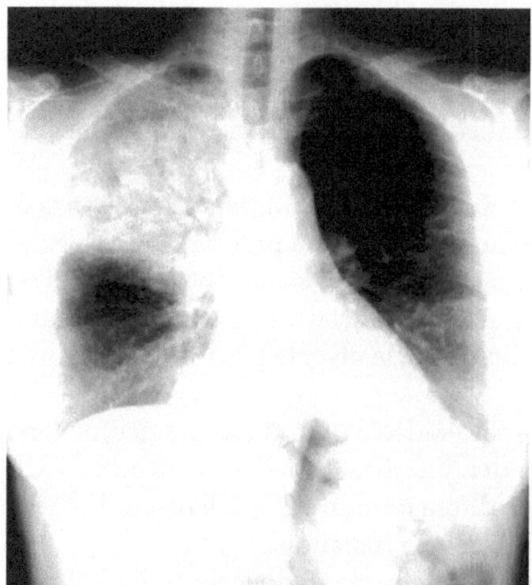

Fig. 2. Paziente di 72 anni, con febbre e tosse produttiva. Il radiogramma del torace mostra una estesa consolidazione parenchimale al lobo superiore destro, con evidente broncogramma aereo nel contesto (polmonite da streptococco)

consente una diagnosi differenziale con forme neoplastiche ad accrescimento "lepidico", quali il carcinoma bronchiolo-alveolare. Viceversa, l'assenza del broncogramma aereo pone il sospetto di un processo ostruttivo alla base, in particolare di un carcinoma broncogeno.

Il *bulging* scissurale, ovvero l'aspetto sporgente e convesso delle scissure polmonari, è espressione di un processo flogistico accompagnato da abbondante produzione di essudato; tale aspetto si associa con maggiore frequenza a polmoniti sostenute da pneumococco e *Klebsiella pneumoniae*. Al contrario, la retrazione delle scissure è indicativa di fenomeni atelettasici conseguenti alla flogosi ma anche a lesioni neoplastiche ostruenti.

Circa le complicanze [11, 18], il versamento pleurico è frequente (25%) soprattutto in caso di infezione da stafilococco o nella tubercolosi, mentre l'escavazione è comune (10-15%) nelle polmoniti da stafilococco e da Gram-negativi come lo *Pseudomonas*.

Nella interpretazione della patologia alveolare, la TC ha indicazioni relativamente limitate. Le principali applicazioni riguardano: la interpretazione dei quadri di polmonite ostruttiva (si evidenziano bronchi distali ectasici pieni di muco o pus nel contesto dell'addensamento), anche al fine di escludere lesioni neoplastiche centrali ostruenti; i casi con evoluzione ascessuale (tipica la captazione anulare di mezzo di contrasto iodato da parte della membrana ascessuale) [19]; le complicanze empiematose (ispessimento dei foglietti pleurici con evidente *enhancement* all'esame contrastografico, liquido di densità soprafluida, eventuale presenza di gas o livelli idroaerei indicativi di una fistola broncopleurica).

Infiltrati diffusi

Gli infiltrati interstiziali, di tipo reticolare o reticolo-nodulare, sono in genere dovuti a virus, micoplasma e protozoi; gli infiltrati alveolari sono invece sostenuti da batteri Gram-negativi o da stafilococchi, con addensamenti parenchimali diffusi, tendenti dall'ascessualizzazione [18] (Fig. 3).

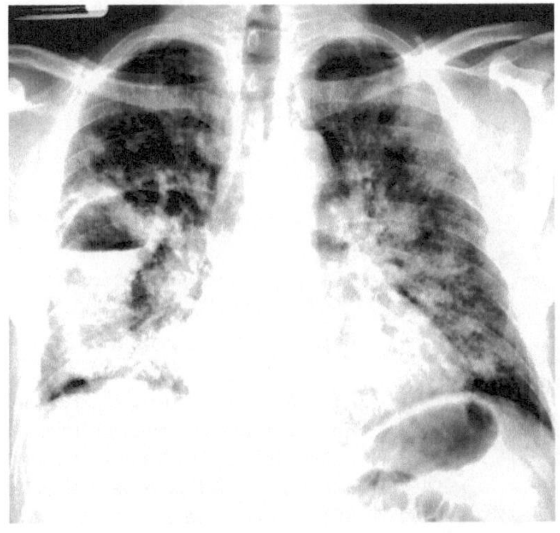

Fig. 3. Paziente di 70 anni, con grave deperimento organico, tosse e febbre. Radiogramma torace: grossolano focolaio parenchimale al terzo medio del polmone destro, con livello idroaereo nel contesto; si associano multipli piccoli focolai bilateralmente (polmonite ascessualizzata da *Pseudomonas aeruginosa*)

Nei pazienti ospedalizzati e con patologie croniche debilitanti, prevalgono le infezioni virali (virus respiratorio sinciziale, virus della varicella Zoster), con clinica scarsa o assente. Il quadro radiologico è inizialmente caratterizzato da un impegno reticolare o reticolo-nodulare, cui seguono addensamenti parenchimali multipli e a chiazze, anche per la frequente concomitanza di sovrainfezioni batteriche [15].

Nei soggetti immunodepressi sono comuni le infezioni da *Cytomegalovirus* e da *Pneumocystis carinii* [14]. Il quadro radiologico è caratterizzato da un interessamento interstiziale, bilaterale e simmetrico, che può evolvere in un coinvolgimento alveolare con estese aree consolidative. In questi casi, il radiogramma standard può essere inizialmente negativo ma la HRCT consente di rilevare precocemente micronoduli parenchimali, aree di *ground-glass* e ispessimento settale.

Le infezioni fungine da *Candida albicans* esordiscono invece con multipli focolai acinari confluenti, rapidamente mutevoli e diffusi, cui si associano manifestazioni legate a localizzazioni extrapolmonari (cute, cavo orale, esofago).

Infiltrati nodulari

La popolazione colpita è, anche in questo caso, rappresentata soprattutto da anziani ospedalizzati e immunodepressi.

Nelle condizioni di grave neutropenia, sono frequenti le micosi angioinvasive (*Aspergillus, Mucor*) [14]. Il quadro radiologico è rappresentato da opacità nodulari, anche multiple, che tendono ad aumentare di dimensione e a confluire fra loro. In caso di ripresa della funzione granulocitaria, e quindi di decorso favorevole del processo, si osserva l'escavazione delle lesioni (*air crescent sign*).

Considerata l'elevata mortalità di queste forme, è indispensabile una diagnosi precoce ottenibile utilizzando la HRCT, la quale permette di rilevare un alone a vetro smerigliato, indicativo di infarcimento emorragico alveolare, che circonda la lesione infartuale dovuta alla trombosi vascolare sostenuta dalle ife fungine. Tale aspetto, seppure non patognomonico, è fortemente orientativo e giustifica l'inizio della terapia specifica [19] (Fig. 4).

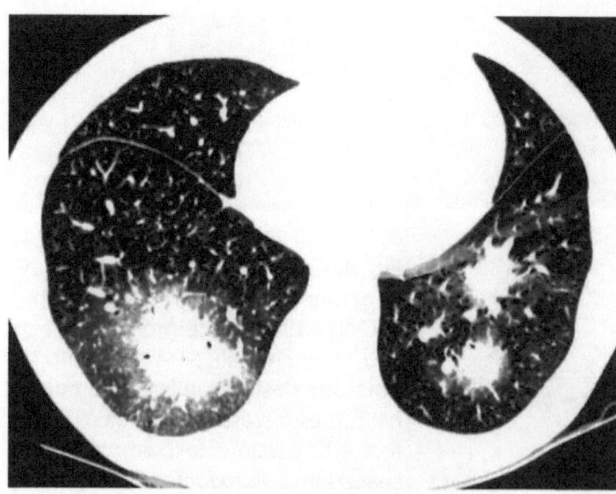

Fig. 4. Paziente anziano, gravemente neutropenico e febbrile. La tomografia computerizzata ad alta risoluzione (HRCT) dimostra alcune lesioni nodulari con tipico alone di *ground-glass* perinodulare (aspergillosi invasiva)

Nelle forme di embolia settica il germe raggiunge il polmone attraverso la via ematogena con partenza da focolai extrapolmonari, per cui il quadro radiografico è caratterizzato da noduli in genere multipli e periferici, alcuni escavati; possono associarsi versamento pleurico e pneumotorace. La TC facilita la diagnosi dimostrando la connessione dei noduli con le strutture vascolari [14].

Gli ascessi, in genere sostenuti da stafilococchi, Gram-negativi e anaerobi, si presentano come noduli o masse focali, spesso escavate e con livello idroaereo [18]. Alla TC si rileva una lesione focale ipodensa con parete che capta il mezzo di contrasto.

Infine, un quadro di tipo micronodulare può essere sostenuto da micobatteri e virus.

Diagnosi differenziale

Come ricordato, nei pazienti geriatrici, rispetto ai più giovani, le polmoniti si risolvono con maggiore lentezza, necessitando di un periodo di tempo di 10-14 settimane o anche superiore quando si tratti di soggetti ospedalizzati, cardiopatici o pneumopatici cronici. Questa lenta risoluzione è anche correlata al coinvolgimento di zone di polmone con ostruzione bronchiale (neoplasie, tappi di muco), fibrosi o alterata ventilazione (alterazioni della meccanica respiratoria, periodo postoperatorio).

Uno dei problemi diagnostici più rilevanti riguarda proprio la differenziazione delle polmoniti primitive rispetto alle forme secondarie a ostruzione bronchiale, soprattutto neoplastica [19]. In questi casi è indicato l'impiego della TC per definire la presenza di una lesione ostruente centrale (Fig. 5).

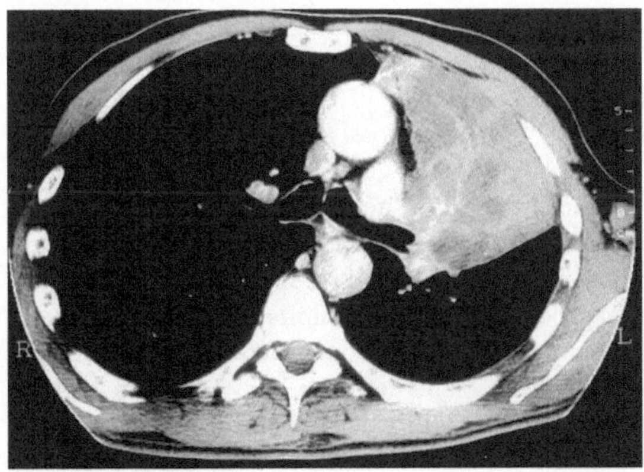

Fig. 5. Paziente di 67 anni, con febbricola. Addensamento parenchimale al lobo superiore sinistro, persistente da 25 giorni nonostante la terapia antibiotica. La scansione tomografica computerizzata (TC) mostra una neoformazione ostruente centrale, con associata polmonite ostruttiva

Maggiori difficoltà, invece, si hanno in presenza di polmoniti infettive escavate il cui aspetto è spesso indistinguibile da quello di un cancro-ascesso; in tali casi il ricorso alle metodiche invasive si rende necessario.

In altri casi il quadro radiologico può far porre una erronea diagnosi di polmonite infettiva, soprattutto se il paziente presenta febbre e/o leucocitosi, come in presenza di atelettasia da tappi di muco, nell'edema cardiogeno focale, in caso di episodi aspirativi, nell'infarto polmonare o nell'emorragia polmonare [20] (Fig. 6).

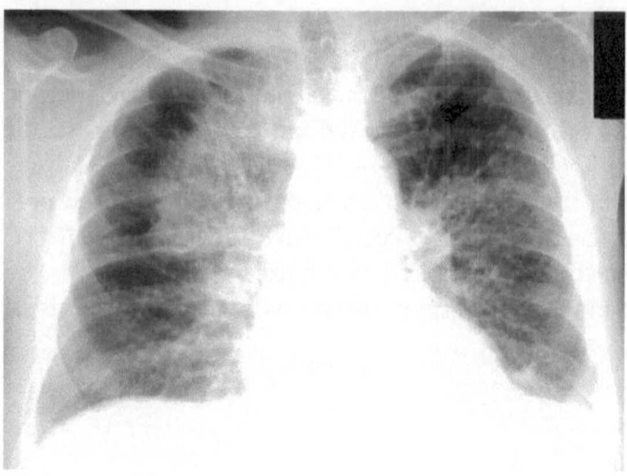

Fig. 6. Paziente anziano, con febbricola e dispnea. Il radiogramma del torace mostra una consolidazione lobare superiore destra e, meno estesa, parailare sinistra; si associa minimo versamento pleurico (edema cardiogeno focale, risolto dopo pochi giorni con terapia diuretica)

Conclusioni

Nel sospetto di polmonite infettiva, il radiogramma del torace rappresenta una tappa fondamentale per la conferma diagnostica. I dati da esso forniti vanno sempre correlati con il quadro clinico-laboratoristico, tenendo anche presente elementi quali: modalità di esordio, decorso e risposta alla terapia instaurata; sede, estensione e morfologia delle lesioni; presenza di patologie associate e complicanze [15].

In alcuni casi le difficoltà diagnostiche posssono essere superate analizzando eventuali radiogrammi precedenti che permettono di ricostruire la "storia radiologica" del paziente.

Ulteriori informazioni sono fornite dalla TC e dalla HRCT, in particolare: nella valutazione delle polmoniti a lenta risoluzione; in caso di micosi angioinvasive; nell'embolia settica; nella valutazione della patologia interstiziale; quando la polmonite si instaura in un polmone già affetto da patologie che ne alterano la struttura e, quindi, la presentazione radiologica (broncopneumopatia cronica ostruttiva, fibrosi, edema); in presenza di complicanze come l'empiema; per la scelta e la guida di metodiche invasive [14].

Una volta accertata la presenza di un processo patologico polmonare e stabilita la compatibilità con l'ipotesi infettiva, l'iter prevede l'inizio di una terapia antibiotica ad ampio spettro, eventualmente corretta sulla base degli esami colturali, cui seguirà un controllo radiologico non prima di 15-20 giorni, salvo significative variazioni cliniche [6, 9, 13]. Sulla base delle modificazioni radiologiche riscontrate e dell'evoluzione della sintomatologia si valuterà l'indicazione per ulteriori approfondimenti diagnostici mediante TC o esami invasivi [14].

Bibliografia

1. Loeb M (2004) Pneumonia in the elderly. Curr Opin Infect Dis 17:127-130
2. Meyer KC (2003) Lung infections and aging. Aging Res Rev 3:55-67
3. Janssens JP, Krause KH (2004) Pneumonia in the very old. Lancet Infect Dis 4:112-124
4. Marik PE, Kaplan D (2003) Aspiration pneumonia and dysphagia in the elderly. Chest 124:328-336
5. Koivula I, Sten M, Makela PH (1994) Risk factors for pneumonia in the elderly. Am J Med 96:313-320
6. Feldam C (1997) Severe community-acquired pneumonia. Curr Opin Pulm Med 3:98-104
7. Loeb M (2003) Pneumonia in older persons. Clin Infect Dis 37:1335-1339
8. Marrie TJ (2000) Community acquired pneumonia in the elderly. Clin Infect Dis 31:1066-1078
9. Lieberman D, Lieberman D (2000) Community-acquired pneumonia in the elderly: a pratical guide to treatment. Drugs Aging 17:93-105
10. Kupronis BA, Richards CL, Whitney CG (2003) Invasive pneumococcal disease in older adults residing in long-term care facilities and in the community. J Geriatr Soc 51:1520-1525
11. Cametti CA, Marchisio U, Comino E (1995) Flogosi polmonari acute e croniche. In: Comino E, Cammarota T (eds) Lezioni di diagnostica per immagini in geriatria. Edizioni Minerva Medica, Torino, pp 29-31
12. Cunha BA (2001) Pneumonia in the elderly. Clin Microbiol Infect 7:581-588
13. Fein AM (1994) Pneumonia in the elderly. Special diagnostic and therapeutic considerations. Med Clin North Am 78:1015-1033
14. Battista G, Palmarini D, Casadei A et al (2003) L'imaging diagnostico delle polmoniti nell'anziano. Radiol Med 106 (suppl 1):75-82
15. Wijnands GJ (1992) Diagnosis and interventions in lower respiratory tract infections. Am J Med 92:S91-S97
16. Schiavon F, Nardini S, Favat M et al (1998) Problemi diagnostici nella lettura degli esami radiologici del torace di accoglimento nell'anziano. Radiol Med 96:48-54
17. Schiavon F, Nardini S, Favat M et al (1993) La radiologia delle strutture toraciche normali nel paziente anziano. Radiol Med 86:418-431
18. Fein AM, Niederman MS (1994) Severe pneumonia in the elderly. Clin Geriatr Med 10:121-143
19. Canini R, Battista G, Zompatori M et al (1999) Le polmoniti nell'anziano: imaging. In: Schiavon F, Nardini S, Feltrin GP, Donner CF (eds) Invecchiamento e apparato respiratorio. EDI-AIPO Scientifica, Pisa, pp 163-172
20. Franquet T, Gimenez A, Roson N et al (2000) Aspiration diseases: findings, pitfalls and differential diagnosis. Radiographics 20:673-685

Capitolo 19

Imaging della tubercolosi e delle micobatteriosi atipiche nell'anziano

Giovacchino Pedicelli, Stefano Giannecchini, Clara Leonetti

La tubercolosi

La tubercolosi (TB) rappresenta a tutt'oggi e in tutto il mondo uno dei problemi sanitari principali. Si valuta che un terzo della popolazione mondiale sia infetta e che 90 milioni di individui svilupperanno la malattia entro il 2015, 30 milioni di essi moriranno [1]. Rispetto all'età, l'infezione tubercolare disegna oggi una curva con andamento bimodale, con un primo picco nella terza decade di vita (corrispondente all'infezione primaria) e un secondo al sesto decennio, quest'ultimo caratterizzato da aspetti biologici, anatomo-radiologici e clinici abbastanza peculiari da permettere di parlare di una vera e propria malattia TB nel soggetto anziano. L'età avanzata favorisce non solo lo svilupparsi dell'infezione, ma anche della reinfezione endogena per riattivazione di bacilli silenti, favorita dalla coesistenza di malattie debilitanti e dalla progressiva riduzione dei poteri immunitari [2] (Fig. 1).

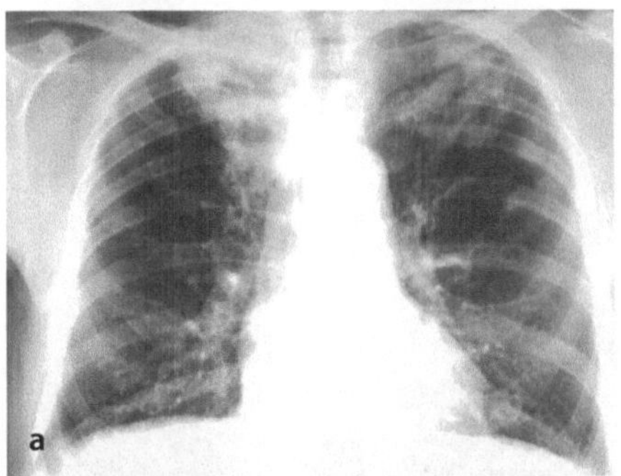

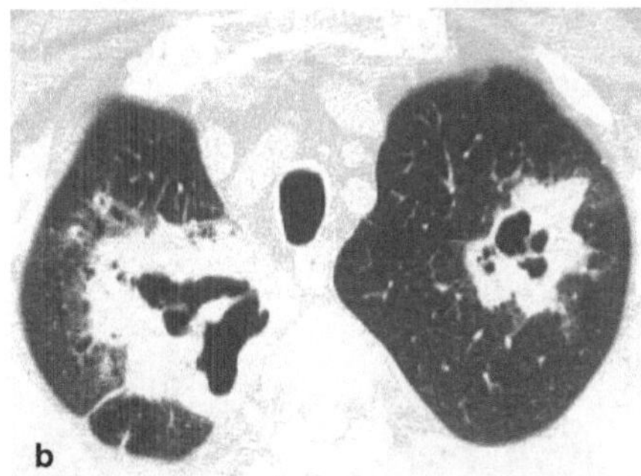

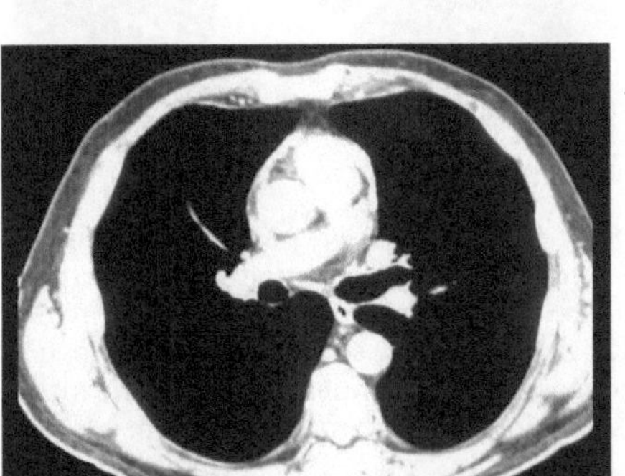

Fig. 1. Maschio di 66 anni. Pregressa infezione tubercolare biapicale. Da qualche tempo astenia, febbricola serotina ed emoftoe. Radiografia del torace (RT). **a** Esiti fibrotici apicali bilateralmente con estese opacità ampiamente escavate nei territori lobari superiori. Tomografia computerizzata ad alta risoluzione (HRCT). **b** Aree di consolidazione escavate con cercine spesso evolutivo; coesistono noduli fibrocalcifici e piccoli noduli sfumati da diffusione broncogena. La finestra mediastinica (**c**) dimostra presenza di placche calcifiche da esiti di pericardite tubercolare. Escreato positivo per *Mycobacterium tuberculosis* (Mt)

Nell'anziano circa il 90% dei casi di tubercolosi è dovuto a riattivazione dell'infezione primaria [3].

Nei Paesi socialmente più avanzati, dove si è avuto un forte allungamento della vita media, emerge che è soprattutto il patrimonio immunitario a condizionare lo sviluppo e il decorso clinico-radiologico delle infezioni micobatteriche. È ben noto come con l'avanzare dell'età si abbia un progressiva riduzione della funzione dei linfociti T, verosimilmente alla base di una ridotta positività del test cutaneo alla tubercolina (PPD+) [1]. Nel soggetto anziano sono molte le condizioni che possono ridurre le difese immunitarie e fra esse vanno rilevate: la malnutrizione, il decadimento delle condizioni generali, carenze igieniche quali spesso si hanno in alcune forme di vita comunitaria (case di riposo, ospizi, ecc.). Da diversi anni vengono attentamente sorvegliate alcune terapie (cortisonici, antiblastici, farmaci antirigetto, radioterapie, emodialisi e trapianti d'organo) (Fig. 2) e alcune affezioni anergizzanti (linfomi, emopatie maligne e tumori in generale), come possibili cause di riduzione delle capacità immunitarie (Fig. 3).

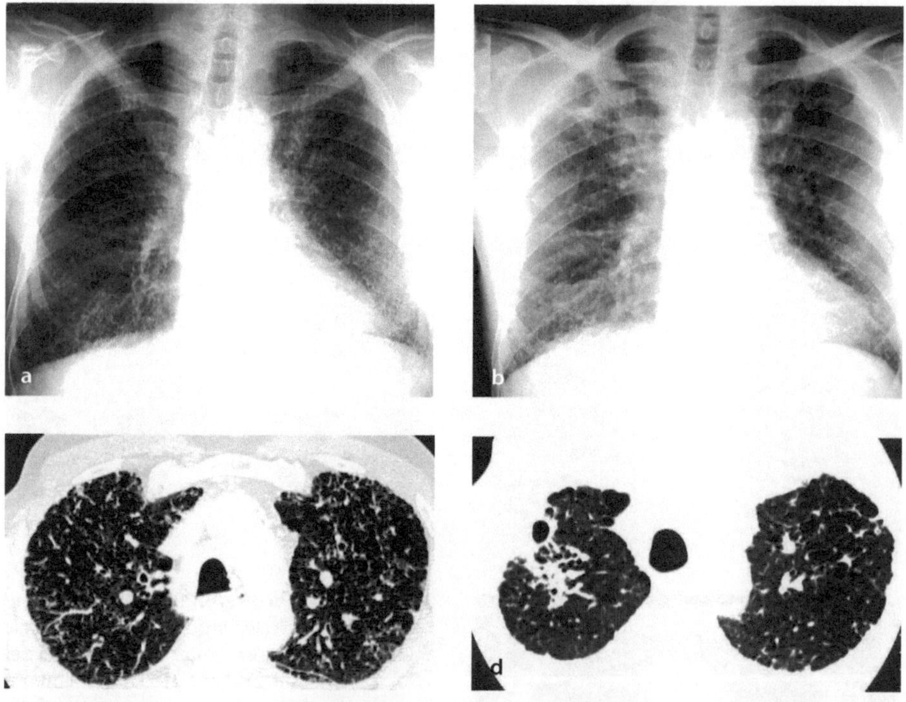

Fig. 2. Maschio di 71 anni. Da circa 3 anni in terapia immunosoppressiva perché affetto da polmonite interstiziale usuale (UIP), accusa febbricola serotina, dispnea ed emoftoe. Escreato positivo per Mt. La prima RT (**a**) eseguita all'inizio della terapia presenta diffuso ispessimento dell'interstizio bilateralmente, confermato dalla HRCT (**b**). In una fase successiva (**c**) all'impegno interstiziale si aggiungono opacità sfumate disomogenee in corrispondenza del territorio lobare superiore destro. La HRCT (**d**) dimostra area di consolidazione parenchimale escavata in tale sede

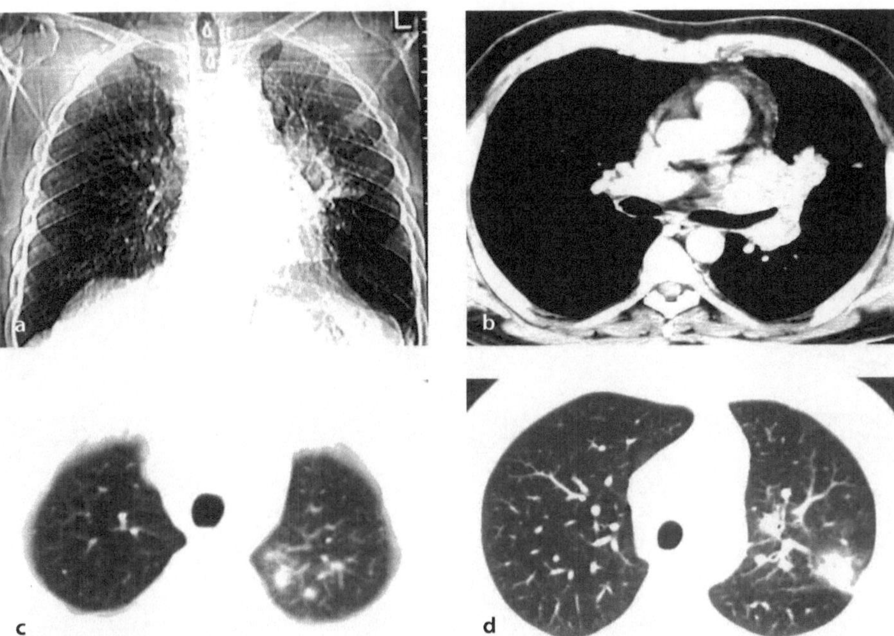

Fig. 3. Maschio di 67 anni. Osservazione di tubercolosi (TB) contestuale a microcitoma ilare sinistro in trattamento. RT e tomografia computerizzata multistrato (TCMS) (**a**, **b**). Coesistono (**c**, **d**) noduli da diffusione broncogena (espettorato positivo per Mt)

La preesistenza e la consensualità di altre malattie e condizioni, quali l'alcoolismo, il diabete [4], le epatopatie, le nefropatie, la gastro-resezione, le cardiopatie, le broncopatie cronico ostruttive (BPCO), le mesenchimopatie, possono condizionare il decorso e la guarigione del processo tubercolare e accrescere il rischio di morbilità, anche a causa dell'aspecificità dei sintomi e del conseguente ritardo o assenza di diagnosi.

Nei soggetti che presentano immunodeficienza cellulare, le manifestazioni clinico-radiologiche della tubercolosi polmonare sono sostanzialmente le medesime dei soggetti immunocompetenti, ma caratterizzate da espressioni più gravi, più estese e da una risposta più lenta alla terapia. Alcuni quadri ricordano le immagini della tubercolosi cosiddetta "storica", caratterizzata da estese opacità dense, ampiamente escavate, con impegno di vaste aree di parenchima polmonare, senza risparmio dei territori basali, generalmente sede di focolai multipli da bronco-aspirazione. Questi pazienti presentano manifestazioni cliniche lievi, torpide, dominate da un progressivo peggioramento clinico, con pallore, astenia e cutireazione generalmente negativa [5].

Nel soggetto anziano sono frequenti le forme a lenta evoluzione, considerate croniche, e le riattivazioni di malattia spesso mal distinguibili dagli esiti fibrotici. Nel corso di una sintomatologia aspecifica e non grave, non è rara la confusione con malattie cardio-respiratorie, con la bronchite cronica o con malattie genericamente chiamate "della vecchiaia" (Fig. 4).

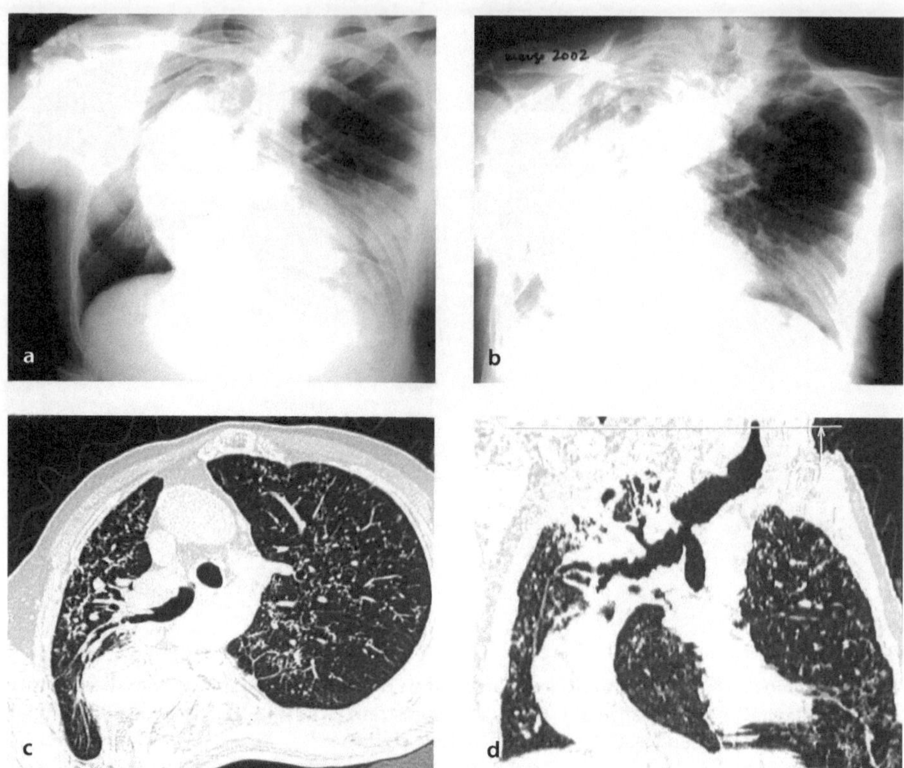

Fig. 4. Maschio di 70 anni. Grave deformazione della gabbia toracica (**a**) e segni diffusi di broncopneumopatia cronica ostruttiva (BPCO). In una fase successiva, dominata clinicamente dalla bronchite cronica, si osserva (**b**) vistosa retrazione parenchimale a destra unitamente a opacità sfumate confluenti con interposte piccole aree di iperdiafania e micronoduli in sede basale sinistra. Esame dell'espettorato positivo per Mt. La HRCT (**c**, **d**) con ricostruzioni *multiplanar reformat* (MPR) documenta vistosa retrazione cicatriziale dell'intero lobo superiore destro unitamente a infiltrati escavati ed estesa diffusione broncogena a sinistra

Le espressioni anatomo-radiologiche nella maggior parte dei casi non sono distinguibili dal modello classico della TB polmonare da riattivazione post-primaria, quale si manifesta in età giovanile. In questi casi l'*imaging* radiologico è strettamente legato all'andamento evolutivo della malattia ma, anche in assenza di lesioni patognomoniche, diagnosi e monitoraggio possono essere effettuati con il semplice radiogramma standard del torace. Tuttavia il caratteristico riscontro di noduli periferici o localizzati a distanza dall'area patologica primaria, espressione di diffusione broncogena di malattia, oggi sono meglio documentabili con la TC ad alta risoluzione (HRCT). Altrettanto dicasi per la valutazione delle cavità residue.

Da un punto di vista radiologico le alterazioni fondamentali della tubercolosi riattivata sono costituite da lesioni infiltrativo-produttive localizzate tipicamente nel segmento apicale e dorsale dei lobi superiori e/o nel segmento apicale dei lobi inferiori. Le lesioni possono esordire come una polmonite necrotizzante caratterizzata da estesi infiltrati disomogenei per la presenza di escavazioni, mentre in periferia domina l'alveolite; meno frequentemente possono riscontrarsi infiltrati nodulari bilaterali, bronchiectasie e bronchioloectasie in corrispondenza del lobo medio, della lingula e dei lobi inferiori. Non è rara, negli anziani, la coesistenza di manifestazioni miliariche minime, unitamente a noduli da diffusione broncogena. Altri aspetti non comuni sono costituiti da infiltrati apicali, anche bilaterali, disomogenei, strutturati con o senza escavazioni, con o senza segni di fibrosi: reperti che rendono difficile la diagnosi differenziale con altre malattie (BPCO, sarcoidosi, polmoniti croniche, cancro) (Fig. 5).

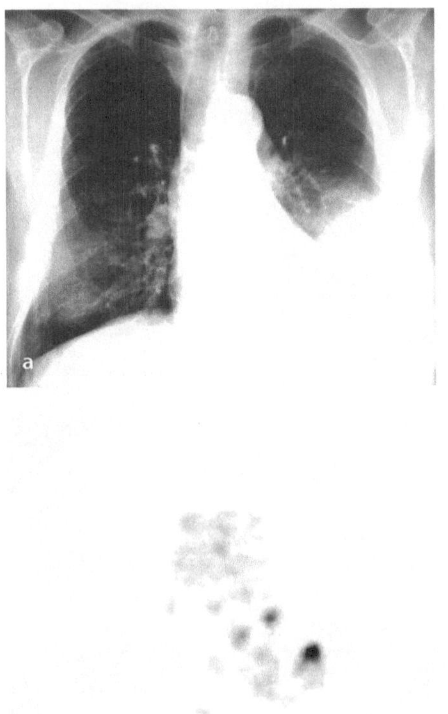

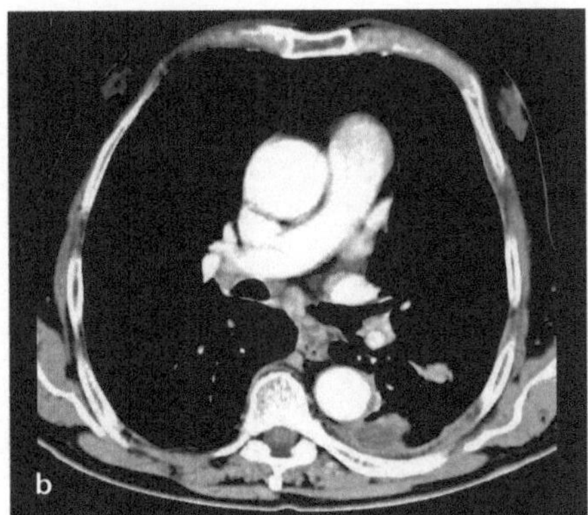

Fig. 5. Maschio di 73 anni. Storia clinica di BPCO. Progressiva dispnea, febbre, escreato, riscontro di versamento pleurico recidivante a sinistra. **a** RT: opacità in gran parte pleurica in sede basale sinistra; mediastino attratto. **b** TCMS: versamento pleurico saccato a sinistra con piccola area di consolidazione intrascissurale. **c** Tomografia a emissione di positroni (PET): diffusa area di ipercaptazione in sede posterobasale sinistra con evidente *spot* in sede intrascissurale omolaterale. Alla toracentesi: liquido corpuscolato positivo per Mt. Pleurite tubercolare

Occasionalmente può essere di aiuto l'impiego della tomografia a emissione di positroni (PET) (18F-2-desossi-glucosio, 18FDG) che, sfruttando l'elevata incorporazione del tracciante da parte dei tessuti metabolicamente attivi, è in grado di generare un marcato segnale in presenza di infezione in atto. Tuttavia la HRCT offre in ogni caso il maggiore contributo fornendo documentazioni di quadri miliarici che coesistono con modelli di diffusione broncogena, anche se mascherati da persistenti vecchie alterazioni a carattere fibrotico.

La HRTC permette inoltre di valutare gli aspetti semeiologici caratteristici di "attività" di malattia, documentando noduli peribronchiali, centrolobulari o lesioni cotonose confluenti in ampie chiazze, unitamente a tipiche configurazioni ad "albero in fiore", espressione di bronchioli dilatati ripieni di materiale infetto. La dimensione variabile dei noduli è correlata al numero degli alveoli interessati e va quindi, in ordine crescente, da quella del lobulo primario a quelle dell'acino fino a estendersi per confluenza all'intero lobulo secondario.

Non essendo il reperto anatomo-radiologico patognomonico di malattia TB, si può andare incontro a ritardi di diagnosi con conseguente evoluzione sfavorevole della malattia. Questo è particolarmente vero nel soggetto anziano, nel quale possono riscontrarsi espressioni radiografiche inusuali, quali localizzazioni atipiche di lesioni infiltrative nei territori basali (Fig. 6), focolai infiltrativi con significato d'infezione primaria e un coinvolgimento linfonodale.

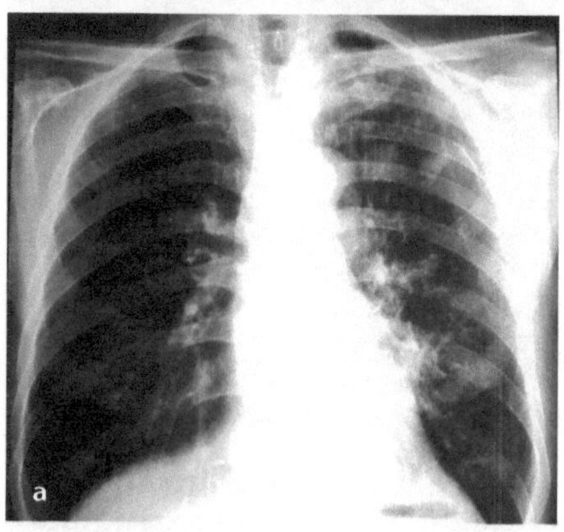

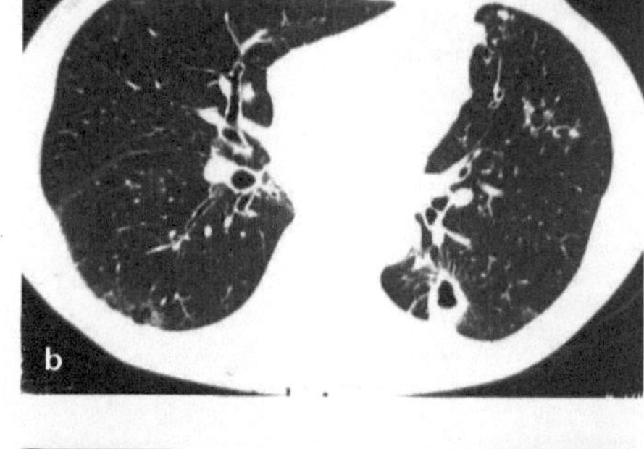

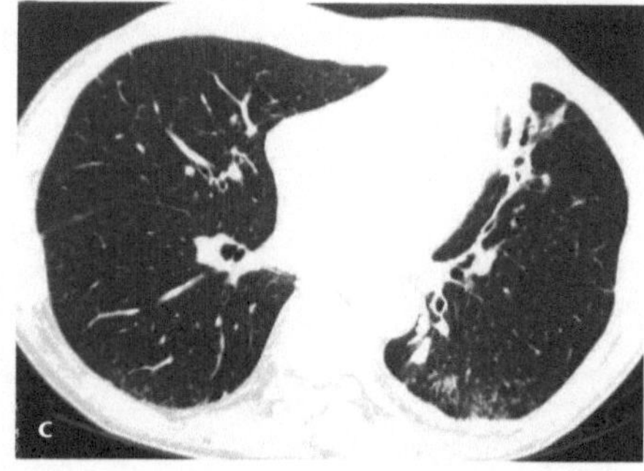

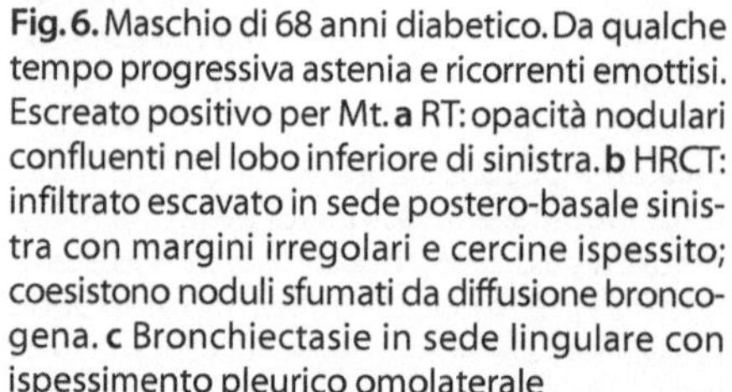

Fig. 6. Maschio di 68 anni diabetico. Da qualche tempo progressiva astenia e ricorrenti emottisi. Escreato positivo per Mt. **a** RT: opacità nodulari confluenti nel lobo inferiore di sinistra. **b** HRCT: infiltrato escavato in sede postero-basale sinistra con margini irregolari e cercine ispessito; coesistono noduli sfumati da diffusione broncogena. **c** Bronchiectasie in sede lingulare con ispessimento pleurico omolaterale

In età avanzata si riscontrano inoltre quadri di TB polmonare cronica (Fig. 7), determinati da meccanismi biologici di difesa che tendono a sviluppare un'alternanza di episodi di riaccensione e remissione di malattia con reinfezione endogena e diffusione per via bronchiale.

Si può così generare una vera TB bronchiale, a carico dei bronchi, di ogni ordine e grado, con una semeiotica HRTC tipica che è caratterizzata da una riduzione più o meno irregolare del calibro bronchiale, associata a un ispessimento delle pareti [6]. Nel soggetto anziano vanno ricordate alcune frequenti complicanze della TB e fra esse meri-

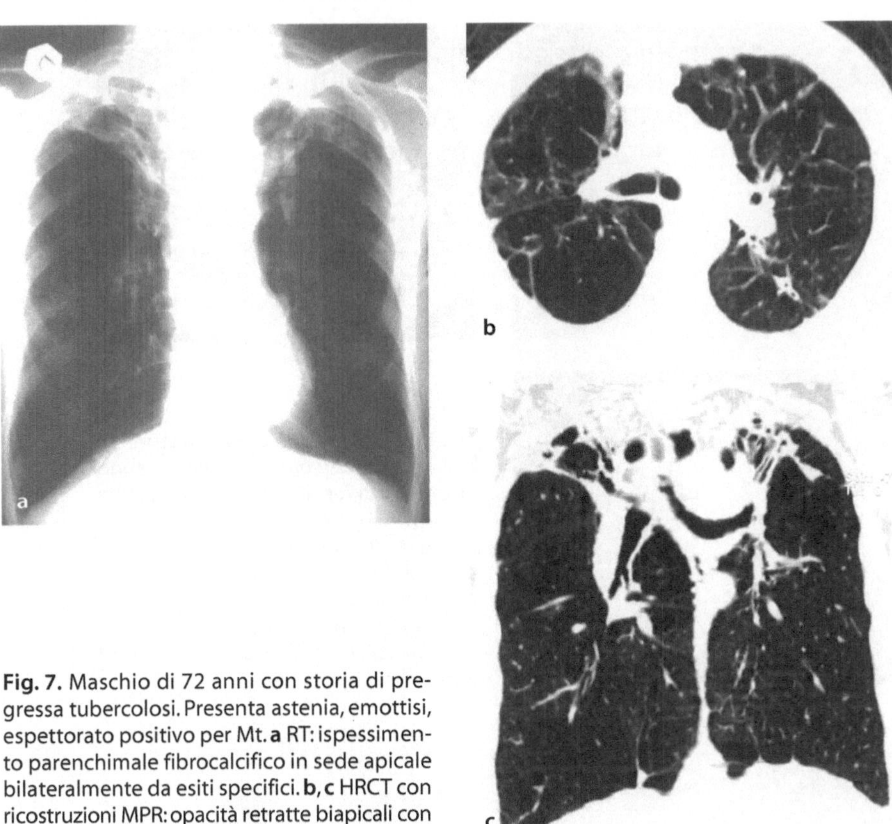

Fig. 7. Maschio di 72 anni con storia di pregressa tubercolosi. Presenta astenia, emottisi, espettorato positivo per Mt. **a** RT: ispessimento parenchimale fibrocalcifico in sede apicale bilateralmente da esiti specifici. **b, c** HRCT con ricostruzioni MPR: opacità retratte biapicali con residui cavitari e bronchi di drenaggio

tano menzione le bronchiectasie e le cavità residue nei lobi superiori, *sequelae* che possono essere sede di colonizzazione da parte di *Aspergillus* con formazione di tipici *fungus ball* o aspergillomi, composti da una matassa di ife tenute insieme da muco e detriti cellulari (Fig. 8).

Questa complicanza, la cui espressione clinica più caratteristica è l'emottisi, nella semeiotica radiografica tradizionale è rappresentata da una immagine cavitaria di varie dimensioni, con incluso più o meno mobile, sempre definito da un alone ipertrasparente, mentre alla TC lo stesso incluso appare francamente come un nodulo intracavitario, mobile con il decubito.

Altra complicanza è costituita dagli empiemi, sempre correlati con fistole bronco-pleuriche, peraltro raramente documentabili. Il loro riscontro è tipico della TB storica, ma possono ancora osservarsi in soggetti debilitati, in forme specifiche o in infezioni croniche aspecifiche antibiotico-resistenti. Nel soggetto anziano infine è realistica la possibilità di una ripresa evolutiva a partenza da un vecchio focolaio spento nel contesto di un quadro di fibrotorace (Fig. 9).

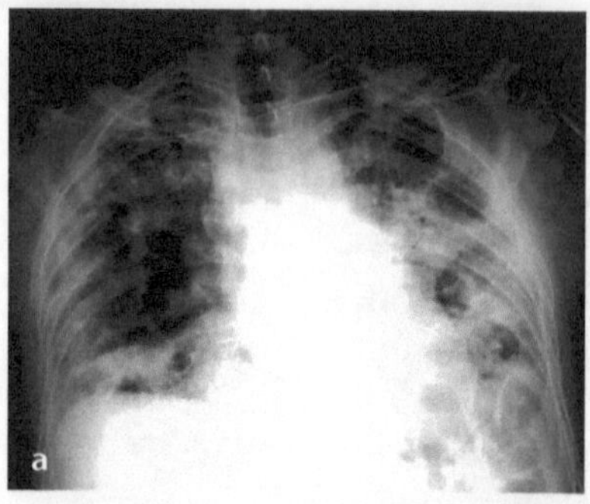

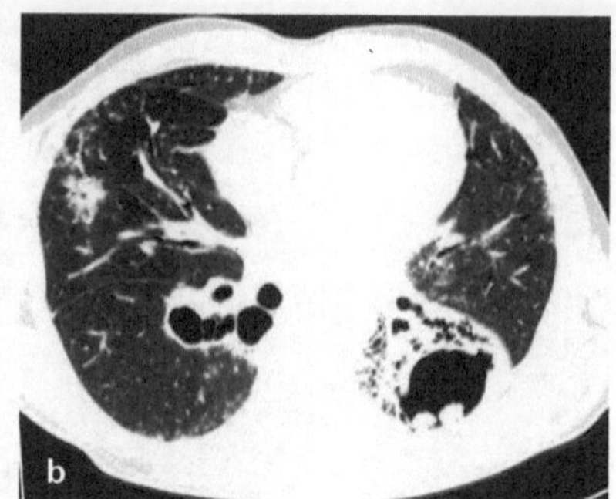

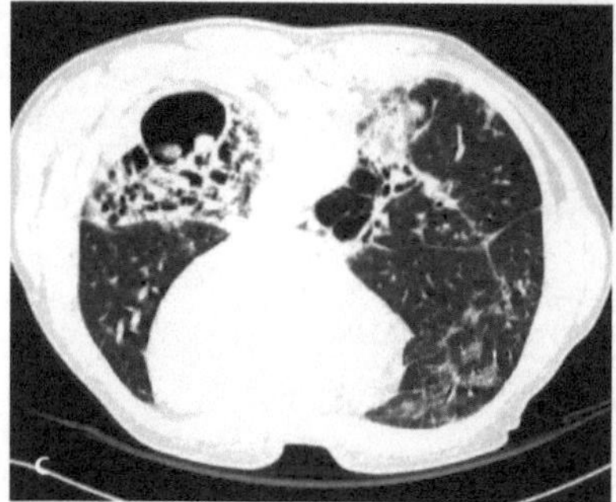

Fig. 8. Maschio di 65 anni con storia di pregressa tubercolosi; da qualche anno insufficienza respiratoria, dispnea anche a riposo ed emottisi. **a** RT: opacità disomogenee e confluenti estese a tutto il parenchima polmonare. **b, c** HRCT: aree di consolidazione parenchimale escavate deterse nel cui contesto si osservano piccoli inclusi mobili da riferire ad aspergillomi

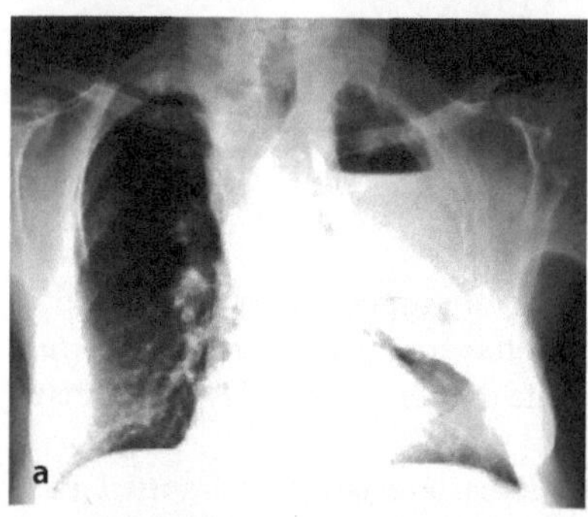

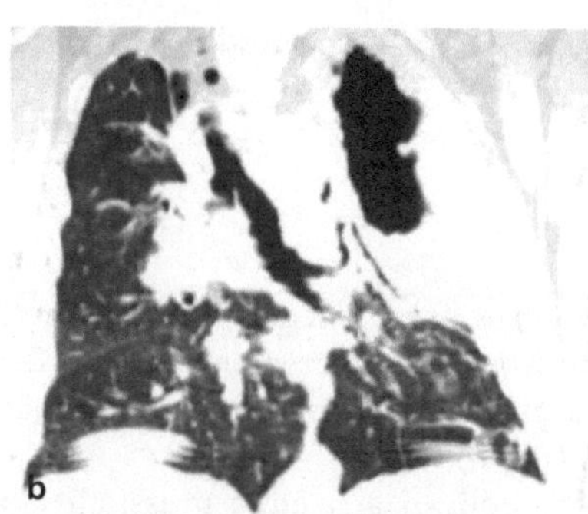

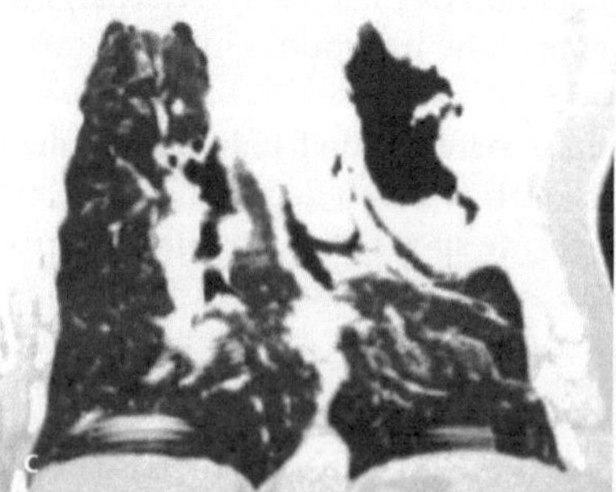

Fig. 9. Maschio di 80 anni con storia di tubercolosi in epoca post-bellica e BPCO. Da qualche tempo calo ponderale, astenia con febbricola e vomiche maleodoranti. Escreato positivo per Mt. **a** RT: fibrotorace a sinistra con empiema in parte livellato. **b, c** HRCT con ricostruzioni MPR: si conferma fibrotorace empiematico con sottile fistola bronco-pleurica

Da ricordare infine gli pseudo-aneurismi dell'arteria polmonare successivi a un'erosione da parte di un'adiacente cavità tubercolare con possibili quadri di grave emottisi e l'insorgenza di cancro su cicatrice (*scar-cancer*) che, sebbene non sia considerata una complicanza, è dimostrata essere di più frequente insorgenza rispetto alle neoplasie che insorgono su territorio polmonare sano. Essa può tra l'altro presentare difficoltà e ritardo di diagnosi a causa delle preesistenti alterazioni fibrose.

Sebbene sia concreto il rischio di un'emergenza sanitaria legata all'isolamento di *Mycobacteria tubercolosis* (Mt) farmaco-resistenti, la vasta maggioranza dei casi di tubercolosi in soggetti anziani è ancora determinata da ceppi farmaco-sensibili. Di contro, i soggetti che hanno una storia di pregresso trattamento antitubercolare presentano un grado di resistenza alla terapia superiore di circa tre volte rispetto alla popolazione che non ha una pregressa storia di malattia TB [7].

L'aumentata incidenza di infezioni multifarmaco-resistenti (MDR-TB), ha indotto a una modifica delle linee guida di trattamento. La malattia causata da bacilli farmaco-resistenti richiede il ricorso a un trattamento con farmaci antitubercolari di seconda linea ed è raccomandato l'uso di più di tre farmaci [7, 8]. Infatti nel caso di resistenza agli antibiotici è necessario far ricorso alla multifarmaco-terapia che tra l'altro non solo ha una durata maggiore e costi più elevati, ma è notevolmente più tossica, in particolare nel soggetto anziano [9].

La risposta a un trattamento antitubercolare dovrebbe essere valutata in relazione al monitoraggio clinico dei sintomi, all'esame dell'escreato [10, 11] e al reperto radiografico. Si considera come fallimento terapeutico l'assenza di una risposta clinico-radiologica in presenza di espettorato positivo, considerando che la conferma di farmaco-resistenza può richiedere un tempo di 6 settimane [12]. Il fallimento terapeutico, oltre che determinato da un'infezione da bacilli farmaco-resistenti, può essere dovuto alla non aderenza alla terapia da parte del malato, legata a una scarsa attendibilità del paziente, a una bassa professionalità del personale sanitario o al verificarsi di errori di prescrizione terapeutica con sospensione precoce del trattamento per la sensazione soggettiva di miglioramento delle condizioni cliniche [12]. Un trattamento terapeutico incompleto o poco controllato è più pericoloso dell'assenza della terapia, perché i bacilli vitali nel soggetto sviluppano con maggiore facilità resistenza ai farmaci antitubercolari (Fig. 10).

L'impiego dell'*imaging* diagnostico in questi casi si avvale non solo della radiografia standard del torace, generalmente non sufficiente a chiarire il grado di attività della malattia, ma anche e soprattutto dell'integrazione con HRCT. Questa metodica permette di valutare l'eventuale diffusione broncogena e/o ematogena della malattia, la possibile estensione dell'infezione all'albero bronchiale e l'eventuale persistenza o incremento di cavità attive: sebbene quest'ultimo reperto non significhi di per sé MDR-TB, la presenza di cavità multiple la deve fortemente suggerire [10].

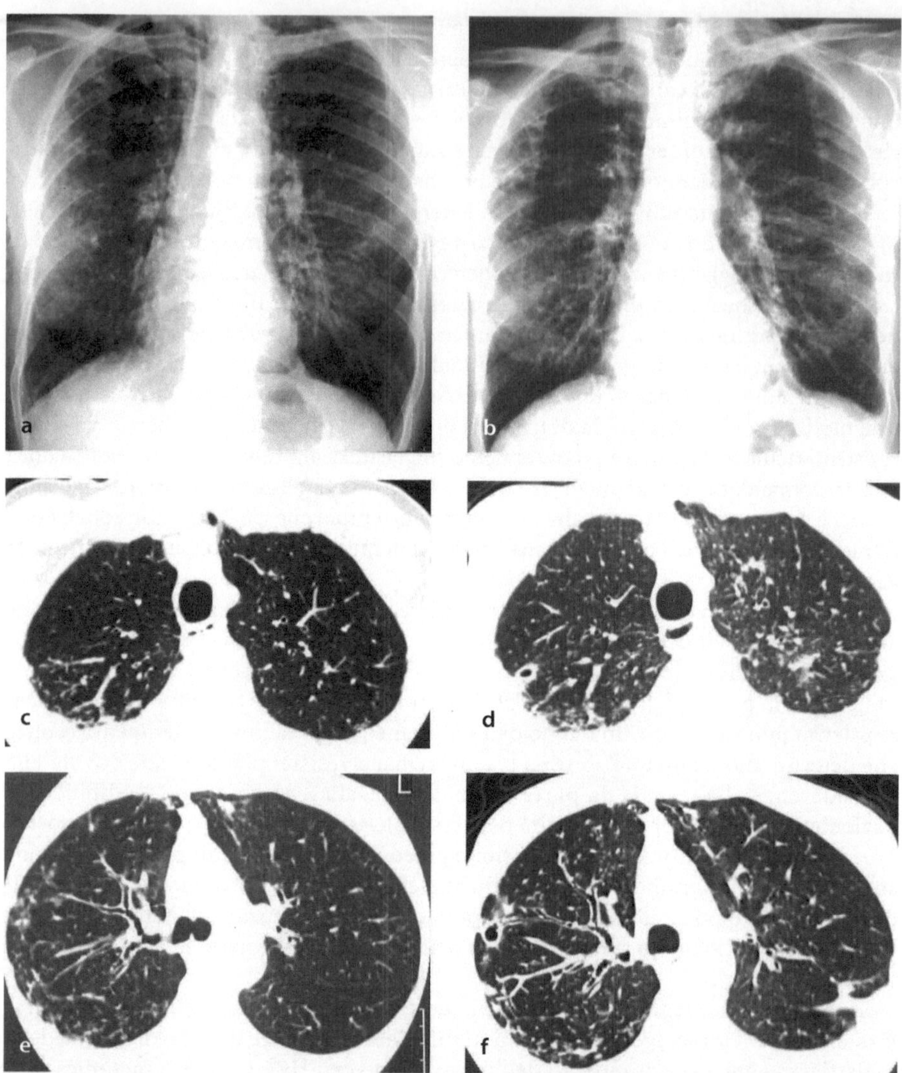

Fig. 10. Maschio di 77 anni con storia clinica di " bronchiti ricorrenti", progressiva astenia ed emoftoe. Espettorato positivo per Mt. **a** RT: opacità confluenti in sede lobare superiore destra con impegno interstiziale. **b, c** HRCT: areole di consolidazione parenchimale nel lobo superiore di destra; coesistono ispessimenti peribronchiali in sede ilare. **d** RT eseguita dopo terapia specifica: comparsa di noduli escavati nel lobo superiore di destra. **e, f** HRCT: i noduli escavati sono ben evidenti in sede apico-dorsale con iniziale diffusione broncogena

Le micobatteriosi atipiche

Il soggetto anziano può anche essere facile bersaglio di infezioni dovute a micobatteri non tubercolari (gli NTM degli autori anglosassoni), conosciuti anche come MOTT (*Mycobacteria other than tuberculosis*). Al genere *Micobatterium* appartengono 95 specie diverse e di esse circa un terzo può essere causa di malattia nell'uomo [13]. Questi batteri sono abituali saprofiti delle vie respiratorie ma, in determinate situazioni, possono divenire opportunisti anche molto aggressivi, causando malattie polmonari, linfonodali, cutanee, scheletriche o, occasionalmente, sindromi sistemiche.

È osservazione comune che i MOTT raramente possono sviluppare una malattia specifica in soggetti che presentano un background di alterata immunità o di preesistenti malattie polmonari croniche (BPCO, pneumoconiosi, bronchiectasie, fibrosi cistica, broncoaspirazione da acalasia dell'esofago, pregressa gastrectomia, alcolismo, terapie immunosoppressive (Fig. 11).

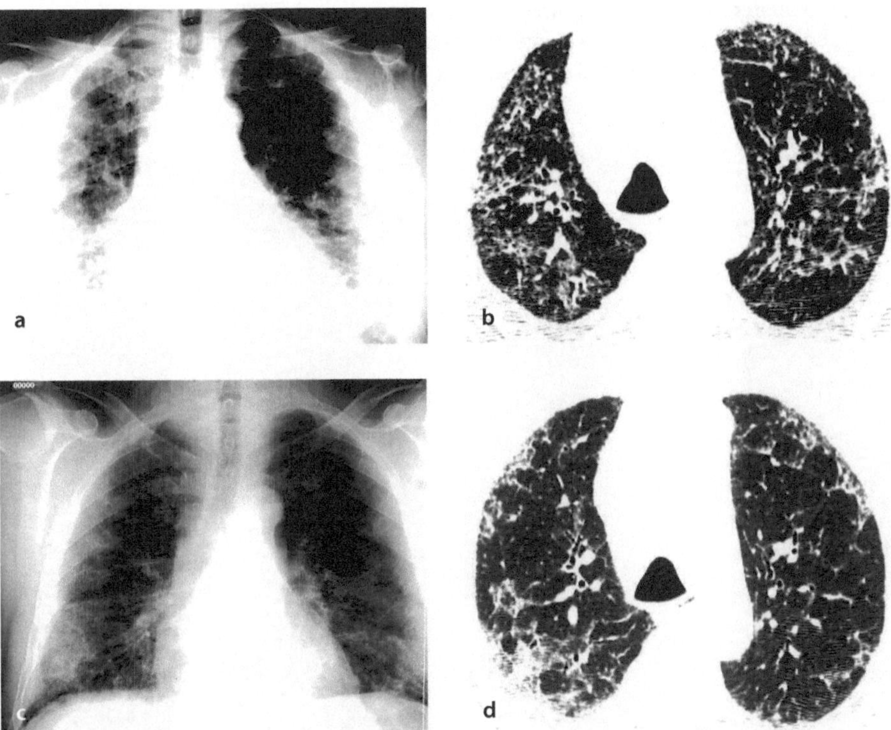

Fig. 11. Maschio di 65 anni in terapia steroidea da circa 1 anno perché affetto da UIP; progressiva dispnea e febbricola. **a** RT: diffuso impegno del disegno interstiziale. **b** HRCT: impegno dell'interstizio con alterazioni caratteristiche della UIP ma con eccessive aree di densità "a vetro smerigliato". **c** RT dopo 1 anno di trattamento steroideo: modesta riduzione dell'impegno interstiziale con sfumata opacità parenchimale in corrispondenza del territorio dorsale del lobo superiore di destra. **d** HRCT: nuove opacità a vetro smerigliato disposte a chiazze. Escreato positivo per *Mycobacterium gordonae*

Tra le specie di MOTT associate a malattia nell'uomo, il ruolo principale spetta al *Mycobacterium avium-intracellulare complex* (MAC), che è stato riscontrato nel 25-50% delle indagini autoptiche nei malati di AIDS [5, 14].

Le infezioni da MOTT nei soggetti HIV+ intervengono quali opportunisti nelle fasi più avanzate dell'AIDS con numero di CD4+ inferiori a 200.

Dal punto di vista clinico e anatomo-radiologico le micobatteriosi atipiche non si differenziano sostanzialmente dalla tubercolosi, sebbene sia stato osservato che esse non sviluppano quasi mai la forma primaria. Clinicamente possiamo osservare segni di interessamento organo-specifico e sintomi che vanno da un persistente rialzo termico alla sudorazione notturna, anemia e perdita di peso unitamente a uno stato di malessere, perdita di appetito, diarrea, mialgia e, saltuariamente, adenomegalie dolenti.

Il MAC è il ceppo batterico responsabile della maggior parte delle infezioni, in prevalenza polmonari. Il relativo quadro radiologico si differenzia con difficoltà da quello tubercolare, essendo anch'esso caratterizzato da lesioni cavitarie, talvolta con pareti più sottili di quelle che si riscontrano nella tubercolosi, e da infiltrati, che tuttavia non interessano diffusamente il parenchima polmonare. Le lesioni possono essere mono- o bilaterali e può essere interessato più di un lobo. L'HRTC permette di osservare gruppi di noduli confluenti associati a formazioni bronchiectasiche nei territori medio-inferiori (Fig. 12). Ispessimenti e versamenti pleurici sono rari.

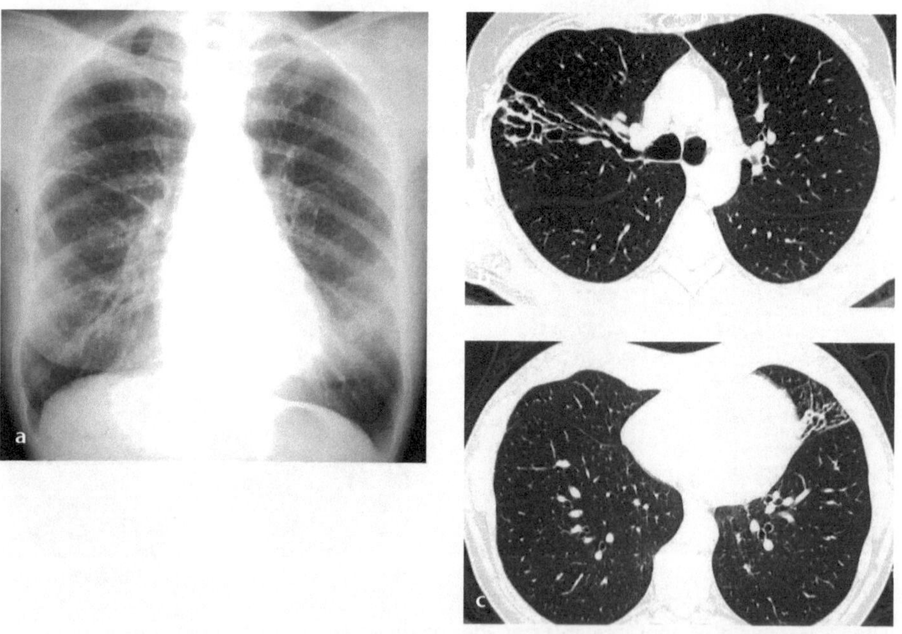

Fig. 12. Femmina di 65 anni con storia clinica di "bronchiti ricorrenti". Da qualche tempo astenia, calo ponderale e malessere generalizzato. Si ipotizza un'infezione tubercolare, anche se negativa al Mt, per cui viene iniziata terapia specifica, senza giovamento. All'esame diretto dell'espettorato: positivo per *Mycobacterium avium–intracellulare* (MAC). **a** RT: opacità sfumate in parte confluenti in sede lobare superiore a destra e basale sinistra. **b, c** HRCT: formazioni bronchiectasiche cilindriche anche in parte ripiene in corrispondenza del territorio dorsale del lobo superiore di destra e del territorio lingulare, con retrazione del medesimo

Le manifestazioni clinico-radiologiche delle MOTT possono essere divise in cinque gruppi [15]: a) forma comune (MAC); b) forma non comune; c) forma nodulare in pazienti asintomatici; d) infezione in pazienti con acalasia; e) infezione in pazienti immunocompromessi.

La *forma comune* è la più frequente forma di infezione polmonare MOTT e, sebbene abbia tipicamente una progressione più lenta, può essere non distinguibile da una TB in fase attiva. Anche le manifestazioni radiografiche sono simili a quelle della tubercolosi post-primaria e i reperti più frequenti sono: disomogenee opacità nodulari o lineari, con o senza calcificazioni, a livello dei segmenti posteriori o apicali delle regioni superiori del polmone (Fig. 13).

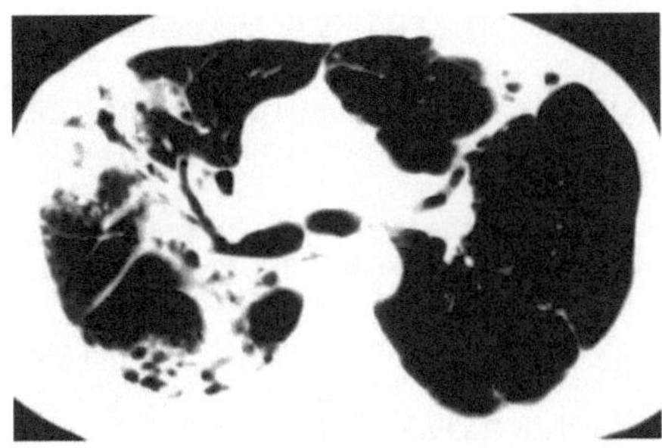

Fig. 13. Femmina di 67 anni con tosse stizzosa ed emoftoe. All'esame dell'espettorato reperto di MAC. HRCT: aree di consolidazione parenchimali disomogenee con interposto broncogramma aereo, bronchioloectasie, piccole immagini iperdiafane in corrispondenza dei segmenti posteriori e apicali dei lobi superiori del polmone

La malattia interessa raramente i lobi inferiori e sebbene possa rimanere stabile per anni, più spesso progredisce lentamente.

L'*infezione non comune* è la seconda più frequente forma di infezione MOTT del polmone. Colpisce soggetti anziani, affetti da preesistenti patologie. I reperti radiografici sono caratteristici: bronchiectasie e multipli noduli centrolobulari di 1-3 mm di diametro, generalmente localizzati a livello della lingula o del lobo medio. Sebbene questi reperti siano apprezzabili anche alla RT, la HRCT fornisce le osservazioni migliori.

Occasionalmente le MOTT sono caratterizzate dalla presenza di noduli solitari o multipli, rilevati occasionalmente in *pazienti asintomatici*. I noduli corrispondono a macrogranulomi e possono rappresentare l'iniziale manifestazione dell'infezione. Diversamente dalle localizzazioni secondarie di malattia neoplastica, i noduli sono generalmente di dimensioni simili e disposti a gruppi.

I *pazienti con acalasia* sono predisposti a un'infezione MOTT, frequentemente sostenuta da *M.Fortuitum-chelonae*. Tipicamente si osservano ampie opacità bilaterali, confluenti che mimano radiologicamente gli addensamenti che si riscontrano nella polmonite *ab-ingestis*.

Una percentuale varabile dal 15 al 24% dei pazienti sviluppa una forma disseminata nell'organismo e l'infezione polmonare non è frequente. Anche in questi casi il radiogramma del torace è spesso normale o raramente caratterizzato dalla presenza di aree di ridotta diafania polmonare o da noduli miliari, reperti questi più comuni in pazienti immnunodepressi non-AIDS; il reperto più significativo in entrambi i casi sono le adenopatie ilari e mediastiniche.

Nella fase diagnostica è anche molto utile la broncoscopia, sia per esami culturali che per ottenere campioni bioptici. L'isolamento infatti di questi micobatteri e la loro rapida identificazione sono molto importanti, in quanto la strategia terapeutica è diversa da quella adottata nella tubercolosi. Diversi studi hanno infatti ormai permesso di capire che il meccanismo alla base della farmaco-resistenza nei due tipi di infezione è profondamente diverso. Sostanzialmente, tuttavia, possiamo solo dire che nelle malattie da MOTT più che le mutazioni genetiche sembrano assumere importanza alterazioni della permeabilità della parete cellulare [16]. In realtà siamo ancora lontani dall'individuare questi meccanismi, ma la loro comprensione è fondamentale per lo sviluppo di nuovi sistemi di diagnosi e terapia per il trattamento delle MOTT.

Bibliografia

1. Pérez-Guzmán C, Vargas MH, Torres-Cruz A, Villarreal-Velarde H (1999) Does aging modify pulmonary tubercolosis? Chest 116:961-967
2. Rajagopalan S, Yoshikawa TT (2000) Tubercolosis in the elderly. Z Gerontol Geriatr 33:374-380
3. Rajagopalan S (2001) Tubercolosis and aging: a global health problem. Clin Infect Dis 33:1034-1039
4. Pérez-Guzmán C, Torres-Cruz A, Villarreal-Velarde H, Vargas M H (2000) Progressive age-related changes in pulmonary tubercolosis images and the effect of diabetes. Am J Respir Crit Care Med 162:1738-1740
5. Pedicelli G (1993) La tubercolosi polmonare attuale. Problematiche radiologiche. Radiol Med 86:399-417
6. Leung AN (1999) La tubercolosi polmonare: l'essenziale. Radiology 210:307-322
7. Djureti T, Herbert J, Drobniewski F et al (2002) Antibiotic resistant tuberculosis in the United Kingdom: 1993-1999. Thorax 57:477-482
8. Hiyama J, Marukawa M, Shiota Y et al (2000) Factors influencing response to treatment of pulmonary tubercolosis. Acta Med Okayama 54:139-145
9. McNeill L, Allen M, Estrada C, Cook P (2003) Pyrazinamide and Rifampin vs Isoniazid for the treatment of latent tubercolosis. Chest 123:102-106
10. Kim H-C, Goo J M, Lee H J et al (2004) Multidrug-resistant tubercolosis versus drug-sensitive tubercolosis in human immunodeficiency virus-negative patients. J Comput Assist Tomograf 28:366-371
11. Butt T, Ahmad RN, Afzal RK et al (2004) Rapid detection of rifampicin susceptibility of Mycobacterium tubercolosis in sputum specimens by mycobacteriophage assay. Pak Med Assoc 54:379-382
12. Ollé Goig JE, Sandy R (2003) Prognosis of mono- and polydrug resistant pulmonary tubercolosis in the city of Santa Cruz, Bolivia. Arch Bronconeumol 39:382-386
13. Katoch VM (2004) Infections due to non-tuberculosus mycobacteria (NTM). Indian J Med Res 120:290-304
14. von Reyn CF, Maslw JN, Barber TW et al (2001) Persistent colonization of potable water as a source of MAC in AIDS. Lancet 343:1137-1141
15. Erasmus JJ, McAdams HP, Farrell MA, Patz EF Jr (1999) Pulmonary nontuberculous mycobacterial infection: radiologic manifestations. Radiographics 19:1487-1505
16. Rastogi N, Goh KS, David HL (1990) Enhancement of drug susceptibility of Mycobacterium avium by the inhibitors of cell wall synthesis. Antimicrob Agents Chemother 34:759-764

CAPITOLO 20

Immagini radiologiche delle malattie della pleura nell'anziano

Mario Maffessanti, Luciano Cardinale

L'*imaging* delle malattie della pleura nell'anziano è sostanzialmente costituito dalle manifestazioni delle neoplasie, primitive o secondarie, da quelle delle forme flogistiche, infettive aspecifiche o tubercolari e dagli ispessimenti diffusi di tipo fibrotico che rappresentano l'evoluzione di fatti antichi esitati in fibrotorace. Un elemento che spesso concomita e talvolta si sovrappone in maniera preponderante ai processi sopra riportati è il versamento che può dominare la scena sia nelle alterazioni flogistiche che in quelle neoplastiche.

Patologia neoplastica

Patologia secondaria

Nei pazienti con età superiore ai 50 anni, le metastasi pleuriche rappresentano la seconda causa di versamento dopo lo scompenso cardiaco. In una rassegna di 1.783 casi di versamenti maligni, i tumori primitivi più frequentemente in causa sono il carcinoma broncogeno (36%) e quello della mammella (25%) [1], ma in ordine di frequenza le metastasi possono essere secondarie anche a linfoma, carcinoma gastrointestinale, renale e ovarico. La colonizzazione della sierosa può avvenire per via ematogena, linfatica o per contiguità, a seconda della sede del tumore primitivo, con coinvolgimento sia del foglietto viscerale che di quello parietale, monolateralmente (come nelle forme secondarie a carcinoma broncogeno) o bilateralmente (come nei tumori in stadio avanzato che si associano spesso a concomitanti localizzazioni multiorgano) [2].

Il versamento è quasi sempre presente in relazione all'abnorme permeabilità dei capillari che alimentano il tessuto neoplastico, all'associazione di fenomeni infiammatori ed erosivi a carico dei foglietti pleurici e del tessuto sottopleurico e all'ostacolato drenaggio linfatico [3]. Nei soggetti anziani, il versamento ha un'origine neoplastica nel 25% dei casi e nel 90% è sostenuto da forme secondarie [2].

I segni diretti dell'interessamento neoplastico delle superfici pleuriche sono costituiti da ispessimento diffuso con nodularità oppure da masse focali (Fig. 1); le dimensioni delle lesioni non sono uniformi e la densitometrica può essere disomogenea. Le lesioni sono spesso multiple, di solito monolaterali (Fig. 2) [4].

La risonanza magnetica (RM) non presenta reperti significativamente diversi rispetto alla tomografia computerizzata (TC) per quanto concerne il dato morfologico, ma ha dato interessanti risultati relativamente all'intensità del segnale che è elevata nelle sequenze T2 pesate in presenza di malignità con una sensibilità del 100% e una specificità dell'87% [5].

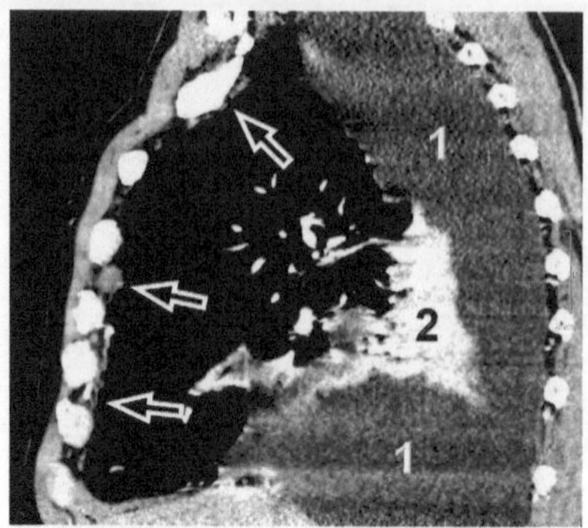

Fig. 1. Metastasi pleuriche (scansione sagittale in tomografia computerizzata. La limitante pleurica è ispessita in maniera irregolare con diverse focalità (*frecce*). Abbondante versamento (*1*) e consensuale collasso del lobo inferiore destro (*2*)

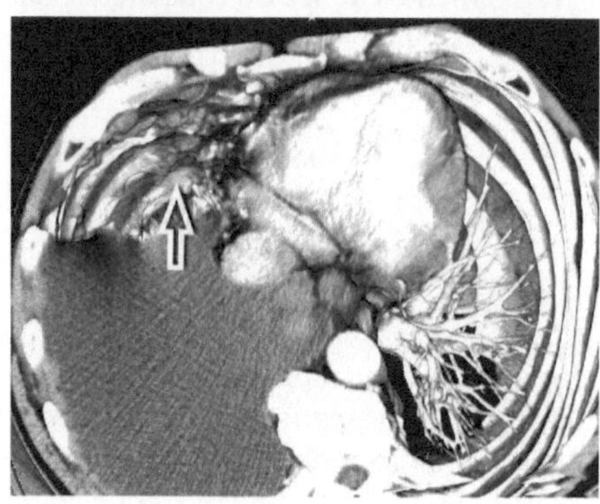

Fig. 2. Metastasi pleuriche (immagine tridimensionale TC: il torace è visto da sotto). Si noti l'irregolarità della limitante toracica a destra (*freccia*) anche in comparazione con l'altro lato. A destra, posteriormente, abbondante versamento pleurico

Anche la tomografia a emissione di positroni (PET) è un test accurato e non invasivo, utile per differenziare tra natura maligna o benigna dei versamenti pleurici. In uno studio condotto su 35 pazienti affetti da carcinoma broncogeno con sospette metastasi pleuriche, la PET è stata in grado di diagnosticare un coinvolgimento secondario della pleura in 16 su 18 pazienti con valori complessivi di sensibilità, specificità e accuratezza rispettivamente dell'88, 94 e 91% [6].

Patologia primitiva

La neoplasia primitiva della pleura per eccellenza è il mesotelioma. Il picco massimo di questa neoplasia viene riportato tra la sesta e l'ottava decade di vita, il che non stupisce se si considera che il periodo di latenza intercorrente tra inizio dell'esposizione e sviluppo del mesotelioma è di circa 35-40 anni: la sua incidenza è dunque in continua ascesa nonostante la scomparsa dell'asbesto nell'uso commerciale [7] e sempre più, pertanto, sarà una neoplasia dell'anziano. Considerando le categorie di lavoratori coinvolti, ovviamente il sesso maschile presenta un'incidenza superiore rispetto a quello femminile con un rapporto di 3-6/1 [7].

All'esordio, il quadro radiologico può essere paucisintomatico, dominato da un ver-

samento modesto, ma più spesso quest'ultimo può diventare tanto abbondante da interessare un intero emitorace, tanto da dislocare controlateralmente il mediastino. Altre volte, pure in presenza di versamento, il mediastino è in asse in relazione al "congelamento" delle strutture pleuro-mediastiniche da parte delle alterazioni della pleura sottostante. Placche o calcificazioni che testimoniano una esposizione pregressa all'asbesto possono essere presenti nel 20% dei casi [8].

La lesione diretta è costituita da ispessimento delle limitanti pleuriche, di tipo diffuso. La sua superficie è liscia e lo spessore non uniforme; frequenti le nodularità (Fig. 3). Caratteristico è il coinvolgimento della limitante mediastinica (Fig. 4) che viceversa è raramente interessata nei versamenti su base flogistica (ispessimento circumferenziale).

La natura neoplastica di un ispessimento è dunque ipotizzabile in presenza di un'estensione circumferenziale (specificità 100%), di nodularità (specificità 94%), di uno spessore maggiore di 1 cm (specificità 94%), del coinvolgimento della limitante mediastinica (specificità 88%) [9, 10]. La sensibilità dei segni citati, purtroppo, è bassa e varia

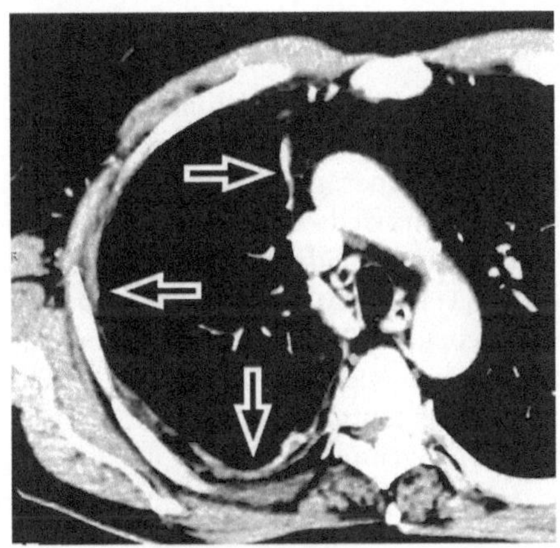

Fig. 3. Mesotelioma pleurico (scansione assiale TC). Si riconosce un ispessimento irregolare delle limitanti pleuriche (*frecce*), anche di quella mediastinica; il mediastino è modicamente attratto verso destra

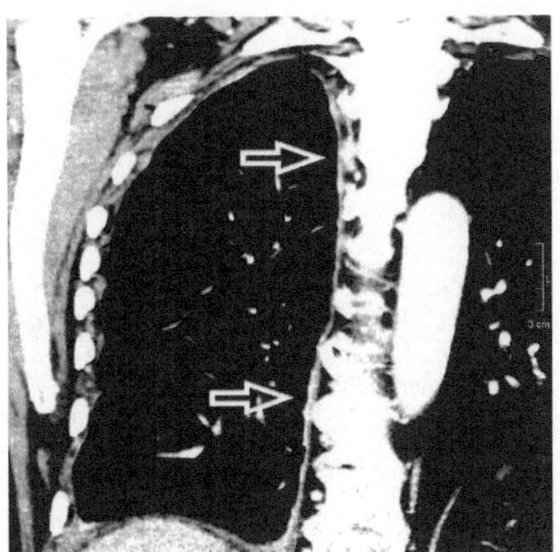

Fig. 4. Mesotelioma pleurico (scansione coronale TC). La coronale fa cogliere sinteticamente l'entità dell'interessamento della limitante mediastinica in questa malattia (*frecce*)

dal 30 al 60% a seconda delle casistiche [10]; e infatti una pleura normale in TC non esclude la natura neoplastica del versamento [9]. È impossibile differenziare gli aspetti sopra riportati del mesotelioma da quelli di una metastatizzazione pleurica diffusa [4, 9]; alcuni autori hanno suggerito il criterio della presenza di linfoadenopatie come più probabile indicatore di malattia metastatica, ma non tutti lo condividono [10].

Con il progredire della malattia, il mesotelioma tende a estendersi a entrambe le sierose e le nodulazioni tendono a confluire sino a formare una cotenna dall'apice alla base del polmone con aspetto detto "a corazza". Sono invase più frequentemente le porzioni posteriori e inferiori degli emitoraci, probabilmente per cause gravitazionali; ne conseguono ipomobilità e retrazione delle regioni basali con ripercussioni sulla funzionalità respiratoria [2].

Possono associarsi tumefazioni dei linfonodi mediastinici (Fig. 5). L'infiltrazione delle strutture toraciche, evidentemente, è un segno specifico di malignità ma è poco frequente. L'evoluzione loco-regionale si conclude con l'invasione di strutture limitrofe quali parete toracica, mediastino e diaframma. Le metastasi a distanza sono poco comuni, soprattutto all'esordio, così come l'interessamento linfonodale.

Il radiogramma del torace è un esame di primo livello, spesso aspecifica testimonianza di un versamento pleurico, più raramente esso stesso evocativo in presenza di opacità margino-costali mammellonate [8].

La TC è senza dubbio più accurata rispetto alla radiologia tradizionale sia nell'identificazione che nella caratterizzazione della patologia pleurica; grazie all'avvento della *multislice* ci si può avvalere di ricostruzioni multiplanari che hanno ridotto almeno in parte i limiti diagnostici ma soprattutto stadiativi della TC nei confronti della risonanza magnetica (RM), tradizionalmente superiore nell'identificazione del coinvolgimento della parete toracica e del diaframma [11]. La RM si distingue anche per l'ottimo *enhancement* dell'ispessimento neoplastico. La PET ha un ruolo importante soprattutto nella stadiazione per la ricerca di metastasi linfonodali o a distanza [11], anche se la sua accuratezza diagnostica e stadiativa è inferiore se confrontata con gli ottimi risultati nella diagnosi e tipizzazione del carcinoma broncogeno [12].

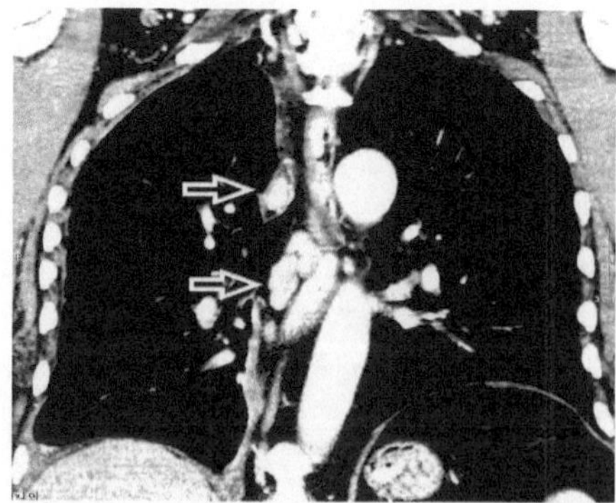

Fig. 5. Mesotelioma pleurico (scansione coronale TC). Linfonodi ingranditi nel contesto del mediastino (*frecce*), qui in paratracheale destra e soprattutto nella sottocarenale

Fibrosi pleurica diffusa

Gli elementi utilizzati per definire un ispessimento pleurico diffuso sono numerosi; secondo Lynch [13], uno degli autori più accreditati sull'argomento, per definirlo tale deve devono venire soddisfatti i seguenti criteri: spessore della limitante pleurica di almeno 3 mm, estensione cranio-caudale di almeno 8 cm e larghezza di almeno 5 cm. Questo ispessimento si associa spesso a una riduzione volumetrica dell'emitorace colpito cui conseguono fenomeni di ipoventilazione parenchimale con un quadro funzionale di tipo restrittivo (Fig. 6).

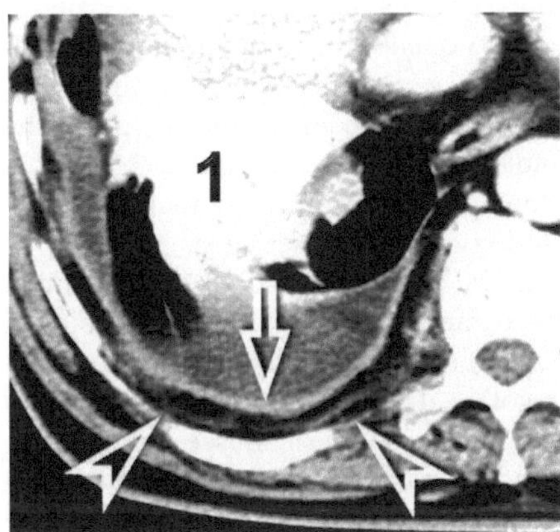

Fig. 6. Fibrosi pleurica diffusa (scansione assiale TC). Sono ispessite sia la pleura parietale (*freccia*) che la viscerale; tra esse, versamento in tracce. Calcificazione della pleura diaframmatica (*1*). Si noti la retrazione esercitata dalla fibrosi pleurica sullo spazio extrapleurico che ne risulta ispessito (*teste di freccia*)

Di solito, l'ispessimento consegue a fenomeni organizzativi di un versamento pleurico, più raramente alla confluenza di placche pleuriche. L'eziologia dell'ispessimento riconosce diversi fattori causali quali fenomeni emorragici, flogistici (empiema) o infiammatori in senso lato (esposizione all'asbesto, connettiviti) [14]. Nel contesto della malattia da esposizione all'asbesto, l'ispessimento diffuso è comunque molto meno comune delle placche e più caratteristico dei soggetti con alterazioni interstiziali avanzate nei quali coinvolge prevalentemente la pleura viscerale [15].

Esistono alcuni elementi che permettono di differenziare le varie cause di ispessimento a componente fibrotica (fibrotorace). Tra essi citiamo la presenza di calcificazioni estese o il contemporaneo coinvolgimento del parenchima polmonare da parte di fenomeni addensativi cicatriziali (indicativi di un pregresso processo specifico), inconsueti in una fibrosi asbesto-correlata. L'interessamento monolaterale è più tipico delle *sequelae* di empiema o di una fibrosi secondaria a versamento emorragico, a differenza della bilateralità, più consona agli effetti di una malattia asbestosica [14].

La TC è più sensibile e specifica rispetto al radiogramma standard, come viene dimostrato in alcuni lavori dei quali il più noto [16] ha dimostrato che l'ispessimento visibile in TC lo è solo nel 70% dei casi con il radiogramma. Non vi è dimostrazione di vantaggi apportati dalla tecnica ad alta risoluzione (HRTC) [17] mentre qualche vantaggio potrebbe venir dato dalla tecnica *multislice*.

Il ruolo della PET nella tipizzazione degli ispessimenti è sufficientemente consolidato: da uno studio recente emerge un valore predittivo negativo del 92%, il che implica che un paziente con ispessimento pleurico e PET negativa può ragionevolmente effettuare controlli TC successivi senza bisogno di ricorrere a procedure invasive [4]. È anche vero, però, che esistono mesoteliomi a istogenesi epiteliale a crescita lenta che potrebbero risultare negativi alla PET: per questi sono necessari ulteriori studi di valutazione in rapporto alla sua integrazione con TC e toracoscopia.

Empiema

Un essudato che non si risolva, spontaneamente o grazie a drenaggio, tende a evolvere più o meno rapidamente dallo stadio essudativo a quello fibrino-purulento (empiema), assumendo le caratteristiche del versamento organizzato: tralci di fibrina - presente in abbondanza nel liquido essudatizio - si depositano sulle superfici pleuriche determinando una fibrosi; tra di esse si formano aderenze che congelano la raccolta. La formazione di aderenze tra i foglietti pleurici può portare alcuni versamenti a saccarsi anche in fase precoce di formazione del liquido (versamento saccato).

Radiologicamente, mentre nel versamento libero la limitante parenchimale si dispone a menisco regolare e cambia di posizione, e dunque di aspetto, con i decubiti, ed eventuali falde di aria (frequenti dopo toracentesi) si dispongono a livello, nel versamento organizzato il menisco diventa meno regolare, il liquido non subisce più modificazioni gravitazionali e, se era presente aria nel cavo, ora la si riconosce come intrappolata nel contesto della raccolta. Le limitanti tendono a ispessirsi e diventano ben riconoscibili in TC, dopo mezzo di contrasto (MDC). Il grasso extrapleurico può essere aumentato di spessore per la retrazione determinata dalla fibrosi della pleura sottostante. In alcuni casi si può apprezzare anche un aumento della sua densità in relazione alla presenza di infiltrato infiammatorio (e infatti dopo risoluzione dell'empiema può ritornare a valori normali) [18]. L'empiema saccato si presenta di forma regolarmente rotondeggiante o ovalare a lente biconvessa (Fig. 7). Caratteristico lo *split pleura sign* degli

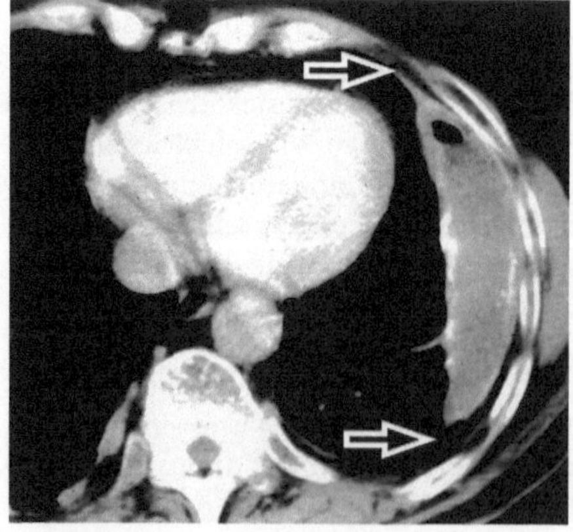

Fig. 7. Empiema pleurico (scansione assiale TC). I due foglietti pleurici, ispessiti e parzialmente calcifici, delimitano una raccolta saccata. Si notino il consensuale ampliamento del grasso extrapleurico (*frecce*) e il ravvicinamento delle coste, espressione del forte potere retraente degli ispessimenti flogistici

autori anglosassoni [19]: i foglietti pleurici, ben riconoscibili soprattutto dopo somministrazione di MDC, circondano la raccolta sui due lati. Le pareti sono lisce, generalmente sottili e uniformi con una limitante netta sia esternamente che internamente, almeno in qualche tratto [20]; più raramente, reazioni infiammatorie particolarmente aggressive e condizioni di reattività vivace del paziente possono condizionare quadri più complessi, con ispessimenti grossolani e irregolari, coinvolgimento del polmone contiguo e addirittura della parete. I bronchi e i vasi risultano dislocati attorno alla lesione e il polmone adiacente è compresso.

Empiema tubercolare

Nella tubercolosi, il coinvolgimento della pleura può essere determinato dalla rottura nel cavo di un focolaio caseoso periferico (Fig. 8) oppure, meno frequentemente, secondario a disseminazione ematogena o per via linfatica [21]. Inizialmente si ha un quadro

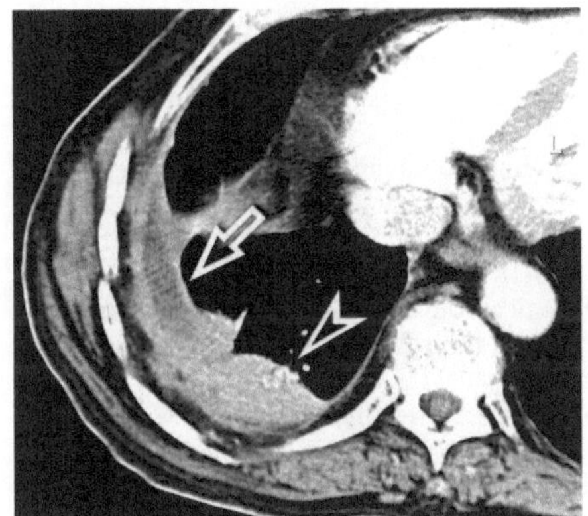

Fig. 8. Pleurite plastica velocemente insorta in seguito a focolaio parenchimale periferico di natura tubercolare (scansione assiale TC). Il versamento (*freccia*), in quantità modesta, è circondato da pleura fortemente ispessita soprattutto sul versante parietale. All'intervento chirurgico, l'addensamento parenchimale periferico in prossimità (*testa di freccia*) si è rivelato di natura tubercolare. Coesistono irregolare aumento di spessore del grasso extrapleurico e retrazione con avvicinamento del piano costale

di pleurite tubercolare che può evolvere verso l'empiema cronico caratterizzato dalla presenza di una raccolta liquida persistente, purulenta, contenente il bacillo di Koch. Ciò è vero anche a distanza di molti anni dai fatti iniziali e anche in presenza di pachipleuriti estesamente calcifiche.

Nell'empiema tubercolare cronico, la TC evidenzia una o più raccolte saccate associate a ispessimenti pleurici più o meno estesi e calcificazioni; solitamente coesiste un aumento di spessore del grasso extrapleurico legato alla retrazione del foglietto parietale (Fig. 8) [21]. Le caratteristiche del versamento pleurico sono quelle di una raccolta talvolta a bassa densità con aspetto pseudo-chiloso per l'alto contenuto di lipidi. Nelle fasi evolute, un fibrotorace con calcificazioni pleuriche diffuse, ma senza versamento in TC, è compatibile con inattività della malattia [21].

Empiema non tubercolare

Nel soggetto anziano, le cause più frequenti di empiema non tubercolare sono la polmonite (empiema metapneumonico) e gli interventi chirurgici al torace [13].

Radiologicamente, oltre al classico versamento si possono osservare quadri con raccolte pluriconcamerate che talvolta si pongono in diagnosi differenziale con lesioni parenchimali; in questi casi, la TC dopo MDC mostra il tipico *enhancement* dei foglietti pleurici e l'ispessimento e addensamento del grasso sottopleurico [13]. Complementare, talvolta indispensabile, anche l'ecografia in quanto vede più della TC sedimentazioni all'interno della componente liquida e guida più efficacemente il drenaggio delle raccolte [22].

Bibliografia

1. Sahn SA (1988) Malignant pleural effusion. In: Fishman AP (ed) Pulmonary diseases and disorders. 2nd ed. McGraw-Hill, New York, pp 2159-2169
2. Feragalli B, Storto ML, Bonomo L (2003) Malignant pleural disease. Radiol Med 105:266-288
3. Naidich DP, Webb WR, Muller NL et al (1998) Pleura, chest wall and diaphragm. In: computed tomography and magnetic resonance of the thorax, 3rd ed. Lippincott Williams & Wilkins, Philadelphia, pp 657-754
4. Maffessanti M, Tommasi M, Pellegrini P (1987) Computed tomography of free pleural effusions. Eur J Radiol 7:87-90
5. Falaschi F, Battolla L, Mascalchi M et al (1996) Usefulness of MR signal intensity in distinguishing benign from malignant pleural disease. AJR Am J Roentgenol 166:963-968
6. Gupta NC, Rogers JS, Graeber GM et al (2002) Clinical role of F-18 fluorodeoxyglucose positron emission tomography imaging in patients with lung cancer and suspected malignant pleural effusion. Chest 122:1918-1924
7. Pisani RJ, Colby TV, Williams DE (1988) Malignant mesothelioma of the pleura. Mayo Clin Proc 63:1234-1244
8. Bortolotto P, Maffessanti M (2000) I processi espansivi della pleura. Radiol Med 99:207-213
9. Leung AN, Muller NL, Miller RR (1990) CT in differential diagnosis of diffuse pleural disease. AJR Am J Roentgenol 154:487-492
10. Wang ZJ, Reddy GP, Gotway MB et al (2004) Malignant pleural mesothelioma: evaluation with CT, MR imaging, and PET. Radiographics 24:105-119
11. Flores RM, Akhurst T, Gonen M et al (2003) Positron emission tomography defines metastatic disease but not locoregional disease in patients with malignant pleural mesothelioma. J Thorac Cardiovasc Surg 126:11-16
12. Lynch DA, Gamsu G, Aberle DR (1989) Conventional and high resolution computed tomography in the diagnosis of asbestos-related diseases. Radiographics 9:523-551
13. Muller NL (1993) Imaging of the pleura. Radiology 186:297-309
14. Roach HD, Davies GJ, Attanoos R et al (2002) Asbestos: when the dust settles an imaging review of asbestos-related disease. Radiographics 22(Suppl 1):67-84
15. al Jarad N, Poulakis N, Pearson MC et al (1991) Assessment of asbestos-induced pleural disease by computed tomography-correlation with chest radiograph and lung function. Respir Med 85:203-208
16. Aberle DR, Gamsu G, Ray CS, Feuerstein IM (1988) Asbestos-related pleural and parenchymal fibrosis: detection with high-resolution CT. Radiology 166:729-734
17. Kramer H, Pieterman RM, Slebos DJ et al (2004) PET for the evaluation of pleural thickening observed on CT. J Nucl Med 45:995-998

18. Waite RJ, Carbonneau RJ, Balikian JP et al (1990) Parietal pleural changes in empyema: appearances at CT. Radiology 175:145-150
19. McLoud TC, Flower CD (1991) Imaging the pleura: sonography, CT, and MR imaging. AJR Am J Roentgenol 156:1145-1153
20. Stark DD, Federle MP, Goodman PC et al (1983) Differentiating lung abscess and empyema: radiography and computed tomography. AJR Am J Roentgenol 141:163-167
21. Kim HY, Song KS, Goo JM et al (2001) Thoracic sequelae and complications of tuberculosis. Radiographics 21:839-858
22. Evans AL, Gleeson FV (2004) Radiology in pleural disease: state of the art. Respirology 9:300-312

Capitolo 21

Imaging delle broncopneumopatie croniche ostruttive

Edmondo Comino, Giancarlo Cortese, Paola Nespoli

Le broncopneumopatie croniche ostruttive (BPCO) comprendono essenzialmente, nell'anziano, l'asma, il complesso enfisema-bronchite cronica, le bronchiettasie e le bronchioliti, e rappresentano una delle principali cause di morbilità e mortalità.

In Italia sono responsabili di circa la metà dei decessi per malattie dell'apparato respiratorio e circa il 70% di esse è a carico di soggetti con età superiore a 65 anni. La prevalenza, maggiore nelle aree con più elevato inquinamento atmosferico, oscilla, nelle diverse casistiche, fra il 7 e il 34% negli uomini e tra il 6 e il 15% nelle donne in relazione, verosimilmente, al diverso numero di soggetti fumatori considerato [1]. L'elevata prevalenza della patologia broncoostruttiva riguarda particolarmente le forme complicate da insufficienza respiratoria, contraddistinte da una marcata riduzione dell'autonomia funzionale e da una progressiva e talora drammatica compromissione dello stato di salute.

L'aggravamento della BPCO non sempre si esprime con l'accentuazione della tosse e della dispnea, talora accompagnata da febbre, tipici dell'adulto; il riflesso della tosse è infatti ridotto e la tosse stessa è sovente inefficace, così da favorire il ristagno delle secrezioni. Nell'anziano, il quadro clinico è talora dominato dall'astenia o dal dolore retrosternale, quando non da un evidente peggioramento del tono dell'umore, del ritmo sonno-veglia o delle funzioni cognitive [2]. La diagnosi è quindi sovente tardiva e inadeguata.

Le tappe della progressione della BPCO nell'anziano sono riassunte nella Tabella 1, tratta dal recente trattato di geriatria di Fabris [3].

Tabella 1. Progressione della BPCO nell'anziano

Soggetto sano
↓
Progressivo declino del volume espiratorio massimo nel 1° secondo
↓
Ostruzione vie aeree
↓
Alterazione scambi gassosi
↓
Insufficienza respiratoria
↓
Stato ipertensivo polmonare
↓
Cuore polmonare cronico
↓
Ritenzione idrosalina
↓
Exitus

A questo punto è d'obbligo la domanda: in quale tappa può e deve inserirsi l'indagine radiologica, con quali risultati e con quali concreti vantaggi diagnostici?

La scarsità dei richiami alla radiologia anche nei maggiori trattati di geriatria testimonia lo scarso interesse dei clinici per quanto offerto dalla nostra disciplina per un più precoce e migliore inquadramento diagnostico delle broncopneumopatie croniche ostruttive.

Riteniamo però che sia la radiologia tradizionale che la tomografia computerizzata (TC) possano fornire un aiuto non trascurabile nelle fasi precoci (asintomatiche o quasi) e prezioso in quella di insufficienza respiratoria dominate dalla sintomatologia dispnoica, invero più frequente nell'anziano [4, 5] con punte del 20% circa nell'ultrasessantacinquenne e di oltre il 30% nell'ultrasettantenne.

Enfisema e bronchite cronica

Ancorché ben distinte in termini classificativi, queste due entità sono assai spesso clinicamente coesistenti. Specie in soggetti fumatori, e radiologicamente risulta estremamente arduo separarne i quadri patologici. I reperti dell'enfisema e della bronchite cronica in età senile sono gli stessi che si riscontrano in soggetti di età più giovane, ma non raramente più difficili da interpretare correttamente sia per la presenza di un quadro clinico sfumato, con scarsi rilievi soggettivi, sia per la frequente coesistenza di alterazioni in altri apparati (cardiovascolare, muscolo-scheletrico) che possono simularne o mascherarne le manifestazioni radiologiche.

In particolare il radiologo deve evitare di porre diagnosi di enfisema (senile?) di fronte a quadri di diffusa iperdiafania dei campi polmonari legata esclusivamente alla fisiologica involuzione delle strutture muscolari toraciche che riduce l'attenuazione del fascio di raggi X, in assenza dei segni di iperinsufflazione, di oligoemia o di bolle che devono essere presenti per confermare la diagnosi di enfisema.

In generale vengono riportati due principali pattern radiologico-clinici che correlano con la diagnosi di enfisema/bronchite cronica: il primo, detto dagli anglosassoni *arterial deficiency* (Fig. 1), è caratterizzato dalla rarefazione del disegno vascolare e dovrebbe corrispondere anatomicamente alla prevalenza dell'enfisema; il secondo (Fig. 2) detto di *increased markings*, caratterizzato da accentuazione dei reperi vascolari (cosiddetto "polmone sporco") esprimerebbe la prevalenza della bronchite cronica con ipertensione arteriosa polmonare secondaria [6, 7].

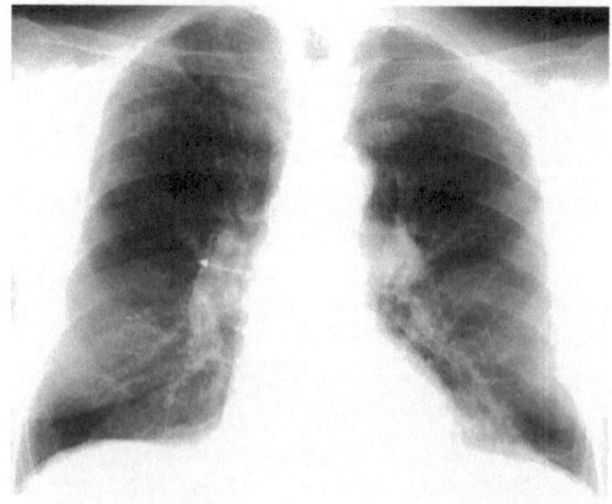

Fig. 1. Maschio di 73 anni ostruzione funzionale di grado medio alle prove funzionali respiratorie (PFR). Quadro radiografico (Rx) di enfisema con iperinsufflazione polmonare e diradamento del disegno vasale (*arterial deficiency*) con ipertensione del piccolo circolo documentata dalla dilatazione del ramo discendente dell'arteria polmonare destra (*freccia*)

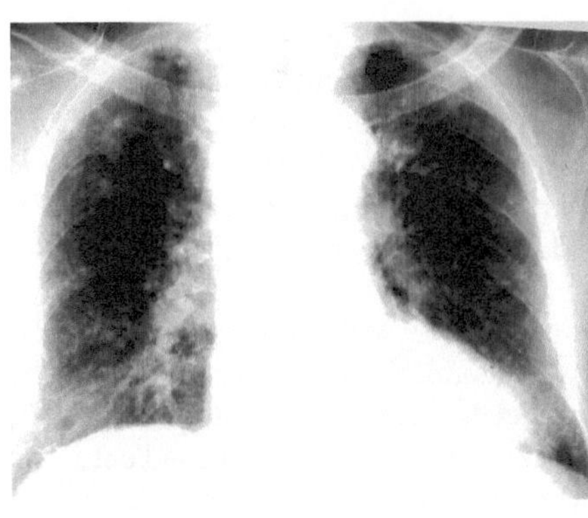

Fig. 2. Maschio di 77 anni: ostruzione funzionale di grado severo alle PFR; tosse produttiva da anni. Quadro Rx di enfisema con accentuazione dei reperi vascolari (polmone sporco: *increased markings*)

Molte sono le alterazioni radiografiche osservabili nella BPCO (Tabella 2) e segnalate in letteratura, ciascuna con diversa sensibilità e specificità (i segni più sensibili tendono ad avere bassa specificità e viceversa):

Tabella 2. Quadro delle alterazioni radiologiche osservabili nella BPCO

Alterazioni del diaframma	**Nel radiogramma in proiezione P-A:** • diaframma in sede bassa (cupola dell'emidiaframma destro al di sotto del'arco posteriore dell'undicesima costa o dell'arco anteriore della settima) • distanza fra apice e base del polmone destro uguale o superiore a 30 cm • ampliamento degli angoli costo-frenici **Nel radiogramma in proiezione L-L** • ampliamento dello spazio chiaro retrosternale • appiattimento del profilo diaframmatico
Alterazioni parenchimali	• zone di oligoemia focale o diffusa • presenza di bolle • ispessimento delle pareti bronchiali prese d'infilata • opacità tubulari e a binario per ispessimento delle pareti bronchiali • accentuazione dei reperi bronco-vascolari
Alterazioni cardio-vascolari	• cuore a goccia • ridistribuzione del flusso nelle zone sane • *dilatazione dei tronchi delle arterie polmonari e *barrage* periferico • *aumento della distanza fra la biforcazione dei i rami principali delle arterie polmonari • *dilatazione (maggiore di 2 cm) del ramo lobare inferiore dell'arteria polmonare destra
Alterazioni tracheali	• trachea a fodero di sciabola: rapporto fra diametro coronale e diametro sagittale della trachea inferiore a 0,67

*segni riferibili all'ipertensione polmonare; *P-A*, postero-anteriore; *L-L*, latero-laterale

Si può affermare in generale che il radiogramma standard è poco sensibile nella diagnosi delle forme di gravità lieve-moderata di enfisema/bronchite cronica, anche utilizzando congiuntamente i vari segni; in particolare, il radiogramma standard risulta del tutto normale in oltre il 40% dei pazienti con bronchite cronica "pura". Nelle forme più avanzate è invece sicuramente possibile una diagnosi corretta, anche se la correlazione tra entità del danno funzionale ed entità del danno anatomico quantificato dal radiogramma standard rimane sempre modesta.

La tomografia computerizzata ad alta risoluzione (HRCT) si è dimostrata, in numerosi studi, assai più precisa nella diagnosi dell'enfisema "anatomico", con una correlazione molto precisa tra estensione dell'enfisema in HRCT e gravità del danno enfisematoso anche nelle forme più lievi, pur non ottenendosi una correlazione altrettanto stretta con l'entità del deficit funzionale ostruttivo valutato con le prove di funzionalità respiratoria; sicuramente è possibile dimostrare con la HRCT la presenza di enfisema in pazienti con riduzione del transfer di CO e radiogramma del torace del tutto normale; in tali casi la HRCT risulta più sensibile dei test di funzionalità respiratoria nella diagnosi dell'enfisema. La HRCT consente inoltre una precisa documentazione del tipo di enfisema prevalente (centrolobulare, panlobulare o parasettale) (Fig. 3a-c) e della sua distribuzione nei diversi lobi.

Nelle forme di "polmone sporco" radiografico (*pattern increased markings*) si osservano spesso in HRCT, oltre ai segni di enfisema (ridotta densità parenchimale, oligoemia), ispessimento delle pareti bronchiali e bronchiolari e aree di opacità a vetro smerigliato.

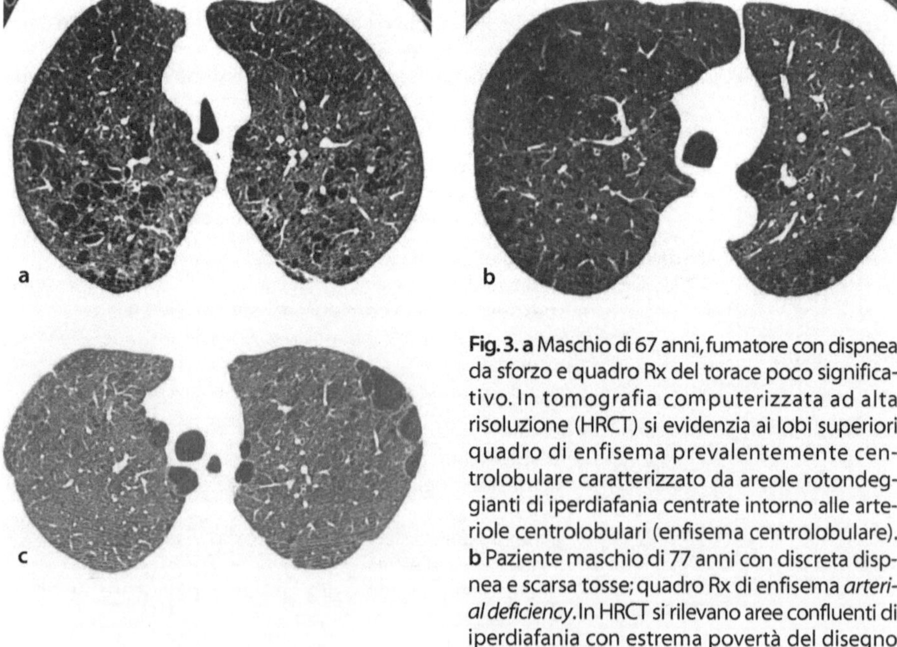

Fig. 3. a Maschio di 67 anni, fumatore con dispnea da sforzo e quadro Rx del torace poco significativo. In tomografia computerizzata ad alta risoluzione (HRCT) si evidenzia ai lobi superiori quadro di enfisema prevalentemente centrolobulare caratterizzato da areole rotondeggianti di iperdiafania centrate intorno alle arteriole centrolobulari (enfisema centrolobulare). **b** Paziente maschio di 77 anni con discreta dispnea e scarsa tosse; quadro Rx di enfisema *arterial deficiency*. In HRCT si rilevano aree confluenti di iperdiafania con estrema povertà del disegno vascolare (enfisema panlobulare). **c** Femmina fumatrice di 76 anni, scarsa sintomatologia respiratoria; quadro Rx pressoché normale. La HRCT evidenzia bolle di enfisema subpleurico di varie dimensioni (enfisema parasettale)

Asma

Nelle forme non complicate di asma il radiogramma del torace è spesso del tutto normale; può rilevarsi esclusivamente un aspecifico ispessimento delle pareti bronchiali (40-60% dei casi) e, assai più raramente, un quadro di incremento diffuso dei volumi polmonari che non è di solito di notevole entità [8].

Il radiogramma toracico può essere utile, nei casi di episodi asmatici accompagnati da rialzo febbrile, per evidenziare la possibile presenza di focolai broncopneumonici e per riconoscere le possibili complicanze acute dell'attacco asmatico: pneumotorace, pneumomediastino e zone di atelettasie.

Nelle forme di asma cronica severa la HRCT, assai meglio del radiogramma toracico, è in grado di dimostrare e quantificare l'ispessimento delle pareti bronchiali dovuto al rimodellamento strutturale delle pareti e può rilevare la frequente presenza di bronchiettasie, che sono più spesso periferiche ma, nei casi complicati da aspergillosi broncopolmonare allergica, sono caratteristicamente centrali, associandosi a più marcato ispessimento delle pareti bronchiali e a ristagno endobronchiale di secreti (impatto mucoide).

Bronchioliti

Le bronchioliti sono affezioni acute o croniche delle piccole vie aeree per lo più su base infiammatoria, infettiva o immuno-mediata, responsabili di una quota precedentemente non sospettata di broncopneumopatie croniche ostruttive. In particolare la bronchiolite costrittiva, in cui si osservano patologicamente ispessimento e fibrosi delle pareti bronchiolari, provoca una ostruzione cronica del flusso aereo la cui gravità è proporzionale al numero dei bronchioli coinvolti.

È più spesso conseguente a infezioni virali nell'infanzia o inalazione di gas tossici, ma può osservarsi in associazione a connettiviti (specie all'artrite reumatoide).

Il radiogramma è del tutto negativo o aspecifico, con segni di iperinsufflazione polmonare, mentre la HRCT evidenzia segni diretti (opacità ramificate da impegno del lume bronchiolare, ispessimento parietale dei bronchioli con bronchiolettasie) o indiretti (*air trapping* espiratorio) di alterazione anatomo-funzionale delle piccole vie aeree, risultando determinante per il corretto inquadramento della malattia.

Bronchiettasie

La presenza di bronchiettasie può sostenere da un lato un quadro clinico di tosse produttiva cronica con frequenti esacerbazioni, dall'altro l'insorgenza di ripetuti episodi flogistici acuti negli stessi territori, a causa della inefficacia della clearance mucociliare e del ristagno di secrezioni.

Il radiogramma standard è in grado di dimostrare in maniera affidabile solo la presenza di dilatazioni bronchiali evidenti, di tipo cistico, in cui è frequente la presenza di livelli idroaerei da ristagno di secrezioni, mentre sottostima nettamente la presenza di bronchiettasie cilindriche o varicose, che possono essere solo sospettate per la presenza di opacità tubulari o a binario associate ad affastellamento delle strutture bronchiali.

La HRCT ha da anni sostituito completamente la broncografia nella dimostrazione delle bronchiettasie, e la possibilità dello studio ad alta risoluzione dell'intero volume polmonare con TC multidetettore consente, con ricostruzioni multiplanari, una rappresentazione estremamente accurata dell'albero bronchiale. La presenza di bronchiettasie in soggetti con broncopneumopatia cronica ostruttiva è frequente, specie a livello dei lobi inferiori, e si associa a cronica colonizzazione batterica delle vie aeree e al rischio di un andamento più severo degli episodi di riacutizzazione (Fig. 4).

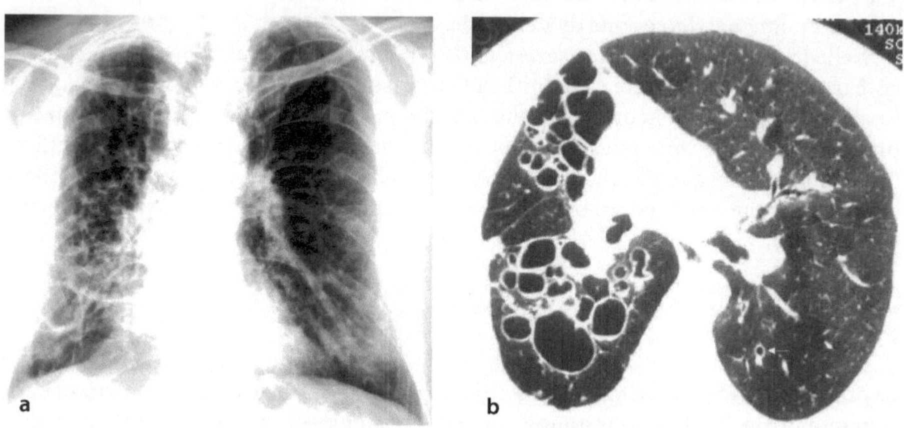

Fig. 4. a Maschio di 78 anni con dispnea e tosse produttiva cronica. Si evidenzia quadro Rx di enfisema con iperinsufflazione polmonare e diradamento del disegno vasale; in sede medio-basale destra si rilevano immagini bollose con livelli idroaerei suggestive di bronchiettasie cistiche con ristagno di secreti; in sede medio-basale sinistra sono presenti opacità tubulari (*tram lines*) compatibili con bronchi dilatati e/o con pareti ispessite. **b** La HRCT conferma il quadro di enfisema diffuso; a destra si apprezzano grappoli di bronchiettasie cistiche con alcuni livelli idroaerei da ristagno di secreti. A sinistra si evidenzia un bronco lievemente dilatato

Riacutizzazioni della BPCO

Gli episodi di esacerbazione in corso di BPCO sono frequenti e hanno effetto deleterio sulla qualità della vita dei pazienti, costituendo inoltre la causa più importante di mortalità e morbilità.

La diagnosi di riacutizzazione si basa clinicamente sull'aumento della dispnea e della quantità e purulenza delle secrezioni.

Causa degli episodi di riacutizzazione delle BPCO sono in primo luogo le infezioni delle vie aeree, causate da batteri (30-50%), virus (30%) o patogeni atipici [9-11].

Il radiogramma del torace viene utilizzato di solito nei casi di maggior gravità clinica e in particolare in quelli associati a esordio acuto dei sintomi con rialzo febbrile per confermare il sospetto clinico di un focolaio broncopneumonico, determinando l'estensione del coinvolgimento polmonare (lobare, multilobare) e la presenza di eventuali complicanze, quali versamento pleurico e ostruzioni bronchiali. È spesso tecnicamente inadeguato perché realizzato in cattive condizioni (pazienti polipnoici in posizione semiseduta, inspirazione insufficiente, radiogramma antero-posteriore eseguito con apparecchiature portatili e tempo di esposizione piuttosto lungo) e pertanto di limitato valore diagnostico. Inoltre, nelle riacutizzazioni dei pazienti con BPCO la valutazione del solo radiogramma eseguito in fase di acuzie risulta spesso fuorviante nella diagnosi di processo flogistico in atto, potendo da un lato essere interpretate come acute alterazioni di fatto preesistenti, dall'altro potendosi misconoscere modeste modificazioni di recente insorgenza nel complesso delle diffuse alterazioni croniche; risulta pertanto fondamentale il confronto con radiogrammi precedenti che può spesso porre in evidenza, in assenza di franchi addensamenti flogistici, un modesto incremento dell'ispessimento delle pareti bronchiali (Fig. 5). La valutazione radiologica inoltre consente di individuare eventuali altre cause dell'insorgenza dei disturbi respiratori acuti, come per esempio la riacutizzazione di processi tubercolari, la presenza di neoplasie o di zone di atelettasia.

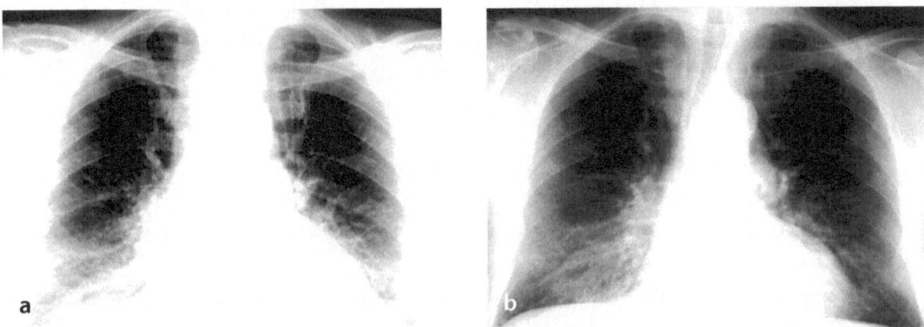

Fig. 5. Paziente maschio di 79 anni con diagnosi di broncopneumopatia cronica ostruttiva (BPCO) da anni. Recente incremento della dispnea e della tosse, con lieve rialzo febbrile (quadro clinico di riacutizzazione di BPCO). Il radiogramma eseguito in fase acuta (**a**) documenta un quadro di enfisema con marcata accentuazione dei reperi bronco-vasali alle basi. In fase di remissione (**b**) si apprezza evidente miglioramento della trasparenza parenchimale in sede basale

Algoritmo diagnostico radiologico

I compiti della radiologia nello studio del paziente anziano con sospetta BPCO sono essenzialmente:

- confermare il sospetto diagnostico;
- definire l'entità del danno anatomico e correlarlo al disturbo funzionale;
- evidenziare possibili complicanze;
- fornire, nel follow-up, informazioni utili alla miglior gestione del paziente in fase di stabilità clinica o di riacutizzazione.

Per quanto riguarda il ruolo della radiologia nella diagnosi di BPCO, possono essere considerati due scenari clinici diversi: quello del paziente che giunge alla prima osservazione con dispnea acuta da causa da determinare e quello del paziente clinicamente stabile, con ridotta funzionalità respiratoria.

In *fase acuta*, in particolare nei pazienti anziani, difficili da valutare clinicamente e con pluripatologie, spetta spesso in primo luogo alla radiologia individuare la causa principale dello scompenso funzionale respiratorio, distinguendo in primo luogo fra cause cardiache e polmonari di dispnea; in presenza di alterazioni sia sul versante parenchimale polmonare che su quello cardiocircolatorio occorre inoltre cercare di definire, con l'aiuto di radiogrammi precedenti, quale sia la modificazione dello status precedente associata al recente peggioramento.

Se taluni segni possono essere presenti sia nel soggetto con BPCO, sia in caso di scompenso cardiaco (ispessimento delle pareti bronchiali, opacità a binario, accentuazione della trama polmonare con quadro di "polmone sporco"), la valutazione complessiva del parenchima polmonare, dei reperi interstiziali e della presenza di versamento pleurico, della distribuzione del circolo e della volumetria cardiaca consentono una diagnosi differenziale, pur tenendo conto del fatto che spesso il radiogramma viene acquisito a paziente supino e risulta di modesta qualità tecnica.

Il radiogramma standard, quindi, integrato se possibile dal confronto con precedenti esami radiografici, risulta quasi sempre di estremo ausilio e spesso sufficiente per rispondere ai quesiti del clinico; il ricorso alla TC, con iniezione endovenosa di mezzo di contrasto, è indispensabile solo nel sospetto di una patologia tromboembolica polmonare.

Nella diagnosi di BPCO in *fase stabile* il radiogramma toracico ha, come detto, notevoli limiti di sensibilità e specificità; in questi casi il ruolo diagnostico principale è sicuramente svolto dagli accertamenti clinico-anamnestici e, se ottenibili, dalle prove di funzionalità respiratoria.

Il ruolo principale della radiologia consiste piuttosto nell'escludere patologie diverse che possano simulare il quadro della BPCO, come per esempio ostruzioni organiche delle vie aeree principali da neoplasie (non tutto ciò che sibila è asma), e nell'individuare possibili complicanze o associazioni patologiche: flogosi croniche, tumori, bronchiettasie, segni di ipertensione polmonare.

In casi ben definiti la HRCT è sicuramente in grado di aggiungere preziosi elementi diagnostici grazie alla sua maggior sensibilità e specificità (per esempio nella diagnosi di bronchiettasie); di fronte a opacità radiografiche dubbie la TC può aiutare a chiarire un sospetto di lesione neoplastica guidando successivi accertamenti diagnostici più invasivi.

Nei pazienti anziani risulta invece del tutto superfluo il ricorso alla HRCT per una migliore definizione morfologica e per un accurato bilancio di estensione dell'enfisema, che non avrebbero alcun impatto terapeutico.

Bibliografia

1. Bellia V, Scichilone N, Ribella F et al (1997) Aging lung: dalla fisiologia alla clinica. Scientific Press, Firenze
2. Antonelli Incalzi R (2002) Caratteristiche cliniche della BPCO. G Gerontol 50:440-446
3. Fabris F (2004) Geriatria, vol II. ESI, Roma
4. Mahler DA, Fierro-Carrion D, Briard TC (2003) Evaluation of dyspnea in the elderly. Clin Geriatr Med 19:19-33
5. Ray P, Birolleau S, Riou B (2002) La dyspnée aigue du sujet agé. Rev Mal Resp 19:491-503

6. Comino E, Anglesio A, Cametti CA (1999) Enfisema, bronchite cronica e bronchiettasie. In: Invecchiamento e apparato respiratorio. EDI AIPO, Pisa, pp 237-248
7. Anglesio A, Marchisio U, Comino E (1995) Le broncopneumopatie croniche ostruttive. In: Diagnostica per immagini in geriatria. Minerva Medica, Torino, pp 41-50
8. Radenne F, Verkindre C, Tunnel PB (2003) L'asthme du suyet agé. Rev Mal Resp 20:95-103
9. Calverley PMA, Walker P (2003) Chronic obstructive pulmonary disease. Lancet 362:1053-1061
10. Pietila MP, Thomas C (2003) Inflammation and infestion in exacerbations of chronic obstructive pulmonary disease. Semin Respir Infect 18:9-16
11. White AJ, Gompertz S, Tockley RA (2003) Chronic obstructive pulmonary disease: the aetiology of exacerbations. Thorax 58:73-80

Capitolo 22

Imaging delle neoplasie polmonari nell'anziano

Tommaso Pirronti, Rosaria Polito

Le neoplasie nei soggetti anziani sono in costante crescita in rapporto all'invecchiamento della popolazione.

Negli Stati Uniti nel 2000 il numero dei soggetti affetti da cancro ammontava a circa 35 milioni, con età pari o superiore ai 65 anni. Questo numero è destinato a raddoppiare nei prossimi trent'anni fino a coinvolgere il 20% della popolazione generale. Attualmente le neoplasie polmonari rappresentano la maggiore causa di morte per cancro negli Stati Uniti. Al momento della diagnosi la maggior parte dei pazienti affetti da neoplasia polmonare ha un'età superiore ai 65 anni; la malattia è riscontrata in tali pazienti spesso in stadi avanzati (III o IV stadio) [1].

Diversi studi hanno dimostrato che l'80% delle neoplasie polmonari è costituito da forme tumorali non a piccole cellule (NSCLC). Tra tali forme tumorali l'adenocarcinoma rappresenta l'istotipo più frequente sia nei soggetti giovani che nei soggetti anziani. Recenti studi hanno segnalato in crescita l'incidenza dell'adenocarcinoma rispetto al carcinoma squamocellulare, e tale aumento è correlato alla pneumopatia da fumo di sigaretta dell'anziano [2].

Il carcinoma squamocellulare è un tumore epiteliale maligno che presenta differenziazione squamosa con cheratinizzazione (talora isolata o anche più estesa con caratteristiche formazioni di "perle"); dal punto di vista istologico, rispetto alle altre forme tumorali NSLCC tale neoplasia polmonare prende origine da diversi precursori istologici, quali la metaplasia squamosa, la displasia e il carcinoma *in situ*.

Dal punto di vista radiologico tale neoplasia ha una localizzazione il più delle volte centrale; inoltre tende ad avere una crescita endobronchiale, con frequente coinvolgimento delle grandi vie aeree di conduzione (Figg. 1, 2).

La desquamazione cellulare rende possibile l'identificazione di cellule atipiche o neoplastiche nell'espettorato di molti pazienti.

Dal punto di vista epidemiologico tale tumore predilige maggiormente gli uomini e riconosce un'intensa associazione dal punto di vista eziopatogenetico con il fumo di sigaretta.

Nella maggior parte dei casi la localizzazione centrale del tumore spiega anche le modalità di presentazione radiologica di tale tumore.

I segni radiologici sono correlati alle caratteristiche istopatologiche della neoplasia; la localizzazione centrale del tumore si traduce spesso nella perdita di volume del parenchima distale rispetto al bronco o ai bronchi parzialmente ostruiti. La diminuita ventilazione che si verifica nelle porzioni distali rispetto alla localizzazione della neoplasia determina un ristagno di secrezioni, e soprattutto una diminuita produzione di surfattante.

Nell'anziano è noto da tempo che diversi fattori fisiopatologici contribuiscono alla perdita della *compliance* polmonare. Tra questi bisogna ricordare la diminuita elasticità

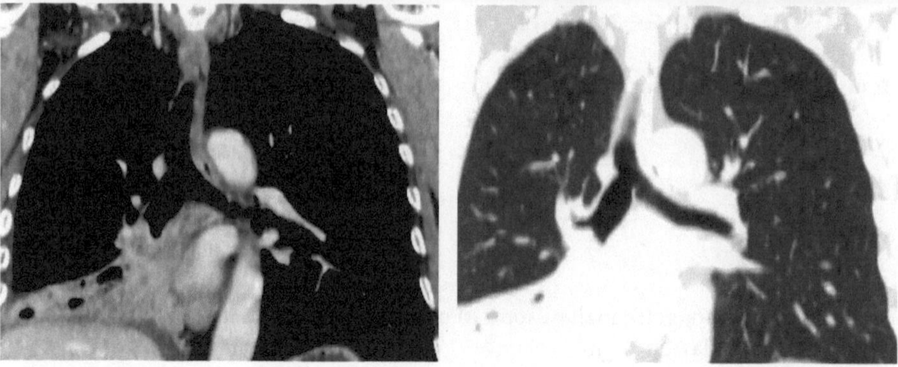

Fig. 1. Carcinoma squamocellulare con atelettesia post-ostruttiva (esame tomografico computerizzato, TC, ricostruzioni sul piano coronale). Le ricostruzioni sul piano coronale mostrano occlusione del bronco intermedio e inferiore con atelettasia del lobo medio e inferiore causata da carcinoma squamocellulare a sviluppo endobronchiale

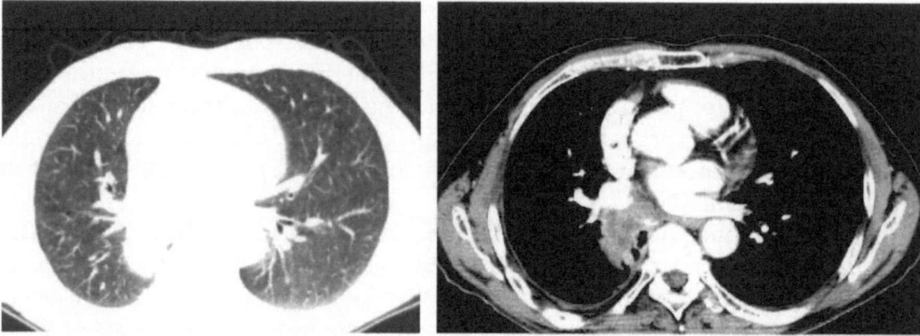

Fig. 2. Carcinoma squamocellulare. Nelle scansioni è evidente un'opacità del segmento posteromediale del lobo inferiore destro a margini irregolari verso il parenchima adiacente che sconfina oltre la pleura mediastinica giungendo a contatto con le vene polmonari (stadio T3)

della gabbia toracica, che si trasforma in un involucro rigido per via delle calcificazioni. Inoltre l'invecchiamento porta a una trasformazione della composizione del tessuto interstiziale. È stata dimostrata, infatti, in diverse sezioni istologiche di preparato polmonare, una minore presenza in percentuale di fibre di elastina. Il numero di macrofagi di tipo II è inoltre percentualmente ridotto.

Tutti questi fattori favoriscono spesso l'insorgenza di una polmonite post-ostruttiva rispetto alla neoplasia, in una porzione di parenchima polmonare poco ventilata rispetto alla neoplasia, con estensione che può essere segmentaria, lobare o multilobare.

La maggior parte delle polmoniti ostruttive che si associano a ipoventilazione è ben evidenziata alla radiografia del torace, ma nell'anziano tale condizione perde specificità. Questo in rapporto alle molteplici patologie che possono portare a un quadro sovrapponibile dal punto di vista radiologico.

Disordini neuro-muscolari o malattie vascolari estremamente invalidanti spesso costringono il soggetto a decubiti obbligati in posizione supina, allettati, e dunque a una scarsa ventilazione del parenchima polmonare.

La tomografia computerizzata (TC) permette una migliore visualizzazione dell'estensione della riduzione di volume del parenchima polmonare e soprattutto permette di visualizzare all'interno di tale area la presenza di necrosi e di una eventuale più grande componente esofitica nella porzione centrale, cioè nella presunta sede dell'epicentro della lesione [3]. L'uso del mezzo di contrasto facilita il riconoscimento della lesione tumorale e distingue il tumore dalle aree necrotiche. Inoltre il riscontro di parenchima atelettasico, con forma a tronco di cono, l'assenza del broncogramma aereo e la presenza di bronchi ripieni di secrezioni consentono di identificare l'area di perdita di volume. La presenza di un normale disegno vascolare (segno dell'angiogramma polmonare) è un altro segno di polmonite post-ostruttiva.

Comunque la presenza di tali segni non è sempre di immediata interpretazione; spesso, e in modo particolare nei soggetti anziani, tali segni possono essere alterati e in parte modificati nella loro apparenza radiologica dalla presenza di fenomeni di fibrosi da trazione del parenchima o da patologie pleuriche (versamenti in patologia cardiaca).

Altra patologia tumorale che si riscontra spesso in un'età superiore ai 65 anni è l'adenocarcinoma polmonare (Fig. 3). La maggior parte dei pazienti affetti da adenocarcinoma sono asintomatici: la modalità più comune di presentazione di tale tumore è il riscontro occasionale di un nodulo periferico all'esame radiografico del torace (Fig. 4).

Diversi studi hanno indagato il ruolo della radiografia toracica nello studio di noduli periferici di adenocarcinoma [4]. I risultati di tali studi hanno stabilito che l'evidenza della lesione è da mettere in rapporto alla dimensione del tumore e, soprattutto, alla caratteristica dei margini.

Studi TC a strato sottile permettono una più accurata valutazione delle caratteristiche istologiche dell'adenocarcinoma. La neoplasia periferica è infatti studiata, secondo recenti interpretazioni, in base all'attenuazione interna della lesione e in base alla morfologia dei suoi margini. In particolare lo studio TC con strati ultrasottili permette una valutazione più accurata dell'estensione della neoplasia, in accordo con un sempre più preciso bilancio preoperatorio. L'adenocarcinoma polmonare infatti presenta nel suo con-

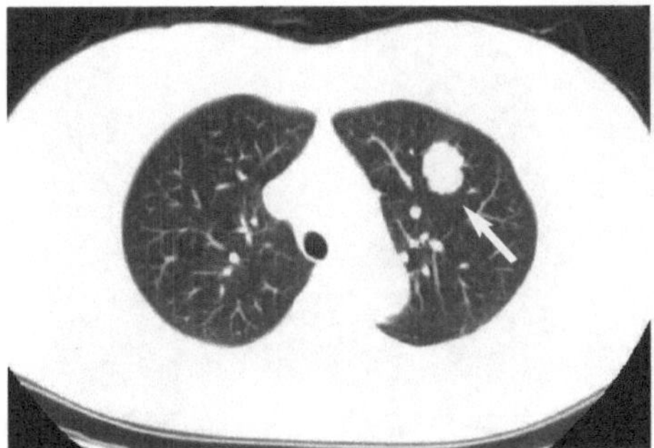

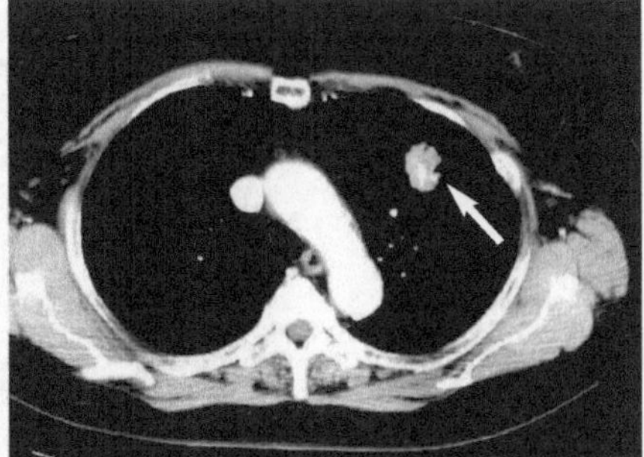

Fig. 3. Adenocarcinoma. Le immagini TC documentano una lesione nodulare di circa 3 cm, a margini lobulati, localizzata nel segmento anteriore del lobo superiore di sinistra (*frecce*). con minuta calcificazione all'interno. L'agoaspirato TC-guidato e il successivo esame istologico post-chirurgico hanno documentato essere un'adenocarcinoma

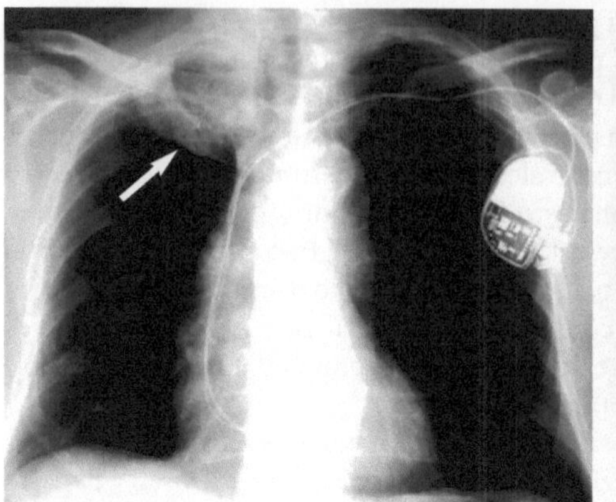
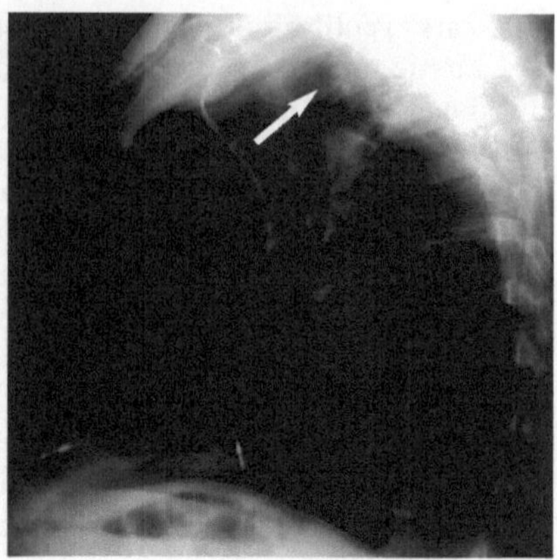

Fig. 4. Adenocarcinoma. L'esame radiografico del torace eseguito nelle due proiezioni ortogonali in ortognatismo documenta un'opacità nodulare localizzata nel segmento apicale del lobo superiore di destra (*frecce*)

testo un'area centrale iperdensa o a media densità e una porzione periferica che presenta attenuazione inferiore, con aspetto a vetro smerigliato (GGO, *ground glass opacity*).

In base all'estensione del GGO tali neoplasie vengono classificate in modo semiquantitativo: GGO inferiore al 10% per il primo gruppo, GGO compreso tra 10 e il 50% per il secondo gruppo, GGO maggiore del 50% per le forme appartenenti al terzo gruppo. I margini tumorali appaiono spesso spiculati, simulando un aspetto a corona radiata [5].

Secondo alcuni autori, i margini spiculati sono di aspetto grossolano se si osservano tralci lineari di almeno 2 mm di spessore a partire dal nodulo tumorale verso il parenchima polmonare (Fig. 5). La spiculazione è fine se lo spessore dei tralci di tessuto è sottile di aspetto, con dimensione inferiore ai 2 mm di spessore.

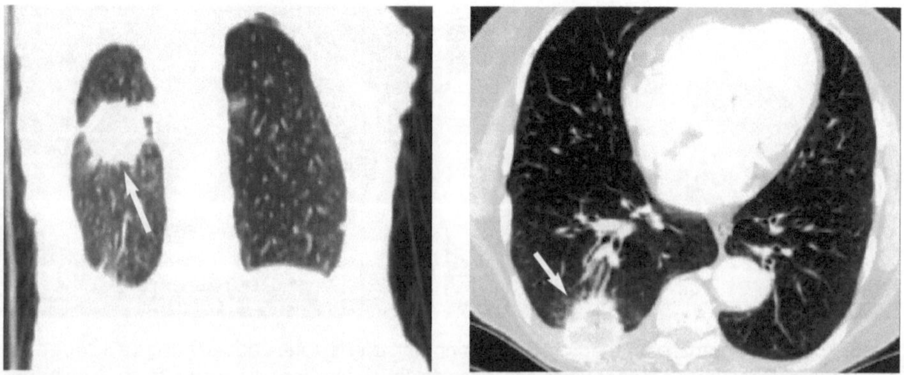

Fig. 5. Segno della "corona radiata". Nelle ricostruzioni TC sul piano coronale si evidenzia la fine spicolatura dei margini della lesione tumorale che simulano un aspetto a corona radiata (*frecce*)

Altro segno spesso associato alla presenza di una forma tumorale periferica è il riscontro di un ispessimento dell'interstizio peribroncovascolare [6]. Gli assi peribroncovascolari non si assottigliano in modo graduale dagli ili verso la periferia, ma convergono verso il nodulo con aspetto ispessito.

L'aspetto a GGO è stato associato, in tali forme tumorali, alla crescita di tessuto neoplastico dentro gli alveoli e negli acini senza che si abbia tuttavia completa perdita del contenuto aereo.

La presenza di margini irregolari con tralci ispessiti, di aspetto grossolano, e l'ispessimento dell'interstizio peribroncovascolare sono associati, con elevata frequenza, ad adenocarcinoma con coinvolgimento linfonodale e a invasione vascolare. In sostanza, malgrado non sia possibile effettuare una diagnosi TC tra adenocarcinoma bronchioalveolare (BAC) e adenocarcinoma con componente BAC associata, gli adenocarcinomi con più del 50% di GGO hanno una prognosi migliore [7] (Fig. 6).

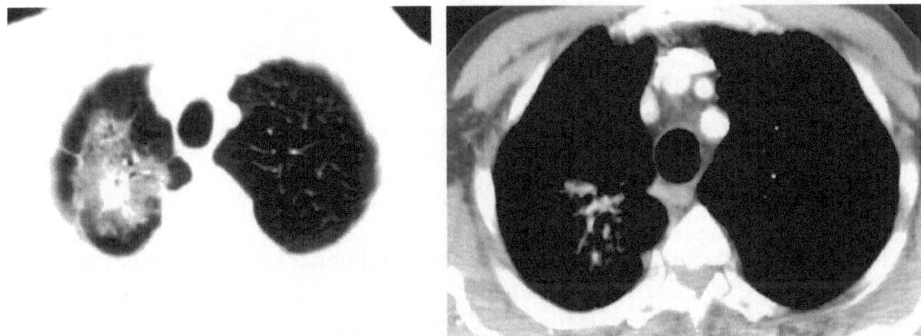

Fig. 6. Adenocarcinoma con componente bronchiolo-alveolare. Nel segmento apico-dorsale del lobo superiore destro si osserva un'area di aumentata densità con aspetto a "vetro smerigliato" la cui porzione centrale appare più densa con pervietà del bronco subsegmentario. Il riscontro istologico ha documentato un adenocarcinoma con componente bronchiolo-alveolare

Un'adenocarcinoma che si manifesta all'esame TC a strato sottile (2 mm di spessore) come GGO senza spiculazioni o a corona radiata è definito come *carcinoma bronchiolo-alveolare*, sottotipo istologico a lenta crescita dell'adenocarcinoma.

Il BAC ha tre pattern radiologici di presentazione basati sui margini della lesione e sulle caratteristiche interne [8]. La modalità più comune di presentazione è quella di un nodulo solitario, simile, dal punto di vista radiografico, al nodulo dell'adenocarcinoma, sebbene spesso piuttosto sfumato e con margini scarsamente definiti. Tali noduli hanno localizzazione periferica e una modalità di crescita espansiva, a contenuto lipidico, e non aggrediscono le pareti alveolari. Il contenuto lipidico spiega la bassa attenuazione di tale nodulo al radiogramma convenzionale e alla TC, nonché l'aspetto a GGO. Frequentemente questi noduli mostrano nel loro contesto il segno del broncogramma aereo. Nel 20% dei casi il BAC assume l'aspetto di un consolidamento parenchimale "simil polmonitico", spesso associato a piccoli noduli satelliti. In un numero esiguo di casi il BAC si presenta invece distribuito come noduli da 1 a 5 mm di diametro con margini fortemente irregolari, localizzati diffusamente nel parenchima polmonare.

Il *carcinoma a piccole cellule* rappresenta il 15-20% tra tutti i carcinomi polmonari, tenendo presente che il 60% di questi pazienti ha oltre 60 anni (Fig. 7).

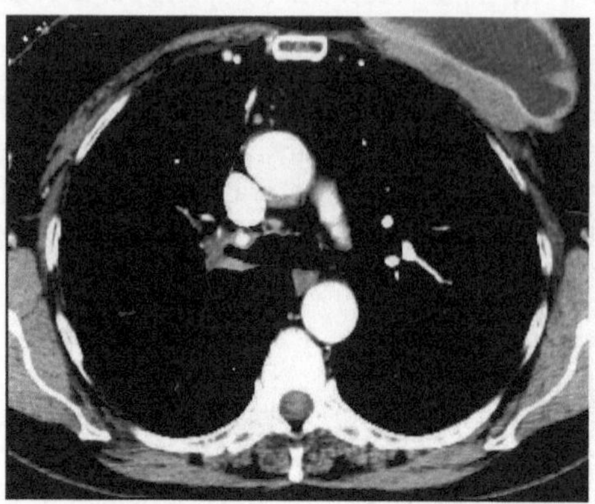

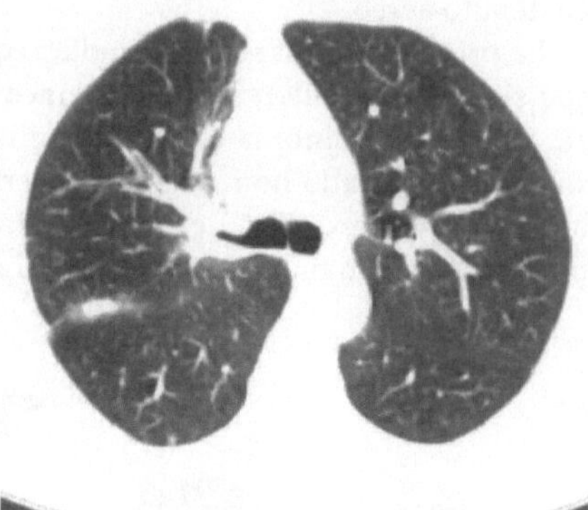

Fig. 7. Microcitoma polmonare. Il tessuto neoformato avvolge il bronco lobare medio

Nella maggior parte dei casi questa neoplasia polmonare si localizza centralmente, con coinvolgimento metastatico dell'ilo omolaterale e del mediastino, ma non è inusuale che il tumore, attraverso la linea mediana, giunga a estendersi al mediastino controlaterale e anche all'ilo (malattia estesa) [9]. Comunque può manifestarsi in forma più limitata a un solo emitorace. Occasionalmente la malattia può anche presentarsi come una singola lesione nel parenchima polmonare. La presenza di versamento pleurico complica l'esordio delle forme limitate.

Nella proiezione postero-anteriore del radiogramma del torace, tale forma neoplastica appare come una massa a localizzazione parailare; coesiste anche l'ingrandimento dell'ilo omolaterale associato a uno slargamento delle linee mediastiniche, delle linee paratracheali, della finestra aorto-polmonare e della para-azygos-esofagea.

Le alterazioni dei profili mediastinici sopra descritte sono dovute alla elevata aggressività del tumore, che infiltra rapidamente i linfonodi e le strutture vascolari interne al mediastino. Al momento della diagnosi due terzi dei pazienti presentano linfoadenopatia.

All'esame TC con *contrast enhancement* il microcitoma si presenta come una massa solida parailare con *enhancement* disomogeneo in rapporto a fenomeni di necrosi che si associano alla crescita infiltrativa del tumore. Il coinvolgimento linfonodale, che caratterizza la crescita del tumore, si ha spesso nelle stazioni paratracheali della finestra aorto-polmonare e sotto-carenali.

Molto spesso il microcitoma può dare infiltrazione vascolare, in particolare della vena cava superiore (VCS) e si rivela la causa più frequente della sindrome da ostruzione della VCS.

La stadiazione del microcitoma polmonare viene effettuata mediante esame TC del torace dell'addome, dei segmenti scheletrici e con TC o RM dell'encefalo. Il microcitoma polmonare è classificato in due stadi: stadio di malattia limitato e stadio di malattia diffuso. Un'accurata stadiazione del microcitoma è molto importante. I pazienti con stadio di malattia limitato possono beneficiare della chemio- e radioterapia, mentre quelli con stadio diffuso di malattia convenzionalmente ricevono chemioterapia e radioterapia profilattica del cranio.

Infine, il 10% circa di tutti i carcinomi polmonari è rappresentato dal carcinoma a grandi cellule. La diagnosi di questi tumori viene applicata a tutte quelle neoplasie polmonari che non presentano segni di differenziazione squamosa o ghiandolare al microscopio ottico. Anche le forme di presentazione possono essere molteplici, sebbene la maggior parte di queste neoplasie si presenti come una grande massa periferica.

Il parenchima polmonare è una delle sedi più colpite nella diffusione metastatica da parte di neoplasie extrapolmonari. L'incidenza di metastasi polmonari, ricavata da studi condotti mediante autopsie in pazienti deceduti per localizzazione maligna primaria extratoracica, è stata del 20-50% [10]. La maggior parte di tali studi [11, 12] ha dimostrato che la frequenza di metastatizzazione polmonare è più elevata nel caso di neoplasie primarie della mammella, del colon, del rene, dell'utero, del capo, del collo. Ben più bassa è, invece, la frequenza di localizzazione polmonare riportata da Libshitz [13, 14] per altre forme tumorali quali il corioncarcinoma, l'osteosarcoma, il seminoma, il melanoma, il sarcoma di Ewing e il carcinoma tiroideo.

Il coinvolgimento polmonare in caso di neoplasia extratoracica avviene principalmente attraverso tre modalità: per via ematogena, per contiguità e per via linfatica. Allo stato attuale la metodica diagnostica più accurata per il riscontro di localizzazioni secondarie polmonari è la TC.

Nella colonizzazione ematogena le metastasi polmonari appaiono nella maggior parte dei casi come opacità nodulari multiple, di forma tondeggiante, localizzate nella corticale del parenchima, con dimensione variabile. Tale pattern di presentazione radiologica è tipico delle localizzazioni secondarie da parte di emboli neoplastici a diffusione ematogena.

Altra modalità di presentazione è l'ispessimento dell'interstizio peribroncovascolare, liscio o nodulare, con aspetto "a corona di rosario", nella linfangite carcinomatosa.

L'aspetto nodulare delle localizzazioni secondarie polmonari è facilmente riscontrato sia con l'utilizzo del radiogramma convenzionale, sia con la TC.

In particolare la TC spirale e la TC multidetettore rappresentano oggi la migliore modalità diagnostica per il riscontro dei noduli polmonari, grazie alla possibilità di studio del parenchima polmonare con scansioni rapide senza artefatti da respiro (acquisizione volumetrica in una singola apnea).

Nella diffusione ematogena e nella diffusione linfatica la TC multistrato a strato sottile e la TC ad alta risoluzione consentono spesso anche delle correlazioni istopatologiche delle lesioni ripetitive; inoltre, rivelano la coesistenza di patologie polmonari dell'interstizio che sono di frequente riscontro nell'anziano (basti pensare alla pneumopatia interstiziale da fumo oppure alle malattie croniche infiltrative del parenchima polmonare).

Gli studi di Hirakata [15] considerano l'aspetto delle metastasi polmonari in TC ad alta risoluzione secondo quattro parametri:

1. i margini della lesione;
2. la distribuzione dei piccoli noduli metastatici nel lobulo secondario;
3. la presenza di linfangite carcinomatosa;
4. la presenza di emboli tumorali intravascolari.

I margini appaiono irregolari e sfumati nel 30% dei casi, nel 16% dei casi sono netti ma irregolari, nel 38% tali noduli possiedono margini regolari e ben distinti; in tale caso le lesioni corrispondevano dal punto di vista istologico a localizzazioni secondarie con modalità di crescita espansiva o a "pattern di riempimento alveolare". Margini irregolari ma sfumati o indistinti correlano a istotipi alveolari, mentre l'aspetto irregolare e indistinto a localizzazioni a carattere infiltrativo. I noduli metastatici nel 12% dei casi sono centrolobulari, nel 28% perilobulari, nel 60% intralobulari e dunque non a contatto né dei setti né del *core* centrolobulare. Di solito vengono interessati entrambi i lobi: le basi sono maggiormente interessate e coinvolte più degli apici.

Spesso le lesioni ripetitive assumono pattern radiologici di presentazione non univoci, da porre in diagnosi differenziale con numerose lesioni benigne polmonari.

La frequenza di escavazione rilevata con la radiografia standard nei noduli metastatici è approssimativamente del 4%, mentre nel caso di un carcinoma primitivo broncogeno tale frequenza è del 9%.

Il *carcinoma squamocellulare* è fra le forme metastatiche quelle a maggiore tendenza allo sviluppo di escavazione (69% tra le tutte le lesioni metastatiche); anche gli adenocarcinomi possono però riprodurre lesioni ripetitive con escavazione nel parenchima polmonare [16].

Alcuni studi rivelano addirittura la stessa frequenza di escavazione per forme metastatiche squamocellulari che per adenocarcinomi.

Le metastasi escavate appaiono come delle lesioni nodulari contenenti una cavità al loro interno: i margini interni dell'area di escavazione, a sviluppo eccentrico, sono spessi e irregolari.

Non infrequentemente tali lesioni escavate nel corso di trattamento chemioterapico possono sviluppare un livello idroaereo al loro interno.

La patogenesi della escavazione rimane difficile da determinare in modo esatto: si ritiene possa essere dovuta o alla necrosi del tumore stesso o alla infiltrazione delle strutture bronchiali.

Le pareti dell'area scavata sono in genere spesse e irregolari, sebbene spesso possano essere lisce e regolari nel caso di adenocarcinomi o sarcomi metastatici [17].

Le escavazioni sono comunque un segno radiologico piuttosto infrequente, più comune nel caso di carcinomi squamocellulari a sviluppo dalla testa o dal collo nell'uomo e dalla cervice nella donna.

La calcificazione di un nodulo è di solito suggestivo della sua benignità (amartoma, granuloma, ecc.).

In realtà aree calcifiche o di ossificazioni sono comuni in lesioni metastatiche da osteosarcoma o da condrosarcoma. Noduli calcifici di natura ripetitiva si osservano anche nel caso di sarcomi sinoviali, tumori a grandi cellule (TGC); con frequenza assai più bassa anche in carcinoma del colon, dell'ovaio, della mammella e della tiroide.

La patogenesi della calcificazione nel nodulo metastatico è legata a vari meccanismi:

- isole di neoformazione ossea in osteosarcomi o condrosarcomi;
- calcificazioni distrofiche in carcinomi papillari della tiroide, TGC, sarcomi sinoviali;
- calcificazioni "mucoidi" da adenocarcinomi mucinosi dell'apparato gastrointestinale o dalle mammelle.

Le aree calcifiche nel caso di lesioni maligne tendono a essere per lo più eccentriche, puntiformi o a distribuzione irregolare [18].

Spesso le metastasi polmonari possono andare incontro a emorragia, riproducendo così alla TC l'aspetto di un nodulo solido con un alone di attenuazione a vetro smerigliato (*CT halo sign*). Numerose lesioni possono mimare tale aspetto e devono essere prese in considerazione per la diagnosi differenziale; tra queste le più frequenti sono: l'aspergillosi invasiva, la candidosi, la granulomatosi di Wegener, il BAC e il linfoma [19].

La radiografia standard mostra dei noduli a margini irregolari, sfumati, indistinti nel contesto di aree a vetro smerigliato del parenchima polmonare. Le aree a vetro smerigliato che si osservano alla TC sono dovute all'emorragia peritumorale.

Metastasi che riproducono spesso tale aspetto sono gli angiosarcomi e i corioncarcinomi, mentre alcuni osteosarcomi, circa il 5-7%, possono spesso presentarsi con pneumotorace. Lo sviluppo del pneumotorace è legato alla necrosi di noduli metastatici a impianto subpleurico.

Nella pratica quotidiana, le localizzazioni secondarie a livello polmonare possono spesso presentarsi come quadri radiologici atipici e questo può rendere difficile la diagnosi differenziale tra le metastasi e le altre lesioni polmonari di tipo benigno. È quindi necessaria, per una corretta diagnosi, una dettagliata conoscenza dei segni radiologici delle metastasi polmonari associata a una buona conoscenza dell'istopatologia [20].

Bibliografia

1. Aoki T, Nakata H, Watanabe H et al (2000) Evolution of peripheral lung adenocarcinomas CT findings correlated with histology and tumor doubling time. AJR Am J Roentgenol 174:763-768
2. Swensen SJ, Jett JR, Hartman TE (2003) Lung cancer screening with CT: Mayo Clinic experience. Radiology 226:756-761
3. Komaki R, Chasen MH (2001) Cancer of the lung: oncodiagnosis panel. Radiographics 21:1573-1596
4. Schiavon F, Nardini S, Tregnaghi P et al (1997) The radiological exam of the chest in the elderly. Technical and methodological considerations. Radiol Med 94:193-197
5. Tsubamoto M, Kuriyama K, Kido S, Arisawa J (2002) Detection of lung cancer on chest radiographs: analysis on the basis of size and extent of ground-glass opacity at thin-section CT. Radiology 224:139-144
6. Boll DT, Gikeson RC, Fleiter TR et al (2004) Volumetric assessment of pulmonary nodules with ECG-gated MDCT. AJR Am J Roentgenol 183:1217-1223
7. Swensen SJ, Viaggiano RW, Midthun DE et al (2000) Lung nodule enhancement at CT: multicenter study. Radiology 214:73-80
8. Aoki T, Tomoda Y, Watanabe H (2001) Peripheral lung adenocarcinoma: correlation of thin-section CT findings with histologic prognostic factors and survival. Radiology 220:803-809
9. Kishi K, Homma S, Kurosaki A (2004) Small lung tumors with the size of 1 cm or less in diameter: clinical, radiological, and histopathological characteristics. Lung Cancer 4:43-51
10. Willis RA (1973) Secondary tumours of the lungs. The spread of tumours in the human body,. 3rd ed. Butterworths, London, pp 167-174
11. Crow J, Slavin G, Kreel L (1981) Pulmonary metastases: a pathologic and radiologic study. Cancer 47:2595-2602
12. Coppage L, Shaw C, Curtis AM (1987) Metastatic disease to the chest in patients with extrathoracic malignancy. J Thorac Imaging 2:24-37
13. Libshitz HI, North LB (1982) Pulmonary metastases. Radiol Clin North Am 20:437-451
14. Libshitz HI, Jing BS, Wallace S et al (1983) Sterilized metastases: a diagnostic and therapeutic dilemma. AJR Am J Roentgenol 140:15-19
15. Hirakata K, Nakata H, Nakagawa T (1995) CT of metastases with pathological correlation. Semin Ultrasound CT MR 16:379-394

16. Maldonado RL (1999) The CT angiogram sign. Radiology 210:323-324
17. Garg K, Keith RL, Byers T (2002) Randomized controlled trial with low-dose spiral CT for lung cancer screening: feasibility study and preliminary results. Radiology 225:506-510
18. Simon GR, Wagner H (2003) Small cell lung cancer. Chest 123:259S-271S
19. Blum R, MacManus MP, Rischin D (2004) Impact of positron emission on the management of patients with small cell lung cancer. Am J Clin Oncol 27:164-171
20. Seo JB, Im JG (2001) Atypical pulmonary metastases: spectrum of radiologic findings. Radiographics 21:403-417

SEZIONE IV

Apparato muscolo-scheletrico

CAPITOLO 23

Alterazioni degenerative del rachide nell'anziano

Antonio Leone

L'invecchiamento umano contempla la progressiva comparsa di alterazioni degenerative in tutte le strutture ossee, legamentose e muscolari che compongono il rachide, ma sono le connessioni intervertebrali a essere coinvolte precocemente e in maniera più cospicua. L'involuzione degenerativa del rachide, che può essere motivo di grave invalidità e di elevato costo economico e sociale, è di agevole individuazione e valutazione radiologica; purtroppo, vi è spesso una scarsa correlazione tra i reperti radiologici e la sintomatologia clinica. Non è raro, infatti, il riscontro di pazienti con avanzate alterazioni degenerative del rachide e assenza di sintomatologia e, viceversa, pazienti con sintomatologia imponente e scarsi segni radiologici.

Scopo di questo rapporto è prendere in considerazione le alterazioni degenerative del rachide nell'anziano, puntando l'attenzione sulla spondilolistesi degenerativa e le stenosi del canale rachideo.

Alterazioni degenerative discali e vertebrali

Il rachide possiede una peculiare struttura plurisegmentaria la cui unità di base è rappresentata dall'unità funzionale rachidea, costituita da due vertebre contigue, dal corrispondente disco intervertebrale e dalle strutture legamentose d'interconnessione.

Il corpo vertebrale e il disco intervertebrale costituiscono di fatto un'entità unica, in quanto le fibre collagene del disco intervertebrale si continuano direttamente con il periostio dei due piatti vertebrali adiacenti. Le articolazioni interapofisarie sono articolazioni sinoviali le cui superfici sono rivestite da cartilagine ialina, mentre la loro capsula è parte integrante dei legamenti gialli. Il legamento longitudinale posteriore, a livello discale, è incorporato nelle fibre collagene più esterne dell'*annulus fibrosus*, ma non è strettamente connesso alla porzione centrale del corpo vertebrale, posteriormente [1].

Il disco intervertebrale è costituito dal nucleo polposo, a maggior contenuto idrico e di proteoglicani, e dall'*annulus fibrosus*, a maggior contenuto di collagene [2].

A partire dall'adolescenza, non è più rilevabile un sistema di vascolarizzazione discale e l'apporto nutritivo ai dischi è garantito mediante processi di osmosi che hanno origine, soprattutto, dalla cartilagine dei piatti vertebrali. Il nucleo, per il suo elevato contenuto idrico, ha proprietà idrostatiche, agisce da fulcro per i movimenti vertebrali e provvede a trasmettere e a distribuire radialmente le forze di carico perpendicolari alla superficie discale [3].

Le alterazioni degenerative del rachide, legate all'involuzione senile, hanno generalmente inizio nel disco, dove avvengono delle modificazioni strutturali e biochimiche che alterano le sue proprietà fisiche di elasticità e resistenza meccanica [4]. Queste modificazioni strutturali intervengono relativamente presto nella vita a causa della mancanza di un sistema di vascolarizzazione discale e del costante stress cui i dischi sono soggetti. Dalla nascita in poi, il contenuto idrico discale diminuisce progressivamente, il collagene precipita nel nucleo e forma fibrille, mentre le lamine dell'*annulus* tendono a frammentarsi. Con il tempo, i depositi di collagene nel nucleo vanno incontro a organizzazione, il nucleo diviene progressivamente sempre più fibroso e le forze che agiscono in senso cranio-caudale, perpendicolarmente alla superficie discale, non possono più a lungo essere distribuite radialmente sul piano assiale senza la comparsa di alterazioni strutturali discali. È così che, a partire dalla terza-quarta decade di vita, non è più possibile differenziare il nucleo dall'*annulus*, e più del 50% dei dischi mostra fissurazioni periferiche dell'annulus [5]. Le fissurazioni dell'*annulus* sono state classificate da Yu e coll. [6] in tre tipi. Il tipo I, di aspetto a semiluna, è riconoscibile solo nelle sezioni anatomiche, ma non alla risonanza magnetica (RM). Il tipo II è rappresentato da fissurazioni più grandi, generalmente posteriori ed evidenti alla RM (Fig. 1). Le fissurazioni del tipo III si localizzano tra le fibre di Sharpey, ma sono di difficile individuazione alla RM.

Fissurazioni dell'*annulus* sono state riportate in oltre l'80% dei casi di *bulging disk* e presentano *enhancement* dopo contrasto, probabilmente per la presenza di tessuto di granulazione e cicatrice [7]. Nel contesto di queste fissurazioni, a causa dell'instaurarsi di una pressione negativa, accentuata dai movimenti in estensione del rachide, si può avere l'accumulo di azoto interstiziale divenuto gas [8]. È questo uno dei due aspetti del cosiddetto *vacuum phenomenon*. L'altro aspetto, più tipico, è il cosiddetto *vacuum phenomenon* centrale rappresentato da una raccolta gassosa nel contesto di una relativamente ampia neocavità discale che occupa sia il nucleo sia l'*annulus*, e che è espressione di un'avanzata degenerazione discale (Fig. 2).

Il processo degenerativo del disco può esitare nella distruzione dell'*annulus* posteriore con erniazione di materiale nucleare ed eventuali compressioni mielo-radicolari.

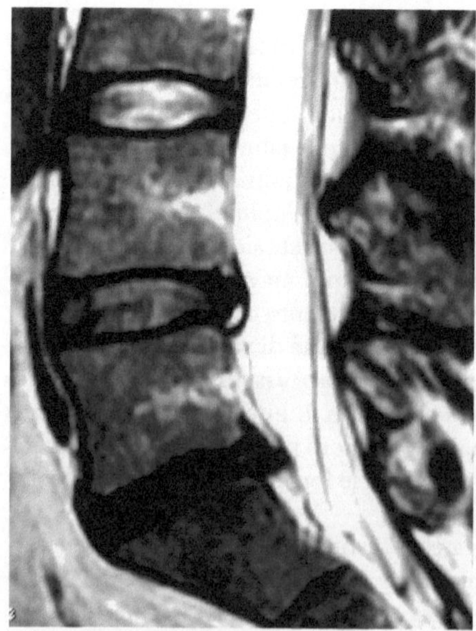

Fig. 1. Fissurazione discale. L'immagine di risonanza magnetica (RM) sagittale T2-dipendente mostra una piccola area d'iperintensità di segnale nel contesto del *bulging disk*, a livello L4-L5

In ogni caso, la progressiva disidratazione e la fibrosi discale (*condrosi*) portano a una riduzione in altezza del disco che protrude al di là del suo normale perimetro. La protrusione discale posteriore, non solo riduce le dimensioni del canale rachideo centrale e dei canali radicolari, ma determina uno stiramento del periostio dei corpi vertebrali da parte delle fibre di Sharpey con proliferazione ossea e conseguente formazione di osteofiti (*spondilosi*). Inoltre, i piatti vertebrali adiacenti al disco degenerato possono presentare tre tipi di alterazioni descritti da Modic e coll. [9] e ben evidenti all'esame RM. Il tipo I, dovuto a edema, si caratterizza per ipointensità del segnale nelle immagini T1-dipendenti e iperintensità in quelle T2-dipendenti. Il tipo II, dovuto a degenerazione adiposa, si caratterizza per iperintensità del segnale sia nelle immagini T1-dipendenti sia in quelle T2-dipendenti (Fig. 3).

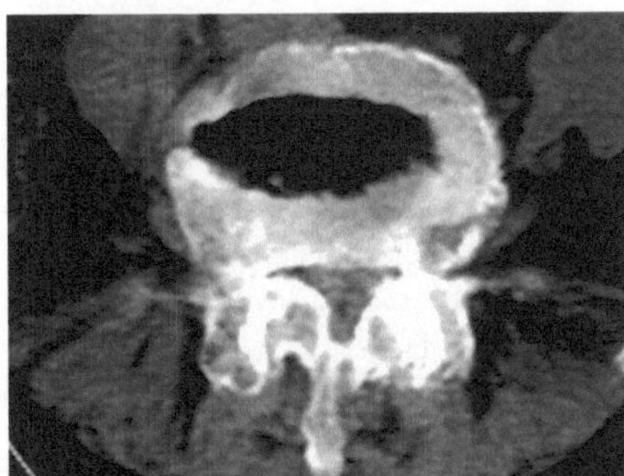

Fig. 2. Esteso fenomeno ex-vacuo discale. La scansione tomografica computerizzata (TC), passante per lo spazio intervertebrale L4-L5, mostra estesa raccolta gassosa discale e stenosi del canale rachideo centrale e dei recessi laterali di L5, conseguente all'ipertrofia degenerativa delle masse articolari

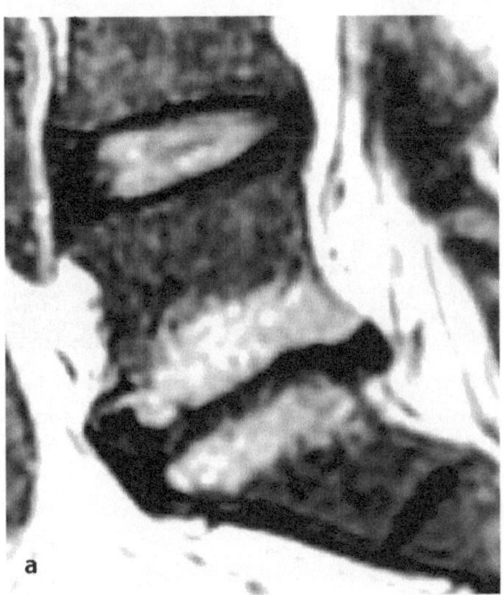

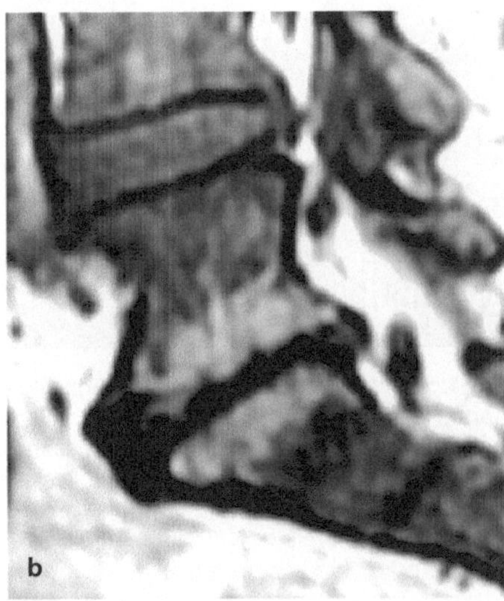

Fig. 3. Modificazioni degenerative del piatti vertebrali. **a** L'immagine RM sagittale T1-dipendente mostra iperintensità di segnale in corrispondenza dei piatti vertebrali contrapposti di L5 e S1. **b** La corrispondente immagine *fast spin echo* (FSE) T2-dipendente mostra, nelle stesse sedi, un reperto simile. Tali alterazioni di segnale corrispondono al tipo II di Modic

Infine il tipo III, dovuto a sclerosi, si manifesta con riduzione dell'intensità del segnale nelle immagini T1 e T2-dipendenti.

A livello cervicale, la riduzione in altezza del disco e, quindi, dello spazio intervertebrale fanno sì che i processi uncinati vengano a contatto con il corpo vertebrale soprastante e quindi si deformino con comparsa di osteosclerosi e produzione di osteofiti. Questi ultimi possono dirigersi all'indietro, verso il canale rachideo, o lateralmente, verso i canali radicolari; in entrambe le circostanze si possono avere compressioni mielo-radicolari.

In tutto il rachide, la riduzione in altezza dello spazio intersomatico causa l'accorciamento e l'ispessimento dei legamenti intervertebrali, come i legamenti gialli e il longitudinale posteriore, con possibili impronte sul sacco durale. Ma, soprattutto, tale riduzione consente alle due vertebre adiacenti di poter scorrere una sull'altra in avanti e all'indietro; ne consegue: lassità legamentosa, sublussazione cranio-caudale delle corrispondenti faccette articolari e, quindi, artrosi interapofisaria (Fig. 4). Quest'ultima, che può sussistere indipendentemente dalla degenerazione discale, è caratterizzata da assottigliamento della cartilagine, infiammazione sinoviale, lassità dei legamenti capsulari, sclerosi e geodi dell'osso subcondrale, e formazione di osteofiti con ipertrofia delle masse articolari [10]. La conseguenza di queste alterazioni degenerative è l'ulteriore riduzione delle dimensioni del canale rachideo centrale, dei recessi laterali e/o dei canali radicolari sino ad arrivare, nelle forme più severe, alla spondilolistesi e alla stenosi serrata del canale rachideo (Fig. 4) [11].

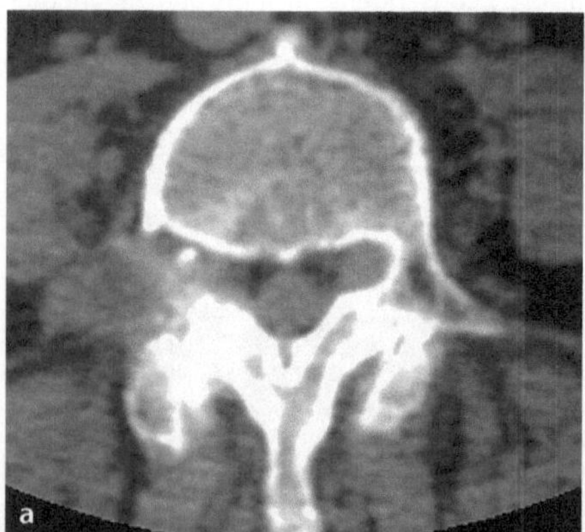

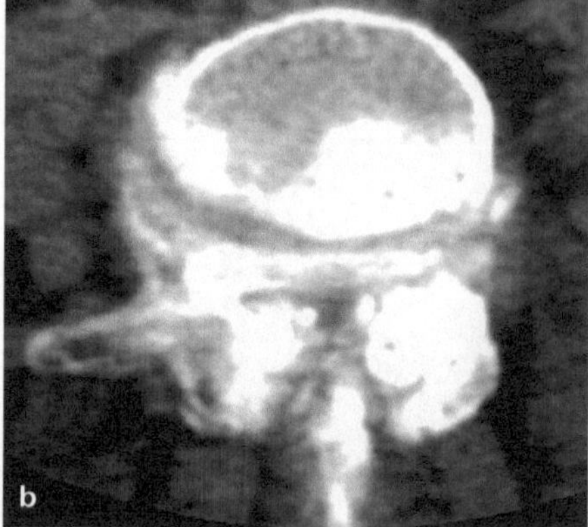

Fig. 4. Stenosi del canale rachideo. Spondilolistesi degenerativa di L4 su L5 in una donna di 72 anni. **a** La scansione TC passante per le articolazioni interapofisarie L4-L5 mostra sublussazione delle faccette articolari di destra. **b** La scansione caudale alla precedente mostra il segno del "doppio arco", espressione di spondilolistesi, l'ipertrofia degenerativa delle masse articolari e calcificazioni focali dei legamenti gialli con conseguente stenosi del canale rachideo centrale e dei recessi laterali di L5

Processi degenerativi delle strutture legamentose

Con l'invecchiamento, tutte le strutture legamentose vertebrali possono andare incontro alla precipitazione di sali di calcio e alla comparsa di neoformazione ossea. Queste manifestazioni degenerative, che compromettono la tonicità e l'elasticità legamentosa, sono soprattutto evidenti in corrispondenza dei legamenti gialli e dei legamenti longitudinali anteriore (Fig. 5) e posteriore (Fig. 6). Questi ultimi, sono tipicamente coinvolti nella cosiddetta *iperostosi scheletrica idiopatica diffusa* che è un'affezione a eziologia sconosciuta, tipica dell'età avanzata e caratterizzata da neoformazione ossea in corrispondenza dell'inserzione dei tendini e dei legamenti. In particolare, l'ossificazione del legamento longitudinale posteriore, di cui esistono tre sottotipi (segmentaria, continua e mista), è più frequente nel tratto rachideo cervico-dorsale e comporta un'elevata incidenza di mielopatia o mielo-radicolopatia. La diagnosi è appannaggio dell'esame radiografico, ma la reale estensione dell'affezione e l'eventuale conseguente stenosi del canale rachideo sono meglio valutate alla tomografia computerizzata (TC) (Fig. 6).

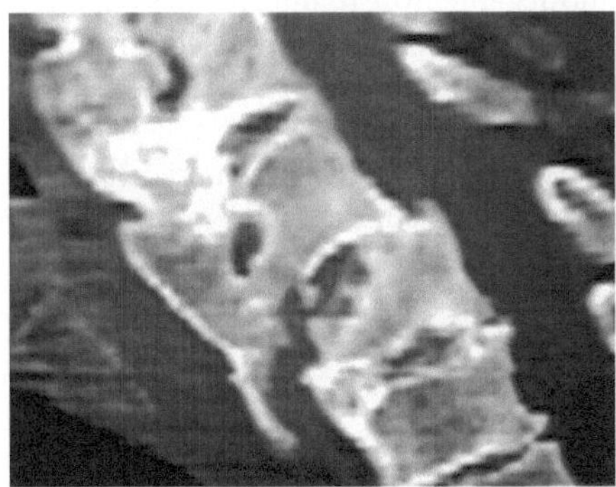

Fig. 5. Ossificazione del legamento longitudinale anteriore in un uomo di 76 anni. La ricostruzione TC sagittale del rachide cervicale mostra ossificazione continua del legamento longitudinale anteriore nel tratto C2-C5

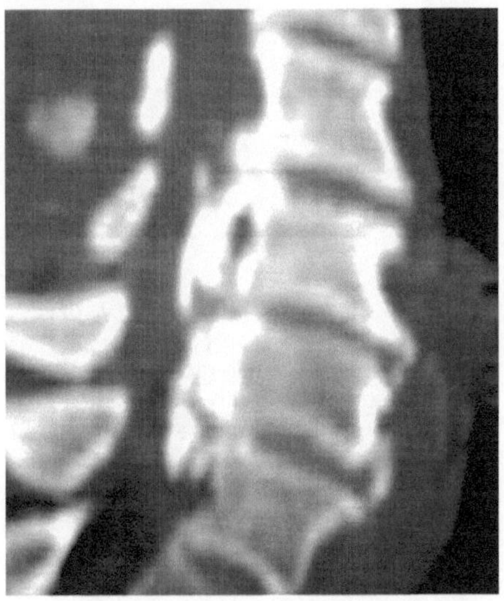

Fig. 6. Ossificazione del legamento longitudinale posteriore, in un uomo di 67 anni. La ricostruzione TC sagittale del rachide cervicale mostra estese ossificazioni del legamento longitudinale posteriore nel tratto C5-C7, associate a osteofitosi somatica posteriore e conseguente stenosi del canale rachideo. Si noti, a livello C6-C7, un'ossificazione segmentaria del legamento longitudinale anteriore

Spondilolistesi degenerativa e stenosi del canale rachideo

L'unità funzionale rachidea può essere considerata la più piccola unità lavorativa del rachide. È viscoelastica, assorbe energia e può andare incontro a sei tipi di movimento (tre traslazioni e tre rotazioni) lungo e/o attorno gli assi cartesiani X, Y, Z proposti da White e Panjabi [12]. In genere, si ha l'accoppiamento di due dei sei possibili movimenti; per esempio, durante i normali movimenti di flesso-estensione del rachide lombare si possono osservare: 1) una rotazione vertebrale sul piano sagittale, dimostrata da una variazione dell'angolo formato dai due piatti vertebrali contrapposti e, sempre lungo il piano sagittale, 2) un movimento di traslazione della vertebra soprastante sulla sottostante.

Con il termine *spondilolistesi* (Fig. 7) si intende lo scivolamento anteriore lungo il piano sagittale (qualunque sia la causa) di una vertebra sulla sottostante. Junghanns [13], nel 1930, fu il primo a osservare, su cadaveri, questo tipo di scivolamento non associato a spondilolisi e lo definì *pseudospondilolistesi*. Successivamente, Newman [14] propose il termine di *spondilolistesi degenerativa*, essendo presente essenzialmente in individui anziani. Essa è conseguenza dei rimaneggiamenti strutturali degenerativi delle faccette articolari e della lassità delle strutture capsulo-legamentose di interconnessione vertebrale, dovute alle alterazioni degenerative delle articolazioni intervertebrali. Lo scivolamento posteriore, lungo il piano sagittale, di una vertebra sulla sottostante è comunemente indicato come *retrospondilolistesi*.

L'artrosi delle faccette articolari svolge un ruolo di primo piano nella genesi della spondilolistesi degenerativa [15]. Erosioni ossee subcondrali sono quasi sempre presenti nelle spondilolistesi degenerative. Inoltre, a livello della spondilolistesi, le faccette arti-

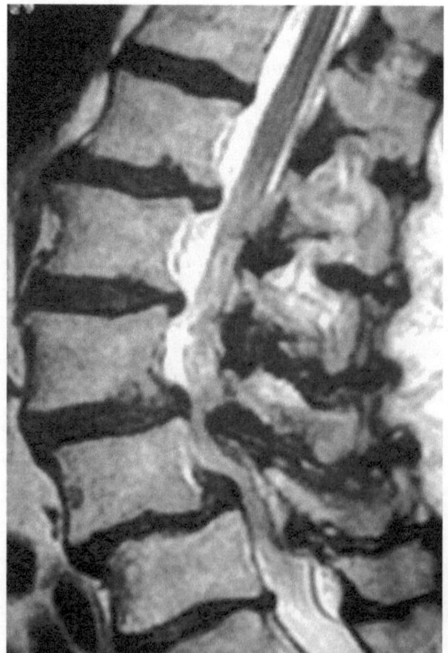

Fig. 7. Stenosi del canale rachideo lombare e spondilolistesi degenerativa di L3 e L4, in una donna di 69 anni. L'immagine RM sagittale T2-dipendente mostra la spondilolistesi degenerativa di grado 1, di L3 su L4 e di L4 su L5, ma soprattutto, la compressione del sacco durale tra gli archi posteriori di L3 e L4 e la limitante superiore di L5 (meccanismo "a baionetta")

colari hanno usualmente un orientamento secondo il piano sagittale che facilita lo scivolamento vertebrale [16]. Ciò spiega anche la maggior incidenza della spondilolistesi degenerativa a livello L4-L5 rispetto, per esempio, a L5-S1, dove le faccette articolari hanno un orientamento coronale obliquo che previene lo scivolamento [16].

Kirkaldy-Willis e Farfan [17] hanno suggerito l'esistenza di una relazione tra spondilolistesi degenerativa e instabilità vertebrale proponendo le tre fasi cliniche delle alterazioni degenerative vertebrali: 1) disfunzione temporanea; 2) fase dell'instabilità; 3) stabilizzazione. La prima fase si caratterizza per modeste alterazioni reversibili, mentre la seconda fase è quella dell'instabilità e si caratterizza per riduzione in altezza del disco intervertebrale, lassità capsulo-legamentosa, artrosi interapofisaria e conseguente abnorme motilità dell'unità funzionale rachidea ed eventuale spondilolistesi. Nella terza fase, la comparsa di osteofiti e un'ulteriore riduzione in ampiezza del disco intervertebrale portano a una nuova stabilità. Pertanto, il riconoscimento di una spondilolistesi degenerativa non significa presenza certa di instabilità vertebrale, poiché la fase della stabilizzazione potrebbe essersi già instaurata.

La spondilolistesi degenerativa è sempre associata a stenosi, più o meno serrata, del canale rachideo e a compressione del sacco durale e delle radici nervose in corrispondenza dei recessi laterali, tra l'arco posteriore della vertebra soprastante che scivola in avanti e la limitante superiore della vertebra sottostante (meccanismo "a baionetta", Fig. 7). In caso di retrospondilolistesi, l'entità dello scivolamento posteriore in genere è minore e la stenosi del canale rachideo è meno frequente.

La TC, che valuta molto bene lo stato di tutto l'astuccio osteo-disco-legamentoso, identifica agevolmente l'artrosi interapofisaria con la sublussazione delle faccette articolari (Fig. 4a), il segno del "doppio arco" (Fig. 4b), l'entità e l'estensione (uni- o plurisegmentaria) della stenosi del canale rachideo centrale, dei recessi laterali, dei canali radicolari e, nelle ricostruzioni multiplanari sagittali, la deformazione "a baionetta" del sacco durale. Soltanto la RM, però, dimostra in maniera ottimale i fenomeni compressivi sul midollo spinale (sequenze "mielografiche", mielo RM), la loro estensione (visione panoramica sagittale diretta) e, soprattutto, l'effetto sulle strutture nervose e l'eventuale sofferenza di queste ultime (edema, gliosi e mielomalacia midollari) (Fig. 7).

Bibliografia

1. Adams P, Eyre DR, Muir H (1977) Biochemical aspects of development and aging of human lumbar intervertebral discs. Rheumatol Rehabil 16:22-29
2. Beattie P (1996) The relationship between symptoms and abnormal magnetic resonance images of lumbar intervertebral disks. Phys Ther 76:601-608
3. De Palma AF, Rothman RH (1970) The intervertebral disc. WB Saunders, Philadelphia
4. Kieffer SA, Stadlan EM, Mohandas A et al (1969) Discographic-anatomical correlation of developmental changes with age in the intervertebral disc. Acta Radiol (Diagn) 9:733-739
5. Krismer M, Haid C, Ogon M et al (1997) Biomechanics of lumbar spine. Orthopade 26:516-520
6. Yu S, Sether LA, Ho PSP et al (1987) Tears of the anulus fibrosus: correlation between MR and pathologic findings in cadavers. Am J Neuroradiol 9:367-370
7. Ross JS, Modic MT, Masaryk TJ (1990) Tears of the anulus fibrosus with Gd-DTPA-enhanced MR imaging. Am J Neuroradiol 10:159-162
8. Knuttson F (1944) The instability associated with disc degeneration in the lumbar spine. Acta Radiol 25:593-609

9. Modic MT, Masaryk TJ, Ross JS et al (1988) Imaging of degenerative disk disease. Radiology 168:177-186
10. Lewin T (1964) Osteoarthritis in lumbar synovial joints. Acta Orthop Scand 73(Suppl):1-112
11. Fujiwara A, Lim TH, An HS et al (2000) The effect of disc degeneration and facet joint osteoarthritis on the segmental flexibility of the lumbar spine. Spine 25:3036-3044
12. Panjabi MM, WhiteAA III (1978) Physical properties and functional mechanics of the spine. In: White AA 3rd, Panjabi MM (eds) Clinical biomechanics of the spine. JB Lippincot Company, Philadelphia, pp 1-60
13. Junghanns H (1930) Spondylolisthesis ohne spalt in zwischengelenstuck. Arch Orthop Unfallchir 29:118-127
14. Newman PH (1974) Spondylolisthesis. Physiotherapy 60:14-16
15. Grobler L, Robertson P, Novotny J et al (1993) Etiology of spondylolisthesis: assessment of the role played by lumbar facet joints morphology. Spine 18:80-92
16. Vogt M, Rubin D, Valentin R et al (1998) Lumbar olisthesis and lower back symptoms in elderly white women: the study of osteoporotic fractures. Spine 23:2640-2647
17. Kirkaldy-Willis WH, Farfan HF (1982) Instability of the lumbar spine. Clin Orthop 165:110-123

Capitolo 24

Alterazioni degenerative delle articolazioni sacro-iliache (ASI)

Maria Gloria Angeretti, Eugenio A. Genovese, Carlo Neri, Carlo Fugazzola

L'invecchiamento è il principale fattore responsabile delle artropatie degenerative che interessano il 15% della popolazione degli ultrassessantenni e il 100% dei pazienti oltre i 70 anni. Il fenomeno è enfatizzato dall'aumento dell'età media della popolazione [1].

Le prime dimostrazioni del coinvolgimento delle articolazioni sacro-iliache (ASI) da parte della patologia degenerativa risalgono al 1910 e si devono a Jones, anatomista britannico che partecipò a numerose spedizioni archeologiche in Egitto, dove ebbe la possibilità di esaminare un largo numero di scheletri, rilevando le principali caratteristiche di quella che conosciamo come patologia artrosica [2]. Oggi sappiamo che le ASI sono interessate da fenomeni degenerativi osteoartrosici a partire dai 40 anni di età, più precocemente rispetto ad altre articolazioni di carico, in relazione a caratteristiche anatomiche e fisiologiche che facilitano l'insorgere di tali alterazioni [3-6]. La patologia degenerativa delle articolazioni sacro-iliache costituisce una causa di dolore "posteriore" del bacino di difficile diagnosi, in quanto lo studio semeiologico delle ASI mediante le tecniche radiologiche tradizionali non è spesso agevole a causa delle caratteristiche anatomiche delle superfici articolari sacro-iliache, le quali presentano grande variabilità di conformazione, con superfici articolari irregolari, curve e in relazione alla posizione obliqua rispetto all'asse maggiore del corpo. Oggi, grazie a tecniche topografiche e multiplanari di diagnostica per immagini come la tomografia computerizzata (TC) e la risonanza magnetica (RM), è possibile acquisire informazioni più precise sull'anatomia normale e patologica di tali articolazioni [6].

Cenni di anatomia e fisiologia

L'articolazione tra osso sacro e ileo è una artrodia, ovvero le superfici articolari sono rivestite da cartilagine ialina e sono racchiuse in una cavità articolare delimitata da una membrana sinoviale, contenente liquido sinoviale, rinforzata da una capsula brevissima e completa che si inserisce lungo tutto il margine delle superfici articolari. La capsula è rinforzata dal legamento sacro-iliaco anteriore, che dalla faccia anteriore del sacro si estende lateralmente a ventaglio e si inserisce a livello della fossa iliaca interna; dal legamento sacro-iliaco interosseo, che dalla fossa cribrosa del sacro e dai tubercoli della cresta sacrale si estende sino alla tuberosità ischiatica; dai legamenti sacro-iliaci posteriori, breve e lungo, che si trovano posteriormente all'interosseo [6, 7]. L'articolazione sacroiliaca non possiede muscoli propri e si muove in modo sinergico con i muscoli della colonna e delle anche; attraverso i legamenti permette un movimento limitato, definito di nutazione, dovuto allo scorrimento delle superfici articolari, per cui la base dell'osso sacro si sposta in basso e in avanti, mentre l'apice si solleva in alto e all'indietro; allo stesso modo permette il movimento opposto, di contronutazione [7, 8].

Dal punto di vista funzionale l'articolazione sacro-iliaca, insieme alla sinfisi pubica, costituisce una struttura fondamentale nella biomeccanica dell'anello pelvico, in quanto porta circa la metà del peso corporeo, distribuendolo agli arti inferiori. L'articolazione presenta delle caratteristiche anatomiche sfavorevoli che la rendono suscettibile di degenerazione precoce, con gravi conseguenze sulla stabilità del bacino. In particolare l'articolazione giace su un piano che non è perpendicolare all'asse maggiore corporeo, rispetto al quale presenta un andamento obliquo, descrivendo, rispetto a un piano verticale, un angolo aperto posteriormente di 50° e anteriormente di 20°. In virtù dell'anatomia articolare il carico non è distribuito in modo razionale sulle superfici articolari [5, 9]. Esistono infine differenze tra le superfici articolari sacrale e iliaca, sia dal punto di vista anatomico che dal punto di vista funzionale. Studi biomeccanici indicano che le due superfici articolari sono soggette a forze diverse: la superficie iliaca viene sottoposta a maggiore tensione da parte dell'apparato legamentoso [5]. Inoltre lo spessore del rivestimento condrale delle due superfici è diverso: 3 mm a livello sacrale e 1 mm a livello iliaco [6]. Queste considerazioni spiegano sia il coinvolgimento dell'articolazione sacro-iliaca da parte della patologia degenerativa in una fase più precoce rispetto ad altre articolazioni di carico [5], sia l'interessamento prevalente della superficie articolare iliaca [2-6, 9].

Clinica

La degenerazione osteoartrosica dell'ASI interessa la popolazione dopo i 40 anni, senza significative differenze tra i due sessi, tuttavia con manifestazione più precoce nel sesso femmile, verosimilmente in rapporto alle influenze ormonali durante la gravidanza che provocano l'accentuazione dei movimenti articolari per rilasciamento dei legamenti sacro-iliaci. Le alterazioni degenerative possono interessare entrambe le articolazioni, ma in presenza di uno stress abnorme possono manifestarsi in modo monolaterale (scoliosi, patologia d'anca) [1, 3].

Dal punto di vista clinico, la patologia degenerativa dell'articolazione sacro-liaca non presenta caratteristiche tipiche: si manifesta con una sindrome dolorosa in cui il dolore spontaneo, di intensità e sede variabile, può presentare irradiazione lombare, ischiatica o inguino-crurale; il dolore può essere provocato alla pressione e alla mobilizzazione; può associarsi limitazione funzionale [1, 3, 4]. È importante sottolineare che non esiste un rapporto diretto tra gravità del quadro radiografico e manifestazioni cliniche [1]. Tutto ciò rende questa sindrome dolorosa di difficile interpretazione e diagnosi.

Alterazioni elementari

Le alterazioni degenerative colpiscono prima la cartilagine e solo successivamente l'osso subcondrale. La manifestazione più precoce consiste nella fissurazione ed erosione della cartilagine che si manifesta con riduzione dello spazio articolare. Lo spessore medio dello spazio articolare è di 3 mm e la riduzione può essere focale o diffusa. Si assiste successivamente a ipervascolarizzazione dell'osso subcondrale che si traduce, in un secondo momento, nella sclerosi dell'osso subcondrale. Anche la sclerosi può manifestarsi in modo diffuso o, più spesso, focale. L'infiltrazione di liquido sinoviale nell'osso subcondrale provoca la formazione di cisti e geodi subcondrali, peraltro rari nell'articolazione sacro-iliaca. Nella fase più avanzata compaiono gli osteofiti e la loro formazione, indotta dalla trazione capsulare con stimolazione del periostio e della sinovia, avviene tipicamente a livello della porzione antero-superiore e antero-inferiore dell'articolazione. Gli osteofiti, che costituiscono la manifestazione più tipica della degenerazione osteoartrosica dell'articolazione sacro-iliaca, possono estendersi lungo tutta la faccia anteriore articolare tanto da creare un'anchilosi periarticolare, che entra in diagnosi differenziale con l'anchilosi intra-articolare tipica della spondilite anchilosante [1-6, 10]. Raramente si possono riscontrare calcificazioni focali e ossificazioni a livello dei legamenti.

Dal punto di vista istologico la degenerazione della cartilagine avviene a partire dalla III decade di vita; la formazione di osteofiti e la degenerazione della parte più profonda della cartilagine, nella IV; la degenerazione dell'osso subcondrale, nella V; solo successivamente si ha l'anchilosi articolare [10].

L'osteoartrosi dell'ASI va differenziata dalla spondilite anchilosante e dall'osteite condensante dell'ileo, tuttavia esistono sostanziali differenze tra queste patologie: la spondilite anchilosante colpisce principalmente giovani donne, con manifestazioni bilaterali e simmetriche e interessamento diffuso dell'ileo. Sono comuni le erosioni, l' anchilosi intra-articolare e le ossificazioni legamentose, mentre sono rari gli osteofiti para-articolari. L'osteite condensante dell'ileo colpisce giovani donne, in modo bilaterale e simmetrico con la sclerosi iliaca tipicamente a morfologia triangolare; non sono tipiche le erosioni, l'anchilosi, gli osteofiti e le ossificazioni legamentose [1, 4, 6].

Diagnostica per immagini

Lo studio radiografico dell'ASI non è agevole in relazione alle sue caratteristiche anatomiche estremamente complesse e all'inclinazione del piano articolare rispetto all'asse maggiore del tronco. Nessuna proiezione consente lo studio accurato del compartimento sinoviale dell'articolazione, che costituisce quello di maggiore interesse; inoltre non è semplice definire con precisione il grado e la sede delle alterazioni degenerative unicamente sulla base dei rilievi radiografici. L'unica proiezione fondamentale nello studio radiografico è quella frontale con tubo angolato di 25-30° in caudo-craniale. Altre proiezioni sono complementari nello studio delle ASI: proiezioni oblique a paziente supino o prono, con lato da esaminare sollevato di 25° e fascio perpendicolare alla pellicola o inclinato in caudo-craniale o cranio-caudale; proiezione assiale cranio-caudale, utile per meglio evidenziare la faccia anteriore dell'articolazione, eseguita a paziente seduto con leggera flessione del tronco in avanti e tubo angolato di circa 10-20° in cranio-caudale. Il compartimento sinoviale non viene comunque studiato correttamente, con un'alta percentuale di falsi negativi [6, 11, 12].

Con la radiologia tradizionale (Rx) si possono rilevare la riduzione della rima articolare; la sclerosi subcondrale, che si manifesta più spesso come una rima di incremento della densità ossea (Fig. 1a) o in alternativa come incremento focale o diffuso della radiopacità (Fig. 1b); le apposizioni osteofitosiche (Fig. 2). Tuttavia, proprio queste ultime alterazioni sono fonte di errore diagnostico, in quanto nella proiezione frontale gli osteofiti si sovrappongono allo spazio interosseo simulando un'anchilosi ossea intrarticolare, comune nella spondilite anchilosante, ma rara nell'artropatia degenerativa [1, 4, 6].

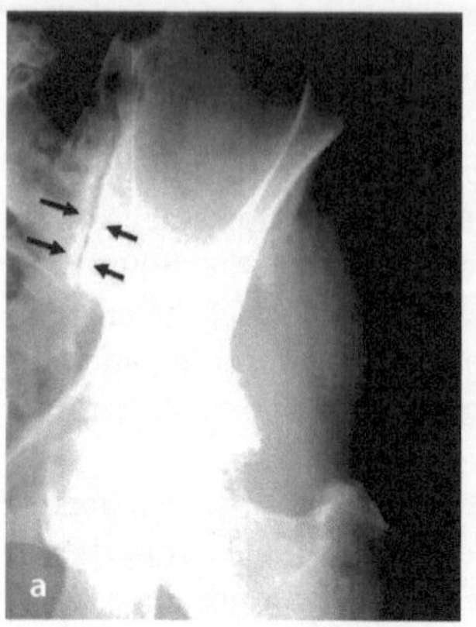

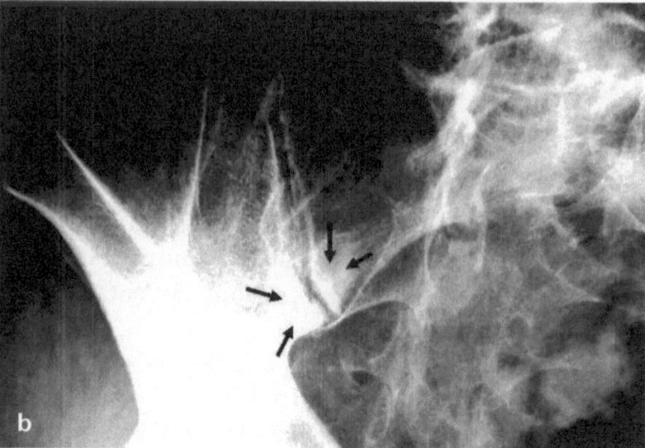

Fig. 1. Radiologia tradizionale (Rx); **a** Sclerosi subcondrale di aspetto lineare (*frecce*). **b** Sclerosi subcondrale focale (*frecce*)

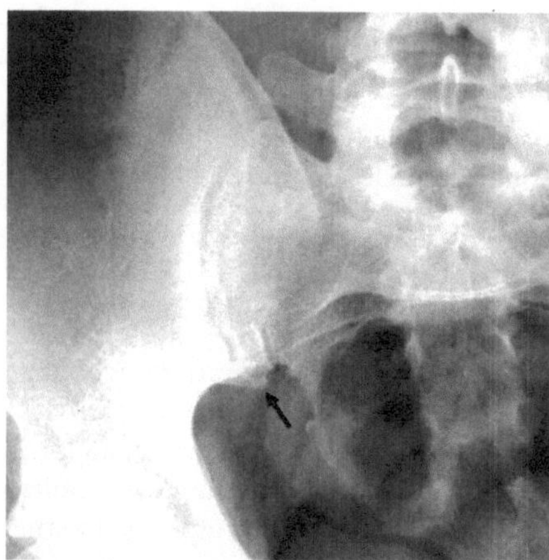

Fig. 2. Rx. Grossolana apposizione osteofitosica (*freccia*)

La TC offre una maggiore risoluzione spaziale e sensibilità rispetto alla Rx, con la possibilità di mettere in evidenza alterazioni degenerative in uno stadio precoce. Le immagini vengono ottenute con piani di scansione perpendicolari all'asse maggiore del sacro: il paziente è supino con ginocchia flesse e il *gantry* viene inclinato in modo tale da renderlo parallelo all'asse maggiore del sacro; si eseguono scansioni contigue a strato sottile con successive ricostruzioni MPR (*multiplanar reformats*) sul piano coronale. Con la TC sono d'immediata identificazione le apposizioni osteofitosiche (Fig. 3) e solo con questa metodica è possibile identificare erosioni anche minime e la precoce riduzione di spessore della rima articolare con spessore anche inferiore a 2 mm. Le aree di sclerosi subcondrale si manifestano come zone irregolari di aumento della densità dell'osso subcondrale. Lo svantaggio di questa metodica è la possibilità di studiare la cartilagine solo indirettamente [5, 6, 12-14].

Il rivestimento condrale, sede delle più precoci alterazioni degenerative, può essere

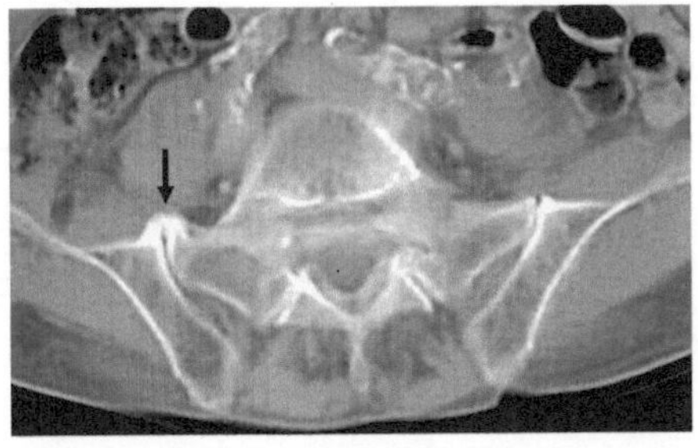

Fig. 3. Tomografia computerizzata. Apposizione osteofitosica anteriore che determina la formazione di vero e proprio ponte osseo (*freccia*)

documentato direttamente con la RM. La RM costituisce la metodica ottimale per lo studio dell'anatomia articolare e delle anomalie a carico della capsula, della cartilagine, dell'osso subcondrale e dei legamenti, che non vengono identificati con altre tecniche. Le immagini vengono acquisite sul piano assiale e coronale dell'articolazione, avendo come riferimento l'asse longitudinale maggiore del sacro: i piani assiali sono perpendicolari all'asse maggiore del sacro, quelli coronali sono paralleli. Per una migliore risoluzione spaziale viene comunemente utilizzata una bobina di superficie (*phased array*). Le sequenze utilizzate sono *spin-echo* (SE) T1, per un accurato studio morfologico; *fast spin-echo* (FSE) T2 con soppressione del tessuto adiposo, per identificare eventuali aree di sofferenza della spongiosa ossea subcondrale che si manifestano con iperintensità di segnale (Fig. 4), comunemente associate a lesioni degenerative della cartilagine articolare e all'alterato carico che ne deriva. La cartilagine articolare viene visualizzata in modo diretto con le sequenze a elevato contrasto T2* che permettono di differenziare lo spessore condrale dalla corticale ossea e dal liquido sinoviale (Fig. 5), mettendo in rilievo anche minime erosioni, le quali si manifestano come immagini di marcata iperintensità di segnale nel contesto dello spessore cartilagineo (Fig. 6) [6, 15]. La RM offre quindi, da una parte, la risoluzione di contrasto ottimale per lo studio dello spessore condrale; dall'altra, grazie alla soppressione selettiva del segnale del tessuto adiposo della spongiosa ossea, offre informazioni sullo stato dell'osso subcondrale in quanto rileva la sede e l'estensione dell'eventuale sofferenza da alterato carico. Grazie a queste caratteristiche la RM, pur non essendo a oggi utilizzata di routine, è la metodica d'elezione nello studio dell'ASI [15]. Questa metodica presenta, in particolare, un'indicazione elettiva nello studio delle patologie infiammatorie dell'ASI [15, 16].

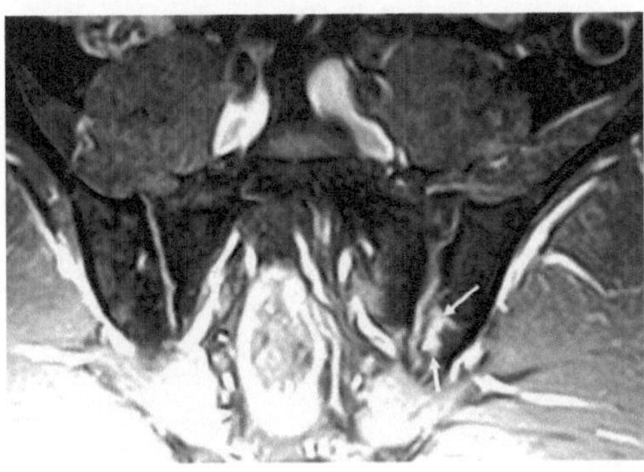

Fig. 4. Risonanza magnetica. Area di sofferenza della spongiosa ossea subcondrale, iperintensa nelle immagini coronali obliquate T2 pesate con soppressione del grasso (*frecce*)

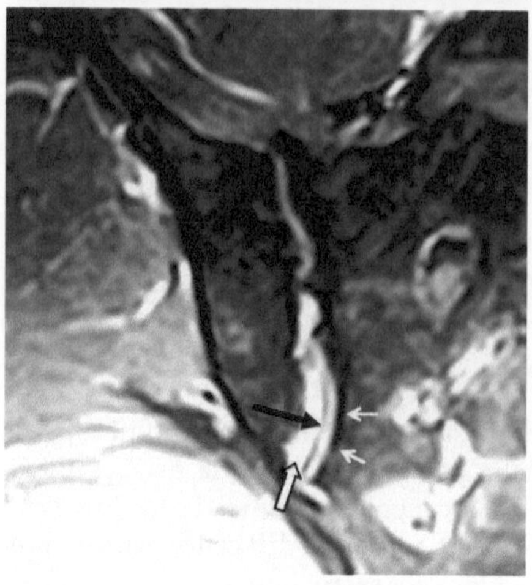

Fig. 5. Risonanza magnetica, particolare di ASI destra. Nelle immagini T2 pesate con soppressione del grasso la cartilagine articolare (*freccia bianca grande*) risulta iperintensa rispetto alla corticale dell'osso (*frecce bianche piccole*) e ipointensa rispetto al liquido sinoviale (*freccia nera*)

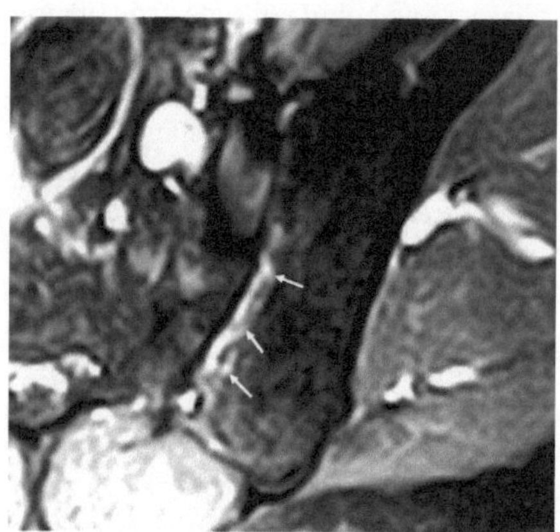

Fig. 6. Risonanza magnetica, particolare di ASI sinistra. Nelle immagini T2 pesate con soppressione del grasso le erosioni cartilaginee appaiono come piccole immagini iperintense nel contesto dello spessore cartilagineo (*frecce*)

Infine è doveroso citare, tra le metodiche di *imaging*, la scintigrafia con 99 mtechnetium metilene difosfonato (99mTc-MDP). Oggi questa metodica non riveste un ruolo di primo piano nello studio della patologia degenerativa dell'ASI: presenta infatti una grande sensibilità per interessamento flogistico, minore per la patologia degenerativa, ma scarsa specificità, che nella maggior parte dei casi rende indispensabile un ulteriore approfondimento diagnostico [6, 15, 17].

Bibliografia

1. Del Piano A, Cametti CA, Comino E (1987) Le artropatie degenerative. In: Albisinni U (ed) La radiologia scheletrica della terza età. Libreria Cortina, Verona, pp 97-105
2. Stewart TD (1984) Pathologic changes in aging sacroiliac joints. A study of dissecting-room skeletons. Clin Orthop Relat Res 183:188-196
3. Pellegrini P, Di Maggio C (1995) Reumatismi degenerativi delle grandi e piccole articolazioni. In: Comino E, Cammarota T (eds) Lezioni di diagnostica per immagini in geriatria. Minerva Medica, Torino, pp 42-43
4. Resnik D, Niwayama G, Goergen TG (1975) Degenerative disease of the sacroiliac joint. Invest Radiol 10:608-621
5. Shibata Y, Shirai Y, Miyamoto M (2002) The aging process in the sacroiliac joint: helical computed tomography analysis. J Orthop Sci 7:12-18
6. Cammisa M, Bonetti MG (1993) Diagnostica per immagini delle articolazioni sacro-iliache. In: Bagarini L, Cammina M, Priolo F (eds) Trattato italiano di diagnostica per immagini della colonna vertebrale, vol 1. SG Editoriali, Padova, pp 331-345
7. Pensa A, Favaro G, Cattaneo L (1975) Trattato di anatomia umana, vol I, UTET, Torino
8. Sturesson B, Selvic G, Uden A (1989) Movements of the sacroiliac joints. Spine 14:162-165
9. Lavignolle B, Vital JM, Senegas J et al (1983) An approach to the functional anatomy of sacroiliac joints in vivo. Anat Clin 5:169-176
10. Kampen WU, Tillmann B (1998) Age-related changes in the articular cartilage of human sacroiliac joint. Anat Embryol 198:505-513
11. Resnik D (1999) Imaging dell'apparato muscolo-scheletrico. Verduci Editore, pp 31-32
12. Lawson TL, Foley WD, Carrera GF et al (1982) The sacroiliac joints: anatomic, plain roentgenographic, and computed tomographic analysis. J Comput Tomogr 6:307-314
13. Vogler JB, Brown WH, helms CA et al (1984) The normal sacroiliac joint: a CT study of asymptomatic patients. Radiology 151:433-437
14. Prassopoulos PK, Faflia CP, Voloudaki AE et al (1999) Sacroiliac joints: anatomical variants on CT. J Comput Tomogr 23:323-327
15. Puhakka KB, Melsen F, Juric AG et al (2004) MR imaging of the normal sacroiliac joint with correlation to histology. Skeletal Radiol 33:15-28
16. Murphey MD, Wetzel LH, Bramble JM et al (1991) Sacroiliitis: MR imaging findings. Radiology, 180:239-244
17. Goldberg RP, Genant HK, Shimshak R et al (1978) Applications and limitations of quantitative sacroiliac joint scintigraphy. Radiology 128:683-686

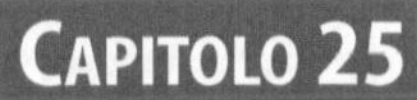

Alterazioni degenerative dello scheletro appendicolare

Antonio Barile, Nicola Limbucci, Carlo Masciocchi

Introduzione

La patologia degenerativa articolare è costituita essenzialmente dall'osteoartrosi (OA) e da lesioni involutive dei tessuti molli articolari. Il termine osteoartrite è quello più diffuso nella letteratura anglosassone, tuttavia nell'artropatia degenerativa le alterazioni infiammatorie sono poco pronunciate e a lento sviluppo, pertanto in Europa si preferisce parlare di OA.

L'OA è la più comune patologia articolare, la cui prevalenza cresce con l'età dai 30 anni. Si stima che il 100% dei soggetti sopra i 60 anni abbia segni radiologici di OA. Le manifestazioni morfologiche e cliniche sono variabili in base alle articolazioni coinvolte e al grado di sviluppo. La maggior parte della popolazione geriatrica lamenta disturbi di bassa o media entità, ma in molti casi le alterazioni osteoartrosiche sono talmente avanzate da determinare una marcata limitazione funzionale fino alla completa invalidità [1]. Si stima che in Italia almeno 10 milioni di persone siano affette da OA conclamata, e di queste il 25% non è autosufficiente. Pertanto, il costo sociale ed economico della patologia degenerativa articolare è estremamente elevato [2].

L'alta prevalenza rende l'OA una condizione, per certi aspetti, parafisiologica. Tuttavia il grado di progressione della malattia non si correla sempre in modo proporzionale all'età, che quindi rappresenta solo uno dei numerosi fattori che contribuiscono al suo sviluppo.

Eziopatogenesi

Il momento principale dello sviluppo dell'OA è la degenerazione della cartilagine articolare, alla quale si associano progressive modificazioni reattivo-involutive a carico dell'osso, della sinovia e della capsula articolare.

Tradizionalmente, si tende a dividere l'OA in primitiva e secondaria a seconda che siano assenti o riconoscibili dei precisi fattori patogenetici. Sostanzialmente, la degenerazione condrale si sviluppa quando viene meno l'equilibrio tra forze di carico e normale anatomia articolare. Le condizioni caratterizzate da un'abnorme concentrazione di carico su una normale articolazione sono rappresentate soprattutto dall'obesità e dal sovraccarico funzionale (iperuso cronico e microtraumatismi per motivi occupazionali o sportivi). Invece, i fattori che favoriscono l'OA in condizioni di normale carico articolare sono precedenti artropatie, alterazioni anatomiche predisponenti al sovraccarico funzionale, microinstabilità da lesioni legamentose o meniscali, patologie metaboliche, ecc. Il sovraccarico articolare determina uno squilibrio biochimico tra sintesi e mobilizzazione della matrice cartilaginea. Ciò riduce l'elasticità e inibisce il meccanismo di nutrizione per imbibizione; ne derivano ipossia cellulare con sofferenza e/o necrosi condrocitaria.

La degenerazione cartilaginea, o condromalacia, si sviluppa secondo quattro fasi progressive [3]: 1) edema cartilagineo senza soluzioni di continuità; 2) rammollimento e fissurazione moderata della cartilagine; 3) fibrillazione severa con erosioni e ampi difetti; 4) esposizione dell'osso subcondrale.

La distruzione cartilaginea e la perdita della funzione ammortizzante determinano la ridistribuzione del carico articolare sulla regione cartilaginea ancora normale e sull'osso subcondrale, che reagiscono con una serie di alterazioni secondarie. Si formano piccole aree di edema intraspongioso, microemorragie e microfratture, che determinano il collasso delle trabecole. Queste modificazioni provocano incremento della cellularità e iperemia dell'osso subcondrale, con conseguenti fenomeni di sclerosi.

Parallelamente ai fenomeni produttivi, si sviluppano aree di sofferenza ischemica subcondrale a livello dei segmenti sottoposti alla massima pressione. Queste alterazioni di solito sono un processo microscopico, tuttavia possono aumentare di dimensioni e determinare collasso osseo.

Lo squilibrio del carico pressorio determina tipicamente la formazione di cisti subcondrali nelle aree di carico, definite anche geodi. Esistono due teorie patogenetiche per spiegare il loro sviluppo. La prima è che esse si formino da microfissurazioni nella cartilagine, attraverso le quali il liquido sinoviale raggiunge l'osso. L'altra teoria è che le cisti siano l'esito di un'osteonecrosi. È verosimile che i meccanismi coesistano.

Altra caratteristica dell'OA è l'osteofitosi. Questo fenomeno consiste nella neoproduzione di osso nei segmenti articolari sottoposti a minor stress pressorio. Gli osteofiti sono distinti in marginali, centrali e inserzionali. Gli osteofiti marginali sono estroflessioni ossee parallele alla superficie di carico. Questi sono finalisticamente orientati all'ampliamento delle superfici articolari e al ripristino del contatto dei capi ossei diventati incongrui; si tratta quindi di un tentativo di ripristino della normale distribuzione del carico. Gli osteofiti marginali, pertanto, riducono il sovraccarico e migliorano la stabilità, tuttavia possono limitare la mobilità articolare. Gli osteofiti centrali si sviluppano nelle aree centrali dell'articolazione, dove persistono residui cartilaginei. Essi hanno un ruolo meno definito, ma probabilmente sono un tentativo per ricostituire la congruenza articolare. Gli osteofiti inserzionali si sviluppano nel punto di inserzione della capsula e dei legamenti a causa di forze trazionali conseguenti alla perdita della congruenza articolare. Nelle forme osteoartrosiche più avanzate si sviluppano corpi intra-articolari cartilaginei o ossei, malallineamenti e deformità.

Nell'OA, alle alterazioni ossee si associano spesso lesioni dei tessuti molli. Nella maggior parte dei pazienti, il coinvolgimento della membrana sinoviale non è rilevante, tuttavia la liberazione di detriti osteocartilaginei e i fenomeni di attrito determinano una sinovite reattiva responsabile di parte della sintomatologia. In alcuni casi la sinovite tende ad avere fasi di riacutizzazione. Quando, raramente, le alterazioni sinoviali sono molto gravi, si configura l'OA infiammatoria, caratterizzata da erosioni simili a quelle dell'artrite reumatoide.

Anche le strutture intra-articolari legamentose e fibrocartilaginee (menischi, cercini) sono spesso interessate da processi degenerativi. Questi sono dovuti soprattutto all'anomala distribuzione del carico pressorio, quindi sono prevalentemente associate alle modificazioni osteoartrosiche. La gravità delle lesioni degenerative dei tessuti molli non è sempre direttamente collegata allo stato di avanzamento dell'OA.

Caratteristiche radiologiche generali

Le manifestazioni radiologiche dell'OA sono il corrispettivo delle alterazioni anatomopatologiche.

La radiologia tradizionale (RT) resta la base per lo studio del paziente in cui si sospettino alterazioni degenerative o si voglia valutare l'evoluzione delle stesse. I segni radiografici di OA sono tardivi e spesso seguono di anni l'esordio clinico. Quando possibile, per una migliore accuratezza diagnostica i radiogrammi vanno eseguiti sotto carico [4]. Il primo segno radiografico è il restringimento dell'interlinea articolare a causa della distruzione cartilaginea. Il restringimento è localizzato nelle sedi di maggior carico, quindi tende a essere asimmetrico, a differenza di quanto accade nelle artropatie infiammatorie. In rari casi, la radiografia permette di identificare precocemente bande radiotrasparenti subcondrali associate o meno a restringimento della rima.

La reazione dell'osso si manifesta con la sclerosi subcondrale dei segmenti articolari contrapposti, che può progredire fino alla completa eburneizzazione. Nei casi avanzati la superficie di carico può andare incontro a collasso e frammentazione, inoltre sono possibili deformità articolari.

Le cisti subcondrali appaiono come focalità radiotrasparenti a margini ben definiti, con orletto sclerotico, di dimensioni variabili da 2 mm a 2 cm, localizzate nelle zone di carico.

La radiografia permette di individuare facilmente gli osteofiti che, essendo tipici dell'OA, rappresentano un fondamentale elemento diagnostico. Quelli marginali hanno l'aspetto di escrescenze ossee che predominano da un lato dell'articolazione e si sviluppano da aree articolari relativamente normali. A livello dell'inserzione di legamenti, capsula e tendini sono frequenti calcificazioni o aree di riassorbimento osseo. Spesso si osservano corpi calcifici intra-articolari e condrocalcinosi.

L'ecografia non trova specifiche indicazioni nello studio dell'OA, anche se in alcuni distretti può consentire una precisa misurazione dello spessore cartilagineo. Può essere utile nello studio delle patologie degenerative dei tendini e nell'identificazione di borsiti e cisti sinoviali para-articolari [1].

La tomografia computerizzata (TC) ha un ruolo limitato nello studio della patologia degenerativa. Consente, rispetto alla RT, di visualizzare direttamente la cartilagine. Nuove prospettive potrebbero venire dall'applicazione delle nuove apparecchiature multidetettore all'artro-TC.

La metodica che offre considerevoli informazioni aggiuntive è la risonanza magnetica (RM). Questa consente di individuare già in fase precoce le modificazioni patologiche della cartilagine. Per sfruttare al meglio le potenzialità della RM è opportuno scegliere sequenze ottimizzate per lo studio della cartilagine. Attualmente la migliore tecnica sembra essere l'artro-RM che nelle sequenze T1-pesate permette di delineare dettagliatamente la cartilagine. Una valida alternativa all'artro-RM sono le sequenze 3D-SPGR (*spoiled gradient recalled*) *Fat Sat* che permettono di acquisire sottili strati contigui con alta risoluzione di contrasto tra cartilagine, liquido sinoviale e osso subcondrale [3].

Nella fase di edema cartilagineo in RM è a volte possibile osservare un focale rigonfiamento associato a iperintensità nelle sequenze T2-pesate. In realtà queste lesioni sono osservate quasi esclusivamente a livello femoro-rotuleo, per l'elevato spessore della cartilagine. Nella fase della fibrillazione, in RM è possibile osservare l'assottigliamento e l'irregolarità della cartilagine. Nella terza fase sono presenti veri e propri difetti, che se arrivano a esporre l'osso subcondrale definiscono la quarta fase. In corrispondenza delle zone di condropatia, spesso si osservano piccole aree di edema intraspongioso. In RM, soprattutto con sequenze *gradient-echo* (GE), sono riconoscibili le aree di sofferenza ischemica subcondrale che vanno distinte dall'osteonecrosi idiopatica, rispetto alla quale hanno dimensioni ridotte, mancano dell'orletto sclerotico, e sono associate a distruzione della cartilagine. A volte, le focalità di necrosi si associano ad ampie aree di edema intraspongioso in rapporto a fenomeni reattivi neuroalgodistrofici [5].

I restanti reperti evidenziati dalla RT, sono dimostrabili anche con la RM senza che questa aggiunga ulteriori elementi. Al contrario, la RT permette una migliore dimostrazione delle deformità grazie all'elevata panoramicità e alla facilità dell'esecuzione di esami sotto carico. Invece, nello studio della patologia degenerativa dei tessuti molli intra-articolari la RM è sicuramente la metodica di scelta.

Nuove prospettive potrebbero provenire dall'introduzione della RM eseguita in ortostasi, che unirà il vantaggio di eseguire esami sotto carico come in RT alla possibilità di visualizzare direttamente cartilagine e tessuti molli.

Patologia degenerativa delle specifiche articolazioni

Anca

L'anca è tra le più comuni sedi di OA. Il primo segno sulla radiografia frontale è la riduzione della rima articolare con conseguente migrazione della testa del femore. Se predomina la riduzione della rima articolare superiore la testa migra in senso verticale; quando la riduzione della rima interessa il terzo interno dell'articolazione la testa migra medialmente; se invece la rima è assottigliata in modo simmetrico la testa migra secondo l'asse del collo femorale, ma in questa circostanza è più probabile che l'artropatia sia di tipo infiammatorio [4].

La migrazione superiore è quella più frequente e può essere suddivisa in supero-laterale e supero-mediale. La prima forma è spesso monolaterale o asimmetrica e può essere associata a displasia acetabolare. La sclerosi e le cisti si sviluppano sul versante esterno della testa e dell'acetabolo. La migrazione supero-mediale è solitamente bilaterale. L'osteofitosi interessa inizialmente il versante esterno dell'acetabolo e della testa, quindi la superficie infero-mediale della testa. Progressivamente segue un rimodellamento con riassorbimento dell'osso lungo il versante laterale della testa femorale e la deposizione di osso lungo la superficie mediale, configurando una deformità detta "da ballottamento". La migrazione mediale è in genere bilaterale, la sclerosi interessa prevalentemente la superficie interna di testa e acetabolo, la rima articolare tende ad allargarsi nella porzione esterna, osteofiti marginali si sviluppano sia sul femore che sull'acetabolo e prevalentemente all'interno. Tipico è l'osteofita da trazione periostale che determina l'ispessimento a contrafforte del collo femorale. La diagnosi differenziale rispetto alle artropatie infiammatorie di solito è agevole, perché in questo caso la migrazione è assiale, manca l'osteofitosi e sono presenti erosioni.

La RM non è solitamente necessaria nei pazienti con OA, anche se nei casi iniziali può identificare fini lesioni cartilaginee. Tuttavia, la RM trova indicazione per la diagnosi differenziale, soprattutto con l'osteonecrosi, nei casi in cui il quadro radiografico non è tipico o in caso di coxalgia radiograficamente negativa.

Ginocchio

L'OA del ginocchio è spesso associata a obesità, deformità o pregressi traumi e interventi. Qualsiasi stress che devi il carico verso un compartimento articolare favorisce l'OA.

Il ginocchio può essere suddiviso nei compartimenti femoro-rotuleo, femoro-tibiale interno ed esterno. Quello più spesso coinvolto dai processi degenerativi è il femoro-tibiale interno. L'OA di solito è tricompartimentale o bicompartimentale, ma normalmente uno dei compartimenti è maggiormente interessato degli altri. L'esame radiografico mostra i tipici segni di OA (Fig. 1): riduzione asimmetrica della rima articolare, sclerosi, geodi, osteofiti marginali e, spesso, appuntimento delle spine tibiali [4]. Nell'OA femoro-rotulea le alterazioni prevalgono sul versante laterale della rotula ed è frequente un'entesopatia all'inserzione del quadricipite. Le deformità articolari in varismo sono frequenti, ma vanno valutate in ortostatismo. Inoltre, la rotula assume spesso un atteggiamento di iperpressione esterna. Nel ginocchio sono comuni le aree di sofferenza ischemica subcondrale. La RM con sequenze GE è in grado di identificare anche quelle più piccole (Fig. 1c). Spesso queste lesioni arrivano a dimensioni considerevoli, specialmente a carico del condilo interno.

La sinovite è un frequente riscontro di esami TC o RM, ma raramente ha aspetto iperplastico. Spesso la sinovia include corpi ossicalcifici che possono riassorbirsi o dare quadri di condromatosi sinoviale secondaria. All'artropatia degenerativa si associa spesso la distensione reattiva della borsa del gastrocnemio-semimembranoso. Meno comuni sono i gangli cistici intrarticolari o periarticolari, come quello presso l'articolazione tibioperoneale.

La RM e la TC hanno la grande potenzialità di evidenziare direttamente la condropatia e, relativamente alla RM, le aree di sofferenza ischemica. Tuttavia, esse sono utili anche per identificare eventuali lesioni degenerative dei tessuti molli.

In età geriatrica i menischi presentano comunemente degenerazione mixoide di tipo

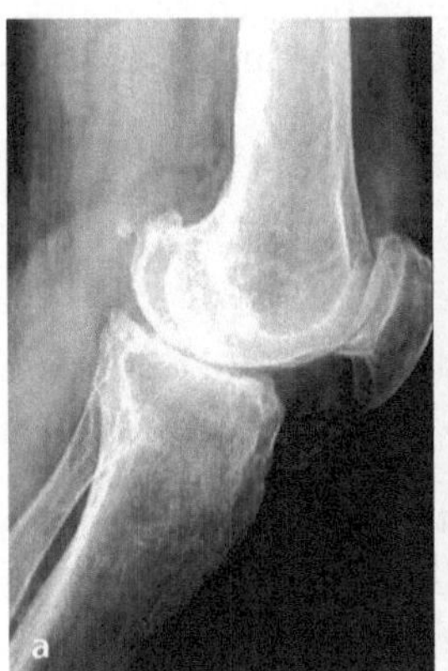

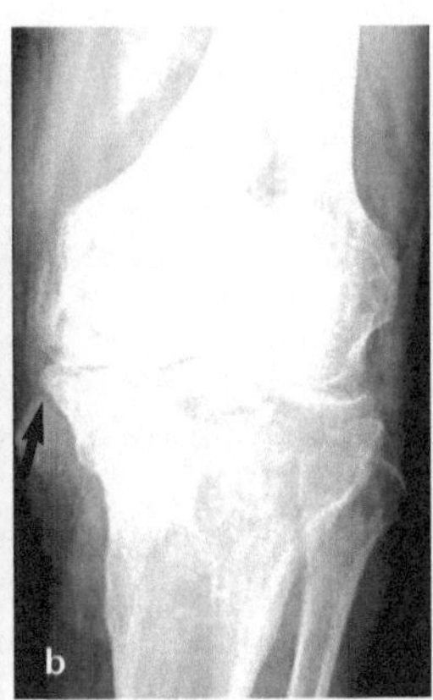

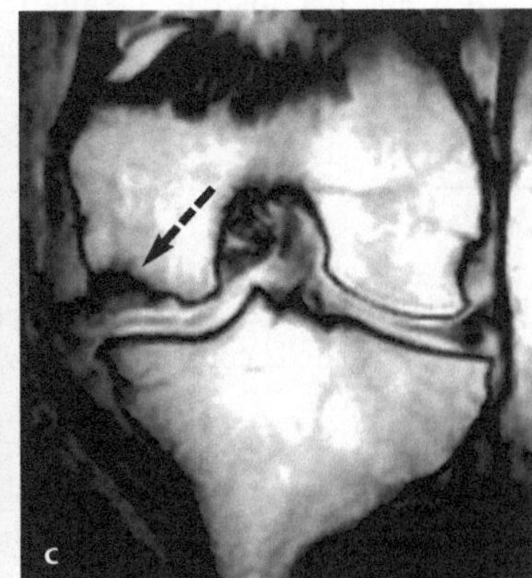

Fig. 1. Artrosi tricompartimentale del ginocchio. Radiogramma in proiezione laterale (**a**) e antero-posteriore (**b**) che evidenzia l'assottigliamento della rima articolare (*freccia nera*) e l'osteofitosi marginale (*punta di freccia*). La risonanza magnetica (RM) (**c**), sequenza *gradient echo* (GE) T1-pesata in coronale, evidenzia un'area di sofferenza ischemica subcondrale del condilo femorale interno (*freccia tratteggiata*)

meniscosi. In RM la meniscosi si traduce con una diffusa e disomogenea iperintensità nelle sequenze T1-pesate. L'iperintensità origina dal centro del menisco fino a interessarlo completamente. Nei casi avanzati il profilo meniscale diventa rigonfio e irregolare, e il menisco può andare incontro a rotture semplici o a pluriframmentazione. Spesso alla meniscosi si associano piccole aree di sofferenza ischemica subcondrale. Tra i processi degenerativi vanno considerate anche le cisti meniscali. Queste sono più frequenti a carico del menisco esterno per la sua vascolarizzazione più critica. Le cisti derivano da fenomeni colliquativi che dal centro del menisco si estendono alla superficie esterna fino alla sua fissurazione orizzontale, così la cisti tende ad avere un'estrinsecazione extra-meniscale. In T1 il segnale della cisti è iso-iperintenso rispetto a quello di un menisco sano. Spesso è evidente il tramite con la porzione degenerata del menisco, specie con sequenze GE T2-pesate. In T2 il segnale della cisti è elevato ma non quanto quello del liquido sinoviale. Le cisti del corno posteriore del menisco interno possono raggiungere grandi dimensioni e dislocare le strutture capsulo-legamentose circostanti [6].

Anche i legamenti possono presentare lesioni degenerative. Piuttosto comune è la degenerazione mixoide del legamento crociato anteriore. Questa appare in RM come uno sfaldamento del legamento che appare imbibito di materiale proteinaceo, isointenso in T2 e iso-iperinteso in T1, con relativo risparmio dei fasci legamentosi che appaiono dislocati ai lati.

Caviglia e piede

L'OA della caviglia è rara e legata a instabilità post-traumatica. A carico del piede l'OA è frequente soprattutto a livello della prima articolazione tarso-metatarsale e della prima articolazione metatarso-falangea. Quest'ultimo caso è comune nel sesso femminile e si associa spesso alla deviazione in valgismo, a iperostosi e cisti della prima testa metatarsale. L'OA interfalangea si manifesta soprattutto con marcate deformità.

A livello del piede una comune alterazione su base degenerativa è costituita dall'entesopatia degenerativa all'inserzione calcaneale del tendine d'Achille e dell'aponeurosi plantare.

Spalla

L'OA dell'articolazione gleno-omerale è solitamente secondaria a traumi o a rottura degenerativa della cuffia dei rotatori. Quella primitiva non è comune. I segni sono quelli tipici dell'OA.

Molto più frequente è l'OA acromion-claveare, caratterizzata da riduzione della rima, sclerosi e soprattutto da osteofitosi. L'OA acromion-claveare ha un ruolo fondamentale nella genesi di molti casi di sindrome da conflitto della cuffia dei rotatori.

In età geriatrica le lesioni degenerative della cuffia dei rotatori sono molto comuni e sono valutate efficacemente con ecografia e RM. La sindrome da conflitto è determinata da due condizioni: riduzione dello spazio di scorrimento sottoacromiale e sovraccarico funzionale [7]. Queste di solito coesistono con prevalenza dell'una o dell'altra. La riduzione dello spazio di scorrimento è favorita da fattori costituzionali (come la conformazione tipo II o III dell'acromion), traumatici o degenerativi. Questi sono i più comuni e sono costituiti dall'ipertrofia del legamento coraco-acromiale e dall'artrosi acromion-claveare, specialmente se sono presenti osteofiti sottoacromiali "strategici". Le strutture "bersaglio" della sindrome da conflitto sono la borsa sottoacromiale e il tendine del sopraspinoso. Le lesioni della cuffia progrediscono con una sequenza prevedibile fino alla rottura completa della cuffia se il processo non viene arrestato. Il primo stadio, reversibile, è la borsite sottoacromiale. Se lo stimolo patogeno continua la borsa diventa fibrotica e rigida, contribuendo così ai fenomeni di attrito, e i tendini vanno incontro a tendinite. La terza fase è la tendinosi del sopraspinoso, prevalentemente a livello della sua porzione a minor vascolarizzazione, detta "area critica". L'evoluzione della sindrome da attrito è la rottura dei tendini della cuffia, dapprima parziale sul versante articolare e poi completa. La RT può mostrare la causa del conflitto se questa è di tipo osseo, inoltre spesso si osservano calcificazioni bursali o tendinee e segni di riassorbimento osseo del trochite su base fibro-osteitica (Fig. 2a). In caso di rottura completa della cuffia è tipica la risalita della testa omerale. Dopo la RT il passo successivo per la diagnosi delle lesioni della cuffia è l'ecografia, che permette di visualizzare direttamente le calcificazioni, la tendinosi e le reazioni infiammatorie acute (Fig. 2b). Tuttavia il *gold standard* nell'*imaging* della cuffia dei rotatori è la RM.

La RM è in grado di dimostrare la riduzione della spazio di scorrimento sottoacromiale e di identificare la causa. Le aree di tendinosi presentano un relativo incremento del segnale nelle sequenze T1-pesate (Fig. 2c). Le sequenze T2-pesate sono utili per identificare fenomeni infiammatori della borsa sottoacromiale, che appare distesa e iperintensa in fase acuta e ipointensa in fase cronica. Anche le rotture tendinee sono meglio evidenti con sequenze T2-pesate. Nelle lesioni parziali, queste mostrano l'interruzione del profilo tendineo con ingresso di liquido sinoviale, mentre nelle lesioni complete mostrano l'ampiezza della breccia e lo stato dei monconi. Nei casi dubbi è utile l'artro-RM, in quanto il passaggio del mezzo di contrasto nella borsa dimostra indirettamente la presenza di una soluzione di continuità della cuffia.

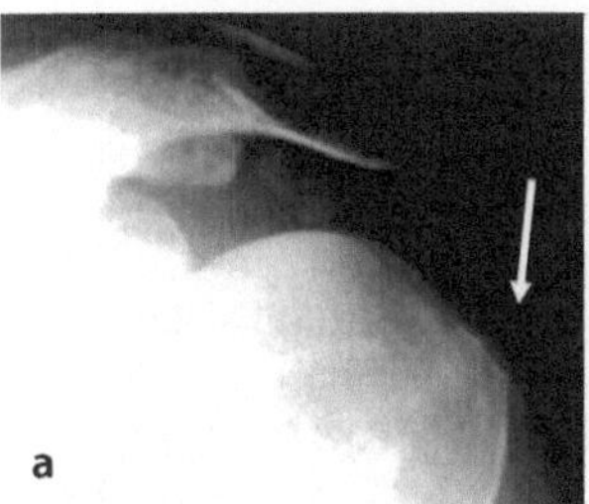

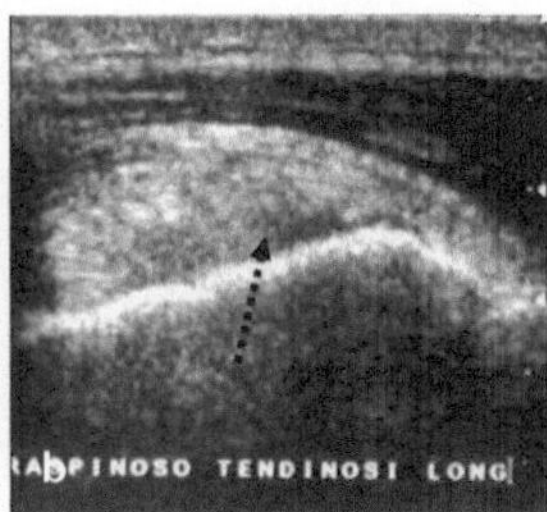

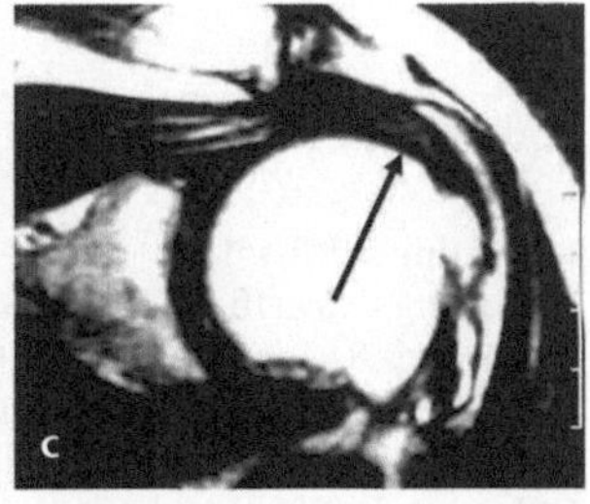

Fig. 2. Patologia degenerativa della cuffia dei rotatori. L'esame radiografico (**a**) mostra calcificazioni a livello dell'inserzione del sopraspinoso sul trochite omerale (*freccia bianca*). L'ecografia, con scansione longitudinale (**b**), mostra un'area disomogenea da riferire a fenomeni degenerativi (*freccia tratteggiata*). La RM, in sequenza *spin-echo* (SE) T1-pesata in coronale (**c**), evidenzia un'area di alterato segnale in corrispondenza dell'area critica del sopraspinoso, da riferire a fenomeni tendinosici (*freccia nera*)

Polso e mano

L'OA delle ossa carpali interessa soprattutto la prima articolazione carpo-metacarpale, dove si rilevano riduzione della rima, marcata sclerosi subcondrale, sublussazione radiale con apposizione ossea marginale del trapezio. A volte l'OA presenta aspetti erosivi (Fig. 3). All'OA carpo-metacarpale si associano spesso segni artrosici nello spazio trapezioscafoideo [4].

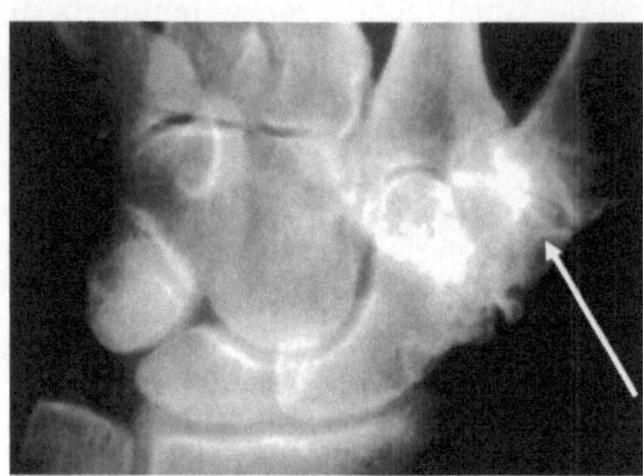

Fig. 3. Artrosi carpo-metacarpale del primo raggio, con esteso coinvolgimento del trapezio. Sono evidenti l'assottigliamento della rima articolare, la sclerosi e l'osteofitosi marginale. Si associano iniziali aspetti erosivi (*freccia*)

A livello della mano, una sede estremamente comune è l'articolazione metacarpofalangea del primo raggio, normalmente accompagnata anche da lesioni in sede interfalangea. Il principale segno di OA è la riduzione della rima articolare, uniforme e senza erosioni. L'osteofitosi è poco pronunciata.

L'OA delle articolazioni interfalangee prossimali e distali è estremamente comune, soprattutto nelle donne, e interessa simultaneamente più articolazioni. Lo spazio articolare è ridotto in modo asimmetrico e il profilo articolare è spesso irregolare. L'osteofitosi marginale conferisce un aspetto ad "ali di gabbiano". Inoltre nei casi avanzati si osservano deformità da instabilità orizzontale.

La RM consente di dimostrare lesioni associate dei tessuti molli, quali sinovite iperplastica, borsiti, gangli cistici e degenerazione mixoidea della fibrocartilagine triangolare.

Bibliografia

1. Martino F, Villani PC (2004) Artrosi: quale imaging? Radiol Med (Suppl 3)5-6:1-9
2. Leardini G, Salaffi F, Caporali R et al (2004) Direct and indirect costs of osteoarthritis of the knee. Clin Exp Rheumatol 22:699-706
3. Barile A (2001) La risonanza magnetica della patologia cartilaginea e sinoviale del ginocchio. Gruppo Tipografico Editoriale, L'Aquila
4. Resnick D (2003) Malattia degenerativa dei siti extrarachidei. In: Resnick D (Ed) Imaging dell'apparato muscolo-scheletrico. Verduci Editore, Roma, pp 313-345
5. Imhof H, Sulzbacher I, Grampp S et al (2000) Subchondral bone and cartilage disease. A rediscovered functional unit. Invest Radiol 35:581-588
6. Masciocchi C, Barile A (1994) Risonanza magnetica del ginocchio. Guido Gnocchi Editore, Napoli, pp 11-29
7. Masciocchi C, Barile A, Faletti C et al (1998) Spalla, diagnostica per immagini. Guido Gnocchi Editore, Napoli

Capitolo 26

Alterazioni reumatiche del rachide e delle articolazioni

Giacomo Garlaschi, Enzo Silvestri, Ernesto La Paglia

Diverse affezioni di interesse reumatologico si manifestano con maggior frequenza, se non addirittura in modo esclusivo, in età avanzata; altre esordiscono raramente nell'anziano; altre ancora modificano decorso ed espressione clinica per molte ragioni, tra cui, spesso, una politerapia concomitante.

La polimialgia reumatica e l'arterite giganto-cellulare sono peculiari del soggetto ultracinquantenne. La gotta compare nel sesso femminile in genere dopo la menopausa e anche le altre artropatie microcristalline sono più frequenti in età avanzata. In campo di connettiviti, il lupus eritematoso sistemico (LES) senile presenta un profilo clinico e sierologico comportante di solito un'evoluzione lenta e una prognosi globalmente migliore. La polimiosite-dermatomiosite si manifesta nell'anziano con caratteristiche simili alla forma dell'adulto, ma al di sopra dei 50 anni è spesso sottesa da una neoplasia concomitante. Tra i reumatismi infiammatori cronici, le spondiloartriti sieronegative, con l'eccezione dell'artropatia psoriasica, risultano meno frequenti e con caratteristiche cliniche differenti rispetto alle forme classiche. Nel sesso maschile, escludendo la polimialgia reumatica, l'artrite psoriasica e le artropatie microcristalline, il 40% dei reumatismi a sierologia reumatoide negativa a esordio oltre i 50 anni di età è costituito da spondiloartriti non classificabili, in un gruppo definito come LOPS (*late onset peripheral spondyloarthropathy*).

La sindrome RS3PE (*Remitting Seronegative Symmetrical Synovitis with Pitting Edema*)

È una sindrome caratterizzata da poliartrite simmetrica prevalentemente distale, tenovaginalite dei flessori delle dita ed edema improntabile del dorso delle mani. A differenza dell'artrite reumatoide, la malattia colpisce prevalentemente il sesso maschile, con un rapporto 2:1, e i soggetti anziani (età di esordio abituale > 60-70 anni). L'esordio è tipicamente acuto e il decorso rapidamente ingravescente. Le articolazioni colpite sono soprattutto quelle distali (metacarpo-falangea, interfalangea prossimale, metatarso-falangea, metacarpo-falangea, caviglie), ma anche ginocchia e spalle. L'interessamento articolare è per definizione simmetrico [1] e sono presenti spesso anche mialgie prossimali. La velocità di eritrosedimentazione e gli altri indici di flogosi sono molto elevati e la ricerca del fattore reumatoide (FR), per definizione, negativa. L'esame del liquido sinoviale rileva una concentrazione di leucociti bassa e nel 59% dei casi è stata osservata l'associazione con l'antigene HLA-B7. La prognosi è favorevole. La remissione, completa e permanente, compare di regola entro 12 mesi e in alcuni casi residua una contrattura in flessione dei polsi e delle dita delle mani [2-4].

Gli esami radiologici documentano che l'artrite ha costantemente carattere non erosivo. L'ecografia può documentare un interessamento tenosinovitico dei flessori (Fig. 1).

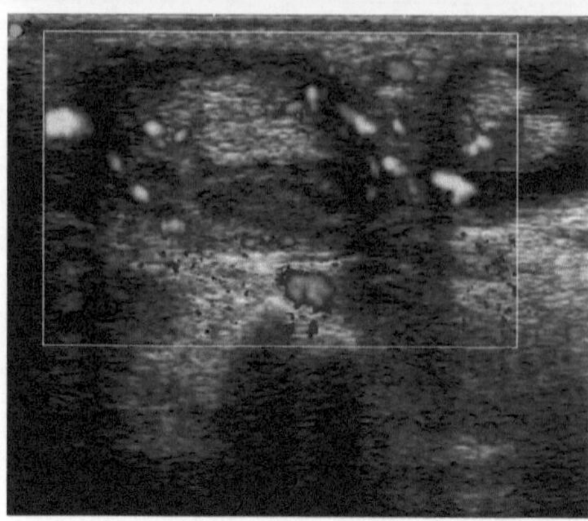

Fig. 1. RS3PE (*Remitting Seronegative Symmetrical Synovitis with Pitting Edema)*, tenosinovite dei tendini flessori delle dita. Scansione assiale che evidenzia tenovaginalite dei tendini flessori delle dita con pattern ipervascolare al controllo *power* Doppler

Sul piano pratico la conoscenza di questa sindrome ha un'importanza non trascurabile per evitare di confonderla con l'artrite reumatoide, sindrome che ha implicazioni terapeutiche e prognostiche completamente differenti.

Artrite reumatoide a esordio senile

Nel soggetto anziano, l'artrite reumatoide tende a manifestarsi con caratteristiche differenti e distintive rispetto alla forma di esordio in età più giovane: una più equilibrata distribuzione tra i due sessi, un maggior interessamento delle grosse articolazioni (in particolare il maggior coinvolgimento del cingolo scapolare), la presenza frequente di sintomi sistemici (febbre, dimagramento, astenia), l'esordio più spesso acuto e polimialgico, la modestia del quadro sinoviale, la minor frequenza di positività per il FR e più elevati segni bioumorali di flogosi. In particolare, sulla base della positività o meno del FR, emergono dati per ritenere che la differenza tra pazienti senili e pazienti adulti si osserva soprattutto nelle forme sieronegative. In pratica le forme sieropositive tendono ad assomigliarsi indipendentemente dall'età, ovvero le forme senili sieropositive si comportano in modo simile alle forme a esordio più giovanile, con tendenza alla progressione e alla comparsa di erosioni, e necessitano di un analogo trattamento più aggressivo.

Le forme senili sieronegative mostrano un'evoluzione più favorevole [5]. Tenuto conto che la sieroposività è ritenuta un fattore prognostico sfavorevole, per queste forme sieronegative è verosimile attendersi una prognosi migliore, anche se l'età di per sé e la ridotta riserva funzionale dei pazienti anziani fungono da fattori negativi.

Per l'artrite reumatoide la diagnosi è relativamente agevole per le forme sieropositive o quando sono presenti tipici noduli o erosioni articolari nelle sedi classiche (Figg. 2, 3). In realtà, sebbene nell'anziano il FR possa risultare positivo anche in soggetti sani, e tenuto conto delle cause possibili di positività aspecifica (epatopatie croniche, infezioni, emopatie, ecc.), di solito facilmente individuabili, la patologia che più spesso entra in diagnosi differenziale con l'artrite reumatoide senile sieropositiva è la sindrome di Sjogren, anch'essa frequente nell'anziano. Essa mostra spesso elevati titoli per il FR e può presentarsi con artralgie e/o artriti non erosive che possono mimare il quadro dell'ar-

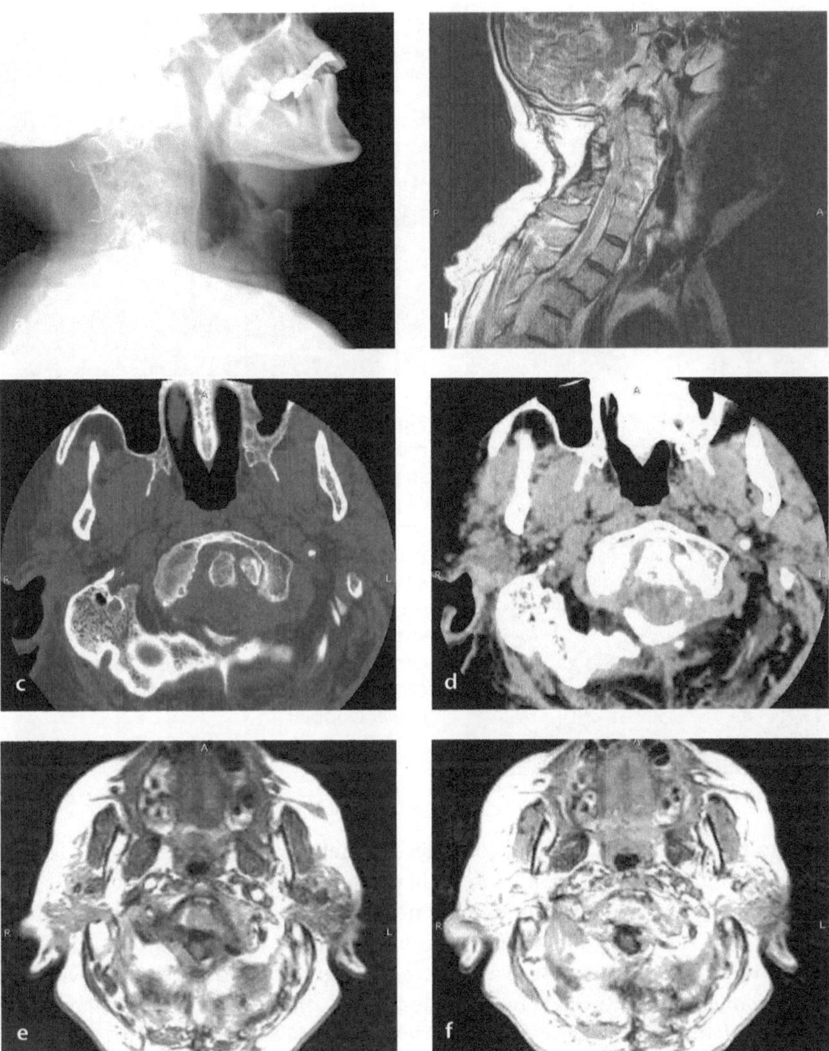

Fig. 2. Artrite reumatoide della colonna cervicale. **a, b** Radiografia (Rx) latero-laterale della colonna cervicale e risonanza magnetica (RM) sequenza sagittale *fast spin-echo* (FSE) pesata in T2: non è riconoscibile l'arco posteriore di C1 per assimilazione con l'occipite. I metameri cervicali da C2 a C7 sono pressoché completamente fusi tra di loro con spazio intersomatico nettamente ridotto, scarsa riconoscibilità dei dischi interposti con scivolamento anteriore di C4 rispetto a C5. **c, d** Tomografia computerizzata (TC) nelle sole scansioni di base con spessore di stato di 1,25 mm con finestra per osso e tessuti molli. Si riconoscono alterazioni ossee con un netto aumento della distanza tra l'arco anteriore di C1 e il dente dell'epistrofeo e risalita dello stesso all'interno del forame occipitale; concomita diffuso ispessimento dei tessuti molli limitrofi al dente dell'epistrofeo con netta dislocazione del midollo. **e, f** sequenze *spin-echo* (SE) T1 su piani assiali, prima e dopo somministrazione endovenosa (ev) di mezzo di contrasto (MDC) paramagnetico, mettono in evidenza una compressione sul sacco durale dal lato di sinistra da parte di panno sinoviale isointenso che si impregna dopo iniezione di MDC. Il midollo è deformato a livello di C1 con appiattimento contro la parete destra del canale vertebrale e segni di mielopatia (per cortese concessione del Dott. Giuseppe Pietro Rolandi)

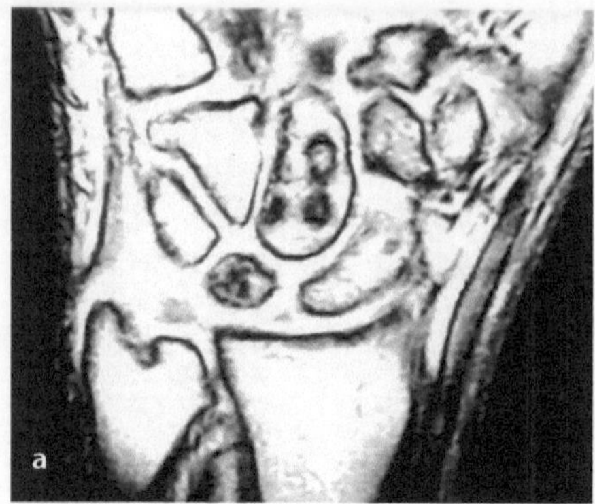

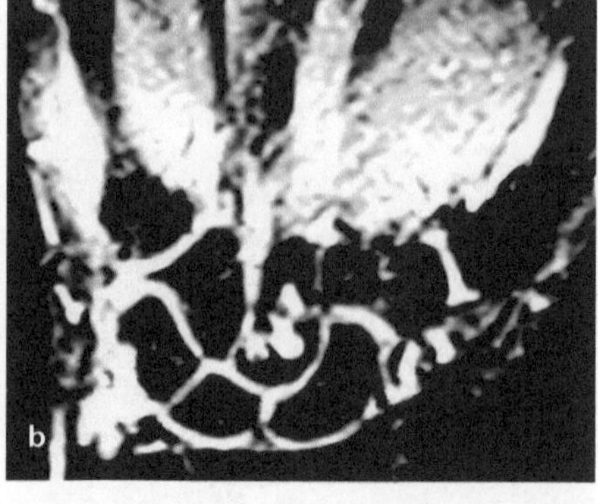

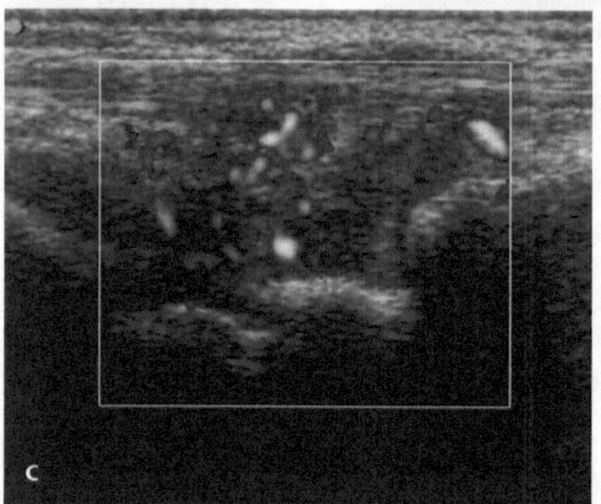

Fig. 3. Artrite reumatoide del polso. **a, b** L'esame RM, sequenze SE e *inversion recovery* (IR) su piani coronali, mette in evidenza alterazioni pseudocistico-erosive del capitato e del semilunare carpali con impegno sinoviale particolarmente evidente al recesso ulno-carpico. **c** La scansione ecografica sul versante mediale del polso evidenzia, al di sotto del complesso tendineo-ligamentoso collaterale ulnare del carpo, impegno sinoviale del recesso ulno-carpico con pattern ipervascolare al controllo *power* Doppler

trite reumatoide. Se l'esordio è acuto, con interessameto prevalente dei cingoli, la diagnosi differenziale va posta nei confronti della polimialgia reumatica.

La radiologia tradizionale consente, come nell'adulto, uno studio relativo all'estensione e alla gravità della fase di malattia, permettendo inoltre la rilevazione della concomitante patologia osteodegenerativa, mentre l'indagine ecografica e *power* Doppler e la risonanza magnetica (RM), anche con iniezione ev di MDC, sono particolarmente indicate sia nel determinare la fase di attività della malattia e la risposta alla terapia, sia nella diagnosi differenziale tra le forme sieronegative e le altre patologie reumatiche dell'anziano [6, 7].

Il Lupus eritematoso sistemico nell'anziano

Il LES, tipica malattia dell'età giovane-adulta, può presentarsi in età senile sia per l'aumento della sopravvivenza dei pazienti affetti da questa malattia, sia per raro esordio senile con aspetti così peculiari da farlo considerare un *subset* di malattia, meno severo di quello dell'adulto e con prognosi migliore.

Le manifestazioni di esordio più frequentemente descritte sono le artromialgie ai cingoli (simil-polimialgia reumatica), la poliartrite simmetrica (simil-artrite reumatoide) e le sierositi [8, 9]. I sintomi generali di malattia, quali febbre, astenia, perdita di peso, anoressia e artralgie, sono molto frequenti sia all'esordio che nel corso delle riacutizzazioni.

Le manifestazioni articolari sono molto frequenti. L'artrite è descritta nel 30-90% dei casi [10], colpisce generalmente le piccole articolazioni delle mani, i polsi, i gomiti, le spalle, le ginocchia e le anche. Come nella forma dell'adulto, essa ha le caratteristiche di un'artrite fugace che può durare 24-48 ore e poi risolversi spontaneamente. L'artrite, come nella forma adulta, è generalmente non deformante e non erosiva, anche se in taluni casi l'esame radiologico dimostra alterazioni erosive dei capi articolari tali da creare difficoltà di diagnosi differenziale con l'artrite reumatoide [11]. Le articolazioni più frequentemente interessate sono: LCF (94%), IFP (75%), polsi (44%), ginocchia (37%), MTF (25%), spalle (12%), gomiti (12%), tibiotarsiche (12%) e colonna cervicale (6%). Segni radiografici dimostrati sono limitati alla tumefazione capsulare (69%) e all'osteoporosi iuxta-articolare, mentre sono rare le alterazioni destruenti della cartilagine e dell'osso (in letteratura sono descritte erosioni articolari e calcificazioni para-articolari rispettivamente nel 31 e nel 44% dei casi [10]).

Polimialgia reumatica

La polimialgia reumatica (PMR) è una malattia infiammatoria a esordio acuto o subacuto che colpisce soggetti con età maggiore di 50 anni, caratterizzata nel 25-50% dei casi da sintomi sistemici (febbre, malessere, astenia e perdita di peso) e associata a un marcato aumento degli indici di flogosi. Talvolta si correla con l'arterite gigantocellulare biopticamente dimostrata.

Il dolore è presente a riposo e si esacerba nelle ore notturne e nel primo mattino con rigidità articolare mattutina della durata superiore a 1 ora che limita fortemente i movimenti dei pazienti. Si osservano: interessamento del rachide cervicale (60-70%); del cingolo scapolare (95%) in modo simmetrico con irradiazione sino alla regione del trapezio, deltoide e bicipite sino al gomito; del cingolo pelvico (60%), con dolore bilaterale alle anche, all'inguine esteso ai glutei e alla faccia antero-laterale delle cosce sino al ginocchio, e con interessamento simultaneo di collo, spalle e anche nel 45% dei casi, accompagnato da segni clinici di flogosi tendinee e delle borse articolari.

La diagnosi di PMR è clinica. Il quadro clinico di dolore e rigidità mattutina con localizzazioni elettive al collo e bilateralmente alle strutture muscolo-scheletriche prossimali dei cingoli scapolare e pelvico in associazione con il marcato aumento degli indici specifici di flogosi e la rapida risposta alla terapia corticosteroidea sono elementi patognomonici per la diagnosi di PMR. Il reperto ecografico di borsite subacromion-deltoidea bilaterale ha un valore predittivo per la diagnosi di PMR. La densitometria ossea è raccomandata per il monitoraggio degli eventuali effetti osteopenizzanti della terapia steroidea [12].

Iperostosi scheletrica idiopatica diffusa (DISH)

È una patologia frequente, età-correlata e prevalente nel sesso maschile, che comporta una ossificazione delle entesi ovvero delle zone di inserzione di tendini, legamenti e capsule articolari sull'osso, particolarmente evidente a livello della colonna dove si formano ponti intervertebrali (entesofiti) ma riconoscibile anche a livello dello scheletro appendicolare.

Le manifestazioni cliniche più importanti sono dovute alla compressione midollare in sede cervicale (mielopatia cervicale) e alla compressione pluriradicolare a livello lombare (stenosi del canale). Il coinvolgimento delle articolazioni periferiche può essere causa di dolore, di riduzione dell'escursione articolare e di artrosi secondaria che può anche richiedere la protesizzazione (coxopatia inguainante). Tra i fattori di rischio il diabete mellito, l'obesità, le dislipidemie, l'iperuricemia e la terapia protratta con retinoidi. I criteri diagnostici indicati da Forrestier comprendono la formazione di ponti ossei (iperostosi migrante) fra almeno 3 corpi vertebrali a livello cervicale e al passaggio dorso-lombare, la relativa conservazione degli spazi intervertebrali e l'assenza radiologica di sacroileite o di anchilosi delle articolazioni interapofisarie posteriori.

La presenza di una benderella di radiotrasparenza tra l'ossificazione e il corpo vertebrale differenzia la DISH dall'osteofitosi [13].

Artropatie da cristalli

Le artropatie da cristalli comprendono un eterogeneo gruppo di malattie caratterizzate dal deposito di cristalli in sede articolare e periarticolare (7, 13).

Artropatia da pirofosfato di calcio diidrato (condrocalcinosi)

È dovuta alla presenza di cristalli di pirofosfato di calcio nelle cartilagini articolari, nel liquido sinoviale, nei legamenti, nei tendini e talora nei tessuti molli periarticolari.

Può essere ereditaria, con modalità autosomiche dominanti, o associata ad altre condizioni (iperparatiroidismo, ipotiroidismo, emocromatosi, ipomagnesemia, ipofosfatasia, amiloidosi e morbo di Wilson). L'indagine radiologica è diagnostica con presenza di calcificazioni delle fibrocartilagini come i menischi del ginocchio (95% dei casi), la fibrocartilagine triangolare del carpo (Fig. 4) e la sinfisi pubica.

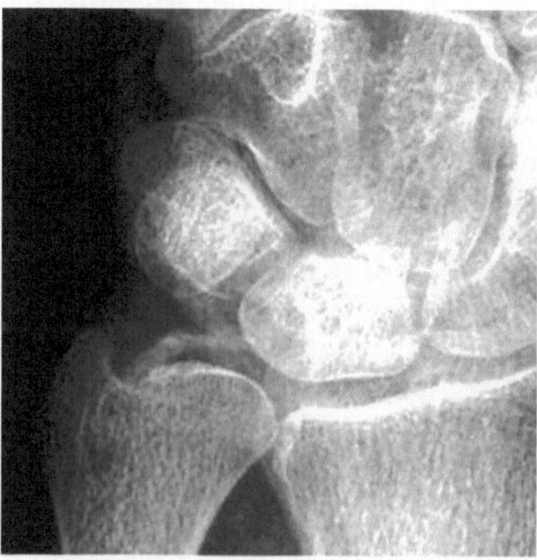

Fig. 4. Condrocalcinosi. Condrocalcinosi con calcificazioni della fibrocartilagine triangolare del polso

Gotta

È una sindrome clinica causata da una risposta infiammatoria al deposito di cristalli di urato monosodico nei tessuti o alla sovrasaturazione dell'acido urico nel liquido extracellulare.

Dal punto di vista radiografico i reperti possono essere aspecifici nelle fasi acute, mentre nella fase cronica si caratterizzano attraverso la presenza di "tofi dei tessuti molli" (Fig. 5) e "tofi midollari", reazione periostale spiculata, irregolarità di tipo erosivo della superficie ossea, nonché delle tipiche alterazioni ossee dell'osteoartrite. La RM può essere impiegata nello studio di ampi tofi solitari dei tessuti molli o midollari, che possono entrare in diagnosi differenziale con la patologia tumorale o, per un inquadramento anatomico topografico, prima dell'intervento di resezione.

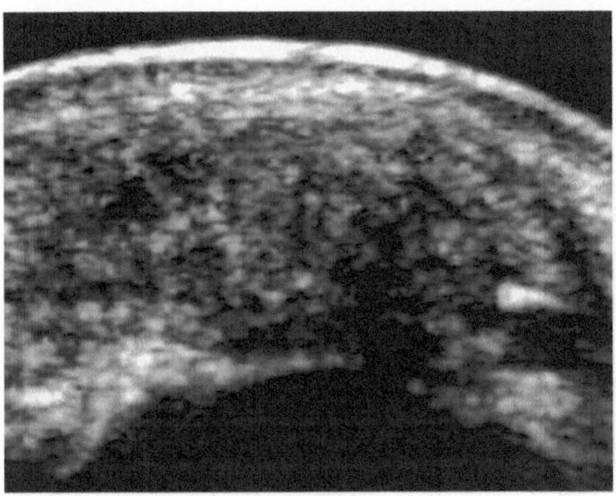

Fig. 5. Tofo gottoso. Scansione ecografica di tofo gottoso del piede, che appare come un nodulo ecogeno, per presenza di cristalli nel suo contesto

Malattia da depositi di idrossiapatite

Il reumatismo da idrossiapatite comprende un eterogeneo gruppo di malattie caratterizzate da deposizione tissutale, in particolare a livello delle strutture articolari, di cristalli di fosfato di calcio basico o apatite. I reperti principali sono le calcificazioni periarticolari "a cappuccio" che possono essere rilevate sia attraverso una correlazione ecografia e radiografica, sia con metodiche più complesse quali TC e RM. Un'espressione clinica è rappresentata dall'artropatia destruente di Milwaukee (*Milwaukee shoulder*) o spalla senile emorragica, che si presenta con dolore, impotenza funzionale, idrarto ed emartro, con distruzione della cuffia dei rotatori e dei capi ossei; tuttavia, le calcificazioni periarticolari sono assenti.

Artropatie neurogene

Comprendono artropatie, acute o croniche, che insorgano in corso di malattie congenite o acquisite, in particolare diabete mellito e tabe dorsale. Il quadro clinico, in acuto, è caratterizzato dalla discrepanza tra la sintomatologia dolorosa e l'entità del danno articolare evidenziabile alle indagini radiografiche. La fase cronica è contraddistinta da deformazioni, instabilità e sublussazione articolari e idrarti recidivani.

L'artropatia neurogena in corso di diabete mellito interessa lo 0,1-0,5% dei pazienti. Essa è sostenuta dalla neuropatia attraverso il deficit del feedback neuronale che in condizioni normali mantiene l'integrità articolare.

Il piede è sicuramente la sede più coinvolta, specialmente a livello delle articolazioni del tarso e tarso-metatarsali. Frequenti sono le fratture spontanee e il reperto radiologico più comune è dato dalla frattura-sublussazione di Lisfranc con eburneazione e frammentazione delle articolazioni tarso-metatarsali. Nell'avampiede è più tipico un pattern di riassorbimento osseo con osteolisi delle teste metatarsali e affilamento metatarsale e falangeo. Attraverso lo studio RM è meglio apprezzabile l'estensione del processo infettivo sovrapposto (Fig. 6), sia osseo che di pertinenza dei tessuti molli, anche ai fini della scelta terapeutica [7, 13].

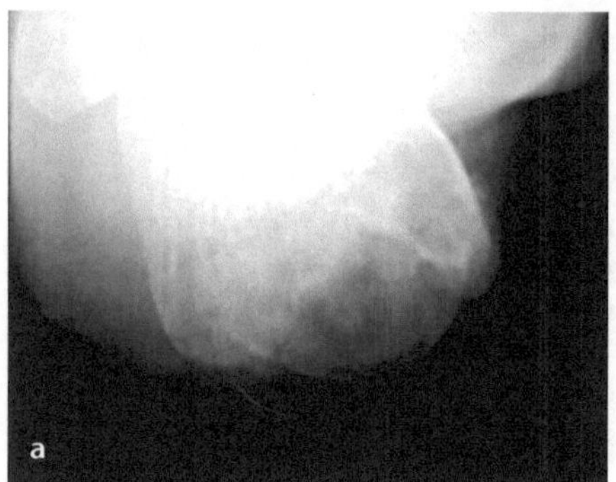

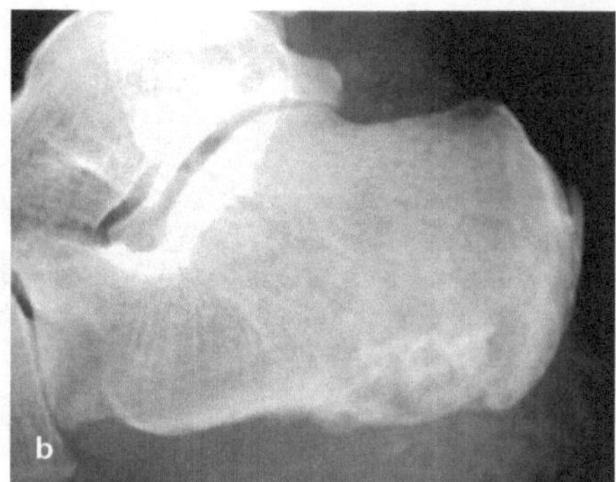

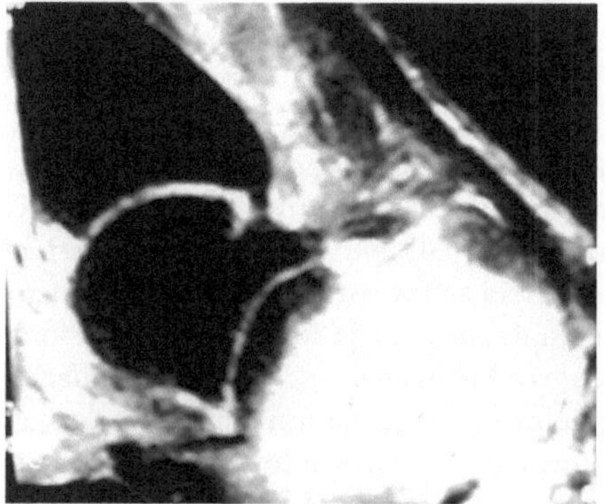

Fig. 6. Piede diabetico. **a** La Rx assiale del calcagno evidenzia aree di osteorarefazione di tipo erosivo. **b, c** Rx laterale del calcagno e corrispondente scansione RM sagittale della caviglia con sequenza IR: l'osteorarefazione della spongiosa calcaneale, con areole erosive, si correla a un incremento dell'intensità del segnale da sofferenza ossea edematosa con estensione anche ai tessuti molli plantari, in un quadro di osteomielite diabetica

Bibliografia

1. Olivieri I, Padula A, Favaro L et al (1994) RS3PE with unilateral involvement. J Rheumatol 21:372
2. McCarty DJ, O'Duffy D, Pearson L, Hunter JB (1985) Remitting seronegative symmetrical synovitis with pitting edema. JAMA 254:2763-2767
3. Russell EB, Hunter JB, Pearson L, Mc Carty DJ (1990) Remitting seronegative symmetrical synovitis pitting edema - 13 additional cases. J Rheumatol 17:633-639
4. Riente L, Taglione E, Pasero GP (1994) Un nuovo reumatismo dell'anziano: la sindrome RS3PE. Reumatismo 46:67-68
5. Van Schaardenburg D, Hazes JM, de Boer A et al (1993) Outcome of rheumatoid arthritis in relation to age and rheumatoid factor at diagnosis. J Rheumatol 20:45-52
6. La Corte R, Chiarini D, Petitto R et al (1994) Artrite reumatoide senile: modalità di esordio. Reumatismo 46:85-88
7. Cittadini G, Cittadini G Jr, Mariani G (2002) Diagnostica per immagini e radioterapia. ECIG, Genova, pp 228-230
8. Maragou M, Siotsiou F, Sfondorious H et al (1989) Late-onset systemic lupus erythematosus as polymialgia rheumatica. Clin Rheumatol 8:91-98
9. Foad BSI, Sheon RP, Kirsner AB (1972) Systemic lupus erythematosus in elderly. Arch Intern Med 130:743-748
10. Todesco S, Doria A, Gambari PF (1994) Il lupus eritematoso sistemico nell'anziano. Reumatismo 46:89-92
11. Baker SB, Rovira JR, Campion EW et al (1979) Late onset systemic lupus erythematosus. Am J Med 66:727-732
12. Salvarani C, Meliconi R, Govoni M et al (1994) Polimialgia reumatica. Reumatismo 46:37-55
13. Bohndorf K, Imhof H, Pope TL Jr (2003) Diagnostica per immagini muscoloscheletrica. Masson, Milano

Capitolo 27

Diagnostica per immagini delle spondilodisciti in età geriatrica

Maria Assunta Cova, Cristiana Gasparini, Massimiliano Braini

Le spondilodisciti sono processi infettivi che coinvolgono contemporaneamente sia le strutture ossee vertebrali che il disco interposto. La localizzazione scheletrica di un'infezione dipende dal tipo di microrganismo patogeno coinvolto e dall'età del paziente: negli adulti e negli anziani prevale il coinvolgimento assiale, mentre nell'infanzia e nell'adolescenza è più frequente l'interessamento dello scheletro appendicolare.

La diagnosi di spondilodiscite è in larga parte affidata alla diagnostica per immagini che tuttavia, da sola, non consente il riconoscimento dell'agente infettivo, anche se la distribuzione e le caratteristiche morfologiche delle lesioni possono talvolta far ipotizzare il tipo di infezione [1]. Attualmente la diagnostica per immagini apporta un significativo contributo nella diagnosi precoce e nel bilancio d'estensione di questa patologia, disponendo del contributo della radiologia tradizionale, della medicina nucleare (MN) [8, 10] e della tomografia computerizzata (TC) [2] oltre che dell'apporto fondamentale della risonanza magnetica (RM) [3, 4].

Questo capitolo è suddiviso in una prima parte che descrive l'eziopatogenesi e la clinica delle spondilodisciti e in una seconda parte che contiene una sintesi delle varie tecniche di diagnostica per immagini utilizzate nella valutazione di questa patologia, con particolare interesse nei confronti della RM.

Eziopatogenesi

Le spondilodisciti rappresentano circa il 4% di tutte le infezioni ossee. Gli uomini sono maggiormente colpiti rispetto alle donne (M:F = 3:1) e l'età più colpita è quella compresa tra la V e la VI decade di vita, anche se possono essere colpiti i bambini, i ragazzi e spesso gli anziani [5]. I maggiori fattori di rischio sono rappresentati dal diabete mellito [6], dall'immunodepressione [7], dalla terapia steroidea, dalle batteriemie [8], dalle infezioni della cute, dell'apparato respiratorio e del tratto genito-urinario [9, 10], dall'abuso di droghe, dalla dialisi, dall'esecuzione di una procedura strumentale (cateterismo, cistoscopia) [11] o di un'indagine diagnostica (mielografia, discografia) o, ancora, di un intervento chirurgico a livello addominale [12], pelvico, toracico o vertebrale [13]. La popolazione anziana è spesso coinvolta in un complesso di patologie multiorgano la cui prevalenza aumenta con l'aumentare dell'età. Nell'anziano si sommano, quindi, più fattori predisponenti per l'insorgere di infezioni a livello della colonna vertebrale [14, 15].

Il tratto lombare della colonna vertebrale è la sede anatomica più colpita, seguita, in ordine di frequenza, dal tratto toracico e da quelli sacrale e cervicale. L'infezione si localizza principalmente a livello del corpo vertebrale, risparmiando i peduncoli posteriori.

Gli agenti patogeni più frequentemente implicati nella genesi della spondilodiscite sono i batteri piogeni Gram positivi, in particolare lo *staphylococcus aureus*, ma anche lo streptococco (soprattutto nei pazienti con endocardite) e lo pneumococco; più raramente sono coinvolti batteri Gram negativi, quali i meningococchi e i gonococchi, l'*escherichia coli*, lo pseudomonas, la klebsiella, la salmonella e la brucella; tra i batteri non piogeni va infine ricordato il bacillo di Koch, patogeno che più frequentemente colpisce la popolazione anziana [16].

La propagazione alla colonna vertebrale dell'agente patogeno può avvenire per via ematica, per contiguità, per un'infezione postoperatoria e per localizzazione diretta. La localizzazione batterica per via ematogena è la modalità di infezione più frequente, soprattutto nei giovani, e può avvenire per via arteriosa o per via venosa. All'interno delle vertebre la vascolarizzazione arteriosa prevale in prossimità delle regioni subcondrali; quindi, la localizzazione dei focolai infettivi è più frequente nei settori anteriori dei piatti vertebrali [17]. Una volta localizzatosi a livello vertebrale l'agente patogeno determina un focolaio iniziale che poi supera il piatto vertebrale e diffonde alla vertebra contigua estendendosi in sede peri- e paravertebrale. La disseminazione batterica per via arteriosa è ritenuta responsabile anche delle localizzazioni primitive ai dischi vertebrali (discite) per la presenza di vasi perforanti i piatti vertebrali. Nel bambino è infatti presente un sistema di vascolarizzazione discale che non è più riconoscibile nell'adulto e ancor meno nell'anziano, dove di solito i dischi appaiono degenerati [1].

Il sistema venoso vertebrale è costituito da una rete di vene che confluiscono nel plesso venoso paravertebrale che si anastomizza con le vene del sistema cavale ponendo così in comunicazione il sistema venoso pelvico con quello vertebrale. In caso d'ostruzione cavale, per esempio in presenza di voluminose masse neoplastiche, evenienza più frequente nella popolazione anziana, si verifica un considerevole aumento di flusso attraverso il sistema venoso centrale (privo di valvole), con modificazioni di pressione e di direzione che determinano un rallentamento del circolo e una maggiore predisposizione per la localizzazione batterica.

L'infezione per contiguità è un'evenienza rara nella quale l'infezione delle vertebre e dei dischi vertebrali è causata dalla propagazione di un processo settico paravertebrale. Si tratta solitamente di un'infezione, tubercolare o micotica, localizzata primitivamente alla colonna vertebrale, con successiva diffusione nei tessuti circostanti, che poi penetra in altri corpi vertebrali.

Le infezioni postoperatorie sono complicanze rare, con un'incidenza variabile dall'1 al 3%, conseguenti a diversi tipi d'intervento eseguiti a livello della colonna vertebrale e, più frequentemente, a livello discale. Il processo flogistico interessa primitivamente il disco intervertebrale e, successivamente, i piatti vertebrali contigui e i tessuti molli paravertebrali. La clinica è caratteristica in quanto dopo un intervallo postoperatorio privo di sintomi i pazienti accusano la comparsa di un'intensa sintomatologia dolorosa locale, associata o meno a febbre, senza deficit neurologici.

L'infezione diretta è la conseguenza di manovre strumentali come la discografia eseguita a scopo diagnostico o eseguita come guida per la terapia di chemionucleolisi; può anche conseguire a interventi di nucleoaspirazione o infiltrazione di antidolorifici a livello delle radici nervose. In questi casi la sede iniziale del processo infettivo è rappresentata dal disco intervertebrale e la vertebra è interessata solo successivamente.

Sintomatologia

Il quadro clinico delle spondilodisciti varia in relazione al tratto di rachide coinvolto, all'estensione del processo, al grado di virulenza dell'agente patogeno e alla resistenza dell'ospite.

La spondilodiscite esordisce talvolta in modo acuto, con dolore al rachide e segni di infezione sistemica, ma di norma si osserva un inizio subdolo e un decorso gradualmente progressivo. Nei giovani l'esordio è preceduto per alcuni giorni dai segni e dai sintomi di una sepsi generalizzata, mentre negli adulti le prime manifestazioni sono quelle riferibili all'interessamento osseo e, perciò, spesso negli anziani sono interpretate come l'espressione di una patologia di tipo degenerativo. Il sintomo locale più precoce è il dolore, che può essere continuo o intermittente, localizzato o irradiato. Il dolore di solito è esacerbato dal movimento e dalla pressione sulle apofisi spinose corrispondenti ma può essere continuo e presente anche a riposo. Altri sintomi locali consistono in una contrattura muscolare antalgica riflessa e in sintomi neurologici espressivi del livello della compressione midollare. I sintomi generali comprendono febbre, anoressia, malessere generale e calo ponderale.

Gli esami di laboratorio dimostrano un aumento di velocità di eritrosedimentazione e leucocitosi. L'emocoltura può dimostrare l'agente batterico causa dell'infezione, ma spesso risulta negativa. Una maggiore positività è ottenibile mediante puntura aspirativa a livello della sede d'infezione.

Diagnostica per immagini

La diagnosi d'infezione della colonna vertebrale può essere effettuata grazie all'utilizzo della radiologia tradizionale, allo studio con radionuclidi e alla TC ma si avvale soprattutto dell'impiego della RM.

La radiologia tradizionale, pur offrendo un contributo importante nella diagnosi delle spondilodisciti, non rappresenta l'indagine diagnostica di scelta nel sospetto clinico di infezione della colonna vertebrale, ma deve essere supportata da altri tipi di indagini. Nella fase precoce della malattia il quadro radiografico rimane muto fino a 4-6 settimane dall'esordio clinico della sintomatologia e, quindi, in questa fase non fornisce elementi diagnostici utili.

La MN diventa positiva pochi giorni dopo la comparsa dei sintomi e presenta una sensibilità elevata, ma la sua specificità è bassa e i risultati sono spesso equivoci se non si utilizzano traccianti marcati con Gallio 67 citrato o i leucociti marcati con Indio 111 [18].

La TC permette di documentare in fase più precoce della radiologia convenzionale alcuni aspetti semeiologici delle spondilodisciti permettendo di definire meglio l'estensione del processo flogistico sia a livello vertebrale che paravertebrale. Nelle spondilodisciti la TC è importante, non per la diagnosi (il suo ruolo è stato infatti notevolmente ridimensionato dall'introduzione nella pratica clinica della RM), ma come guida all'agobiopsia, al posizionamento di drenaggi per le raccolte fluide e nella pianificazione chirurgica [2].

La diagnosi precoce è il punto di forza per risolvere una spondilodiscite settica e la RM rappresenta lo strumento diagnostico più sensibile per questo tipo di patologia. Attualmente, la RM rappresenta la tecnica di prima scelta nella diagnosi delle spondilodisciti per la sua elevata sensibilità, specificità e accuratezza diagnostica. Questa tecnica offre inoltre la possibilità di eseguire controlli che permettono un'adeguata valutazione dell'evoluzione e dell'estensione del processo flogistico a livello dell'osso, dei dischi e dei tessuti molli paravertebrali [1, 3, 4, 19-22].

Radiologia tradizionale

L'esame radiologico della colonna vertebrale va eseguito nelle due proiezioni antero-posteriore e latero-laterale e completato con proiezioni oblique e radiografie mirate.

Nelle spondilodisciti da piogeni sono necessarie 4-6 settimane perché le alterazioni anatomo-patologiche si rendano visibili sul radiogramma, la diagnosi è pertanto tardiva. Negli stadi iniziali i segni radiologici consistono in una riduzione dell'altezza del disco intervertebrale e in una perdita della normale definizione della lamina ossea subcondrale, con presenza di piccoli focolai di rarefazione in prossimità dei piatti vertebrali (Fig. 1a). Con l'ulteriore diffusione dell'infezione, la distruzione progressiva del corpo vertebrale e del disco intervertebrale diventa evidente (Fig. 1b) e il processo infettivo finisce con l'interessare anche le vertebre adiacenti. Nelle fasi più avanzate si osserva una distruzione ossea più evidente, sino al collasso del corpo vertebrale e al coinvolgimento di tutto il disco intervertebrale. In una discreta percentuale di spondilodisciti da piogeni e, in misura ancora maggiore, nelle forme tubercolari si può osservare l'estensione del processo infettivo nei tessuti molli. Le spondilodisciti tubercolari si caratterizzano per il coinvolgimento di un corpo vertebrale che manifesta inizialmente segni di distruzione sino al crollo vertebrale con modificazione a cuneo del corpo. Il disco si riduce in altezza fino all'o-

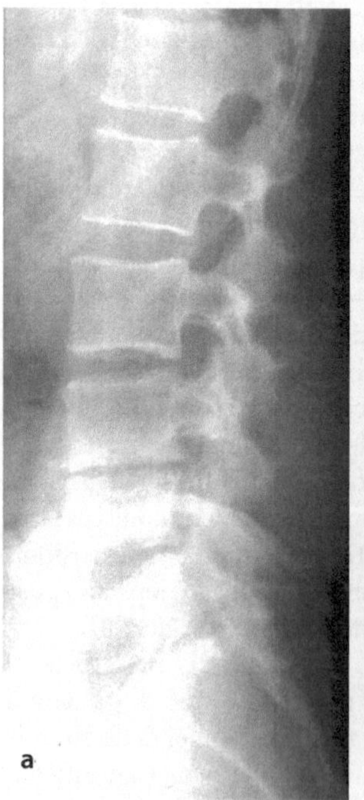

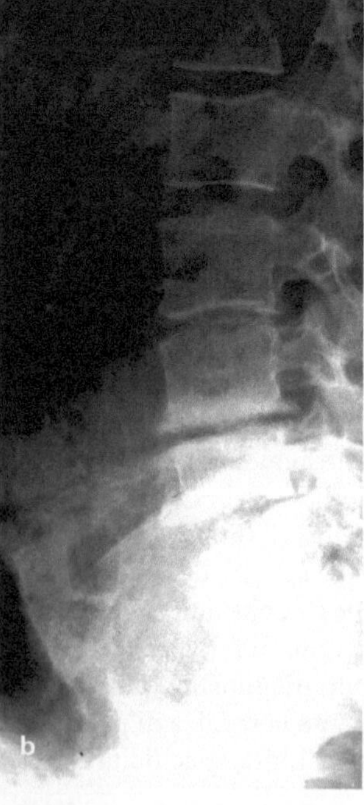

Fig. 1. Spondilodiscite L4-L5. Radiogrammi eseguiti nella proiezione latero-laterale, rispettivamente 2 mesi (**a**) e 5 mesi (**b**) dopo l'insorgenza della sintomatologia. **a** I piatti vertebrali affrontati di L4 e L5 appaiono sfumati, in particolare la metà anteriore del piatto vertebrale superiore di L5. **b** Dopo 5 mesi si apprezza un'ulteriore evoluzione del quadro con ampi fenomeni di sclerosi e lisi della limitante somatica superiore di L5 e, in minor misura, di quella inferiore di L4

bliterazione dello spazio discale. Le forme tubercolari esitano classicamente in cifosi spesso marcata; in questa fase si osservano anche importanti segni di sclerosi.

Se viene instaurata una terapia antibiotica appropriata compaiono i segni di riparazione e guarigione sotto forma di osteosclerosi più o meno marcata, fino alla eburneizzazione. In assenza di una terapia precoce ed efficace si assiste, invece, alla completa osteolisi e al crollo dei corpi vertebrali, all'obliterazione dello spazio discale, alla deviazione e deformità della colonna vertebrale, nonché alla formazione di ascessi massivi dei tessuti molli.

La radiologia tradizionale offre un contributo importante nella diagnosi delle spondilodisciti per la sua ampia disponibilità, immediatezza di indagine e basso costo, anche se la sua sensibilità è limitata nella fase clinica iniziale. Il processo flogistico, finché è confinato in sede subcondrale e al disco, non dà segni radiologici se non quando compare la riduzione in altezza dello spazio discale che rappresenta quindi il segno più precoce. La sensibilità è ancora più limitata nelle forme postoperatorie, dove i segni più tipici (erosioni dei piatti vertebrali e sclerosi subcorticale, restringimento dello spazio discale) diventano apprezzabili solo dopo uno o due mesi (Fig. 1). Esistono poi delle problematiche di diagnostica differenziale, soprattutto negli anziani in cui il rachide presenta spesso i segni tipici della patologia degenerativa, tra le spondilodisciti da piogeni, le forme granulomatose da brucellosi, le criptococcosi, le infezioni fungine e le infezioni tubercolari. In tutte queste malattie è possibile, peraltro, fare diagnosi differenziale sulla base del quadro clinico e/o mediante puntura aspirativa e coltura del materiale ottenuto.

Tomografia computerizzata

La tecnica di esame TC prevede sia uno studio dettagliato della regione anatomica colpita dal processo con l'esecuzione di sezioni assiali contigue, mediante strati dello spessore di 3-5 mm, che l'esecuzione di ricostruzioni con una buona risoluzione spaziale nei piani sagittale e coronale. Le immagini TC vengono ricostruite con programmi dedicati e documentate sia per le strutture scheletriche, per poter visualizzare in modo ottimale le lesioni osteolitiche e osteoaddensanti caratteristiche della malattia, sia per le parti molli, per poter evidenziare l'estensione del processo nei tessuti paravertebrali. La somministrazione di mezzo di contrasto (MDC) per via endovenosa consente di documentare la presenza di eventuali ascessi paravertebrali, infatti il classico *enhancement* periferico a orletto consente una migliore delimitazione della lesione ascessuale dalle strutture contigue [1, 2].

Nella fase precoce si possono riconoscere diverse aree osteolitiche ipodense, di piccole dimensioni, rotondeggianti o ovalari, a volte confluenti, a contorni sfumati, localizzate a livello dei piatti vertebrali più frequentemente nella metà anteriore. In alcuni casi, anche se raramente, la spondilite tubercolare si localizza prevalentemente all'arco posteriore, risparmiando quasi completamente il corpo vertebrale. La presenza di gas intravertebrale va differenziata dalla dissezione gassosa rilevabile nei crolli vertebrali di natura ischemica, nei quali il gas si dispone in una fissurazione trasversale del corpo vertebrale, reperto frequentemente riscontrabile nella popolazione anziana. Nelle spondilodisciti, invece, le raccolte gassose, distribuite in piccole bolle, sono localizzate sia all'interno della spugnosa vertebrale che in sede extravertebrale.

Nella fase conclamata, caratterizzata da un quadro radiologico sempre positivo, si osserva la distruzione più o meno estesa della spongiosa del corpo vertebrale le lesioni osteolitiche presentano margini irregolari e/o sfumati con alcune aree di sequestro nel loro contesto; inoltre, è ben valutabile la reazione sclerotica ai margini del focolaio osteodisgregante. L'estrema distruzione ossea, con evidenza di frammentazione dell'osso residuo sino al crollo vertebrale, rende più difficile la valutazione TC delle alterazioni vertebrali, essendo limitata a pochi piani assiali in relazione alla riduzione in altezza del corpo vertebrale. A seconda dell'agente eziologico e dell'entità del processo flogistico si osserva una lesione confinata al corpo vertebrale, oppure estesa al di fuori delle limitanti corticali in sede paravertebrale. Nelle spondilodisciti tubercolari si evidenziano analoghe lesioni litiche, ma il corpo vertebrale presenta anche sclerosi più o meno diffusa. Caratteristiche di queste forme sono le tumefazioni paravertebrali, che configurano gli ascessi ossifluenti patognomonici della malattia, e le calcificazioni nel contesto della massa paravertebrale, che agevolmente vengono documentate in TC.

Nella fase cronica compaiono i segni di riparazione che, analogamente a quanto si osserva sul radiogramma, consistono in fenomeni di osteosclerosi più o meno marcata fino all'eburneizzazione. La sclerosi può circondare le aree litiche oppure può manifestarsi come addensamento diffuso del corpo vertebrale nei casi di crollo vertebrale.

A livello dello spazio discale si può rilevare una lieve ipodensità del disco (in corso di spondilodiscite risulta di circa 38 unità Hounsfied, UH, contro le 70 UH del disco sano) che va correlata con l'edema, con la necrosi e con la presenza di una raccolta infiammatoria nello spazio discale sede di infezione. Questo segno, quando presente, risulta essere relativamente specifico per una patologia infiammatoria, non essendo stato mai riportato alterato in altre patologie. Nella patologia degenerativa, tipica dell'età avanzata, la densità del disco rimane inalterata o appare nettamente negativa in presenza di *vacuum phenomenon*. Il coinvolgimento del disco intervertebrale è caratteristicamente cospicuo nelle forme da cocchi piogeni, mentre nelle forme tubercolari è solitamente meno notevole. In alcuni casi di spondilodiscite tubercolare il disco può addirittura non essere coinvolto dal processo infettivo, in quanto l'infezione si estende a più corpi vertebrali lungo il legamento longitudinale anteriore senza interessare il disco. Il coinvolgimento di più corpi vertebrali e la localizzazione preferenziale alle porzioni posteriori possono rendere impossibile la diagnosi differenziale tra la spondilodiscite tubercolare e le metastasi o la spondilite da actinomiceti che a sua volta si propaga preferenzialmente lungo il legamento longitudinale. In questi casi un'accurata valutazione dei dati clinici risulta indispensabile ai fini di un corretto inquadramento diagnostico.

Nello studio delle spondilodisciti la TC fornisce un ottimo contributo nella valutazione di estensione paravertebrale del processo flogistico e di eventuali ascessi che possono osservarsi a livello paravertebrale, epidurale, sottodurale e intramidollare (Fig. 2).

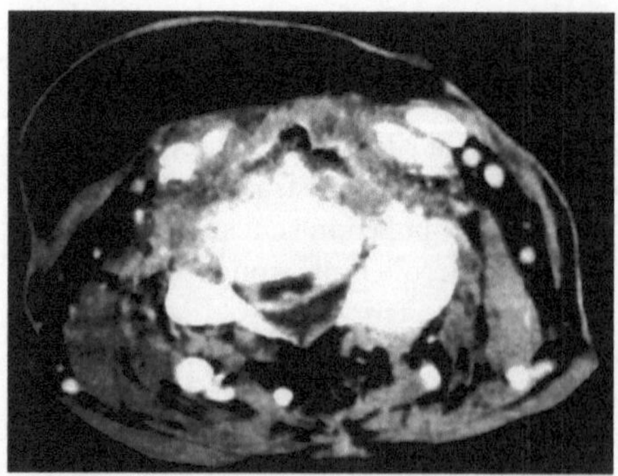

Fig. 2. Spondilodiscite C4-C5. Tomografia computerizzata (TC), scansione con mezzo di contrasto (MDC) a livello di C4. Alterazione strutturale del corpo vertebrale con tumefazione prevertebrale. Il processo infettivo si estende nello speco vertebrale comprimendo il sacco durale

L'estensione del processo spondilodiscitico in sede paravertebrale è relativamente frequente, in particolare nelle forme tubercolari dove sono presenti le classiche tumefazioni paravertebrali. Le raccolte ascessuali sono caratterizzate da una zona ipodensa che dopo somministrazione di MDC risulta circondata da un orletto periferico iperdenso, particolarmente spesso e irregolare nelle forme tubercolari. Nelle complicanze paravertebrali della spondilodiscite con quadro clinico di compressione midollare in cui non sia possibile eseguire una RM (per esempio in pazienti anziani portatori di pacemaker) al fine di valutare l'estesione del processo e i suoi rapporti con il midollo e le radici, è di notevole aiuto l'iniezione di MDC non ionico nello spazio subaracnoideo. Questa tecnica è infatti particolarmente valida nello studio del tratto cervicale o dorsale, dove il grasso epidurale è scarsamente rappresentato e le varie strutture appaiono isodense tra loro.

La TC, rispetto alla radiologia tradizionale, permette l'identificazione del processo spondilodiscitico in una fase più precoce, offre una migliore valutazione delle lesioni vertebrali e dell'estensione del processo nei tessuti molli paravertebrali, consente il drenaggio di raccolte ascessuali paravertebrali e il prelievo diretto di materiale biologico dal focolaio spondilodiscitico (Fig. 3).

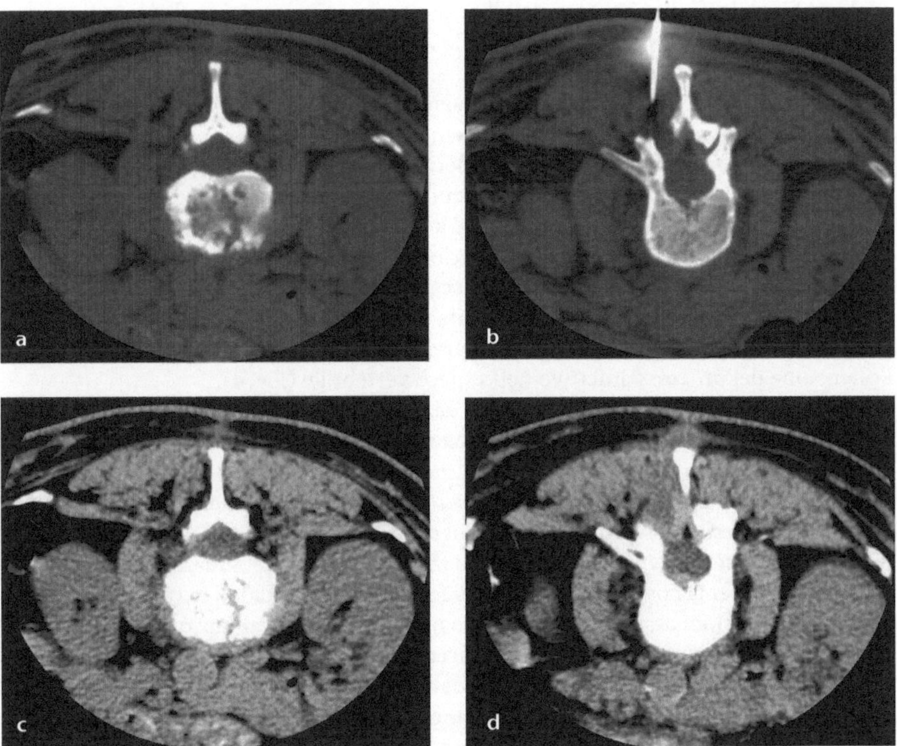

Fig. 3. Drenaggio di raccolta TC-guidato in spondilodiscite L2-L3 postoperatoria. Scansioni dirette, a paziente prono. **a, b** Documentazione per strutture scheletriche che dimostra lisi ossee a livello del corpo vertebrale. **c, d** Documentazione per parti molli che evidenzia a sinistra, in prossimità della sede della pregressa emilaminectomia, area disomogeneamente ipodensa a pareti ispessite che esprime la presenza di una raccolta. Nelle immagini **b, d** drenaggio della raccolta

Il suo ruolo è stato tuttavia notevolmente ridimensionato dall'introduzione nella pratica clinica dalla RM, la quale presenta dei notevoli vantaggi rispetto alla TC nello studio della patologia infettiva scheletrica e, in particolare, nelle spondilodisciti.

Risonanza magnetica

La RM è divenuta indagine di scelta nella valutazione della patologia infettiva della colonna vertebrale e del midollo spinale. La metodica si caratterizza per un'elevata sensibilità nel riconoscere precocemente un focolaio di osteomielite vertebrale, molto prima della radiologia convenzionale e della TC, con sensibilità pressoché sovrapponibili a quella delle metodiche radioisotopiche. Alcuni autori affermano che la RM ha una sensibilità del 96%, una specificità del 92% con un'accuratezza diagnostica pari al 94% [1-4, 19-22]. Per tali ragioni, questa indagine trova particolare indicazione nelle fasi precoci della malattia in cui gli studi radiologico convenzionale e tomodensitometrico possono dar luogo a falsi negativi. La RM presenta inoltre notevoli vantaggi anche nella fase conclamata della malattia, permettendo di valutare la diffusione del processo infettivo e dimostrando il grado di compressione del midollo spinale e l'eventuale presenza di un focolaio di mielite. La possibilità di acquisire immagini multiplanari consente infatti una migliore visualizzazione dello sconfinamento paravertebrale ed epidurale del processo infettivo.

L'elevata sensibilità della RM alle variazioni del contenuto acquoso la rende estremamente valida nel riconoscimento delle modificazioni anatomo-patologiche che si verificano nella fase iniziale della spondilodiscite, rappresentate da iperemia e flogosi locale con aumento della componente liquida nel midollo osseo dei corpi vertebrali coinvolti e iperemia del disco interposto. La sensibilità della RM nella diagnosi precoce di spondilodiscite risulta pertanto superiore a quella della TC. Grazie all'ottima risoluzione di contrasto e alla possibilità di eseguire scansioni multiplanari, la RM è inoltre in grado di fornire una migliore valutazione dell'estensione del processo e delle complicanze rispetto alla TC. In particolare, la RM risulta utile nella valutazione dell'estensione del processo infettivo nello speco vertebrale (Fig. 4).

L'esame RM del rachide prevede l'effettuazione di scansioni secondo piani sagittali e assiali ed eventualmente secondo piani coronali. La proiezione sagittale permette di documentare tutte le alterazioni che caratterizzano questa patologia, cioè la lesione dei corpi vertebrali, il coinvolgimento del disco intervertebrale, eventuali tumefazioni paravertebrali anteriori o posteriori e i loro rapporti con il canale vertebrale. Nelle scansioni sagittali è opportuno includere il maggior numero di metameri possibile utilizzando un campo di vista adeguato, per la possibile coesistenza di focolai infettivi multipli in vario grado di evoluzione. Le scansioni assiali e coronali sono importanti nella valutazione dell'estensione del processo infettivo sia nello spazio paravertebrale che nel canale spinale.

Le spondilodisciti sono caratterizzate da modificazioni del segnale che interessano i corpi vertebrali e lo spazio discale e variano a seconda delle sequenze impiegate e dell'impiego del MDC. Nella sequenza T1 pesata l'aspetto del segnale consiste nell'ipointensità dei corpi vertebrali (Figg. 4-6). L'ipointensità è l'espressione dell'edema e dell'iperemia che si instaurano a livello della zona sede di flogosi. L'ipointensità può essere estesa a tutto (Fig. 4) o a parte del corpo vertebrale (Figg. 5, 6); frequentemente essa è limitata alla metà inferiore e superiore, rispettivamente, del corpo soprastante e sot-

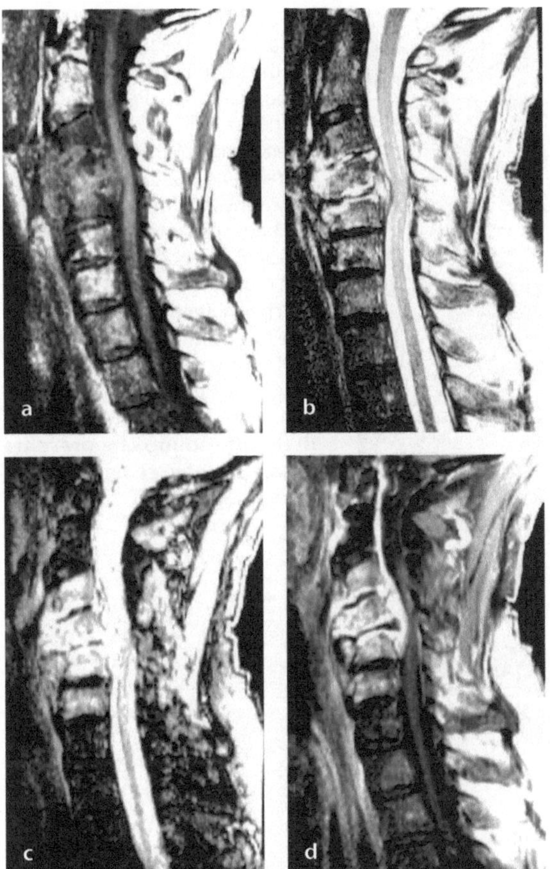

Fig. 4. Spondilodiscite C3-C6. Risonanza magnetica (RM). Piano sagittale, sequenza: *spin echo* (SE) T1 pesata (**a**), *turbo spin echo* (TSE) T2 pesata (**b**), T *short Ti inversion recovery* (STIR) (**c**), *spectral presaturation with inversion recovery* (SPIR) T1 dopo MDC (**d**). Sia nell'immagine SE T1 pesata (**a**) che nell'immagine TSE T2 pesata (**b**) è ben apprezzabile il coinvolgimento dei corpi vertebrali di C3, C4, C5 e C6 e dei dischi interposti, nonché la presenza di tessuto in sede prevertebrale e in sede epidurale. La presenza di tessuto patologico in sede epidurale a livello C4-C5 e la conseguente compressione sul midollo spinale è meglio evidente nell'immagine TSE pesata in T2 (**b**). L'immagine T STIR (**c**), oltre ai reperti già segnalati in **a**, **b** documenta l'edema e/o l'iperemia dell'osso intraspongioso del corpo di C6 che appare iperintenso. L'immagine SPIR T1 dopo somministrazione di MDC (**d**) ben documenta il coinvolgimento dei corpi vertebrali di C3, C4, C5 e dei dischi interposti, l'iperemia e/o edema del corpo di C6, la presenza di tessuto solido in sede prevertebrale e in sede epidurale

tostante lo spazio discale coinvolto dal processo flogistico. La visibilità dell'ipointensità vertebrale è variabile in relazione all'entità del processo flogistico e al contrasto determinato dal midollo osseo dei corpi vertebrali. Pertanto la visibilità è superiore nei casi in cui il midollo è prevalentemente giallo (Fig. 6), quindi negli anziani, e inferiore viceversa nei casi in cui è prevalentemente rosso. Inoltre, è ridotta quando esiste una iperplasia midollare (anemie croniche) oppure una mielofibrosi perché in questi casi l'aspetto del segnale dei corpi vertebrali è ipointenso. Nelle forme acute inizialmente i contorni della corticale sono conservati, apparendo come una sottile linea ipointensa senza interruzioni che delimita il processo. Rapidamente, anche la corticale va poi incontro a processi di distruzione rendendo il confine tra disco e piatto somatico confuso e mal valutabile. La visibilità dell'alterazione dello spazio discale è sempre modesta nelle immagini T1 pesate per ragioni di contrasto poco favorevole (Figg. 4-6). Nella sequenza *turbo spin echo* (TSE) T2 pesata i corpi vertebrali e lo spazio discale interposto diventano iperintensi (Figg. 4, 6). L'iperintensità è minore a livello dei corpi vertebrali rispetto allo spazio discale in quanto l'osso trabecolare della spugnosa vertebrale determina una bassa intensità di segnale che riduce quindi l'elevato segnale dell'edema midolla-

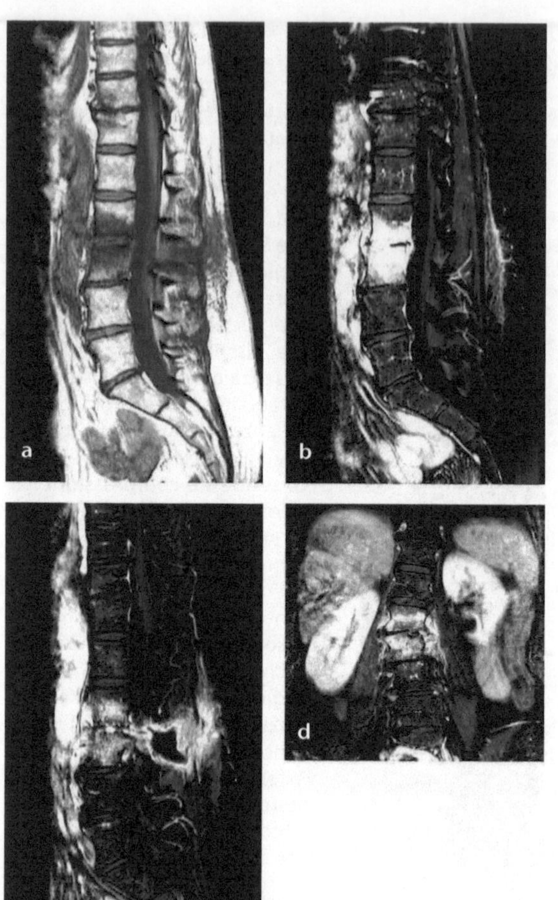

Fig. 5. Spondilodiscite postoperatoria L2-L3. RM. Piano sagittale, sequenza SE T1 pesata (**a**), SPIR T1 dopo MDC (**b**, **c**). Piano coronale, sequenza SPIR T1 dopo MDC (**d**). Alterazione dell'intensità dei corpi vertebrali di L2-L3, che risultano ipointensi nell'immagine pesata in T1 (**a**) e iperintensi nelle immagini SPIR T1 dopo MDC (**b**-**d**). Alterata morfologia del disco interposto che risulta mal riconoscibile in (**a**) e che, nelle immagini SPIR dopo MDC, presenta *enhancement* periferico (**b**). Raccolta nella sede di emilaminectomia (**c**) e presenza di tessuto solido che presenta *enhancement* in sede paravertebrale sinistra (**d**)

re. L'iperintensità dei corpi vertebrali può risultare estremamente lieve nei soggetti anziani, nei quali il midollo osseo risulta prevalentemente giallo e quindi appare dotato di segnale elevato (Figg. 4-6). Nelle forme croniche il segnale di iperintensità in T2 tende ad affievolirsi e compaiono iperdensità a margini netti, riconducibili a tessuto fibrosclerotico. La sequenza *spin echo* (SE) T2 pesata risulta particolarmente efficace nel documentare l'alterata configurazione del disco: a questo livello si può osservare un quadro sfumato caratterizzato dalla scomparsa dell'*intranuclear-cleft*, oppure un quadro conclamato nel quale il disco risulta completamente alterato nella sua morfologia, soprattutto nelle forme da cocchi piogeni. La sequenza *short T1 inversion recovery* (STIR) permette di visualizzare il processo spondilodiscitico in quanto, sopprimendo il segnale proveniente dal tessuto adiposo, esalta il contrasto tra la lesione (iperintensa) e il midollo giallo, il cui segnale risulta soppresso (Fig. 4, 6) [22].

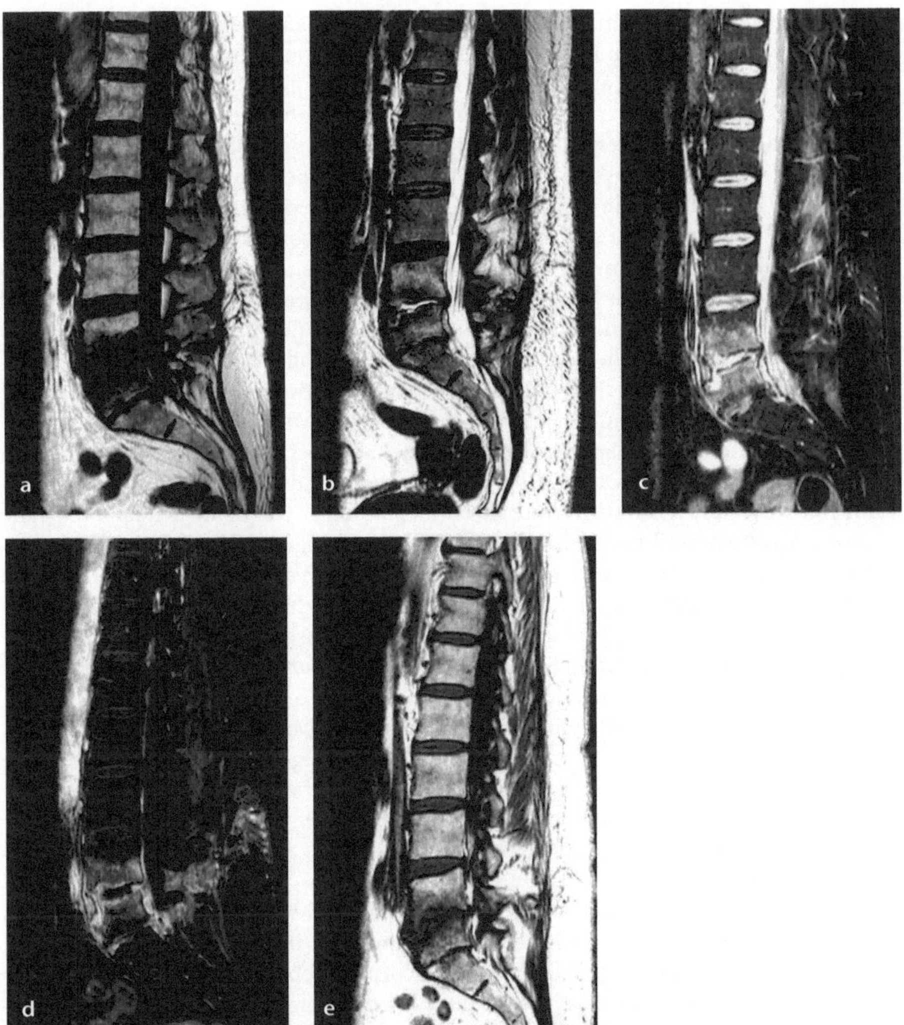

Fig. 6. Spondilodiscite postoperatoria L4-L5. RM. Piano sagittale, sequenza: SE T1 pesata (**a**, **e**), TSE T2 pesata (**b**), T STIR (**c**), SPIR T1 dopo MDC (**d**). Esame eseguito dopo 2 mesi (**a**-**d**) e 8 mesi (**e**) dopo l'intervento. I corpi vertebrali di L4 e L5 presentano alterazione dell'intensità di segnale caratterizzata da ipointensità nell'immagine pesata in T1 (**a**), tenue iperintensità nell'immagine pesata in T2 (**b**), discreta iperintensità nell'immagine T STIR (**c**) e presentano *enhancement* dopo MDC (**d**). L'alterazione dei corpi vertebrali è bene apprezzabile in **a** grazie all'evidente contrasto con i corpi vertebrali normali adiacenti che sono omogeneamente iperintensi per l'elevata percentuale di midollo adiposo. Il disco interposto risulta mal riconoscibile nell'immagine pesata in T1 (**a**), omogeneamente iperdenso nell'immagine pesata in T2 (**b**) e nell'immagine T STIR (**c**) e presenta *enhancement* periferico dopo MDC (**d**). Al controllo eseguito dopo 8 mesi si evidenzia riduzione delle alterazioni di segnale dei corpi vertebrali (**e**)

L'impiego di MDC paramagnetico aumenta ulteriormente le potenzialità della RM nella diagnostica delle spondilodisciti, permettendo di confermare la diagnosi ottenuta con l'esame senza MDC, aumentando la specificità diagnostica e rendendo possibile la diagnosi differenziale tra quadri sfumati di spondilodiscite e aspetti degenerativi [23-26]. Le alterazioni di segnale dei corpi vertebrali apprezzabili nelle immagini SE T1 dirette, da ipointense possono divenire iperintense dopo somministrazione di MDC nelle immagini SE T1 pesate oppure diventare isointense rispetto al midollo osseo circostante: il comportamento dell'intensità di segnale dei corpi vertebrali sede della flogosi risulta infatti estremamente variabile, in quanto dipende non solo dall'entità dello spazio extracellulare e dalla vascolarizzazione della lesione ma anche dall'intensità del segnale del midollo osseo normale circostante. Il limite dell'impiego del MDC legato alla possibile isointensità delle lesioni scheletriche è superabile con l'uso di sequenze pesate in T1 che sopprimono selettivamente il segnale del grasso. Per quanto riguarda il coinvolgimento del disco intervertebrale, l'impiego del MDC permette di vedere l'*enhancement* periferico dello spazio discale sede della flogosi. Questo reperto è utile nella diagnostica differenziale tra quadri sfumati di spondilodisciti e quadri di degenerazione fibrovascolare dei piatti vertebrali, entità patologica frequente nella popolazione anziana. A volte però il riscontro di un disco a morfologia conservata e segnale disomogeneo o solo lievemente iperintenso nei pazienti con sospetto clinico di infezione pone dei problemi diagnostici. In questi casi l'impiego del MDC per via endovenosa evidenzia un disco che non presenta *enhancement* nel caso della degenerazione fibrovascolare, mentre nelle spondilodisciti il disco presenta *enhancement* solitamente periferico (Figg. 5, 6). Solitamente tale diagnosi differenziale è già ottenibile nelle immagini T2 pesate, in quanto nelle spondilodisciti il disco coinvolto appare iperdenso e presenta alterazioni morfologiche, mentre nel caso della degenerazione fibrovascolare è iso/iperintenso rispetto agli altri dischi normalmente idratati.

Il MDC risulta inoltre molto utile nel bilancio di estensione, permettendo di ottenere una migliore visulizzazione delle lesioni extraossee e un'ottima valutazione dell'eventuale compressione sul midollo spinale (Fig. 4).

La spondilodiscite tubercolare presenta degli aspetti RM parzialmente diversi da quelli illustrati per le spondilodisciti da cocchi piogeni. In particolare, sono presenti una minor iperintensità di segnale a livello dei corpi vertebrali nella sequenza T2 pesata e un interessamento meno cospicuo del disco intervertebrale. Bilateralmente, sono inoltre frequenti ascessi paravertebrali che per lo più coinvolgono il muscolo psoas con un segnale ridotto, analogo a quello delle strutture muscolari, nelle sequenze T2 pesate e, dopo MDC, una iperintensità periferica analoga a quella osservabile a livello disco-vertebrale. Il coinvolgimento di più corpi vertebrali, in particolare la localizzazione preferenziale alle porzioni posteriori, può rendere impossibile in alcuni casi la diagnosi differenziale con le metastasi o con una spondilite da actinomiceti. In questi casi una accurata valutazione dei dati clinici risulta indispensabile ai fini di un corretto inquadramento diagnostico [27].

Bibliografia

1. Dalla Palma L, Pozzi Mucelli RS, Cova MA (1993) Le spondilodisciti infettive. In: Baccarini L, Cammina M, Priolo F (eds) Trattato italiano di diagnostica per immagini della colonna vertebrale. SGE Editoriali, Padova, pp 269-293
2. Cova MA, Pozzi Mucelli RS (1996) Spondilodisciti. In: Pozzi Mucelli RS (ed) Manuale di Tomografia Computerizzata. Ildenson Gnocchi, Napoli, pp 667-677
3. Dalla Palma L, Pozzi Mucelli RS, Cova MA et al (1990) La risonanza magnetica nella diagnostica delle infezioni scheletriche. Radiol Med 80:219-229
4. Longo G, Granata F, Ricciardi GK (2001) Rachide: patologia infettiva extradurale. In: Dal Pozzo G (a cura di) Compendio di risonanza magnetica. Cranio e rachide. UTET, Torino, pp 901-922
5. Muller EJ, Russe OJ, Muhr G (2004) Osteomyelitis of the spine. Orthopade 33:305-315
6. Murao S, Hosokawa H, Hosokawa Y et al (1997) Discitis, infectious arthritis and bacterial meningitis in a patient with pancreatic diabetes. Intern Med 36:443-445
7. Patel P, Olive KE, Krishnan K (2003) Septic discitis: an important cause of back pain. South Med J 96:692-695
8. Martha B, Duong M, Buisson M et al (2003) Acute Gemella haemolysas spondylodiscitis in an immunocompetent patient. Presse Med 32:1273-1275
9. Atalay B, Ergin F, Teksam M et al (2004) Spontaneous corynebacterium discitis in a patient with chronic renal failure. Spinal Cord 42:378-381
10. Astudillo L, Sailler L, Porte L et al (2003) Spondylodiscitis due to Aerococcus urinae: a first report. Scand J infect Dis 35:890-891
11. Dreyfus J, Grange L, Sessa C et al (2003) Pyogenic discitis revealing infrarenal aortic prosthetic graft infection impinging on the left ureter. Joint Bone Spine 70:140-142
12. Malinovsky JM, Pereon Y, Bouchout O et al (2002) Discitis after spinal anesthesia for transurethral resection of prostate. Ann Fr Anesth Reanim 21:807-811
13. Floris R, Spallone A, Aref TY et al (1997) Early postoperative following surgery for herniated lumbar disc. Acta Neurochir 139:169-175
14. Lavigne JP, Bouziges N, Sotto A et al (2003) Spondylodiscitis due to clostridium ramosum infection in a immunocompetent elderly patient. J Clin Microbiol 41:2223-2226
15. Desikan R, Barlogie B, Sethi R et al (2003) Infection: an underappreciated cause of bone pain in multiple myeloma. Br J Haematol 120:1047-1050
16. Schoon Y, Samson MM, Verhaar HJ (2003) Tubercolosis spondylodiscitis in three older patients. Ned Tijdschr Geneeskd 147:4-7
17. Resnik D, Niwayama G (1986) Osteomielite, artrite settica e sepsi tissutale: scheletro assiale. In: Resnik D, Niwayama G (eds) Patologia e diagnostica dell'apparato locomotore. Verduci, Roma, pp 2145-2167
18. Oyen WJ, Claessen RA, van Horn JR et al (1990) Scintigraphic detection of bone and joint infections with indium-111- labeled non specific polyclonal human immunoglobulin G. J Nucl Med 31:403-412
19. Wilkstrom M, Vogel J, Rilinger N et al (1997) Infectious spondylitis. A retrospective evaluation of MRI markers. Radiologe 37:139-144
20. Cappabianca S, Scuotto A, Pecori B et al (1998) The recrudescence of sponylodiscitis due to migratory flow. The role of magnetic resonance as a method of first instance in diagnosis and follow up. Radiol Med 95:551-556
21. Ledermann HP, Schweitzer ME, Morrison WB et al (2003) MR imaging findings in spinal infections: rules or myths? Radiology 228:506-514
22. Cusmano F, Calabrese G, Bassi S et al (2000) Radiologic diagnosis of spondylodiscitis: role of magnetic resonance. Radiol Med 100:112-119
23. Meneghello A, Boccignone A, de Biasio V (1999) Chronic spondylodiscitis. Clinical aspects and imaging features. Radiol Med 97:467-471
24. Cova MA, Dalla Palma L, Pozzi Mucelli RS et al (1993) MRI of spondylodiscities: contribution of gadolinium-DTPA and fast suppression sequenze. Eur Radiol 3:541-547

25. Duca S, Lo Bello G, Bianchi G et al (1993) Study of spondylodiscitis with magnetic resonance. Use of gadolinium-DTPA. Radiol Med 86:587-594
26. Champsaur P, Parlier-Cuau C, Juhan V et al (2000) Diagnostique différentielle entre spondylodiscite infactieuse et discopathie dégénérative érosive. J Radiol 81:516-522
27. De Vuyst D, Vanhoenacker F, Gielen J (2003) Imaging features of musculoskeletal tubercolosis. Eur Radiol 13:1809-1819

Radiologia tradizionale nelle malattie metaboliche dell'osso nel paziente geriatrico

Giuseppe Guglielmi, Filomena Urbano

L'osteoporosi involutiva rappresenta la più comune malattia metabolica dell'osso nel paziente geriatrico. Questo termine viene usato per descrivere una condizione di graduale e progressiva riduzione di massa ossea, con conseguenti fratture da insufficienza, che, a seconda dell'età in cui si manifesta, viene distinta in osteoporosi postmenopausale (tipo I) oppure osteoporosi senile (tipo II).

L'osteoporosi postmenopausale si verifica in genere in donne in età compresa tra 50 e 65 anni con un accelerato riassorbimento dell'osso trabecolare soprattutto del rachide e del polso.

Nella forma senile la perdita di tessuto osseo si verifica in maniera proporzionale sia a livello corticale che trabecolare; essa si presenta in genere dopo i 75 anni di età e si manifesta maggiormente a carico dell'osso appendicolare, con ampliamento del canale midollare e assottigliamento corticale soprattutto a carico di radio, femore, tibia, omero, anca e conseguente incremento della fragilità ossea e del rischio di frattura [1, 2] sia spontanea che per trauma minimo; ciò rende tale malattia particolarmente invalidante.

Il quadro radiologico tipico dell' osteoporosi è caratterizzato fondamentalmente da "osteopenia" cioè una riduzione quantificabile della densità ossea.

Il tessuto scheletrico e le sue componenti cellulari (osteoblasti e osteoclasti) sono sotto il controllo endocrino-metabolico e sotto il controllo di fattori locali che ne condizionano la funzione; ne consegue che l'osteopenia può essere espressione di una fisiologica involuzione del tessuto osseo come si verifica nell'osteoporosi primitiva senile e postmenopausale, oppure può essere espressione di altre patologie (osteoporosi secondaria) che in modo primitivo o secondario coinvolgono il tessuto osseo.

Tra le numerose malattie che possono causare osteoporosi secondaria particolare importanza hanno le malattie endocrine quali iperparatiroidismo, ipertiroidismo, sindrome di Cushing, nefropatie e patologie neoplastiche.

Tutte queste condizioni in genere causano osteoporosi generalizzata, ma esiste anche una forma localizzata di osteoporosi [3] causata da immobilizzazione prolungata post-traumatica oppure conseguente a paralisi, tumori e processi infiammatori.

Compito della radiologia è quello di porre diagnosi più precocemente possibile, affinché possano essere instaurati per tempo gli opportuni provvedimenti per la terapia e la profilassi delle complicanze [4, 5].

La diagnostica per immagini deve, quindi, assolvere i seguenti scopi:

- diagnosticare la presenza di osteoporosi, porre cioè una diagnosi di natura;
- cercare di quantificare la massa ossea presente attraverso metodi semiquantitativi (come avviene nello studio radiografico tradizionale) e/o quantitativi (come la densitometria, la mineralometria) [6, 7]. Nello studio radiografico tradizionale dell'osteoporosi l'attenzione deve essere rivolta non tanto alla valutazione della densità dell'osso (in quanto tale criterio risulta essere molto soggettivo e fortemente influen-

zato dalle modalità tecniche di esecuzione dell'esame o dalla qualità dell'immagine) [8], ma soprattutto allo studio morfologico dell'osso con l'analisi distinta del compartimento corticale (studio dello spessore dell'endostio, valutazione dell'omogeneità dell'osso compatto al fine di riconoscerne l'eventuale spogiosizzazione) e del compartimento spongioso (analisi dettagliata della distribuzione dei fasci trabecolari, della loro architettura, densità e spessore) [9, 10].

I segni radiografici indice di osteoporosi sono sostanzialmente rappresentati da:

- aumento della radiotrasparenza dell'osso per riduzione dello spessore delle trabecole [11]; tale fenomeno a livello vertebrale si manifesta con accentuazione delle trabecole a disposizione verticale per assottigliamento di quelle orizzontali; a livello del collo femorale si manifesta con accentuazione delle trabecole tensive e compressive. L'incremento progressivo della radiotrasparenza è un buon indice di severità della malattia [12];
- riduzione dello spessore della corticale [13]; tale fenomeno è causato dal riassorbimento osseo della corticale che, a seconda del turnover, può avvenire a vari livelli: endostale, intracorticale e subperiostale.

Lo studio radiografico deve essere rivolto come primo approccio alle sedi bersaglio. Il coinvolgimento può interessare sia lo scheletro assile che quello appendicolare.

Scheletro appendicolare

Mano

Lo studio radiologico della mano è una tappa fondamentale nella valutazione del grado e del tipo di osteoporosi, anche perché le sue caratteristiche anatomiche permettono uno studio a elevato dettaglio attraverso sistemi a elevata risoluzione (es. le pellicole industriali).

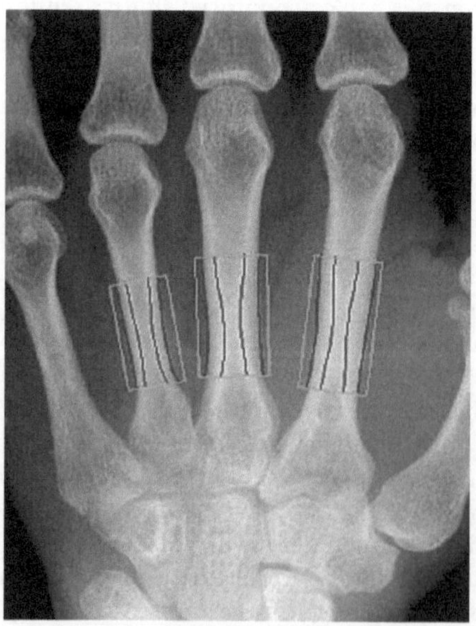

Fig. 1. Valutazione semiquantitativa del grado di osteoporosi basato sulla misura dell'indice cortico-midollare in sede diafisaria a livello del II, III, IV metacarpo

Vengono studiati i metacarpi (di solito II, III e IV) ed eventualmente le falangi basali corrispondenti. I compartimenti spongioso e corticale vengono analizzati separatamente. Una buona valutazione semiquantitativa per lo studio della mano è rappresentato dall'indice cortico-midollare che si basa sulla misurazione dello spessore della corticale a livello del II metacarpo [14] (Fig. 1).

Anca

Il segmento osseo più studiato, a livello dell'anca, è il femore prossimale [15]. La rilevazione delle modalità del progressivo riassorbimento dei sistemi trabecolari, tensivi e compressivi a livello dell'epifisi prossimale del femore, consente una valutazione grossolana della gravità dell'osteoporosi attraverso l'indice di Singh [16].

Di norma sono riconoscibili 5 sistemi o fasci trabecolari: gruppi compressivi principale e secondario, gruppi tensivi principale e secondario, gruppo del grande trocantere. La progressiva scomparsa di questi gruppi viene graduata da VI a I.

Grado VI: presenza di tutti i gruppi trabecolari. Grado V: riconoscimento dei gruppi principali tensivo compressivo, parziale riconoscimento del gruppo compressivo secondario, mancato riconoscimento degli altri gruppi trabecolari. Grado IV: riconoscimento del gruppo compressivo principale, parziale riconoscimento del gruppo tensivo principale. Grado III: riconoscimento del gruppo compressivo principale, ridotto riconoscimento del gruppo tensivo principale. Grado II: riconoscimento del gruppo compressivo principale, scarso riconoscimento del gruppo tensivo principale. Grado I: parziale riconoscimento del gruppo compressivo principale, assente il gruppo tensivo principale.

I gradi VI, V, IV vengono considerati come normali; i gradi III, II, I indicano la presenza di una osteopenia progressivamente più grave, con aumento del rischio di frattura a livello del collo del femore [17] (Fig. 2).

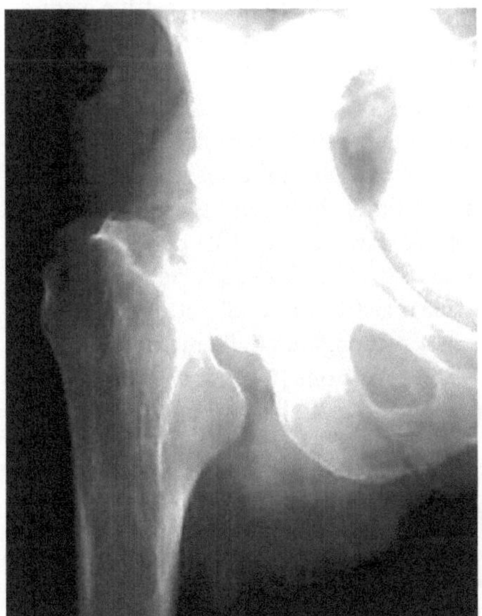

Fig. 2. Diffusa condizione osteopenica con frattura intertrocanterica a livello del collo femorale

Calcagno

Esso si presta bene a un dettagliato studio morfologico del disegno trabecolare che permette, attraverso un indice semiquantitativo, di misurare il grado di osteopenia correlato con le modalità di riassorbimento dei fasci trabecolari. Si tratta dell'indice di Jhamaria che viene valutato nei radiogrammi del calcagno in proiezione laterale [18].

Scheletro assile

Lo studio radiologico tradizionale del rachide, se viene limitato alla semplice valutazione della densità, risulta particolarmente fuorviante nella rilevazione del grado di osteoporosi, poiché numerosi fattori (quali artefatti da respirazione, errori di posizionamento, sovrapposizioni di strutture corporee, diversa tecnica d'esame) possono alterare quella che è la reale densità dell'osso; è fondamentale, quindi, far riferimento ai criteri morfologici [19].

La progressiva riduzione dello spessore e del numero delle trabecole a disposizione orizzontale porta, inizialmente, a una maggiore evidenza delle limitanti vertebrali (*rim sign*) e, successivamente, al risalto delle trabecole a disposizione verticale, da cui deriva un aspetto di tipo striato delle vertebre; successivamente, si avrà la progressiva scomparsa del disegno spongioso con conseguente quadro di vertebra a "scatola vuota" o *empty box* degli autori anglosassoni [19].

L'indebolimento della strutture vertebrali conduce, in questa fase, a modifiche delle limitanti vertebrali (che assumono una forma concava) e/o alla penetrazione di sostanza discale nel corpo vertebrale (ernie di Schmorl). A questo punto della malattia è possibile valutare il grado di osteoporosi vertebrale in maniera semiquantitativa attraverso l'indice di biconcavità (IB). L'indice di biconcavità appare utile nel monitoraggio dei pazienti sottoposti a terapia [20]; esso esprime il grado di avvallamento delle limitanti vertebrali, calcolato nei radiogrammi in proiezione laterale, attraverso il rapporto tra altezza centrale e altezza a livello del profilo anteriore. Un altro metodo estremamente soggettivo e condizionato dalla qualità del radiogramma è il metodo di Saville; tale metodo offre un'attendibile stadiazione dell' osteopenia quando non vi sono alterazioni della morfologia vertebrale [21]. Il metodo di Saville viene applicato alle vertebre lombari; indici da I a V segnalano la progressiva gravità della osteopenia. Grado I: struttura normale. Grado II: maggiore densità delle limitanti vertebrali. Grado III: rinforzo delle trabecole vertebrali. Grado IV: indebolimento delle trabecole, limitanti somatiche sottili, dismorfie del corpo vertebrale. Grado V: assenza di disegno osseo, densità vertebrale pari a quella delle parti molli.

Negli stadi più avanzati, quando vi è un cedimento strutturale della vertebra si può utilizzare un altro metodo di valutazione del grado della malattia (indice di frattura vertebrale).

La lettura dei radiogrammi dovrebbe sempre accompagnata dalla morfometria vertebrale, metodica più sensibile, oggettiva e di elevata precisione [22]. La morfometria vertebrale, misurando le altezze dei corpi vertebrali, permette di definire in maniera riproducibile le fratture vertebrali.

Tale metodica, diffusa nel Nord Europa e negli USA da molti anni, in Italia viene attualmente usata solo in alcuni centri specializzati per lo studio dell'osteoporosi. La morfometria vertebrale si esegue misurando le tre altezze - anteriore, centrale e posteriore - del corpo vertebrale sui radiogrammi del rachide dorsale e lombare in proiezione laterale. Dapprima si misura l'altezza posteriore della vertebra in esame; tale altezza non deve essere inferiore a 4 mm (15%) rispetto alla media dell'altezza posteriore delle vertebre adiacenti superiore e inferiore, ricordando che le altezze posteriori dei corpi vertebrali aumentano in senso cranio-caudale fino a L3. Una volta stabilita la normalità dell'altezza posteriore della vertebra in esame, si procede alla misurazione delle altezze centrale e anteriore, che vanno confrontate con l'altezza posteriore stessa. Da tali misurazioni possono scaturire tre tipi di frattura vertebrale:

- a cuneo (riduzione di almeno 4 mm o del 15% dell'altezza anteriore rispetto alla posteriore);
- mono-biconcava (riduzione di almeno 4 mm o del 15% dell'altezza centrale rispetto alla posteriore) (Fig. 3);
- da compressione o collasso (tutte le altezze vertebrali sono ridotte di 4 mm o del 15% rispetto alla media delle corrispondenti altezze delle vertebre adiacenti superiore e inferiore) (Fig. 4).

La morfometria può essere effettuata manualmente con un righello, direttamente sui radiogrammi oppure in maniera computerizzata.

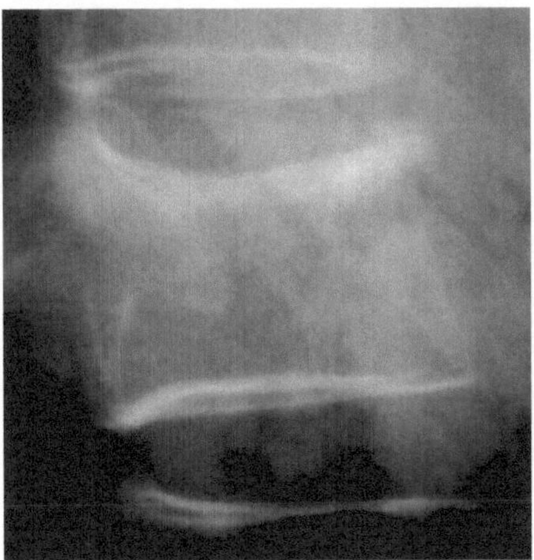

Fig. 3. Frattura vertebrale di grado lieve con riduzione del 20-25% dell'altezza vertebrale centrale. Si noti la sclerosi della limitante somatica superiore secondaria all'affastellamento del disegno trabecolare

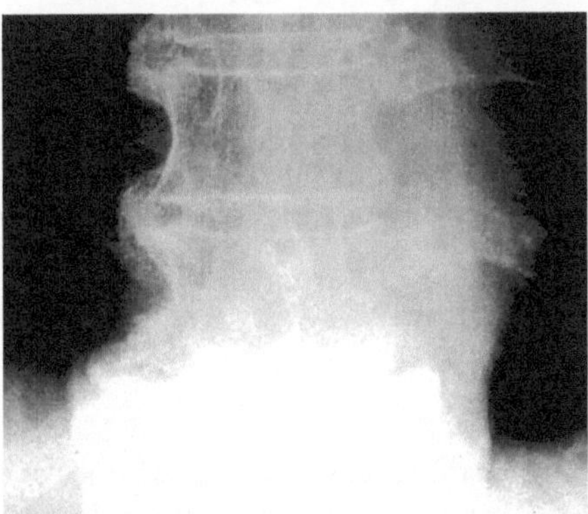

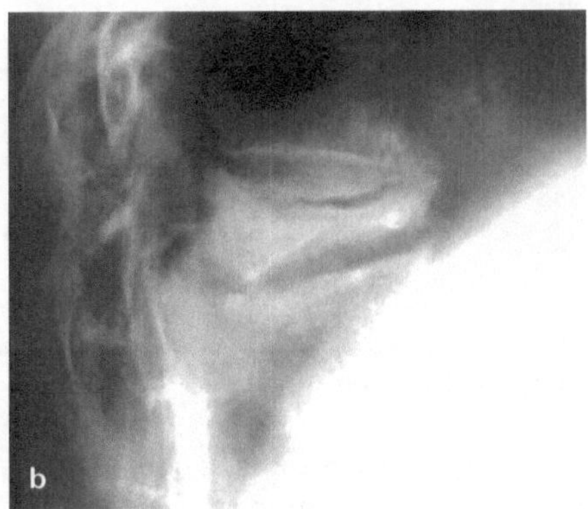

Fig. 4. Collasso vertebrale grave con riduzione di tutte le altezze vertebrali in proiezione postero-anteriore (**a**) e latero-laterale (**b**)

Diagnosi differenziale

La diagnosi di osteoporosi può essere correttamente formulata solo dopo aver attentamente considerato i dati anamnestici, l'esame obbiettivo e i diversi risultati radiografici ottenuti; tutti questi fattori inoltre risultano necessari per porre una corretta diagnosi differenziale tra le varie malattie che posso causare osteoporosi. Dal punto di vista radiografico, ci possono essere differenze nei vari quadri di osteoporosi; infatti ci sono dei segni patognomonici delle diverse malattie caratterizzate da osteopenia che possono manifestarsi nel paziente geriatrico.

Sindrome di Cushing

Può essere correlata a un eccesso endogeno di corticosteroidi (iperplasia o tumori surrenalici) oppure esogeno (assunzione di farmaci) [23].

Si manifesta generalmente con un'esuberante formazione del callo osseo endostale che radiologicamente si estrinseca con un aumento della densità delle limitanti vertebrali (Fig. 5). A volte si associano osteonecrosi della testa del femore, infezioni articolari, rottura dei tendini [23].

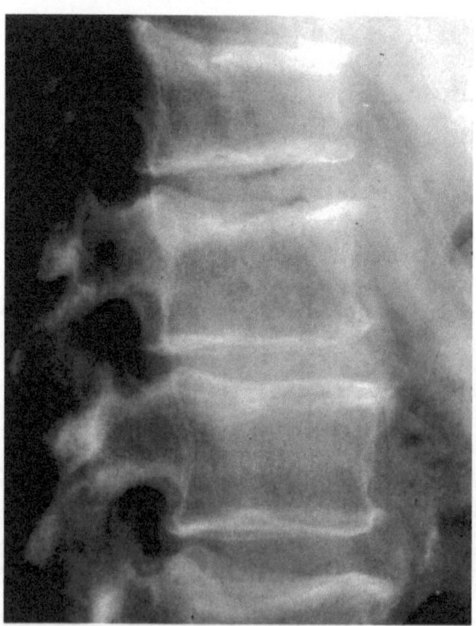

Fig. 5. Osteopenia secondaria a morbo di Cushing. Si noti l'incremento della densità delle limitanti somatiche che contrasta con la forte rarefazione del disegno della spongiosa dei corpi vertebrali

Iperparatiroidismo

Nell'iperparatiroidismo il fenomeno più evidente è il riassorbimento subperiostale con conseguenti erosioni multiple (anche se spesso si associa coinvolgimento endostale, subcondrale e trabecolare) del versante radiale delle falangi medie del II e III dito della mano, delle articolazioni sacroiliache e delle sinfisi pubiche [24]. A carico delle ossa lunghe, quali omero, femore e tibia, si manifesta con assottigliamento della compatta e della corticale con conseguente riassorbimento endostale e aumento delle strie intracorticali; spesso si associano tumori bruni che assumono l'aspetto di aree di osteolisi con rigonfiamento dell'osso localizzate soprattutto a livello costale e delle ossa lunghe della mano e del piede.

Malattie neoplastiche

Oltre ai collassi vertebrali "benigni" vanno naturalmente riconosciute le condizioni osteopeniche secondarie a emopatie, a metastasi che rientrano nei cosiddetti collassi vertebrali "maligni" (Fig. 6).

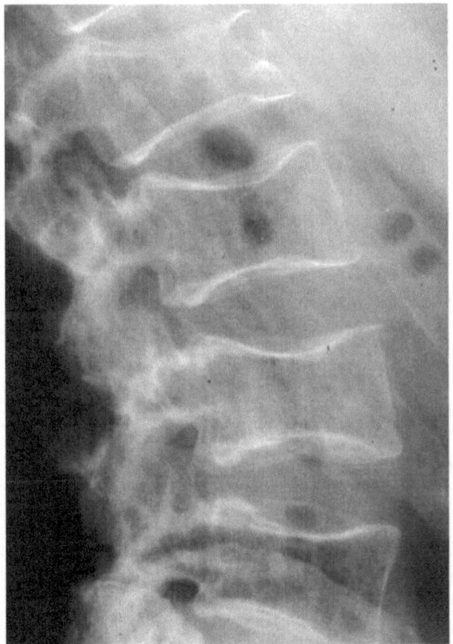

Fig. 6. Multipli collassi vertebrali "maligni" da mieloma multiplo. Si noti in particolare l'area di osteolisi che interessa la limitante somatica antero-superiore del soma di L2

Conclusioni

L'utilizzo della radiologia tradizionale nello studio delle sindromi osteopeniche presenta delle limitazioni soprattutto nelle fasi iniziali di tali patologie; infatti per poter apprezzare radiograficamente i segni di riduzione della densità ossea occorre che vi sia una perdita della quantità di osso mineralizzato almeno del 30-40% [7, 19].

I metodi di valutazione semiquantitativi, utilizzati nella radiologia tradizionale, hanno un'elevata variabilità intraoperativa che ne limita l'utilizzo nella pratica clinica [25].

L'indagine morfometrica, invece, supera i limiti legati alla valutazione dell'operatore e permette di misurare, in maniera affidabile, oggettiva e riproducibile le altezze dei corpi vertebrali e di riconoscere perciò le fratture vertebrali.

Pertanto la radiologia tradizionale rappresenta ancora la metodica di prima istanza nello studio delle sindromi osteopeniche perché, unitamente alla TC, alla RM e alla scintigrafia ossea, fornisce informazioni indispensabili per il riconoscimento di natura (benigna o maligna) della frattura vertebrale.

Bibliografia

1. Ahmed AI, Ilic D, Blake GM et al (1998) Rewiew of 3530 referrals for bone density measurements of spine and femur: evidence that radiographic osteopenia predicts low bone mass. Radiology 207:619-624
2. Gallangher JC (1992) Pathophysiology of osteoporosis. Semin Nephrol 12:109-115
3. Mavichak V, Murray TM, Hodsman AB et al (1986) Regional migratory osteoporosis of the lower extremities with vertebral osteoporosis. Bone 7:343-349
4. Cammisa M, Guglielmi G, Giannatempo GM et al (1996) Studio radiologico tradizionale delle sindromi osteopeniche. In: Cammisa M, Giannatempo GM, Guglielmi G, Liuzzi A (eds) Osteopatie metaboliche: inquadramento clinico-radiologico. Idelson Gnocchi, Napoli, pp 111-124
5. Epstein DM, Dalinka MK, Kaplan FS et al (1988) Observer variation in the detection of osteopenia. Skeletal Radiol 15:347-349
6. Garton MJ, Robertson EM, Gilbert FJ et al (1994) Can radiologist detect osteopenia on plain radiographs? Clin Radiol 49:118-122
7. Jergas M, Uffmann M, Escher H et al (1994) Interobserver variation in the detection of osteopenia by radiography and comparison with dual X-ray absorptiometry (DXA) of the lumbar spine. Skeletal Radiol 23:195-199
8. Finsen V, Anda S (1988) Accuracy of visually estimated bone mineralization in routine radiographs of the lower extremity. Skeletal Radiol 17:270-275
9. Grampp S, Jergas M, Gluer CC et al (1993) Radiological diagnosis of osteoporosis: current methods and perspectives. Radiol Clin North Am 31:1133-1145
10. Grampp S, Steiner E, Imhof H (1997) Radiological diagnosis of osteoporosis. Eur Radiol 7(Suppl 2):S11-S19
11. Mayo-Smith W, Rosenthal DI (1991) Radiographic appearance of osteopenia. Radiol Clin North Am 29:37-47
12. Genant HK, Vogler JB, Block JE (1988) Radiology of osteoporosis. In: Riggs BL, Melton LJ (eds) Osteoporosis etiology, diagnosis and management. Raven Press, New York, pp 181-220
13. Chew FS (1991) Radiologic manifestations in the musculoskeletal system of miscellaneous endocrine disorders. Radiol Clin North Am 29:135-147
14. Link TM, Rummeney EJ, Lenzen H et al (1994) Artificial bone erosions: detection with magnification radiography versus conventional high resolution radiography. Radiology 192:861-864
15. Schils J, Piraino D, Richmond BJ et al (1992) Transient osteoporosis of the hip: clinical and imaging features. Cleve Clin J Med 59:483-488
16. Singh M, Riggs BL, Beabout JW et al (1972) Femoral trabecular-pattern index for evaluation of spinal osteoporosis. Ann Int Med 77:63-67
17. Gluer CC, Cummings SR, Pressman A et al (1994) Prediction of hip fractures from pelvic radiographs: the study of osteoporotic fractures. J Bone Miner Res 9:671-677
18. Jhamaria NL, Lal KB, Udawa TM et al (1983) The trabecular pattern of calcaneum as an index of osteoporosis. J Bone J Surg 65B:195-202
19. Herrs Nielsen VA, Podenphant J, Martens S et al (1991) Precision in assessment of osteoporosis from spine radiographs. Eur J Radiol 13:11-14
20. Genant HK, Jergas M, Palermo et al (1996) Comparison of semiquantitative visual and quan-

titative morphometric assessment of prevalent and incident vertebral fractures in osteoporosis. J Bone Miner Res 11:984-996
21. Saville PD (1967) A quantitative approach to simple radiographic diagnosis of osteoporosis: its application to the osteoporosis of rheumatoid arthritis. Arthritis Rheum 10:416-422
22. Ferrar L, Jiang G, Barrington NA et al (2000) Identification of vertebral deformities in women: comparison of radiological assessment and quantitative morphometry using morphometric radiography and morphometric X-ray absorptiometry. J Bone Miner Res 15:232-238
23. Bondy PK (1980) The adrenal cortex. In: Bondy PK, Rosemberg LE (eds) Metabolic Control an Disease, 8th ed. WB Saunders, Philadelphia, p 1427
24. Quek ST, Peh WC (2002) Radiology of osteoporosis. Semin Musculoskel Radiol 6:197-206
25. Williamson MR, Boyd CM, Williamson SL (1990) Osteoporosis: diagnosis by plain chest film versus dual photon bone densitometry. Skeletal Radiol 19:27-30

Capitolo 29

Tumori primitivi maligni dell'osso nella terza età

Ugo Albisinni, Maria Cristina Malaguti, Maurizio Busacca

Nella terza età (pazienti oltre i 65 anni) la patologia neoplastica maligna dell'osso comprende tumori metastatici carcinomatosi, neoplasie sistemiche e tumori primitivi, cioè neoplasie che originano dall'apparato di sostegno; questi ultimi sono quindi tumori connettivali che derivano da precursori cellulari presenti nelle strutture ossee, comprendenti soprattutto elementi ossei e cartilaginei ma anche neuro-ectodermici, fibroistiocitari e vascolari. L'epidemiologia risulta difficile in quanto trattasi di patologia rara; dai dati della letteratura [1] e da quelli della casistica degli Istituti Ortopedici Rizzoli (IOR), 28.665 casi "completi" di lesioni neoplastiche del sistema muscolo-scheletrico raccolti dal settembre del 1900 alla quale si farà riferimento, le lesioni maligne dell'osso più frequenti nella terza età sono rappresentate dalle metastasi da carcinoma, seguite dai tumori primitivi e da quelli sistemici, rappresentati dal mieloma e dai linfomi.

Nel presente capitolo abbiamo ritenuto di trattare in modo più esaustivo solo i tumori primitivi maligni, riservando nel paragrafo della radiologia interventistica un breve cenno alle metastasi ossee e al loro trattamento non limitato solo alla palliazione del dolore ma esteso anche al controllo locale della lesione.

Tumori primitivi maligni

La Figura 1 riporta la frequenza degli istotipi dei tumori primitivi dell'osso, che rappresentano il 26% di tutte le neoplasie maligne dello scheletro in questa fascia di età, emersa dall'esame della casistica IOR. Le forme più frequenti risultano essere i condrosarcomi, seguiti dai tumori della serie istio-fibrocitaria, dagli osteosarcomi e dal cordoma. Poiché dalla revisione dei dati del nostro Registro dei Tumori Maligni primitivi dell'osso e dai dati della letteratura [2], peraltro molto scarni, è emerso che i risultati in termini di sopravvivenza, recupero funzionale e qualità della vita nei pazien-

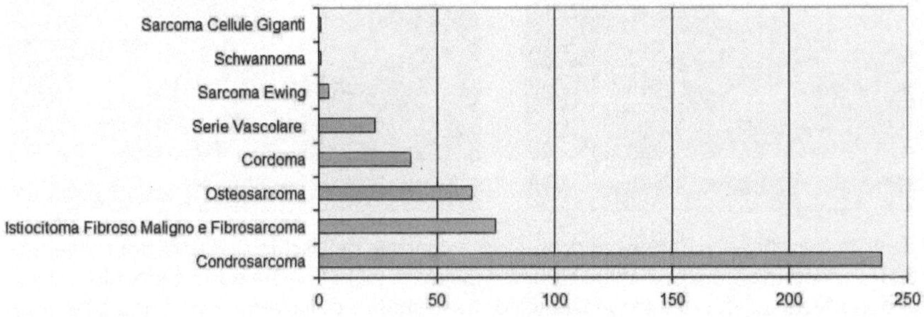

Fig. 1. Frequenza degli isotipi dei tumori primitivi dell'osso

ti anziani affetti da questa patologia e sottoposti a resezione chirurgica sono solo di poco inferiori a quelli dei pazienti più giovani, è necessario anche in questi casi formulare una diagnosi precisa e fornire un'accurata stadiazione preoperatoria della lesione. Nel suo trattato, il Professor Campanacci [3] sottolinea che "se si vuole progredire nel difficile compito di curare e guarire i tumori, se si vuole comprendere la ragione dei risultati e confrontare tali risultati con quelli di altri Centri usando lo stesso linguaggio, è indispensabile che ogni caso oncologico venga classificato secondo il suo stadio". Una corretta stadiazione, oggi ancora più necessaria a fronte delle potenzialità dei trattamenti radio-chemioterapici e chirurgici, si basa sulla realizzazione di un corretto bilancio di diffusione, sia loco-regionale che a distanza, secondo i criteri di Enneking [4] che suddivide i tumori maligni primitivi in tre stadi: tumori a bassa malignità, stadio I; tumori maligni, stadio II; e infine tumori con metastasi, stadio III.

Il complesso processo diagnostico dei tumori primitivi dell'osso comprende l'analisi dei parametri clinici, l'utilizzo razionale delle metodiche di *imaging* e infine l'accertamento istopatologico. È indispensabile una valutazione attenta, meticolosa e sequenziale dei parametri forniti dalla radiologia convenzionale (RC), dalla tomografia computerizzata (TC) e dalla risonanza magnetica (RM) indicativi della velocità di crescita del tumore, della sua matrice intercellulare, della presenza di pseudocapsula e di una sua eventuale infiltrazione, e infine dell'angiogenesi e della perfusione tumorali. Spesso i reperti forniti dall'*imaging* morfologico e funzionale, associati ai dati clinico-laboratoristici, consentono un orientamento diagnostico. Anche quando l'aspetto radiologico è caratteristico, quasi tutte le forme maligne vengono sottoste a biopsia per conoscere il *grading* istologico del tumore.

La RC e soprattutto la TC sono importanti ai fini diagnostici in quanto forniscono informazioni sul tipo di osteolisi e sulla sua aggressività e permettono spesso di differenziare le matrici neoplastiche. La RM [5] è considerata indagine di scelta in tre momenti essenziali: il primo, nel rilevare iniziali alterazioni infiltrative dell'osso spongioso e quindi nella diagnosi precoce; il secondo, nel fornire un preciso bilancio loco-regionale della lesione; il terzo, nel valutare la risposta del tumore ai trattamenti radio-chemioterapici (Fig. 2).

Nei sarcomi dell'osso sottoposti a chemioterapia (CHT) neoadiuvante infatti è molto importante la valutazione *in vivo* della risposta tumorale, non solo ai fini prognostici,

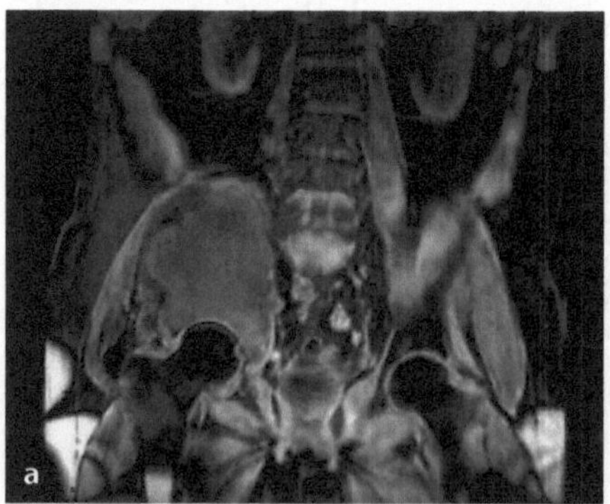

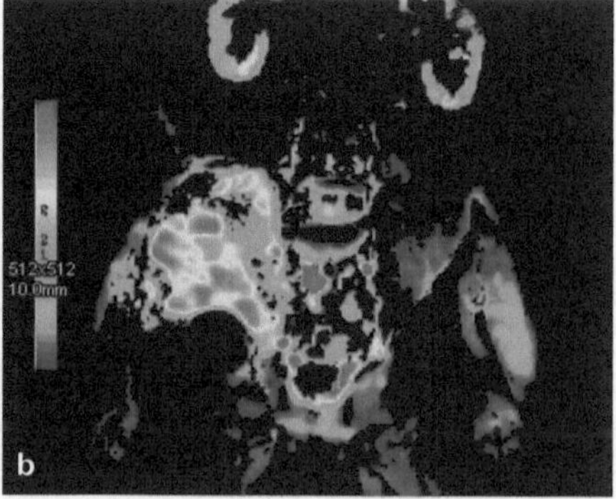

Fig. 2. Paziente maschio di 65 anni; condrosarcoma centrale dell'ischio di destra dopo chemioterapia (CHT) neoadiuvante. **a** Immagine coronale *spin echo* (SE) T1pesata dopo gadolinio che evidenzia una modesta e diffusa impregnazione contrastografica della lesione. **b** L'immagine, ottenuta con risonanza magnetica (RM) dinamica e rielaborazione elettronica, fa risaltare le aree residue di tessuto neoplastico vitale

ma anche per la scelta del *timing* chirurgico e del trattamento farmacologico post-intervento; il target è rappresentato dalla individuazione e quantificazione del tessuto residuo vitale, che va differenziato dalla necrosi e dal tessuto di granulazione e infiammatorio reattivo al trattamento. I risultati migliori si ottengono con gli studi dinamici con gadolinio, utilizzando sequenze ultraveloci e la sottrazione digitalizzata delle immagini [6, 7]. Recentemente sono stati riportati in letteratura studi di validazione della tomografia a emissione di positroni (PET) nell'ambito della patologia neoplastica primitiva dell'osso; dai risultati preliminari sembra che l'entità dell'ipercaptazione di F-18-deossiglucosio risulti correlabile al grado di malignità del tumore.

Condrosarcoma

Oltre il 12% dei casi i condrosarcomi (CS) interessano la terza età; nella nostra casistica rappresentano il tumore più frequente, con un'incidenza pari al 34% circa. Sono sarcomi le cui cellule tendono a differenziarsi in cartilagine e se ne distinguono varie forme e vari gradi istologici, secondo una progressione di malignità cui corrispondono differenti caratteristiche prognostiche e terapeutiche. Le forme più riscontrate sono il CS centrale (57%), il CS dedifferenziato (32%), il CS periferico (7%) e il CS mesenchimale (4%). Per la tendenza della cartilagine a calcio-ossificare, la matrice tumorale appare radiodensa con caratteristici *pattern* radiografici delle calcificazioni, meglio valutabili con la TC.

L'aspetto RM del condrosarcoma centrale è noto: il tessuto patologico si presenta ipo-isointenso nelle sequenze T1 dipendenti e iperintenso in quelle T2 dipendenti, con aspetto polilobulato senza o con settature ipointense e aree focali di *signal void* dovute alla mineralizzazione della matrice; netta l'impregnazione contrastografica. L'intensità del segnale non è discriminante per la definizione del *grading*, in quanto analoga sia nei CS a basso grado che in quelli ad alto grado di malignità [7].

Il CS dedifferenziato è caratterizzato da una nuova neoplasia non condroide più aggressiva e maligna (quale un istiocitoma fibroso maligno, un fibrosarcoma, un osteosarcoma o un angiosarcoma) che origina su un condrosarcoma centrale. Nella forma bifasica, peraltro la più frequente, la RM è in grado di evidenziare le aree di differenziazione che presentano un'intensità di segnale ridotta rispetto all'iperintensità della componente condroide; risulta quindi estremamente utile nella diagnosi ma anche come scelta della sede del prelievo bioptico [8].

L'aspetto radiologico del condrosarcoma periferico, così definito perché origina all'esterno dell'osso e nella maggior parte dei casi da una preesistente esostosi, è assolutamente tipico, caratteristico. La TC e soprattutto la RM diventano importanti nel rilevare segni precoci di degenerazione sarcomatosa di una esostosi, rappresentati da un aumento dello spessore del cappuccio cartilagineo e da una iniziale distruzione del tessuto osseo dell'esostosi da parte del tessuto sarcomatoso, che peraltro presenta caratteri morfostrutturali TC e RM del tutto analoghi a quelli del condrosarcoma centrale [9].

Fibrosarcoma e istiocitoma fibroso maligno

Sono sarcomi di origine fibro-istiocitaria che presentano caratteristiche cliniche e radiografiche simili; la loro differenza è basata sul diverso aspetto istologico, composto solo da cellule fusate nel fibrosarcoma e da cellule fusate e polimorfe nell'istiocitoma fibroso maligno. Rappresentano rispettivamente il 2-3% e il 4-5% dei tumori ossei primitivi e sono tipici dell'età adulto-avanzata; infatti nei pazienti over 65 la percentuale sale a oltre il 9%. Frequentemente si instaurano su ossa irradiate o pagetiche, su condrosarcomi non recenti, su tumori gigantocellulari (TGC) o su osteomielite cronica.

Radiologicamente il quadro presenta caratteristiche aspecifiche di una lesione aggressiva che varia in rapporto al grado di malignità. Anche l'aspetto TC e RM del tessuto neoplastico, che dipende dalla differenziazione istologica del tumore, dalla sua cellularità e dalla ricchezza in matrice collagene, risulta aspecifico; le due metodiche si equivalgono nella stadiazione loco-regionale della lesione [10].

Osteosarcoma

Rappresenta il tumore maligno più frequente dello scheletro; nella nostra casistica interessa la terza età nel 14%. È un tumore altamente maligno, a istogenesi ossea, suddiviso in vari sottotipi istologici con aspetti clinici e radiografici polimorfi. Istologicamente risulta costituito da cellule mesenchimali che tendono a differenziarsi in senso osteoblastico producendo sostanza osteoide. In questa fascia di età oltre un 1/3 dei casi insorge su osso pagetico, su osso irradiato, su lesioni benigne (quali la displasia fibrosa, l'infarto osseo, l'osteomielite cronica), su tumori cartilaginei benigni o, per progressione di malignità, su condrosarcomi. L'osteosarcoma classico si presenta come tumore maligno stadio II-B nell'80% dei casi, solo nel 10% come una lesione intraossea II-A e nel restante 10% come uno stadio III con metastasi polmonari all'esordio.

Radiologicamente se ne distinguono forme osteoblastiche, litiche o miste. Nella forma più frequente, osteoblastica, le cellule tumorali producono direttamente in quantità assai variabile una matrice osteoide generalmente mineralizzata o osso con mineralizzazione amorfa, ben evidente alla RC e alla TC. Nei casi in cui la neoplasia si differenzia in senso condroblastico o fibroblastico entrambe le metodiche invece hanno scarse possibilità di rilevare correttamente la matrice osteoide, per cui la diagnosi diventa solo istologica. La RM [11] è indispensabile, oltre ai fini diagnostici, soprattutto per valutare la corretta estensione intramidollare del tumore, un'eventuale interessamento articolare, i rapporti della massa extracompartimentale con le strutture vascolo-nervose adiacenti e nel *restaging* post-chemioterapia.

Cordoma

È un raro tumore osseo tipico dell'età adulta-avanzata con picco di incidenza fra i 50-60 anni; rappresenta l'1-3% di tutte le neoplasie maligne primitive dell'osso; nei pazienti over 65 l'incidenza è del 6% circa. Origina da residui del tessuto notocordale e si localizza in oltre il 50% dei casi al sacro-coccige, nel 35% al *clivus* e solamente nel 15% al rachide, soprattutto nel tratto cervicale dove predilige C2. La malignità risulta prevalentemente locale, poiché è invasivo e tende a recidivare in oltre il 50% dei casi. La tendenza a metastatizzare è scarsa e tardiva (10-20% dei casi), con ampio intervallo di tempo dal momento della diagnosi (1-7 anni).

In base all'aspetto istologico, caratterizzato dalla presenza di cellule fisalifore, se ne riconoscono tre sottotipi: convenzionale, condroide e dedifferenziato.

Il cordoma presenta un decorso lento e progressivo (in assenza di dedifferenziazione), con una velocità di crescita radiologica tipica delle lesioni a bassa malignità, raramente aggressiva. Solitamente la diagnosi è tardiva e avviene a sviluppo neoplastico conclamato a causa del quadro clinico subdolo, aspecifico e ai limiti della RC nelle localizzazioni al sacro e alla colonna. Nella maggioranza dei casi i reperti TC e RM consentono di formulare una corretta ipotesi diagnostica. Radiologicamente in oltre il 90% dei casi si presenta come un'osteolisi centrale, a carta geografica, a margini abbastanza netti e spesso addensati, che diventano maldefiniti nelle forme più aggressive. Più raramente si presenta con un *pattern* misto o addirittura addensante. Al momento della diagnosi è quasi sempre presente una componente neoplastica extracompartimentale, di solito voluminosa, che analogamente al reperto macroscopico si presenta plurilobulata, ipodensa in TC e ipo-isointensa nelle sequenze T1 dipendenti e iperintensa in quelle T2, in rapporto alla matrice mixoide, con presenza di settature fibrotiche ipointense che possono essere considerate significative del cordoma in quanto presenti in oltre il 70% dei casi. La lesione può risultare disomogenea per la presenza di aree necrotico-cistiche ed emorragiche e può contenere calcificazioni più o meno voluminose o frammenti di osso che il tumore ingloba accrescendosi. Dopo somministrazione di mezzo di contrasto il cordoma mostra in genere modesta impregnazione in rapporto alla scarsa vascolarizzazione. Poiché la terapia di elezione è la resezione ampia del tumore, la RM rappresenta indagine di scelta nel fornire un accurato bilancio loco-regionale della lesione, specie nelle localizzazioni vertebrali [12, 13].

Radiologia interventistica

La radiologia interventistica consente di fornire con ridotta invasività un utile contributo al trattamento del paziente anziano affetto da tumore. Negli ultimi anni le indicazioni alle procedure interventistiche sono aumentate, passando da funzioni di supporto diagnostico (agobiopsia TC-guidata) a finalità terapeutiche (termoablazione, embolizzazione, cementoplastica, ecc.). Questa evoluzione la si deve in buona parte al moderno *imaging* (in particolare alle metodiche tomografiche quali la TC, la RM e l'ecografia) che avendo accresciuto molto la definizione spaziale e il potere di discriminazione tissutale consente di rilevare con maggiore precocità le alterazioni del sistema muscolo-scheletrico e di "guidare" con efficacia le procedure interventistiche.

Agobiopsia TC-guidata

In presenza di una lesione del sistema muscolo-scheletrico sempre più spesso si ricorre all'agobiopsia; quella TC-guidata è la più usata poiché permette di visualizzare con precisione le lesioni di piccole dimensioni e le strutture adiacenti, non solo ossee. Nei confronti della biopsia incisionale ha notevoli vantaggi: ridotta invasività, possibilità di raggiungere lesioni di difficile aggressione chirurgica e/o multifocali, basso rischio di infezioni, ridotta morbilità, ricovero occasionale e quindi costi biologici ed economici molto ridotti.

Le indicazioni all'agobiopsia sono: caratterizzazione di una lesione ossea, conferma di metastasi e possibilità di identificare recettori ormonali in pazienti con tumore primitivo conosciuto, valutazione dell'efficacia della chemio- o radioterapia, conferma o esclusione di una recidiva, identificazione di un processo infettivo, conferma della natura benigna di una lesione insorta nel corso del trattamento (es. osteoporosi, osteodistrofia renale).

La biopsia percutanea ha un grado di accuratezza che è compreso tra il 60 e il 90% ed è in rapporto alla sede, al tipo di lesione, all'ago utilizzato e all'esperienza dell'operatore; ridotte sono le complicanze gravi riportate nella letteratura internazionale.

Termoablazione con radiofrequenza

La termoablazione con radiofrequenza (RF) con approccio percutaneo TC-guidato sta riscuotendo crescente attenzione nel trattamento delle lesioni focali del paziente anziano [14]. Il trattamento con RF delle metastasi ossee è stato proposto solo da pochi anni, ma ha già ottenuto numerose conferme e notevoli consensi per la efficacia nel controllo del dolore quando la radio- e/o la chemioterapia non sono attuabili o inefficaci oppur si voglia sostituire o integrare la terapia con oppiacei. È una procedura mini-invasiva e permette di controllare per qualche mese il dolore neoplastico con notevole beneficio fisico e soprattutto psichico del paziente. Per posizionare l'agoelettrodo nella lesione ci si avvale comunemente di aghi che consentono anche di eseguire, quando necessario, un prelievo tissutale.

Embolizzazione arteriosa

L'embolizzazione arteriosa ha lo scopo di occludere i vasi afferenti a una lesione per determinarne la necrosi ischemica. L'indicazione all'embolizzazione arteriosa nel paziente tumorale anziano è fondamentalmente quella "palliativa" per il controllo del dolore e della crescita loco-regionale, in lesioni primitive maligne inoperabili o in metastasi ossee; può essere associata ad altre terapie (radio-chemio- e/o ormonoterapia, termoablazione, chirurgia) e può essere ripetuta nel tempo. È una procedura per la quale è necessario il ricovero del paziente la notte successiva al trattamento. Le complicanze riportate in letteratura non sono frequenti e sostanzialmente sono dovute a errori di tecnica e/o imperizia dell'operatore. È opportuno eseguire la procedura in strutture dotate, oltre che di sala angiografica e apparecchi idonei, anche di un'adeguata diagnostica per immagini che possa consentire, in caso di necessità, di monitorare adeguatamente il paziente.

Cementoplastica

È un capitolo abbastanza recente della radiologia interventistica del sistema muscoloscheletrico. Consiste nella iniezione di cemento (metilmetacrilato, usualmente adoperato nella chirurgia ortopedica) in lesioni ossee dello scheletro assiale o appendicolare diventate incompetenti a sopportare le usuali sollecitazioni. La finalità è quella di rinforzare un osso indebolito (evitandone la frattura patologica che è un evento prognosticamente negativo) e di alleviare il dolore provocato dalle microfratture trabecolari. La procedura si esegue solitamente dopo un'agobiopsia TC-guidata. Di recente si sta valutando l'opportunità di eseguire tale procedura dopo la termoablazione della lesione per ridurre il rischio di embolizzazione neoplastica.

Conclusioni

Il riscontro di lesioni maligne dell'osso è una osservazione rara anche nella terza età. L'esistenza di aggiornate banche dati e di Registri Tumori specializzati permette l'analisi di molteplici dati epidemiologici dai quali risulta che, in assoluto, le lesioni più numerose sono le metastasi, seguite dai tumori primitivi e da quelli sistemici.

In questa fascia di età, inoltre, la patologia neoplastica maligna presenta caratteristiche particolari che, unite ai diversi problemi terapeutici, ne rendono giustificata una conoscenza appropriata; questi tumori richiedono particolare esperienza nella diagnosi sia radiologica che istologica e competenze specifiche per la terapia.

Riteniamo indispensabile ribadire che l'approccio diagnostico deve essere clinico-radiologico, poiché solo valorizzando i molteplici parametri clinici e i reperti sempre più precisi e numerosi forniti dall'*imaging*, in particolare dinamico e funzionale, è possibile restringere il campo delle ipotesi diagnostiche, momento di sintesi difficile perché l'aggressività radiologica non sempre corrisponde a quella biologica.

Mentre la RC e la TC sono importanti essenzialmente ai fini diagnostici, la RM è considerata indagine di scelta nel bilancio loco-regionale e nel *restaging* post-chemioterapico (RM dinamica).

Nella maggioranza dei tumori maligni dell'osso si rende comunque necessario il ricorso all'accertamento istopatologico; il quadro radiologico è in ogni caso guida alla biopsia e completamento essenziale dell'istologia, in quanto le informazioni "macroscopiche", morfologiche e funzionali, fornite dall'*imaging* costituiscono premessa per la definizione delle caratteristiche citologiche e istologiche del tumore.

Oggi non si possono infine ignorare le possibilità della radiologia interventistica, che svolge un ruolo importante di supporto diagnostico (agobiopsia TC-guidata) ma anche di tipo terapeutico, sia palliativo che di controllo locale.

Bibliografia

1. Mirra JM (1996) Bone tumors clinical, radiologic and pathologic correlation. Lea-Febiger, Philadelphia,
2. Buchner M, Bernd L, Sabo D (2004) Primary malignant tumours of bone and soft tissue in the elderly. EJSO 30:877-883
3. Campanacci M (1990) Bone and soft tissue tumors. Springer Verlag, Berlin, Heidelberg
4. Enneking WF (1986) A system of staging musculoskeletal neoplasms. Clin Orthop 204:9-24
5. Panicek DM, Gatsonis C, Rosenthal DJ (1997) CT and MRI imaging in the local staging of primary musculoskeletal neoplasms: report of the Radiology Diagnostic Oncology Group. Radiology 202:237-246
6. Vanel D, Lacombe MJ, Couanet D (1987) Muskuloskeletal tumors: follow-up with MR imaging after treatment with surgery and radiation theraphy. Radiology 164:243-245
7. Erleman R, Reiser MF, Peters PE (1989) Musculo-skeletal neoplasms: static and dynamic contrast-enhanced MR imaging. Radiology 171:767-773

8. Varma DG, Ayala AG, GarrascoCH (1992) Chondrosarcoma: MR imaging with pathologic correlation. Radiographics 92:687-704
9. MacSweeney F, Darby A, Saiffudin A (2003) Dedifferential chondrosarcoma of the appendicular skeleton: MRI-pathological correlation. Skeletal Radiol 32:671-678
10. Papagelopoulos PJ, Galanis E, Frassica FJ (2000) Primary fibrosarcoma of bone. Clin Orthop Rel Res 373:88-103
11. Sundaresan N (1986) Chordomas. Clin Orthop 204:135-142
12. Wetzel LH, Levine E (1990) MR imaging of sacral and presacral lesion. AJR Am J Roentgenol 154:771-775
13. Crapanzano JP, Syed ZA (2001) Chordoma. A cytologic study with histologic and radiologic correlation. Cancer 93:40-51
14. Albisinni U, Rimondi E, Bianchi G, Mercuri M (2004) Experience of the Rizzoli Institute in radiofrequency thermal ablation of musculoskeletal lesions. J Chemother 16(Suppl 5):75-78

SEZIONE V

Neuroradiologia

Capitolo 30

Invecchiamento del sistema nervoso centrale

Giuseppe Moretto, Franco Alessandrini

Premessa

La spettanza di vita media si è allungata in maniera considerevole nel corso del XX secolo passando, nei Paesi occidentali, da circa 50 a oltre 80 anni; questo sta creando negli stessi Paesi una vera e propria emergenza medico-sociale, la cosidetta *age-related neurological disease and disfunction* (ARNDD), che in America interessa il 90% della popolazione ospite delle residenze per anziani e il 50% dei soggetti anziani in generale. Per avere un'idea delle dimensioni del problema nel nostro Paese, basti pensare che la popolazione ultrasessantacinquenne, che nel 2001 era del 20,3%, sarà del 30% nel 2020.

I processi biologici correlati all'invecchiamento sono ancora largamente sconosciuti. Secondo un'ipotesi, l'invecchiamento è il risultato di una serie di modificazioni di DNA, RNA e proteine che nel corso degli anni si accumulano nella cellula come conseguenza di anomalie cromosomiche; un'altra ipotesi suggerisce che esso è piuttosto una tappa del normale processo di sviluppo che prevede l'attivazione del programma genetico della senescenza. Di conseguenza, un'instabilità genomica porterebbe al progressivo accumularsi nel nucleo di copie di DNA ribosomiale circolare extracromosomico che accelerano l'invecchiamento e la morte della cellula [1, 2]. Oggigiorno anche i meccanismi e i fattori dell'infiammazione sono ritenuti importanti nell'influenzare e accelerare il processo d'invecchiamento cellulare [3].

Invecchiamento del sistema nervoso

Per quanto riguarda il tessuto nervoso va ricordato che i neuroni, a differenza delle cellule gliali che hanno un'intensa attività mitotica, sono per la maggior parte cellule perenni. In questi elementi, quindi, l'invecchiamento si esplica principalmente a livello citoplasmatico con alterazioni dei processi metabolici a genesi multifattoriale. La progressiva riduzione del numero delle cellule neurali, circa 10^{12} nel cervello adulto normale, caratterizza il "normale" invecchiamento cerebrale, mentre una riduzione abnorme e selettiva di determinate popolazioni di neuroni determina la comparsa di molte malattie neurologiche degenerative, tra cui la demenza. L'invecchiamento del sistema nervoso centrale (SNC), costituito da encefalo e midollo spinale, comporta quindi modificazioni macroscopiche - l'atrofia del parenchima - e microscopiche. Queste ultime consistono in deplezione neuronale, degenerazioni assonali, mieliniche e dendritiche, accumuli intra ed extracellulari di materiale abnorme e gliosi sostitutiva. Le alterazioni microscopiche si accompagnano a quelle molecolari, con conseguente riduzione dei neurotrasmettitori dopaminergici e, in misura minore, di quelli serotoninergici. Durante il processo di invecchiamento la perdita neuronale interessa selettivamente alcune regioni dell'encefalo, quali il *locus ceruleus*, la sostanza nigra, le cellule del Purkinje e le cellule piramidali della neocorteccia; l'albero dendritico invece va incontro a continui fenomeni di degenerazione e rigenerazione, con conseguente riarrangiamento della rete di connessioni neurali, che costituiscono il fenomeno della plasticità neuronale. Anche il sistema nervoso periferico è interessato dal processo di invecchiamento, che si manifesta con alterazioni assonali e mieliniche, riduzione del numero dei motoneuroni e dei neuroni sensitivi; infine le fibre muscolari vanno incontro ad atrofia [4, 5].

I segni e sintomi neurologici associati all'invecchiamento sono principalmente sensitivi, motori e cognitivi. Un disturbo dell'accomodazione visiva e della convergenza, un'ipoacusia percettiva, un'ipoosmia e una riduzione della sensibilità vibratoria sono i maggiori segni sensitivi; quelli motori sono rappresentati da riduzione della frequenza dell'attività e della forza muscolare, allungamento dei tempi di reazione e ridotta coordinazione; l'apprendimento, la memoria generale e la soluzione di problemi - funzioni che richiedono velocità di elaborazione delle informazioni - sono infine i segni cognitivi associati all'invecchiamento. Esiste una grande eterogeneità nelle tappe dell'invecchiamento cerebrale "normale": vi sono cioè individui che non mostrano alcun declino delle funzioni neurologiche, incluse quelle cognitive, anche nelle fasi più avanzate dell'età, mentre altri evidenziano precocemente segni e sintomi di *aging*.

Il declino neurologico correlato con l'età e quello patologico, espressione di malattie, si misura con un'attenta valutazione delle funzioni motorie, cognitive e dello stato di coscienza. Il neurologo chiede quindi al radiologo di quantificare la perdita neuronale e le modificazioni assonali, gliali e vascolari, onde demarcare i confini tra invecchiamento "normale" e "patologico" del SNC. Lo scopo finale è quello di anticipare il più possibile la diagnosi di invecchiamento "patologico", ma anche di consentire di mettere in atto opportune strategie preventive [6-11]. Oggi infatti vi sono diversi gruppi di patologie del SNC che sono suscettibili di efficaci trattamenti, soprattutto se diagnosticate tempestivamente; ci riferiamo in particolare alle malattie cerebrovascolari, alle demenze trattabili, ad alcune sindromi extrapiramidali, a patologie neoplastiche e ad alcune mielopatie.

Al neurologo spetta quindi il compito di formulare una o più ipotesi diagnostiche sulla base di un accurato esame anamnestico-semeiologioco; al neuroradiologo, il compito di dare una risposta confermativa o di esclusione.

Gli Autori riportano qui di seguito alcuni casi esemplificativi tra i più comuni che giungono all'osservazione del neurologo, i quesiti diagnostici che egli pone al neuroradiologo e le risposte di quest'ultimo mediante la scelta dell'esame radiologico più appropriato.

Per gli approfondimenti delle specifiche patologie neurologiche si rimanda ai capitoli successivi del trattato.

Le funzioni motorie e i loro disturbi

Caso 1

La forza e la velocità del movimento si riducono con l'età per alterazioni dei muscoli, dei nervi periferici e delle articolazioni. A partire da 65-70 anni la marcia diventa più lenta nella fase di inizio e di mantenimento, i movimenti di accompagnamento sono meno ampi, il tronco tende a essere flesso in avanti. Tutto questo fa parte di un normale processo età-correlato in cui, accanto alle modificazioni dell'apparato neuro-muscolare sopradescritte, giocano un ruolo anche la corteccia frontale e i nuclei della base.

Risposta. Le indagini neuroradiologiche del SNC sono normali o mostrano alterazioni aspecifiche (Fig. 1).

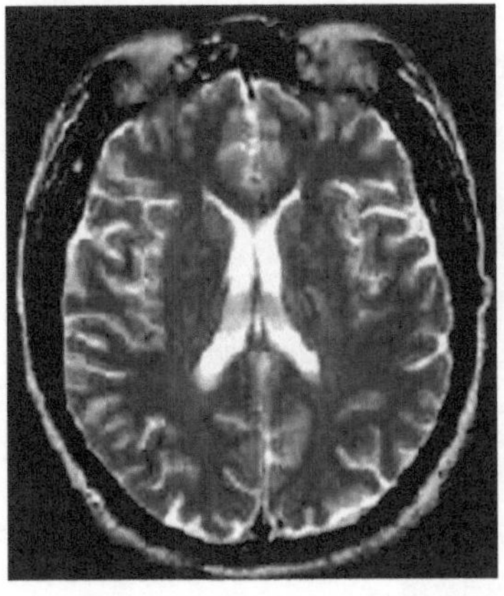

Fig. 1. Risonanza magnetica (RM) cerebrale, immagine assiale T2-pesata, acquisita a livello medio-ventricolare: non si osservano sostanziali alterazioni parenchimali, a eccezione di minimi segni di ampliamento dei solchi bilateralmente. La volumetria ventricolare appare conservata

Caso 2

L'associazione di tremore a riposo, rigidità e bradicinesia a esordio asimmetrico e andamento progressivo, pone il sospetto di malattia di Parkinson.

Risposta. Il neuroradiologo conferma il sospetto clinico mediante indagine di tipo metabolico (es. *single photon emission tomography*, SPET, con tracciante).

Caso 3

Un soggetto con improvvisa insorgenza di una sindrome alterna o cerebellare suggerisce un evento cerebrovascolare in fossa cranica posteriore.

Risposta del neuroradiologo mediante tomografia computerizzata (TC) che mostra una lesione vascolare del tronco (Fig. 2).

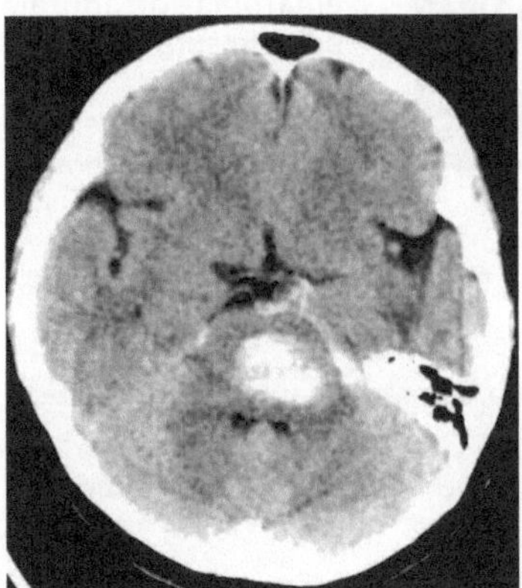

Fig. 2. Tomografia computerizzata (TC) cerebrale: presenza di grossolano focolaio di spandimento ematico intraparenchimale a livello del ponte, con estensione mediana-paramediana sinistra

Caso 4

Un'incoordinazione nella marcia, associata a disturbi sfinterici e del comportamento, a esordio subdolo e ingravescente, suggerisce diverse ipotesi.

Risposte del neuroradiologo che evidenzia un idrocefalo normoteso (Fig. 3) oppure un ematoma subdurale cronico (Fig. 4).

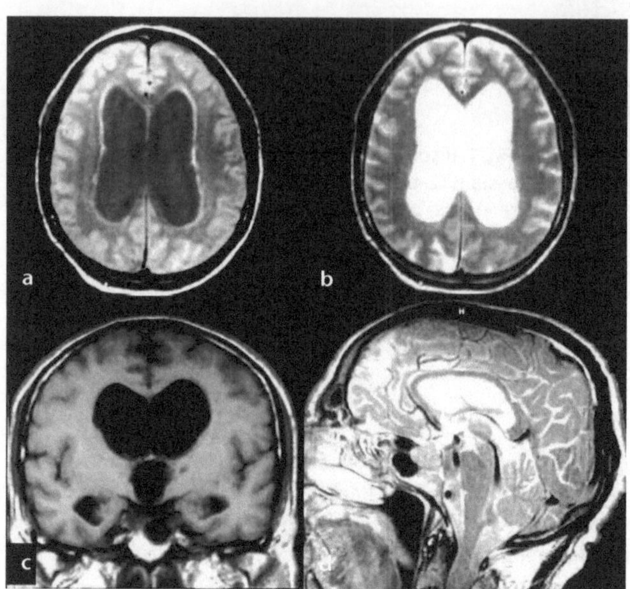

Fig. 3. RM cerebrale (**a-d**); immagini assiali T2 (**a**) DP (**b**) pesate, coronale T1 (**c**) e sagittale T2 (**d**) dipendente: idrocefalo normoteso. Dilatazione ventricolare priva di segni di fissurazione transependimale, con minima iperintensità da modesta leucoaraiosi (**a**, **b**). Bene evidente l'idrocefalo nelle immagini coronali (**c**), con "vuoto di segnale" T2 liquorale (**d**) a livello dell'acquedotto di Silvio con estensione al IV ventricolo, espressione di ipercinesi e turbolenza liquorale

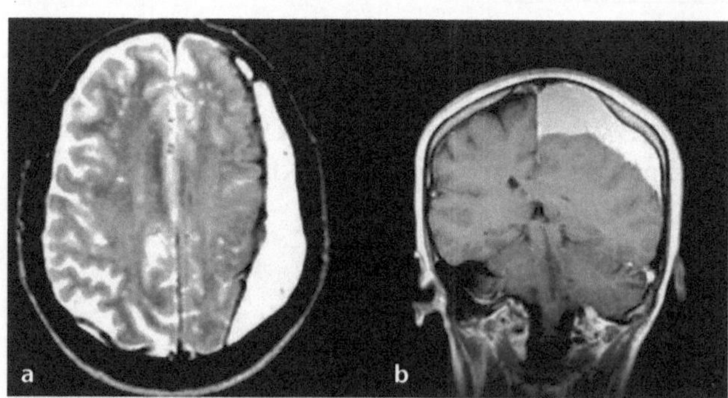

Fig. 4. RM cerebrale; immagini assiale T2-pesata (**a**) e coronale T1-dipendente (**b**): falda di ematoma sottodurale parzialmente cronicizzato a livello della convessità sinistra, con effetto massa sui solchi contigui

Caso 5

Una sindrome cerebellare pura, ad andamento cronico, suggerisce una malattia ereditaria a esordio tardivo.

Risposta del neuroradiologo mediante risonanza magnetica (RM) che conferma il sospetto clinico (Fig. 5).

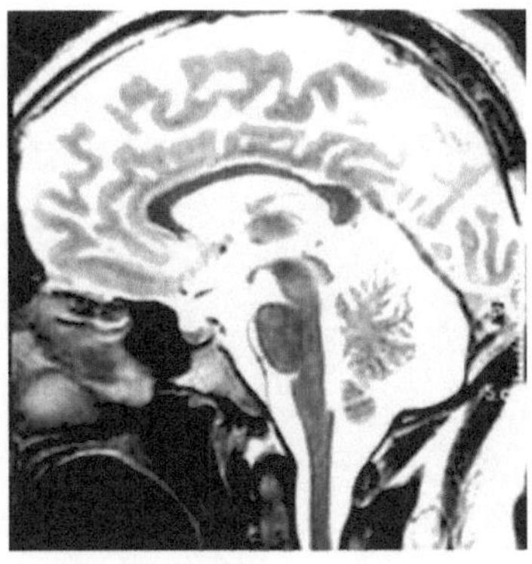

Fig. 5. RM encefalo: immagine sagittale T2 pesata: quadro di atrofia infratentoriale, con prevalente interessamento cerebellare e, in minor misura, della regione bulbare

Caso 6

Un soggetto con paraparesi a esordio subdolo e andamento lentamente ingravescente con o senza disturbi sensitivi agli arti superiori pone il sospetto di mielopatia spondilosica.

Risposta del neuroradiologo mediante RM del tratto cervicale che conferma il sospetto clinico (Fig. 6).

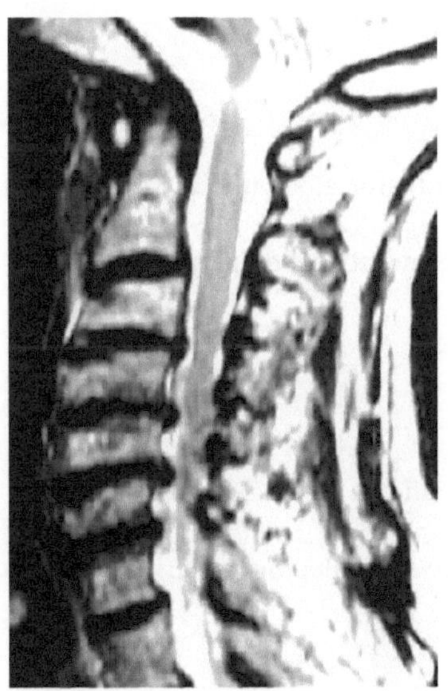

Fig. 6. RM rachide cervicale; immagine sagittale T2 pesata: quadro di spondilo-artrosi, con stenosi canalare e impronte multiple sul midollo spinale da erniazioni discali, più evidenti nel tratto C3-C7

Caso 7

L'insorgenza di parestesie agli arti inferiori e di dolore lombosacrale durante la deambulazione, o semplicemente in stazione eretta, suggerisce una "*claudicatio* spinale".

Risposta del neuroradiologo che evidenzia una stenosi del canale lombare (Fig. 7).

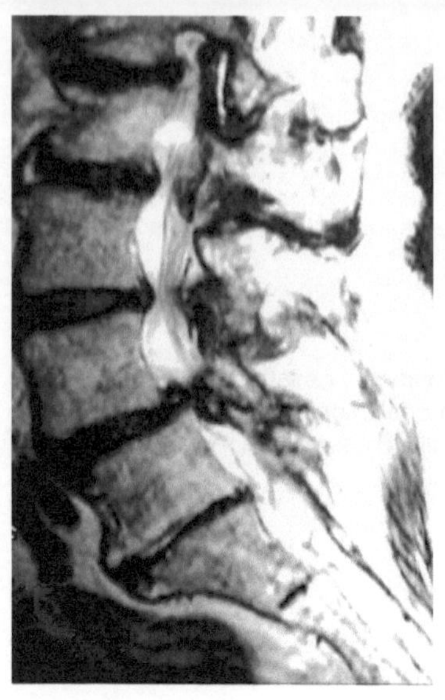

Fig. 7. RM rachide lombare: immagine sagittale T2 pesata: quadro di evidente spondilo-disco-artrosi, con stenosi lombare e impronte multiple sul sacco durale spinale da erniazioni discali associate a ipertrofia dei legamenti gialli

Le funzioni cognitive e i loro disturbi

Caso 8

Un soggetto anziano presenta un deficit isolato di memoria che non si modifica nel tempo.

Risposta del neuroradiologo che mostra una selettiva atrofia dell'ippocampo compatibile con *mild cognitive impairment.*

Caso 9

Un soggetto anziano presenta un deficit isolato di memoria associato a tono dell'umore depresso.

Risposta del neuroradiologo che mostra un quadro normale, confermando il sospetto clinico di "pseudodemenza".

Caso 10

Un soggetto manifesta una sindrome a esordio insidioso caratterizzata da disturbi della personalità e del linguaggio e disinibizione.

Risposte del neuroradiologo mediante RM che mostra un quadro compatibile con demenza fronto-temporale (Fig. 8) o di meningioma frontale (Fig. 9).

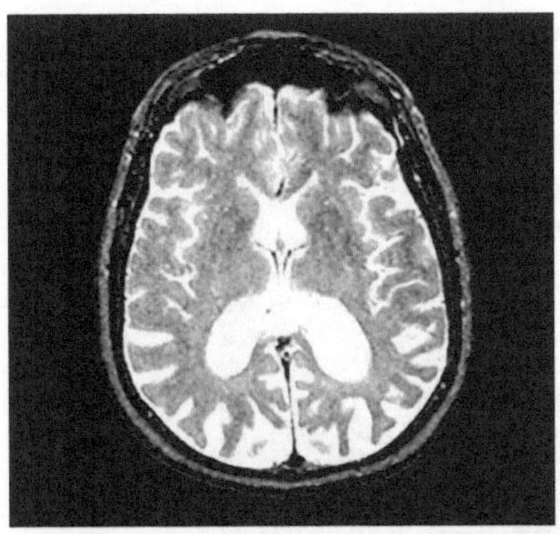

Fig. 8. RM cerebrale; immagine assiale T2-pesata acquisita a livello medio-ventricolare: note di atrofia cortico-sottocorticale diffusa, con prevalente interessamento fronto-temporale, dove si osserva ampliamento dei solchi bilateralmente

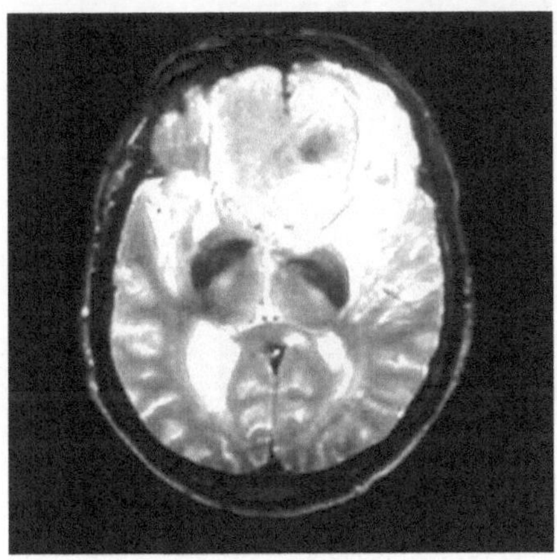

Fig. 9. RM cerebrale; immagine assiale T2-pesata: grossolano meningioma parzialmente calcifico con vistosa impronta sui lobi frontali e sul ginocchio del corpo calloso. Il compartimento anteriore del sistema ventricolare appare nettamente obliterato e dislocato posteriormente. Si associano note degenerative con ipointensità dei nuclei della base, segni di atrofia e di lieve leucoaraiosi periventricolare

La coscienza e le sue alterazioni

Le crisi epilettiche si manifestano con incidenza di 7-68/100.000 nel soggetto anziano [4, 12], mentre episodi di confusione fino al delirio si riscontrano nel 20-50% dei soggetti ospedalizzati.

Caso 11

Un soggetto presenta crisi epilettiche focali con o senza generalizzazione, in assenza di precedenti anamnestici.

Risposta del neuroradiologo mediante RM che mostra la presenza di un glioma (Fig. 10) o di metastasi (Fig. 11).

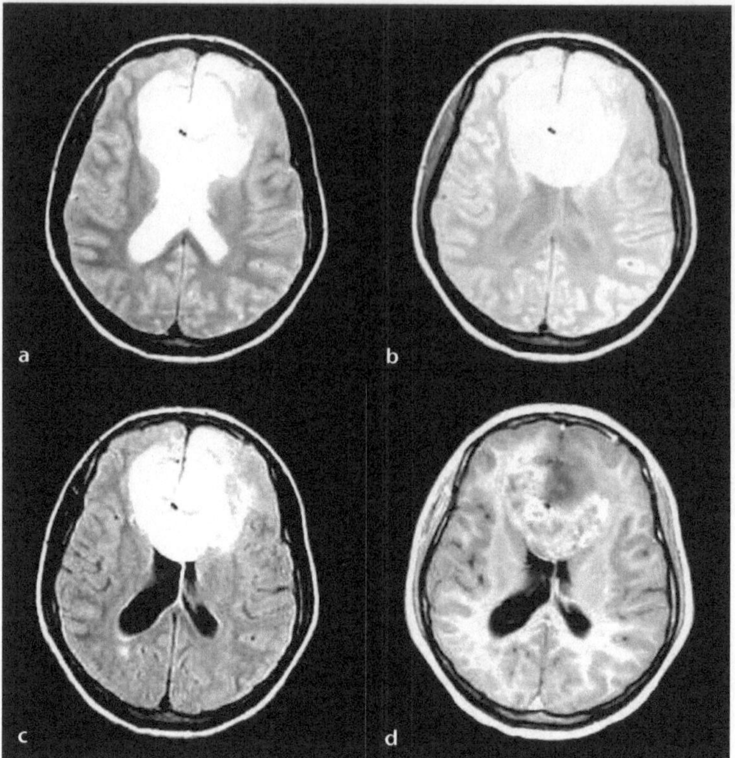

Fig. 10. RM cerebrale (**a-d**); immagini assiali, T2 (**a**) DP (**b**) pesate, *fluid attenuation inversion recovery* (FLAIR) (**c**) e T1 dipendente dopo infusione di mezzo di contrasto endovena (MDC ev) (**d**): glioblastoma multiforme. Lesione intra-assiale con caratteristiche infiltrative coinvolgente i lobi frontali, il corpo calloso, contornata da discreto edema vasogenico (**a-c**). Irregolare *enhancement* lesionale dopo MDC ev, che evidenzia le caratteristiche di aggressività e multifocalità (**c**)

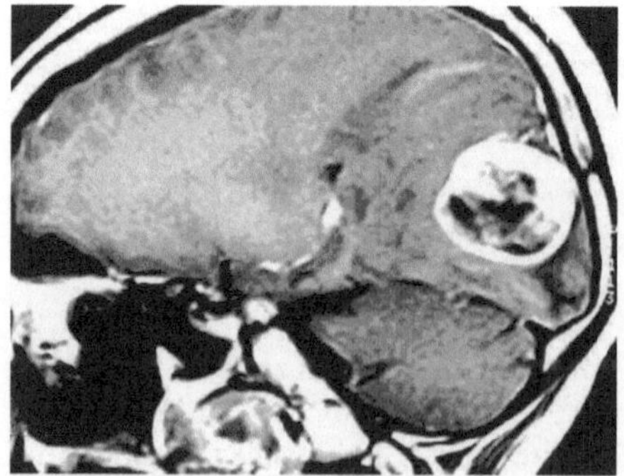

Fig. 11. RM cerebrale; immagine sagittale T1-pesata acquisita dopo somministrazione di MDC ev: lesione metastatica rotondeggiante in sede occipitale, con disomogenea impregnazione dopo MDC in relazione a involuzione necrotico-colliquativa focale

Caso 12

Un soggetto anziano manifesta improvvisamente un quadro di confusionale mentale.

Risposta del neuroradiologo mediante RM: presenza di processo infiammatorio (Fig. 12) oppure assenza di alterazioni evidenti.

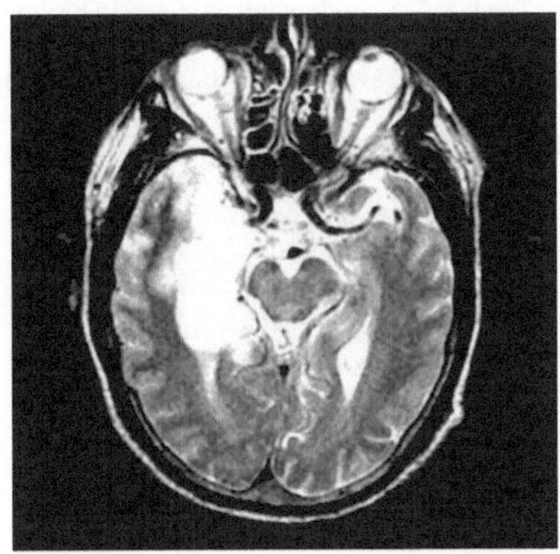

Fig. 12. RM cerebrale; immagine assiale T2-pesata: coinvolgimento della regione temporomesiale destra da lesione encefalitica caratterizzata da marcata iperintensità di segnale, con effetto massa sulle strutture adiacenti ed edema perifocale

Oggi il clinico ricorre sempre più spesso al neuroradiologo per essere indirizzato nel suo percorso diagnostico [13]; d'altro canto, il radiologo ha a disposizione un'ampia gamma di tecnologie per l'indagine anatomica e funzionale del SNC che gli permette di contendere al neurofisiologo e al neurobiologo la possibilità di esplorare in dettaglio le funzioni delle varie aree.

Ottimizzare l'approccio diagnostico-terapeutico dell'invecchiamento del SNC è l'unico modo per affrontare con probabilità di successo l'emergenza dell' ARNDD. In questa sfida, che la medicina è chiamata a vincere, una continua ed efficace interazione tra neurologo e neuroradiologo è fondamentale.

Bibliografia

1. Johnson FB, Sinclair DA, Guarente L (1999) The molecular biology of aging. Cell 96:291-302
2. Price DL (2000) Aging of brain and dementia of the Alzheimer type. In: Kandell ER, Schwartz JH, Jessell TM (eds) Principles of neural science. Mc Graw-Hill, NewYork, pp 1148-1161
3. Carrieri G, Marzi E, Olivieri F et al (2004) The G/C915 polymorphism of transforming growth factor beta 1 is associated with human longevity: a study in Italian centenarians. Aging Cell 3:443-448

4. Hamil RW, Pilgrim D (2000) Geriatric neurology. In: Bradley WG, Daroff RB, Fenichel GM, Marsden CD (eds) Neurology in clinical practice. B&H, Boston, pp 2077-2102
5. Victor M, Ropper A (2002) Neurologia dell'invecchiamento. In: Adams e Victor (eds) Principi di neurologia. McGraw-Hill, Milano, pp 621-636
6. Chetelat G, Baron JC (2003) Early diagnosis of Alzheimer's disease: contribution of structural neuroimaging. Neuroimage 18:525-541
7. Kantarci K, Jack CR Jr (2003) Neuroimaging in Alzheimer disease: an evidence-based review. Neuroimaging Clin N Am 13:197-209
8. Aizenstein HJ, Clark KA, Butters MA et al (2004) The BOLD hemodynamic response in healthy aging. J Cogn Neurosci 16:786-793
9. De Leon MJ, De Santi S, Zinkowski R et al (2004) MRI and CSF studies in the early diagnosis of Alzheimer's disease. J Intern Med 256:205-223
10. Helpen JA, Jensen J, Lee SP, Fangola MF (2004) Quantitative MRI assessment of Alzheimer's disease. J Mol Neurosci 24:45-48
11. Mathis CA, Klunk WE, Price JC, Dekosky ST (2005) Imaging technology for neurodegenerative diseases: progress detection of specific pathogenesis. Arch Neurol 62:196-200
12. Hauser WA (1997) Epidemiology of seizures and epilepsy in the elderly. In: Rowan AJ, Ramsay RE (eds) Seizures and epilepsy in the elderly. B&H, Boston, pp 7-18
13. Lucas C, Pruvo JP, Vermersch P et al (2004) Neurologic emergencies. J Neuroradiol 31:244-251

Capitolo 31

Ictus ischemico

Teresa Popolizio, Tommaso Scarabino

L'ictus ischemico rappresenta circa il 70% delle vasculopatie cerebrali acute; nella maggior parte dei casi esso è secondario ad aterosclerosi dei vasi cerebrali, più raramente può essere conseguenza di arteriti infettive, di emboli provenienti dal distretto carotideo o di deficit di pompa con conseguente ipoperfusione sistemica. Una significativa riduzione del flusso ematico nel territorio vascolare tributario del vaso alterato determina uno scompenso metabolico tissutale (ipossia e ipoglicemia) che si traduce in un danno anatomico più o meno reversibile. La durata della sintomatologia ictale, nella maggior parte dei casi caratterizzata da un deficit neurologico focale, permette di distinguere quattro diverse entità cliniche:

1. TIA (*Transient Ischemic Attack*) - clinica improvvisa, focale, non convulsiva, che si risolve di solito in pochi minuti, e comunque entro 24 ore;
2. RIND (*Reversible Ischemic Neurological Deficit*) - sintomatologia clinica della durata massima di 48 ore con successivo ritorno completo alla normalità entro 3 settimane;
3. ictus progressivo - sintomatologia clinica ingravescente che peggiora nelle prime 24-48 ore con deficit funzionale persistente;
4. ictus completo - clinica stabile dall'inizio, anche se passibile di miglioramento nel tempo.

Questa classificazione trova un'utilità non soltanto clinica ma anche neuroradiologica poiché alla durata dell'ipoperfusione parenchimale, che si riflette nel sintomo più o meno persistente, corrisponde un'entità anatomo-patologica la cui conoscenza chiarisce i differenti quadri neuroradiologici che l'infarto cerebrale offre. Se l'ischemia sarà stata di breve durata, infatti, il danno cellulare sarà appannaggio delle sole cellule nervose, più sensibili delle altre alla mancanza di ossigeno; la zona di parenchima interessato sarà, invece, macroscopicamente indenne; in questi casi, la sofferenza cellulare potrà essere rilevata con opportune metodiche d'*imaging*, per esempio la diffusione e la spettroscopia. Se invece l'ischemia sarà stata di più lunga durata, anche le componenti gliari e mesodermali andranno incontro a necrosi, con quadri di alterazione morfo-strutturale della sostanza cerebrale, evidenziabili con la tomografia computerizzata (TC) e la risonanza magnetica (RM) convenzionale.

Recentemente, grazie allo sviluppo di nuove terapie specifiche (fibrinolitici) [1] capaci di ricanalizzare il vaso occluso prima ancora dell'instaurarsi del danno tissutale, è diventato molto importante individuare nelle primissime ore dall'esordio clinico il focolaio ischemico; attualmente, infatti, non è più sufficiente limitarsi a differenziare l'ischemia dall'emorragia ma è necessario, dove possibile, distinguere nelle fasi iperacute il tessuto irreversibilmente danneggiato da quello suscettibile di recupero funzionale.

Cenni di neuropatologia dell'infarto ischemico

La conoscenza delle alterazioni anatomo-patologiche è un elemento imprescindibile per la comprensione dei segni radiologici elementari che si susseguono per gradi nella stessa maniera in cui si susseguono le alterazioni cellulari e tissutali di una determinata patologia. Ovviamente sia la TC, sia la RM sono in grado, in maniera diversa e con sensibilità differenti, di tradurre, sotto forma di alterazioni tomo-densitometriche la prima e di segnale la seconda, le modificazioni neuropatologiche macroscopiche, mentre non riescono a rilevare le alterazioni cellulari e subcellulari. Questo spiega perché nelle fasi iperacute l'evento ischemico non trova riscontro nell'*imaging* convenzionale.

È noto, infatti, che il blocco della glicolisi anaerobia indotto dall'ipossia rappresenta il *primum movens* per la catena di eventi istopatologici che, dall'alterazione della pompa NA^+/K^+ porta all'accumulo di acqua all'interno della cellula (edema citotossico): evento microscopicamente evidente 2 ore dopo l'occlusione vascolare. Entro le 6 ore il danno cellulare è ancora reversibile ed è rappresentato dall'imbibizione cellulare e dalla progressiva micro-vacuolizzazione. Nelle ore successive si avviano i processi di necrosi per accumulo di acido lattico, per diminuzione del pH, per danno del microcircolo e anche per aumento di neurotrasmettitori eccitatori; a questa serie di eventi segue il danno di barriera emato-encefalica, responsabile di accumulo di acqua extra-cellulare, cosiddetto edema vasogenico. Dopo 12-48 ore l'edema citotossico e la degenerazione cellulare che ne deriva si rendono manifesti macroscopicamente come "pallore" dell'area colpita, mentre è rilevabile radiologicamente l'edema vasogenico. Al contrario di altri organi dove il tessuto necrotico è rimpiazzato da fibrosi cicatriziale, nell'encefalo esso è completamente rimosso dai macrofagi e sostituito da una cavità a contenuto fluido (poroencefalia) le cui pareti sono costituite da parenchima nervoso nel quale vi è un'intensa attività proliferativa da parte di elementi mesodermali (fibroblasti, fibrociti) con neoformazione di capillari. In questo stadio, definito come gliosi, che può durare anche molte settimane, i fenomeni proliferativi tendono a demarcare sempre più l'area colpita. A distanza di mesi, infine, il focolaio esita in una cavità dai bordi più o meno regolari che, a causa della retrazione cicatriziale, potrà deformarsi insieme al parenchima attiguo [2].

Protocollo neurologico

Alla luce delle nuove terapie fibrinolitiche, capaci di rendere reversibile il danno da ischemia, i protocolli neuroradiologici sono cambiati ponendo in primo piano l'uso di RM anche in urgenza. Questo è reso possibile grazie ai recenti progressi tecnologici riguardanti l'hardware (magnete, gradienti, bobine) e il software (sequenze di acquisizione ultrarapide, *post-processing*) delle apparecchiature RM che consentono di eseguire, in tempi drasticamente ridotti, studi morfologici e funzionali. Questi ultimi, che si stanno sempre più diffondendo nell'uso clinico in combinazione con l'*imaging* RM convenzionale, sono rappresentati dallo studio di diffusione e di perfusione [3-5] in grado di identificare nelle primissime ore l'area infartuale e di distinguere il tessuto irrimediabilmente danneggiato da quello suscettibile di trattamento.

Quindi, in emergenza, l'indagine di prima istanza resta la TC che discrimina affidabilmente l'evento emorragico da quello ischemico; in seconda istanza, quando ancora la TC e anche la RM convenzionale risultano essere negative, si rende opportuna una valutazione RM con studio di diffusione e di perfusione, soprattutto al fine di pianificare il trattamento. Per la selezione dei candidati al trattamento con trombolisi è opportuno avere una valutazione morfologica del distretto vascolare; ecco perché in fase acuta può essere necessario completare l'esame di RM con sequenze angiografiche (strumento ezio-patogenetico).

Successivamente, in fase cronica, quando le condizioni cliniche del paziente saranno ormai stabili, il protocollo neuroradiologico prevede, per la valutazione degli esiti, uno studio panoramico di RM convenzionale con eventuale completamento di angiografia in RM (Angio-RM), utilizzati come strumento di monitoraggio terapeutico.

Diagnostica neuroradiologica

Tomografia computerizzata

La TC, indagine non invasiva, accessibile e molto diffusa, facilmente eseguibile, rapida e a costo relativamente basso [6], è ormai riconosciuta come la metodica neuroradiologica di prima istanza soprattutto perché permette di discriminare l'evento ischemico da quello emorragico, differenziazione essenziale per l'avviamento dell'iter clinico e terapeutico del paziente. Nelle forme di ischemia transitoria una TC negativa è la regola, mentre nei deficit neurologici completi i segni radiologici si rendono evidenti dopo qualche ora e dipendono dalla natura e dalla gravità dell'ostruzione vascolare, dalla sede, dal tempo impiegato a instaurarsi, dalla presenza o meno di circoli anastomotici.

Entro le prime 6 ore dall'esordio clinico, il pattern neuropatologico dell'edema citotossico sostenuto dall'intrappolamento di acqua nelle cellule nervose non è in grado di modificare la normale densità del parenchima cerebrale (Fig. 1).

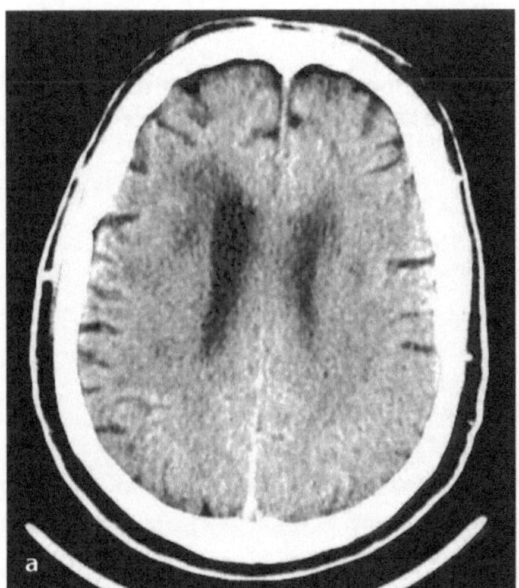

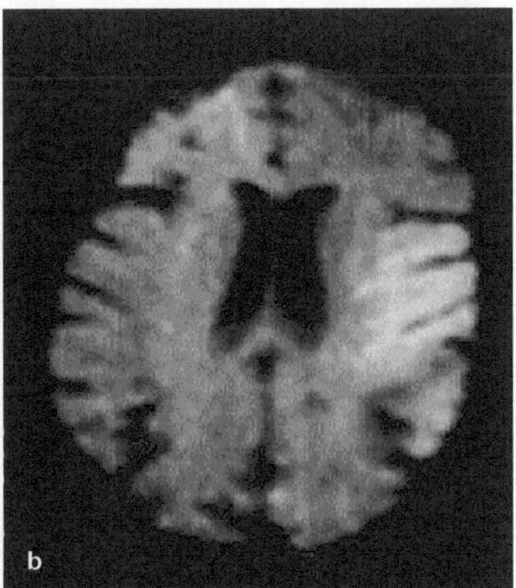

Fig. 1. Ischemia in fase iperacuta. **a** La tomografia computerizzata (TC) mostra un quadro di leucoencefalopatia multi-infartuale con aree ipodense periventricolari di non recente insorgenza. **b** La sequenza di diffusione (RM) mette in evidenza una iperintensità di segnale sottocorticale parietale sinistra da riferire a ischemia iperacuta

Questo dato rende necessario, nel sospetto clinico di ischemia, un controllo TC a breve distanza di tempo [7]. In realtà, già in fase precoce è possibile, in mani esperte, individuare segni iniziali di infarto ischemico, quali più bassi valori di attenuazione densitometrica (edema citotossico) e anche l'iperdensità delle arterie (segno di occlusione), reperti peraltro scarsamente apprezzabili anche con l'esame RM di base [8-10] (Fig. 2). L'iperdensità vasale in corrispondenza di un'arteria cerebrale principale o di un suo ramo compare nei primi momenti dopo l'inizio della sintomatologia e precede l'ipodensità dell'area infartuale nel territorio corrispondente. L'aumento della densità vascolare potrebbe essere attribuita alla formazione di un coagulo endoluminale, effetto di trombosi arteriosa o di embolia [10, 11]. Non prima delle 6 ore dall'esordio ictale ed entro le 24 ore compare la fase di ischemia acuta (Fig. 3) che corrisponde alla comparsa di edema vasogenico e ha il corrispettivo reperto TC nella ipodensità sfumata, inizialmente a margini mal definiti. La fase subacuta inizia dopo 24 ore e si protrae sino alla

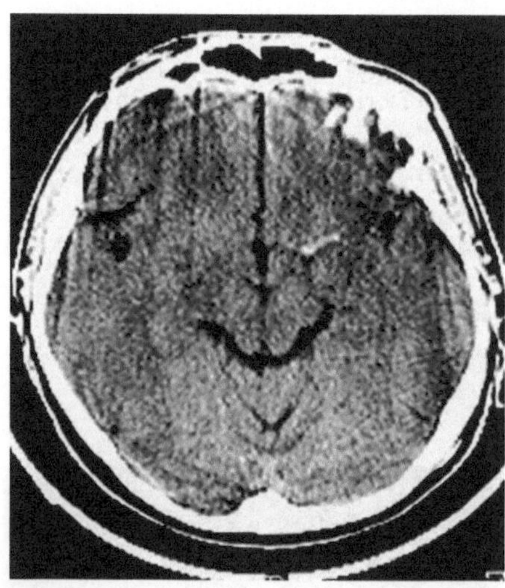

Fig. 2. TC. Iperdensità vascolare: trombosi dell'arteria cerebrale media di sinistra

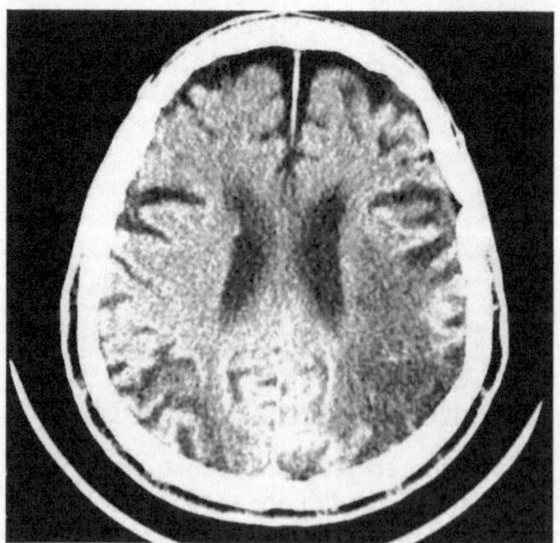

Fig. 3. TC. Infarto ischemico in fase acuta: ipodensità parieto-occipitale sinistra da edema vasogenico, cancellazione dei solchi corticali

sesta settimana dall'esordio clinico; in questo periodo vi è un progressivo aumento dell'edema vasogenico che si traduce in una maggiore ipodensità dell'area infartuale (che raggiunge il massimo in terza-quarta giornata), margini meglio definiti ed effetto massa. In questi primi stadi sia l'edema, sia l'effetto massa che ne deriva, coinvolgono sia la sostanza bianca, sia la grigia per poi ridursi progressivamente tanto che, dopo la seconda settimana, è possibile che l'area infartuale scompaia completamente e diventi indistinguibile dal parenchima circostante. Questo fenomeno, detto "effetto nebbia", è sostenuto dall'aumento di cellularità per invasione di macrofagi e proliferazione di capillari (neoangiogenesi) [2, 12]. In questo periodo è probabile una sovrapposizione emorragica intraparenchimale o un sanguinamento extracerebrale (ESA), fattori che determinano *outcome* sfavorevole [13].

Nella fase cronica la densità dell'area infartuale diviene simil-liquorale e i margini appaiono demarcati. Successivamente subentra l'atrofia regionale con retrazione del ventricolo e delle cisterne adiacenti. Più raramente, negli infarti più circoscritti, è possibile una *restitutio ad integrum*.

Tra gli aspetti TC semeiologici da tenere presente, oltre alle variazioni di densità dell'area infartuale, sono molto importati la sede e la morfologia, la presenza di effetti indiretti (effetto massa)e le modificazioni del *contrast enhancement* (Fig. 4).

In rapporto al vaso occluso dipendono sia la sede, sia la morfologia dell'area ischemica. Esse, infatti, rispecchiano il territorio di distribuzione che più frequentemente è quello dell'arteria cerebrale media seguito da quello della cerebrale posteriore, dell'anteriore e quindi da quello dell'arteria basilare. Naturalmente, tanto più importante sarà stata l'occlusione vascolare tanto più estesa sarà l'alterazione parenchimale, che potrà interessare l'intero emisfero (occlusione dell'arteria carotide interna), una zona circoscritta a morfologia cuneiforme con base alla convessità e apice al III ventricolo (occlusione dell'arteria cerebrale media), a morfologia trapezoidale (occlusione distale all'origine delle branche len-

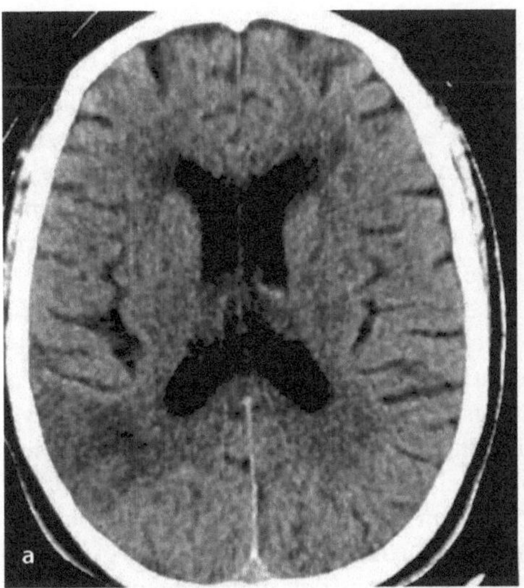

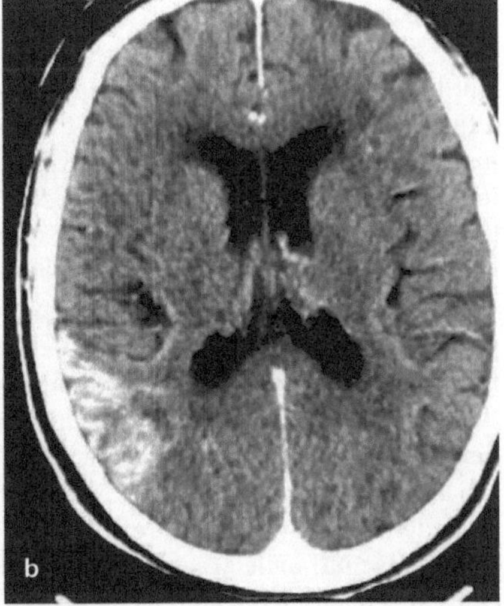

Fig. 4. TC. Infarto ischemico in fase subacuta in sede parieto-occipitale destra con *enhancement* girale (per fusione di lusso). **a** Esame diretto; **b** esame dopo mezzo di contrasto

ticolostriate), a morfologia rettangolare (occlusione dell'arteria cerebrale posteriore) o triangolare (nell'infarto sostenuto dall'occlusione dell'arteria cerebrale anteriore).

Riguardo all'effetto massa (Fig. 5) sostenuto dall'edema che, nel compartimento intra-cranico trova resistenza nelle strutture ossee del cranio e che implica la deviazione e lo schiacciamento del parenchima sano lungo i vettori di espansione, va sottolineato che esso non persiste mai oltre la terza settimana; in caso contrario diviene sospetta l'ipotesi di neoplasia.

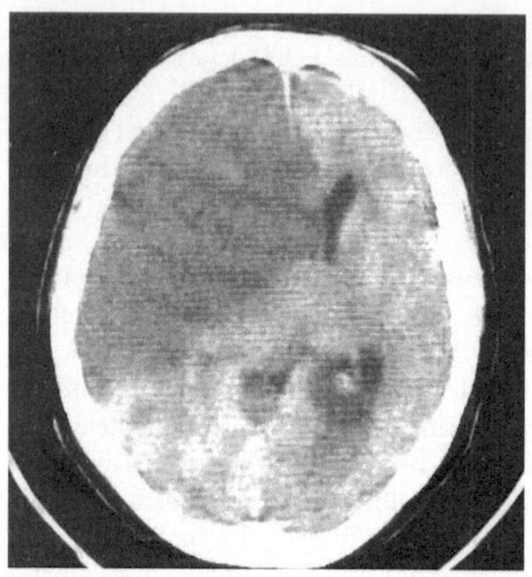

Fig. 5. TC. Estesa lesione infartuale in fase subacuta nel territorio di irrorazione dell'arteria cerebrale media e anteriore di destra. Si noti il marcato effetto massa sulle strutture della linea mediana compresse e dislocate controlateralmente

Risonanza magnetica

Esame convenzionale

L'utilità clinico-diagnostica della risonanza magnetica convenzionale nel paziente con ictus ischemico è riservata alle sole fasi subacute e croniche visto che nelle primissime ore dall'evento ictale le modificazioni del contenuto idrico interstiziale (acqua libera) indotte dall'alterazione dalla pompa Na^+/K^+ non sono ancora tali da modificare il segnale nelle sequenze pesate in T2 (*fast spin echo*, FSE, o *fluid attenuation inversion recovery*, FLAIR); pertanto, in fase iperacuta anche la RM, come la TC, resta negativa.

Uno dei primi segni di ischemia cerebrale secondaria a occlusione arteriosa è, anche per la RM, l'alterazione di segnale nel lume del vaso interessato. Normalmente le arterie presentano, nelle sequenze SE, il cosiddetto "vuoto di segnale" (Fig. 6) dovuto al flusso ematico arterioso e/o turbolento; in caso di occlusione, invece, è possibile evidenziare, soprattutto con le sequenze FLAIR, una caratteristica iperintensità, con risultati analoghi a quelli dell'Angio-RM in termini di accuratezza diagnostica [14, 15].

L'edema citotossico, se pure non in grado di fornire modificazioni di segnale, può essere riconosciuto nelle aree corticali, indirettamente, come rigonfiamento dei giri corticali, cancellazione dei solchi e riduzione della definizione dell'interfaccia grigio-bianca. Il mezzo di contrasto (MDC), per la verità non utilizzato routinariamente, determina impregnazione vascolare dovuta al rallentamento del flusso nel vaso occluso o a esso tributario e associata, meno frequentemente, a impregnazione tissutale per ipere-

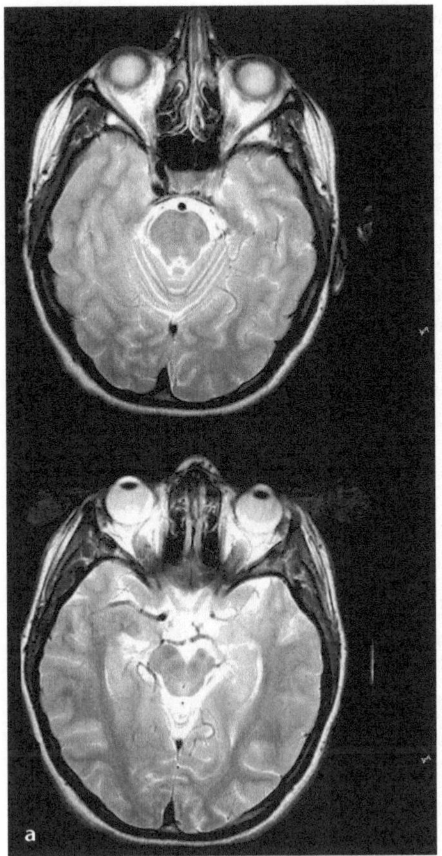

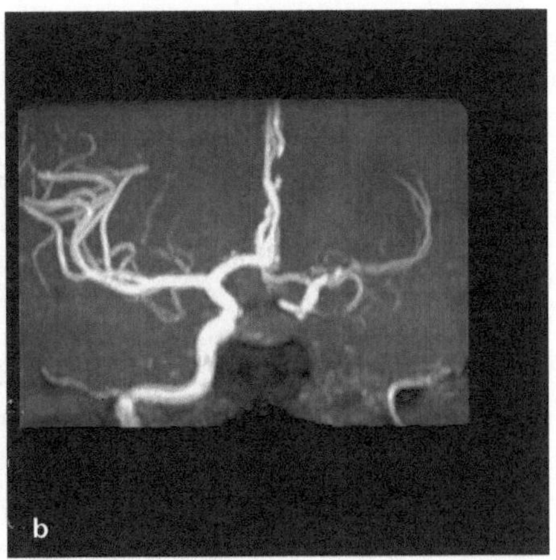

Fig. 6. Occlusione dell'arteria carotide interna di sinistra. **a** Sequenza RM *fast spin eco* (FSE) T2-pesata: si noti l'assenza del "vuoto da flusso" all'interno del vaso. **b** Angiografia in risonanza magnetica (Angio-RM) 3D *time of flight* (TOF) con ricostruzioni sul piano coronale: si conferma l'assenza di flusso

mia locale o stravaso di MDC dall'endotelio leso. Le modificazioni di segnale in RM (Fig. 7) si rendono evidenti in fase acuta con lo sviluppo dell'edema vasogenico responsabile dell'iperintensità nelle sequenze a tempo di eco (TR) lungo (FSE T2 e FLAIR) [16]. Dopo MDC potrebbe, in questa fase, verificarsi un'impregnazione patologica delle meningi. In fase subacuta (3-14 giorni) le alterazioni di segnale rilevabili con la RM sono più eclatanti: aumento di segnale nelle sequenze FSE T2 e FLAIR e ipointensità nelle SE T1 associati all'effetto massa che tende progressivamente ad accentuarsi. Dopo MDC si verifica, costantemente, l'impregnazione dell'area infartuale che può persistere per oltre due mesi. Questo fenomeno è dovuto a ricanalizzazione del vaso occluso e ad apertura dei circoli collaterali (perfusione di lusso) e anche ad alterazioni della barriera ematoencefalica. Nel 20% dei casi, in questa fase può verificarsi una sovrapposizione emorragica dovuta a lacerazione dell'endotelio vascolare successiva a lisi del trombo a esso adeso. Questo fenomeno, se di entità rilevante, sarà ben evidente alla TC (che si esegue routinariamente in maniera seriata proprio per seguire l'evoluzione del processo) mentre, in caso di minima emorragia, la RM sarà più sensibile per la presenza di *foci* ipointensi in T2 (meglio evidenti con le sequenze eco di gradiente, GE) [17]. Nelle fasi croniche resterà per sempre il "tatuaggio emosiderinico", fortemente ipointenso in tutte le sequenze, a testimoniare anche il più piccolo, pregresso, sanguinamento [2].

I reperti di RM relativi alla fase cronica sono dati dalle modificazioni morfo-strutturali dovute a retrazione delle cavità glio-poromalaciche, queste ultime con contenuto simil-liquorale di dimensioni sempre più contenute, e alla iperintensità di segnale (ben evidenti nelle sequenze FLAIR) del parenchima cerebrale attiguo, dovuta alla gliosi riparativa (Fig. 8). Nelle fasi croniche va posta particolare attenzione agli elementi semeiologici relativi a una eventuale degenerazione walleriana che interessa gli assoni (e la loro guaina mielinica) che originano nell'area infartuale secondo una progressione anterograda. Questa evenienza, che porta dapprima alla degradazione della componente proteica della mielina con relativo risparmio di quella lipidica (iposegnale nelle sequenze FSE T2) e, successivamente, alla gliosi riparativa, è apprezzabile con la RM convenzionale solo nelle fasi molto tardive, quando cioè la degenerazione assonale è ormai irreversibile. Anche in questo caso, per la ricerca di questa evenienza patologica in epoca più precoce, può essere di aiuto uno studio RM di diffusione [17].

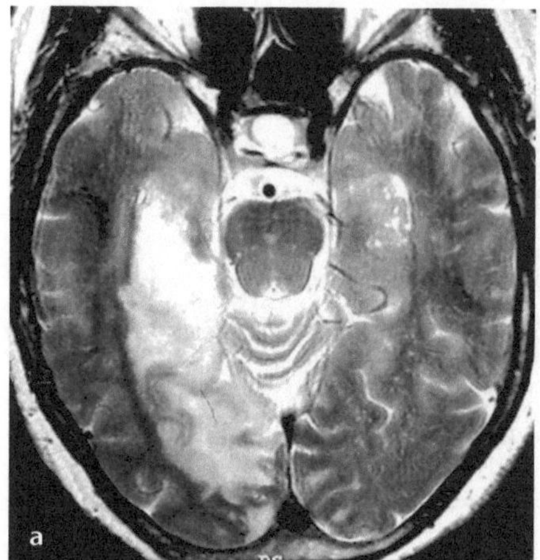

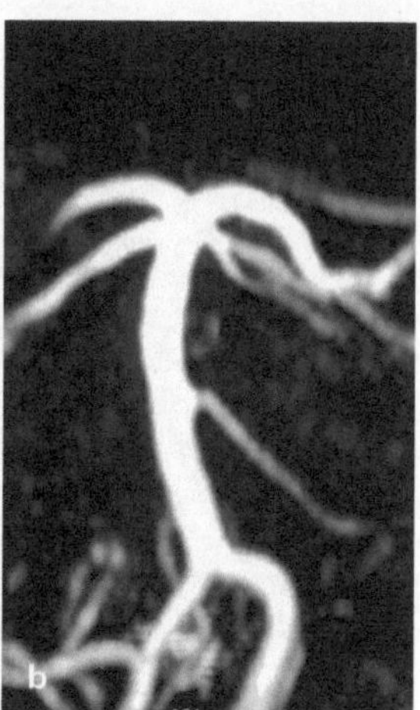

Fig. 7. Infarto ischemico subacuto nel territorio di vascolarizzazione dell'AICA destra. **a** RM, sequenza FSE T2-pesata; **b** angio-RM 3D TOF: occlusione vasale

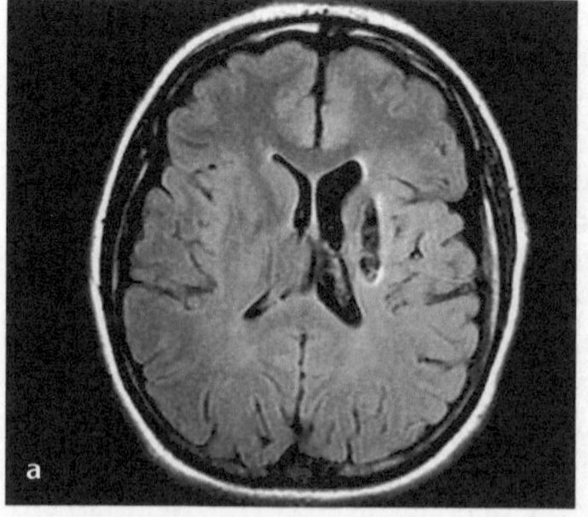

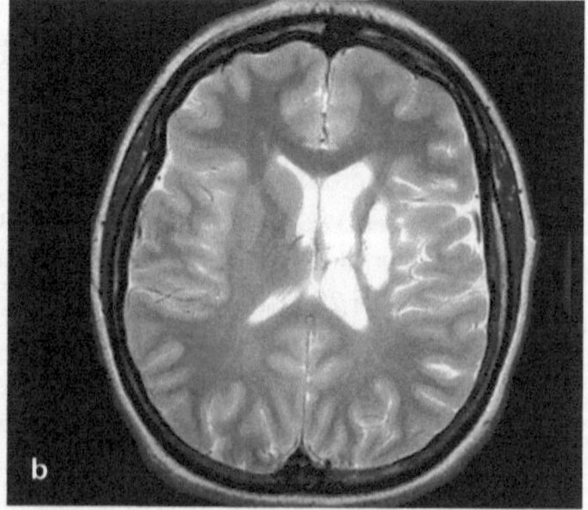

Fig. 8. Esiti glio-poromalacici di infarto ischemico capsulare sinistro. **a** Sequenza FLAIR; **b** FSE-T2-pesata

Diffusione

Lo studio RM di diffusione rappresenta lo strumento diagnostico più sensibile per la diagnosi di ischemia cerebrale in fase iperacuta (Fig. 9). Sulla base del principio di diffusività delle molecole d'acqua nel compartimento cellulare, si è arrivati a misurare il loro movimento random indotto dall'energia termica utilizzando sequenze convenzionali SE acquisite con tecnica ecoplanare con l'aggiunta di specifiche "pesature". Queste sequenze, sensibili al movimento molecolare di H_2O, sono in grado di fornire, sotto forma di immagini e di valori numerici, le variazioni di diffusività che eventi patologici inducono all'interno della cellula. Nell'ischemia iperacuta il danno istopatologico è l'edema citotossico; le molecole di H_2O, intrappolate all'interno della cellula, avranno pertanto un ridotto potere di diffusione: tale condizione viene rilevata, in pochi minuti, con un aumento di segnale nell'area patologica rispetto al tessuto sano [18-20].

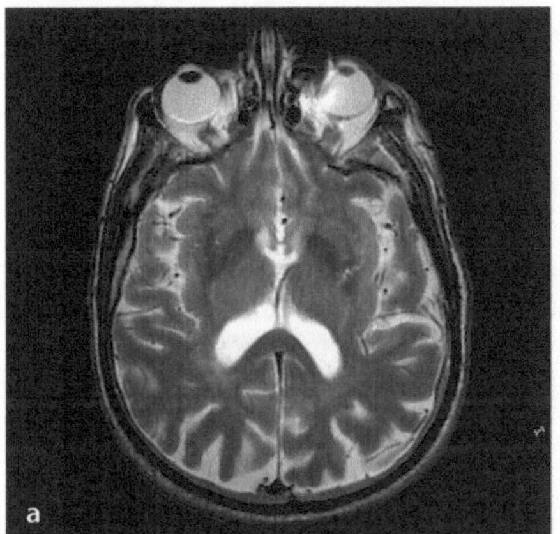

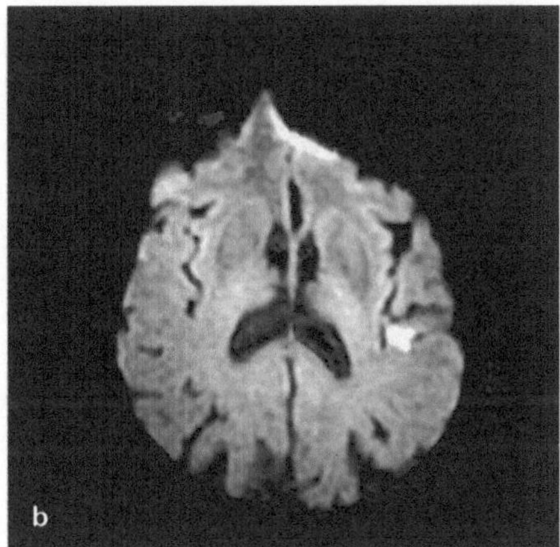

Fig. 9. Infarto iperacuto sotto-corticale parietale sinistro. **a** L'esame RM di base è negativo. **b** Focale iperintensità nella sequenza di diffusione

Lo studio di diffusione è molto sensibile e anche specifico. La sensibilità e la specificità aumentano in rapporto direttamente proporzionale alla durata della clinica e alla precocità con cui l'esame viene eseguito (entro 6 ore dall'evento acuto), raggiungendo rispettivamente il 90% la prima e il 99% la seconda. Uno studio negativo in diffusione non esclude però la diagnosi di ischemia. Non in tutti i pazienti con quadro tipico di *stroke* viene, infatti, riscontrata un'alterazione di segnale in diffusione. In alcuni casi si tratta di pazienti con sintomi clinici dovuti a TIA con completo recupero, di eventi non ischemici o di ipoperfusioni sintomatiche [21]; è ovviamente possibile che lo studio di diffusione sia eseguito prima ancora che l'ischemia abbia arrecato il danno infartuale, o che la lesione sia millimetrica e localizzata in sedi particolarmente difficili da studiare con questa metodica (regioni temporali, fossa cranica posteriore).

A differenza di ciò che accade per la RM convenzionale, in cui l'iperintensità dell'area ischemica (nelle sequenze a TR lungo) si espande relativamente all'edema vasogenico, la diffusione permette di valutare la precisa estensione del danno tissutale, giacché l'iperintensità di segnale raggiunge la massima estensione entro e mai oltre le 24 ore dall'esordio clinico (Fig. 10). Inoltre questa sequenza (e ancor meglio la perfusione, come vedremo più avanti) offre la possibilità di distinguere la parte centrale dell'area ischemica, a intensa riduzione della diffusività molecolare, da una più periferica in cui questa è solo lievemente alterata. Tra le due aree vi è una zona (penombra ischemica) in cui non si è sviluppato un vero e proprio infarto ma sono presenti le condizioni fisiopatologiche (deficit energetico) che la rendono ad alto rischio nelle fasi subacute, con la condizione predisponerti al re-infarto; un'adeguata riperfusione rende tale zona molto sensibile al recupero funzionale [12, 20].

Altro vantaggio della diffusione è quello di discriminare, nei pazienti con leucoencefalopatia multi-infartuale, le lesioni ischemiche responsabili della sintomatologia in atto da quelle già esistenti, non differenziabili con la RM convenzionale.

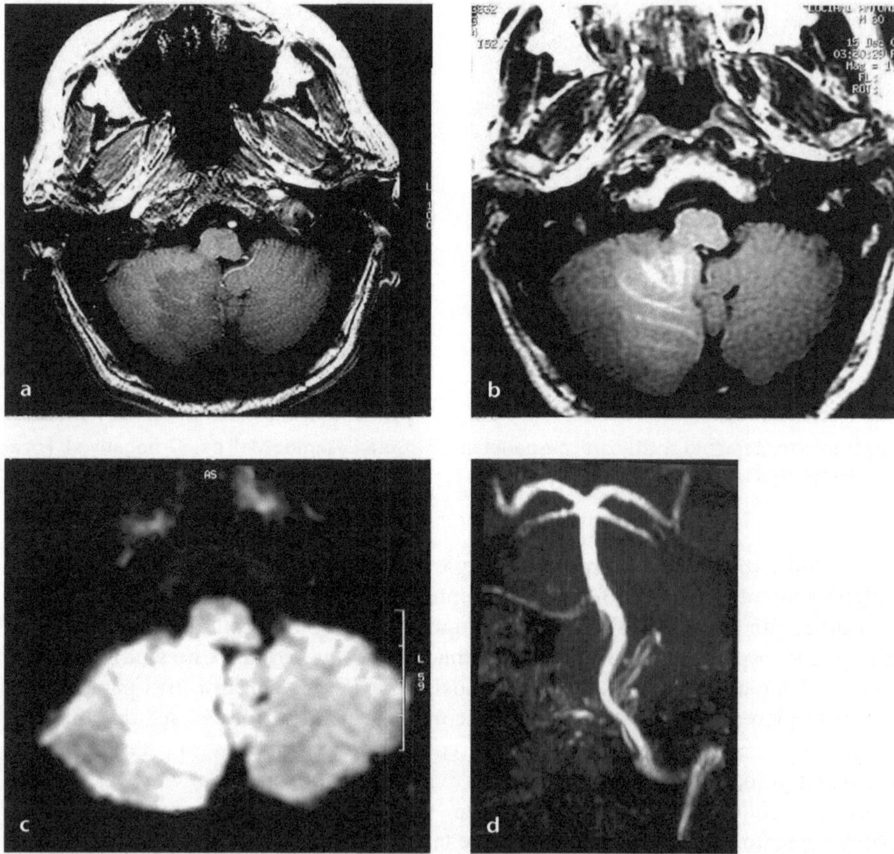

Fig. 10. Uso combinato delle metodiche. Vasto infarto ischemico cerebellare destro. **a** RM sequenza T1-pesata, ipointensità dell'area infartuale. **b** RM sequenza FSE T2-pesata, sfumata iperintensità. **c** Diffusione, marcata iperintensità della lesione ischemica dovuta a occlusione dell'arteria cerebellare postero-inferiore di destra. **d** Angio-RM

Perfusione

L'*imaging* di perfusione studia le variazioni del flusso ematico a livello del microcircolo tissutale grazie all'impiego di sequenze ultrarapide e bolo di MDC paramagnetico (Gadolinio) [22].

In condizioni di perfusione ematica normale (con barriera emato-encefalica integra) il Gadolinio, pur rimanendo confinato allo spazio intra-vascolare, determina una caduta dell'intensità di segnale in T2 non solo nei vasi ma anche nel parenchima cerebrale, regolarmente perfuso. In condizioni di ipoperfusione ematica in una determinata regione cerebrale (per esempio secondaria a occlusione vascolare) si verifica un ritardo o un'attenuazione della perdita di segnale (da suscettibilità magnetica) che variano in rapporto al grado di riduzione del flusso ematico. In virtù del rapporto diretto di tale riduzione di segnale con la concentrazione del MDC e quindi con il volume ematico cerebrale (CBV) è possibile, inoltre, definire mappe parametriche di CBV caratterizzate da una riduzione dell'intensità di segnale nell'area ischemica.

Nell'ambito della patologia infartuale, il ruolo principale dell'*imaging* di perfusione trova riscontro nell'individuazione, in fase acuta, della penombra ischemica. Studi relativi al rapporto tra flusso ematico cerebrale (CBF) e disfunzione neuronale hanno posto in evidenza che esiste un momento, misurabile in relazione alla variazione di CBF, in cui i neuroni pur cessando di funzionare non sono ancora definitivamente perduti e possono essere, con una terapia adeguata, recuperati. L'ampiezza di tale zona dipende sia dalla durata dell'ischemia sia dall'entità della stessa; infatti, un'ischemia di breve durata, che in sé potrebbe non arrecare danni neuronali, diventerà causa di un danno rilevabile se mantenuta a lungo.

L'uso combinato dell'*imaging* RM di perfusione e diffusione fornisce migliori risultati di quelli delle singole metodiche, soprattutto nel predire l'evoluzione dell'infarto e l'*outcome*, e quindi nel guidare la terapia [18, 23-25].

Sono 6 i possibili pattern individuabili con la combinazione delle due metodiche:

1. estensione dell'area patologica rilevabile con *imaging* di perfusione maggiore rispetto a quella rilevata in diffusione. È l'evenienza più frequente (55-77% dei casi), soprattutto in fase iperacuta. L'area con ridotta diffusione è generalmente più piccola dell'area di ridotta perfusione che invece include l'area di penombra (Fig. 11a, b). Dal punto di vista evolutivo le lesioni iniziali in perfusione rappresentano la massima dimensione possibile dell'infarto e, in assenza di ulteriore occlusione vascolare o di chiusura dei circoli collaterali, il peggiore *outcome* clinico;
2. corrispondenza dell'estensione dell'area patologica con entrambe le tecniche;
3. estensione dell'area patologica rilevabile con *imaging* di perfusione minore rispetto a quella rilevata in diffusione;
4. presenza di deficit di diffusione e non di perfusione;
5. presenza di deficit di perfusione e non di diffusione. È di solito associato a un deficit neurologico transitorio;
6. assenza di lesioni sia in diffusione che in perfusione, nonostante la positività della clinica.

L'uso combinato delle due metodiche può essere utile nel predire l'evoluzione clinica, definire la prognosi e valutare l'efficacia delle terapie [1, 26] (Fig. 11).

Infatti nei casi 1 e 5 è utile l'utilizzo di terapie fibrinolitiche di ri-perfusione; nelle altre evenienze la terapia più adeguata resta quella che utilizza farmaci neuroprotettivi.

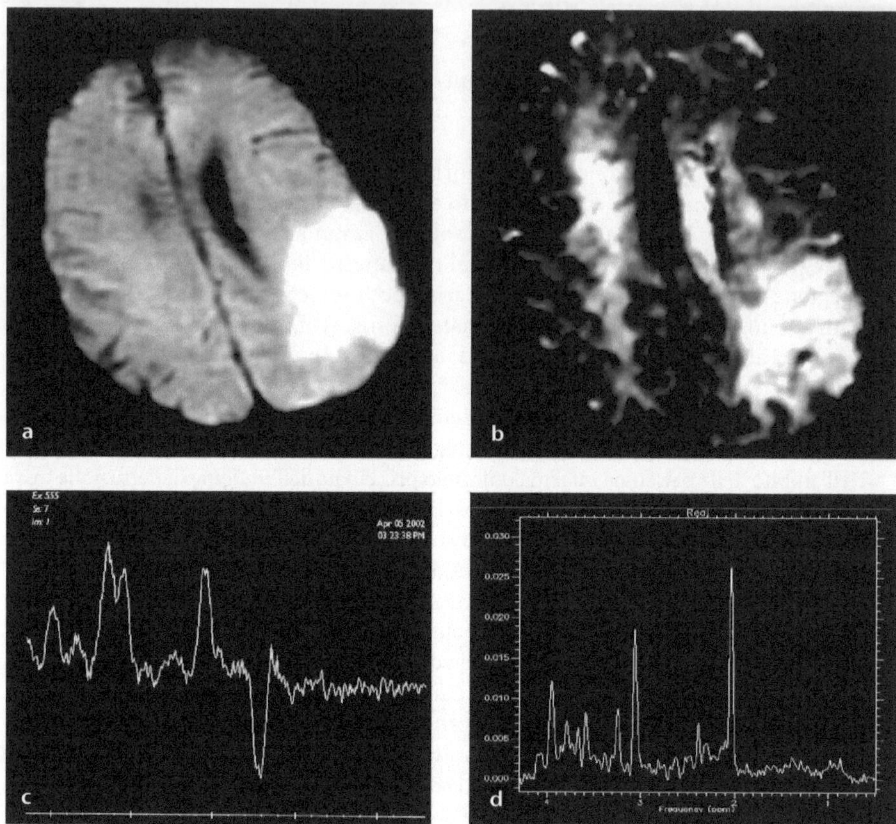

Fig. 11. Uso combinato delle metodiche. Vasto infarto ischemico parieto-occipitale destro in fase iperacuta. **a** Diffusione, marcata iperintensità dell'area infartuale. **b** Perfusione, ridotta perfusione dell'area ischemica. **c** Spettroscopia protonica a volume singolo (regione d'interesse intralesionale), marcata riduzione di N-acetyl-aspartato, colina e creatina e presenza di picco di lattato a 1,3 ppm. **d** Spettroscopia protonica a volume singolo (regione d'interesse nella sostanza bianca controlaterale sana)

Spettroscopia

La spettroscopia con RM è lo studio *in vivo* e non invasivo di alcune tappe del metabolismo cerebrale. Tale tecnica si basa sugli stessi principi della RM convenzionale; la differenza consiste nella manipolazione del segnale durante e dopo l'acquisizione. Infatti, mentre per la risonanza magnetica convenzionale l'intensità di segnale deriva dalla somma dei segnali di tutte le molecole che contengono idrogeno in un dato volume di studio, in spettroscopia il segnale proveniente da un determinato nucleo viene separato nelle sue forme chimiche. Il principio fisico responsabile della variazione della frequenza di risonanza dei nuclei delle molecole è il cosiddetto *chemical shift* che viene a essere influenzato dal campo magnetico generato dalla nuvola di elettroni che li circonda, nonché dalle nuvole di elettroni di atomi vicini che peraltro interagiscono con il campo magnetico principale. Uno stesso atomo quindi esperisce differenti *chemical shift* in rapporto alle diverse molecole in cui si trova; sulla base di esso è possibile identificare la molecola contenente l'atomo in questione. La spettroscopia a idrogeno è attualmente la più utilizzata e con opportuno software viene eseguita con lo stesso apparecchio utilizzato per la RM convenzionale. I segnali registrati dall'encefalo provengono dai seguenti metaboliti: N-acetyl-aspartato (NAA), colina (Cho), creatina (Cr) e fosfocreatina (PCr), mioinositolo (mI), lattato (Lac), lipidi (Lip), glutamina e glutammato (Glx); tali metaboliti sono presenti nelle cellule nervose in concentrazione superiore al millimolare (mM) e presentano nello spettro posizioni note espresse in parti per milione (ppm).

L'NAA possiede il picco più alto nell'adulto, localizzato a 2 ppm. Esso si trova quasi esclusivamente nel sistema nervoso centrale; in particolare nei neuroni e, in minor misura, in alcuni precursori delle cellule gliali; per questo motivo è considerato un marker neuronale. La sua presenza è approssimativamente uguale nella sostanza bianca e grigia perciò può essere considerato anche un marker assonale.

La Cho, con picco localizzato a 3,22 ppm, contiene lipidi come la glicerofosfocolina e la fosfocolina, pertanto riflette il tourn-over cellulare ed è considerato un marker di membrana.

La Cr e la PCr sono apprezzabili con un singolo picco a 3,02 ppm contenente il segnale derivante dal pool di fosfati ad alta energia coinvolti nel metabolismo energetico. Essendo un picco stabile, anche in presenza di patologia, viene utilizzato come valore di controllo.

Il mI, definito un marker specifico per cellule gliali, è localizzato a 3,3-3,6 ppm.

Il Lac, quando presente, presenta un picco con una particolare configurazione (a "doppietto") a 1,32 ppm. Esso rivela la produzione di energia in condizioni di inadeguato apporto di ossigeno, situazione che si verifica quando un'occlusione vasale incompleta porta alla attivazione della via enzimatica che conduce alla glicolisi anaerobica. Può accumularsi anche per l'infiltrazione dei macrofagi che contengono il lattato o perché intrappolato e non più rimosso.

I Lip, apprezzabili soprattutto nei processi necrotici, risuonano al valore di 0,8, 1,2, 1,5 ppm.

Il Glx infine è rappresentato da picchi localizzati a 2,1-2,5 e a 3,6-3,8 ppm e comprende il segnale di alcuni neurotrasmettitori quali il glutammato e la glutamina.

Nell'ambito della patologia ischemica del sistema nervoso centrale, la spettroscopia può essere utilizzata per il rilievo precoce e per la migliore caratterizzazione delle lesioni ischemiche (Fig. 11), per monitorare gli effetti di un trattamento terapeutico, ma soprattutto per distinguere la lesione infartuale dall'area di penombra ischemica [12, 27-29]. L'area di necrosi cellulare è caratterizzata da una diminuzione di NAA (50% entro le prime 6 ore) mentre l'area di penombra ischemica si caratterizza per la presenza di un aumento del picco dell'acido lattico in assenza di significative modificazioni di NAA [30]. Una marcata riduzione di NAA e un marcato aumento del lattato nella fase acuta indicano un outcome sfavorevole.

Conclusioni

Sono molteplici le tecniche neuroradiologiche a disposizione nella valutazione del paziente con ictus cerebrale di tipo ischemico. L'iter diagnostico ideale, nelle strutture ospedaliere in cui è possibile utilizzare la terapia fibrinolitica, prevede l'utilizzo in fase iperacuta sia di TC sia di RM morfologica e funzionale associate a sequenze di angio-RM. Va da se che, ove tutto ciò non fosse possibile (metodiche non disponibili, paziente giunto all'osservazione in fase tardiva o particolarmente agitato e soprattutto terapia trombolitica non indicata) resta la TC la metodica di scelta, con controlli seriati per monitorare l'andamento della malattia e le eventuali complicazioni. Successivamente, quando possibile, sarà opportuna una valutazione con RM di base e completamento angiografico.

Bibliografia

1. Hacke W, Kaste M, Fieschi C et al (1995) Intravenous thrombolysis with recombinant tissue plasminogen activator for acute hemisferic stroke. The European Cooperative Acute Stroke Study (ECASS). JAMA 274:1017-1025
2. Cirillo S, Caranci F, Stella L et al (2001) Cranio: infarto ed emorragia. In: Dal Pozzo G (ed) Compendio di risonanza magnetica: cranio e rachide. UTET, Torino, pp 478-515
3. Altieri M, Metz RJ, Muller C et al (1999) Multiple brain infarcts: clinical and neuroimaging patterns using diffusion-weighted magnetic resonance. Eur Neurol 42:76-82
4. Baird AE, Warach S (1998) Magnetic resonance imaging of acute stroke. J Cereb Blood Flow Metabolism 18:583-609
5. Yoshura T, Wu O, Sorensen (1999) Advanced MR tehniques: diffusion MR imaging, perfusion MR imaging, and spectroscopy. Neuroimaging Clin N Am 9:439-453
6. John C, Elsner E, Muller A et al (1997) Computer tomographic diagnosis of acute cerebral ischemia. Radiologe 37:853-858
7. Barber PA, Darby DG, Desmond PM et al (1998) Prediction of stroke outcome with echoplanar perfusion and diffusion weighted MRI. Neurology 51:418-426
8. Marks MP, Homgren EB, Fox et al (1999) Evaluation of early computed tomography findings in acute ischemic stroke. Stroke 30:389-392
9. Pressman BD, Tourse EJ, Thompson JR et al (1987) An early CT sign of ischemic infarction: increased density in a cerebral artery. AJR Am J Roentgenol 149:583-586
10. Von Kummer R, Allen KL, Holle R et al (1997) Acute stroke: usefulness of early CT findings before thrombolytic therapy. Radiology 205:327-333
11. Lovblad KO, Baird AE, Schlaug G (1997) Ischemic lesion volumes in acute stroke by diffusion-weighted magnetic resonance imaging correlate with clinical outcome. Ann Neurol 42:164-170
12. Parsons MW, Li T, Barber PA et al (2000) Combined (1)H MR spectroscopy and diffusion-weighted MRI improves the prediction of stroke outcome. Neurology 55:498-505
13. Lansberg MG, Albers GW, Bealieu C et al (2000) Comparison of diffusion-weightes MRI and CT in acute stroke. Neurology 54:1557-1561
14. Schellinger P, Chalela JA, Kang D et al (2005) Diagnostic and prognostic value of early MR imaging vessel signs in hyperacute stroke patients imaged <3 hours and treated with recombinant tissue plasminogen activator. AJNR Am J Neuroradiol 26:618-624
15. Atlas SW (1994) MR angiography in neurologic disease. Radiology 193:1-16
16. Simon J, Czechowsky D, Hill M et al (2004) Fluid-Attenuated inversion recovery preparation: not an improvement over conventional diffusion-weighted imaging at 3 T in acute ischemic stroke. AJNR Am J Neuroradiol 25:1653-1658
17. Maeda M, Abe H, Yamada H et al (1999) Hyperacute infarction: a comparison of CT and MRI, including diffusion-weighted imaging. Neuroradiology 41:175-178
18. Cosnard G, Duprez T, Grandin C et al (2000) Diffusion and perfusion-weighted MR imaging during the hyperacute phase of stroke. J Radiol 81:858-869
19. Lovblad KO, Laubach HJ, Baird AE et al (1998) Clinical experience with diffusion-weighted MR in patients with acute stroke. AJNR Am J Neuroradiol 19:1061-1066
20. Ay H, Buonanno FS, Rordorf G et al (1999) Normal diffusion-weighted MRI during stroke-like deficits. Neurology 52:1784-1792

21. Lutsep HL, Albers GW, De Crespigny A et al (1997) Clinical utility of diffusion-weighted magnetic resonance imaging in the assessment of ischemic stroke. Ann Neurol 41:574-580
22. Detre JA, Leigh JS, Williams DS et al (1992) Perfusion imaging. Magn Reson Med 23:37-45
23. De Boer JA, Folkers PJ (1997) MR perfusion and diffusion imaging in ischaemic brain disease. Medica Mundi 41:20
24. Ueda T, Yuh WT, Taoka T (1999) Clinical application of perfusion and diffusion MR imaging in acute ischemic stroke. J Magn Reson Imaging 10:305-309
25. Ueda T, Yuh WT, Maley JE et al (2000) Outcome of acute ischemic lesions evaluated by diffusion and perfusion MR imaging. AJNR Am J Neuroradiol 20:983-989
26. Weber J, Mattle HP, Heid O et al (2000) Diffusion-weighted imaging in ischaemic stroke: a follow-up study. Neuroradiology 42:185-191
27. Federico F, Simone IL (1996) Prognostic significance of metabolic changes detected by proton magnetic resonance spectroscopy in ischaemic stroke. J Neurol 243:241-247
28. Federico F, Simone IL (1998) Prognostic value of proton magnetic resonance spectroscopy in ischaemic stroke. Arch Neurol 55:489-494
29. Mattews VP, Barker PB, Blackband SJ et al (1995) Cerebral metabolities in patients with acute and subacute strokes: a serial MR and proton MR spectroscopy study. AJR Am J Roentgenol 165:633-638
30. Graham GD, Blamire AM (1992) Proton magnetic resonance spectroscopy of cerebral lactate and other metabolites in stroke patients. Stroke 23:333-340

Capitolo 32

Ictus emorragico

Maurizio Resta, Cosma Andreula, Mariachiara Resta, Massimo Donatelli

Introduzione

L'ictus cerebrale, ischemico ed emorragico, è la terza causa di morte dopo le malattie cardiologiche e il cancro. I maggiori studi epidemiologici sull'argomento sono nordamericani e, pur con alcune riserve geografiche e di razza, i dati possono essere estrapolati anche per la popolazione europea [1]. Uno degli studi prospettici di maggiori proporzioni è il "Framingham Heart Study" con un'analisi osservazionale maggiore di 55 anni [2, 3]. Nell'ultimo ventennio, la tomografia computerizzata (TC) e la risonanza magnetica (RM) hanno contribuito in maniera determinante all'inquadramento nosografico dell'ictus, permettendo una sicura differenziazione tra ictus ischemico ed emorragico anche sotto il profilo epidemiologico. A partire dal 1982, nello studio nordamericano citato [2] tutti i pazienti furono sottoposti a esame TC o RM secondo criteri diagnostici ben definiti [4]. In tutte le tipologie di ictus cerebrale l'incidenza annuale si accresce con l'età, raddoppiandosi approssimativamente nelle decadi successive e mostrando una prevalenza di circa il 20% per il sesso maschile. Nell'ottava decade, inoltre, l'emorragia intracerebrale presenta un'incidenza circa quadrupla (1,26 per 1000) rispetto a quella dell'emorragia subaracnoidea (0,29 per 1000) [2].

Emorragia intracerebrale nell'anziano

Nell'età avanzata l'emorragia intracerebrale (EI) mostra un netto incremento, non diversamente, però, da quanto si osserva per l'ictus ischemico [3, 4]. Non si notano significative differenze di percentuale di incidenza dell'EI fra gli studi nordamericani [5] e quelli europei [6, 7], attestandosi tale incidenza fra l'8 e il 10% nelle diverse casistiche. Oltre all'età avanzata, fattore di rischio preponderante è l'ipertensione arteriosa [8] specie se associata al fumo di sigarette [9, 10], all'alcoolismo [11], a livello basso di colesterolo sierico [12], alla cirrosi epatica. Più controverso il rischio di EI correlato all'assunzione cronica di farmaci come l'aspirina [13], mentre il rischio correlato ai dicumarolici appare aumentare significativamente con l'età avanzata [14].

La TC e la RM riproducono le tappe lesionali istopatologiche dell'EI. L'ematoma distrugge e disloca la sostanza nervosa adiacente ed è formato alla sua periferia da piastrine frammiste a fibrina, mentre al centro è presente una massa compatta di emazie. Il sito esatto della rottura arteriosa è identificabile in generale con difficoltà [15]. L'edema extracellulare peri-ematoma si crea precocemente ed è caratterizzato da pallore e vacuolizzazione delle fibre mieliniche. Già nei primi giorni inizia la lisi dei globuli rossi e si crea la metaemoglobina extracellulare. Dal secondo giorno compare l'infiltrazione dei leucociti polimorfonucleati, con un picco in quarta giornata. Successivamente intervengono le cellule della microglia che si comportano come macrofagi inglobanti i prodotti di disintegrazione cellulare come l'emosiderina. Lo stadio finale prevede, dalla periferia, la riparazione da parte degli astrociti contenenti spesso granuli di emosiderina, e più tardivamente la loro sostituzione con fibrille gliali [16].

La presenza di alterazioni delle arteriole profonde afferenti all'EI, sotto forma di cosiddetti aneurismi miliari, era da tempo nota agli istopatologi, da alcuni autori anche interpretata come l'effetto e non la causa dell'emorragia [17]. Più correttamente i microaneurismi rilevati nelle arteriole perforanti in adiacenza degli ematomi intracranici sembrerebbero in relazione alla lipoialinosi vasale tipica dell'ipertensione arteriosa [18]. Lo stesso processo patologico, cioè, che porta anche alla riduzione di flusso nelle aree colpite e alle tipiche lesioni cerebrali gliotiche della sostanza bianca da insufficienza vascolare ipossico-cronica dell'iperteso. Il periodo di sanguinamento attivo è inferiore a un'ora e il rischio di risanguinamento nelle 24 ore successive è possibile ma infrequente, come dimostrato da studi TC ripetuti nel tempo [19] (Fig. 1). In ordine di frequenza le sedi preferenziali, definite tipiche, dell'EI sono il *putamen* (35%), la sostanza bianca sottocorticale (30%), il talamo (10-15%), il ponte (5-12 %) e, meno frequentemente, il nucleo caudato (5-7%) e i nuclei dentati del cervelletto (10%) [20].

Nel *putamen* l'ematoma assume in generale un aspetto ovoidale (Fig. 2a), può estendersi alle aree cerebrali adiacenti, approfondirsi verso il talamo e le camere ventricolari con possibile idrocefalo secondario. Sono riconoscibili 5 sindromi anatomo-cliniche: 1) *emorragia mediale* estesa alla capsula interna posteriore con emisindrome sensitiva e prognosi generalmente favorevole (Fig. 2b); 2) *emorragia laterale* estesa alla capsula esterna con emisindrome sensitivo-motoria, emianopsia omonima e recupero neurologico spesso incompleto (Fig. 2c); 3) *emorragia estesa alla capsula interna e alla sostanza bianca sottocorticale* con emiplegia ed emianestesia controlaterale e deficit neurologici spesso persistenti; 4) *emorragia a estensione sub-corticale emisferica* con frequente inondazione ventricolare, cui si associa afasia quando è colpito l'emisfero dominante, grave disturbo dello stato di coscienza e alta mortalità o gravi esiti neurologici; 5) *emorragia putaminale e talamica* con frequente inondazione ventricolare, emiplegia, disturbi visivi, alterazione dello stato di coscienza e mortalità pari a circa l'80% [21]. L'emorragia del talamo spesso si estende alla capsula interna e può provocare inondazione del III ventricolo. Il quadro clinico è caratterizzato da un emisindrome sensitivo-motoria, talvolta preceduta da un'emisindrome esclusivamente sensitiva, spesso dal

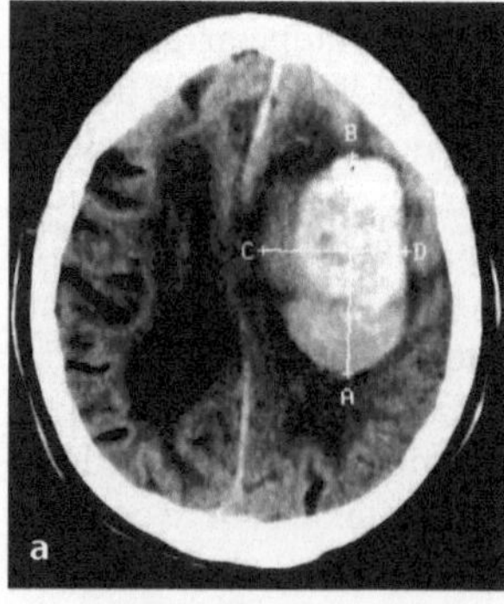

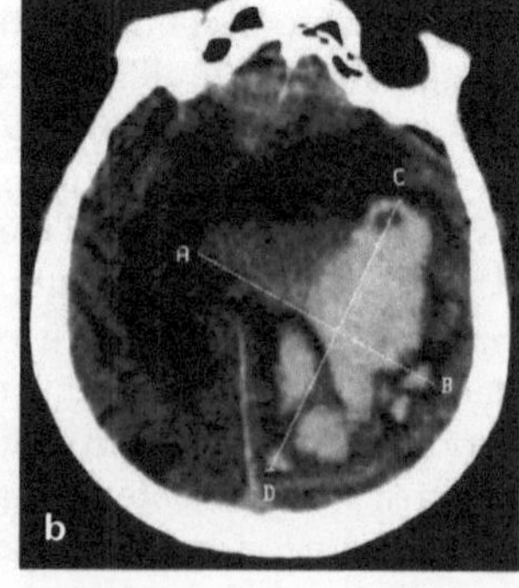

Fig. 1. Tomografia computerizzata (TC) del cranio eseguite a distanza di 24 ore l'una (**a**) dall'altra (**b**) in un paziente iperteso di 82 anni. È evidente un cospicuo aumento di volume dell'ematoma intracerebrale attestante l'ulteriore reclutamento emorragico

vomito e meno frequentemente associata a cefalea. La mortalità nell'emorragia talamica varia dal 25 al 50%. I disturbi visivi sono quasi sempre presenti e complessi a seconda della parte della via ottica lesa, soprattutto quando è presente estensione verso il tegmento mesencefalico. Interessanti rilievi anatomo-clinici sono identificabili in caso di lesioni emorragiche circoscritte alle diverse sedi talamiche anteriore, postero-mediale, postero-laterale o dorsale [22] (Fig. 2e, f). L'EI nella sostanza bianca sottocorticale predilige il lobo parietale, temporale e occipitale. Il ruolo eziologico dell'ipertensione arteriosa per l'EI in questa sede sembrerebbe meno determinante. La prognosi in generale è più favorevole e la mortalità varia dall'11 al 30% circa in dipendenza dalle dimensioni dell'ematoma [23] (Fig. 2h). Per il nucleo caudato il maggior ruolo eziologico è svolto ancora una volta dall'ipertensione arteriosa, ma sembra abbia-

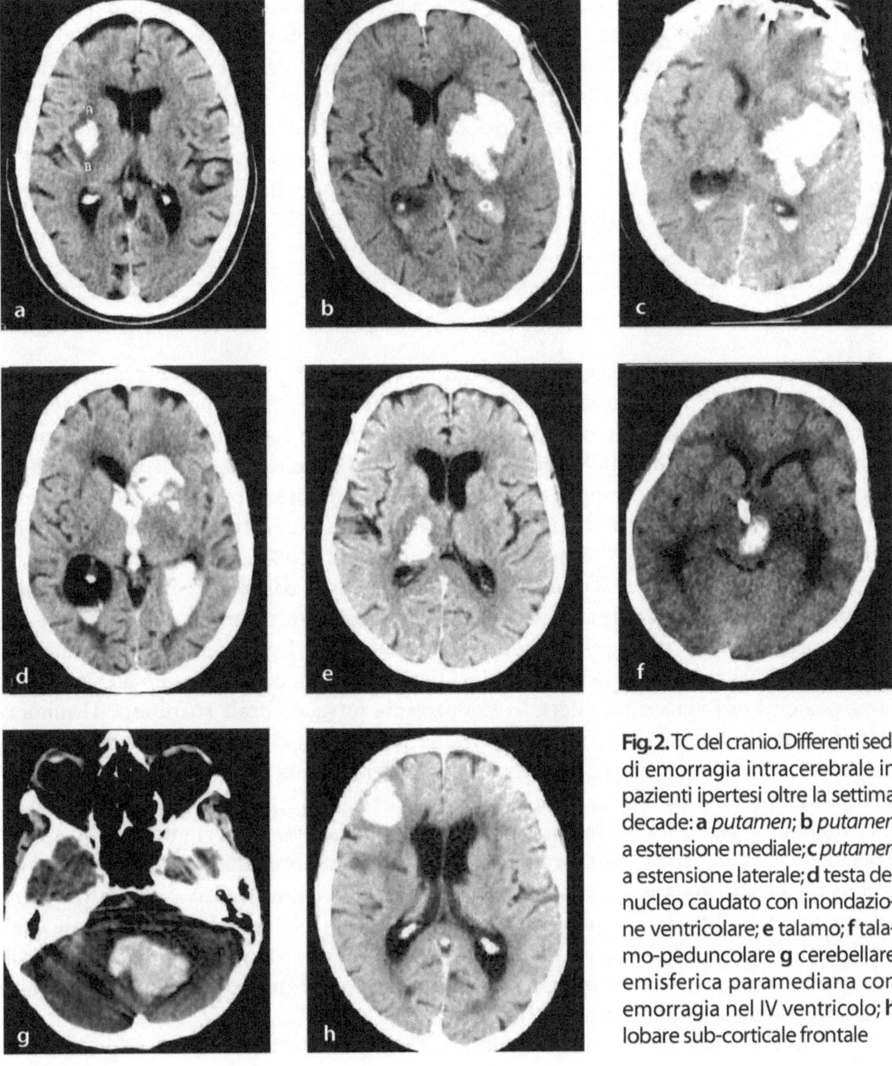

Fig. 2. TC del cranio. Differenti sedi di emorragia intracerebrale in pazienti ipertesi oltre la settima decade: **a** *putamen*; **b** *putamen* a estensione mediale; **c** *putamen* a estensione laterale; **d** testa del nucleo caudato con inondazione ventricolare; **e** talamo; **f** talamo-peduncolare **g** cerebellare emisferica paramediana con emorragia nel IV ventricolo; **h** lobare sub-corticale frontale

no un certo peso anche le malformazioni vascolari. Cefalea e vomito sono spesso i sintomi di esordio, confondendo a volte il quadro clinico con l'emorragia subaracnoidea. La prognosi è generalmente favorevole [24] (Fig. 2d). Nel tronco encefalico le arteriole perforanti del ponte negli ipertesi presentano frequentemente lipoialinosi con microaneurismi e allargamenti fusiformi dei sottili assi vascolari. Quindi, in gran parte l'eziologia dell'EI pontina è da imputare all'ipertensione arteriosa. Si riconoscono in generale emorragie massive paramediane (Fig. 2e, f) ed emorragie latero-basali di minori proporzioni, spesso non fatali [25]. Le emorragie mesencefaliche sono frequentemente associate a quelle talamiche (emorragie talamo-peduncolari) (Fig. 2f) e rientrano nel quadro nosografico già ricordato per questa regione. Le altre emorragie basi-tegmentali, analogamente alle rare emorragie del bulbo, si comportano clinicamente come sindromi alterne e raramente sono massive [26, 27]. Nel cervelletto la sede più colpita è quella emisferica in adiacenza dei nuclei dentati. Più rara la localizzazione vermiana, e in questi casi l'emorragia intraventricolare del IV ventricolo e l'estensione al tegmento pontino sono più frequenti. Il quadro clinico con cefalea e vomito, frequenti all'esordio, è fondamentalmente caratterizzato dai disturbi nel mantenimento della stazione eretta, da atassia e dagli altri segni cerebellari. L'evacuazione chirurgica sembra migliorare clamorosamente la prognosi. Sotto questi profili le valutazioni TC e RM sono essenziali nel selezionare i casi chirurgici (ematoma superiore ai 3 cm con emorragia intraventricolare e idrocefalo) da quelli suscettibili di terapia medica [28] (Fig. 2g).

Altre eziologie

Anche nell'anziano l'emorragia subaracnoidea (ESA) è in gran parte sostenuta da malformazioni vascolari aneurismatiche, a esclusione dell'ESA periponto-mesencefalica da ressi dei vasi perforanti paramediani pontini nel tratto cisternale in corso di puntate ipertensive. L'incidenza dell'ESA nel paziente anziano è molto minore rispetto al paziente giovane, ma valgono le valutazioni prognostiche di gravità in relazione ai consueti criteri di dimensioni della sacca aneurismatica, del grado clinico all'esordio, della presenza o meno di emorragia intracerebrale e/o endoventricolare con idrocefalo, del vasospasmo con viraggio verso il danno cerebrale ischemico, con le aggravanti relative alle minori risorse di recupero relative alla senescenza soprattutto per quanto si riferisce alla funzionalità cardio-circolatoria e renale [29]. Nella casistica personale degli autori, su un totale di 493 trattamenti endovascolari per aneurisma cerebrale solo 80 si riferivano a pazienti oltre la settima decade. L'emorragia intracerebrale sostenuta da malformazioni artero-venose (MAV) è evenienza piuttosto rara nell'età avanzata, dal momento che questa entità morbosa, per quanto controversa la sua origine malformativa congenita, riconosce comunque, nella sua stessa genesi, un impianto nel rimodellamento vascolare post-natale. L'età media di prima diagnosi si attesta pertanto precocemente fra la III e la IV decade e, nell'evoluzione della storia naturale della malattia, l'osservazione di EI correlata a una eziologia di per sé già rara, come le MAV cerebrali, diviene ulteriormente molto infrequente nell'età avanzata [30]. Nella casistica personale degli autori, su un totale di 108 trattamenti endovascolari per MAV cerebrale, con o senza completamento con radiochirurgia stereotassica o chirurgica convenzionale, appena 8 si riferivano a pazienti oltre la settima decade.

Per quanto si riferisce poi alle malformazioni vascolari cosiddette criptiche, cioè non evidenziabili nelle valutazioni angiografiche convenzionali come gli angiomi cavernosi e i cosiddetti angiomi venosi (più propriamente definiti come anomalie di sviluppo venoso), l'incidenza di emorragia intracerebrale, di per sé rara, appare quasi esclusiva dell'età giovanile, con una certa predisposizione familiare. Sotto questo profilo, la RM svolge un ruolo fondamentale nell'interpretazione eziologica dopo il riassorbimento dell'ematoma [31] (Fig. 3).

L'evenienza dell'emorragia intraneoplastica è considerata infrequente con una percentuale, nelle casistiche radiologiche, compresa tra il 6 e il 10%. Più frequentemente l'emorragia intraneoplastica interessa le neoplasie maligne intracerebrali e le metastasi, ma è stata descritta anche in meningiomi e oligodendrogliomi. Non è riportato in letteratura un aumento dell'incidenza dell'emorragia intraneoplastica nell'età più avanzata, se non per quelle neoplasie il cui picco di incidenza è naturalmente spostato verso le ultime decadi, come le metastasi. La valutazione TC e RM può in generale essere controversa per la presenza del sangue che può oscurare la sottostante patologia neoplastica. Il criterio ovunque reclamato come possibile elemento di sospetto è l'edema perilesionale, in qualche misura differente da quanto ordinariamente osservato alla periferia del normale ematoma intracerebrale [32].

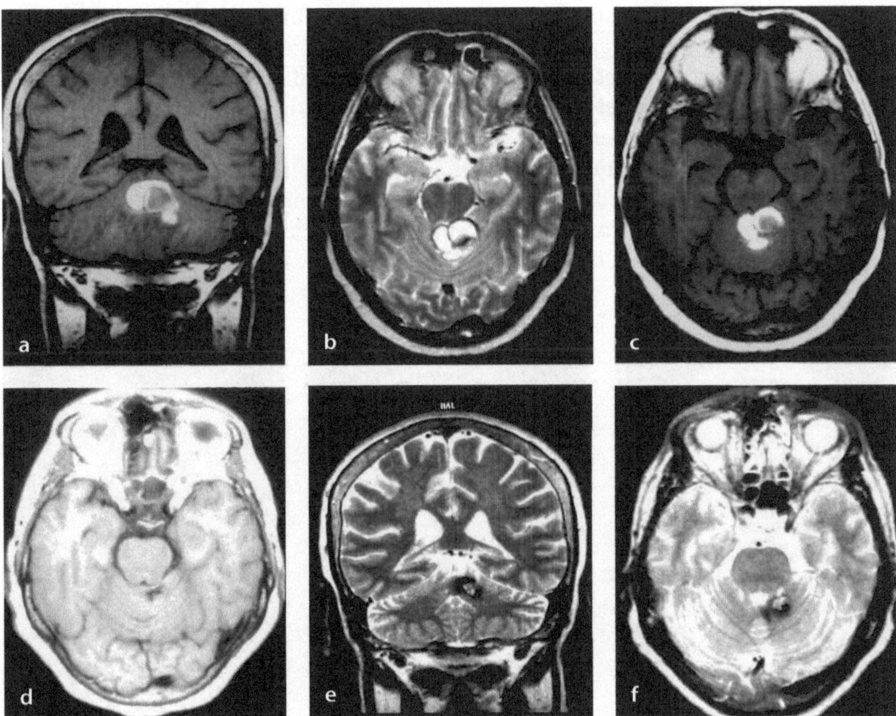

Fig. 3. Emorragia intracerebrale vermiana superiore e cerebellare emisferica paramediana sinistra in donna di 70 anni ipertesa. Ematoma in prevalente fase metaemoglobinica: **a** e **c** Risonanza magnetica (RM) spin eco (SE) T1 assiale e coronale, **b** SE T2 assiale. Il controllo RM a distanza di un anno: **d** SE assiale T1; **e, f** SE assiale e coronale T2 mostra l'esito emosiderinico da emorragia in verosimile angioma cavernoso

La diagnostica per immagini

La semeiotica per immagini dell'ictus emorragico dell'anziano non riconosce elementi distintivi rispetto a quanto codificato nelle altre fasce di età. La TC è la metodica a maggiore sensibilità nell'EI così come nell'ESA, e negli anni ha contribuito in maniera determinante agli inquadramenti anatomo-clinici in precedenza riassunti. Già nelle primissime ore, infatti, il sangue stravasato si presenta come una netta iperdensità con valore UH intorno a 50, interpretata come effetto della concentrazione dell'emoglobina, in maggior parte, e in misura minore per l'accumulo del ferro. Le conseguenti valutazioni di sede, effetto massa con dislocazione delle strutture nervose adiacenti, l'eventuale estensione alle camere ventricolari o agli spazi cisternali, sono sempre dati immediatamente valutabili già nell'esame TC eseguito in fase iperacuta (Fig. 2). Nelle ore immediatamente successive anche l'edema extracellulare perilesionale è facilmente riconoscibile nella sua caratteristica ipodensità che segue le fibre della sostanza bianca. Nei giorni seguenti l'iperdensità ematica può andare incontro, ma infrequentemente, a un progressivo aumento volumetrico, indicando un ulteriore reclutamento emorragico; questo ha in generale un segno prognostico sfavorevole [19, 33] (Fig. 1). Più frequentemente, dopo un primo incremento del valore di densità il focolaio tende a schiarirsi dalla periferia in risposta ai fenomeni macrofagici e litici. Dopo alcune settimane, in fase cronica (dopo la retrazione del coagulo, la detersione macrofagica completa e la riparazione astrocitaria), l'esito atrofico può assumere differenti aspetti morfologici a seconda della prevalenza dei fenomeni cavitari o gliotici, ma non sono rilevabili segni distintivi sicuri rispetto all'esito ischemico.

Nella fase iperacuta (prime sei ore), dell'EI o dell'ESA la RM è notoriamente molto meno sensibile della TC nelle consuete sequenze di impulso *spin eco* (SE) (Fig. 4). Il motivo è legato alla trasformazione dell'emoglobina. Nelle emazie appena stravasate l'emoglobina si trova subito in fase di ossiemoglobina, che non possiede caratteristiche

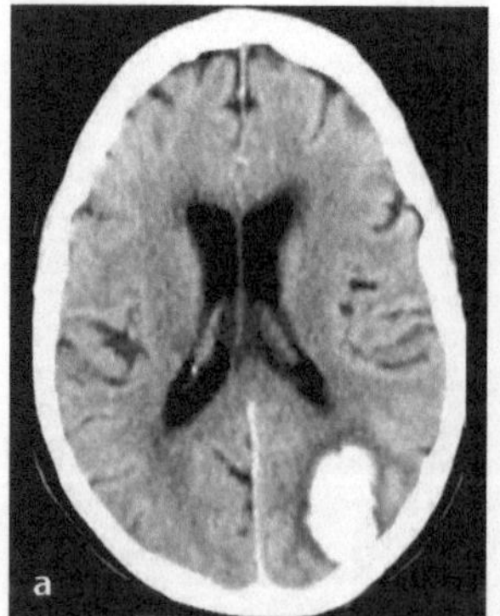

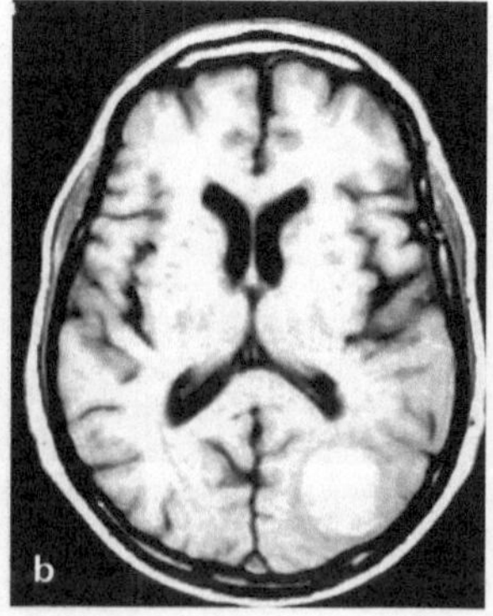

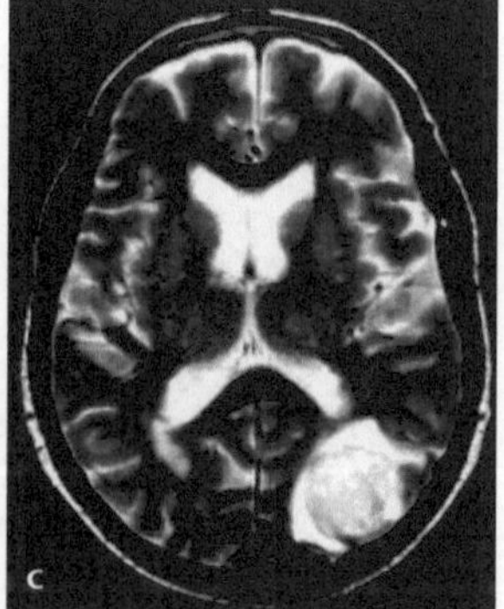

Fig. 4. Emorragia intracerebrale lobare sub-corticale in fase acuta. Paziente iperteso di 79 anni. La TC (**a**) mostra la classica iperdensità circondata da un moderato edema perilesionale. La RM in sequenza SE T1 (**b**) non esibisce ancora il caratteristico ipersegnale del sangue, ematoma ancora in fase di desossiemoglobina in iniziale trasformazione metaemoglobinica. Nella sequenza SE T2 (**c**) l'ipersegnale dell'ematoma e dell'edema perilesionale è riferibile all'acqua

paramagnetiche. La rapida trasformazione in desossiemoglobina, sostanza di per sé paramagnetica, è ancora incapace di generare un segnale RM. Già nelle prime ore il ligando del ferro dell'eme cattura i radicali ossidrilici trasformandosi in metaemoglobina, sostanza paramagnetica con configurazione sterica rispetto all'asse tetrapirrolico tale da generare un segnale RM, iperintenso in T1 e in T2. Nei giorni successivi i fenomeni di degradazione dell'emoglobina avanzano, con la formazione del prodotto di accumulo finale in emosiderina che, per le insite proprietà di suscettibilità magnetica locale, genera un segnale ipointenso in T2. Tuttavia, di recente la RM è stata rivalutata anche per il riconoscimento dell'emorragia iperacuta ricorrendo alle tecniche in eco di gradiente (GRE) o in *echo planar* (EPI). Usando la tecnica GRE si sfrutta soprattutto il segnale T2* (*star*) in grado, già in fase iperacuta, di riconoscere, concentricamente e partendo dall'esterno: 1) un alone iperintenso corrispondente all'edema perilesionale; 2) la parte periferica dell'ematoma, corrispondente alla desossiemoglobina (segnale ipointenso); 3) al centro, una eterogeneità di segnale ipo- iso- e iperintenso corrispondente alla metaemoglobina che si va formando. Nelle ore successive, il centro dell'ematoma, contemporaneamente ai fenomeni di deossigenazione, diviene progressivamente sempre più ipointenso (Fig. 5).

Queste valutazioni candidano la RM quale migliore indagine nel paziente affetto da ictus nel periodo iperacuto per la possibilità di porre immediatamente la diagnosi differenziale fra emorragia e ischemia e, in quest'utimo caso, di identificare anche i pazienti da avviare alla trombolisi endovenosa o intrarteriosa.

Questa ipotesi di protocollo, apparentemente inattaccabile, trova un'unica grande eccezione: il paziente anziano, nel quale la prudenza è d'obbligo nei confronti di qual-

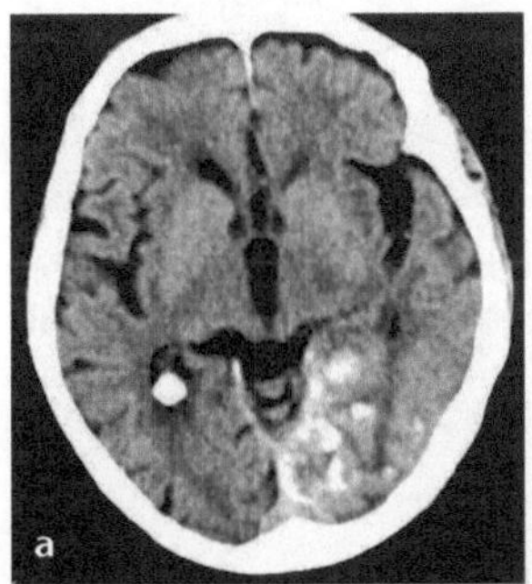

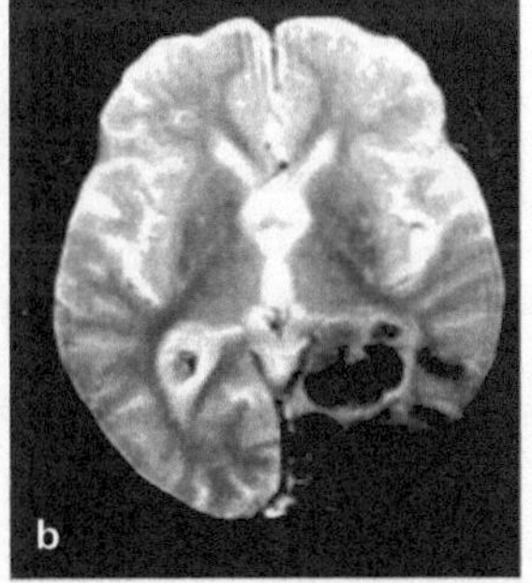

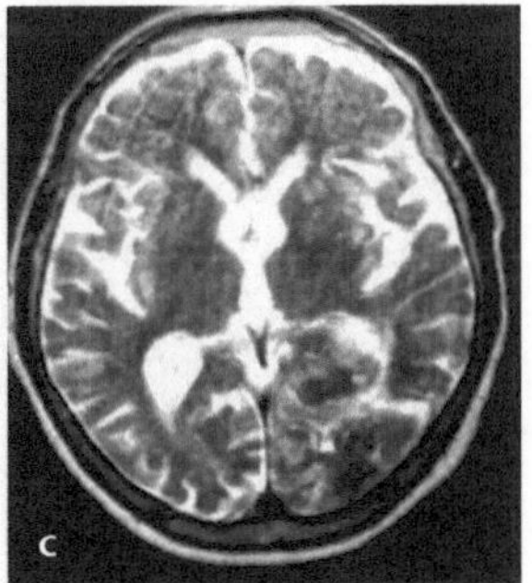

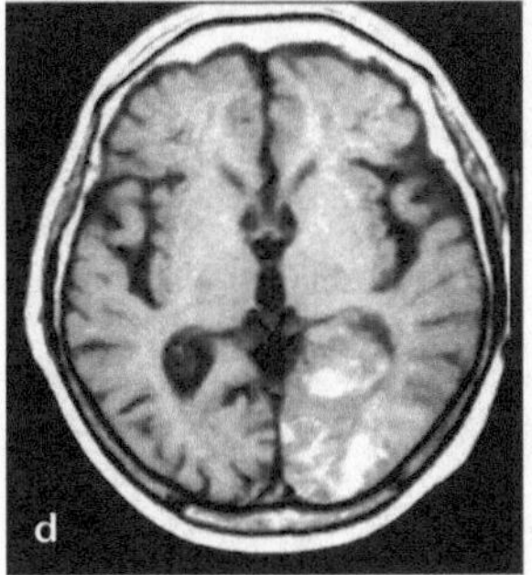

Fig. 5. Emorragia acuta occipitale sinistra in uomo di 82 anni a 24 ore dall'esordio clinico. TC e RM in sezioni assiali. La TC (**a**) mostra un'emorragia cerebrale disomogenea. Le sequenze SE T1 e T2 (**b, c**) evidenziano l'iniziale trasformazione metaemoglobinica che in sequenza eco di gradiente (GRE) T2 (**d**) si manifesta con un forte e irregolare iposegnale

sivoglia piano di trattamento aggressivo (Fig. 6). Senza voler minimamente porre limiti al diritto di ogni paziente a essere curato in qualsiasi fascia di età, nel paziente anziano con sospetto di ictus emorragico resta profonda convinzione degli autori che l'indagine di prima scelta debba ancora essere considerata la TC.

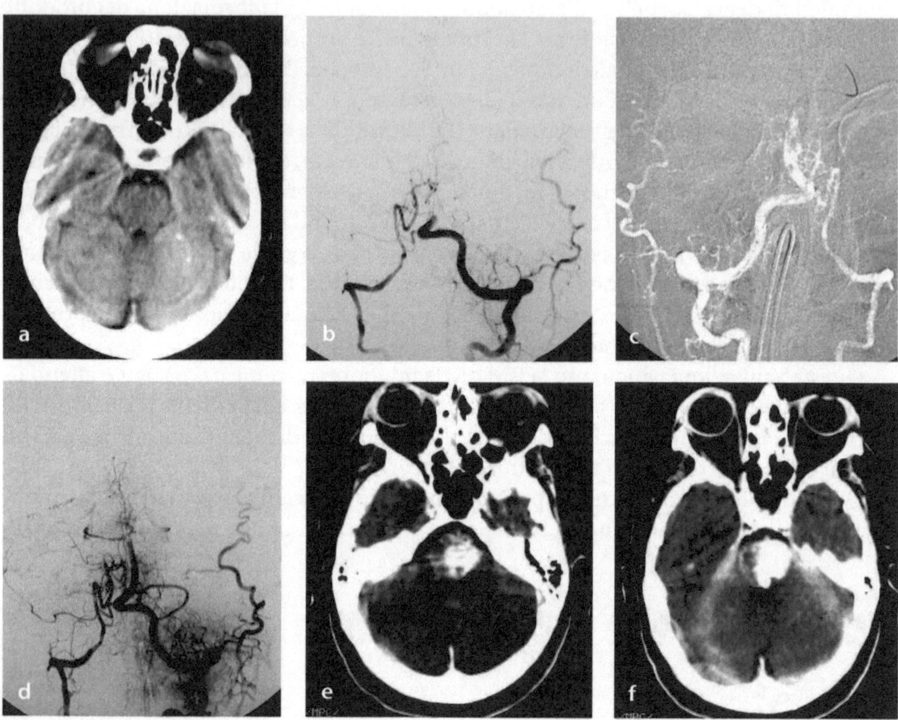

Fig. 6. Paziente di 80 anni con improvvisi segni neurologici da fossa cranica posteriore e coma. TC cranio (**a**) negativa eseguita a 3 ore dall'esordio clinico. Immediata angiografia cerebrale (**b**) che mostra occlusione dell'arteria basilare. Trombolisi endoarteriosa farmacologica (urochinasi in boli ripetuti, 600.000 U.I.) e meccanica (**c**). Risoluzione parziale dell'occlusione arteriosa (**d**). Al controllo TC grave complicanza emorragica pontina (**e, f**)

Bibliografia

1. American Heart Association and Stroke Facts Statistics (1997) Statistical supplement. American Heart Association, Dallas
2. Wolf PA (2004) Epidemiology of Stroke In: Mohr JP, Choi DW, Grotta JG et al (eds) Stroke pathophysiology, diagnosis, and management. Churchill Livingstone, Philadelphia, pp 13-34
3. Sacco RL, Wolf PA, Bharucha NE et al (1984) Subarachnoid and intracerebral hemorrhage: natural history, prognosis, and precursive factors in the Framingham Study. Neurology 34:847-857
4. Sacco RL, Ellenberg JH, Mohr JP et al (1989) Infarcts of undertemined cause: the NINCDS Stroke Data Bank. Ann Neurol 25:382-390
5. Kunitz SC, Gross CR, Heyman A et al (1984) The Pilot Stroke Data Bank Definition, design and data. Stroke 15:740-746

6. Hansen BS, Marquardsen J (1977) Incidence of stroke in Frederiksberg, Denmark. Stroke 8:663-665
7. Herman B, Schulte BMP, Van Luijk JH et al (1980) Epidemiology of stroke in Tilburg. The Netherlands. The population based stroke incidence register. 1: Introduction and preliminary results. Stroke 11:162-165
8. – (2001) Randomised trial of a perindoipril-based-blood-pressure-lowering regimen among 6105 individuals with previous stroke or transient ischaemic attack. PROGRESS Collaboration Group. Lancet 358:1033-1041
9. Kurth T, Kase CS, Berger K et al (2003) Smoking and the risk of hemorrhagic stroke in men. Stroke 34:1151-1155
10. Kurth T, Kase CS, Berger K et al (2003) Smoking and the risk of hemorrhagic stroke in women. Stroke 34:2792-2795
11. Donahue RP, Abbot RD, Reed DM et al (1986) Alchool and hemorrhagic stroke. The Honolulu Heart Program. JAMA 255:2311-2314
12. Tanaka H, Ueda Y, Date C et al (1981) Incidence of stroke in Shibata. Japan. 1976-1978. Stroke 12:460-466
13. – (1989) Final report on the aspirin component of the ongoing Physicians' Health Study. Steering Commitee of the Physicians' Health Study Research Group. N Engl J Med 321:129-135
14. Hylek EM, Singer DE (1994) Risk factor for intracranial hemorrhage in outpatients taking warfarin. Ann Intern Med 120:897-902
15. Fisher CM (1971) Pathological observations in hypertensive cerebral hemmorrage. J Neuropathol Exp Neurol 30:536-550
16. Jenkins A, Maxwell W, Graham D (1989) Experimental intracerebral hematoma in the rat: sequential light microscopic changes. Neuropathol Appl Neurobiol 15:477-486
17. Cole FM, Yates PO (1967) The occurrence and significance of intracerebral microaneurysms. J Pathol Bacteriol 93:393-411
18. Fischer CM (1971) Pathological observations in hypertensive cerebral hemorrhage. J Neuropathol Exp Neurol 30:536-550
19. Fujii Y, Takeuchi S, Takeuchi S et al (1994) Hematoma enlargement in spontaneous intracerebral hemorrhage. J Neurosurg 80:51-57
20. Furlan AJ, Whisnant JP, Elveback LR (1979) The decreasing incidence of primary intracerebral hemorrhage: a population study. Ann Neurol 5:367-373
21. Weisberg LA, Stazio A, Elliot D, Shamsnia M (1990) Putaminal hemorrhage. Clinic-computed tomographic correlations. Neuroradiology 32:200-206
22. Chung CS, Caplan LR, Han W et al (1996) Thalamic hemorrhage. Brain 119:1873-1886
23. Ropper AH, Davis KR (1980) Lobar cerebral hemorrhages. Ann Neurol 8:141-147
24. Stein RV, Kase CS, Hier DB et al (1984) Caudate hemorrhage. Neurology 34:1549-1554
25. Wijdicks EF, St Louis E (1997) Clinical profiles predictive of outcome in pontine hemorrhage. Neurology 49:1342-1346
26. Arseni C, Stanciu M (1973) Primary hematomas of the brain stem. Acta Neurochir 28:323-330
27. Barinagarrementeria F, Cantù C (1994) Primary medullary hemorrhage: report of the four cases and review of the literature. Stroke 25:1684-1687
28. Kirollos RW, Tyagi AK, Ross SA et al (2001) Management of spontaneous cerebellar hematomas. A prospective treatment protocol. Neurosurgery 49:1378-1386
29. Jonhnston SC, Selvin S, Gress DR (1998) The burden, trends, and demographics of mortality from subarachnoid hemorrhage. Neurology 50:1413-1418
30. Stapf C, Mast H, Sciacca RR et al (2003) The New York Islands AVM Study: design, study progress, and initial results. Stroke 34:e29-e33
31. Rigamonti D, Drayer BP, Johnson PC et al (1987) The MRI appearance of cerebral cavernous malformations (angiomas). J Neurosurg 67:518-524
32. Wakai S, Yamakawa K, Manaka S et al (1982) Spontaneous intracranial hemorrhage caused by brain tumors: its incidence and clinical significance. 10:437-444
33. Patel MR, Edelman RR, Warach S (1996) Detection of hyperacute intraparenchymal hemorrhage by magnetic resonance imaging. Stroke 19:1285-1288

Capitolo 33

Vasculopatie cerebrali croniche nell'anziano

Roberto Rossi, Antonio Manca, Ugo Salvolini

Introduzione

Lo studio delle malattie neuropsichiatriche legate all'invecchiamento cerebrale ha ricevuto un notevole impulso dall'espansione delle fasce di età più avanzate all'interno della popolazione generale.

Nuove tecniche diagnostiche hanno contribuito allo sviluppo della neuropsichiatria geriatrica e tra queste il *neuroimaging* ha avuto il maggior ruolo.

L'*imaging* morfologico e funzionale mediante risonanza magnetica (RM) ha fornito nuove conoscenze relativamente alla funzione cerebrale, alla fisiopatologia cerebrale e alla neurobiologia dell'invecchiamento normale.

Studi sulla popolazione anziana indicano che oltre un terzo dei soggetti con oltre 65 anni di età presenta lesioni "incidentali" della sostanza bianca riscontrabili mediante le indagini neuroradiologiche.

In individui asintomatici si trovano frequentemente delle modificazioni della sostanza bianca che variano da lesioni puntiformi, distribuite nel centro semiovale e nella regione periventricolare, a un alone di elevato segnale nelle sequenze a tempo di ripetizione (TR) lungo intorno ai ventricoli, generalmente denominato "leucoaraiosi", espressione di rarefazione della sostanza bianca su base microvascolare.

Le iperintensità di segnale descritte da diversi autori come "cappucci" e "bande" periventricolari sono comuni nei soggetti sani e non sembrano rivestire significato patologico. Sono presenti in modo più o meno rilevante in tutti i soggetti, confinate nella sostanza bianca circostante i corni frontali o in sede paratrigonale.

Poiché il cervello è privo di drenaggi linfatici, il liquido interstiziale e il liquor trasudato dai ventricoli viene riassorbito dal sistema venoso profondo, e se questo è insufficiente può determinarsi un aumento dell'acqua libera nelle sedi periventricolari, responsabile dell'alterazione di segnale. Nell'anziano, oltre a una maggiore quota di acqua interstiziale, a ridosso dei corni frontali si osserva una rarefazione della mielina e della gliosi fibrillare in conseguenza dello slaminamento dell'ependima ventricolare che giustificherebbe la definizione di "ependimite granulare" data ai focolai di iperintensità periventricolari, ben rilevabili nella sequenza FLAIR (*fluid attenuation inversion recovery*).

Oltre ai consueti "cappucci" e "bande", nell'anziano asintomatico si possono riscontrare aree più o meno estese di iperintensità di segnale della sostanza bianca periventricolare e lobare, con eventuale interessamento delle fibre arcuate e dei nuclei della base, che possono avere il significato di lesioni infartuali pregresse o di recente insorgenza; si possono associare iperintensità delle fibre traverse del ponte e del mesencefalo.

Attualmente l'applicazione di tecniche RM di diffusione, perfusione e di spettroscopia permette di differenziare, tra le lesioni della sostanza bianca, quelle causate da infarti recenti o pregressi, le aree di demielinizzazione e di gliosi; queste tecniche permettono inoltre una migliore correlazione con i dati istopatologici.

Fisiopatologia dell'invecchiamento cerebrale

Il sistema vascolare cerebrale con l'invecchiamento va incontro a una serie di modificazioni fisiopatologiche che contribuiscono allo sviluppo delle manifestazioni di quella che viene generalmente definita "patologia cerebrovascolare dell'anziano". Queste modificazioni riguardano essenzialmente il sistema di autoregolazione del circolo cerebrale con globale riduzione del flusso ematico cerebrale e un declino delle funzioni della barriera ematoencefalica.

Il circolo cerebrale è dotato di un sistema di autoregolazione che con l'invecchiamento può andare incontro a disfunzione. Il normale letto vascolare risente degli effetti della pressione ematica, della tensione dell'ossigeno, della anidride carbonica e del metabolismo cerebrale. Queste risposte si modificano e si riducono con l'età. Oltre la senescenza altri fattori con effetti negativi a lungo termine sul sistema di autoregolazione sono l'ipertensione non controllata, la fibrillazione atriale, l'aterosclerosi carotidea, il diabete, l'iperlipidemia e il fumo.

La principale funzione della barriera ematoencefalica (BEE) è quella di funzionare da filtro verso le tossine e le proteine ematiche, e il trasporto selettivo di nutrienti verso il tessuto cerebrale. In modelli animali è stato dimostrato che con l'età alcuni meccanismi di trasporto, per esempio per il glucosio e la colina, vanno incontro a un declino; si osservano un ispessimento della membrana basale rispetto ad animali giovani, e una degenerazione delle cellule endoteliali con proliferazione gliofibrillare. Queste modificazioni della composizione della BEE portano a una riduzione della distensibilità.

Nell'uomo, l'alterazione della BEE sembra non essere legata solo all'invecchiamento; l'ipertensione e il diabete ne aumenterebbero la permeabilità, come si osserva anche nei pazienti con demenza multinfartuale e malattie neurodegenerative. Le conseguenze dell'aumentata permeabilità sarebbero un'alterazione del metabolismo e una maggiore esposizione alle tossine; in questo modo il cervello sarebbe potenzialmente più vulnerabile ai danni da insulti cerebrovascolari acuti.

La riduzione del flusso ematico cerebrale (CBF) gioca un ruolo importante nello sviluppo delle cerebrovasculopatie.

Da diversi studi condotti tramite XeTC, *single photon emission computed tomography* (SPECT), *positron emission tomography* (PET), RM in diffusione e perfusione, risulta che con l'aumentare dell'età si verifica una graduale riduzione del CBF. In parte questa riduzione è dovuta a disfunzione del meccanismo di autoregolazione del flusso cerebrale, alla aterosclerosi dei grossi vasi, a disfunzione cardiaca. Poiché la richiesta di O_2 della sostanza grigia è circa quattro volte maggiore rispetto alla sostanza bianca, una riduzione del CBF correlata all'età ha un maggiore impatto sulla sostanza grigia. La capacità dell'encefalo di estrarre ossigeno dal sangue cresce in modo compensatorio con l'età fino a un certo punto, superato questo limite le conseguenze della riduzione del CBF ricadono sul metabolismo del tessuto cerebrale, con una ridotta resistenza all'ischemia. L'accumulo di acido lattico e altri metaboliti in corso di glicolisi anaerobica riduce i livelli di pH nel cervello, causando uno stato acidotico che altera l'eccitabilità dei neuroni; un eccesso di metaboliti può portare inoltre a una perdita dell'autoregolazione. Una modificazione del metabolismo cerebrale può generare un accumulo di calcio intracellulare e di radicali liberi, con danno dei fosfolipidi di membrana e conseguente morte cellulare. Studi di spettroscopia con RM hanno rilevato nella sostanza grigia di pazienti con demenza sottocorticale un incremento dei fosfati rispetto ai pazienti con malattia di Alzheimer e ai controlli della stessa età.

La maggior parte degli autori sostiene che il principale fattore di rischio per le lesioni della sostanza bianca visualizzabili con RM è l'ipertensione in associazione con l'ipotensione. La teoria sostiene che elevati valori pressori ematici portano a lipoialinosi della media, con ispessimento della parete dei vasi e conseguente riduzione del lume delle arterie perforanti e delle arteriole che nutrono la sostanza bianca profonda. Episodi di ipotensione improvvisa che si possono verificare in pazienti ipertesi in corso di sepsi, di aritmie cardiache, o in corso di anestesia generale, possono determinare ipoperfusione, ipossia e ischemia della sostanza bianca profonda. Le arteriole perforanti non hanno ramificazioni, bensì delle piccole branche laterali perpendicolari che perfondono il tessuto cerebrale adiacente. Questo sistema anastomotico relativamente scarso può spiegare la selettiva vulnerabilità della sostanza bianca profonda nel corso di episodi di ipotensione e l'insorgenza di infarti nelle zone spartiacque, che comunemente si vedono negli anziani, tra il territorio della arteria cerebrale anteriore e media o in corrispondenza dei nuclei della base. I fasci associativi posti immediatamente sotto lo strato corticale, chiamati fibre a U o fibre arcuate, sono meno vulnerabili all'ischemia perché perfusi da corte branche di arteriole corticali.

Numerosi meccanismi sono stati proposti, ma tra questi l'ipotensione è il più conosciuto e frequente. La vulnerabilità agli infarti delle zone spartiacque può essere aumentata da una riduzione del flusso ematico, come si osserva nelle stenosi aterosclerotiche delle carotidi; se i fattori emodinamici hanno un ruolo principale, non è da sottovalutare il contributo delle microembolizzazioni. Un'altra possibilità è la trombosi dei piccoli vasi che riflette una stasi del microcircolo da abnorme aggregabilità piastrinica, iperviscosità o altri stati di ipercoagulabilità.

Numerosi studi epidemiologici hanno dimostrato che il rischio di fibrillazione atriale non reumatica raddoppia ogni decade oltre l'età di 55 anni, e che la fibrillazione è associata a un elevato rischio per accidenti cerebrovascolari embolici.

Un restringimento del lume dei piccoli vasi avviene in diverse condizioni: nell'angiopatia amiloidea cerebrale (CAA); nell'arteriopatia cerebrale autosomica dominante con infarti sottocorticali e leucoencefalopatia (CADASIL); nell'encefalopatia arteriosclerotica sottocorticale (SAE); nelle vasculiti e nell'arteriosclerosi.

Ci si potrebbe aspettare che, nonostante le differenze del materiale depositato nella parete vasale, le conseguenze tromboemboliche siano le stesse o perlomeno simili, ma questo è vero solo fino a un certo punto. Infatti, i pattern RM della CAA, della CADASIL e della SAE sono diversi tra loro e, salvo alcune somiglianze, differiscono anche dai reperti riscontrati nelle vasculiti e nell'arteriosclerosi.

Gli spazi perivascolari, o di Virchow-Robin, sono formati da un prolungamento dello spazio subpiale lungo i vasi che penetrano nel cervello. Nonostante siano stati ben definiti anatomicamente, il loro ruolo come intermediari negli scambi tra vasi e tessuto cerebrale circostante non è stato ancora completamente chiarito. Gli spazi perivascolari dilatati sono il substrato della condizione conosciuta come "stato cribroso", che generalmente si pensava fosse limitato alla regione dei nuclei della base.

Con immagini RM ad alta risoluzione si è visto come spazi di Virchow-Robin dilatati possano essere associati a modificazioni di segnale della sostanza bianca circostante che possono rappresentare gliosi, demielinizzazione o tessuto cerebrale ischemico preinfartuale.

Nei pazienti giovani, gli spazi di Vichow-Robin dilatati si osservano nella mucopolisaccaridosi, in alcuni pazienti con epilessia, emicrania, o ritardo mentale, e spesso come reperto occasionale.

In circa il 7% dei pazienti anziani sottoposti a indagine RM per disturbi della memoria o declino cognitivo, con o senza una storia clinica di ipertensione, le sequenze a eco di gradiente dimostrano multiple aree di ridotto segnale dovute agli effetti di suscettibilità magnetica locale che sono distribuite in tutto il parenchima cerebrale. Questa percentuale è più elevata nei pazienti con storia clinica di emorragia intracranica e di infarti cerebrali. Nei casi in cui sia stata eseguita un'autopsia sono stati trovati segni di microemorragia con macrofagi contenenti emosiderina. Quasi tutti i pazienti presentano inoltre alterazioni della sostanza bianca. Gli stessi reperti sono stati trovati anche in altre malattie (es. la cavernomatosi sporadica e familiare), in questo caso senza modificazioni della sostanza bianca, nei traumi cranici con danno assonale diffuso e nell'angiopatia amiloidea sporadica o familiare.

Neuroimaging delle vasculopatie cerebrali croniche

Infarti strategici. Si definiscono infarti "strategici" quelli che colpiscono delle aree funzionalmente importanti, con compromissione della funzione neurologica, determinati da estese lesioni che presentano una tipica distribuzione secondo territori vascolari. Grandi lesioni infartuali a estensione corticale e sottocorticale possono essere di origine tromboembolica, come si può osservare nei disordini della coagulazione.

Un singolo infarto può determinare emiplegia, afasia motoria o sensitiva, atassia, aprassia, disgrafia e compromissione della memoria. Quando gli infarti sono di discrete dimensioni, corticali o subcorticali, i sintomi possono essere complessi e determinare una compromissione delle funzioni cognitive. Confusione e perdita della memoria possono essere determinate da infarti talamici. Nei pazienti più anziani è spesso poco chiaro se le lesioni cerebrovascolari siano l'unica causa di un quadro di involuzione cerebrale o rappresentino dei fattori che contribuiscono al manifestarsi di una malattia degenerativa latente (cosidette forme di "demenza mista").

Demenza multinfartuale. Soggetti ipertesi e con alti fattori di rischio per patologia cerebrovascolare possono sviluppare quella che viene definita "demenza multinfartuale" (MID) che rappresenta il 10-30% di tutte le forme demenziali. L'effetto cumulativo di infarti corticali multipli condiziona l'andamento clinico che procede per gradini successivi. Il deterioramento delle funzioni cognitive è in rapporto alla quantità di tessuto cerebrale colpito da eventi ischemici irreversibili e si associa a segni piramidali, extrapiramidali e sensitivi focali. La RM generalmente evidenzia alterazioni di tipo ischemico molto estese sia in sede corticale che sottocorticale, con distribuzione asimmetrica, spesso a carattere poroencefalico e associate a dilatazione del sistema ventricolare.

Encefalopatia arteriosclerotica sottocorticale. La selettiva sofferenza della sostanza bianca sottocorticale dei centri semiovali e delle regioni periventricolari, determinata da alterazioni di tipo arteriosclerotico delle arterie penetranti lunghe in soggetti ipertesi, porta all'encefalopatia arteriosclerotica sottocorticale (SAE) o malattia di Binswanger (Fig. 1a, b).

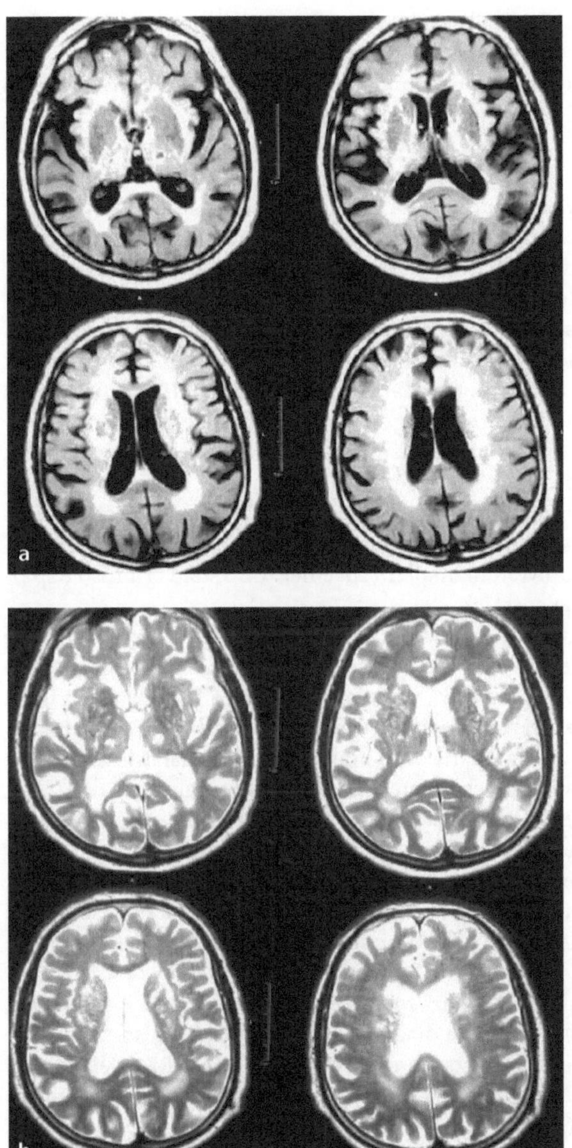

Fig. 1. Sezioni assiali T2 pesate (**a**) e *fluid attenuation inversion recovery* (FLAIR) (**b**). Uomo di 78 anni affetto da ipertensione e ripetuti *strokes* con progressiva demenza sottocorticale (SAE). Estesa alterazione di segnale della sostanza bianca periventricolare e lobare con risparmio delle fibre a U. Dilatazione degli spazi perivascolari dei nuclei della base che costituisce uno "stato cribroso". Si associa uno "stato lacunare" per la presenza di lesioni lacunari a carico dei talami e delle capsule interne

L'età di insorgenza della malattia è tra 40 e 60 anni, classicamente legata a una storia clinica di ipertensione con infarti cerebrali, a un progressivo lento sviluppo di demenza sottocorticale e a deficit motori. Nella SAE il fattore comune è probabilmente una microangiopatia con ipoperfusione a livello dei rami perforanti. I segni e i sintomi riflettono la localizzazione delle lesioni a livello delle strutture sottocorticali. Sono di solito assenti disturbi di origine corticale quali agnosie e aprassie.

Poiché la triade clinica di demenza, disturbi della deambulazione e incontinenza urinaria può essere riscontrata nel corso di malattia di Binswanger, questa viene talvolta scambiata per un quadro di idrocefalo normoteso, nel quale questi aspetti sono considerati patognomonici.

Rispetto ai pazienti con idrocefalo normoteso, i pazienti con malattia di Binswanger hanno un'età di esordio più precoce, anomalie della deambulazione meno frequenti, una durata della malattia più lunga e segni più chiari di ipertensione e malattia cerebrovascolare.

Secondo Drayer, nel corso dell'invecchiamento cerebrale noi osserviamo un processo che si manifesta con una serie di anomalie alla RM di cui la SAE rappresenta l'espressione clinica più severa, mentre l'espressione di iniziali alterazioni arteriolari, in una fase clinicamente silente, è rappresentata dai cosiddetti UBO (*unidentified bright objects*). In altre parole, potrebbe esserci una graduale transizione da un individuo anziano con un numero e una estensione moderata di lesioni della sostanza bianca, iperintense in T2, a un paziente con classica demenza di tipo SAE. L'alterazione neuropatologica tipica della SAE è una modificazione della sostanza bianca periventricolare. Le fibre a U sono risparmiate, almeno nelle fasi iniziali della malattia. I lobi temporali non sono generalmente coinvolti in maniera specifica. Uno stato cribroso e spazi perivasali dilatati sono quasi una costante.

In pazienti asintomatici, il riscontro di una zona periventricolare di elevato segnale alla RM porta in diagnosi differenziale, a considerare, le modificazioni di segnale della sostanza bianca profonda di probabile natura vascolare correlate all'età (leucoaraiosi), l'idrocefalo normoteso asintomatico con passaggio transependimale di liquor, le malattie demielinizzanti, la CADASIL, l'angiopatia amiloidea, gli esiti di malattie infettive, e la leucoencefalopatia successiva a radio e chemioterapia. Nella fase sintomatica della SAE, la diagnosi differenziale comprende l'idrocefalo normoteso sintomatico, patologie infettive come la malattia di Lyme, l'encefalopatia HIV e da citomegalovirus, vasculiti, encefalopatie tossiche o metaboliche.

Le modificazioni della sostanza bianca periventricolare associate a diffuse lesioni infartuali con coinvolgimento dei nuclei della base sono più specifiche e depongono in favore della SAE.

In pazienti con un quadro clinico di demenza presenile e con una storia di ipertensione, la diagnosi di SAE dipende da due fattori: la diagnosi clinica di demenza sottocorticale e la conferma di danno diffuso della sostanza bianca profonda alla TC o RM. Nei casi non complicati di SAE non si evidenziano modificazioni corticali e le fibre a U sono risparmiate. Talvolta i ventricoli sono dilatati (infatti può coesistere un idrocefalo normoteso) e alla TC è presente un'area di ipodensità intorno ai ventricoli che alla RM appare di elevato segnale in T2; nei casi più avanzati può essere interessata anche la sostanza bianca subcorticale. Oltre al danno periventricolare, spesso sono presenti piccoli infarti lacunari, apprezzabili con sequenze FLAIR, che interessano anche i nuclei della base, il ponte e il mesencefalo. Le sequenze pesate in diffusione possono essere utili per identificare infarti recenti. La spettroscopia con RM generalmente evidenzia una riduzione di N-acetilaspartato.

Angiopatia amiloidea cerebrale. Emorragie lobari, spesso multiple, sono la classica presentazione della angiopatia amiloidea cerebrale (CAA). La CAA è responsabile di circa il 30% delle emorragie lobari; meno frequenti sono le localizzazioni cerebellari e dei nuclei della base. Si associano spesso emorragie petecchiali corticali e subcorticali, con disturbi neurologici progressivi fino a un quadro di demenza presente in circa il 40% dei pazienti (Fig. 2a, b).

L'evento fisiopatologico centrale nella CAA è il deposito di materiale amiloide nella parete dei vasi. Questo è uno dei reperti caratteristici più frequenti anche nel corso della malattia di Alzheimer e viene descritto anche nelle encefalopatie spongiformi, nella malattia di Creutzfeldt-Jakob, nel parkinsonismo-*dementia complex*.

Multiple emorragie cerebrali devono far sospettare la CAA, soprattutto se sono assenti fattori di rischi o vascolari. La RM generalmente evidenzia un coinvolgimento della

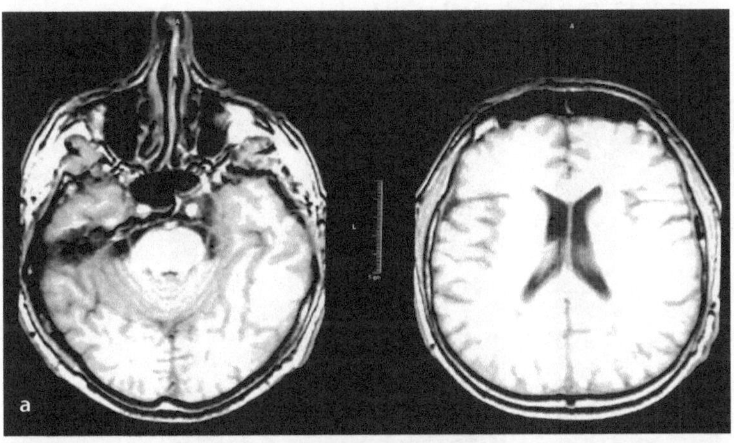

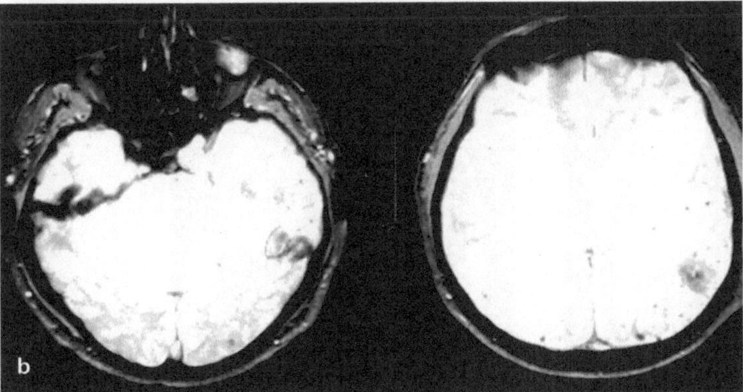

Fig. 2. Sezioni assiali T1 (**a**) e T2* a eco di gradiente (**b**). Uomo di 64 anni affetto da angiopatia amiloidea. Nelle immagini T1 pesate si evidenzia un'emorragia intraparenchimale temporobasale corticale e subcorticale. Nelle immagini T2*, oltre questo sanguinamento si evidenziano numerose aree puntiformi di assenza di segnale da riferire ad accumulo di emosiderina nella sede di pregresse emorragie petecchiali

sostanza bianca con lesioni isolate o confluenti, lesioni dei nuclei della base, del mesencefalo, del ponte e, occasionalmente, del cervelletto.

La sequenza RM più importante per l'elevata sensibilità agli effetti della suscettività magnetica, è la eco di gradiente, che permette di evidenziare multipli residui di emorragie petecchiali distribuite in tutto l'encefalo. Quadri RM simili si possono riscontrare nella cavernomatosi familiare, nella malattia di Rendu-Osler e nelle metastasi multiple da melanoma, ovviamente con correlati clinici che ne permettono una facile differenziazione.

Arteriopatia cerebrale autosomica dominante con infarti sottocorticali e leucoencefalopatia (CADASIL). È un disordine familiare, caratterizzato da ricorrenti episodi di *stroke* con infarti sottocorticali, disturbi psichiatrici, emicrania con aura, paralisi pseudobulbare e progressivo sviluppo di demenza sottocorticale (Fig. 3a-d). È una malattia che in genere insorge tra i 40 e 60 anni di età, occasionalmente in pazienti più giovani, trasmessa come carattere autosomico dominante e causata da una mutazione del gene NOTCH 3 nel locus 19q12. Fattori di rischio vascolare generalmente sono assenti. Emicrania e disturbi psichici spesso precedono di molti anni gli altri sintomi clas-

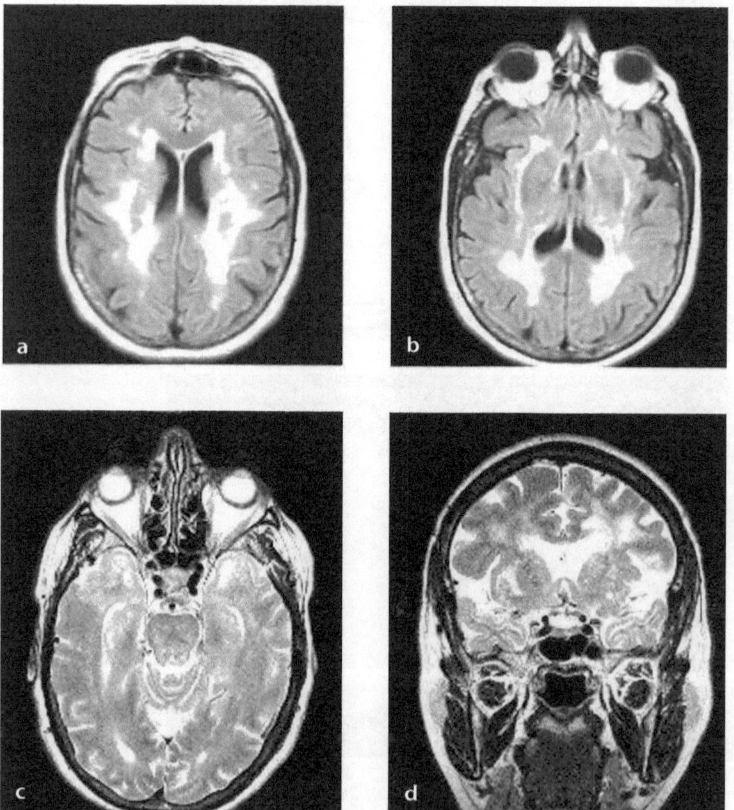

Fig. 3. Sezioni FLAIR (**a, b**) e T2 pesate (**c, d**). Donna di 65 anni affetta da CADASIL. Estesa alterazione di segnale della sostanza bianca dei centri semiovali (**a**) e della capsula esterna (**b**) senza coinvolgimento della capsula interna. Interessamento dei lobi temporali con microlesioni lacunari della giunzione corticomidollare (**c, d**) che rappresentano il segno distintivo della malattia

sici della malattia. Questa è dovuta a una vasculopatia delle arteriole perforanti della sostanza bianca, con deposito di materiale eosinofilo a carico della media, e ispessimento concentrico della parete che porta a ischemia, infarto e demielinizzazione. Sebbene si tratti di una malattia essenzialmente neurologica, le alterazioni della parete dei piccoli vasi è generalizzata, per cui la biopsia della pelle è utilizzata per confermare la diagnosi, che può essere fatta solamente con la dimostrazione della mutazione genica. Il quadro RM caratteristico è un interessamento della sostanza bianca, piuttosto simmetrico e senza infarti corticali, con risparmio delle fibre a U e con elettivo interessamento dei lobi frontali, della capsula esterna ed estrema. A livello dei corni temporali, la sostanza bianca subcorticale è interessata nella malattia conclamata e presenta delle piccole lesioni lacunari di circa 1-2 mm, costituite da distensione dello spazio perivascolare delle arteriole perforanti alla giunzione sostanza grigia-sostanza bianca con spongiosi del parenchima circostante. Questi sono reperti ritenuti più specifici rispetto alle lesioni della capsula esterna, in quanto non sono presenti in altre malattie dei piccoli vasi e sarebbero espressione di uno stadio più avanzato della malattia.

Altri disordini familiari in cui dominano ricorrenti infarti sottocorticali sono le dislipoproteinemie (ipercolesterolemia familiare), malattie del connettivo (sindrome di Marfan e sindrome di Ehlers-Danlos), iperomocisteinemie ed encefalopatie mitocondriali.

Letture consigliate

- Bastos Leite AJ, Scheltens P, Barkhof F (2004) Pathologic aging of the brain. Top Magn Reson Imaging 15:369-389
- Braffman BH, Zimmerman RA, Trojanowski JQ et al (1988) Pathologic correlation with gross and histopathology. 1. Lacunar infarction and Virchow - Robin spaces. AJNR Am J Neuroradiol 9:621-628
- Braffman BH, Zimmerman RA, Trojanowski JQ et al (1988) Pathologic correlation with gross and histopatology. 2. Hyperintense white matter foci in the elderly. AJNR Am J Neuroradiol 9:629-636
- Drayer BP (1988) Imaging of the aging brain. Part 1. Normal findings. Radiology 166:785-796
- Drayer BP (1988) Imaging of the aging brain. Part 2. Pathologic conditions. Radiology 166:797-806
- Kappeller P, Schmidt R, Fazekas F (2004) Qualitative MRI evidence of usual aging in the brain. Top Magn Reson Imaging 15:343-347
- Lonstreth W, Manolio T, Arnold A et al (1996) Clinical correlates of white matter findings on cranial magnetic resonance imaging of 3301 ederly people. Stroke 27:1274-1282
- Ragno M, Tournier-Lasserve E, Fiori MG et al (1995) An italian kindred with cerebral autosomal dominant arteriopathy with subcortical infarcts and leukoencephalopathy (CADASIL). Ann Neurol 38:231-236
- Scarpelli M, Salvolini U, Diamanti L et al (1994) MRI and pathological examination of postmortem brains: the problem of white matter high signal areas. Neuroradiology 36:393-398
- Van den Boom R, Lesnik Oberstein SA, van Duinen SG et al (2002) Subcortical lacunar lesion: an MR imaging finding in patiens with cerebral autosomal dominant arteriopathy with subcortical infarcts and leukoencephalopathy. Radiology 224:791-796

CAPITOLO 34

Diagnostica per immagini nei disturbi del movimento

Cesare Colosimo, Monica Bucci, Alessandro Cianfoni

Introduzione

Il sistema extrapiramidale è composto dalle strutture motorie dei gangli della base e di alcuni nuclei del tronco cerebrale a essi legati, ed è deputato al controllo del movimento involontario. Mentre le lesioni delle vie piramidali causano paralisi del movimento volontario, le lesioni del sistema extrapiramidale determinano disturbi del movimento, senza significativa paralisi.

In stato di normalità le attività dei gangli della base e del cervelletto sono associate e insieme modulano il sistema cortico-spinale e il sistema cortico-tronco-spinale. Per tale ragione il sistema extrapiramidale viene suddiviso in due componenti: i gangli della base (sistema striato-pallido-nigrale) e il cervelletto [1]. Queste strutture hanno funzioni distinte nel controllo del movimento, del tono e della postura, e infatti il loro coinvolgimento patologico è riconoscibile perché causa di specifiche anomalie del movimento involontario, del tono e della postura, in assenza di paralisi, indicate come "disturbi del movimento" [1-4].

Le malattie del sistema extrapiramidale, nelle loro forme primitive, riconoscono un'eziologia neurodegenerativa e più spesso colpiscono soggetti anziani. In questi pazienti, le modificazioni patologiche di tipo neurodegenerativo e il quadro clinico non sono specifici e sono valutati nel contesto di un fisiologico "invecchiamento" del sistema nervoso. Pertanto in tali situazioni non è sempre facile, per il clinico come per il neuroradiologo, stabilire il limite tra modificazioni parafisiologiche legate all'invecchiamento e aspetti patologici specifici di malattie extra-piramidali. La valutazione neuroradiologica dei pazienti con disturbi del movimento, basata su un preciso sospetto clinico, si propone schematicamente: a) l'esclusione di lesioni focali non neurodegenerative (sindromi extra-piramidali secondarie); b) il bilancio delle alterazioni involutive e cerebro-vascolari croniche; c) la valutazione accurata della sede, dell'entità e della distribuzione delle alterazioni elementari, in modo da definire "pattern" capaci di confermare o suggerire la diagnosi di una specifica malattia. Infine, in casi selezionati, generalmente con malattia avanzata e non responsiva alla terapia farmacologica, alla neuroradiologia è richiesta la localizzazione esatta, con tecniche di *imaging* ad alta risoluzione, di specifiche strutture anatomiche, possibile bersaglio di procedure chirurgiche e di neurostimolazione, e in prospettiva di tentativi di trattamento mediante inoculazione di cellule staminali.

La risonanza magnetica (RM) rappresenta quasi invariabilmente lo studio di prima scelta, con tecnica adattata al quesito diagnostico e supportata dalla disponibilità di impianti RM di alto campo (almeno 1, 5 Tesla). La razionale integrazione con le metodiche di *imaging* funzionale (RM funzionale e tecniche di medicina nucleare PET, *positron emission tomography*, e SPECT, *single positron emission computed tomography*) può accrescere l'accuratezza della diagnosi strumentale [5].

Anatomia essenziale RM

Le strutture anatomiche coinvolte nei disturbi del movimento sono i nuclei basali, alcuni nuclei del tronco encefalico a essi connessi, la sostanza nera mesencefalica, il cervelletto e le aree corticali pre-frontali.

I nuclei della base sono strutture di sostanza grigia disposte medialmente all'insula e alla capsula esterna, e lateralmente ai bracci della capsula interna (Fig. 1) [6]. I nuclei basali sono rappresentati dal nucleo caudato e dal nucleo lentiforme, a sua volta composto di una porzione mediale chiamata globo pallido e di una porzione laterale chiamata putamen, anche se in genere vengono inclusi anche il nucleo subtalamico di Luys e la sostanza nera mesencefalica. I gangli della base ricevono fibre dalla corteccia sensori-motoria e dal talamo e proiettano efferenze nelle stesse direzioni e all'ipotalamo [1]. Il nucleo caudato è una struttura tubulare oblunga, a decorso arcuato, suddivisa in tre porzioni, testa, corpo e coda. La testa del nucleo caudato è adiacente alla parete laterale dei corni frontali dei ventricoli laterali, anteriormente al globo pallido, mentre il corpo del nucleo caudato decorre lungo il versante superiore del globo pallido, parallelamente e lateralmente al ventricolo laterale, terminando, con la coda, nel lobo temporale mesiale, vicino all'amigdala. Il nucleo lenticolare e il caudato formano, nel loro insieme, il corpo striato [1-4].

In RM la sostanza nera mesencefalica è descritta come una struttura di sostanza grigia antero-infero-laterale al nucleo rosso, nei peduncoli cerebrali. Essa è una struttura pari, ovalare che risiede nel mesencefalo, divisa in due parti: una porzione dorsale, *pars compacta*, con elevata densità cellulare (SNc) e una porzione ventrale, *pars reticolata*, con

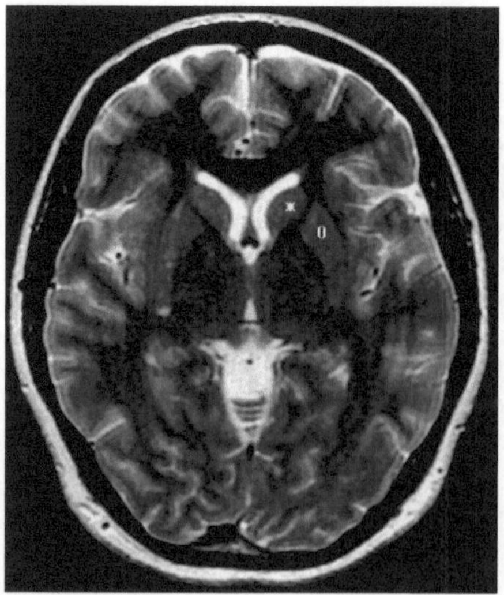

Fig. 1. Anatomia RM dei nuclei della base. Immagine assiale turbo *spin-eco* (TSE) T2-dipendente passante per la regione nucleo-capsulare. I nuclei della base, composti di sostanza grigia, appaiono iperintensi rispetto alla sostanza bianca delle capsule. La testa del nucleo caudato (*asterisco*), posta lateralmente al corno frontale del ventricolo laterale, è separata dal nucleo lenticolare (*cerchio*) dal braccio anteriore della capsula interna. Il braccio posteriore della capsula interna separa il talamo dal nucleo lenticolare. Il nucleo lenticolare è composto dal globo pallido, medialmente, e dal putamen, lateralmente, adiacente alla capsula esterna

cellule più rade (SNr). I neuroni pigmentati di neuromelanina nella SNc contengono un'alta concentrazione di dopamina [7, 8].

Le sequenze T2-dipendenti, soprattutto quelle con elevata suscettibilità paramagnetica (*spin-eco*, SE, e gradiente-eco, GRE T2*), differenziano agevolmente il globo pallido dal putamen, in ragione del differente contenuto di ferro e di calcio; infatti, in condizioni normali, il ferro e il calcio si accumulano progressivamente, con l'età, nel globo pallido, che quindi nell'adulto appare più ipointenso rispetto al putamen, almeno fino ai 70-80 anni di età, quando tale differenza si attenua [5].

La differenza nel contenuto di ferro è utile anche nell'individuazione della *pars compacta* della sostanza nera, in corrispondenza della *crus cerebri*: la *pars compacta* appare infatti nelle immagini assiali come una banda iperintensa interposta tra la *pars reticolata*, anteriormente, e il nucleo rosso, posteriormente, che, per il loro più elevato contenuto di ferro, presentano basso segnale nelle sequenze dotate di suscettibilità paramagnetica [7] (Fig. 2).

Il nucleo subtalamico può essere localizzato con sequenze coronali T2-dipendenti, 15 mm posteriormente alla commissura anteriore, 1, 5-3 mm anteriormente al nucleo rosso, e appena sopra e lateralmente alla *pars reticolata* della *substantia nigra* [9] oppure 4 mm inferiormente, 4 mm posteriormente e 12 mm lateralmente al punto di mezzo della linea che congiunge la commissura anteriore alla posteriore (linea AC-PC) [9].

In questa sintetica revisione dell'anatomia RM dei nuclei basali è opportuno ricordare la presenza e l'evidenza degli spazi liquorali perivascolari (di Virchow-Robin). Questi spazi, che in realtà contengono un ultrafiltrato simil-liquorale, sono rilevabili tramite immagini di buona qualità in soggetti normali come strutture lineari, puntiformi, raggiate, isointense al liquor in tutte le sequenze, nella porzione basale dei nuclei lentiformi lungo la commissura anteriore (cosiddetta sostanza perforata anteriore), nelle insule, nella sostanza bianca delle convessità emisferiche e anche nei peduncoli cerebrali, mentre recentemente la loro dimostrazione è stata ottenuta anche nella corteccia dei poli temporali [10]; il loro calibro è molto variabile, tanto da assumere in alcuni casi dimen-

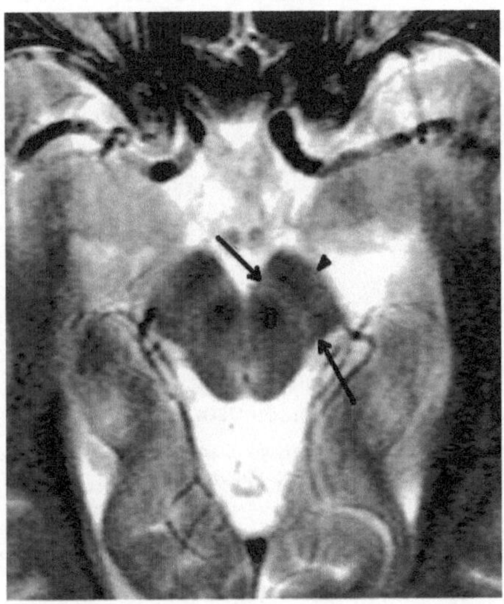

Fig. 2. Anatomia in risonanza magnetica (RM) della sostanza nera mesencefalica. Immagine assiale TSE T2-dipendente passante per il mesencefalo. Nei peduncoli cerebrali, la *pars compacta* della sostanza nera mesencefalica è riconoscibile come una banda lievemente iperintensa (*frecce*) rispetto alla *pars reticolata*, anteriormente, e al nucleo rosso (*cerchio*), posteriormente, che, per il loro più elevato contenuto di ferro, presentano decadimento del segnale nelle sequenze T2 e T2*-dipendente. Il fascio cortico-spinale, nella porzione più ventrale del peduncolo cerebrale, è indicato da una *testa di freccia*

sioni giganti che simulano lacune ischemiche. La diagnosi differenziale con lacune ischemiche si ottiene con le sequenze T2-dipendenti FLAIR (*fluid attenuated inversion recovery*), per il segnale centrale isointenso al liquor e l'assenza di gliosi nel tessuto cerebrale circostante, di solito evidente nelle lesioni ischemiche (Fig. 3a-e).

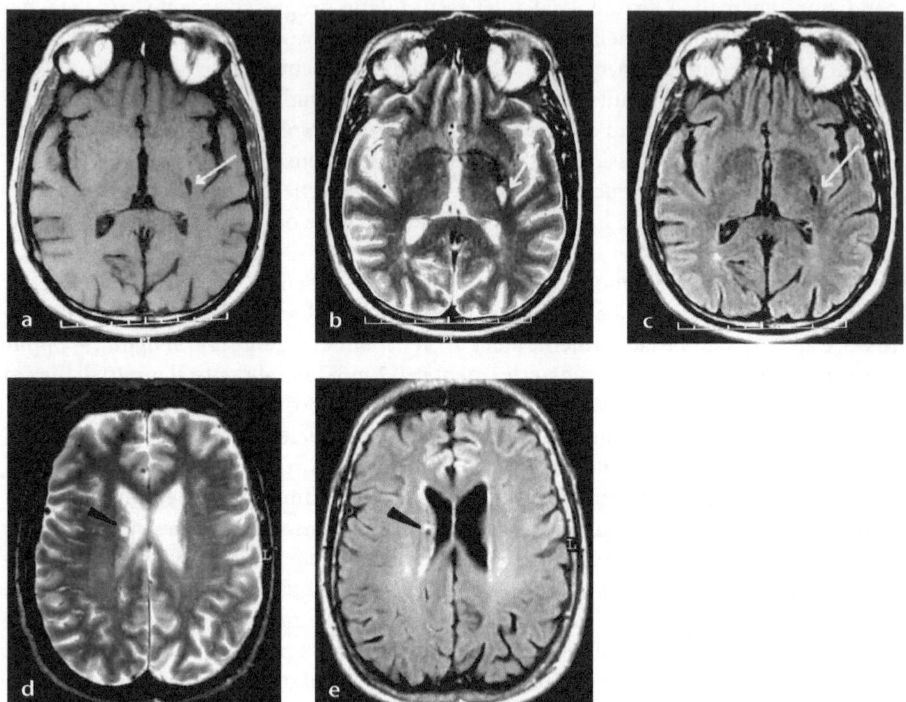

Fig. 3. Spazi perivascolari ed esiti ischemici lacunari. Le immagini assiali *spin-eco* (SE) T1-dipendente (**a**), TSE T2-dipendente (**b**) e *fluid attenuated inversion recovery* (FLAIR) T2 (**c**), passanti per la regione nucleo-basale, mostrano uno spazio liquorale perivascolare ectasico, a segnale simil-liquorale in tutte le sequenze (*freccia bianca*), senza segni di gliosi periferica, nella porzione posteriore del putamen. Le immagini **d** ed **e** mostrano una lacuna malacica (*testa di freccia nera*) nel corpo del nucleo caudato di destra, a segnale simil-liquorale in T2 (**d**), con evidenza di gliosi periferica nell'immagine FLAIR (**e**)

Neuropatologia elementare

Le modificazioni neuropatologiche fondamentali, nelle malattie neurodegenerative che determinano disturbi del movimento, sono rappresentate dall'atrofia da depauperamento neuronale, dalla gliosi, dalla rarefazione mielinica, e dall'accumulo di materiali ferromagnetici quali ferro, manganese, calcio e alluminio [11].

L'atrofia comporta una riduzione di volume parenchimale e un consensuale aumento degli spazi liquorali endocranici e degli spazi perivascolari. Nei pazienti con disturbi del movimento si possono osservare alterazioni di tipo atrofico selettivo nei putamina, nei nuclei caudati, nei globi pallidi, nella sostanza nera e nella corteccia prefrontale. La perdita neuronale, oltre a causare atrofia, comporta degenerazione assonale e gliosi riparativa/sostitutiva [11].

L'accumulo intra-parenchimale cerebrale di sostanze paramagnetiche (lipofuscina, neuromelanina, ferro, calcio, magnesio, manganese e alluminio) è un elemento fisiopatologico comune all'invecchiamento cerebrale e alle malattie neurodegenerative [11]. A tal proposito è paradigmatico l'accumulo parafisiologico del ferro nell'encefalo: virtualmente assente nel cervello neonatale, tende ad accumularsi progressivamente con l'età concentrandosi soprattutto nei globi pallidi, nei nuclei rossi, nella sostanza nera e nei nuclei dentati del cervelletto sotto forma di ferritina (contenuta negli astrociti e negli oligodendrociti) [11]; dopo i sessant'anni comincia ad aumentare anche nei putamina benché il maggior contenuto resti quello nei nuclei pallidi fino a dopo gli ottanta anni quando il contenuto nelle due porzioni del nucleo lenticolare si equivale [5, 11]. Pertanto, almeno fino all'età di 70 anni il reperto di ipointensità del putamen rispetto al pallido nelle immagini T2- e T2*-dipendenti deve essere considerato indicativo di patologia degenerativa extrapiramidale in senso lato. Questo reperto (Fig. 4) viene riportato nelle forme di parkinsonismo quali l'atrofia multisistemica e, secondo taluni autori [9], anche nella paralisi sopranucleare progressiva, mentre non si trova nella malattia di Parkinson propriamente detta.

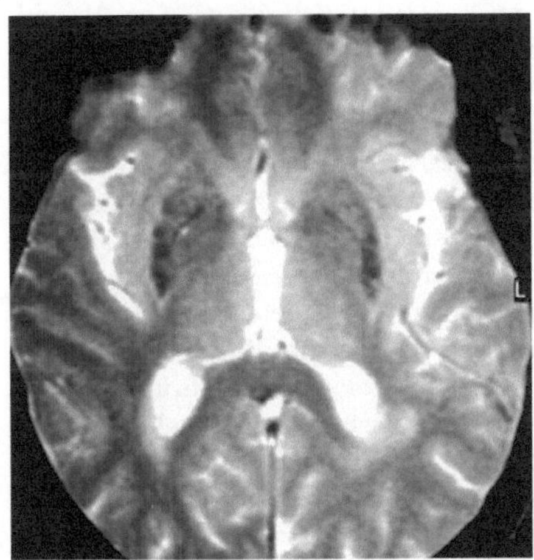

Fig. 4. RM nella patologia degenerativa extrapiramidale. Immagine assiale gradient-eco (GRE) T2*-dipendente passante per i nuclei basali. I putamina, diversamente dalla norma, presentano ipointensità più marcata rispetto ai globi pallidi . Anche questo reperto osservato in paziente con verosimile atrofia multi-sistemica (AMS) è da considerarsi indicativo, in senso lato, di patologia degenerativa extrapiramidale

Tecnica d'esame

L'esame di base è la RM; la tomografia computerizzata (TC), infatti, ha una sensibilità troppo scarsa e si impiega ormai solo nei casi in cui la RM è controindicata o impossibile e per la dimostrazione definitiva delle calcificazioni. Inoltre il neuroradiologo dovrebbe conoscere il ruolo - più selettivo ma crescente - delle indagini medico-nucleari.

L'esame RM nei pazienti con disturbi del movimento presuppone la disponibilità di un impianto RM di alto campo (> 1, 5 T), in grado di supportare la produzione di sequenze ad alta risoluzione con tempi di scansione ragionevoli, sequenze fortemente dipendenti dalla suscettibilità magnetica, sequenze di diffusione, di perfusione e di RM-funzionale (tutte basate sull'impiego dell'*imaging* eco-planare), e anche di spettroscopia dell'idrogeno (H-MRS).

Lo studio morfologico per la diagnosi RM delle malattie del sistema extrapiramidale, deve garantire un'accurata rappresentazione anatomica delle strutture encefaliche interessate da tali malattie, e un'adeguata dimostrazione delle alterazioni neuropatologiche elementari descritte nel precedente paragrafo. Un protocollo di studio RM, dovrebbe quindi includere:

- immagini T2-dipendenti "sensibili", cioè dotate della massima capacità di distinguere il tessuto nervoso "sano" da quello "patologico". Nella pratica queste immagini sono ottenute con le sequenze FLAIR e turbo *spin-eco* (TSE) e servono alla dimostrazione delle lesioni vasculo-tissutali, della gliosi, della demielinizzazione e della rarefazione mielinica (oltre che per escludere lesioni focali di altra natura);
- immagini T2*-dipendenti "suscettibili", cioè dotate della capacità di mettere in evidenza, mediante meccanismi di suscettibilità paramagnetica, l'accumulo di ferro e delle sostanze paramagnetiche. Questo risultato viene generalmente ottenuto con sequenze GRE con ridotto *flip angle* (< 45°) e TE lungo (> 25 msec);
- immagini T1-dipendenti morfologiche SE o TSE. Sempre più comunemente si ottengono comunque sequenze 3D GRE T1-dipendenti che includono tutto il volume encefalico e forniscono partizioni sottili (circa 1 mm), ottimali ricostruzioni 2D multiplanari, valutazioni quantitative/semiquantitative di segmentazione (volumi liquorali, sostanza grigia, sostanza bianca) e, quando necessario, costituiscono il prerequisito per la definizione di parametri stereotassici. Risultati "morfologici" analoghi possono ottenersi con le immagini IR (*inversion recovery*) fortemente T1-dipendenti, con il vantaggio di avere più sensibilità anche in T1, ma con tempi di acquisizione più lunghi, minore risoluzione spaziale, e limitate possibilità di rielaborazione [12]. Un cenno a parte meritano le tecniche di *imaging* per la localizzazione dei nuclei subtalamici, nei casi in cui vi sia previsto il posizionamento di elettrodi per stimolazione o elettro-coagulazione, e/o, in prospettiva, per l'inoculazione di cellule staminali. Il successo delle procedure di neurostimolazione profonda dipende infatti da una corretta localizzazione di tali nuclei, data l'estrema variabilità individuale che la loro posizione presenta [13]. Attualmente i diversi protocolli convergono sull'utilizzo di sequenze T2-dipendenti, SE o IR, con scansioni assiali a strato sottile, di massimo 2 mm di spessore, senza intervallo, secondo un piano orientato per la linea AC-PC [14], o secondo un piano coronale, perpendicolare alla linea AC-PC [1]. La RM morfologica può essere completata da studi RM di diffusione che, attraverso l'analisi delle mappe regionali del coefficiente di diffusione (ADC), possono indagare l'evoluzione dell'atrofia e della gliosi in termini di modificazioni della diffusività delle molecole d'acqua. La proposta di impiego della diffusione è basata sull'aspettativa (da confermare con studi estesi e controllati) che le modificazioni della mappa ADC siano indici più sensibili di atrofia o gliosi, rispetto alla RM morfologica, nelle fasi precoci di malattia. Alcuni autori [15] ritengono che lo studio in diffusione dei putamina rappresenti un ottimo strumento nella diagnosi differenziale tra Parkinson e AMS-p così come tra PSP e MP; le sequenze multishot DWI (*diffusion-weighted imaging*) sarebbero inoltre superiori a quelle T2-dipendenti nella definizione delle dimensioni della SN [15].

L'utilizzo integrativo di tecniche di H-MRS potrebbe rappresentare inoltre uno strumento sensibile per investigare in vivo l'importanza del contributo delle alterazioni metaboliche nella patogenesi dei disturbi del movimento, come per esempio il ruolo delle modificazioni regionali cerebrali del contenuto di glutammato e della riduzione del rapporto NAA/Cr, o quello dell'accumulo localizzato di ferro, sullo sviluppo di una sintomatologia parkinsoniana [16-18]. L'utilità della spettroscopia si evidenzierebbe anche nell'ambito della diagnosi differenziale tra malattia idiopatica di Parkinson e sindromi parkinsoniane a eziologia non neurodegenerativa, nonché nel distinguere la malattia idiopatica di Parkinson dagli altri disordini del movimento, primo tra tutti l'atrofia multisistemica dove la riduzione del rapporto NAA/Cr alla base del ponte potrebbe, secondo alcuni autori, rappresentare un potenziale marker diagnostico [19]. Infine la spettroscopia viene attualmente utilizzata nella valutazione delle alterazioni metaboliche che seguono gli interventi di talamotomia [16, 18].

Infine un'ulteriore integrazione potrebbe derivare dall'utilizzo di tecniche di RM-f che permettono lo studio della performance cognitiva di pazienti parkinsoniani [20].

Il contributo delle moderne tecniche di medicina nucleare mediante l'uso dell'*imaging* funzionale PET e SPECT ha aperto numerose prospettive per un *imaging* non morfologico e per alcuni aspetti oggi la medicina nucleare rappresenta un *gold standard* diagnostico (vedi malattia di Parkinson).

Reperti di diagnostica per immagini nei disturbi del movimento

Nella successiva trattazione vengono presentati i reperti neuroradiologici delle più comuni malattie causa di disordini del movimento; oltre alla malattia di Parkinson e ai parkinsonismi abbiamo incluso, nella sintetica revisione che segue, anche condizioni patologiche che, pur non essendo completamente inquadrabili come malattie del sistema extrapiramidale, determinano disordini del movimento e pongono problematiche di diagnosi differenziale con i parkinsonismi.

Malattia di Parkinson

La malattia di Parkinson (MP) è, dopo quella di Alzheimer, la malattia neurodegenerativa più comune, ed è il prototipo principale dei disturbi del movimento da disfunzione del sistema extrapiramidale. Il picco d'incidenza è nella VI decade [1].

La sindrome parkinsoniana classica, caratterizzata da rigidità plastica unilaterale associata a tremore statico o non intenzionale, bradicinesia, disturbi della deambulazione e alterazioni posturali, deriva da perdita di neuroni con sviluppo di gliosi, prevalentemente nella *pars compacta* della *substantia nigra* e in altre specifiche strutture mesencefaliche. L'evoluzione clinica e la risposta al trattamento con levodopa sono variabili. La demenza insorge tardivamente, nelle fasi più avanzate della malattia. La diagnosi differenziale si pone con le forme secondarie e con gli altri parkinsonismi, in particolare l'atrofia multi-sistemica (AMS), soprattutto nei casi resistenti al trattamento medico [21, 22].

Nei pazienti con quadro clinico tipico di MP primitiva idiopatica non esistono reperti neuroradiologici specifici e definitivamente diagnostici, pertanto la diagnosi si basa esclusivamente sulla clinica, e lo scopo dello studio RM consiste nella valutazione complessiva dei fenomeni regressivo-atrofici encefalici, dell'entità degli eventuali segni di encefalopatia ischemica sottocorticale e infine nell'esclusione delle forme secondarie.

Le forme secondarie sono per lo più di natura vascolare, con infarti lacunari dei gangli della base, della sostanza bianca profonda dei centri semiovali o dei lobi frontali (Fig. 5a-c), mentre più raramente sono causate da lesioni focali di tipo neoplastico o sono il risultato di disfunzioni metaboliche, lesioni traumatiche, tossiche e/o iatrogene (intossicazione da CO, da metanolo, da neurolettici) [11].

In esami RM di buona qualità, nella MP idiopatica a volte è possibile osservare una riduzione di spessore (da 4 mm nel normale a 2 mm nei casi patologici) o un alto segnale in T2/DP, indicativo di rarefazione cellulare, edema o gliosi, nella *pars compacta* della sostanza nera mesencefalica, dapprima visibile nella porzione laterale del peduncolo cerebrale, poi con estensione anche mediale (Fig. 6a-c) [11]. Tale reperto è spesso sfumato, ma, quando presente, correla con l'alterazione neuropatologica più comune di tale malat-

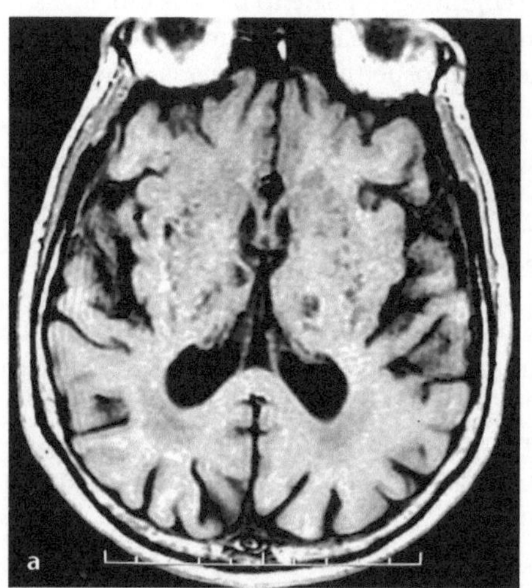

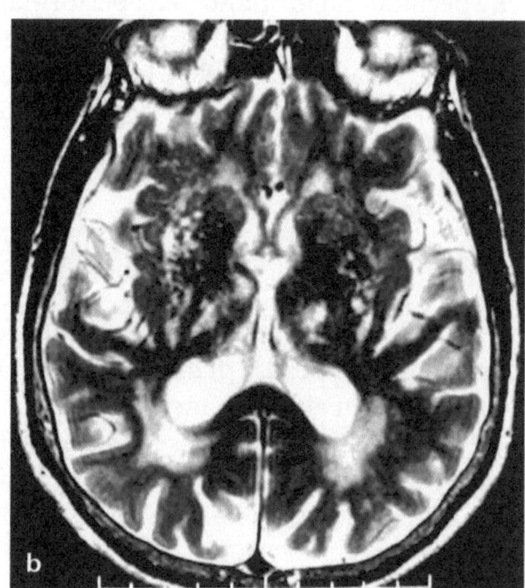

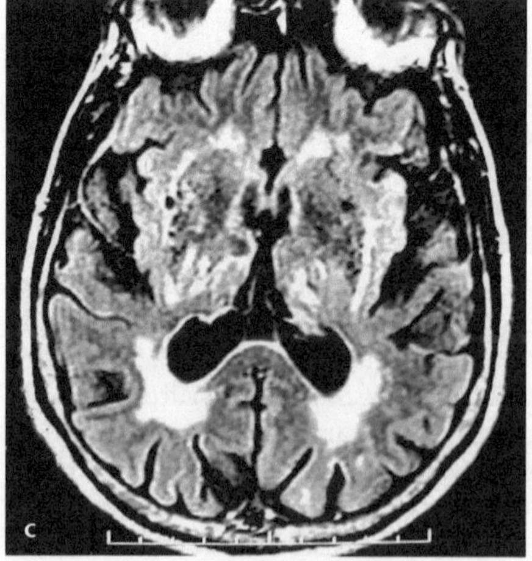

Fig. 5. RM nel Parkinson secondario su base multi-infartuale. Immagini assiali SE T1-dipendente (**a**), TSE T2-dipendente (**b**) e FLAIR T2-dipendente (**c**) passanti per la regione nucleobasale in un paziente con sindrome parkinsoniana. Multipli esiti gliotico-malacici lacunari su base micro-vasculopatica sono diffusamente visibili nei nuclei basali, nei talami e nella sostanza bianca periventricolare e profonda dei lobi parietali. Il grave coinvolgimento dei nuclei della base è la causa, in questo paziente, della sindrome parkinsoniana secondaria, su base multi-infartuale

tia, e assume significato diagnostico piuttosto specifico, come dimostrato dalla comune correlazione tra emi-parkinson e asimmetrica riduzione di spessore della *pars compacta* [8]. Molto meno specifici, e spesso parafisiologici, sono invece i segni di accumulo di ferro o deposizione di calcio nei globi pallidi, nei peduncoli cerebrali e nei nuclei rossi [23].

Le procedure di posizionamento stereotassico di impianti subtalamici per l'elettrostimolazione o l'elettrocoagulazione, in casi di MP particolarmente avanzata, necessitano di studi RM volumetrici ad alta risoluzione per l'individuazione del bersaglio, costituito dal nucleo subtalamico di Luys o dalla porzione mediale del globo pallido [24-28]. Dopo procedure stereotassiche di pallidotomia non complicate, non è infrequente osservare segni di emorragia ed edema, oltre che nella zona elettrocoagulata, anche nei tratti ottici e nella capsula interna [9].

Un utile apporto per la diagnosi precoce o subclinica del Parkinson potrebbe derivare dall'impiego della MRS che sembrerebbe avere dimostrato una correlazione tra perdita

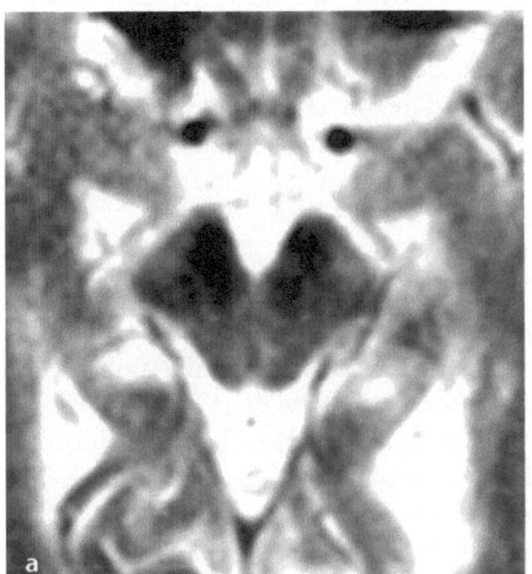

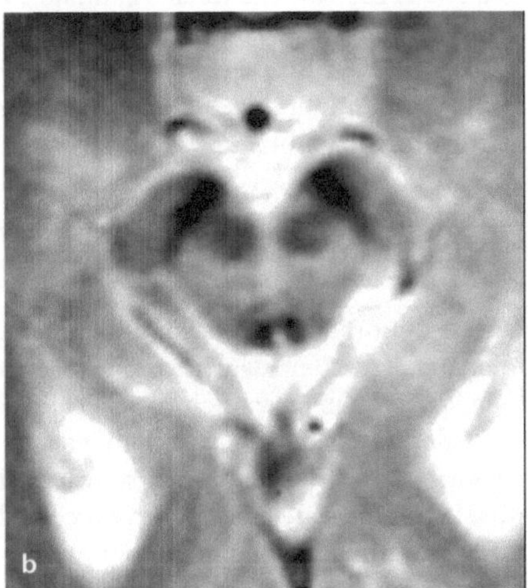

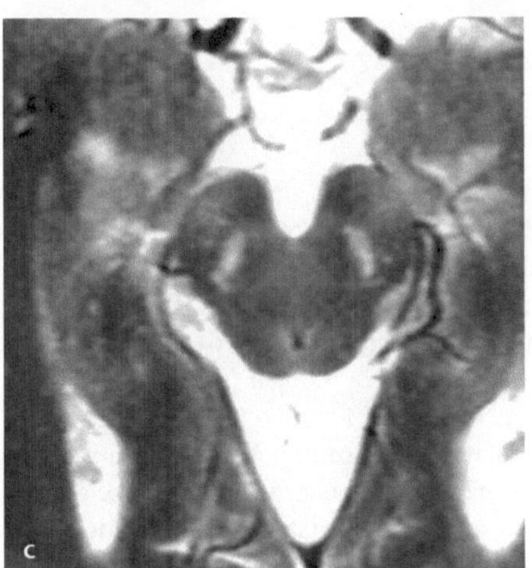

Fig. 6. RM nella Malattia di Parkinson (MP). Immagini assiali TSE T2-dipendenti (**a** e **c**), e GRE T2*-dipendente (**b**) passanti per il mesencefalo in tre differenti pazienti con MP. **a** MP con sintomi più gravi a sinistra: lo spessore della *pars compacta* della sostanza nera è ridotto bilateralmente, ma lo spazio tra sostanza nera e nucleo rosso (*pars compacta*) è più sottile a destra. **b** MP in fase avanzata, nonresponsiva alla terapia medica. Da notare: l'ipointensità dei nuclei rossi e quella della sostanza nera appaiono ravvicinate bilateralmente, per riduzione di spessore e/o per l'accumulo di materiale ferromagnetico nella *pars compacta*; l'ipointensità, per accumulo di materiale ferromagnetico, nella sostanza grigia peri-acqueduttale. **c** MP di particolare gravità, con presenza di simmetriche alterazioni di segnale della *pars compacta*, iper-intense nelle immagini T2-dip

neuronale nei gangli della base e riduzione della concentrazione di NAA e del rapporto NAA/Cho+Cr nei nuclei lentiformi [29]. Più recentemente l'uso dell'*imaging* basato sul tensore di diffusione (DT-MRI) ha permesso la visualizzazione delle proiezioni neuronali nel sistema nervoso centrale e quindi una stima indiretta delle alterazioni neuronali nelle patologie degenerative, con l'utilizzo dei valori di *fractional anisotropy* (FA). I pazienti con MP, già all'esordio, mostrano ridotti valori di FA nei due circuiti striatali che contengono i neuroni dopaminergici (selettivamente colpiti dalla patologia), dimostrando che il depauperamento neuronale è già avanzato al momento della comparsa dei sintomi [30, 31].

Diversamente dalla RM morfologica, le tecniche di medicina nucleare, PET e SPECT, forniscono informazioni molto più specifiche per la diagnosi di MP, grazie all'utilizzo di diversi radioligandi (per la valutazione del metabolismo della dopamina, del glucosio, del flusso sanguigno regionale), limitate nel loro impiego solo dalla scarsa disponibilità e dagli alti costi. In particolare, la dimostrazione in PET-3D, con l'uso dell'F-DOPA, di un deficit asimmetrico di *uptake* nella porzione caudale del putamen rispetto a quella rostrale e al nucleo caudato è un reperto di elevata sensibilità, tanto da rappresentare il *gold standard* diagnostico per la MP idiopatica [32].

Con la PET è infine possibile studiare gli effetti del trattamento farmacologico con terapia dopaminergica, nonché seguire l'andamento dei pazienti trattati con procedure chirurgiche (subtalamotomia) e con stimolazione del nucleo subtalamico [33].

"Parkinson plus" o sindromi parkinsoniane

Questa denominazione accomuna un gruppo di malattie neurodegenerative primitive idiopatiche caratterizzate da complessi quadri sindromici ed elementi clinici simili a quelli della MP, quali la bradicinesia, la rigidità, il tremore e i disturbi della deambulazione, che riflettono la degenerazione in vari sistemi neuronali. Rispetto alla MP, le sindromi parkinsoniane presentano scarsa responsività al trattamento medico, bilateralità e simmetria più marcate, insorgenza precoce di demenza e prognosi peggiore.

Le sindromi Parkinson plus sono rappresentate dall'atrofia multi-sistemica (AMS), dalla degenerazione cortico-basale (DCB), dalla paralisi sopranucleare progressiva (PSP) e dalla demenza con corpi di Lewy.

Atrofia multi-sistemica

L'AMS definisce un'entità clinica caratterizzata da un processo neurodegenerativo idiopatico, progressivo, a insorgenza nell'età adulta, che si presenta con vari gradi di parkinsonismo, disfunzione cerebellare, disautonomia (disturbi urinari, impotenza, ipotensione ortostatica) e sindrome piramidale, non responsivo alla terapia dopaminergica [34]. L'AMS accomuna tre malattie, prima ritenute distinte: la degenerazione nigro-striatale (DNS), l'atrofia olivo-ponto-cerebellare (AOPC), e la sindrome di Shy-Drager (SDS). Ne deriva un quadro sindromico piuttosto variabile, tanto che si parla di forme o varianti di AMS: nei casi con prevalenza di segni parkinsoniani la malattia si denomina AMS-p (identificabile con la DNS), mentre nei casi con prevalente disfunzione cerebellare e tronco-encefalica, si denomina AMS-c (identificabile con la AOPC) [5]. La SDS, caratterizzata da disturbi del movimento di tipo parkinsoniano e grave disregolazione del sistema nervoso autonomo, non ha ragione di esistere come malattia a sé stante, in quanto le sue caratteristiche sono presenti in vario grado in tutte le forme di AMS. Elementi clinici delle diverse forme si possono trovare variamente combinati nei singoli pazienti. La diagnosi differenziale distingue l'AMS dalla MP per la presenza di segni cerebellari, disautonomici e per la scarsa o nulla responsività alla terapia dopaminergica, mentre rispetto alle altre sindromi parkinsoniane si distingue per la disautonomia e la minima entità dell'interessamento cognitivo [5].

Le modificazioni neuropatologiche elementari alla base dell'AMS sono l'atrofia, la gliosi e la deposizione di ferro nel cervelletto, nel tronco encefalico, nei putamina e nei nuclei caudati, con relativo risparmio dei globi pallidi [5].

I reperti dello studio RM non hanno sensibilità elevata, specie in fase precoce, ma, quando presenti, riflettono le alterazioni neuropatologiche e possono dare un contributo essenziale alla diagnosi della forma specifica di malattia. L'atrofia, la degenerazione gliotica e la deposizione di ferritina nei putamina comporta una tipica e specifica alterazione di segnale lineare, iperintensa in T2/DP e FLAIR, e ipointensa in T2*, in corrispondenza della porzione postero-laterale del putamen (Fig. 7a-c) [35]. Un attento esame

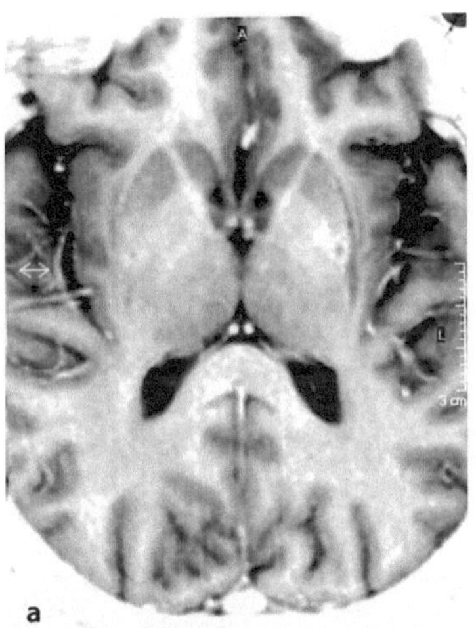

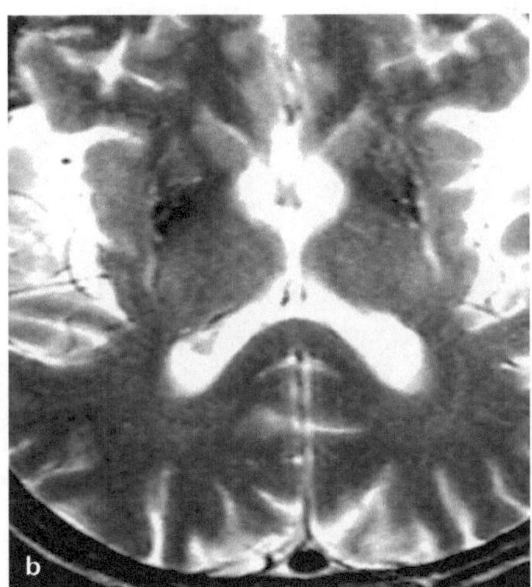

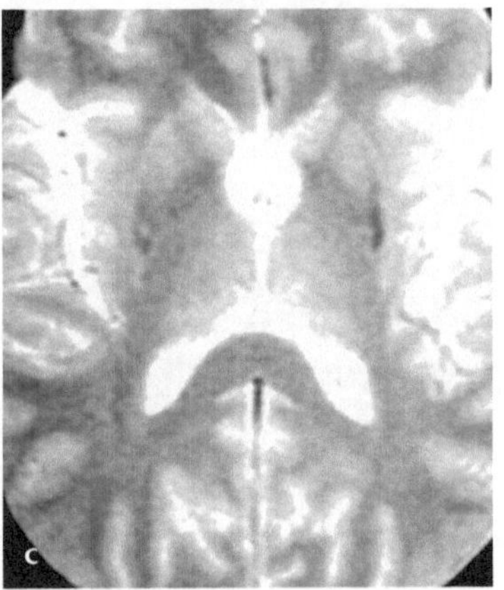

Fig. 7. RM nell'atrofia multi-sistemica. Immagini assiali *inversion recovery* (IR) T1-dipendente (**a**), TSE T2-dipendente (**b**) e GRE T2*-dipendente (**c**) passanti per le regioni nucleo-basali di un paziente con AMS-p. La stria di alterato segnale nei putamina, ipointensa in T1, iperintensa in T2 e marcatamente ipointensa in T2*, appare evidente nella porzione postero-laterale dei putamina, specie a sinistra. Tale reperto è piuttosto specifico per la diagnosi di AMS-p

può svelare anche la riduzione, talvolta asimmetrica, del diametro trasverso del putamen, e l'atrofia della testa del nucleo caudato, meglio visibile nelle scansioni coronali, con perdita della tipica indentatura sul versante laterale dei corni frontali ventricolari. Mentre i reperti RM in corrispondenza dei nuclei della base sono più frequenti nelle forme di AMS-p, nelle forme di AMS-c (a prevalente sintomatologia cerebellare), l'elemento neuropatologico essenziale è rappresentato dalla degenerazione dei nuclei pontini e quindi delle fibre trasverse del ponte, dei peduncoli cerebellari, della sostanza bianca degli emisferi cerebellari e delle olive. In questi casi, a volte associati ai reperti nucleobasali già descritti, si osserva un quadro tipico, contraddistinto dalla riduzione di volume del rigonfiamento pontino e da un'alterazione di segnale, iperintensa in T2/DP, che evidenzia le fibre traverse del ponte e che può estendersi ai peduncoli cerebellari medi, con una disposizione a croce, da cui il segno dell'*hot cross buns* (Fig. 8a-d) [5].

L'alterazione di segnale è meglio dimostrata con classiche sequenze SE DP-dipendenti e si accompagna a variabile grado di atrofia cerebellare, emisferica e vermiana.

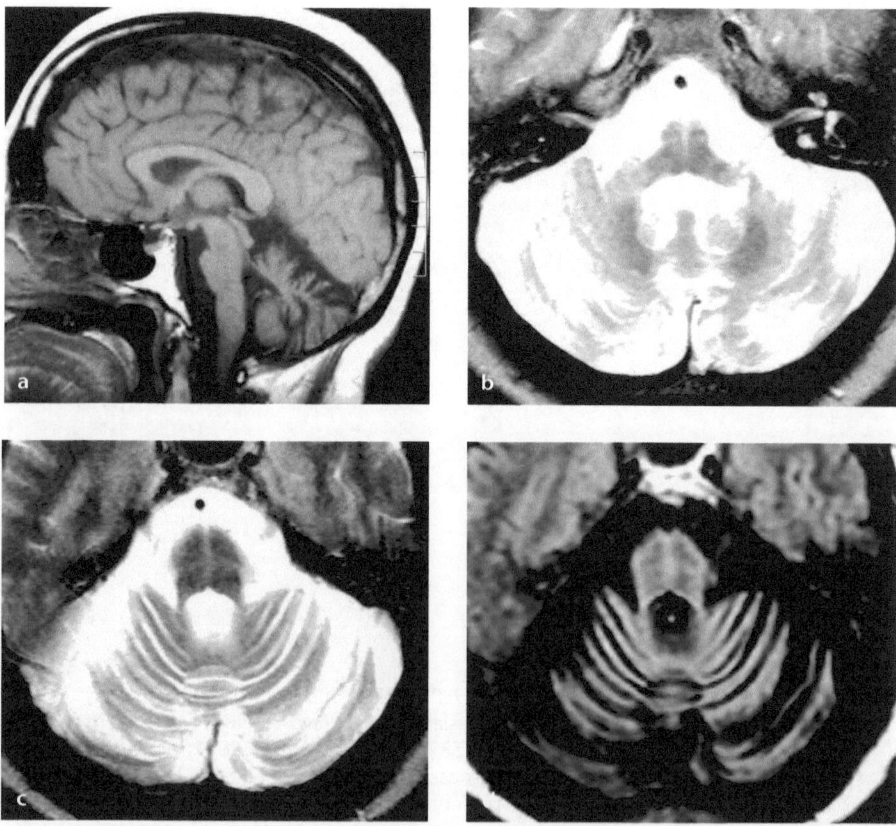

Fig. 8. RM nell'atrofia olivo-ponto-cerebellare (AMS-c). Immagine sagittale SE T1-dipendente (**a**), assiale TSE T2-dipendente (**b** e **c**) e FLAIR T2 (**d**). Si nota la marcata riduzione di volume del ponte, con associati marcati segni di atrofia cerebellare e delle olive bulbari. La caratteristica alterazione di segnale delle fibre traverse del ponte, con aspetto "a croce", è evidente nelle immagini T2-dipendenti

L'utilizzo delle recenti tecniche di RM DWI sembra dimostrare che le alterazioni visibili in DWI precedono quelle che si riscontrano, negli stadi precoci di malattia, nelle immagini T2-dipendenti [36]. In pazienti con forme di AMS-c, i coefficienti apparenti di diffusione (ADCs) nel ponte, nel peduncolo cerebellare medio, nella sostanza bianca cerebellare e nel putamen sono significativamente aumentati rispetto alla norma anche negli stadi precoci della malattia, probabilmente quale risultato del processo degenerativo e della perdita di volume in queste regioni. Questi reperti sembrano progredire in relazione alla durata della malattia, e pertanto le tecniche di *imaging* di diffusione si configurano in prospettiva come ulteriore modalità di valutazione quantitativa del coinvolgimento del tronco encefalico nei pazienti affetti da AMS-c [18].

Inoltre la RM DWI apporterebbe un valido contributo nella diagnosi differenziale tra le forme di AMS-p e la MP, grazie alla dimostrazione nei pazienti con AMS-p di valori di ADC aumentati a livello putaminale [37]. La PET dimostra ridotta attività metabolica nel putamen e diminuzione della funzione dopaminergica nel sistema striato-nigrico, nei pazienti con AMS-p, in maniera simile alla MP, mentre ridotta attività metabolica è osservabile in corrispondenza del cervelletto, nei pazienti con AMS-c [38].

Paralisi sopranucleare progressiva

La paralisi sopranucleare progressiva (PSP), o morbo di Steele-Richardson-Oltszesky, è caratterizzata, come la MP, da insorgenza piuttosto tardiva, con un picco nella VI decade. Il quadro clinico è caratterizzato dai disturbi parkinsoniani, associati a prominente rigidità assiale con atteggiamento in iperestensione del collo, contrazione dei muscoli facciali (con tipica espressione fissa e "sorpresa"), oftalmoplegia sovranucleare prevalente nei movimenti di verticalità, disartria, segni di disinibizione frontale, associati o meno a demenza [5, 11].

La diagnosi differenziale rispetto agli altri parkinsonismi si basa soprattutto sull'oftalmoplegia, mentre la disautonomia, i disturbi posturali e cognitivi necessitano la distinzione dall'idrocefalo cronico a pressione normale [34].

L'alterazione neuropatologica tipica della PSP è l'atrofia selettiva del mesencefalo e dei collicoli superiori con astrocitosi della sostanza grigia periacqueduttale e dei globi pallidi.

Il reperto RM è caratterizzato dalla riduzione volumetrica del mesencefalo, prevalentemente in corrispondenza del tegmento, con conseguente approfondimento della porzione posteriore del III ventricolo che si dilata "a imbuto", come osservabile nelle scansioni sagittali a spessore sottile (Fig. 9a-c). Quando l'atrofia è molto pronunciata l'indagine RM nelle scansioni assiali documenta l'atrofia dei collicoli superiori, e un approfondimento della cisterna interpeduncolare. L'entità dell'atrofia dei collicoli e quella più tardiva del mesencefalo dorsale e delle regioni pretettali correlano con la severità della compromissione clinica. Con le sequenze a TR lungo è possibile evidenziare l'astrogliosi come iperintensità della regione periacqueduttale, dei nuclei rossi e dei globi pallidi. A causa dell'aumentata deposizione di ferro, i putamina possono apparire, al contrario della norma, ipointensi rispetto ai globi pallidi, nelle sequenze T2 e T2*-dipendenti.

Anche nello studio di questa patologia un valido apporto potrebbe derivare dalle applicazioni della RM non morfologica che, con la DWI, sembra poter discriminare le forme di PSP e di AMS-p da quelle di MP [39, 40]. La PET e la SPECT documentano ipometabolismo prefrontale [9, 34].

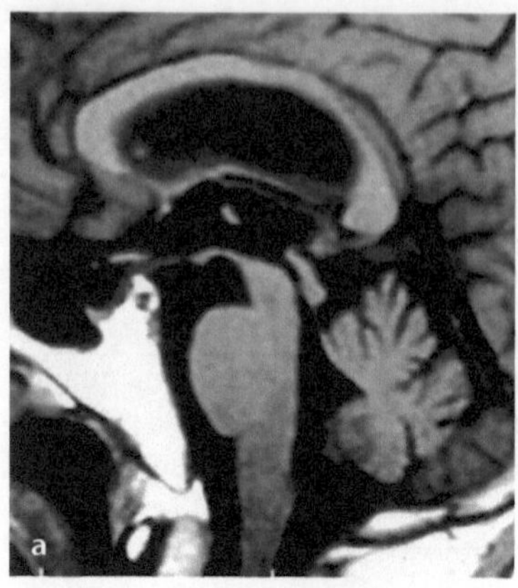

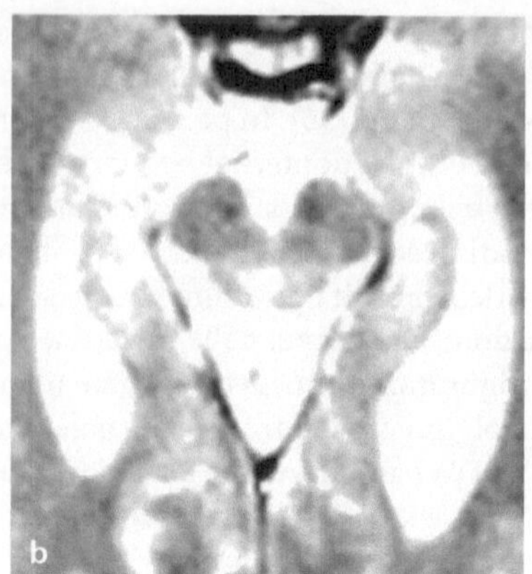

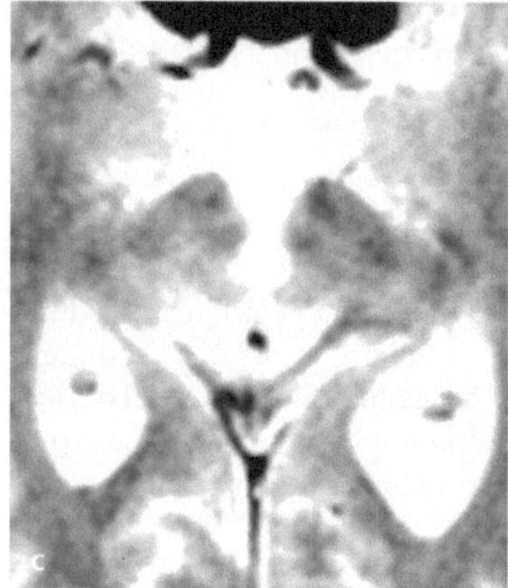

Fig. 9. RM nella paralisi sopranucleare progressiva (PSP). Immagine sagittale SE T1-dipendente (**a**), assiali TSE T2-dipendenti (**b** e **c**). Il reperto caratteristico della PSP è costituito dall'atrofia mesencefalica che comporta allargamento "a imbuto" della porzione posteriore del III ventricolo, visibile sul piano sagittale; nelle immagini assiali si nota la scarsa prominenza dei collicoli, soprattutto quelli superiori, e l'aspetto profondo e slargato della cisterna inter-peduncolare, per la riduzione di volume del mesencefalo. Coesiste atrofia cerebellare

Degenerazione cortico-basale

La degenerazione cortico-basale (DCB) si manifesta solitamente nella VI e VII decade con una sintomatologia clinica caratterizzata da prevalenti disturbi del movimento di tipo aprassico, sintomi agnostici come quello dell'"arto alieno" e distonia ingravescente. Più tardivamente compaiono modesti disturbi sensitivi e il deterioramento cognitivo. Generalmente la malattia esordisce in modo asimmetrico a un arto superiore e, con la progressione, si estende all'arto inferiore omolaterale, interessando successivamente anche gli arti controlaterali [1-4].

La DCB viene riconosciuta sulla base dei reperti neuropatologici di degenerazione e gliosi della corteccia frontale posteriore, parietale, dei nuclei dentati e della sostanza nera [5].

Le alterazioni nucleo-basali sono di ardua dimostrazione con la RM e il quadro RM non sempre aiuta nella diagnosi poiché i segni sono molto sfumati. Il reperto RM più comune è costituito dall'atrofia focale delle circonvoluzioni frontali posteriori e parietali controlaterali all'arto colpito, che assumono un aspetto definito "a lama di coltello" e che nelle immagini T2-dipendenti SE, TSE e FLAIR presentano frequentemente alterazione di segnale estesa alla sostanza bianca sottocorticale (Fig. 10a-f) [41]. Il solco centrale appare slargato e l'atrofia è tipicamente parasagittale e asimmetrica.

In questo campo di studio ci sono iniziali riscontri della possibilità della MRS di documentare il corrispettivo dell'alterazione funzionale, già all'esordio del disturbo, e successivamente di seguirne il decorso [42].

L'uso della PET con CPK 1195 e della fluoro-desossiglucosio (FDG) PET nello studio *in vivo* della microglia attivata in pazienti con DCB ha documentato un ipometabolismo emisferico e un'asimmetria dell'attivazione microgliale nelle aree dei gangli della base e della corteccia parieto-temporale laddove, con le tecniche tradizionali di RM si era dimostrata un'asimmetrica atrofia della corteccia fronto-parietale [43].

Gli studi di perfusione cerebrale SPECT documentano una significativa riduzione del valore assoluto del rCBF in estese aree cerebrali di pazienti affetti da DCB. Tali aree comprendono: la corteccia fronto-parieto-temporale, i gangli della base, il talamo e le regioni ponto-cerebellari [44].

Benché sia ancora difficile utilizzare i dati per la diagnosi differenziale tra le differenti forme di disturbi del movimento e la malattia di Parkinson, anche gli studi con [123I] beta-CIT SPECT avrebbero permesso la visualizzazione delle anomalie dei circuiti dopaminergici a livello presinaptico nei pazienti affetti da AMS, PSP, e DCB [45].

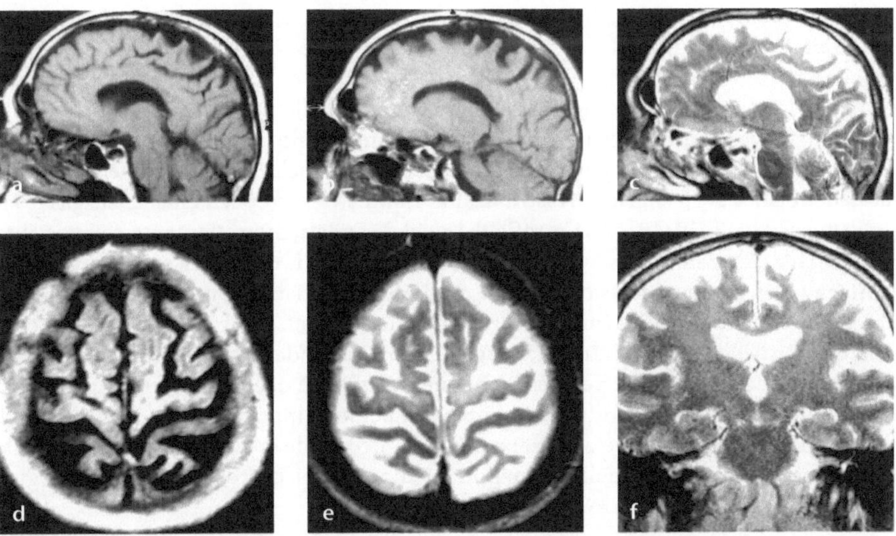

Fig. 10. RM nella degenerazione cortico-basale. Notare la grave atrofia corticale delle circonvoluzioni della convessità frontale, con aspetto a lama di coltello sia nelle immagini sagittali SE T1-dipendenti (**a**, **b**) sia in quelle TSE T2-dipendenti (**c**). Le immagini assiali FLAIR (**d**) e TSE T2-dipendenti (**e**) dimostrano l'alterazione di segnale nella sostanza bianca delle fibre arciformi sottocorticali delle aree frontali premotorie. Le immagini coronali TSE T2-dipendenti (**f**) mettono in evidenza la riduzione di volume dei nuclei caudati, con dilatazione dei corni frontali

Demenza a corpi di Lewy

La demenza a corpi di Lewy è un processo neurodegenerativo progressivo caratterizzato primariamente dalla demenza e dai sintomi neuropsichiatrici, ma inserito in questa trattazione per la coesistenza, in tali pazienti, di una sindrome parkinsoniana. La malattia è caratterizzata dal riscontro neuropatologico di tipici inclusi, chiamati corpi di Lewy, nella corteccia cerebrale, nella sostanza bianca sotto-corticale e, come nella MP, nella sostanza nera [9]. La diagnosi differenziale deve considerare la MP, per i disturbi del movimento, e la malattia di Alzheimer per il precoce e grave coinvolgimento cognitivo. La neuroradiologia non è in grado di riscontrare elementi morfologici di supporto alla diagnosi, se non talvolta un'aspecifica atrofia del tronco encefalico, mentre l'ipometabolismo occipitale è stato descritto come un tipico quadro PET di questa malattia [34].

Morbo di Wilson

Il morbo di Wilson è un disturbo metabolico, conseguente a errore congenito del metabolismo del rame, a esordio giovanile e a trasmissione autosomico-recessiva. Il rame si accumula nei tessuti corporei, con particolare tropismo per il fegato e per il cervello, causando danni neurodegenerativi e danni epatici, la cosiddetta degenerazione epato-lenticolare. La deposizione di rame nella cornea è responsabile del classico segno oftalmologico degli anelli di Kaiser-Fleischer [1-4].

La sindrome clinica, a insorgenza in età adulta precoce, è caratterizzata da tremori, movimenti coreici, atassia, distonia, disartria, talvolta in associazione con demenza.

Le alterazioni neuropatologiche sono più evidenti nei nuclei caudati, nei nuclei lenticolari, nei talami, nel ponte e nel mesencefalo.

La RM mostra alterazioni di segnale iperintense nelle immagini T2-dipendenti a distribuzione simmetrica nei putamina e nei talami; meno comunemente le alterazioni di segnale si notano nel ponte, nel mesencefalo, nei nuclei dentati cerebellari e nella sostanza bianca degli emisferi, a distribuzione asimmetrica, prevalentemente nei giri frontali superiori [11, 39, 46, 47]. L'atrofia dei nuclei caudati, indirettamente riconosciuta anche dalla dilatazione passiva dei ventricoli laterali, è di comune riscontro. Con macchine ad alto campo è possibile inoltre documentare strie ipointense nelle sequenze T2 e T2*-dipendenti, determinate forse dall'effetto di suscettibilità del rame o forse espressione dell'accumulo intramacrofagico di ferro secondario alla degenerazione e alla gliosi, nei nuclei basali. La peculiarità di queste lesioni è quella di essere almeno parzialmente reversibili in seguito alla terapia con penicillamina [11].

Agli aspetti descritti può associarsi in modo incostante la presenza, nei gangli della base, di aree iperintense nelle immagini T1-dipendenti, correlato neuroradiologico della encefalopatia epatica [9, 48-52].

Corea di Huntington

Malattia ereditaria con dominanza autosomica a penetranza completa, insorge in età adulta, ed è caratterizzata da movimenti coreo-atetosici involontari, demenza e disturbi della sfera emozionale. Il decorso è ingravescente con una aspettativa di vita intorno ai 15 anni. Le alterazioni neuropatologiche sono rappresentate dall'atrofia selettiva del nucleo caudato e del putamen; i due nuclei possono essere interessati consensualmente o individualmente. Può coesistere inoltre atrofia cerebrale diffusa che correla con il quadro cognitivo [1-4, 11].

La RM dimostra l'atrofia selettiva dei nuclei caudati, con scomparsa della normale prominenza della testa, ampliamento dei corni frontali dei ventricoli laterali, che assumono aspetto tondo (Fig. 11a, b). Nelle sequenze T2-dipendenti si osservano alterazioni di segnale dei corpi striati, iper- e ipointense, espressione di demielinizzazione e di accumulo di ferro e di altri elementi [11, 53].

La PET mette in evidenza l'ipometabolismo dei nuclei caudati [34].

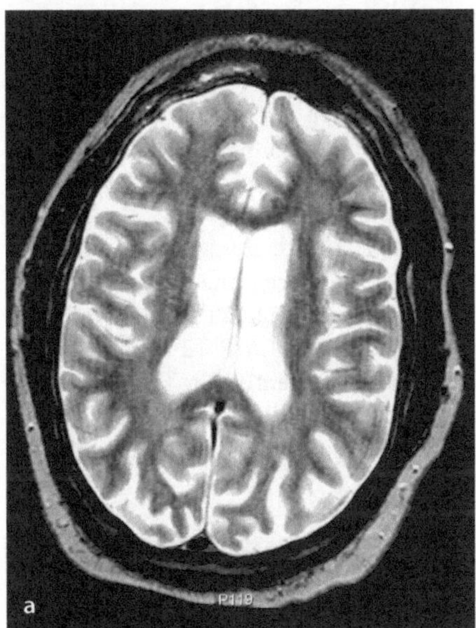

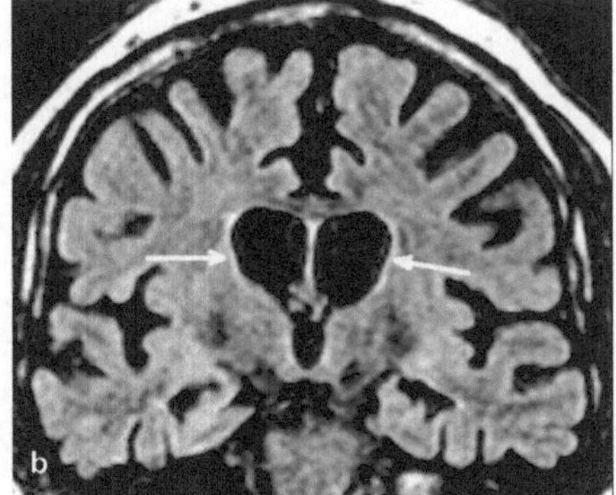

Fig. 11. RM nella Corea di Huntington. Nell'immagine assiale TSE T2-dipendente (**a**) e nell'immagine coronale FLAIR T2-dipendente (**b**) si osserva aspetto arrotondato dei corni frontali (*frecce* in **b**), dovuto all'atrofia marcata dei nuclei caudati, cui consegue perdita della caratteristica impronta sulle pareti laterali dei ventricoli

Malattia di Hallervorden-Spatz

La malattia di Hallervorden-Spatz è un raro disordine ereditario a trasmissione autosomica recessiva, a esordio clinico in età giovanile, caratterizzato da progressiva compromissione dell'andatura con spasticità, posture distoniche, coreoatetosi e demenza [1, 11].

L'accumulo patologico di ferro e lipofuscina nei globi pallidi, nei nuclei rossi e nella sostanza nera mesencefalica è il marcatore neuropatologico di tale malattia, riflesso nelle sequenze T2 e T2*-dipendenti dal basso segnale nelle stesse strutture. L'accumulo di materiale paramagnetico si associa talvolta a reazione edemigena o gliotica nel globo pallido che risulta in un'area focale centrale di iperintensità in T2, nel contesto di un'area ipointensa, descritta classicamente come il segno dell'"occhio della tigre", sebbene tale segno sia di limitata sensibilità e specificità [11, 34]. A questi reperti si associa frequentemente, ma in modo aspecifico, la presenza di focolai iperintensi nella sostanza bianca degli emisferi cerebrali quale espressione di demielinizzazione e gliosi reattiva [11].

Malattia di Creutzfeldt-Jacob

La malattia di Creutzfeldt-Jacob (CJD) è una patologia neurodegenerativa rapidamente progressiva, a prognosi infausta, caratterizzata dall'accumulo intra-parenchimale cerebrale di una proteina inclusa di membrana, chiamata prione. Nell'85% dei casi è una malattia idiopatica sporadica; riconosce un meccanismo genetico familiare nel 14% dei casi e solo nell'1% dei casi si riconosce una causa infettiva [34]. Esistono numerose varianti cliniche, ma la sua presentazione più tipica è rappresentata da demenza rapidamente progressiva, accompagnata da disturbi del movimento, segni cerebellari, disturbi visivi e della sfera psichiatrica. Nel processo diagnostico importanti contributi vengono offerti dall'analisi del liquor, alla ricerca della proteina 14-3-3 e dal tipico quadro EEG, ma entrambi questi reperti sono spesso tardivi, non molto sensibili e non sempre specifici [34]. Mentre la TC fornisce uno studio negativo nell'80% dei casi e solo nel 20% dei casi, solitamente in fase avanzata, mostra atrofia cerebrale diffusa e progressiva, la RM invece mostra reperti patologici in oltre l'80% dei casi. I reperti descritti nella CJD sono rappresentati da iperintensità di segnale, nelle sequenze DP e T2-dipendenti, nei putamina e nei nuclei caudati, simmetricamente (Fig. 12a, b), e nei giri corticali (segno del *cortical ribboning*) [9]. In fasi avanzate di malattia le alterazioni di segnale possono coinvolgere i talami, soprattutto nella regione dei pulvinar, e la sostanza bianca; la perdita di volume parenchimale, conseguente all'involuzione atrofica diffusa, è più evidente. Le sequenze SE DP-dipendenti e FLAIR T2 sono significativamente più sensibili rispetto alle TSE o SE T2, rispettivamente nelle lesioni nucleobasali e in quelle corticali [54]. Nelle stesse sedi quasi invariabilmente si osserva ridotta diffusione (iperintensità di segnale) nelle immagini DWI (Fig. 13a, b). Se l'associazione

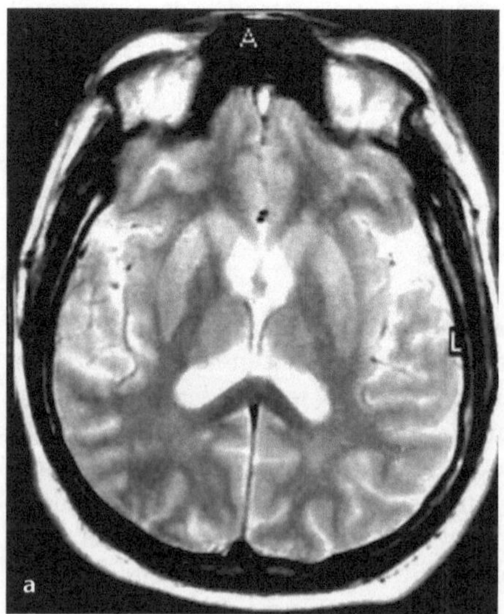

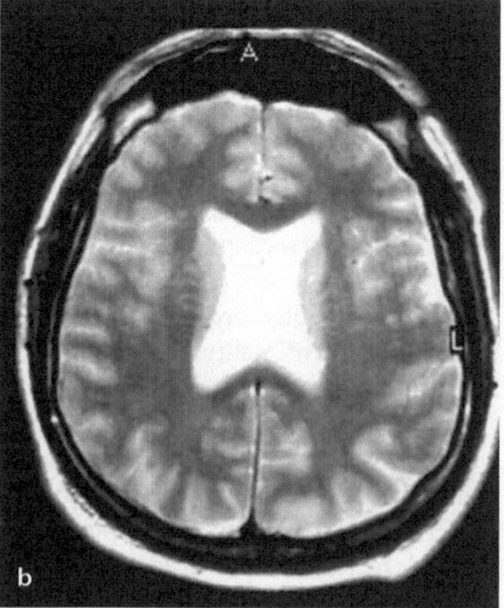

Fig. 12. RM nella malattia di Creutzfeldt-Jacob. Immagini assiali TSE T2-dipendenti passanti per i nuclei lenticolari (**a**) e i nuclei caudati (**b**) in un paziente affetto da malattia di Creutzfeldt-Jacob. È evidente la marcata iperintensità di segnale dei nuclei lenticolari, dei talami e dei nuclei caudati

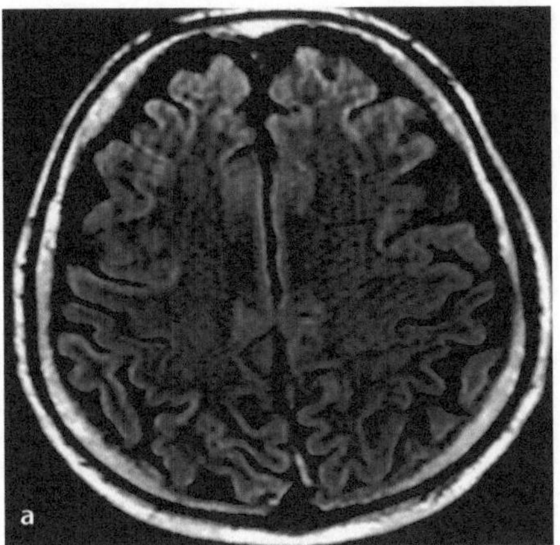

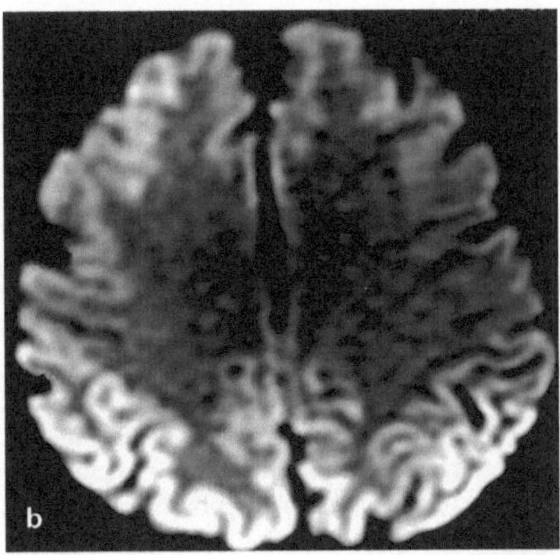

Fig. 13. RM in morbo di Creutzfeldt-Jacob con prevalente interessamento corticale. Immagini assiali FLAIR (**a**) con tenue evidenza di iper-intensità della corteccia parietale; l'evidenza dell'alterazione corticale, in sede parietale bilaterale e frontale a destra, è maggiore nelle immagini *diffusion-weighted imaging* (DWI) (**b**)

tra lesioni corticali e striatali è fortemente suggestiva di CJD, è importante notare che le lesioni corticali sono isolate nel 34% dei casi [9, 34].

La PET mostra diffuso ipometabolismo cerebrale, anche nelle fasi più precoci, in assenza di anomalie morfologiche, in correlazione con il deterioramento del quadro clinico [55].

Bibliografia

1. Adams RD, Victor M, Ropper AH (1998) Alterazioni della postura e del movimento da malattie dei gangli della base. In: Principi di neurologia. McGraw-Hill, Milano, pp 63-80
2. Albin RL, Young AB, Penney JB (1989) The functional anatomy of basal ganglia disorders. Trends Neurosci 12:366-375
3. Brooks VB (1986) The neural basis of motor control. Oxford University Press, New York
4. Brooks VB (1981) Handbook of physiology. American Physiological Society, Bethesda
5. Colosimo C, Riario Sforza A (2003) La diagnostica per immagini nella patologia degenerativa del sistema extra-piramidale. Radiol Med 106:19-23
6. Zhu XL, Hamel W, Schrader B et al (2002) Magnetic resonance imaging-based morphometry and landmark correlation of basal ganglia nuclei. Acta Neurochir 144:959-969
7. Oikawa H, Sasaki M, Tamakawa Y et al (2002) The substantia nigra in Parkinson disease: proton density-weighted spin-echo and fast short inversion time inversion-recovery MR findings. AJNR Am J Neuroradiol 23:1747-1756
8. Adachi M, Hosoya T, Haku T et al (1999) Evaluation of the substantia nigra in patients with Parkinsonian syndrome accomplished using multishot diffusion-weighted mr imaging. AJNR Am J Neuroradiol 20:1500-1506
9. Grossman RI, Yousem RM (2003) Neuroradiology. The requisites, 2nd edn. Elsevier USA, Mosby
10. Colosimo C et al (2001) The perforated superior temporal gyrus: a further manifestation of

dilated perivascular spaces? Presented at the 39° Annual Meeting of American Society of Neuroradiology. Boston
11. Dal Pozzo G (2001) Compendio di risonanza magnetica - Cranio e rachide. UTET, Torino
12. Vymazal J, Righini A, Brooks RA et al (1999) T1 and T2 in the brain of healthy subjects, patients with Parkinson disease, and patients with multiple system atrophy: relation with iron content. Radiology 211:489-495
13. Andrade-Souza YM, Schwalb JM, Hamani C et al (2005) Comparison of three methods of targeting the subthalamic nucleus for chronic stimulation in Parkinson disease. Neurosurgery 56(2 Suppl):360-368
14. Hamani C, Richter EO, Andrade-Souza YM et al (2005) Correspondance of microelectrode mapping with magnetic resonance imaging for subthalamic nucleus procedures. Surg Neurol 63:249-253
15. Seppi K, Schocke M, Esterhammer M et al (2003) Diffusion-weighted imaging discriminates progressive supranuclear palsy from Parkinson's disease, but not from the parkinson variant of multiple system atrophy. Neurology 25:922-927
16. Axelson D, Bakken IJ, Gribbestad SI et al (2002) Application of neural network analyses to in vivo 1H magnetic resonance spectroscopy of Parkinson disease patients. J Magn Reson Imaging 16:13-20
17. Martin WR (2001) Magnetic resonance imaging and spectroscopy in Parkinson's disease. Adv Neurol 86:197-203
18. Baik HM, Choe By, Lee HK et al (2003) Proton spectroscopic changes in Parkinson's diseases after thalamotomy. Eur J Radiol 47:179-187
19. Watanabe H, Fukatsu H, Katsuno M et al (2004) Multiple regional 1H-MR spectroscopy in multiple system atrophy: NAA/Cr reduction in pontine base as a valuable diagnostic marker. J Neurol Neurosurg Psychiatry 75:103-109
20. Burn DJ, O'Brien JT (2003) Use of functional imaging in Parkinsonism and dementia. Mov Disord 18:S88-S95
21. O'Neill J, Schuff N, Marks WJ et al (2002) Quantitative 1H magnetic resonance spectroscopy and MRI of Parkinson's disease. Mov Disord 17:917-927
22. Kraft E, Trenkwalder C, Auer DP (2002) T2*-weighted MRI differentiates multiple system atrophy from Parkinson's disease. Neurology 59:1265-1267
23. Bartzokis G, Cummings JL, Markham CH et al (1999) MRI evaluation of brain iron in earlier- and later-onset Parkinson's disease and normal subjects. Magn Reson Imaging 17:213-222
24. Zhu XL, Hamel W, Schrader B et al (2002) Magnetic resonance imaging-based morphometry and landmark correlation of basal ganglia nuclei. Acta Neurochir 144:959-969
25. Andrade-Souza YM, Schwalb JM, Hamani C et al (2005) Comparison of 2-dimensional magnetic resonance imaging and 3-planar reconstruction methods for targeting the subthalamic nucleus in Parkinson disease. Surg Neurol 63:357-362
26. Giller CA, Babcock EE, Mendelsohn DB (2005) Use of sagittal images for localization of the subthalamic nucleus. Technical note. J Neurosurg 102:571-575
27. Pollo C, Meuli R, Maeder P et al (2003) Subthalamic nucleus deep brain stimulation for Parkinson's disease: magnetic resonance imaging targeting using visible anatomical landmarks. Stereotact Funct Neurosurg 80:76-81
28. Hariz MI, Krack P, Melvill R et al (2003) A quick and universal method for stereotactic visualization of the subthalamic nucleus before and after implantation of deep brain stimulation electrodes. Stereotact Funct Neurosurg 80:96-101
29. Zheng Xn, ZHU XC, Ruan LX et al (2004) MRS study on lentiform nucleus in idiopathic Parkinson's disease with unilateral symptoms. J Zhejiang Univ Sci 5:246-250
30. Yoshikawa K, Nakata Y, Yamada K, Nakagawa M (2004) Early pathological changes in the parkinsonian brain demonstrated by diffusion tensor MRI. J Neurol Neurosurg Psychiatry 75:481-484
31. Schocke M, Seppi K, Esterhammer R et al (2004) Trace of diffusion tensor differentiates the Parkinson variant of multiple system atrophy and Parkinson's disease. Neuroimage 21:1443-1451

32. Thobois S, Jahanshahi M, Pinto S et al (2004) PET and SPECT functional imaging studies in Parkinsonian syndromes: from the lesion to its consequences. Neuroimage 23:1-16
33. Piccini P, Whone A (2004) Functional brain imaging in the differential diagnosis of Parkinson's disease. Lancet Neurol 3:284-290
34. Dalvi A, Bloomfield SM (2005) Parkinson-plus syndromes. eMedicine.com
35. Macia F, Yekhlef F, Ballan G et al (2001) T2 hyperintense lateral rim and hypointense putamen are typical but not exclusive of multiple system atrophy. Arch Neurol 58:1024-1025
36. Kanazawa M, Shimohata T, Terajima K et al (2004) Quantitative evaluation of brainstem involvement in multiple system atrophy by diffusion-weighted MR imaging. J Neurol 251:1121-1124
37. Ghaemi M, Hilker R, Rudolf J et al (2002) Differentiating multiple system atrophy from Parkinson's disease: contribution of striatal and midbrain MRI volumetry and multi-tracer PET imaging. J Neurol Neurosurg Psychiatry 73:517-523
38. Naka H, Imon Y, Ohshita T et al (2002) Magnetization transfer measurements of brain structures in patients with Multiple System Atrophy. Neuroimage 17:1572-1578
39. Schocke MF, Seppi K, Esterhammer R et al (2002) Diffusion-weighted MRI differentiates the Parkinson variant of multiple system atrophy from PD. Neurology: 58:575–580
40. Price S, Paviour D, Scahill R et al (2004) Voxel-based morphometry detects patterns of atrophy that help differentiate progressive supranuclear palsy and Parkinson's disease. Neuroimage 23:663-669
41. Vion-Dury J, Rochefort N, Michotey P et al (2004) Proton magnetic resonance neurospectroscopy and EEG cartography in corticobasal degeneration: correlations with neuropsychological signs. J Neurol Neurosurg Psychiatry 75:1353-1355
42. Josephs A, Tang-Wai DF, Edland SD et al (2004) Correlation between antemortem magnetic resonance imaging findings and pathologically confirmed corticobasal degeneration. Arch Neurol 61:1881-1884
43. Henkel K, Karitzky J, Schmid M et al (2004) Imaging of activated microglia with PET and [11C]PK 11195 in corticobasal degeneration. Mov Disord 19:812-828
44. Hossain AK, Murata Y, Zhang L et al (2003) Brain perfusion SPECT in patients with corticobasal degeneration: analysis using statistical parametric mapping. Mov Disord 18:697-703
45. Pirker W, Asenbaum S, Bencsits G et al (2000) [123I]beta-CIT SPECT in multiple system atrophy, progressive supranuclear palsy, and corticobasal degeneration. Mov Disord 15:1158-1167
46. Jayasundar R, Sahani AK, Gaikwad S et al (2002) Proton MR spectroscopy of basal ganglia in Wilson's disease: case report and review of literature. Magn Reson Imaging 20:131-135
47. Sener RN (2003) Diffusion MRI findings in Wilson's disease. Comput Med Imaging Graph 27:17-21
48. Aisen AM, Martel W, Gabrielsen TO et al (1985) Wilson disease of the brain: MR imaging. Radiology 157:137-141
49. Cohn MC, Hudgins PA, Sheppard SK et al (1998) Pre- e postoperative MR evaluation of stereotactic pallidotomy. AJNR Am J Neuroradiol 19:1075-1080
50. De Haan J, Grossman RI, Civitello L et al (1987) High-field magnetic resonance imaging of Wilson's disease. J Computed Tomogr 11:132-135
51. van Wassenaer-van Hall HN, van den Heuvel AG, Algra A et al (1996) Wilson disease: findings at MR imaging and CT of the brain with clinical correlation. Radiology 198:531-536
52. van Wassenaer-van Hall HN, van den Heuvel AG, Jansen GH et al (1995) Cranial MR in Wilson disease: abnormal white matter in extrapyramidal and pyramidal tracts. AJNR Am J Neuroradiol 16:2021-2027
53. Harris GJ, Aylward EH, Peyser CE et al (1996) Single photon emission computed tomographic blood flow and magnetic resonance volume imaging of the basal ganglia in Huntington's disease. Arch Neurol 53:316-324
54. Falcone S, Quencer RM, Bowen B et al (1992) Creutzfeldt-Jacob disease: focal symmetrical cortical involvement demonstrated by MR imaging. AJNR Am J Neuroradiol 13:403-406
55. Young GS, Geschwind MD, Fischbein NJ et al (2005) Diffusion-weighted and fluid-attenuated inversion recovery imaging in Creutzfeldt-Jakob disease: high sensitivity and specificity for diagnosis. AJNR Am J Neuroradiol 26:1551-1562

Capitolo 35

Diagnostica per immagini delle demenze

Giovanni B. Frisoni, Alberto Beltramello, Enrico Piovan, Stefano Perini

Introduzione: la diagnosi positiva e il valore diagnostico aggiunto della diagnostica per immagini

L'approccio tradizionale all'uso clinico della neuroimmagine strutturale nel paziente con decadimento cognitivo è di esclusione, ovvero per escludere la presenza di condizioni intracraniche occupanti spazio potenzialmente trattabili (es. idrocefalo normoteso, meningioma, ematoma subdurale, ecc.). Gli studiosi nazionali e internazionali concordano ormai nel ritenere che l'indagine di *imaging* strutturale, anche se viene utilizzata solo a titolo di esclusione, debba essere effettuata in tutti i pazienti con decadimento cognitivo, poiché l'esame clinico non è in grado di identificare il 100% dei pazienti con condizioni intracraniche trattabili [1]. Questa è stata anche la conclusione del Quality Standards Subcommittee della American Academy of Neurology, che nel 2001 raccomandava "*structural neuroimaging with either a noncontrast CT or MR scan in the routine initial evaluation of patients with dementia*" e assegnava a questa indicazione un livello di "Guideline", ovvero di dimostrata appropriatezza [2].

Recentemente, l'evoluzione tecnologica degli scanner di risonanza magnetica (RM) e tomografia computerizzata (TC) ha consentito di ottenere modelli tridimensionali del cervello di finezza anatomica eccezionale, tale da svelare anche lievi modificazioni strutturali atrofiche del parenchima. Poiché malattie neurodegenerative diverse colpiscono regioni cerebrali diverse, è diventato quindi possibile riconoscere il profilo di atrofia specifico di una data malattia. Questo approccio positivo, o di inclusione, è molto più largamente informativo di quello di esclusione, che fornisce informazione diagnostica positiva in una infima minoranza di casi [1].

Le informazioni che il medico clinico e il radiologo devono ottenere dalla neuroimmagine del paziente con decadimento cognitivo sono rappresentate da: atrofia temporale mesiale, danno vascolare sottocorticale, deficit perfusionali/metabolici focali. L'atrofia temporale mesiale è rilevante in quanto è particolarmente spiccata nella malattia di Alzheimer, non è presente nelle persone senza deficit cognitivo ed è relativamente modesta nelle demenze non alzheimeriane (a eccezione della malattia di Pick). Per questo, l'atrofia temporale mesiale è un elemento utile nella diagnosi categoriale di malattia di Alzheimer. Il danno vascolare sottocorticale è in grado di determinare di per sé decadimento cognitivo, nonché di modificare la manifestazione e la storia naturale di un decadimento cognitivo di origine neurodegenerativa, ed è quindi un elemento utile sia per la diagnosi categoriale di demenza vascolare sottocorticale che per la diagnosi sindromica della quota di danno vascolare. I deficit perfusionali/metabolici focali sono elementi utili per la conferma del sospetto diagnostico di alcune forme di demenza neurodegenerativa caratterizzate da danno localizzato ad aree cerebrali specifiche, come la degenerazione lobare frontotemporale nelle sue varianti di afasia progressiva (danno temporale anteriore sinistro), demenza semantica (danno temporale posteriore sinistro) e demenza frontale (danno frontopolare).

La diagnosi differenziale delle demenze segue un percorso non significativamente diverso da quello della maggior parte delle altre malattie, consistente nella raccolta di informazioni (anamnestiche, cliniche e strumentali) che aumentano progressivamente la probabilità di una diagnosi diminuendo contemporaneamente la probabilità di altre diagnosi concorrenti. La raccolta delle informazioni si ferma quando il medico ritiene di aver superato una soglia critica di certezza che gli permette di formulare la diagnosi con il maggior grado di accuratezza possibile.

Poiché la malattia di Alzheimer è la causa più frequente di decadimento cognitivo nelle persone che si presentano ai centri esperti specializzati nella cura dei disturbi cognitivi, la probabilità a priori per malattia di Alzheimer di un dato paziente X.Y. che si presenta nel nostro studio di esperti di disturbi cognitivi è la più alta. Questa probabilità a priori viene però rapidamente modulata non appena vengono raccolte le prime informazioni anamnestiche. Se, per esempio, apprendiamo che l'esordio dei sintomi è stato con un disturbo del linguaggio, la probabilità che il signor X.Y. sia affetto da una malattia di Alzheimer diminuisce, mentre aumenta la probabilità che sia affetto da una degenerazione lobare frontotemporale quale l'afasia progressiva [3]. Se il signor X.Y. ha 65 anni e non ha fattori di rischio cerebrovascolari, la probabilità di una degenerazione lobare frontotemporale aumenta ulteriormente. Nel caso in cui sia l'anamnesi che la batteria neuropsicologica indichino un risparmio dell'apprendimento, la probabilità di questa condizione aumenterà, e ancora a mano a mano che si apprende che è presente atrofia corticale frontale alla RM e ipoperfusione anteriore alla SPECT (*single photon emission computed tomography*). A questo punto la diagnosi di demenza frontotemporale tipo afasia progressiva sarà sufficiente per poter formulare la diagnosi clinica e comunicarla al paziente.

Le informazioni strutturali possono essere rilevate con TC o RM e quelle metaboliche con SPET/PET (*positron emission tomography*). Il dettaglio morfostrutturale è molto superiore con RM che con TC, soprattutto per quanto riguarda la discriminazione fra sostanza bianca e sostanza grigia.

Imaging strutturale con TC

Atrofia regionale: l'ampiezza radiale del corno temporale. L'atrofia temporale mesiale rilevata in vivo attraverso metodi di neuroimmagine è uno dei marker più accurati per la malattia di Alzheimer. Recentemente, è stata sviluppata una misura dell'atrofia ottenuta con TC (l'ampiezza radiale del corno temporale - rWTH) basata sull'allargamento del corno temporale che parrebbe avere una migliore affidabilità e facilità di misurazione [4]. La misura è sufficientemente attendibile, accurata e realizzabile da essere impiegata nell'attività quotidiana [5]. Poiché la maggiore quota di atrofia ippocampale tipica della malattia di Alzheimer si verifica nella testa dell'ippocampo [6], la rWTH è stata ideata per individuare l'atrofia in questa regione (Figg. 1-3).

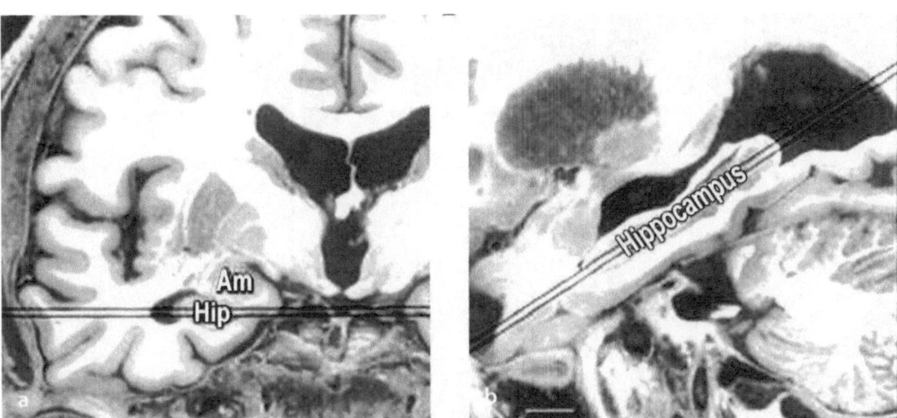

Fig. 1. Immagini coronale (**a**) e sagittale (**b**) di preparati anatomopatologici che mostrano la posizione e inclinazione del piano che dovrà essere scelto sulla lastra della tomografia computerizzata (TC) per la misurazione dell'ampiezza radiale del corno temporale. In **a**, il piano che permette di rilevare l'atrofia ippocampale nel punto di maggiore larghezza del corno temporale. Il piano deve passare attraverso la porzione intermedia dell'ippocampo in senso rostro-caudale (**a**) e deve tagliare l'ippocampo lungo tutta la sua lunghezza (**b**). Questo è il piano del lobo temporale

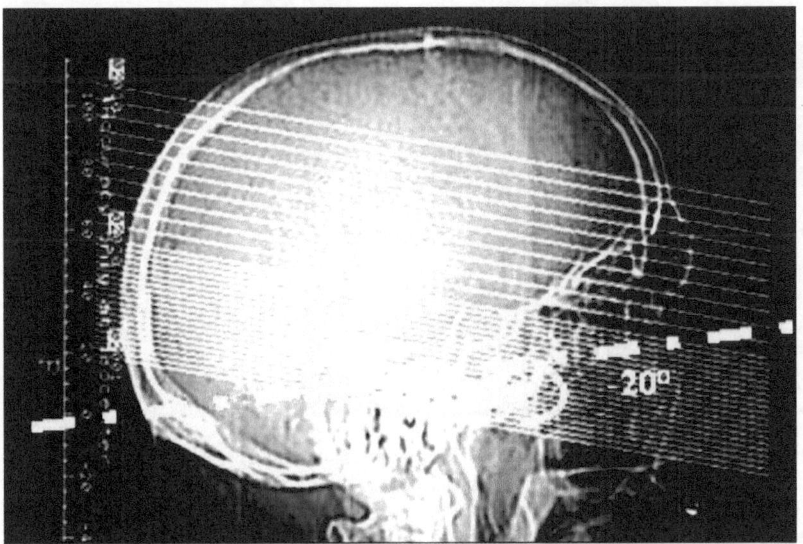

Fig. 2. *Scout view* della tecnica di acquisizione con TC. Le fette devono essere acquisite sul piano del lobo temporale (*linee oblique tratteggiate*). Questo è inclinato di circa 20° rispetto alla linea orbito-meatale (*linea tratteggiata orizzontale*). Devono essere acquisite fette dello spessore di 2 mm lungo tutta l'estensione del corno temporale, e di 8-10 mm cranialmente e, se necessario, caudalmente a esso

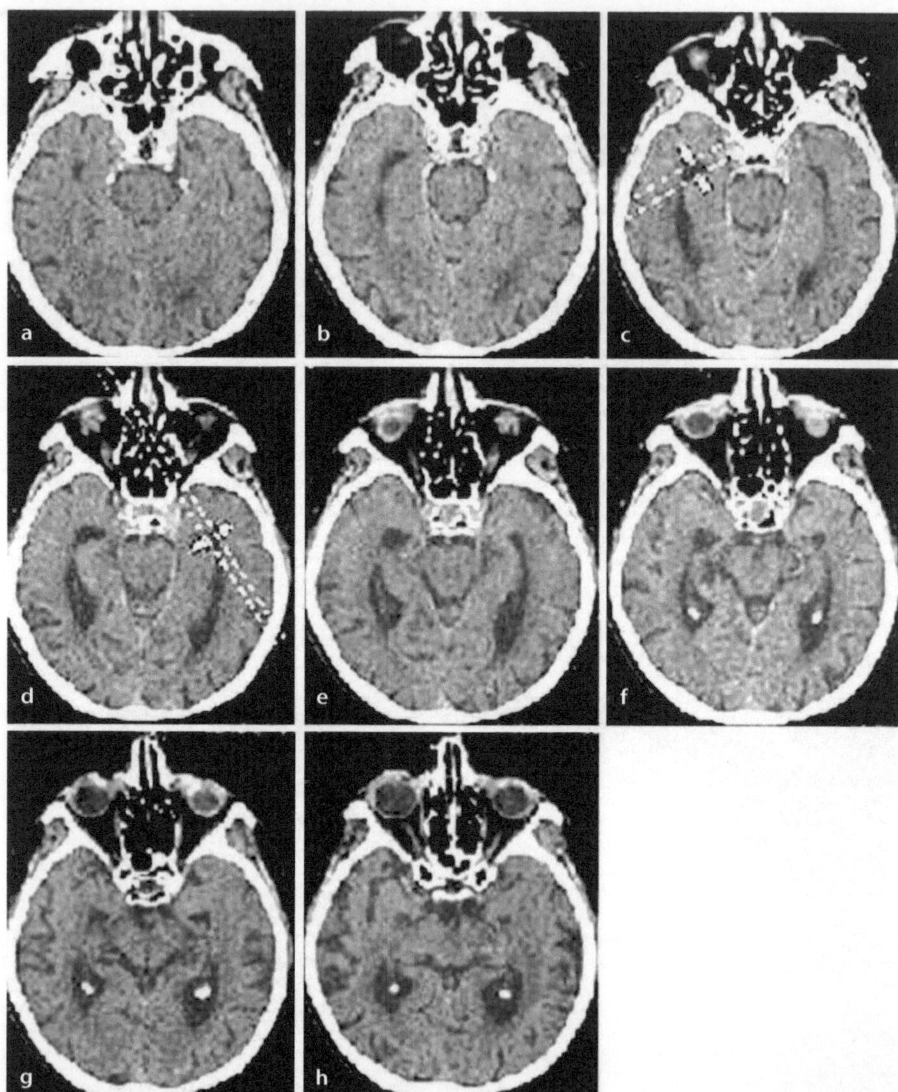

Fig. 3. Scelta della fetta per la misurazione dell'ampiezza radiale del corno temporale a destra e a sinistra. La figura mostra tutte le fette che visualizzano i corni temporali (**a** è la fetta più caudale e **h** quella più rostrale). La fetta appropriata per la misurazione è quella in cui il corno temporale è visibile in tutta la sua estensione, cioè dal trigono del ventricolo laterale alla punta del corno, e in cui la punta del corno temporale è più larga. La misura viene rilevata su una linea ortogonale alle tangenti il corno temporale nel suo punto di massima dilatazione, indicato nella figura dalle frecce. La misura è presa a livello della punta del corno temporale con un calibro di precisione. La misura è la distanza tra due linee parallele tangenti alla punta del corno temporale dove la sua ampiezza è massima (*frecce bianche*)

Recentemente, l'accuratezza dell'ampiezza radiale del corno temporale è stata valutata in un gruppo di 20 pazienti con malattia di Alzheimer confermata alla neuropatologia e 23 soggetti non dementi. Usando un *cut-off* di 3,9 a 50 anni e 8,1 a 90 anni, l'rWTH riesce a classificare correttamente 16/20 pazienti con malattia di Alzheimer e 19/23 controlli con una sensibilità dell'80% e una specificità dell'83%. L'accuratezza complessiva è dell'81% (Fig. 4).

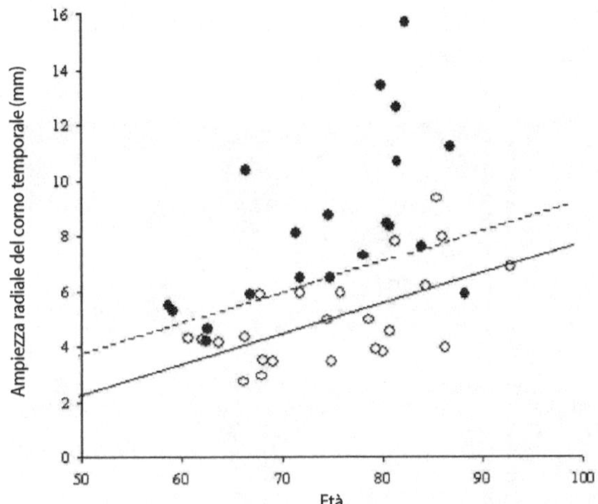

Fig. 4. L'ampiezza radiale del corno temporale (rWTH) in 20 pazienti affetti da Alzheimer patologicamente verificato (*cerchi pieni*) e 23 controlli sani (*cerchi vuoti*). La linea continua denota la regressione del rWTH sull'età nei controlli, e la linea tratteggiata i *cut-off* specifici per l'età che classificano correttamente l'80% dei pazienti affetti da malattia di Alzheimer e l'83% dei controlli [7]

Malattia cerebrovascolare sottocorticale: la scala pesata per la malattia vascolare ischemica sottocorticale. Recentemente, è stata sviluppata una scala per la valutazione delle lesioni vascolari sottocorticali su TC [8] che tiene conto della localizzazione, della gravità e del peso che diversi tipi di lesioni possono avere sul livello cognitivo e sui sintomi clinici. La scala valuta tre tipi di lesioni - ipodensità diffusa della sostanza bianca (*leucoaraiosi*), lesioni sfumate e lacune - in diverse regioni cerebrali separatamente nei due emisferi e fornisce un punteggio globale indicativo dell'estensione e della severità della malattia cerebrovascolare sottocorticale.

La leucoaraiosi viene valutata separatamente nelle regioni frontale, parietale e occipitale su una scala a 4 livelli in cui 0 indica assenza di ipodensità, 1 ipodensità dubbia che può essere considerata normale per l'età, 2 ipodensità limitata alle regioni periventricolari, 3 ipodensità marcata che raggiunge la corteccia. Il punteggio totale, compreso tra 0 e 18, viene categorizzato in 5 livelli.

Le lesioni sfumate sono definite come aree di ipodensità dai contorni irregolari che possono trovarsi isolate o all'interno di un'area di ipodensità diffusa e che sono separate dai ventricolari da un'area di tessuto normale o lievemente ipodenso. Le lesioni sfumate sono valutate nelle regioni frontale, temporale, parietale, occipitale, nei gangli della base e nella capsula interna, nella capsula esterna e nel cervelletto. Il punteggio viene calcolato come somma delle regioni in cui è presente almeno una lesione e categorizzato in 3 livelli.

Le lacune, definite come aree di marcata ipodensità con contorni ben definiti e regolari, vengono valutate nelle stesse aree in cui vengono valutate le lesioni sfumate e, analogamente, il punteggio è calcolato come somma delle regioni in cui è presente almeno una lesione e categorizzato in 3 livelli.

Il punteggio vascolare sottocorticale viene calcolato tenendo conto del peso che diverse lesioni hanno sui sintomi clinici. In particolare, i sintomi extrapiramidali, che possono essere considerati la manifestazione non cognitiva più specifica della malattia cerebrovascolare sottocorticale, sono stati scelti come sintomo sulla base del quale sono stati attribuiti i pesi di ciascuna lesione. Il punteggio vascolare sottocorticale viene calcolato con formula: (0,6 x leucoaraiosi + 0,96 x lesioni sfumate + 0,98 x lacune) x 10, dove 0,6, 0,96 e 0,98 sono i coefficienti di tre modelli di regressione lineare costruiti inserendo come variabile dipendente i sintomi extrapiramidali.

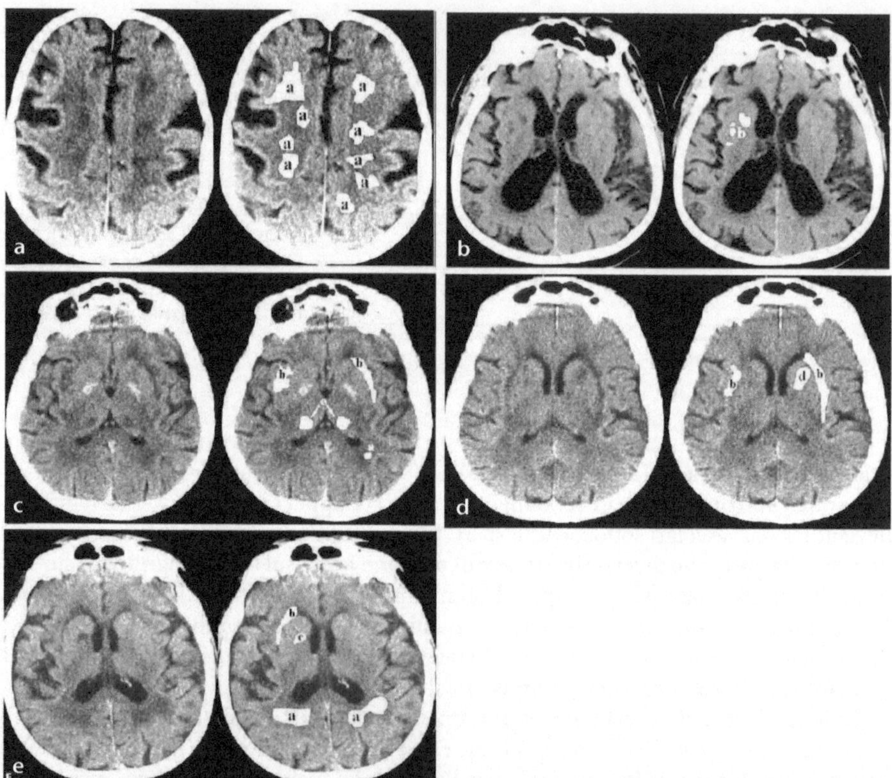

Fig. 5. Scala pesata per la malattia vascolare ischemica sottocorticale. Le aree di ipodensità *patchy* all'interno della leucoaraiosi di solito hanno un contorno irregolare e sono separate dai ventricoli da un ponte di sostanza bianca normale o comunque meno ipodensa (*a*). Lesioni lenticolari: hanno contorno e densità irregolari – simile a quello dello stato lacunare (*b*). Lesioni del talamo: più frequentemente contorno e densità regolari (*e*). Lesioni della capsula esterna: nella parte craniale l'aspetto delle lesioni sfumate è quello di un tratto ipodenso con una parte sottile rivolta posteriormente – simile a *watershed infarction* (infarto spartiacque), nella parte caudale della capsula esterna, le ipodensità hanno contorni e densità irregolari (*b*). Le ipodensità della capsula interna hanno un contorno regolare e possono coinvolgere sia il braccio anteriore che il posteriore (*d*). Le lacune sono aree ben definite di spiccata e omogenea ipodensità, con contorni regolari e ben definiti, di dimensioni generalmente comprese fra i 2 e i 10 mm (*c*)

Nella Figura 5 sono riportati alcuni esempi di lesioni. In ciascuna coppia di immagini, nella parte destra sono evidenziate le lesioni.

Dopo una prima validazione condotta su una serie clinica di 122 pazienti, la scala di vascolarità sottocorticale basata su TC è stata validata su una serie neuropatologica in collaborazione con un gruppo di studio europeo. La scala di vascolarità sottocorticale è stata applicata alle TC di 87 soggetti per cui era disponibile, oltre che la TC, una valutazione neuropatologica della malattia dei piccoli vasi. La malattia cerebrovascolare dei piccoli vasi rilevata all'esame neuropatologico è stata classificata su una scala ordinale a tre livelli esaminando sia la sostanza bianca che grigia. Inoltre, è stata valutata la presenza di microinfarti.

I risultati hanno mostrato che il punteggio vascolare ottenuto dalla valutazione di leucoaraiosi diffusa, lesioni sfumate e lacune è indicativo di un danno vascolare sottocorticale che è in accordo con i risultati della neuropatologia. Questo supporta la validità della scala di vascolarità sottocorticale basata su TC come strumento utile per la rilevazione di vascolarità (Fig. 6).

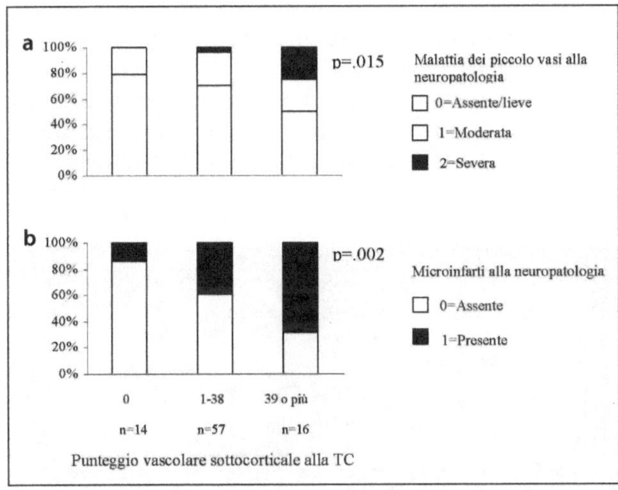

Fig. 6. Malattia cerebrovascolare alla neuropatologia nei gruppi di crescente vascolarità alla TC. (**a**) Bianco, grigio e nero indicano malattia dei piccoli vasi alla neuropatologia assente/lieve, moderata e severa. (**b**) Nero e bianco indicano la presenza e l'assenza di microinfarti alla neuropatologia [9]

Imaging strutturale con RM

Atrofia regionale: scala di atrofia temporale mesiale di Scheltens. Mentre l'immagine ottenuta con TC del lobo temporale permette di individuare i segni indiretti dell'atrofia ippocampale (come l'allargamento del corno temporale), la RM permette di visualizzare direttamente l'ippocampo e altre strutture critiche del lobo temporale mesiale in modo dettagliato. Scheltens e coll. [10] hanno sviluppato una scala di valutazione soggettiva per definire l'atrofia del lobo temporale mesiale basandosi su lastre di RM (il punteggio soggettivo di atrofia MTL). Sono state utilizzate sequenze pesate in T1 e sono state acquisite sei fette coronali (spessore di 5 mm) parallele all'asse del tronco cerebrale ottenute da un'immagine di ricognizione (*scout view*) a livello medio-sagittale. Il punteggio è assegnato sulla base della valutazione visiva dell'ampiezza della fessura coroidea, dell'ampiezza del corno temporale e dell'altezza della formazione ippocampale. Il punteggio risultante può assumere i seguenti valori: 0 (assente), 1 (minimo), 2 (lieve), 3 (moderato), 4 (severa atrofia del MTL) (Fig. 7).

In 21 pazienti con malattia di Alzheimer e 21 soggetti di controllo, il punteggio soggettivo di atrofia lobo temporale mesiale rivelava una sensibilità dell'81% e una specificità del 67%. Il punteggio evidenziava una buona correlazione con le misure lineari di atrofia del lobo temporale mesiale [11]. Inoltre, in 41 pazienti con malattia di Alzheimer e in 66 controlli sani il punteggio soggettivo di atrofia lobo temporale mesiale mostrava una corretta classificazione del 96%, che risultava leggermente più alta rispetto alla corretta classificazione della volumetria stessa (93%), unanimemente considerata lo standard di riferimento per lo studio del lobo temporale mesiale [11]. Nello stesso studio, la valutazione visiva evidenziava un miglioramento diagnostico rispetto al solo punteggio del MMSE (*Mini-Mental State Examination*), mentre questo miglioramento diagnostico non era presente per la volumetria [11]. Infine, in uno studio prospettico su 31 pazienti con deterioramento cognitivo minimo, sia il punteggio soggettivo di atrofia del lobo temporale mesiale che il volume ippocampale erano in grado di predire chi avrebbe sviluppato malattia di Alzheimer con soddisfacente accuratezza. Benché la volumetria fosse più accurata della valutazione soggettiva (100 contro 83%), quest'ultima veniva proposta come una valida alternativa.

La sensibilità e specificità delle misure lineari dell'ampiezza del corno temporale sono state studiate su lastre di RM coronali dove le misure erano prese secondo un metodo standardardizzato [10, 12]. In 46 pazienti con malattia di Alzheimer e in 31

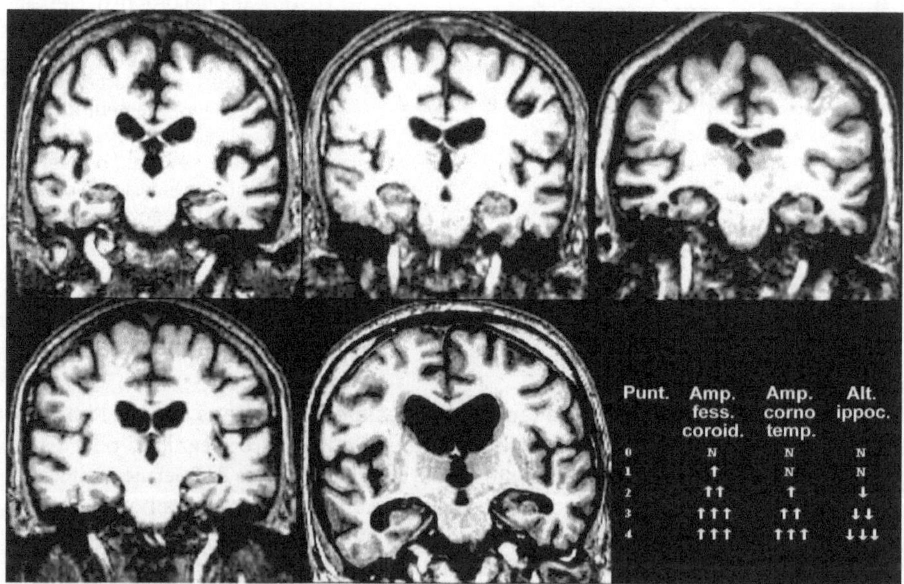

Fig. 7. Risonanza magnetica (RM) livello 1 per atrofia regionale: valutazione visiva dell'atrofia del lobo temporale mesiale basate su lastre ottenute con RM: valutazione soggettiva dell'atrofia del lobo temporale mesiale: 0 (assente), 1 (minimo), 2 (lieve), 3 (moderato), e 4 (severo). La tabella in basso a destra riporta i criteri per l'attribuzione del punteggio, basati sull'ampiezza della fessura coroidea, l'ampiezza del corno temporale e l'altezza della formazione ippocampale

soggetti di controllo, l'ampiezza del corno temporale aveva una sensibilità del 74% nei pazienti con malattia di Alzheimer di grado lieve, e dell'82% in quelli di grado moderatamente severo, in entrambe i casi con una specificità del 95% [12].

Malattia cerebrovascolare sottocorticale (sCVD): la scala di valutazione delle modificazioni della sostanza bianca correlate all'età (*age-related white matter changes scale*). È una scala a 30 punti che richiede di valutare i cambiamenti della sostanza bianca in cinque aree distinte: frontale, parieto-occipitale, temporale, infratentoriale/cervelletto, e a livello dei "gangli della base" (striato, globo pallido, talamo, capsula interna/esterna, e *insula*). Le prime tre aree sono valutate con punteggio pari a 0 se non si evidenziano lesioni (simmetriche incluse, meglio definite come cappucci o bande), 1 se ci sono lesioni focali, 2 se c'è un'iniziale confluenza di lesioni, e 3 se c'è un diffuso coinvolgimento dell'intera regione, con o senza partecipazione delle fibre a U. La regione intratentoriale/cervelletto e i gangli della base sono stimati con punteggio pari a 0 se non si evidenziano lesioni, 1 se compare una sola lesione a livello focale (> 5 mm), 2 se si evidenzia più di una lesione a livello focale, 3 se ci sono lesioni confluenti. Il risultato finale della valutazione sono 10 punteggi separati (5 per l'emisfero destro e 5 per quello sinistro) che variano da 0 a 3 in base alle differenti regioni del cervello considerate [13]. La Figura 8 fornisce l'esempio di 3 pazienti di gravità crescente.

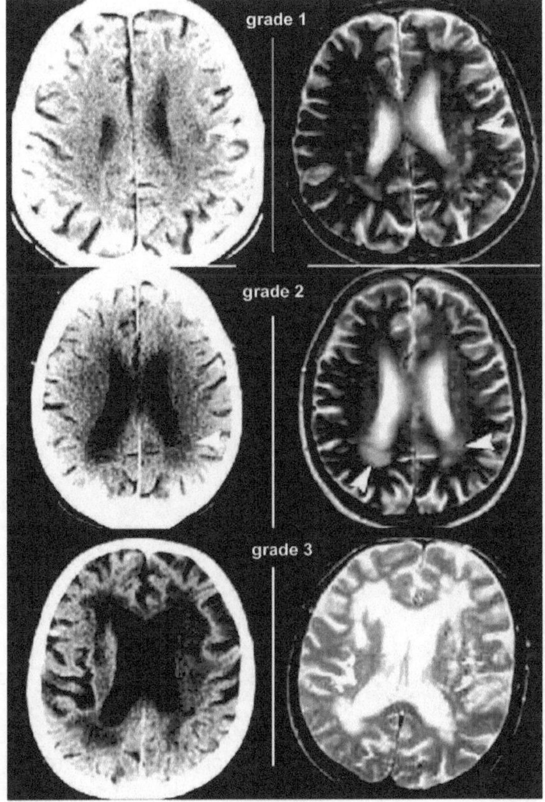

Fig. 8. TC livello 1 (immagini parte sinistra) e RM livello 2 (immagini parte destra) relative a malattia cerebrovascolare: una scala di valutazione visiva basata su lastre TC e RM (scala di valutazione delle modificazioni della sostanza bianca correlate all'età - *age-related white matter changes*). Di grado 1: presenza di lesioni focali, di grado 2: precoce inizio di lesioni confluenti, e di grado 3: lesioni confluenti con diffusa partecipazione di un lobo, con o senza coinvolgimento delle fibre a U. Le coppie di immagini (TC/RM) confrontano fette dello stesso paziente

L'acquisizione deve essere assiale di routine T2 pesata o (preferibilmente) FLAIR (*fluid attenuation inversion recovery*). L'affidabilità tra diversi valutatori sulle lastre di RM è buona (k = 0,67). La scala è stata validata sia su RM che su TC: mentre le lesioni più ampie vengono individuate ugualmente bene sia con TC che con RM, quest'ultima permette di identificare in modo accurato un numero maggiore di lesioni della sostanza bianca della TC soprattutto a livello delle aree parieto-occipitali e infratentoriali [13].

Sebbene la scala di valutazione delle modificazioni della sostanza bianca correlate all'età sia uno strumento affidabile per quantificare sCVD sia su lastre di TC che RM, deve ancora essere determinato se preferire la versione TC o RM per quanto riguarda le applicazioni cliniche. Mentre la RM è più sensibile della TC, quest'ultima potrebbe essere preferita nella pratica clinica per via della sua grande specificità al fine di ridurre i falsi positivi [14-16]. Studi ulteriori sono necessari per comparare le versioni della scala basate sulla TC e sulla RM.

Imaging funzionale con SPET/PET

I Practice Parameters per la diagnosi di demenza dell'American Academy of Neurology suggeriscono che la SPET è indicata per confermare il sospetto clinico di degenerazione lobare frontotemporale [2]. La degenerazione lobare frontotemporale è una sindrome che – secondo i recenti criteri clinici [3] – include la demenza frontale, l'afasia progressiva e la demenza semantica. Le cause eziologiche sono rappresentate da degenerazione corticale aspecifica (la *dementia lacking distinctive histology* di Knopman e coll. [2]) e dalla malattia di Pick. Quando la causa eziologica è una degenerazione corticale aspecifica (perdita neuronale associata a gliosi degli strati superficiali della corteccia frontale e temporale) la valutazione qualitativa tradizionale di TC o RM mostra una minima dilatazione dei solchi corticali nelle regioni frontali e temporali anteriori (Fig. 9), e la SPET mostra una netta riduzione della perfusione delle regioni frontali e temporali (Fig. 9).

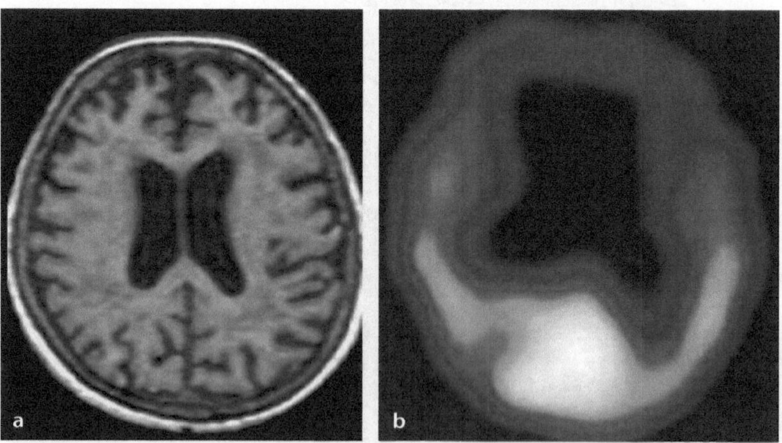

Fig. 9. Atrofia frontale di un paziente con demenza frontale lieve (MMSE = 21/30) valutata con: RM (**a**) che mostra una minima dilatazione dei solchi corticali nelle regioni frontali e temporali anteriori; *single photon emission tomography* (SPET) (**b**) che mostra una netta riduzione della perfusione delle regioni frontali

Bibliografia

1. Scheltens P, Fox N, Barkhof F, De Carli C (2002) Structural magnetic resonance imaging in the practical assessment of dementia: beyond exclusion. Lancet Neurol 1:13-21
2. Knopman DS, DeKosky ST, Cummings JL et al (2001) Practice parameter: diagnosis of dementia (an evidence-based review). Report of the Quality Standards Subcommittee of the American Academy of Neurology. Neurology 56:1143-1153
3. Neary D, Snowden JS, Gustafson L et al (1998) Frontotemporal lobar degeneration: a consensus on clinical diagnostic criteria. Neurology 51:1546-1554
4. Frisoni GB, Geroldi C, Beltramello A et al (2002) Radial width of the temporal horn: a sensitive measure in Alzheimer disease. AJNR Am J Neuroradiol 23:35-47
5. Frisoni GB, Rossi R, Beltramello A (2002) The radial width of the temporal horn in mild cognitive impairment. J Neuroimaging 12:351-354
6. Laakso MP, Frisoni GB, Kononen M et al (2000) Hippocampus and entorhinal cortex in frontotemporal dementia and Alzheimer's disease: a morphometric MRI study. Biol Psychiatry 47:1056-1063
7. Rossi R, Joachim C, Smith AD, Frisoni GB (2004) The CT-based radial width of the temporal horn: pathological validation in AD without cerebrovascular disease. Int J Geriatr Psychiatry 19:570-574
8. Geroldi C, Galluzzi S, Testa C et al (2003) Validation study of a CT-based weighted rating scale for subcortical ischemic vascular disease in patients with mild cognitive deterioration. Eur Neurol 49:193-209
9. Rossi R, Joachim C, Geroldi C et al (2005) Pathological validation of a CT-based scale for subcortical vascular disease. The OPTIMA Study. Dement Geriatr Cogn Disord 19:61-66
10. Scheltens P, Leys D, Barkhof F et al (1992) Atrophy of medial temporal lobes on MRI in "probable" Alzheimer's disease and normal ageing: diagnostic value and neuropsychological correlates. J Neurol Neurosurg Psychiatry 55:967-972
11. Wahlund LO, Julin P, Johansson SE, Scheltens P (2000) Visual rating and volumetry of the medial temporal lobe on magnetic resonance imaging in dementia: a comparative study. J Neurol Neurosurg Psychiatry 69:630-635
12. Frisoni GB, Beltramello A, Weiss C et al (1996) Linear measures of atrophy in mild Alzheimer's disease. AJNR Am J Neuroradiol 17:913-923
13. Wahlund LO, Barkhof F, Fazekas F et al (2001) European Task Force on Age-Related White Matter Changes. A new rating scale for age-related white matter changes applicable to MRI and CT. Stroke 32:1318-1322
14. Rockwood K, Parhad I, Hachinski V et al (1994) Diagnosis of vascular dementia: consortium of Canadian Centres for Clinical Cognitive Research consensus statement. Can J Neurol Sci 21:358-364
15. Lopez OL, Becker JT, Jungreis CA et al (1995) Computed tomography - but not magnetic resonance imaging - identified periventricular white-matter lesions predict symptomatic cerebrovascular disease in probable Alzheimer's disease. Arch Neurol 52:659-664
16. Pantoni L, Leys D, Fazekas F et al (1999) Role of white matter lesions in cognitive impairment of vascular origin. Alzheimer Dis Assoc Disord 13(Suppl 3):49-54

SEZIONE VI

Apparato gastrointestinale

Apparato gastrointestinale nell'anziano: modificazioni età-correlate e patologie più comuni

Mario Molaschi, Elisa Martinelli

Apparato gastrointestinale

Con l'avanzare dell'età si osserva una progressiva diminuzione della componente mucosa, linfatica e ghiandolare che determina una minore difesa dagli agenti microbici e da altre *noxae*. La prevalenza degli anziani edentuli può superare il 60%, con rilevanti problemi masticatori e con diminuzione delle sensazioni gustative per riduzione delle papille gustative linguali e della produzione salivare. Con l'invecchiamento spesso si possono presentare una incoordinazione deglutitoria o una vivace peristalsi terziaria esofagea, con alterazioni del trasporto attivo esofageo, della continenza del cardias e del piloro, fattori che possono predisporre a esofagiti da reflusso peptico e, talvolta, all'insorgenza di neoplasie.

Lo *stomaco* nell'anziano presenta un ritardato transito, specie per i liquidi, in particolare nel paziente diabetico. L'acidità gastrica basale e massimale non si diversificano significativamente da quelle del soggetto adulto, a eccezione che in presenza di gastrite atrofica. Tipica, invece, è la diminuzione età-dipendente di alcuni fattori citoprotettivi, quali la secrezione mucosa dei bicarbonato-ioni, di glutatione, di prostaglandine.

Per quanto riguarda il *piccolo intestino*, l'invecchiamento non si accompagna in genere a ipotrofia dei villi, ma a un alterato turnover degli enterociti, meno adatti alla funzione di assorbimento, soprattutto per trasporto attivo. Motilità e transito intestinale non paiono particolarmente compromessi, se non in fase postprandiale, in cui il transito è più lento rispetto al giovane-adulto. In età avanzata si è inoltre osservata una più elevata contaminazione batterica del tenue, normalmente associata a malnutrizione, con conseguente malassorbimento di acido folico, vitamina B6 e K, ferro, calcio.

Il *colon senile* si caratterizza per un alterato assorbimento degli acidi biliari e per una notevole ipocinesi, particolarmente a carico del colon sinistro. La *compliance* e il tono del *retto* sono normali, sebbene la percezione della distensione ano-rettale sia ridotta costituendo un ruolo importante nell'eziopatogenesi della stipsi. Una incontinenza fecale si verifica nel 50% dei soggetti istituzionalizzati: cause frequenti sono la stipsi con ristagno fecale, l'uso di lassativi, patologie neurologiche e patologie colorettali.

Con l'avanzare dell'età, il *fegato*, come tutti gli organi, subisce una riduzione di peso (17-28% tra i 40 e i 65 anni) e volume (circa il 25% fra i 20 e i 70 anni) con diminuzione del numero degli epatociti e relativo incremento del tessuto fibroso. A partire dai 50 anni il calibro della via biliare principale aumenta di 1 mm ogni decennio. Si assiste a riduzione del flusso ematico, sia da parte del circolo arterioso che di quello portale, con conseguente ipoperfusione parenchimale. A livello intracellulare vi è accumulo di lipofuscina, da cui la colorazione marrone scuro dell'organo. Gli indici di funzionalità epatica restano sostanzialmente immodificati. È evidenziabile una lieve riduzione della sintesi proteica, in particolare dell'albumina. Gli enzimi microsomali riducono la loro efficienza e sensibilità all'induzione enzimatica, con ripercussioni sulla cinetica di numerose sostanze, fra cui i farmaci a metabolismo epatico.

Con l'invecchiamento anche il *pancreas* va incontro a graduale riduzione di volume e sostituzione del tessuto ghiandolare con tessuto adiposo. Tali modificazioni, in modo diffuso o settoriale, pongono spesso problemi di diagnosi differenziale con formazioni espansive. La funzione esocrina non è significativamente influenzata, anche se i livelli degli enzimi pancreatici e dei bicarbonati diminuiscono in maniera lieve senza influenzare l'assorbimento di grassi e carboidrati.

Patologia gastrointestinale non neoplastica

Malattia da reflusso gastro-esofageo

Si parla di *malattia da reflusso gastro-esofageo* (MRGE) quando risultano frequenti gli episodi di passaggio retrogrado del contenuto gastrico in esofago e il materiale refluisce in maggior quantità o permane in esofago per tempi più lunghi, o quando le capacità difensive della mucosa diventano meno efficaci. È la conseguenza di una ridotta azione contenitiva dello sfintere esofageo inferiore, della eventuale presenza di un'*ernia iatale* (con l'invecchiamento aumentano le condizioni favorenti tale patologia), di una riduzione della *clearance* esofagea, di un rallentato svuotamento gastrico e della presenza di un reflusso di acido, pepsina, bile ed enzimi pancreatici, e/o di un reflusso duodeno-gastrico. Una *clearance* inadeguata, per ridotta salivazione o per rallentata attività motoria, conduce a una prolungata esposizione della mucosa esofagea al succo gastrico. L'esofago senile, o *presbiesofago*, ha una compromessa forza contrattile, presenta una riduzione della conduzione peristaltica e un decremento del tono degli sfinteri, associato a incoordinazione tra l'apertura dello sfintere esofageo inferiore (LES) e l'onda peristaltica. La MRGE nell'anziano è spesso oligosintomatica, in quanto il materiale che refluisce è più alcalino per la ridotta secrezione acida gastrica; il processo infiammatorio spesso è panmurale e coinvolge anche i nervi vaghi, comportando un peggioramento della motilità esofagea e gastrica. Le complicanze secondarie a MRGE sono rappresentate da esofagite, da ulcere ed emorragie della parete esofagea e dall'esofago di Barrett, che predispone all'adenocarcinoma. Anche lo svuotamento gastrico è rallentato, e peculiare dell'anziano è anche il *reflusso duodeno-gastrico*, per incontinenza dello sfintere pilorico, che comporta l'arrivo di bile e succo pancreatico nello stomaco.

Malattia peptica ulcerosa

Negli Stati Uniti circa il 10% degli adulti ha una malattia peptica ulcerosa. Fattori predisponenti, oltre all'età avanzata, sono la gastrite cronica, la migrazione prossimale della giunzione piloro-fundica e l'uso di antinfiammatori non steroidei (FANS). Nell'anziano l'ulcera gastrica si localizza a livello più prossimale, tende ad avere dimensioni maggiori, a guarire lentamente e a recidivare con maggiore facilità. In circa il 50% dei pazienti con più di 70 anni si verificano complicanze quali sanguinamento, perforazione, ostruzione gastrica, penetrazione in un organo adiacente. Le ulcere duodenali sono più comuni delle ulcere gastriche ed entrambe hanno spesso sintomatologia atipica. In circa il 70-90% dei pazienti con ulcere gastriche e il 90-100% di quelli con ulcere duodenali vi è infezione da *Helicobacter pylori.*

Malattia diverticolare

Comprende l'insieme delle malattie (*diverticolosi, malattia diverticolare dolorosa, diverticolite*) associate alla presenza di diverticoli (estroflessioni sacciformi acquisite della mucosa attraverso lo strato muscolare del tratto gastrointestinale), i quali causano sintomi da intrappolamento delle feci, possono diventare infetti, sanguinare e andare incontro a rottura. Si sviluppano in aree dove la muscolatura liscia circolare è indebolita dalla penetrazione dei vasi sanguigni diretti alla sottomucosa (sigma, colon discendente, retto) e l'invecchiamento può causare un indebolimento strutturale della muscolatura colica. Nei Paesi occidentali, la malattia diverticolare è presente in circa il 50% delle persone con più di 65 anni e in circa il 65% di quelle con più di 80. Il sanguinamento è dovuto alla rottura dell'arteriola penetrante lungo il suo decorso intorno al sacco diverticolare e la sede del maggiore sanguinamento da diverticoli, quando nota, è il colon destro. Sebbene il 10-20% dei pazienti abbia un'emorragia persistente, il sanguinamento, di solito, si arresta spontaneamente.

Angiodisplasia

Costituita da un piccolo gruppo di vene tortuose e dilatate nella mucosa del colon e del piccolo intestino, è presente in oltre il 25% delle persone con più di 60 anni ed è una rilevante causa di sanguinamenti acuti, così come di stillicidi ematici. L'angiodisplasia di solito si sviluppa nel colon destro, probabilmente perché in tale sede la tensione sulla parete dell'intestino è maggiore. Per lo più asintomatica si manifesta con un sanguinamento indolore, subacuto e ricorrente, che si arresta spontaneamente nella grande maggioranza dei casi.

Patologia vascolare ischemica

Nell'anziano può presentarsi con una sintomatologia clamorosa, tipo addome acuto, o con una emorragia gastrointestinale, o con un quadro più larvato e aspecifico, con calo ponderale e malassorbimento. L'*insufficienza vascolare mesenterica* è per lo più dovuta a occlusioni arteriose da ateromi, trombi o emboli. I quadri patologici associati a questa condizione sono: la *sindrome da malassorbimento da ischemia mesenterica*, secondaria a ipossigenazione cronica dei distretti irrorati dall'arteria mesenterica superiore, con enterite cronica atrofica; l'*angina abdominis*, caratterizzata da algie addominali della durata di circa due-tre ore, a insorgenza circa 15-20 minuti dopo il pasto (dolori che caratteristicamente scompaiono dopo assunzione di alcool o nitriti); l'*infarto intestinale*, gravato da una mortalità molto elevata, la cui sintomatologia è caratterizzata da dolore violentissimo al mesogastrio o in epigastrio, spesso accompagnato da vomito e diarrea, talvolta ematica, con segni di irritazione peritoneale tardivi, in cui tuttavia la gravità del quadro dipende dalla presenza di circoli collaterali anastomotici di compenso; la *colite ischemica*, che nell'anziano colpisce più frequentemente il colon sinistro, dovuta a insufficienza dell'arteria mesenterica inferiore, con sintomatologia caratterizzata da algie e difesa addominale nei quadranti inferiori di sinistra, associate a vomito e diarrea muco-ematica.

Incontinenza fecale

Ne è affetto circa il 5% della popolazione generale con più di 65 anni. La continenza necessita di sensibilità rettale e anale per distinguere tra feci e aria, della capacità del retto e del colon distale di accumulare feci, della coordinazione tra gli sfinteri anali interno ed esterno, dei muscoli del pavimento pelvico, specialmente del muscolo puborettale, che preservano la continenza, ritardando il passaggio delle feci. Con l'età, diminuiscono la forza contrattile del muscolo puborettale, l'elasticità rettale e la pressione dello sfintere anale interno ed esterno. L'incontinenza fecale può essere dovuta a un fecaloma, con passaggio di feci liquide intorno alla massa fecale.

Patologia gastrointestinale neoplastica

Tumori maligni dell'esofago

Il cancro esofageo si manifesta in età medio-avanzata, principalmente negli uomini. Il tasso di mortalità aumenta costantemente con l'età e la mediana del decesso è di 66 anni. Numerosi agenti cancerogeni e malattie, comprese le lesioni termiche croniche, l'acalasia, l'alcol, il tabacco e la sindrome di Plummer-Vinson sono associati al carcinoma squamocellulare esofageo. Si stima che il 10% dei pazienti con esofago di Barrett (metaplasia intestinale che sostituisce l'epitelio nativo a cellule squamose della mucosa distale esofagea) sviluppi un adenocarcinoma esofageo. Esiste, inoltre, una forte e probabile correlazione causale tra reflusso gastroesofageo e carcinoma esofageo. Il tumore, in genere localizzato al terzo medio o al terzo inferiore dell'esofago, infiltrante, ulcerato o polipoide, può causare una stenosi. Sebbene la percentuale globale di guarigione chirurgica del cancro esofageo sia solo del 5%, alcune serie selezionate mostrano una sopravvivenza vicina al 25% nei pazienti affetti da un cancro della porzione distale.

Tumori maligni dello stomaco

In Italia le nuove diagnosi di tumore gastrico sono circa 17.000 l'anno, con più di 10.000 morti l'anno; si attesta, come diffusione, appena sotto il cancro al seno e al polmone. Il cancro dello stomaco nell'anziano, probabilmente, si sviluppa come un carcinoma ben differenziato che progredisce con il tempo nella forma scarsamente differenziata. L'infezione da *Helicobacter pylori* è, probabilmente, il più importante fattore di rischio. Questa infezione, inoltre, è associata a un tipo di linfoma gastrico di basso grado, il *mucosal associated lymphoid tissue* (MALT). Gli altri fattori di rischio includono gli adenomi, la gastrite atrofica cronica con metaplasia intestinale, i polipi adenomatosi, i monconi gastrici dopo gastrectomia subtotale e l'ulcera gastrica cronica. Il linfoma rappresenta circa il 4% dei cancri dello stomaco, e lo stomaco rappresenta la sede più frequente di linfoma primitivo extralinfonodale. Esso si verifica principalmente negli uomini, nel corso del sesto decennio di vita. Nell'adenocarcinoma la percentuale di sopravvivenza complessiva a 5 anni è inferiore al 10%. L'intervento chirurgico è il solo trattamento potenzialmente curativo di cui si dispone.

Tumori maligni colorettali

Il 75% dei casi di carcinoma del colon-retto si presenta in persone con più di 65 anni; dopo gli 85 anni esso costituisce oltre il 30% di tutte le neoplasie. Oltre all'età, fattori predisponenti sono la familiarità per patologie intestinali tumorali e infiammatorie. In età avanzata è più frequente il riscontro, alla diagnosi, di neoplasie di grosse dimensioni e in stadio più avanzato, già oltre i limiti di una chirurgia radicale e spesso con metastasi epatiche, probabilmente imputabili al decorso più lento e indolore della neoplasia, come pure a una certa trascuratezza dei sintomi.

Tumori del pancreas

II cancro del pancreas è la quinta causa di morte per neoplasia; la sua incidenza aumenta con l'età ed è 10 volte maggiore negli uomini con più di 75 anni. I fattori di rischio includono il fumo di sigaretta, una dieta ricca di grassi animali, l'abuso di alcool, il diabete mellito e la pancreatite cronica. Pazienti con lesioni della testa del pancreas lamentano nausea e vomito, ittero, talora con prurito e feci acoliche, per ostruzione del coledoco. Insidioso è l'esordio nei pazienti con lesioni del corpo e della coda del pancreas, in cui calo ponderale e una vaga dolenzia addominale o al dorso sono spesso gli unici sintomi. La prognosi è infausta.

Tumori maligni epatici

Il carcinoma metastatico è la forma più comune; metastasi epatiche si osservano nel 30-50% delle autopsie eseguite su pazienti affetti da neoplasia. Il carcinoma epatocellulare rappresenta il 90% dei cancri epatici primitivi dell'adulto, il colangiocarcinoma il 5-10%; più comuni negli uomini rispetto alle donne, compaiono tra i 50 e i 70 anni di età; nella maggior parte dei casi la neoplasia si sviluppa nell'ambito di una cirrosi, per lo più correlata all'infezione con i virus dell'epatite di tipo B e C. La resezione chirurgica è limitata a pazienti con tumori solitari, in assenza di invasione vascolare o diffusione extraepatica. L'alcolizzazione epatica percutanea appare una procedura di una certa efficacia per lesioni focali.

Tumori maligni della colecisti

Negli USA, il cancro della colecisti è il quarto tumore gastrointestinale per frequenza. L'età media alla diagnosi è di 76 anni circa; la maggioranza dei pazienti, per lo più donne, giunge all'osservazione con una malattia in stadio avanzato e con metastasi; la sopravvivenza a 5 anni è del 5%.

Letture consigliate

- Balducci L (2001) The geriatric cancer patient: equal benefit from equal treatment. Cancer Control 8:2-25
- Beers MH, Berkow R (2000) The merck manual of geriatrics. Merck & Co, Whitehouse Station, New York
- Bonadonna G, Robustelli della Cuna G (2000) Medicina oncologica. Masson, Milano
- Fabris F, Molaschi M (1984) La normalità nell'anziano. Relazione 85° Congresso della Società Italiana di Medicina Interna. Roma 11-14 ottobre 1984. Edizioni Luigi Pozzi, Roma
- Fabris F (ed) (2003) Geriatria. CESI, Roma
- Hazzard WR, Blass JP, Halter JB et al (2003) Principles of geriatric medicin and gerontology. McGraw-Hill, New York
- Kane RL, Ouslander JG, Abrass IB (1993) Essentials of clinical geriatrics. McGraw-Hill, New York
- Vercelli M, Quaglia A, Parodi S, Crosignani P (1999) Cancer prevalence in the elderly. ITAPREVAL Working Group. Tumori 85:391-399

Capitolo 37

Disturbi della deglutizione

Elsa Juliani, Fabio Francone

La disfagia (o alterazione del meccanismo di trasporto del cibo dalla bocca allo stomaco) è sintomo spesso sottovalutato ma frequente nella pratica clinica geriatrica. Mentre la disfagia esofagea, in quanto spesso determinata da patologia organica, è oggetto di attenzione nella pratica medica, sono scarsi i lavori scientifici in merito alla disfagia oro-faringea, soprattutto in relazione all'età avanzata e ai processi di invecchiamento.

L'incidenza dei disturbi della deglutizione nei soggetti anziani in buona salute è attualmente sconosciuta. Studi condotti su pazienti che risiedono in strutture per lungodegenti mostrano un'incidenza di alterazioni della deglutizione che varia dal 30 al 50%, mentre nei pazienti ricoverati in reparti per acuti varia dal 10 al 20% secondo le casistiche, aumentando fino al 50% nei soggetti ricoverati per incidenti cerebrovascolari acuti e traumi cranici [1].

Significativa è altresì l'incidenza di mortalità e morbilità nelle complicanze respiratorie da aspirazione [2].

L'invecchiamento non è di per sé causa di anomalie della deglutizione clinicamente evidenti, per quanto alcune modificazioni anatomo-fisiologiche legate all'età possano alterare i meccanismi della deglutizione e causare disfagia.

In età involutiva si verificano condizioni che possono favorire la disfagia oro-faringea e l'aspirazione del bolo alimentare:
- edentulia con successiva atrofia del tessuto osseo alveolare;
- ipotonia o debolezza linguale;
- diminuzione della secrezione salivare;
- ipotrofia dei muscoli masticatori;
- abbassamento laringeo;
- aumento della soglia del riflesso della tosse;
- riduzione della sensibilità faringea e sopraglottica;
- riduzione della peristalsi esofagea;
- allettamento favorente il reflusso gastro-esofageo.

Gli studi che hanno preso in considerazione le possibili modificazioni fisiologiche dei processi di deglutizione nell'anziano hanno mostrato risultati contrastanti [3, 4].

In genere si evidenzia un'alterazione della fase orale, caratterizzata dal deficit di prensione e di controllo del bolo, dalla prolungata elaborazione del medesimo e da deficit propulsivo linguale, con complessivo prolungamento del tempo di progressione oro-faringea; a ciò si associa frequentemente il ritardo di innesco del riflesso della deglutizione.

Nella fase faringea si verifica la ridotta escursione laringea, che si accompagna o meno alla incompleta chiusura del vestibolo laringeo, al deficit sfumato dei costrittori del faringe e all'ipertono dello sfintere esofageo superiore (UES) (Fig. 1a, b).

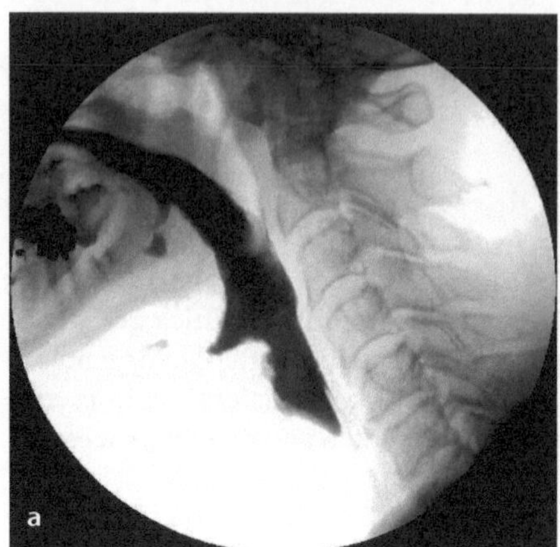

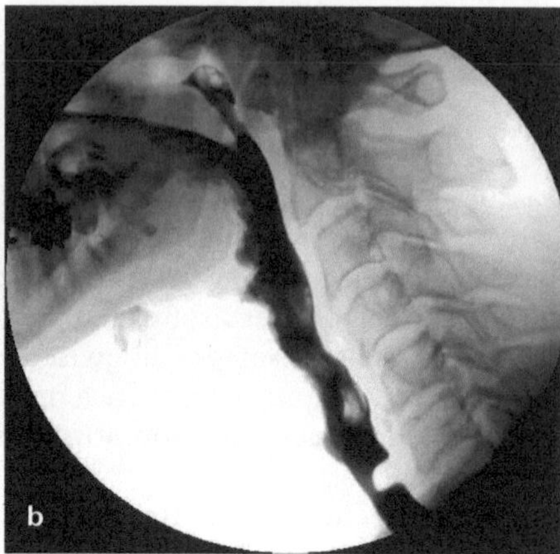

Fig. 1. Paziente disfagico, con saltuario reflusso nel rinofaringe. La videofluorografia (VFG) dimostra la caratteristica *indentation* posteriore al passaggio faringo-esofageo, per ipertono dello sfintere esofageo superiore (UES)

Queste alterazioni della dinamica deglutitoria, variamente combinate tra loro, possono causare la *penetrazione* di parte del bolo ingerito nel vestibolo laringeo, o l'*aspirazione* del medesimo oltre il livello delle corde vocali.

A fronte di una penetrazione nel vestibolo laringeo, non seguita da meccanismi riflessi di protezione (tosse), efficaci per l'espulsione del corpo estraneo, si può verificare un'*aspirazione silente* – con una frequenza pari al 40% dei pazienti inalanti – all'origine di patologie polmonari anche gravi.

In effetti la malattia, causa di disfagia, può manifestarsi in modo conclamato, con evidenti segni clinici, oppure progredire subdolamente, in quanto i primi sintomi evidenziabili possono essere secondari alla patologia *ab ingestis*, evenienza frequente nei pazienti colpiti da ictus, non tanto nell'immediato, quanto nell'anno successivo l'evento acuto.

Nei pazienti disfagici, per lo più per patologie neurologiche centrali, la disfagia oro-faringea è associata a carenze nutrizionali e rappresenta un fattore di rischio di disidratazione.

Le principali cause di disfagia nell'anziano sono evidenziate nella Tabella 1.

Tabella 1. Cause di alterata deglutizione nell'anziano (in corsivo quelle più frequenti nella pratica clinica)

Patologie organiche
• Flogosi (faringiti, ascessi) • Neoplasie (benigne, maligne, metastasi) • Compressioni estrinseche (struma tiroideo, spondilosi cervicale) (Fig. 2a, b) • Fibrosi post-attinica • Diverticolo di Zenker (Fig. 3a, b)
Patologie neuromuscolari
• *Incidenti cerebrovascolari acuti* • *Demenza* • *Malattia di Parkinson* • Sclerosi laterale amiotrofica • Neuropatie periferiche (diabete, alcolismo) • Polimiosite, dermatomiosite
Altro
• Sindromi post traumatiche (in particolare iatrogene, conseguenti a chirurgia neoplastica del capo e del collo) • Corpi estranei • Farmaci

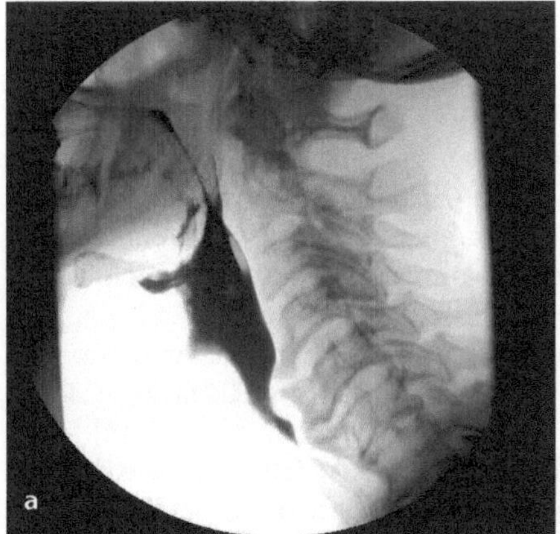

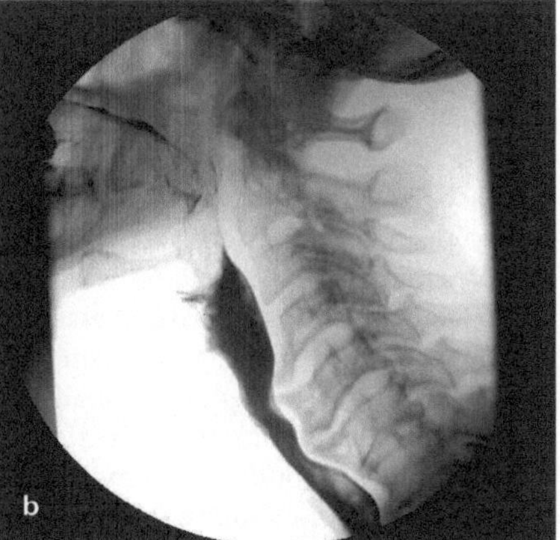

Fig. 2. L'esuberante sindesmofitosi anteriore C4-C6 determina una vistosa impronta sulla parete posteriore del faringe (**a**) e dell'esofago cervicale (**b**)

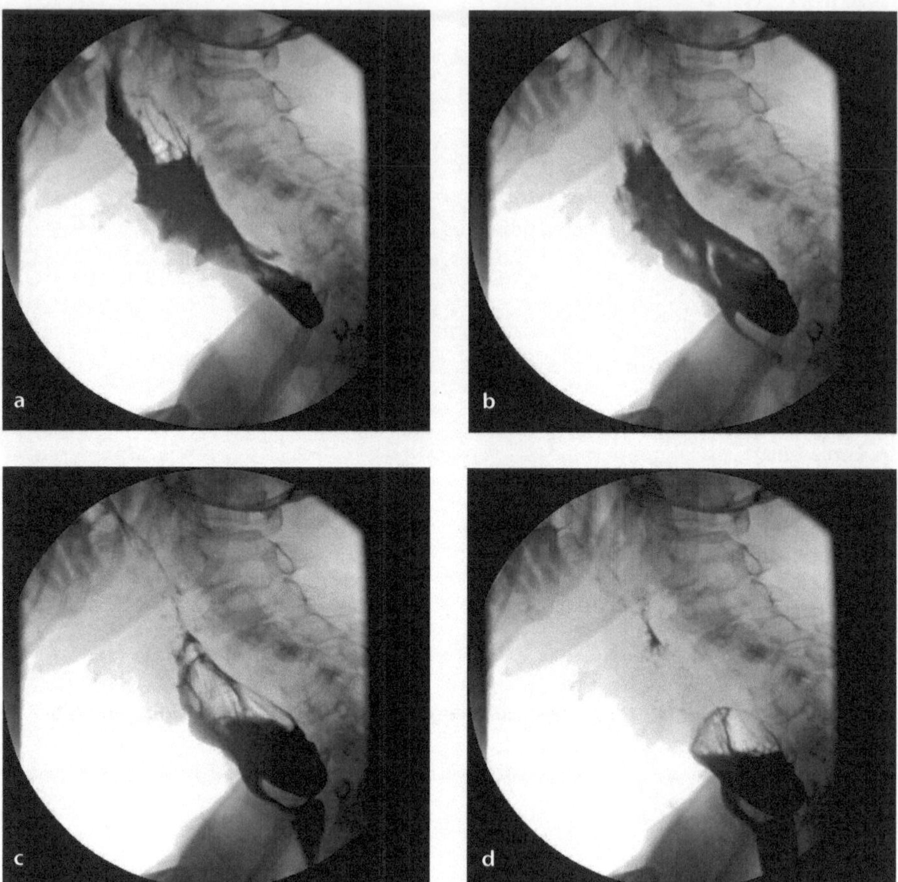

Fig. 3. Diverticolo di Zenker

L'*ictus* è la principale causa di disfagia orofaringea nel paziente anziano, causa di morbilità secondaria, provocando di conseguenza malnutrizione e complicanze respiratorie.

Una percentuale variabile dal 25 al 50% dei soggetti anziani colpiti da ictus emisferico presenta disfagia, mentre l'incidenza sale notevolmente nei casi di lesioni del tronco encefalico, che tuttavia risulta essere sede meno frequentemente colpita [5].

Uno studio videofluorografico condotto su pazienti colpiti da ictus ha dimostrato che circa il 40% di essi presenta anormalità sia della fase orale, sia di quella faringea. Circa il 50% dei pazienti presenta aspirazione laringea, più frequente con i liquidi [6].

La fase della deglutizione compromessa dipende dalla sede della lesione ischemica cerebrale: le lesioni sinistre influenzano maggiormente la fase orale, quelle destre la fase faringea, determinando più frequentemente aspirazione. Le lesioni bilaterali compromettono pertanto in maniera più grave la deglutizione. Anche gli infarti lacunari e la patologia microinfartuale cerebrale possono essere causa di disfagia (Fig. 4a-d).

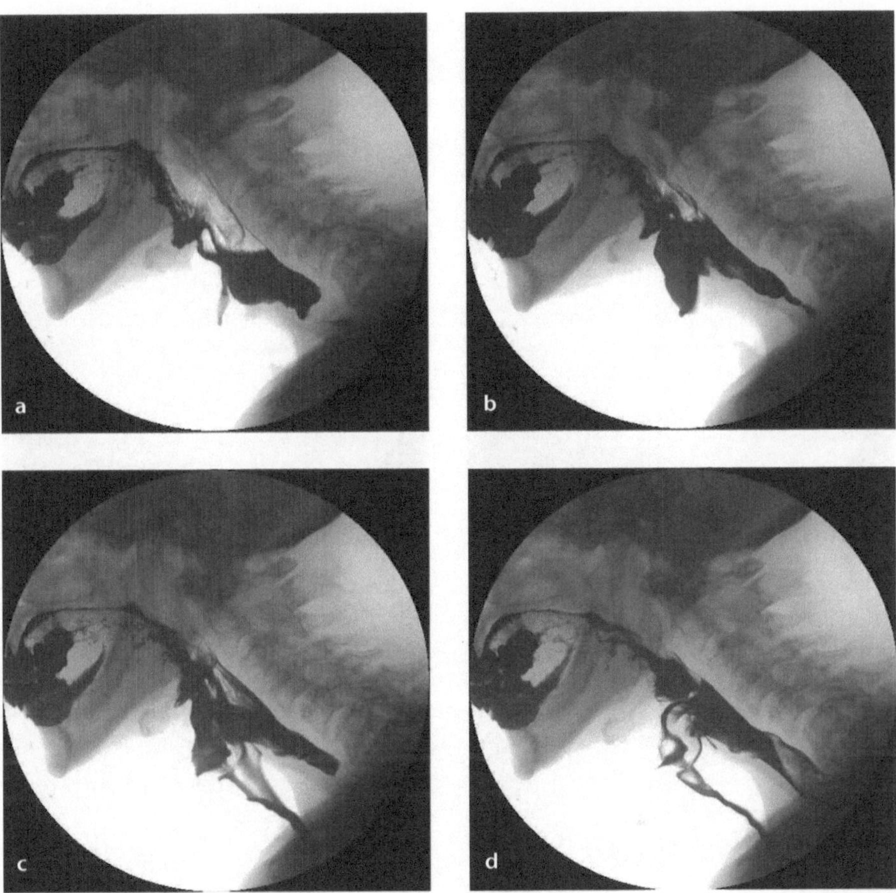

Fig. 4. Paziente con gli esiti di trombosi dell'arteria basilare. Netto ritardo di innesco del riflesso della deglutizione, con incompleta chiusura del vestibolo laringeo e aspirazione (> 50%) del mezzo di contrasto (MDC) baritato liquido

La *sindrome demenziale* è spesso associata a incapacità di alimentarsi. Più del 70% dei dementi ha una fase orale della deglutizione alterata; circa il 40% presenta anomalie della fase faringea e più del 30% ha anormalità del segmento faringo-esofageo [7]. Gli anziani dementi hanno un prolungamento della fase orale e/o faringea della deglutizione e frequenti episodi di penetrazione e aspirazione di mezzo di contrasto (MDC) alla videofluorografia (VFG). Spesso la causa di morte nei pazienti dementi è un'infezione dell'apparato respiratorio e i disturbi della deglutizione potrebbero essere, in molti casi, fattori favorenti.

La disfagia è parimenti una complicanza frequente e potenzialmente pericolosa nei pazienti affetti da *malattia di Parkinson*, rappresentando in alcuni casi il sintomo d'esordio. Studi videofluorografici hanno dimostrato anomalie della fase orale in oltre il 90% e della fase faringea nel 54% dei parkinsoniani disfagici, con aspirazione tracheale in oltre il 40% dei casi [8].

Le percentuali si riducono, ma non drasticamente, nei parkinsoniani che non lamentano disfagia [9] (Fig. 5a-d).

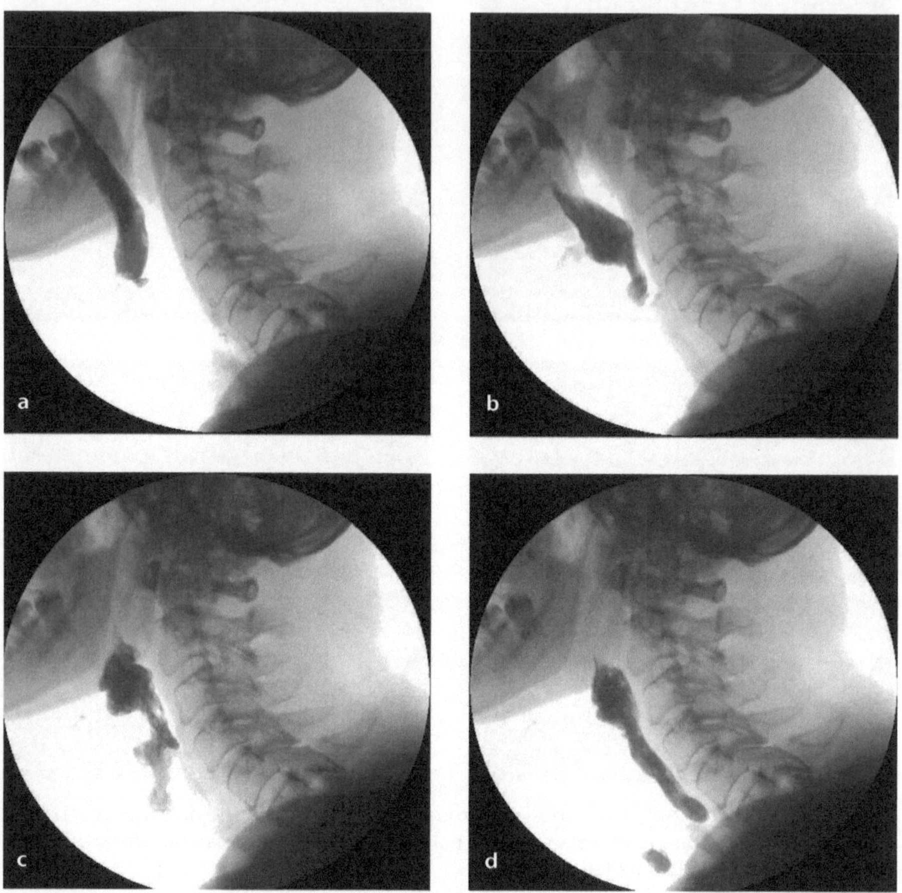

Fig. 5. Malattia di Parkinson. La fase orale è prolungata con il semisolido, e il ritardo di innesco del riflesso della deglutizione è responsabile di aspirazione predeglutitoria

La valutazione del paziente disfagico è inizialmente clinico-specialistica, affidata in particolare a foniatri e logopedisti, i quali ricorrono alla *fibrolaringoscopia* con strumento flessibile, che costituisce l'approccio diagnostico elettivo e comunque di prima istanza.

Peraltro, è spesso indispensabile effettuare, a completamento diagnostico, la VFG, ritenuta attualmente il *gold standard* diagnostico per la completa valutazione di tutti gli stadi della deglutizione [10].

L'attrezzatura necessaria è rappresentata da un sistema digitale di acquisizione di immagini collegato con un tavolo radiologico telecomandato. Il sistema deve consentire di acquisire 8 immagini al secondo in sequenza dinamica, con matrice ad alta risoluzione (1024 x 1024).

Il paziente viene esaminato seduto, inizialmente nella proiezione latero-laterale, e successivamente antero-posteriore. È necessario che il paziente abbia il tronco in posizione eretta, anche seduto in barella o in carrozzina, indipendentemente dalle sue condizioni psichiche o di vigilanza, essendo possibile eseguire l'esame anche su individui non attivamente collaborativi. L'indagine viene eseguita somministrando una dose singola di MDC baritato, semisolido o liquido, la cui quantità e consistenza sono stabilite caso per caso.

L'esame videofluorografico consente di riconoscere le 4 fasi in cui è suddivisibile un atto deglutitorio: di preparazione, fase orale, faringea ed esofagea, individuando pertanto quale di esse è compromessa nel paziente disfagico e stabilendo la qualità e la modalità di somministrazione degli alimenti, così come, nelle gravi disfagie, l'eventualità di un'alimentazione alternativa, mediante sondino naso-gastrico o gastrostomia.

Nella pratica clinica è abituale ricorrere a *posture di compenso* che facilitino il transito faringeo, riducendo o impedendo l'aspirazione; le medesime possono essere utilmente adottate anche nel corso dell'indagine diagnostica, per stabilirne la necessità di impiego o valutarne l'efficacia (Fig. 6a-d).

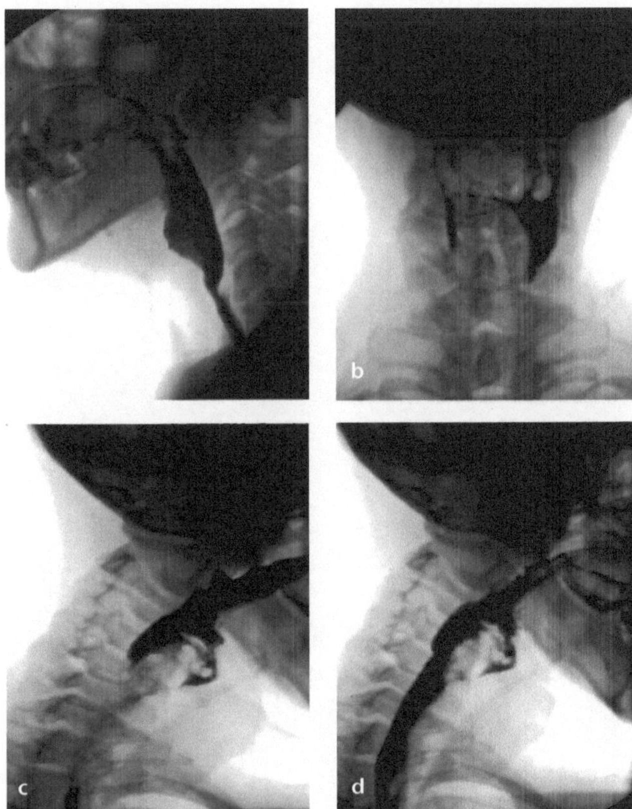

Fig. 6. Sindrome di Wallemberg. Paralisi faringolaringea sinistra, da lesioni ischemiche cerebrali. La postura (capo flesso e ruotato verso il lato malato) facilita il transito lungo le strutture faringee di destra, normofunzionanti, evitando l'aspirazione e la stasi

Bibliografia

1. Schindler O, Ruoppolo G, Schindler A (2001) Deglutologia. Omega Edizioni, Torino
2. Feinberg MJ, Ekberg O (1991) Videofluoroscopy in elderly patients with aspiration: importance of evaluating both oral and pharyngeal stages. AJR Am J Roentgenol 156:293-296
3. Robbins I, Hamilton J, Lof G, Kempster G (1992) Oropharyngeal swallowing in normal adults of different ages. Gastroenterology 103:823-829
4. Sonies BC (1989) Relationship between saliva production and oropharyngeal swallow in healthy, different-aged adults. Dysphagia 4:85-89
5. Horner I, Massey FW (1990) Aspiration in bilateral stroke patients. Neurology 40:1686-1689
6. Chen MY, Ott DJ, Peele VN, Gelfand DW (1990) Oropharynx in patients with cerebrovascular disease: evaluation with videofluoroscopy. Radiology 176:641-643
7. Feinberg MJ, Ekberg O, Segall L, Tully J (1992) Deglutition in elderly patients with dementia: findings of videofluorographic evaluation and impact on staging and management. Radiology 183:811-814
8. Stroudley I (1991) Radiological assessment of dysphagia in Parkinson's disease. Br J Radiol 64:890-893
9. Robbins J, Logemann J, Kirschner H (1986) Swallowing and speech production in Parkinson's disease. Ann Neurol 19:283-287
10. Juliani E, Schindler O (1998) La videofluorografia nella diagnosi e nella terapia dei disturbi della deglutizione. G Accad Med Torino 46:266-277

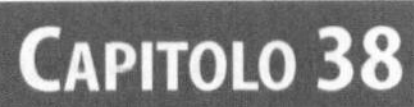

CAPITOLO 38

Patologia gastrointestinale neoplastica

Gian Andrea Rollandi, Ennio Biscaldi, Giuseppe Lo Re

Le neoplasie del faringe

I *tumori benigni del faringe* costituiscono per incidenza un gruppo di patologie molto rare. I *tumori maligni* rappresentano circa il 3-6% di tutta la patologia neoplastica del faringe e dell'ipofaringe.

Neoplasie benigne

I tumori benigni del faringe interessano prevalentemente la parete posteriore del mesofaringe, le vallecule glosso-epiglottiche e i seni piriformi. Frequentemente originano dal tessuto epiteliale (adenomi e papillomi), mentre meno sovente dal tessuto connettivo (lipomi, angiomi, fibromi) o dal tessuto nervoso (neurinomi).

Tutte le lesioni benigne sono spesso paucisintomatiche, manifestandosi con lieve disfagia e, meno frequentemente, disfonia. La diagnosi radiologica si fonda sull'esame radiografico dell'ipofaringe che prevede l'utilizzo di mezzi di contrasto baritati (MDC) ad alta densità, al fine di ottenere una tenace aderenza del velo baritato alle pareti del faringe, e necessita di un'apparecchiatura cineradiografica, meglio se di tipo digitalizzato, che consenta la valutazione funzionale dei processi deglutitori.

Nella diagnostica per immagini dedicata a questo distretto anatomico, la tomografia computerizzata (TC) e la risonanza magnetica (RM) hanno un ruolo estremamente limitato nella prima diagnosi delle neoplasie benigne.

Neoplasie maligne

I tumori maligni dell'ipofaringe rappresentano il 15% dei tumori della testa e del collo, e insieme alle neoplasie del laringe il 3-6% di tutte le neoplasie [1]. Le forme tumorali più frequenti sono il carcinoma squamoso e i linfomi, si manifestano con disfagia, odinofagia, otalgia riflessa, senso di corpo estraneo, tosse faringea e interessamento linfonodale.

L'esame radiologico baritato spesso consente di individuare direttamente la lesione (segno indiretto principale è la rigidità della parete faringea). Frequenti sono i fenomeni di penetrazione subepiglottica o di aspirazione in trachea del MDC, a causa dell'asincronismo delle fasi deglutitorie o di un anomalo movimento dell'epiglottide.

La TC e la RM rappresentano l'*imaging* elettivo impiegato nella stadiazione dei tumori del faringe.

Nei carcinomi la TC permette di identificare la lesione come massa costituita da tessuto disomogeneamente iperdenso, dopo infusione endovenosa di MDC iodato, che determina ispessimento parietale, potendo assumere aspetto vegetante o infiltrante (Fig. 1).

Ai fini di una corretta stadiazione è importante definire l'eventuale estensione controlaterale della lesione, l'infiltrazione dei piani adiposi pre-epiglottici, paraglottici e parafaringei, e l'infiltrazione delle pareti del laringe.

La RM è metodica utilizzata sia per la prima diagnosi che nella valutazione di follow-up di queste lesioni. In RM il carcinoma del faringe appare ipointenso in T1, disomogeneamente iperintenso in T2 e iperintenso in T1 dopo infusione di MDC paramagnetico (Fig. 2).

Il linfoma, nell'*imaging* con radiologia tradizionale e con TC, presenta caratteristiche sovrapponibili a quelle viste per il carcinoma; solo il maggiore interessamento linfonodale associato alla possibile presenza di altre localizzazioni di malattia permette, in TC, la diagnosi differenziale. Tuttavia per un'adeguata diagnosi è spesso necessario ricorrere all'esame istologico.

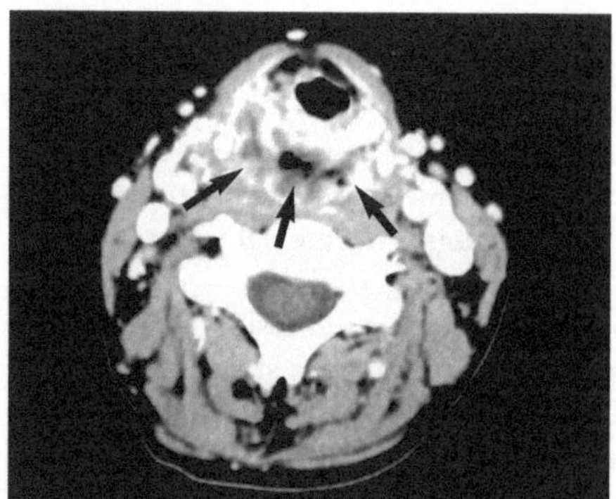

Fig. 1. Angio tomografia (Angio-TC) spirale con apparecchiatura a singolo detettore: neoplasia del faringe. Le *frecce* indicano l'ispessimento a disomogeneo *enhancement* della parete del faringe, il tessuto neoplastico appare necrotico nelle zone ipodense. Le facce indicano l'ispessimento con disomogeneo *enhancement* della parete del faringe. Le aree di ipodensità sono da riferire a fenomeni necrotici

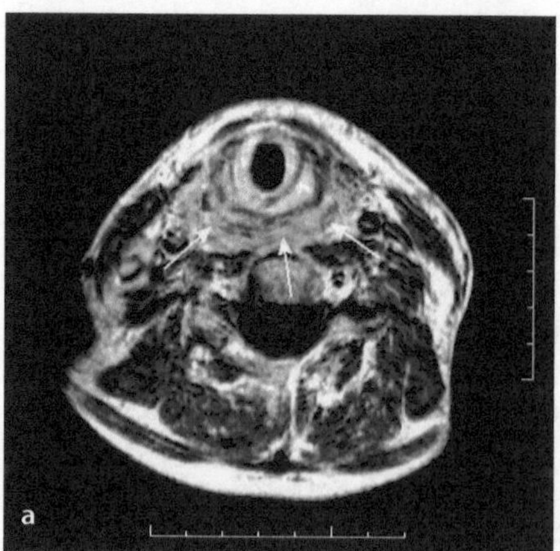

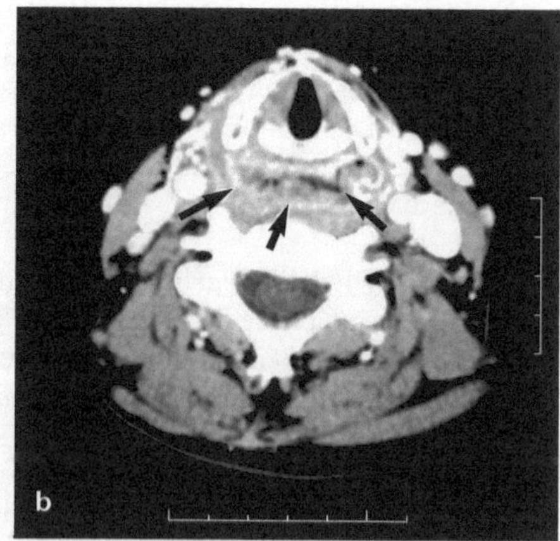

Fig. 2. a Scansione a risonanza magnetica (RM) assiale, sequenza *turbo spin-echo* (TSE) T2 pesata: il cercine di tessuto neoplastico ha un segnale disomogeneo, lievemente iso-ipointenso (*frecce bianche*). **b** La corrispondente scansione angio-TC spirale a singolo strato del medesimo paziente. La lesione faringea è meglio riconoscibile per il suo *enhancement* post contrastografico (*frecce nere*)

Le neoplasie dell'esofago

Neoplasie benigne

Le neoplasie benigne dell'esofago sono abbastanza rare, spesso del tutto asintomatiche e solitamente si localizzano al terzo distale dell'esofago. Nel 50% dei casi circa si tratta di leiomiomi, con origine dal tessuto muscolare della parete viscerale. In TC si caratterizzano per la loro densità sovrapponibile a quella del muscolo, con uguale impregnazione post-contrastografica, e per l'assenza di segni di infiltrazione delle strutture contigue. Forme neoplastiche benigne meno frequenti sono i fibromi, gli adenomi, i lipomi e gli angiomi.

Neoplasie maligne

Le neoplasie maligne dell'esofago più frequenti sono il carcinoma e i sarcomi. Il carcinoma dell'esofago rappresenta circa il 5% di tutti i tumori maligni, ed è maggiormente frequente negli adulti (60-70 anni) e nel sesso maschile. Fattori di rischio correlati con l'insorgenza del carcinoma esofageo sono il fumo di tabacco e l'alcool, così come l'esofagite da reflusso, l'ernia iatale e l'esofagite da caustici.

Per quanto riguarda l'aspetto anatomo-patologico, esistono due forme principali di carcinoma esofageo: la forma epidermoide, che colpisce prevalentemente il tratto prossimale dell'esofago derivando dall'epitelio pavimentoso dell'esofago prossimale, e l'adenocarcinoma, che interessa con maggiore frequenza il tratto distale originando dall'epitelio adenomatoso dell'esofago terminale, da isole di mucosa gastrica ectopica o dalla mucosa displastica dell'esofago di Barrett.

Nella sua forma precoce il carcinoma esofageo coinvolge soltanto lo strato mucoso della parete (*early esophageal cancer*), e si manifesta istologicamente sottoforma di una lesione di mucosa e sottomucosa, senza approfondimento nella tonaca muscolare. È meno frequente sia del carcinoma superficiale, caratterizzato da interessamento anche della tonaca muscolare, sia del carcinoma infiltrante, che interessa a tutto spessore la parete del viscere diffondendo anche alle strutture contigue.

Macroscopicamente, le lesioni neoplastiche si distinguono in forme vegetanti (polipoidi e stenosanti con precoce tendenza all'ulcerazione) e forme infiltranti (queste ultime spesso causano stenosi luminale).

La clinica del carcinoma esofageo è varia e subdola: il tumore si manifesta di solito in stadio avanzato con pirosi, disfagia, ematemesi, rigurgito, scialorrea, dolore e tosse stizzosa. Lo studio radiologico convenzionale a doppio contrasto con MDC baritato è l'esame più spesso eseguito per la diagnosi del tumore esofageo. Il carcinoma squamoso si manifesta nella forma *early* come una lesione vegetante di piccole dimensioni o un'irregolarità della superficie mucosa. La relativa scarsità di rilievi semeiologici fa sì che l'esofagogramma baritato a doppio contrasto abbia bassa sensibilità nella individuazione dell'*early cancer*. Qualsiasi lesione rilevata sospetta come *early* deve essere sottoposta a indagine endoscopica con biopsia.

I rilievi semeiologici nell'indagine baritata a doppio contrasto sono simili per la forma squamosa e per l'adenocarcinoma: in entrambi i casi distinguiamo la forma infiltrante, con stenosi parietale e ulcerazioni superficiali, la forma polipoide e, raramente, la forma varicosa. Nella forma polipoide il carcinoma si presenta come una lesione vegetante che aggetta nel lume viscerale con ulcerazioni superficiali circondate da un alone edematoso. La forma varicosa si presenta sotto forma di lesioni serpiginose aggettanti nel lume esofageo, con profilo irregolare, frequenti interruzioni e diametro variabile. Talvolta sono difficilmente distinguibili dalle varici esofagee. È inoltre importante ricercare l'eventuale presenza di fistole tra esofago e strutture contigue, o la deformazione del fisiologico profilo delle strutture mediane, per valutare l'estensione della malattia.

La stadiazione del carcinoma esofageo viene solitamente eseguita secondo la classificazione TNM (*tumor, nodes and metastases*) dell'American Joint Committe on Cancer (Tabella 1).

Tabella 1. Classificazione TNM (*tumor, nodes and metastases*) dell'American Joint Committe on Cancer

Tumore primitivo (T)	
Tx	Il tumore non è valutabile
T0	Non evidenza di neoplasia
Tis	Carcinoma *in situ*
T1	Tumore confinato alla sottomucosa
T2	Tumore che invade la tonaca muscolare
T3	Tumore che invade l'avventizia
T4	Tumore che invade le strutture circostanti
Interessamento linfonodale regionale (N)	
Nx	Linfonodi non valutabili
N0	Non interessamento linfonodale
N1	Metastasi a distanza

Le tecniche di *imaging* più affidabili e usate nella stadiazione sono l'ecoendoscopia (EUS), la TC e la RM. L'EUS utilizza gastroscopi dedicati con un trasduttore miniaturizzato, spesso di tipo lineare, ad alta frequenza (10-15 MHz), posto nel canale operativo dell'endoscopio. In questo modo è possibile studiare con accuratezza la parete esofagea, il cui spessore massimo nel caso di normalità è di circa 5 mm. La parete dell'esofago normale presenta cinque strati alla vista ecoendoscopica: il più interno è quello mucoso (iperecogeno); procededendo verso la periferia, seguono la *muscolaris mucosa* (ipoecogena), la sottomucosa (iperecogena), la muscolare propria (ipoecogena) e la avventizia (ipoecogena). I vantaggi principali di questa tecnica sono dati dalla stretta contiguità del trasduttore al tumore, che si presenta come un'area irregolarmente ipoecogena, con intensa reazione desmoplastica circostante e ricco segnale color-Doppler. Svantaggio principale dell'ecoendoscopia è il basso potere di penetrazione del fascio ultrasonoro ad alta frequenza, unitamente alla presenza del parenchima polmonare, barriera insormontabile al fascio ultrasonoro. A causa di queste limitazioni non è possibile valutare le sedi linfonodali mediastiniche e la diffusione per contiguità del tessuto neoplastico verso le strutture più periferiche [2]. Sono considerati positivi per invasione neoplastica i linfonodi con spessore massimo maggiore di 5 mm. Altra importante limitazione è la presenza di stenosi invalicabili all'endoscopio.

In TC i tumori maligni si presentano come un ispessimento asimmetrico o concentrico del lume viscerale, a volte si può evidenziare direttamente la presenza di una lesione solida nodulare con aspetto di massa. L'estensione extraparietale del tumore viene evidenziata dalla perdita dei piani di clivaggio adiposi con le strutture contigue e dalla presenza di linfoadenomegalie di diametro trasverso massimo maggiore di 10 mm. Allo stesso modo, la continuità con i visceri circostanti (principalmente trachea e aorta) è espressione di diffusione della malattia (Fig. 3).

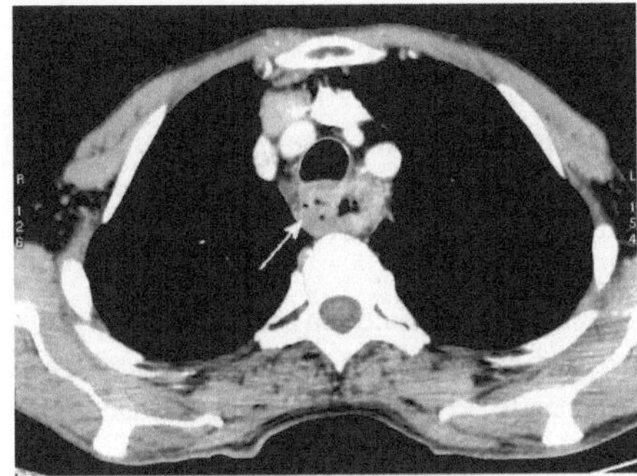

Fig. 3. Angio-TC spirale a singolo detettore: scansione assiale passante per il terzo superiore dell'esofago. La parete esofagea appare ispessita e a disomogeneo *enhancement* (*freccia*). Il clivaggio adiposo tra esofago e trachea non è riconoscibile. Alcune piccole bolle d'aria sono apprezzabili nel contesto del tessuto neoplastico

La RM trova scarse indicazioni nel carcinoma esofageo. La presenza di numerosi artefatti dovuti al ciclo cardiaco, agli atti respiratori e alla deglutizione, insieme al lungo tempo di scansione, fanno sì che l'esame sia indicato solo in un numero limitato di pazienti [3].

Altra metodica di *imaging* recentemente impiegata nei pazienti affetti da carcinoma esofageo è la TC-PET, particolarmente sensibile nello studio sia della neoplasia che nell'individuazione delle metastasi linfonodali [4].

Le neoplasie dello stomaco

Neoplasie benigne

Le neoplasie benigne dello stomaco rappresentano il 10% circa di tutte le neoplasie gastriche, interessano prevalentemente soggetti di età compresa tra i 40 e i 60 anni, senza significative differenze di frequenza fra i due sessi; le forme più frequenti sono i polipi (iperplastici o adenomatosi), i lipomi e i leiomiomi.

I *polipi* sono le neoplasie benigne più frequenti dello stomaco; e spesso si associano a gastrite atrofica o a ipo-acloridria. Si distinguono, per il loro aspetto macroscopico, in sessili o peduncolati, unici o multipli, e si presentano come una estroflessione della parete; è possibile che infiltrino gli strati parietali più profondi, come accade nelle neoplasie maligne. I polipi adenomatosi sono molto rari e possono andare incontro a trasformazione maligna.

I *lipomi* si presentano come una protrusione della superficie mucosa a margini netti e regolari, con mucosa indenne e assenza di segni di vascolarizzazione intralesionale o perilesionale. Essi presentano bassi valori di densità, in TC espressi in unità Hounsfield (UH), tanto che questa può essere considerata metodica di elezione nella diagnosi dei lipomi. Tuttavia occorre ricordare che, anche se solo raramente, il lipoma può evolvere in liposarcoma, neoplasia fortemente invasiva.

I *leiomiomi* differiscono dai polipi perché non determinano estroflessione di parete, ma si sviluppano nel contesto della parete del viscere, spesso all'esame radiologico convenzionale presentano una nicchia centrale ulcerata.

Neoplasie maligne

Le principali neoplasie maligne dello stomaco sono l'adenocarcinoma, il linfoma e i tumori gastrointestinali stromali (GIST).

L'*adenocarcinoma* rappresenta il 95% circa di tutti i tumori maligni dello stomaco e colpisce maggiormente i soggetti di sesso maschile di età compresa tra i 50 e i 70 anni. Anche in questo caso, allo stesso modo rispetto a quanto detto per l'esofago, è possibile distinguere due forme principali di adenocarcinoma gastrico: l'*early gastric cancer* (egc) e l'adenocarcinoma gastrico.

Le due forme di adenocarcinoma gastrico differiscono anche nella prognosi: la sopravvivenza a cinque anni per l'egc è del 90%, mentre per l'adenocarcinoma è inferiore al 20%. Nella maggior parte dei casi il tumore origina dalle cellule mucose dell'epitelio e può localizzarsi in tutti i diversi distretti dello stomaco: antro (30%), corpo (30%), fondo (30%), oppure può essere diffuso all'intero corpo dello stomaco (10%). Alcune neoplasie inducono una vigorosa reazione desmoplastica circostante della sottomucosa e della tonaca muscolare propria, configurando il quadro della linite plastica. Questo aspetto è tipico del carcinoma scirroso (5-10% del totale), che origina da cellule ad anello con castone e si localizza preferenzialmente nel terzo distale dello stomaco.

Le metastasi a distanza riguardano prevalentemente il polmone, ma è possibile che siano interessati diversi organi, come l'encefalo e il fegato. Il tumore gastrico diffonde maggiormente alle stazioni linfonodali perigastriche (della grande e della piccola curvatura), lombo-aortiche e, negli stadi avanzati, ai linfonodi sovra-claveari di sinistra (segno di Troisier).

L'adenocarcinoma gastrico, come accade in tutte le forme neoplastiche che hanno origine da strutture mucose, può presentarsi in forma vegetante, ulcerativa o infiltrante. Nella diagnosi del tumore gastrico l'esame radiologico di elezione è quello baritato a doppio contrasto. Con questa metodica la forma vegetante delle lesioni maligne ha margini irregolari, con le pliche gastriche che terminano bruscamente in prossimità della stessa. Il tratto di viscere interessato spesso non presenta movimenti peristaltici in corrispondenza della base d'impianto della neoplasia, la parete appare rigida, talvolta con un caratteristico aspetto "a clessidra". La forma ulcerativa crea problemi di diagnosi differenziale con le ulcere peptiche. In questo caso l'assenza di edema perilesionale, l'irregolarità dei margini della lesione, l'assenza di areole gastriche e la brusca interruzione "a clava" delle pliche nelle immediate vicinanza della lesione sono fortemente indicativi della presenza di un processo neoplastico.

L'ecoendoscopia è una metodica di *imaging* efficace nello studio del tumore gastrico, così come avviene nello studio del cancro esofageo; la scarsa diffusione di apparecchiature dedicate e la forte dipendenza dall'operatore sono i maggiori limiti al suo impiego. Il tumore si presenta in ecografia come una massa ipoecogena che infiltra e sostituisce la normale struttura di parete, con elevato segnale color-Doppler e aree di colliquazione intralesionali (aspetto "a pseudorene").

La TC consente un'adeguata valutazione dell'estensione di malattia, permettendo lo studio della parete gastrica, delle strutture vicine e delle stazioni linfonodali (Fig. 4).

Le caratteristiche fondamentali dei moderni tomografi multidetettore (fine spesso-

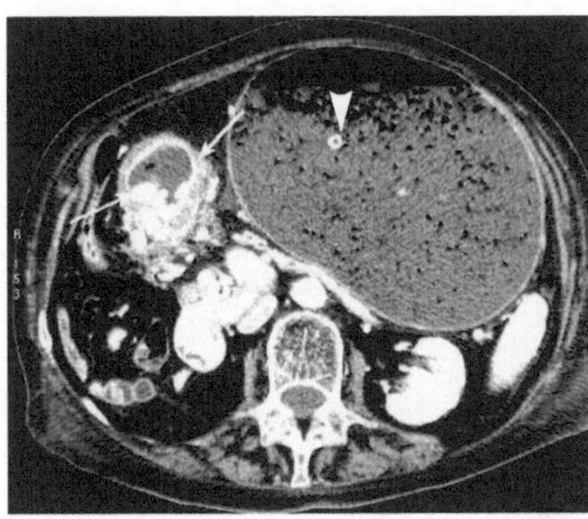

Fig. 4. Angio-TC spirale multistrato: nella scansione si osserva lo stomaco sovradisteso, a monte della lesione neoplastica antrale (*frecce*). La lesione dell'antro ha mucosa con vivace enhancement, la parete è ispessita in maniera concentrica. È identificabile il sondino nasogastrico all'interno del contenuto gastrico (*punta di freccia*)

re di strato, riduzione di artefatti da movimento conseguenti alla maggiore risoluzione temporale) e la possibilità di ricostruzioni multiplanari con *voxel* isotropico, permettono un'ottimale caratterizzazione spaziale delle lesioni di parete e l'individuazione della diffusione per contiguità o a distanza della malattia neoplastica [5]. Un recente studio di Lee ha dimostrato come la visualizzazione secondo ricostruzione multiplanare permette di identificare il 93,5% delle neoplasie gastriche contro il 64,5% della visualizzazione solo secondo piani assiali [6] (Fig. 5).

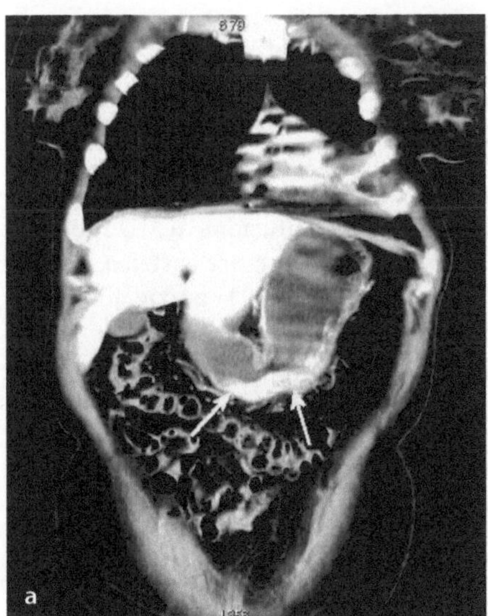

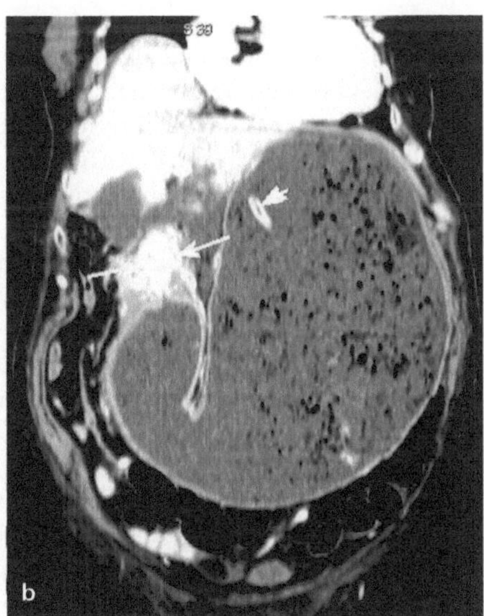

Fig. 5. a Angio-TC multistrato dell'addome: un tratto della parete dello stomaco lungo la grande curva appare ispessita e stratificata. La mucosa è iperemica e i diversi strati della parete gastrica non sono distinguibili tra di loro. La diagnosi anatomo-patologica è di adenocarcinoma. **b** Immagine coronale del paziente della Figura 4. La ricostruzione ci permette la panoramica valutazione dell'addome: lo stomaco appare grossolanamente disteso e la lesione ben dimostrata (*frecce*)

L'adenocarcinoma gastrico si presenta all'esame TC come un ispessimento parietale (Fig. 6) con intenso *enhancement* postcontrastografico e, similmente a quanto avviene in radiologia convenzionale, può presentare crescita esofitica o infiltrativa con ulcerazione della stessa parete viscerale.

La TC non ha la stessa capacità di distinguere l'estensione parietale della neoplasia dimostrata dall'ecografia endoluminale, ma permette di avere una visione panoramica degli organi viciniori, come il fegato, il pancreas, il rene sinistro, il mesocolon trasverso e l'ovaio (tumore di Krukenberg).

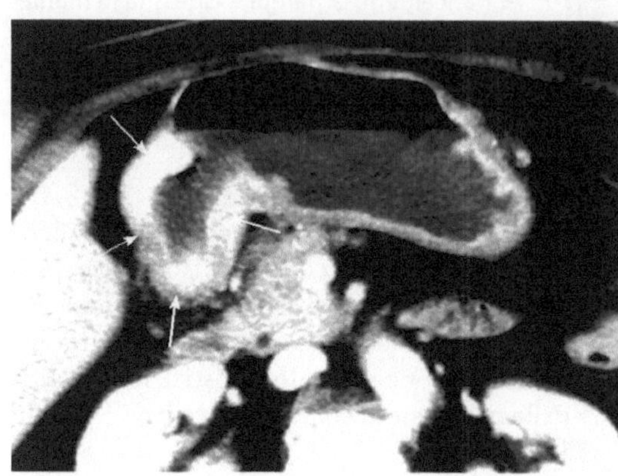

Fig. 6. Angio-TC spirale a singolo detettore dell'addome: la parete dell'antro gastrico è ispessita e con *enhancement* disomogeneo (*frecce*). Non si apprezza più alcuna stratificazione parietale a causa della lesione neoplastica

La RM è sovrapponibile alla TC nella detezione delle neoplasie gastriche, presentando rilievi semeiologici sostanzialmente sovrapponibili [7]. L'uso di apparecchiature ad alto campo e di sequenze veloci fanno sì che la RM sia utilizzabile come metodica di *imaging* per la stadiazione. Tuttavia il costo elevato, la durata dell'esame e la presenza di artefatti non sempre eliminabili fanno sì che questa metodica sia utilizzata solo nei rari casi in cui non sia eseguibile un esame TC con infusione di MDC iodato.

La TC-PET trova importanti indicazioni nello studio del tumore gastrico, migliorando in particolare l'accuratezza diagnostica dal 78 fino all'89% grazie alle nuove apparecchiature ibride.

Il *linfoma* gastrico rappresenta circa il 35% dei linfomi dell'apparato gastroenterico[8]. Colpisce prevalentemente soggetti d'età compresa tra i 50 e i 60 anni, senza alcuna differenza d'incidenza nei diversi sessi.

La malattia interessa all'origine solo la mucosa e la sottomucosa, lasciando indenne la tonaca muscolare, e determina un marcato ispessimento della parete gastrica che può superare anche i 4 cm di spessore [9]. Frequente è l'interessamento delle stazioni linfonodali locoregionali. La sintomatologia è scarsa e aspecifica.

I GIST costituiscono il gruppo di neoplasie mesenchimali dello stomaco più frequente. In TC si presenta come una lesione solida, a margini ben delineati, di dimensioni variabili - potendo raggiungere diametri elevati - con pattern contrastografico disomogeneo. L'infiltrazione del tessuto grasso periviscerale è scarsa e la lesione ha inizialmente comportamento espansivo [10]. Le sedi di metastatizzazione più frequenti sono il fegato, i linfonodi locoregionali, la cavità peritoneale.

Le neoplasie del piccolo intestino

I *tumori primitivi* del piccolo intestino sono considerati rari, sia per la loro incidenza relativamente bassa in rapporto alla patologia oncologica del tubo digerente che in rapporto all'ampia superficie del tenue stesso, e la loro incidenza è stata stimata tra il 2 e il 6% di tutti i tumori del tratto digerente. A differenza di quanto si ritiene comunemente, il tenue è anche sede di lesioni secondarie provenienti da altri tumori quali i melanomi, i tumori della mammella o i tumori broncogeni [11]. Oggi disponiamo di tecniche di *imaging* dedicate allo studio della patologia neoplastica e infiammatoria del tenue, in particolar modo grazie all'apporto di nuove tecniche applicate alla TC e alla RM quali il clisma TC o il clisma RM [12].

Neoplasie benigne

Le forme più frequenti di neoplasie benigne del piccolo intestino sono i leiomiomi, i lipomi, l'amartoma, l'adenoma e i tumori neurogenici.

I leiomiomi originano dalla tonaca muscolare della parete del piccolo intestino e tendono a crescere facendosi spazio tra le fibre muscolari senza segni d'infiltrazione. In TC la lesione si presenta come una massa a contorni ben definiti, con *enhancement* postcontrastografico medio-alto (Fig. 7).

La diagnosi differenziale va posta con i carcinoidi, i leiomiosarcomi e le metastasi.

I lipomi originano dal tessuto adiposo sottomucoso, presentano crescita lenta e possono determinare fenomeni subocclusivi o invaginazione viscerale transitoria. Si localizzano più frequentemente a livello della valvola ileocecale: al clisma a doppio contrasto si presentano come un'area di difetto di riempimento ovalare, a margini ben definiti e densità uniforme. La diagnostica con TC individua il lipoma in maniera inequivocabile grazie alla possibilità di riconoscere con certezza la componente grassa, se predominante: il valore di attenuazione negativo, in UH, del tessuto adiposo permette infatti la diagnosi di natura (Fig. 8).

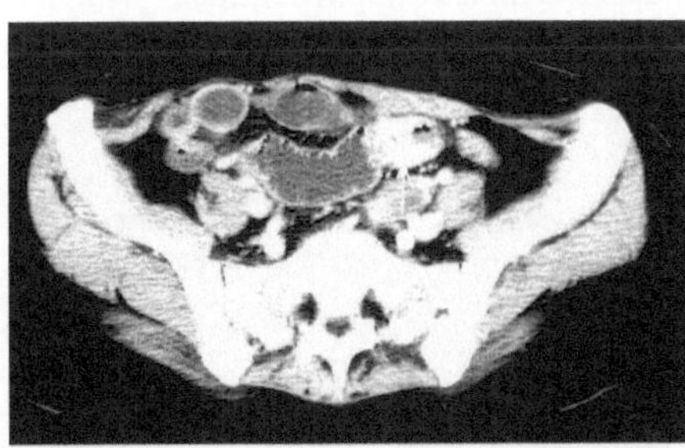

Fig. 7. Clisma TC del piccolo intestino (*freccia*) con apparecchiatura a singolo strato in paziente con enterroragia. In questa paziente si osserva una lesione solida espansiva, con discreto *enhancement*, che si sviluppa dalla parete dell'ansa verso il lume. La diagnosi istologica è di leiomioma

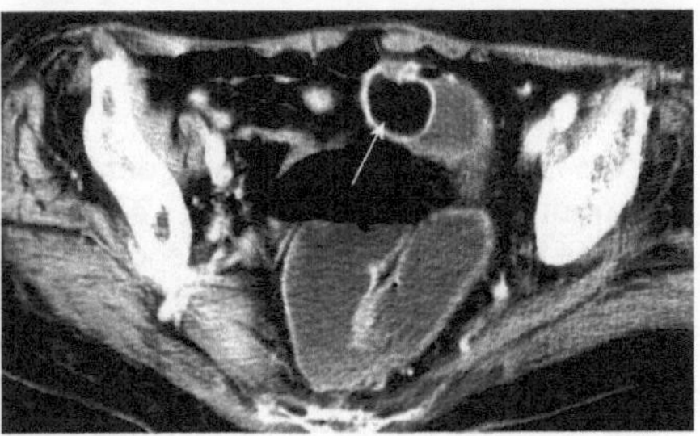

Fig. 8. Angio-TC dell'addome: la distensione radiotrasparente delle anse del tenue individua una lesione solida, a margini netti e ben delimitati, con contenuto a densità adiposa, costituito da un lipoma. Occorre notare come il sottile margine a intenso *enhancement* che circonda la lesione è la mucosa (*freccia*), continua e rispettata dalla lesione, sollevata dalla stessa, la cui sede è la tonaca sottomucosa

Gli amartomi hanno incidenza scarsamente significativa nella popolazione in avanzata fascia di età, quindi appaiono poco attinenti alla nostra trattazione.

Gli adenomi, in base all'aspetto macroscopico, sono classificati in tubulari o villosi. Originano dalla parete mucosa dell'intestino, presentano un'elevata area di superficie e sono ad alto rischio di trasformazione maligna. Usualmente sono presenti nel duodeno o nel primo tratto del digiuno, hanno spesso piccole dimensioni (2 cm circa) e sono difficilmente identificabili con il clisma a doppio contrasto a meno che non si ricorra alla compressione mirata durante lo studio baritato convenzionale, in maniera dedicata (Fig. 9). L'assenza di ogni altro segno patognomonico rende impossibile differenziare queste forme neoplastiche dalle altre descritte.

I tumori neurogenici originano nella sottomucosa e nei plessi nervosi mioenterici; si tratta frequentemente di neurofibromi che colpiscono diversi organi nella malattia di Recklinghausen o in altre neurofibromatosi sistemiche. L'aspetto radiologico non differisce dai leiomiomi, rendendone impossibile la diagnosi differenziale.

Neoplasie maligne

Sono neoplasie a prognosi pessima, caratterizzate da una sintomatologia povera, tardiva e poco specifica. Di solito si manifestano alquanto tardivamente con crisi subocclusive, quando il lume ostruito è costituito almeno dai due terzi del totale, poiché il tenue ha una notevole tolleranza nei confronti dei fenomeni ostruttivi. Tali neoplasie metastatizzano molto frequentemente in modo pressoché ubiquitario, anche se le metastasi epatiche sono le più frequenti per la ricca vascolarizzazione drenata dal circolo portale.

L'adenocarcinoma è il tumore più frequente del piccolo intestino e si localizza preferenzialmente nel duodeno distale o nel digiuno prossimale. La sintomatologia all'esordio è caratterizzata da sindromi subocclusive determinate da un marcato restringimento luminale.

Nell'ambito della diagnostica radiologica baritata, il clisma a doppio contrasto evidenzia un'irregolarità di parete che determina aspetto rigido dell'ansa intestinale coinvolta, con assenza di movimenti peristaltici del segmento di intestino interessato (Fig. 10).

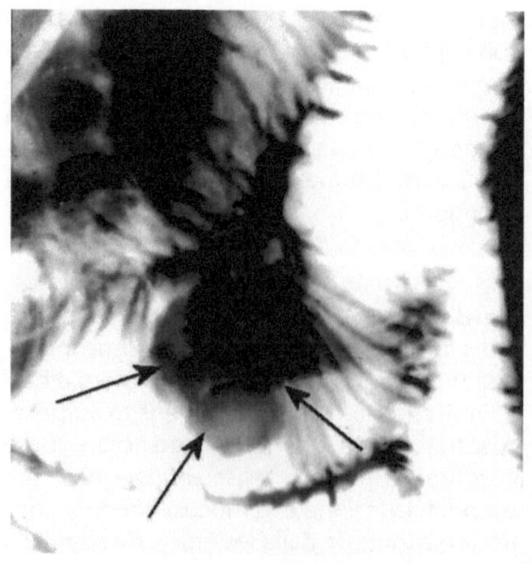

Fig. 9. Clisma baritato a doppio contrasto del piccolo intestino. L'immagine che determina difetto di riempimento di un'ansa è una formazione benigna costituita da adenoma in un caso di sindrome di Peutz-Jeghers (*frecce*). La lesione ha profilo regolare e non determina retrazione della parete intestinale

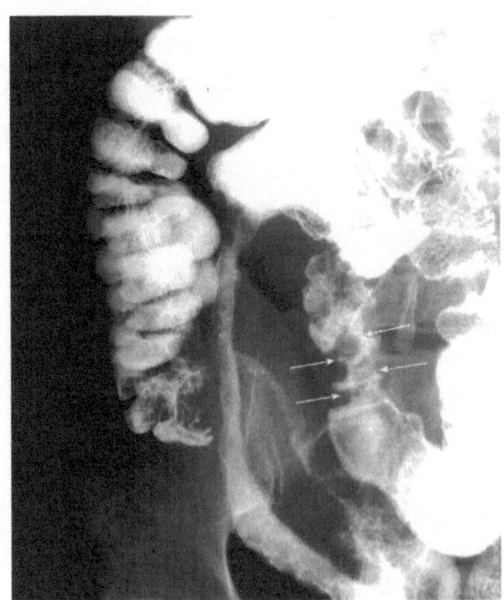

Fig. 10. Clisma baritato a doppio contrasto del tenue: le *frecce* indicano un segmento dell'ileo con contorno irregolare e spiculato, il cui lume è ridotto di calibro a causa di un adenocarcinoma della parete del tenue

Non è raro mettere in evidenza, nel contesto della lesione, alcune ulcerazioni della mucosa. In caso di massa palpabile l'ecografia può evidenziare ispessimento delle pareti dell'ansa interessata, aspetto definito "a pseudorene" nel segmento patologico di intestino e assenza di movimenti peristaltici.

In TC la lesione di mucosa presenta elevati valori densitometrici dopo infusione endovenosa di MDC iodato. Già alla diagnosi è possibile riscontrare linfoadenomegalie secondarie, talvolta metastasi epatiche e l'infiltrazione di strutture contigue. Anche il grasso periviscerale spesso si presenta modicamente iperdenso con linfoadenomegalie contestuali (Figg. 11, 12).

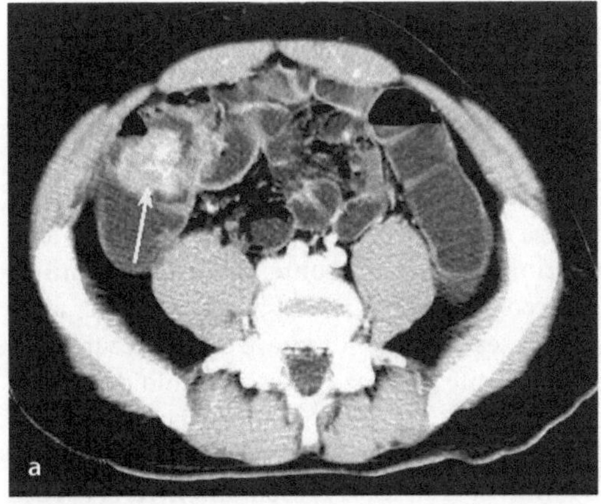

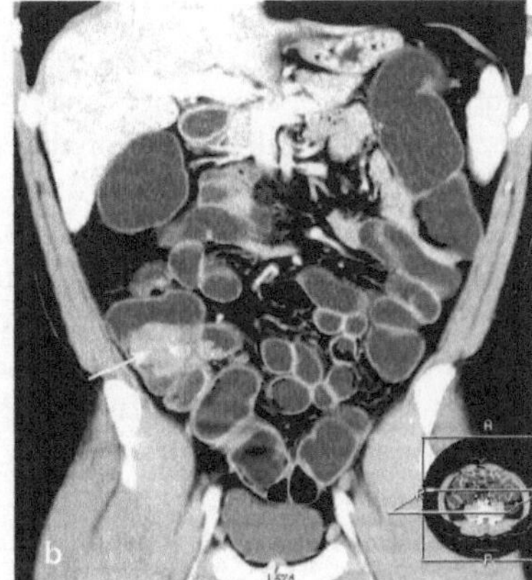

Fig. 11. Clisma TC del tenue con apparecchiatura multistrato (16 detettori): scansione assiale (**a**) e ricostruzione coronale (**b**)

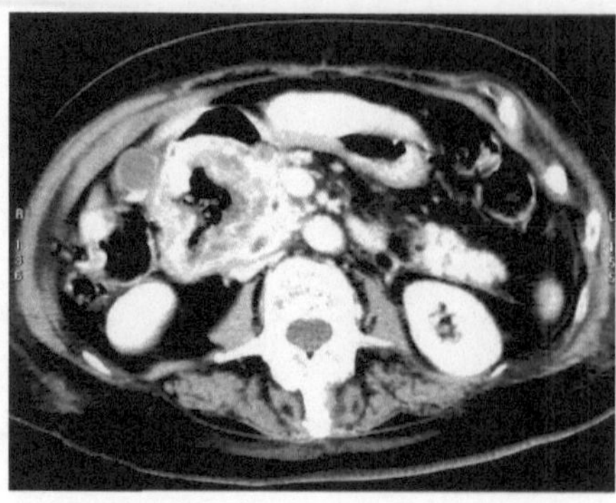

Fig. 12. Angio TC multistrato dell'addome: adenocarcinoma della seconda parte del duodeno. Lesione con disomogeneo enhancement che appare come un grossolano ispessimento della parete duodenale, di aspetto pseudoaneurismatico, senza distinguibilità alcuna della fisiologica stratificazione di parete

I GIST si sviluppano prevalentemente al di fuori del lume intestinale manifestandosi tardivamente. Spesso tali lesioni presentano aree necrotiche e hanno densità disomogenea [13]. In radiologia convenzionale si presentano come una massa che origina dalla parete viscerale, deformandola.

Alla TC i GIST mostrano *enhancement* eterogeneo con aree emorragiche e di necrosi nel contesto a causa sia della necrosi intratumorale, sia della trasformazione neoplastica. La diagnosi differenziale con il leiomioma è spesso difficile.

Il carcinoide è una neoplasia che prende origine dalle cellule cromaffini della base delle cripte di Lieberkuehn. Generalmente è di piccole dimensioni, e tra le sedi di più frequente localizzazione vi sono l'appendice, l'ileo distale e il diverticolo di Meckel. La probabilità di trasformazione maligna dipende dalle dimensioni della lesione. Si tratta di neoplasie che secernono attivamente amine vasoattive, callicreine e serotonina, anche se esistono forme non secernenti. La radiologia tradizionale spesso non è in grado di mettere in evidenza la presenza di queste lesioni, viste le dimensioni spesso inferiori al centimetro. La reazione fibrotica che sovente accompagna queste neoplasie è dovuta allo stimolo esercitato sul tessuto muscolare dell'omonima tonaca dalla serotonina, che determina un aspetto patognomonico all'esame TC: esso è costituito dalla conseguenza dell'intensa fibrosi che si configura con strie iperdense nel contesto del tessuto lasso e del grasso periviscerale, con aspetto "a raggi di sole" costituito da una lesione ovalare centrale da cui si dipartono tralci fibrosi. Frequentemente il carcinoide metastatizza alle stazioni linfonodali locoregionali e al fegato (soprattutto se sono anche presenti sintomi sistemici).

I linfomi rappresentano circa il 22% delle lesioni maligne dell'ileo. Si classificano in primari (localizzazione intestinale in assenza di lesioni linfonodali, ematiche o ad altri organi e apparati), e secondari (localizzazione intestinale contestuale o seguente ad altre localizzazioni). I linfomi primari del piccolo intestino interessano prevalentemente due fasce di età, l'infanzia tra 8 e 12 anni e la sesta decade di vita, e si localizzano con maggiore frequenza all'ileo a causa dell'abbondante presenza di tessuto linfoide in questa sede. L'istotipo più comune è quello non-Hodgkin (NHD). Tutte le neoplasie linfomatose originano dal tessuto linfatico della tonaca sottomucosa e possono determinare infiltrazione della parete e ulcere della mucosa. I linfomi presentano diversi aspetti radiologici a seconda del tipo di coinvolgimento della parete dell'ansa patologica. La forma pseudoaneurismatica è la più frequente, caratterizzata dall'infiltrazione della tonaca sottomucosa e della parete muscolare: questo determina la completa perdita di tono da parte della tonaca muscolare e la conseguente dilatazione in forma pseudoaneurismatica dell'ansa interessata.

Questo aspetto è patognomonico, elemento molto utile per eseguire la diagnosi differenziale con l'adenocarcinoma [14].

Il linfoma intestinale di aspetto polipoide è la forma più frequente. Il tessuto neoplastico si sviluppa nel contesto della sottomucosa determinando una massa che protrude nel lume viscerale con aspetto tipico costituito da formazioni polipoidi: la mucosa è integra. È possibile la stenosi dell'ansa colpita.

La forma stenosante è una rara forma che si osserva negli istiocitomi e nelle forme associate alla malattia celiaca che evolve verso il linfoma, caratterizzata da notevole quantità di tessuto fibroso. Anche in questo caso si possono avere frequentemente fenomeni stenosanti. In ultimo, nella forma mesenterica il tessuto linfoide si sviluppa prevalentemente attraverso la tonaca avventizia, tanto che il tessuto linfoide si fa spazio attraverso le anse intestinali e coinvolge strutture al di fuori di esse, come il mesentere.

All'esame radiologico convenzionale a doppio contrasto la lesione ha morfologia di volta in volta caratteristica a seconda delle diverse categorie sopra menzionate. L'aspetto TC del linfoma è distinto dall'ispessimento diffuso della parete di alcune anse ileali (talvolta una sola, in maniera isolata). L'identificazione e la stadiazione del linfoma intestinale sono abbastanza agevoli nelle forme che si sviluppano al di fuori della parete intestinale, con *enhancement* scarso e irregolare dei segmenti intestinali patologici, con anse separate fra loro e parete infiltrata. Le forme di linfoma che determinano stenosi serrata del lume intestinale non sono invece differenziabili dall'adenocarcinoma. La presenza di stenosi eccentrica o l'aspetto polipoide della lesione suggeriscono la diagnosi di adenocarcinoma. In ultimo, la presenza di una reazione desmoplastica circostante pone in diagnosi differenziale il carcinoide intestinale.

Le neoplasie del colon

Neoplasie benigne

Le neoplasie benigne più frequenti del colon sono i polipi, che si riscontrano in circa il 20-25% dei soggetti di età adulta [15]. Le formazioni polipoidi del colon si distinguono in polipi amartomatosi, polipi iperplastici, formati da tessuto ghiandolare di tipo cistico e da abbondante tessuto mesenchimale, e polipi adenomatosi. I polipi iperplastici da soli rappresentano il 95% circa di tutte le formazioni polipoidi del colon e hanno un rischio di trasformazione maligna estremamente basso, mentre per i polipi adenomatosi il rischio è elevato, tanto che vengono solitamente classificati come lesioni preneoplastiche. La diagnosi differenziale tra le due categorie di lesioni si può fare con certezza solamente grazie all'endoscopia. Il rischio di trasformazione maligna per i polipi amartomatosi è molto scarso.

I polipi del colon si localizzano con maggiore frequenza al retto, al sigma e al colon sinistro. Possono essere tubulari, villosi o tubulo-villosi a seconda della morfologia dello sviluppo della loro superficie, oppure peduncolati o sessili a seconda della forma della loro base di impianto (Fig. 13). L'evoluzione maligna è spesso funzione del loro diametro, essendo più frequente per i polipi con diametro maggiore di 2 cm. L'elevata

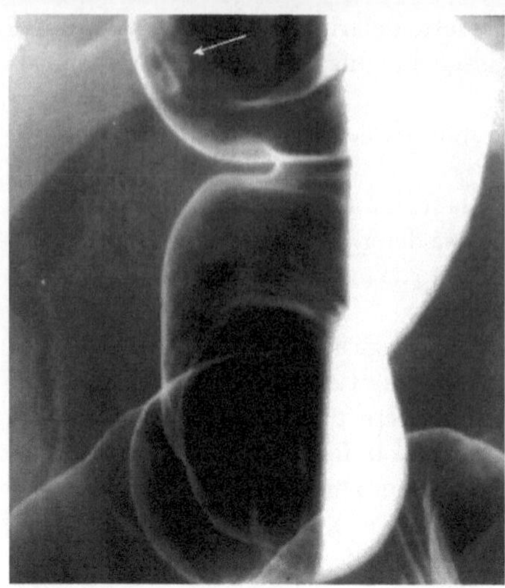

Fig. 13. Clisma baritato a doppio contrasto del colon: polipo sessile del sigma (*freccia*) individuabile come il classico *bowler hat*

estensione delle formazioni polipoidi, in termini di superficie mucosa, giustifica la frequenza di trasformazione neoplastica.

Esistono segni di degenerazione maligna individuabili anche alle indagini radiologiche convenzionali: per esempio, in corso di clisma a doppio contrasto, è segno proprio di degenerazione di un polipo la presenza di una base di impianto di aspetto retratto.

Altre neoplasie benigne del colon sono il lipoma, il leiomioma e gli emangiomi che non differiscono nell'aspetto radiologico dalle analoghe lesioni trattate nell'analisi degli altri segmenti dell'apparato gastroenterico, a cui si rimanda.

Neoplasie maligne

Le neoplasie maligne più frequenti del colon sono l'adenocarcinoma, il linfoma, le metastasi e il carcinoide.

Il carcinoma del colon rappresenta la neoplasia più frequente del tratto gastrointestinale [16], e interessa prevalentemente soggetti di età medio-avanzata di entrambi i sessi. I principali fattori predisponenti sono i disordini poliposici familiari e la rettocolite ulcerosa. Dal punto di vista sintomatologico si manifesta abbastanza tardivamente con anemia, diarrea e dolori crampiformi se è interessato il colon destro; con stipsi, dolori crampiformi e rettorragia nel caso di interessamento del colon sinistro. La sopravvivenza a cinque anni è stimata in circa il 55%, con una sopravvivenza dell'85% nel caso di malattia allo stadio A di Dukes (neoplasia confinata alla sottomucosa), e del 33% allo stadio C di Dukes (presenza di linfoadenomegalie neoplastiche) [17]. Macroscopicamente il carcinoma del colon si può presentare in tre diverse forme: anulare, scirroso e polipoide.

Il carcinoma del colon si presenta al clisma a doppio contrasto come una regione del colon con retrazione della parete intestinale. Progressivamente tende ad accrescersi nello spessore della parete ulcerandosi, fino a un quadro tipicamente definito "a torsolo di mela" o "a sella" (Figg. 14, 15). L'ecografia ha un ruolo limitato nella malattia

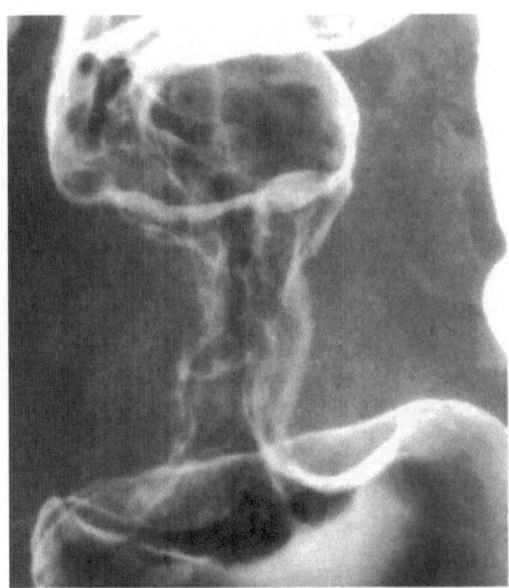

Fig. 14. Clisma a doppio contrasto convenzionale del colon: adenocarcinoma del colon: classica immagine del tumore a "torsolo di mela" o a "sella"

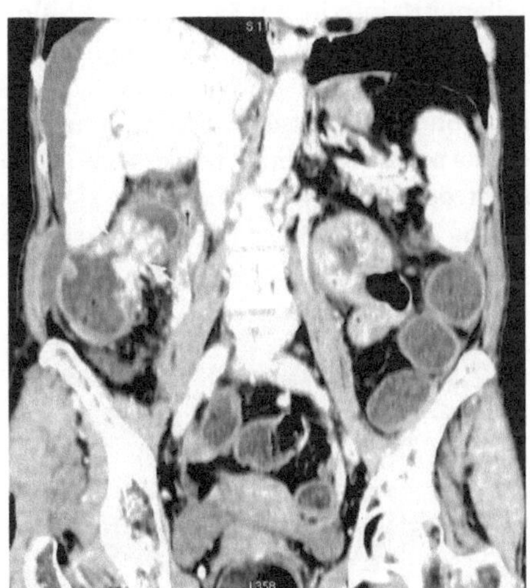

Fig. 15. Clisma TC multistrato (16 detettori) del colon: il colon è disteso per via retrograda con una soluzione radiotrasparente di idrometilcellulosa e di acqua. Si identifica la stenosi a "torsolo di mela" (*frecce*) alla flessura epatica del colon per un adenocarcinoma della parete. La lesione ha intenso *enhancement* e determina stenosi del lume con sviluppo endofitico del tumore

neoplastica del colon, essendo prevalentemente utilizzata per individuare eventuali lesioni metastatiche del fegato. In ecografia, il tumore del colon si presenta sotto forma di un irregolare e disomogeneo ispessimento ipoecogeno della parete in cui non è più possibile identificare la normale stratificazione parietale; tipicamente è presente un'area iperecogena centrale, corrispondente al lume, in cui aggettano le vegetazioni neoplastiche, di aspetto irregolare ("pseudorene"). Inoltre il tratto di passaggio tra pareti infiltrate e pareti sane è brusco. Una metodica di studio recentemente proposta ma ancora poco utilizzata è l'idrosonografia, in cui viene eseguito uno studio ecografico del colon dopo distensione con acqua per via rettale [18].

In TC la neoplasia si presenta come un ispessimento di parete iperdenso dopo infusione endovenosa di MDC iodato, con possibile escavazione, fino al coinvolgimento della parete a tutto spessore negli stadi avanzati di malattia.

Il carcinoma anulare si sviluppa infiltrando la parete del colon e rendendone il lume stenotico. Per differenziarlo dalle stenosi benigne può essere di aiuto il riscontro di una demarcazione brusca, a scalino, con le aree di mucosa indenne. Nella variante di tipo scirroso si ha un'intensa reazione desmoplastica con stenosi che interessano lunghi tratti del viscere. All'esame TC la lesione si presenta come un ispessimento che deforma la parete del colon irrigidendola (Fig. 16).

Il carcinoma polipoide, in ultimo, si presenta sotto forma di una vegetazione endoluminale, con aspetto a cavolfiore, margini irregolari e ulcerazioni superficiali.

Per studiare in maniera ottimale la patologia delle pareti del colon, è possibile ricorrere a tecniche dedicate che consentono lo studio sia della superficie mucosa, sia della parete a tutto spessore, sia della cavità peritoneale: rispettivamente la colonscopia virtuale e il clisma TC. La colonscopia virtuale viene utilizzata negli studi di screening delle lesioni coliche in pazienti asintomatici. È eseguita previa pulizia intestinale, come avviene nella preparazione per il clisma a doppio contrasto, o con marcatura radio-opaca delle feci, e distensione gassosa del colon (Fig. 17). La colonscopia virtuale mostra elevata accuratezza diagnostica nello studio di lesioni polipoidi con diametro maggiore di 10 mm, mentre ha scarsa sensibilità per le lesioni con diametro inferiore ai 5 mm e nelle lesioni non vegetanti. I possibili falsi positivi sono determinati dalla presenza di plicature mucose o di feci non marcate; i falsi negativi invece sono conseguenti alla presenza di feci che occultano la neoplasia o all'erronea interpretazione da parte del medico esaminatore. Anche nel clisma TC del colon è necessaria l'adeguata pulizia intestinale. Le pareti del colon vengono distese, in corso di esame, con acqua introdotta per via retrograda, e si somministra MDC iodato per via endovenosa. Il clisma TC del colon ha dimostrato elevata

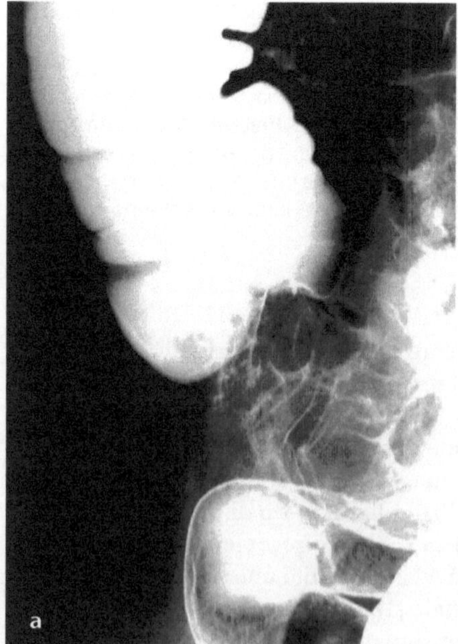

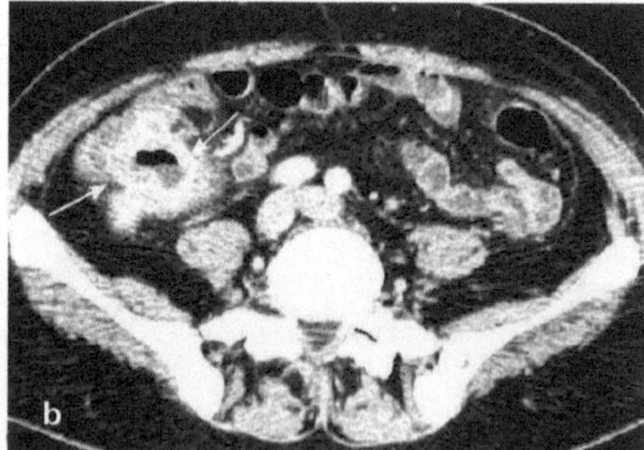

Fig. 16. Clisma a doppio contrasto baritato del colon (**a**) corrispondente (**b**) indagine angio-TC spirale dell'addome: nell'esame convenzionale il cieco non è disteso dal bario né dall'insufflazione di aria. La lesione ha *enhancement* disomogeneo e il profilo del cieco appare irregolare e spiculato (*frecce*). La diagnosi istologica è di adenocarcinoma

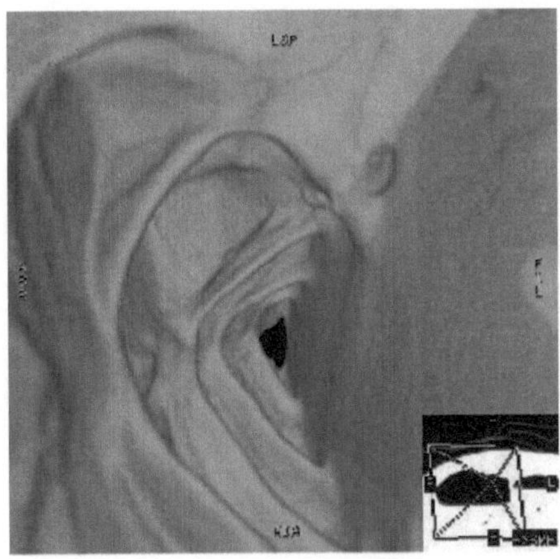

Fig. 17. TC multistrato: ricostruzione per colonografia virtuale. Il colon è disteso con insufflazione di CO_2; l'acquisizione volumetrica, condotta a bassa dose radiante, eseguita senza mezzo di contrasto iodato, è ricostruita per ottenere una visione pseudoendoscopica

accuratezza diagnostica sia nella detezione del tumore sia nella stadiazione del fattore T. La TC non è in grado di differenziare lo stadio A (tessuto neoplastico confinato alla sottomucosa) dallo stadio B1 (tessuto neoplastico confinato alla tonaca muscolare), ma permette l'ottimale differenziazione con gli stadi B2 (tumore che infiltra il grasso periviscerale) e C (caratterizzato dalla presenza di linfoadenomegalie neoplastiche) di Dukes.

Lo stadio B2 infatti si caratterizza per la presenza di un'importante iperdensità del tessuto adiposo e lasso perilesionale, che appare fortemente iperdenso dopo infusione del MDC iodato. Non infrequentemente si riscontra versamento ascitico da irritazione peritoneale e da rallentato deflusso vascolare venoso nella sede di malattia. Altro segno importante di diffusione della malattia nel contesto del mesentere è la presenza di spiculature che si dipartono a raggiera dal versante viscerale del mesentere.

Lo stadio C è invece caratterizzato dalla presenza di linfoadenomegalie perilesionali e lungo la catena lomboaortica.

Lo studio con clisma-TC permette, infine, con un'unica indagine, di dimostrare eventuali metastasi a distanza e eventuali altre patologie coesistenti [19, 20].

La recente diffusione delle apparecchiature TC di tipo multidetettore, grazie a software evoluti, all'uso di ricostruzioni di immagine multiplanari, alla possibilità di ottenere immagini "pseudoendoscopiche", ha aumentato l'accuratezza diagnostica nella valutazione dell'infiltrazione di parete dal 79,4% al 90,4 % [21].

La RM ha gli stessi vantaggi visti per la TC nello studio del cancro del colon. La neoplasia si presenta iso-ipointensa in T1 e disomogeneamente iperintensa in T2 e dopo infusione di MDC paramagnetico, mentre presenta indubbi vantaggi grazie all'intrinseca capacità di differenziazione tissutale che rende un contrasto naturale i piani adiposi periviscerali.

Tuttavia la relativa lunghezza degli esami RM, le limitazioni imposte dalle controindicazioni al ricorso a questa metodica (claustrofobia, pacemaker, impianti metallici non compatibili), la scarsa diffusione delle apparecchiature RM e i costi elevati limitano l'uso clinico della metodica. La TC e la RM sono insostituibili nello studio di eventuali recidive, dove il tessuto neoplastico neoformato mostra le medesime caratteristiche del tumore primitivo, e in particolare la RM è preferibile nella differenziazione fra recidiva e fibrosi post-attinica, diagnosi difficilmente completabile con il solo studio TC.

Altra metodica utilizzata nella diagnostica dei pazienti affetti da neoplasia del colon è la tomografia a emissione di positroni (PET). Rispetto alle metodiche nominate fino a ora, occorre sottolineare come la PET da sola abbia un'accuratezza pari al 95% nella stadiazione delle recidive neoplastiche del colon, paragonata al 65% della TC. Purtroppo, a fronte dell'alta accuratezza, la specificità della sola PET è pari al 76%, proprio per la mancanza di informazioni anatomiche [22]. Berger e coll. hanno dimostrato, nello studio della recidiva di tumore, usando l'istologia e il follow-up prolungato come *gold standard*, il notevole calo della sovra- o sottostima delle lesioni con l'uso della TC-PET rispetto alla sola PET, in percentuali dal 10 al 31% [23].

Altre patologie del colon di rilevanza clinica sono i linfomi e i carcinoidi. Essi hanno tuttavia caratteristiche del tutto simili a quanto già descritto per l'intestino tenue e per lo stomaco.

Bibliografia

1. Keberle M, Kenn W, Hann D (2002) Current concepts in imaging of laryngeal and hypopharyngeal cancer. Eur Radiol 12:1672-1683
2. Ling-Fei W, Bing-Zhou W, Jia-Lin F et al (2003) Preoperative TN staging of esofageal cancer: comparison of miniprobe ultrasonography, spiral CT and MRI. World J Gastroenterol 9:219-224
3. Umakant RD, Williams AD, Wilson JA et al (2004) Esophageal cancer staging with endoscopic MR imaging: pilot study. Radiology 282:281-286
4. Schoder H, Larson SM, Yeung HW (2004) PET/CT in oncology: integration into clinical management of lymphoma, melanoma, and gastrointestinal malignancies. J Nucl Med 45:72S-81S
5. Horton KM, Fishman EK (2003) Current role of CT in imaging of the stomach. Radiographics 23:75-87
6. Lee DH, Ko YT (1999) Advanced gastric carcinoma: the role of three-dimensional and axial imaging by spiral CT. Abdom Imaging 24:111-116
7. Sohn K, Lee JM, Lee B et al (2000) Comparing MR imaging and CT in staging of the gastric carcinoma. AJR Am J Roentgenol 174:1551-1557
8. Ba-Ssalamah A, Prokop Ms, Uffmann M (2003) Dedicated multidetector CT of the stomach: spectrum of diseases. Radiographics 23:625-644
9. Barry JD, Edwards P, Lewis WG et al (2002) Special interest radiology improves the perceived preoperative stage of gastric cancer. Clin Radiol 57:984-988
10. Burkill GJ, Badran M, Al-Muderis O et al (2003) Malignant gastrointestinal stromal tumor: distribution, imaging features, and pattern of metastatic spread. Radiology 226:527-532
11. Rollandi GA, Biscaldi E, Conzi R et al (1997) Differential diagnosis between Crohn disease and ulcerative colitis of the colon with trasparent enema and spiral-CT. Radiol 205(P):286
12. Laghi A, Passariello R (2003) La risonanza magnetica nello studio del piccolo intestino. Radiol Med 106:1-17
13. Kim H, Lee JM, Kim KW et al (2004) Gastrointestinal stromal tumors of the stomach: CT findings and prediction of malignancy. AJR Am J Roentgenol 183:893-898
14. Freeman AH (2001) CT and bowel disease. Br J Radiol 74:4-14
15. Potter JD, Stattery ML, Bostick RM et al (1993) Colon cancer: a review of epidemiology. Epidemiol Rev 15:499-545
16. Elmas N, Killi RM, Sever A (2002) Colorectal carcinoma: radiological diagnosis and staging Eur J Radiol 42:206-223
17. Zinkin LD (1983) A critical review of the classifications and staging of colorectal cancer. Dis Colon Rectum 26:37-43
18. Chui DW, Gooding GA, McQuaid Ke et al (1994) Hydrocolonic ultrasonography in the detection of colonic polyps and tumors. N Engl J Med 221:685-1688
19. Ji H (2003) Multislice CT colonography: current status and limitation. Eur J Radiol 47:123-134

20. Nga CS, Doylea TC, Courtneya HM et al (2004) Extracolonic findings in patients undergoing abdomino-pelvic CT for suspected colorectal carcinoma in the frail and disabled patient. Clin Radiol 59:421-430
21. Macari M, Bini EJ, Xue X et al (2002) Colorectal neoplasm: prospective comparison of thin-section low-dose multi-detector now CT colonography and conventional colonoscopy for detection. Radiology 224:383-392
22. Huebner RH, Park KC, Shepherd IE et al (2000) A meta-analysis of the literature for whole-body FDG PET detection of recurrent colorectal cancer. J Nucl Med 41:1177-1189
23. Burger I, Goerres GW, von Schulthess GK et al (2002) PET/CT: diagnostic improvement in recurrent colorectal carcinoma compared to PET alone. Radiology 225(P):424

Capitolo 39

Patologia gastrointestinale non neoplastica

Teresa Cammarota, Stefania Romano, Antonino Sarno,
Daniela Robotti, Paola Debani, Roberto Grassi

Nel normale processo di invecchiamento, il tubo digerente va incontro a diverse modificazioni (riduzione della componente ghiandolare e linfatica, progressiva atrofia della mucosa, riduzione delle cellule ganglionari, ecc.), che non esprimono un vero e proprio stato patologico, ma che spiegano la sua maggiore vulnerabilità rispetto ai vari agenti patogeni.

La patologia gastrica, in particolare quella non neoplastica, si avvale ormai quasi esclusivamente della diagnostica endoscopica, che con le strumentazioni attualmente disponibili è in genere praticabile e ben tollerata in età geriatrica.

La patologia intestinale non neoplastica è rappresentata nell'anziano principalmente dalla *malattia diverticolare* e dalle sue complicanze e dall'*ischemia e infarto.*

Tra i disordini funzionali intestinali, è frequente che la *stipsi*, che nei paesi occidentali presenta una frequenza del 20-40% tra i 20 e i 40 anni, si raddoppi tra i 40 e i 60 anni e aumenti ancora in età più avanzata [1].

Il termine "stipsi" esprime tre diverse situazioni: 1) feci ridotte di quantità, dure e difficili da eliminare; 2) numero delle evacuazioni ridotto; 3) sensazione di svuotamento incompleto (dischezia) dopo la defecazione.

Numerose sono le possibili cause di stipsi; nell'anziano le più importanti sono dietetiche (scarso apporto di fibre e liquidi), motorie (riduzione della motilità intestinale per degenerazione dei plessi nervosi e per riduzione dell'attività fisica) e farmacologiche (abuso di purganti e clisteri con conseguente stato spastico, irritativo del colon).

La diagnosi di stipsi è basata su anamnesi, esame obiettivo, esplorazione rettale, esame delle feci e studio del colon con clisma opaco e/o con endoscopia per l'individuazione di eventuali cause organiche (diverticoli, megacolon, tumori).

Se questi esami risultano negativi, un ulteriore approfondimento diagnostico può essere rappresentato dallo studio radiologico dei tempi di transito intestinale (mediante ingestione di dischetti di polietilene del diametro di 7 mm, individuabili con la radiografia diretta dell'addome), dalla manometria, dalla defecografia, dall'ecografia perineale/endoanale e dalla defeco-risonanza magnetica (RM) (vedi Cap. 43) [2-4].

Malattia diverticolare

I diverticoli, più frequenti nel colon e in particolare nel sigma, sono estroflessioni della mucosa che si formano per un duplice meccanismo: debolezza della parete intestinale e aumento della pressione endoluminale, per contrazioni isolate o vere segmentazioni, correlate alla scarsa presenza di fibre nella dieta.

La frequenza dei diverticoli aumenta con l'età, interessando più del 60% della popolazione con età superiore a 80 anni, con presenza di sintomi (stipsi, dolori addominali, sanguinamento) nel 10-20% dei soggetti.

Il clisma opaco può dimostrare uno stato pre-diverticolare, caratterizzato da ridotta distensibilità della parete intestinale e dalla presenza di "spicule" marginali.

In assenza di complicanza flogistica, i diverticoli, le cui dimensioni possono variare da qualche mm a 1,5 cm, appaiono di forma regolarmente rotondeggiante, verniciati con il doppio contrasto.

La diverticolite si verifica nel 10-20% dei pazienti portatori di diverticolosi e si localizza prevalentemente al sigma.

Il processo flogistico della mucosa determina facilmente la perforazione del diverticolo, con estensione dell'infiammazione al tessuto adiposo pericolico e al mesentere adiacente (peridiverticolite). Di solito il processo è localizzato, ma può anche estendersi con formazione di ascessi pericolici e di tragitti fistolosi con altri diverticoli e organi adiacenti; raramente si verifica la perforazione libera in cavità peritoneale.

In caso di diverticolite l'esame radiografico diretto dell'addome può dimostrare un quadro di subocclusione o occlusione o, più raramente, un pneumoperitoneo.

L'impiego degli esami contrastografici è controindicato nella fase acuta della diverticolite per l'alto rischio di perforazione.

La tomografia computerizzata (TC) è stata proposta come standard diagnostico della diverticolite acuta [5, 6], mentre altri autori [7, 8] sostengono che gli ultrasuoni presentano accuratezza sovrapponibile a quella della TC nella definizione diagnostica delle diverticoliti.

Certamente entrambe le metodiche sono in grado di dimostrare l'ispessimento della parete intestinale e la presenza di ascessi pericolici (Figg. 1, 2), anche di modeste dimensioni, le raccolte pelviche più grossolane e i versamenti liberi; la TC multistrato, tuttavia, risulta più accurata nella dimostrazione di microperforazioni diverticolari, anche in assenza di formazioni ascessuali [9, 10].

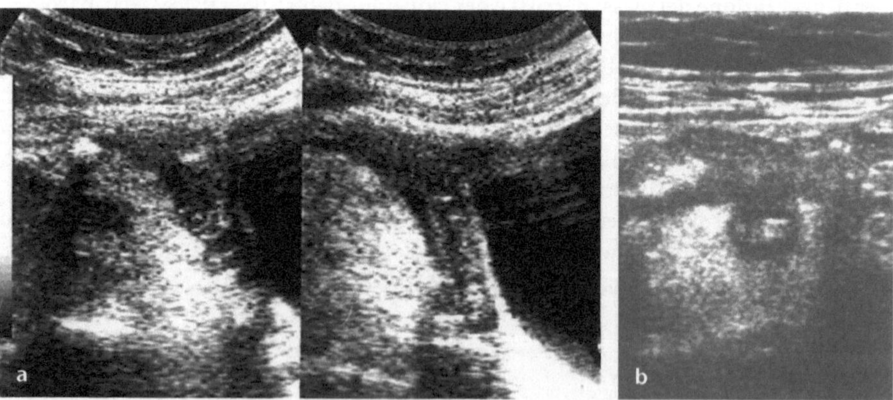

Fig. 1. Diverticolite. **a** Paziente di 78 anni con sintomatologia dolorosa alla fossa iliaca sinistra e irregolarità dell'alvo. L'ecografia dimostra modesto ispessimento parietale del sigma, con struttura ipoecogena della parete e con evidenza di numerose, piccole formazioni diverticolari a contenuto gassoso. **b** Paziente di 70 anni con dolore e resistenza a livello del quadrante inferiore sinistro. Si rileva all'ecografia lieve ispessimento parietale del sigma, con evidenza di una grossolana formazione diverticolare a pareti ispessite, senza segni di interessamento flogistico degli spazi peridiverticolari

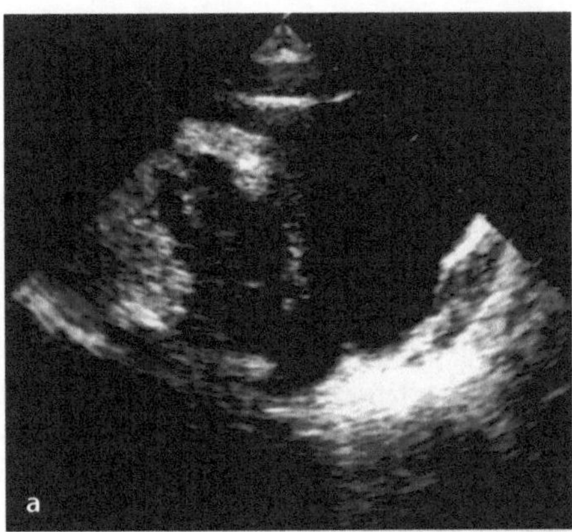

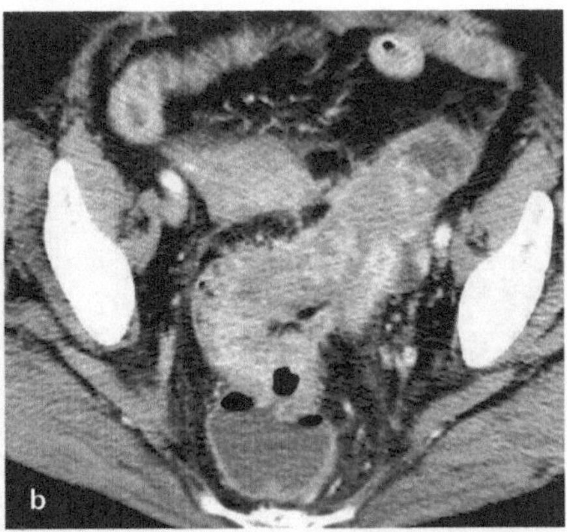

Fig. 2. Diverticolite e peridiverticolite. Paziente di 64 anni con quadro clinico di addome acuto e pregressa diagnosi di diverticolosi del sigma. **a** L'ecografia dimostra la presenza di una "massa" flogistica sopravescicale, con ispessimento della parete contigua della vescica per estensione della flogosi. La tomografia computerizzata (TC) conferma la diagnosi di diverticolite del sigma con peridiverticolite. **b** Altro caso di *pseudotumor* da peridiverticolite del sigma, con presenza di contenuto gassoso in vescica (per gentile concessione del Prof. Giovanni Gandini)

Superata la fase acuta, anche in presenza di spasmi e dolori addominali associati a ostruzione intestinale è possibile condurre un clisma a doppio contrasto dopo iniezione di agenti ipotonizzanti per documentare l'estensione del tratto interessato, valutare i tratti a monte del segmento coinvolto o porre diagnosi differenziale da processi neoplastici.

I reperti radiografici più caratteristici della diverticolite sono la riduzione di calibro del lume intestinale, "a fisarmonica", di estensione maggiore rispetto alle neoplasie, le formazioni diverticolari deformate dagli esiti ascessuali, le pliche mucose ispessite e distorte, senza però aspetti di distruzione della mucosa tipici della patologia neoplastica.

In caso di perforazione, la diffusione extramurale del mezzo di contrasto (MDC) si può presentare come una raccolta in una cavità ascessuale o come un tramite fistoloso parallelo al margine intestinale o, oggi molto più raramente, come un tragitto fistoloso comunicante con strutture adiacenti, come la vescica [11].

Anche se non peculiari dell'età geriatrica, meritano di essere ricordate anche le *malattie infiammatorie croniche* (IBD).

Infatti, anche se la malattia di Crohn insorge prevalentemente in età giovane-adulta (III-IV decade), sempre più frequentemente si osservano casi a esordio più tardivo che, nell'anziano, possono creare problemi di diagnosi differenziale con tumori e malattie di tipo ischemico.

L'indagine strumentale fondamentale nella diagnostica della malattia di Crohn è, oltre l'endoscopia, il clisma baritato del tenue, che dimostra il tipico aspetto "a selciato" costituito dall'irregolare ispessimento delle pliche mucose, dall'iperplasia dei follicoli linfatici e dalle ulcere aftoidi e lineari.

Tuttavia l'ecografia (Fig. 3), che consente di valutare l'entità e l'estensione dell'ispessimento della parete intestinale, trova ormai ampia applicazione nella malattia di

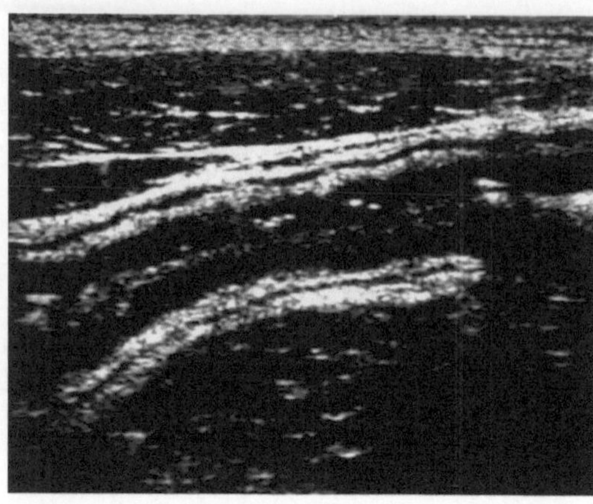

Fig. 3. Paziente di 73 anni con diagnosi accertata di malattia di Crohn in follow-up. L'ecografia dimostra l'ispessimento parietale dell'ileo, con discreta definizione della stratificazione e con evidenza di multiple ulcere transmurali

Crohn [11, 12]. L'assenza di invasività dell'ecografia la rende particolarmente vantaggiosa nei pazienti anziani, e infatti essa trova indicazione sia nell'iter diagnostico dei pazienti con iniziale sospetto di malattia, integrandosi con le altre metodiche di studio, sia nel follow-up di pazienti con malattia nota sia infine nella ricerca delle complicanze (Fig. 4) e delle recidive.

Solo quando sia necessario un più accurato bilancio spaziale delle complicanze bisogna ricorrere alla TC, che con l'ecografia è utilizzata come guida nel drenaggio delle raccolte [11].

La rettocolite ulcerosa (RCU), pur manifestandosi prevalentemente nella II, III e IV decade, presenta, come la malattia di Crohn, un'incidenza non trascurabile nella popolazione geriatrica; la sua prevalenza è ancora maggiore, anche perché i progressi terapeutici hanno aumentato la sopravvivenza dei pazienti affetti da queste malattie.

La malattia inizia più spesso nel retto e ha una diffusione che tende a coinvolgere una parte o tutto il grosso intestino, con uno sviluppo più uniforme rispetto alla malattia di Crohn.

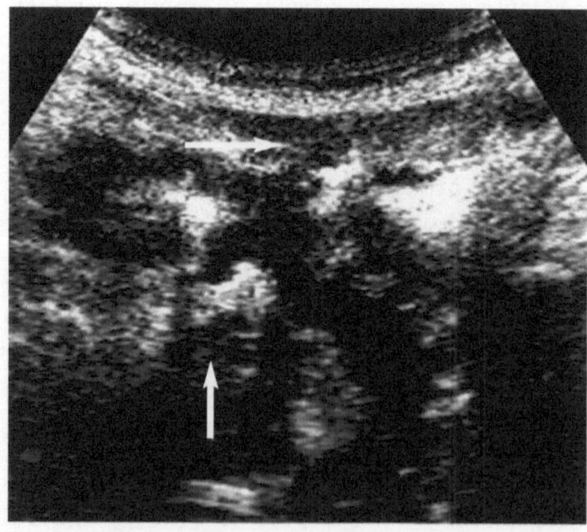

Fig. 4. Paziente di 68 anni con diagnosi accertata di malattia di Crohn, inviato all'esame ecografico per la comparsa di febbre e peritonismo. Si documenta la presenza di tragitti fistolosi a fondo cieco, sia sul versante superficiale che profondo (*frecce*), a partenza dall'ansa ileale interessata dalla malattia, con ispessimento del mesentere, senza evidenza di raccolte ascessuali

La diagnosi di RCU si basa soprattutto sull'esame endoscopico associato alla storia clinica. Solo raramente l'aspetto endoscopico risulta normale o atipico: in questo caso il clisma opaco può essere utile nell'inquadramento diagnostico, anche se il suo ruolo fondamentale è quello di valutare l'estensione e la gravità della malattia.

L'aspetto radiografico principale è rappresentato dall'irregolarità del disegno mucoso, che è interrotto dalle raccolte di bario e dalle nodulazioni dovute al processo ulcerativo. Nelle fasi di quiescenza le irregolarità mucose scompaiono prevalendo l'atrofia, con aspetto liscio dei margini e assenza delle austre (Fig. 5).

La RCU può presentare complicanze locali e sistemiche. Le principali complicanze locali sono rappresentate dal megacolon tossico e dal carcinoma. Il megacolon tossico, che presenta un rilevante rischio di perforazione e nel quale è pertanto controindicata l'indagine contrastografica, è caratterizzato, all'esame radiografico diretto, dall'aspetto irregolare dei margini intestinali e dalla dilatazione del colon traverso fino a un diametro di 8-9 cm (calibro normale fino a 5 cm circa). La perforazione si manifesta in un primo tempo con la presenza di gas in sede intramurale, poi con area libera intraperitoneale.

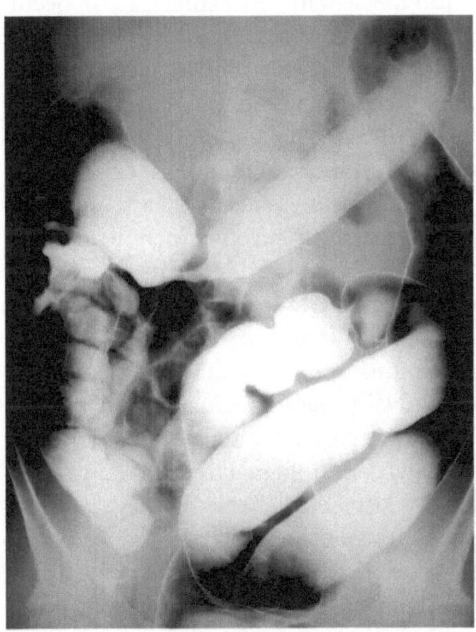

Fig. 5. Paziente di 75 anni con diagnosi di rettocolite ulcerosa (RCU) in remissione. Il clisma a doppio contrasto dimostra un aspetto tubuliforme rigido del colon traverso e discendente e del sigma, con scomparsa pressoché totale delle austre; a livello del tratto medio-prossimale del traverso si rileva la presenza di stenosi neoplastica

Il rischio di sviluppare una neoplasia, che generalmente si localizza prossimalmente alla flessura splenica (Fig. 5), è in rapporto alla durata della malattia, raggiungendo il 25% dopo i 25 anni.

Le complicanze sistemiche più frequenti della RCU sono le malattie epatobiliari: processi pericolangitici, steatosi, epatite cronica attiva, cirrosi e anche colangite sclerosante e carcinoma primitivo delle vie biliari.

La malattia di Crohn e la RCU differiscono sia in riferimento alle complicanze che alla prognosi, quindi è importante distinguerle accuratamente. Il clisma opaco a doppio contrasto presenta un'accuratezza del 95% in questa diagnosi differenziale quando le malattie sono in fase attiva, ma nettamente inferiore in fase di remissione.

Tra i principali criteri di differenziazione, depongono per la malattia di Crohn la localizzazione ileale e colica destra, la presenza di fistole, la discontinuità, l'asimmetria e l'asincronia delle lesioni [11].

Ischemia e infarto

Il danno intestinale da disordini della vascolarizzazione può colpire sia il piccolo che il grosso intestino ed è di frequente osservazione nell'età avanzata.

La regolazione della perfusione intestinale si ritiene venga effettuata da fattori intrinseci (siano essi miogenici e/o metabolici locali), estrinseci (legati al sistema nervoso simpatico), nonché da agenti neuroumorali o vasoattivi circolatori o locali [13].

È possibile classificare le condizioni che causano o contribuiscono al danno ischemico intestinale acuto in tre categorie: presplancnica, splancnica e postsplancnica [13].

La prima si riferisce a fattori eziologici che comportano un decremento del flusso ematico per riduzione della gittata cardiaca, causando un'ischemia mesenterica non occlusiva, quali emorragia, arresto cardiaco, infarto del miocardio, sostanze anestetiche [13]. La seconda categoria è rappresentata da condizioni che predispongono a una riduzione del torrente ematico a livello del letto splancnico, quali emboli o trombi nei vasi arteriosi mesenterici, sostanze che inibiscono il rilascio di vasodilatatori endogeni oppure fattori esogeni bioumorali che comportano un incrementato rilascio di noradrenalina dalle terminazioni nervose afferenti al distretto vascolare splancnico [13]. La postsplancnica, infine, è legata a una riduzione del flusso ematico per incremento della pressione venosa che determina una vasocostrizione splancnica riflessa; ne fanno parte le trombosi venose mesenteriche, così come le sindromi da ipercoagulabilità e altre condizioni cliniche quali, per esempio, la cirrosi epatica [13].

Purtroppo, la semeiotica radiologica descritta in una gran parte dei contributi riportati in letteratura induce confusione nel lettore: infatti vengono inclusi nelle casistiche sia infarti da occlusione vascolare, sia infarti secondari a occlusioni da ansa chiusa [14-16]; questi ultimi hanno, ovviamente, una espressività radiologica diversa dai primi.

In questo capitolo verrà presa in considerazione esclusivamente l'eziologia legata a fenomeni occlusivi arteriosi o venosi delle diramazioni vascolari mesenteriche superiori e/o inferiori. L'entità dell'insulto può variare dall'ischemia transitoria e reversibile all'infarto, quest'ultimo correlato a un elevato tasso di mortalità [17, 18]. Ne consegue che la prognosi è strettamente dipendente dalla gravità dell'attacco ischemico e da altre circostanze, quali l'acuzie dell'evento, la sua durata, la presenza di eventuali circoli collaterali pervi, nonché l'estensione del segmento intestinale coinvolto e una eventuale pronta terapia instaurata. Dalle prime descrizioni anatomo-patologiche [19] ai giorni nostri, il concetto di ischemia intestinale è stato ripreso e meglio definito. Il punto cardine è rappresentato dalla serie di eventi sequenziali che si presentano a seguito dell'anossia della parete intestinale, dovuta a profondi e significativi cambiamenti della sua emodinamica [20]. Inoltre, è da tener presente che il danno ischemico è dipendente dal flusso ematico residuo sufficiente a prevenire la necrosi del segmento coinvolto, ma lo è altresì da un flusso ridotto che venga meno alle necessità metaboliche dell'intestino danneggiato [20]. Lesioni della mucosa che inficiano la sua funzione di barriera rappresentano le basi patologiche della necrosi coagulativa, che inizia a osservarsi proprio nello strato mucoso, il più suscettibile all'anossia [20], per poi estendersi alla muscolare e alla sierosa. Mentre il blocco persistente e duraturo del flusso ematico conduce all'infarto del segmento coinvolto, il ristabilimento dell'apporto o del deflusso del sangue causa una risposta parietale che è simile a quella che si osserva nei processi infiammatori acuti [20]. Il danno vascolare intestinale può quindi sfociare in una delle tre risposte di base: 1) *restitutio ad integrum* totale; 2) danno parziale con esiti (fibrotici); 3) infarto transmurale [20].

La diagnosi radiologica di ischemia e infarto intestinale rappresenta una sfida interessante per il radiologo che lavora nell'urgenza. In letteratura sono stati riportati i reperti radiologici dovuti a danno da trombosi della vena o dell'arteria mesenterica superiore [21, 22], tuttavia una correlazione e classificazione degli stessi in base a un criterio evolutivo, sia per il tenue che per il colon e sia per i vasi mesenterici superiori che inferiori, non è stato effettuato che di recente [23].

Evoluzione del danno da ipoafflusso ematico del piccolo intestino

Una suddivisione in stadi è utile per differenziare il primo, precoce, dell'evento ischemico, dai successivi, fino all'infarto irreversibile. Da una prima fase di "allarme", caratterizzata da un ileo riflesso spastico, si passa a una seconda fase di "sospetto" di ischemia intestinale nel momento in cui, a causa del mancato afflusso ematico ottimale, si attua un danno della microcircolazione parietale e un decremento della quantità di fluido endolume, con riduzione dello spessore parietale e distensione gassosa del segmento affetto [23, 24]. Nella terza fase, "conclamata", se l'anossia persiste si ha la necrosi dell'ansa; ma se, al contrario, si attua una riperfusione (Fig. 6), si ottiene un danno della mucosa con ispessimento parietale [20, 23, 24]. La necrosi parietale rappresenta la quarta e ultima fase irreversibile, detta delle "complicanze", dell'evoluzione del danno intestinale da ipoafflusso.

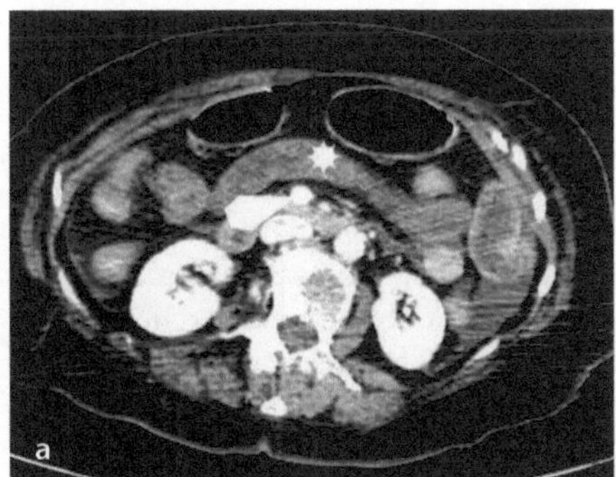

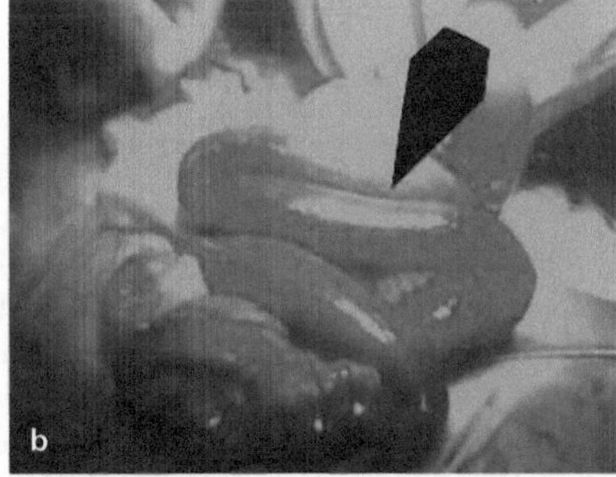

Fig. 6. Paziente di 77 anni cardiopatica giunta al Pronto Soccorso con sintomatologia addominale acuta riferita dal giorno precedente. L'esame TC mostra evidenza di ansa ispessita e dal marcato ridotto *enhancement* (*asterisco* in **a**); si noti il piccolo difetto di opacizzazione endoluminale non occlusivo della vena mesenterica superiore (*testa di freccia* in **a**, **b**), non sufficiente a giustificare la sofferenza ischemica dell'ansa, dovuta a riperfusione non compensata da sindrome da ipoafflusso, in assenza di definita trombosi dell'arteria mesenterica superiore nel tratto prossimale. Il reperto operatorio dimostra l'ansa congesta, cianotica (**b**)

Evoluzione del danno vascolare da ostacolato deflusso del piccolo intestino

La risposta precoce all'insulto da ostacolato deflusso ematico, caratterizzata dall'ileo riflesso spastico, è fugace e può non essere colta, se il paziente non si reca immediatamente in ospedale.

Il secondo stadio, di ipotonia intestinale, deve essere attentamente ricercato e identificato perché in questa fase gli strati parietali più interni sono ancora preservati e, se la terapia è tempestivamente intrapresa, si potrà osservare una *restitutio ad integrum* dell'ansa intestinale coinvolta.

Successivamente compaiono i reperti maggiormente caratteristici della trombosi venosa, ossia il marcato edema intramurale e mesenterico, con evidenza di ispessimento parietale, edema sottomucoso e fenomeni emorragici intramurali. Da questa fase in poi, la lesione tende alla cronicizzazione o alla progressione del danno con conseguente infarto (Fig. 7).

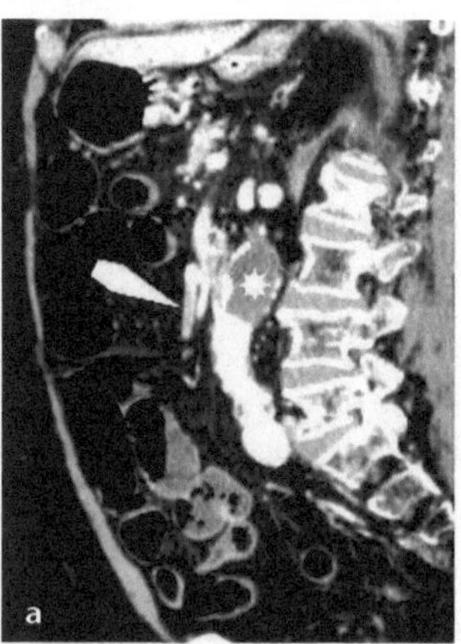

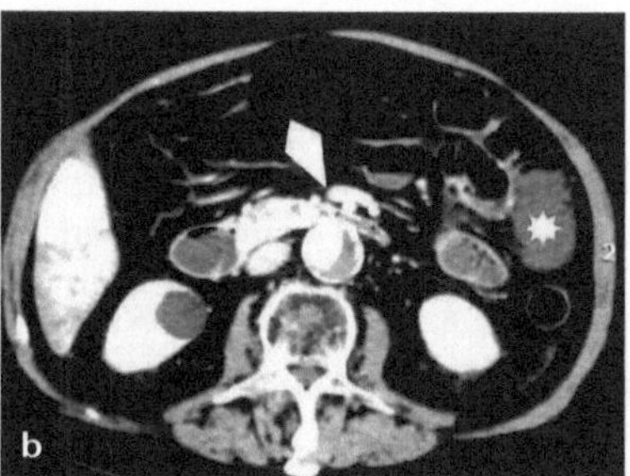

Fig. 7. Paziente di 80 anni giunto al Pronto Soccorso con addome acuto. L'esame TC mostra difetto di opacizzazione della vena mesenterica superiore (*testa di freccia* in **a, b**); si noti la dilatazione aneurismatica dell'aorta addominale (*asterisco* in **a**) e l'assenza di *enhancement* di ansa del tenue (*asterisco* in **b**), a pareti ispessite

Evoluzione del danno vascolare del grosso intestino

La colite ischemica è stata descritta per la prima volta negli anni Sessanta e rappresenta probabilmente la patologia da insulto vascolare più nota, anche perché di facile approccio all'endoscopia [19]. Le tre forme cliniche ampiamente descritte, dall'episodio sporadico e senza conseguenze, alla formazione di segmenti fibrotici e possibili stenosi, alla gangrena transmurale, non sono mai state direttamente correlate all'occlusione di vasi mesenterici [25-28]. Tuttavia, così come è stato proposto per il piccolo intestino, è possibile operare una classificazione che tenga conto della fisiopatologia nell'ipoafflusso e nel ridotto deflusso ematico del colon [23].

Sia nelle sindromi da riduzione dell'apporto ematico arterioso che nell'ostacolato deflusso venoso, il primo danno può essere rappresentato dall'emorragia della mucosa con edema sottomucoso. La progressione dell'evento ischemico con mancata riperfusione può causare un simmetrico ispessimento parietale, con vari gradi di imbibizione della sottomucosa, reperto che si apprezza in maniera più eclatante nelle occlusioni mesenteriche venose (Fig. 8). La riperfusione può danneggiare la parete con trasformazione fibrosa della sottomucosa, mentre si può arrivare alla necrosi del segmento coinvolto se il danno parietale si estende a coinvolgere gli strati più interni.

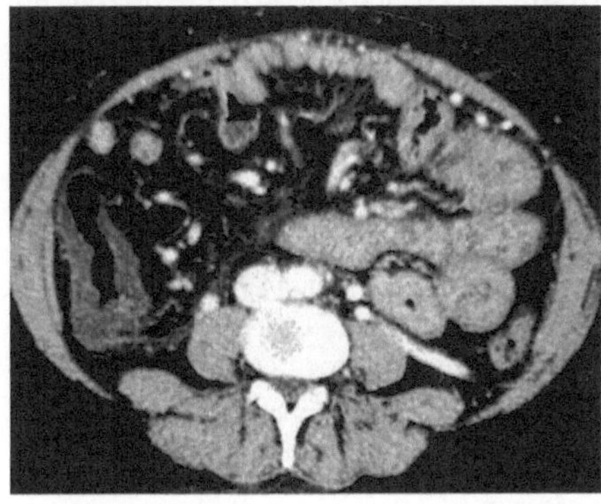

Fig. 8. Paziente di 59 anni affetta da epatopatia cronica. L'esame TC mostra un marcato ispessimento parietale del colon ascendente, con evidente edema sottomucoso, da deflusso venoso scompensato

Ruolo della diagnostica per immagini nell'ischemia e nell'infarto intestinale

Nell'inquadramento del paziente con addome acuto e sospetto danno vascolare intestinale, è essenziale prendere in considerazione in prima istanza i reperti delle metodiche di *imaging* di base (radiogramma diretto dell'addome, ecografia) per poter scegliere il *timing* più opportuno per l'esecuzione di un esame TC che possa offrire informazioni supplementari e importanti da cui procedere a una diagnosi tempestiva ed efficace.

Oltre ai reperti di possibile riscontro (ispessimento parietale, morfologia delle anse e distribuzione del gas endoluminale, presenza di versamenti fluidi peritoneali, occlusione dei vasi mesenterici superiori) (Fig. 9), occorre considerare anche l'eventualità

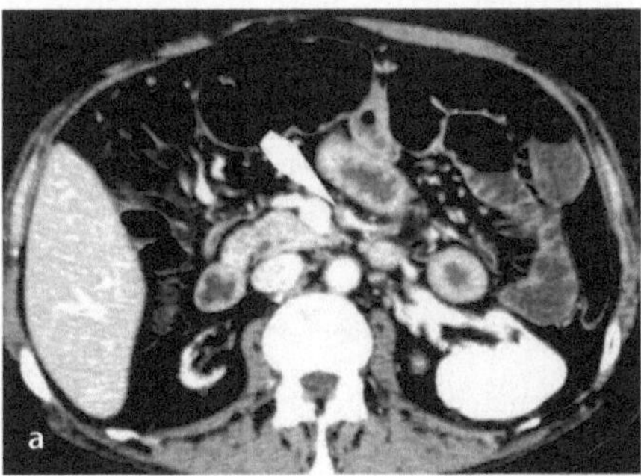

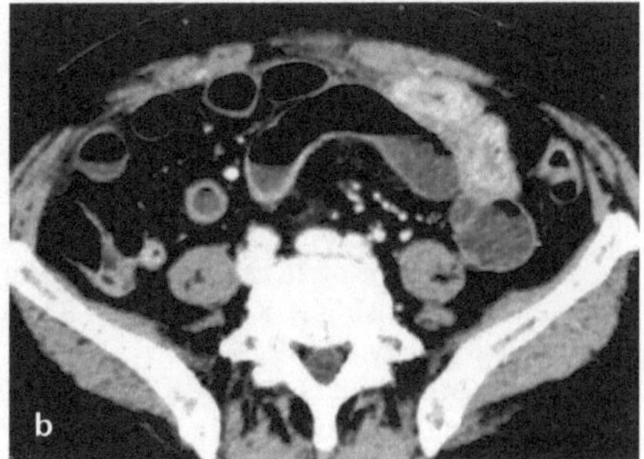

Fig. 9. Paziente di 60 anni, giunta al Pronto Soccorso con sintomatologia addominale acuta. La TC mostra difetto di opacizzazione endoluminale dell'arteria mesenterica superiore (*testa di freccia* in **a**), le anse di piccolo intestino presentano aspetto ischemico, con distensione prevalentemente gassosa, alcuni livelli idroaerei e pareti in parte sottili, in altri segmenti ispessite e dall'*enhancement* incrementato

che in assenza di visibili occlusioni vascolari, come avviene nelle sindromi da ipoafflusso senza trombosi, siano da interpretare solo i reperti diretti delle anse, tenendo anche conto dei criteri fisiopatologici sopra descritti.

Per porre diagnosi di ischemia prima che i segni tardivi della sofferenza vascolare delle anse compaiano, è essenziale tener conto della sequenzialità dei reperti osservati nelle singole metodiche di studio, oltre a un inquadramento clinico del paziente quanto più accurato possibile. Se si attendono i segni irreversibili della necrosi di ansa per porre diagnosi, la prognosi del paziente sarà, purtroppo, quasi inesorabilmente infausta.

Bibliografia

1. Kehoe R, Wu SY, Leske C et al (1989) Comparing self-reported and physician reported medical history. Am J Epidemiol 128:233-248
2. Wald A (2002) Slow transit constipation. Curr Treat Options Gastroenterol 5:279-283
3. Brunese L, Amitrano M, Gargano V et al (1996) Endosonografia anale: tecnica di studio e correlazioni tra anatomia normale ed ecografia. Radiol Med 91:253-257
4. Brunese L, Amitrano M, Gargano V et al (1996) Ruolo dell'endosonografia anale nelle flogosi e nei traumi del canale anale. Radiol Med 92:742-747
5. Werner A, Diehl SJ, Farag-Soliman M, Duber (2003) Multislices spiral CT in routine diagnosis of suspected acute left-sided colonic diverticulitis: a prospective study of 120 patients. Eur Radiol 13:2596-2603
6. Ambrosetti A, Becker C, Terrier F (2002) Colonic diverticulitis: impact of imaging on surgical management - a prospective study of 542 patients. Eur Radiol 12:1145-1149
7. Rao PM (1999) CT of diverticulitis and alternative conditions. Semin Ultrasound CT MR 20:86-93
8. Alberti A, Dattola P, Parisi A et al (2002) Role of ultrasonographic imaging in the surgical management of acute diverticulitis of the colon. Chir Ital 54:71-75
9. Romano S, Flagiello F, Lombardo P et al (2005) Ecografia e imaging integrato nella diagnosi di diverticulite ed appendicite in urgenza. Studio retrospettivo su 760 pazienti. Giornale Italiano di Ecografia 8:27-33
10. Scaglione M, Romano L, Pinto A et al (2000) Ruolo della TC spirale nella diverticolite del sigma ed implicazioni diagnostico - terapeutiche. Radiol Med 99:165-168
11. Mecozzi B, Sarno A, Cammarota T (1995) Malattie non neoplastiche dell'intestino. In: Comino E, Cammarota T (eds) Diagnostica per immagini in geriatria. Minerva Medica, Torino, pp 145-154
12. Di Mizio R, Maconi G, Romano S et al (2004) Small bowel Crohn disease: sonographic features. Abdom Imaging 29:23-35
13. Turnage RH, Myers SI (1998) Pathophysiology. In: Longo WE, Peterson GJ, Jacobs DL (eds) Intestinal ischemia disorders. Quality Medical Publishing, St Louis, pp 17-49
14. Yamada K, Saeki M, Yamaguchi T et al (1998) Acute mesenteric ischemia: CT and plain radiographic analysis of 26 cases. Clin Imaging 22:34-41
15. Klein HM, Lensing R, Klosterhalfen B et al (1995) Diagnostic imaging of mesenteric infarction. Radiology 197:79-82
16. Federle MP, Chun G, Jeffrey RB, Rayor R (1984) Computed tomographic findings in bowel infarction. AJR Am J Roentgenol 142:91-95
17. Scholz FJ (1993) Ischemic bowel disease. Radiol Clin North Am 31:1197-1218
18. Betzler M (1998) Surgical technical guidelines in intestinal ischemia. Chirurg 69:1-7
19. Marston A, Pheils MT, Thomas ML, Morson BC (1966) Ischemic colitis. Gut 7:1
20. Norris TH (1983) Reexamination of the spectrum of ischemic bowel disease In: Norris TH (ed) Pathology of the colon, small intestine and anus. Churchill-Livingstone, New York, pp 109-120
21. Wolf EL, Sprayregen S, Bakal CW (1992) Radiology in intestinal ischemia. Plain film, contrast and other imaging studies. Surg Clin North Am 71:107-124

22. Rosen A, Korobkin M, Silverman P et al (1984) Mesenteric vein thrombosis: CT identification. AJR Am J Roentgenol 143:83-86
23. Romano S, Lassandro F, Scaglione M et al (2005) Ischemia and infarction of the small bowel and colon: spectrum of imaging findings. Abdom Imaging. Nov 10 (Epub ahead of print)
24. Chou CK, Mak CW, Tzeng WS, Chang JM (2004) CT of small bowel ischemia. Abdom Imaging 29:18-22
25. Balthazar EJ, Yen BC, Gordon RB (1999) Ischemic colitis: CT evaluation of 54 cases. Radiology 211:381-388
26. Brandt LJ, Boley SJ (1993) Ischemic and vascular lesions of the bowel. In: Sleisenger MH, Fordtran JS (eds) Gastrointestinal disease: pathophysiology, diagnosis, management, 5th ed Saunders, Philadelphia, pp 1940-1945
27. Eisenberg RL, Montgomery CK, Margulis AR (1979) Colitis in the elderly: ischemic colitis mimicking ulcerative and granulomatous colitis. AJR Am J Roentgenol 133:1113-1118
28. Zimmermann BJ, Granger DN (1992) Reperfusion injury. Surg Clin North Am 72:65-83

Patologia di fegato, vie biliari, pancreas: problematiche della radiologia interventistica

Dorico Righi, Maria Carla Cassinis, Valentina Virzì, Giovanni Gandini

Introduzione

Nei pazienti anziani, nei quali l'intervento chirurgico è spesso controindicato sia per l'età che per le condizioni cliniche, la radiologia interventistica assume un ruolo di rilievo sia a scopo terapeutico, come nella litiasi delle vie biliari, sia a scopo "palliativo" in caso di tumori primitivi delle vie biliari o lesioni estrinseche che comprimono o infiltrano le vie biliari.

Le principali indicazioni al trattamento percutaneo in caso di patologie coinvolgenti le vie biliari intra- ed extraepatiche sono[1]:
- assenza di indicazione o controindicazione al trattamento chirurgico;
- decompressione preoperatoria;
- impossibilità o fallimento dell'approccio endoscopico;
- rischio ponderato accettabile;
- effettivo prolungamento della spettanza di vita del paziente senza peggioramento della qualità di vita;
- urgenze (colangite, ascesso biliare, mezzo di contrasto - MDC - nella via biliare).

Sono invece da considerare controindicazioni relative:
- ascite importante;
- pazienti non collaboranti;
- pazienti con patologia neoplastica terminale nei quali non si otterrebbe significativo prolungamento della spettanza di vita;
- gravi disordini della coagulazione (rapporto internazionale normalizzato, INR > 2,5);
- neoplasie o malformazioni vascolari epatiche;
- anamnesi di gravi reazioni anafilattiche al MDC in pazienti non "preparati";
- sostituzione epatica massiva.

Le controindicazioni assolute sono limitate a poche evenienze quali la presenza di stenosi epatiche multiple che non consentirebbero il drenaggio di una quota sufficiente di parenchima epatico.

Colangiografia percutanea transepatica (CPT)

La tecnica della CPT si esegue con approccio al di sotto della X-XI costa sulla linea ascellare media (accesso destro) o sotto-xifoidea (accesso sinistro), si esegue la puntura con ago sottile tipo Chiba (21-22 Gauge) sotto guida radioscopica (accesso destro) o ecotomografica e/o radioscopica (accesso sinistro) e opacizzazione delle vie biliari [1, 2].

La CPT permette l'identificazione del livello e della natura dell'ostruzione delle vie biliari, confermando o chiarendo i reperti della diagnostica non invasiva; consente di evidenziare eventuali fistole biliari e rappresenta il primo tempo per qualsiasi tipo di procedura interventistica percutanea delle vie biliari.

Le complicanze sono rappresentate da sepsi (1,8%), *leakage* biliare (1,03%), emorragia (0,28%). Altre complicanze, più rare, e comunque di minore importanza, sono l'insorgenza di uno pneumotorace, la formazione di fistole artero-venose epatiche, la reazione al MDC o reazioni vagali.

Drenaggio transepatico biliare esterno (DTBE) e colecistomia percutanea

Le indicazioni all'esecuzione di un drenaggio transepatico biliare (DTB) sono fondamentalmente costituite dalla presenza di:
- ostruzioni o stenosi biliari maligne con colestasi ingravescente;
- ostruzioni o stenosi biliari benigne a impronta colestatica;
- fistole post-chirurgiche con spandimento di bile in peritoneo o raccolte biliari.

Eseguita la CPT e ottenuta l'opacizzazione delle vie biliari si identifica un dotto periferico che viene punto e impiegato per il cateterismo biliare con materiale di derivazione angiografica. Il catetere di drenaggio di solito ha diametro tra 7 e 10 F ed è munito di fori nella porzione distale.

Nella colecistostomia percutanea [3, 4] il catetere di drenaggio viene inserito nella colecisti per puntura diretta utilizzando la guida ecografia per la centratura: l'interposizione di una minima quota di parenchima epatico garantisce da eventuali spandimenti di bile in peritoneo. L'indicazione principale è la decompressione della colecisti con idrope o empiema nei pazienti che non possono essere sottoposti a intervento chirurgico.

Drenaggio transepatico biliare esterno-interno (DTBEI)

In luogo del DTBE, qualora sia possibile valicare la stenosi delle vie biliari, si può posizionare d'*emblée* un drenaggio biliare esterno-interno. Il catetere di drenaggio è dotato numerosi fori (pre- e post-stenotici) nel suo tragitto lungo la via biliare sino in duodeno.

In presenza di bile limpida il drenaggio può essere chiuso all'esterno permettendo di ripristinare il fisiologico deflusso di bile. Le complicanze gravi dei drenaggi biliari, seppur molto rare, possono essere precoci o tardive e sono rappresentate da emobilia, colangite, ascessi e dislocazione del catetere.

Protesi

Trascorsi 7-10 giorni dal posizionamento di un DTB e risolta la sindrome da colestasi, si può inserire una protesi biliare interna (DTBI).

Le endoprotesi possono essere suddivise in plastiche o metalliche [5].

Le prime sono dei cateteri di differenti lunghezze e fogge, costituite da materiale idoneo alla lunga permanenza (alta biocompatibilità) di calibro variabile tra 12 e 14 F e sono munite di fori laterali. Vengono inserite utilizzando una guida metallica sulla quale si fanno scorrere fino a giungere a cavallo della stenosi, sospinte da un catetere "vettore".

Il periodo medio di pervietà è di 6-9 mesi: quando si ostruiscono possono essere recuperate per via endoscopica previa rimozione del bottone di ancoraggio sottocutaneo e sostituite per via percutanea.

I vantaggi delle protesi plastiche possono essere così riassunti:

- consentono di trattare, mediante l'inserimento di due o più endoprotesi, anche stenosi alte o ilari con separazione dei dotti di destra e di sinistra;
- possono essere agevolmente rimosse in caso di ostruzione o intervento chirurgico;
- possono essere impiegate in tutti i tipi di stenosi;
- hanno un costo minore rispetto agli *stent* metallici.

Fra gli svantaggi devono essere ricordati:

- la minore maneggevolezza (posizionamento più difficoltoso) rispetto a quelle metalliche;
- la necessità di disporre di introduttori *peel-away* di grosso calibro (12 F);
- la maggior incidenza di ostruzione (minor calibro interno).

Le protesi metalliche, a differenza delle plastiche, hanno carattere permanente, tranne poche eccezioni. Sono costituite da una rete metallica con maglie molto strette e si suddividono in autoespandibili o espandibili su pallone. Gli *stent* vengono rilasciati a cavallo della stenosi; dopo averne verificato, mediante un controllo colangiografico, il corretto posizionamento, si rimuove il catetere di drenaggio.

La maggiore "facilità" di posizionamento, il minor traumatismo legato all' utilizzo di introduttori di tipo angiografico di piccolo calibro (7 F) e il minor rischio di ostruzione grazie a un adeguato calibro interno (7-12 mm) sono i maggiori vantaggi nei confronti delle protesi plastiche.

Rispetto a queste ultime sono però più costose, non possono essere rimosse quando si occludono e non sono utilizzabili per trattare stenosi alte.

Bilioplastica percutanea (BPT)

La bilioplastica percutanea [6] consiste nella dilatazione di un segmento stenotico della via biliare mediante l'impiego di cateteri a palloncino di Gräntzig che, scorrendo su un filo guida, vengono posizionati a cavallo della stenosi.

Quelli più comunemente utilizzati hanno diametro di 10-12 mm, una lunghezza di 2-4 cm e generalmente resistono a pressioni fino a 16-18 atmosfere; la dilatazione del segmento stenotico dura pochi secondi e può essere ripetuta sino a quando non si ottiene un risultato soddisfacente.

Litotripsia

La litotripsia percutanea consiste nella rimozione di calcoli biliari intra- ed extraepatici mediante manovre di tipo meccanico (sonde di Dormia, cateteri a palloncino da occlusione, semplici lavaggi con soluzione fisiologica) o, in un numero limitato di casi, ricorrendo a procedure più complesse quali la frammentazione con litotrittore da contatto, la litotrissia extracorporea a onde d'urto (ESWL) e la litolisi chimica dei calcoli colesterinici con metil ter-butil etere (MTBE) [7].

Patologia benigna delle vie biliari

Flogosi acute

La colecistostomia percutanea è il trattamento di scelta dell'empiema della colecisti, in alternativa all'intervento chirurgico d'urgenza, soprattutto nei pazienti a elevato rischio operatorio; il catetere colecistostomico consente di drenare il pus all'esterno e di effettuare lavaggi con soluzione antibiotica ogni 8-12 ore, risolvendo lo stato di flogosi acuta.

Nella colangite acuta suppurativa, non infrequentemente associata a un'ostruzione biliare, il posizionamento di un DTBE ha la duplice finalità di detendere le vie biliari e di drenare all'esterno la bile purulenta.

Stenosi flogistiche croniche o cicatriziali delle vie biliari

La bilioplastica percutanea può essere eseguita nelle stenosi benigne delle vie biliari di natura cicatriziale (anche su anastomosi bilio-digestiva), iatrogena o flogistica cronica in sequele di colangite sclerosante primaria o secondaria.

I risultati a distanza (oltre due anni) della bilioplastica sono positivi in circa il 75% dei casi.

Calcolosi

Nei pazienti anziani e defedati, a elevato rischio operatorio, l'approccio percutaneo è il trattamento di scelta in presenza di calcolosi intraepatica massiva; al contrario, nella calcolosi della via biliare principale (VBP), anche residua o recidiva, rappresenta un'opzione terapeutica di seconda istanza in alternativa al fallimento del trattamento endoscopico; è invece sempre preferibile a quest'ultimo qualora si disponga di un accesso diretto alle vie biliari (drenaggio chirurgico transcistico) (Fig. 1).

Nell'esperienza personale i risultati migliori si sono ottenuti nel trattamento della calcolosi semplice della VBP (oltre 90% di risultati positivi a due anni), ma ottimi risultati (oltre 80%) sono stati ottenuti anche nelle calcolosi intraepatiche massive. Le complicanze più frequenti nella nostra esperienza sono state: bilioma, ematoma, emobilia, pancreatite, ascesso epatico, fissurazione del coledoco, colangite [8].

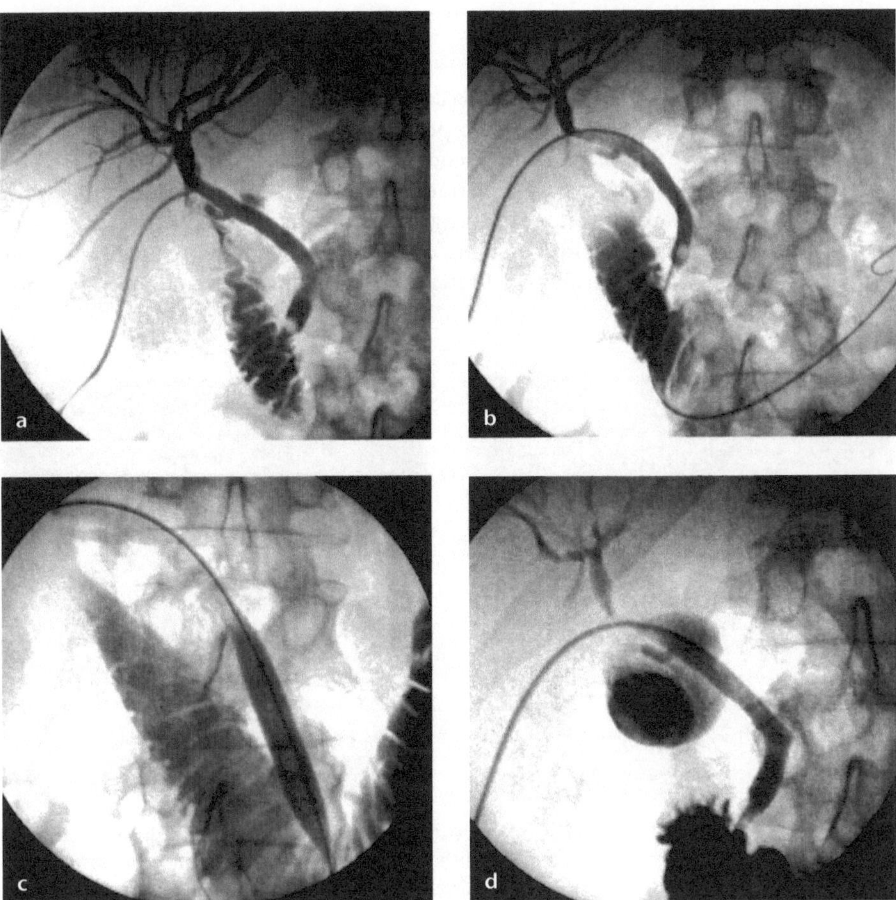

Fig. 1. Calcolosi residua della via biliare principale (VBP). La colangiografia eseguita attraverso il drenaggio transcistico dimostra la presenza di un piccolo calcolo residuo sovrapapillare (**a**). Sulla via del drenaggio chirurgico si fa discendere in duodeno una guida metallica (**b**) sulla quale si fa scorrere un catetere a palloncino di Grüntzig per l'esecuzione di una preventiva dilatazione pneumatica della papilla di Vater (**c**). I successivi lavaggi con soluzione fisiologica consentono di far discendere il calcolo residuo in duodeno (**d**)

Patologia maligna delle vie biliari

La terapia delle neoplasie maligne delle vie biliari è naturalmente chirurgica; tuttavia, quando il tumore è avanzato e non suscettibile di intervento radicale sono preferibili trattamenti alternativi quali il drenaggio retrogrado endoscopico o il drenaggio percutaneo transepatico [5].

Tumori del terzo superiore della VBP

Questo tipo di neoplasia può interessare la confluenza dei dotti epatici o il dotto epatico comune. Lo stato itterico viene risolto posizionando un drenaggio biliare esterno qualora non si riesca a valicare la stenosi neoplastica. Talvolta, nel caso in cui sia presente la separazione dei due emisistemi biliari per infiltrazione della confluenza, si rende necessario il posizionamento di due drenaggi biliari, uno a destra e l'altro a sinistra.

Solitamente, dopo alcuni giorni si tenta di valicare la stenosi sostituendo il DTBE con un DTBEI o, qualora non sussista indicazione chirurgica, con una protesi interna (Fig. 2).

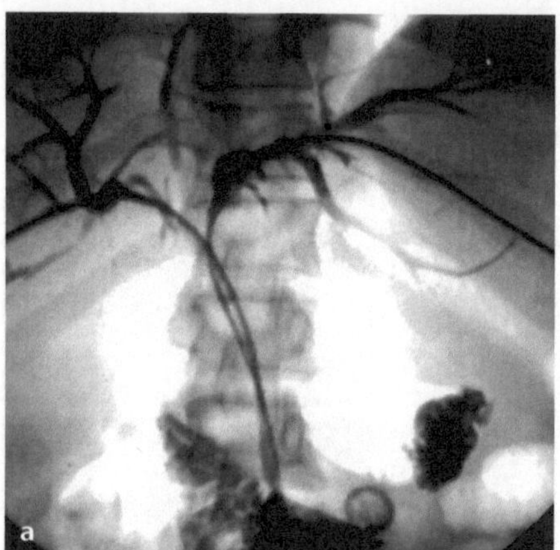

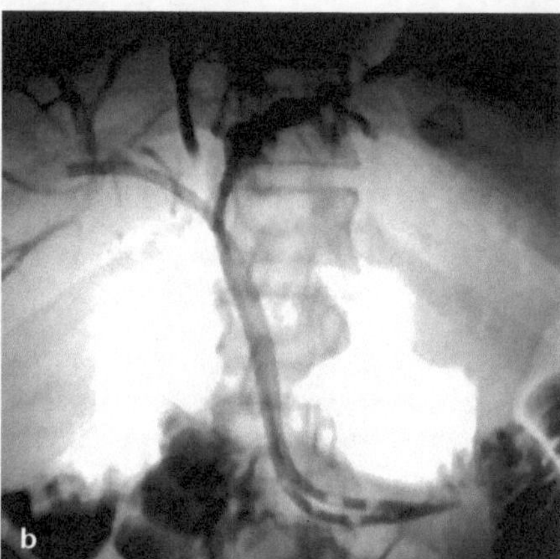

Fig. 2. Tumore di Klatskin. Con approccio intercostale destro e transepigastrico sinistro sono stati posizionati due cateteri di drenaggio biliare interno-esterno: la colangiografia dimostra un'ampia infiltrazione ilare da tumore di Klatskin che separa i dotti di destra da quelli di sinistra (**a**). Esclusa la possibilità di un intervento chirurgico radicale, trascorsi 6-7 giorni dal loro posizionamento i drenaggi biliari sono stati sostituiti con due protesi plastiche di Carey-Coons (**b**)

Tumori del terzo medio della VBP

Le lesioni neoplastiche situate a questo livello sono dovute a infiltrazione secondaria a carcinomi della colecisti o da adenopatie metastatiche del peduncolo epatico.

Dopo un preventivo DTBE o DTBEI, a distanza di 5-7 giorni, nei pazienti non operabili, o a elevato rischio operatorio, si può posizionare una protesi biliare definitiva.

Tumori del terzo inferiore della VBP

Le neoplasie del terzo inferiore della VBP possono originare dal pancreas, dalla via biliare, dalla papilla di Vater o dal duodeno. La stenosi neoplastica può inoltre essere secondaria a linfoadenopatie locoregionali.

Come per gli altri tipi di neoplasia della VBP, è indicato posizionare un drenaggio biliare per risolvere lo stato itterico e detendere le vie biliari. In questa sede è preferibile il posizionamento di un *stent* metallico anziché la protesi plastica, poiché non compromette un'eventuale correzione chirurgica.

Bibliografia

1. Castaneda-Zuniga WR, Todavarthy SM (1992) Interventional radiology. Biliary tract intervention, Vol 2 Williams and Wilkins, Baltimora, pp 1053-1217
2. Rossi P (1997) Biliary tract radiology. Springer Verlag, Berlin Heidelberg New York, pp 271-278
3. Patel M, Miedema BW (2000) Percutaneous cholecystostomy in an effective treatment for high-risk patients with acute cholecystitis. Am Surg 66:33-37
4. Garretti L, Righi D et al (1995) Colecistostomia percutanea III[a] Parte Speciale -Ecografia Interventistica. In: Ecografia, Collana Monotematica diretta da Bazzocchi M. Idelson-Gnocchi, Napoli, pp 75-82
5. Hii MWJ, Gibson RN (2004) Role of radiology in the treatment of malignant hilar biliary stictures 1: review of the literature. Australas Radiol 48:3-13
6. Garcia-Vila J, Redondo-Ibanez M, Diaz-Ramon C et al (2004) Balloon sphincteroplasty and transpapillary elimination of bile duct stones: 10 years' experience. AJR Am J Roentegenol 182:1451-1458
7. Ferrucci J, Gandini G et al (1991) Changing concepts in biliary stones management: radiologic approaches. General Surgery 8:628-649
8. Gandini G, Cassinis MC, Fonio P et al (1997) Benign biliary disease: management of bile duct stones. Springer Verlag, Berlin Heidelberg New York, pp 177-202

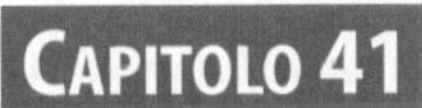

Patologia gastrointestinale sistemica

Daniele Regge, Delia Campanella, Vincenzo Tartaglia

Introduzione

Negli anziani le malattie oncologiche sistemiche più comuni sono alcune forme di leucemia, il Linfoma di Hodgkin (LH), prevalentemente nelle forme a cellularità mista e a deplezione linfocitaria, e i linfomi non Hodgkin (LNH) (Tabella 1). Nel LH la diffusione neoplastica avviene più frequentemente per contiguità tramite i vasi linfatici da una stazione linfonodale a quella adiacente, mentre nei LNH la diffusione avviene quasi sempre per via ematogena [1].

Tabella 1. Linfomi non Hodgkin

Istotipi di LNH più frequenti	Decade di manifestazione
Linfomi diffusi a grandi cellule B	dopo la V
Linfomi follicolari	dopo la V
Linfomi a piccoli linfociti	dopo la V
Linfoma mantellare	dopo la V
Linfomi a cellule T mature	dopo la VI
Linfoma della zona marginale a cellule B (tipo MALT)	dopo la VI

MALT, *mucosa-associated lymphoid tissue*

L'addome è il distretto più frequentemente coinvolto da localizzazioni extranodali di malattia. Ciò può avvenire, nelle forme avanzate, per diffusione della malattia dai linfonodi a qualsiasi struttura od organo adiacente oppure, più raramente, la malattia può originare primitivamente da un sito extranodale - più spesso fegato, milza, tubo digerente - rappresentando quindi la prima manifestazione di una patologia sistemica. Il coinvolgimento extranodale rappresenta un punto cardine nella storia delle malattie sistemiche, in quanto influenza sia la stadiazione che la prognosi.

Il tubo digerente rappresenta il sito di localizzazione più frequente dei linfomi primitivi extranodali; tutti i tratti dell'apparato gastrointestinale possono essere coinvolti, ma lo stomaco è in assoluto il segmento intestinale più soggetto a essere colpito da linfoma primitivo: 50-60% dei casi, contro 22-37% di localizzazioni all'intestino tenue e 6-12% di localizzazioni al tratto colo-rettale [2]. La frequenza con la quale sono interessati i differenti tratti del sistema gastrointestinale e il numero dei segmenti coinvolti dipendono principalmente dal tipo istologico e dallo stadio della malattia.

Il LH raramente coinvolge il tubo digerente, ed eventuali localizzazioni interessano in genere un singolo tratto, frequentemente lo stomaco (9% di tutti i linfomi gastrici).

Localizzazioni multiple di LH all'apparato gastrointestinale sono indice di malattia disseminata. I LNH dell'apparato gastrointestinale rappresentano il 52% di tutti i linfomi extranodali; l'istotipo più frequente è a cellule B, più rari sono i linfomi a cellule T. Anche in questo caso il segmento coinvolto con maggiore frequenza è lo stomaco, sebbene alcuni istotipi, come il linfoma a cellule T periferiche che affligge tipicamente i soggetti d'età media-avanzata, abbiano come sito preferenziale altri tratti, e nello specifico, il piccolo intestino.

La diagnostica per immagini ha un ruolo fondamentale nella diagnosi, nella stadiazione e nel follow-up di tali patologie. I linfomi primitivi del tratto gastrointestinale vengono stadiati seguendo la classificazione di Ann-Arbor, successivamente e più volte modificata da Musshoff (Tabella 2).

Tabella 2. Stadiazione dei linfomi primitivi

Stadiazione del linfoma primitivo gastrointestinale	Stadiazione ecoendoscopica del linfoma MALT gastrico
EI: limitato a un tratto gastrointestinale sotto-diaframmatico	
EI1: limitato a mucosa ± sottomucosa	T1a: mucosa superficiale, incluso I strato (iperecogeno) T1b: fino alla muscolaris mucosa, incluso II strato (ipoecogeno) T2: fino alla sottomucosa, incluso III strato (iperecogeno)
EI2: fino alla muscolare e/o sierosa	T3: oltre la sottomucosa, inclusi IV (ipoecogeno) e V strato (iperecogeno)
EII: associato a linfonodi sotto-diaframmatici	
EII1: stazioni linfonodali loco-regionali	
EII2: stazioni linfonodali extra-regionali	
EIII: associato a linfonodi sovra- e sotto-diaframmatici	
EIV: associato a localizzazioni in organi extra-intestinali	

MALT, *mucosa-associated lymphoid tissue*

Indagini strumentali

Tomografia computerizzata (TC)

La TC è la metodica d'elezione nello studio delle neoplasie dell'apparato gastrointestinale in quanto fornisce informazioni sull'estensione locale, parietale ed extraparietale della malattia, sulla presenza di eventuali complicanze quali perforazioni, fistole, invaginazioni, ostruzioni e soprattutto sul coinvolgimento linfonodale e di altri apparati, elementi di estrema importanza ai fini terapeutici e prognostici. Inoltre la stadiazione TC fornisce il quadro radiologico di partenza rispetto al quale saranno confrontate tutte le successive indagini radiologiche [3].

L'introduzione delle apparecchiature TC spirali e soprattutto delle TC multidetettore (TCMD) ha permesso di ottenere un'elevata risoluzione spaziale anche sull'asse z, consentendo accurate ricostruzioni 3D, e quindi una valutazione ancor più dettagliata e precisa della parete gastrointestinale. Lo studio del tubo digerente tramite TC, e in particolare dello stomaco e del piccolo intestino, non può prescindere dall'utilizzo di alcuni accorgimenti tecnici, quali la scelta di adeguati parametri di scansione, del più adatto mezzo di contrasto (MDC) orale e dall'utilizzo del MDC endovenoso.

Parametri di scansione - I parametri di scansione da utilizzare dipendono in primo luogo dall'apparecchiatura TC a disposizione e, in seconda analisi, dall'estensione del volume in studio. Per uno studio dettagliato degli organi cavi è utilizzata una configurazione dei detettori di 4, 8, 16 o 64 x 1,25-3 mm, e un intervallo di ricostruzione che prevede una sovrapposizione fra *slice* del 50% (es. spessore di strato di 1,5 mm con intervallo di ricostruzione di 0,75 mm), in modo da consentire, se necessario, ricostruzioni multiplanari e 3D di buona qualità. Le ricostruzioni multiplanari, nel caso di piccole masse tumorali, non sembrano tuttavia aggiungere informazioni rilevanti ai fini diagnostici, oltre a quelle ottenibili dalle scansioni assiali. Lo studio panoramico dovrebbe essere condotto con spessore di strato di 5 mm e intervallo di ricostruzione di 5 mm, per ottenere un adeguato rapporto segnale/rumore e un numero di *slice* non eccessivo [4, 5].

MDC per via orale - Benché l'utilizzo di MDC orali "positivi" sia ampiamente diffuso per lo studio TC dell'addome, l'elevata densità di tale distretto potrebbe nascondere eventuali prese di contrasto anomale a livello degli strati più superficiali della parete gastrointestinale. Per tale ragione, molti autori suggeriscono l'utilizzo di MDC "negativi" (come l'acqua - poco costosa, facilmente reperibile e ben tollerata - o la metilcellulosa) che permettono di ottenere un'adeguata risoluzione di contrasto tra parete e lume del viscere (Fig. 1). La somministrazione del MDC per via orale consente una buona distensione del viscere se ingerito nei tempi e in quantità adeguati: almeno 750 ml di acqua 20-30 minuti prima dell'esame, per distendere il piccolo intestino, e altri 250 ml immediatamente prima dell'inizio della scansione per ottenere un'adeguata distensione dello stomaco.

MDC per via endovenosa - Lo studio della parete è condotto sulle immagini ottenute dopo 50-60 secondi dall'inizio della somministrazione endovenosa del MDC iodato: in tal modo si ottiene un buon gradiente di contrasto tra le pareti degli organi cavi, iperdense, e il lume gastrointestinale, ipodenso. Lo studio in fase arteriosa dovrebbe essere effettuato, a seconda dell'indicazione clinica, a fini di stadiazione, per caratterizzare eventuali lesioni epatiche, o per ottenere, se necessario, una dettagliata mappatura vascolare [4-6].

Con l'avvento delle TCMD alcuni autori hanno recentemente enfatizzato le potenzialità della enteroclisi-TC proponendone l'uso routinario nei pazienti con sospetta patologia del piccolo intestino. Tale tecnica prevede la distensione dell'intestino tenue mediante l'introduzione, attraverso un sondino nasogastrico posizionato a livello della giunzione duodeno-digiunale, di circa 2000 ml di acqua a una pressione < 1600 mm/Hg con un flusso di 150-200 ml/min. Le immagini sono acquisite, previa somministrazione di 10 mg di farmaco ipotonizzante, dopo 70 secondi dalla somministrazione endovenosa di 120 ml di MDC iodato a un flusso di 3 ml/sec; l'infusione d'acqua è mantenuta per tutta la durata della scansione. Nel riconoscimento delle patologie del piccolo intestino, compresi i linfomi, l'enteroclisi-TC ha valori di sensibilità del 100%, specificità del 95%, accuratezza del 97%, valore predittivo positivo del 94% e valore predittivo negativo del 100% e sembra permettere una migliore valutazione dei piccoli tumori intestinali, ancor più delle indagini radiografiche a singolo o doppio contrasto [5, 7].

Altre tecniche di imaging

L'ecoendoscopia (EUS) e le indagini radiografiche a doppio contrasto, quali il clisma del tenue e il clisma opaco a doppio contrasto, restano le migliori tecniche di *imaging* per lo studio dei linfomi che si manifestano sotto forma di lesioni mucose e sottomucose, con minimi ispessimenti parietali, e quindi non sempre riconoscibili mediante TC. L'EUS consente la visualizzazione diretta della mucosa gastrica, dei diversi strati costituenti la parete, ed evidenzia le regioni più idonee sulle quali eseguire un prelievo bioptico. Le indagini radiografiche a doppio contrasto, grazie alla "verniciatura" della superficie mucosa, consentono di evidenziare lesioni erosive o nodulari anche minime che, sebbene rappresentino reperti morfologici aspecifici per una diagnosi di linfoma, se integrate con informazioni cliniche e bioumorali potrebbero orientare verso la diagnosi di malattia linfoproliferativa sistemica.

Le metodiche di *imaging* di tipo funzionale come la tomografia computerizzata a emissione di positroni (PET) e più recentemente la TC-PET sono entrate a far parte del processo di stadiazione dei linfomi, in particolare nella rivalutazione di malattia dopo terapia [8]. In caso di eventuali masse residue, poiché la TC e la RM non riescono sempre a differenziare tra tessuto fibrotico e focolaio di malattia, la presenza di un'area di ipermetabolismo alla PET nella massa residua, dovrebbe indurre il medico curante ad attivare un'immediata terapia [9, 10]. Studi recenti evidenziano il valore della TC-PET nella valutazione della risposta ai trattamenti: in particolare il confronto dell'uptake del glucosio (FDG), durante e al termine del trattamento eseguito, sembra essere indicativo dell'efficacia della terapia effettuata [8].

Apparati

Stomaco

I linfomi gastrici primitivi rappresentano l'1-7 % di tutte le neoplasie gastriche maligne, possono coinvolgere qualsiasi porzione dello stomaco e sono rappresentati più frequentemente da NHL a cellule B.

Ba-Saalamah e coll. [6] hanno individuato quattro modalità principali di presentazione radiologica del linfoma gastrico, correlate ai quattro principali istotipi [11]:

- forma infiltrante, caratterizzata da un ispessimento focale o diffuso delle pliche gastriche dovuto alla diffusione sottomucosa del tumore;
- forma ulcerativa, caratterizzata dalla presenza di una o più lesioni ulcerate;
- forma polipoide, caratterizzata da masse intra-luminali;
- forma nodulare, caratterizzata da noduli sottomucosi di dimensioni variabili da pochi millimetri a qualche centimetro.

Nonostante la diagnosi differenziale nei confronti delle altre neoplasie gastriche primitive (es. adenocarcinomi, tumori stromali gastrointestinali-GIST) e delle patologie non neoplastiche (es. gastriti, soprattutto se correlate alla presenza di *Helicobacter pylori*) non sia sempre agevole, alcune caratteristiche morfologiche accompagnate ad altri reperti patologici potrebbero aiutare almeno a ipotizzare la presenza di una localizzazione extranodale di malattia sistemica. Ad esempio, al contrario dell'adenocarcinoma, il linfoma coinvolge tipicamente più regioni dello stomaco e la diffusione transpilorica al duodeno si riscontra nel 30% dei pazienti; inoltre, nonostante l'estesa infiltrazione, la parete gastrica rimane elastica e quindi è rara una sintomatologia occlusiva (Fig. 1).

La presenza di adenopatie è comune sia nei pazienti con linfoma che in quelli con adenocarcinoma, ma la presenza di linfonodi che si estendono caudalmente al piano passante per l'ilo renale, rappresenta un reperto maggiormente indicativo di linfoma (Fig. 1) [6].

La TC ha sicuramente dei limiti nello studio dei linfomi di basso grado e nei linfomi originanti dal tessuto linfoide associato alle mucose - o linfomi MALT (*mucosa-associated limphoyd tissue*) - dove l'interessamento prevalentemente mucoso e sottomucoso di modesta entità può non essere evidenziato. In tali casi, ancor più che lo studio del

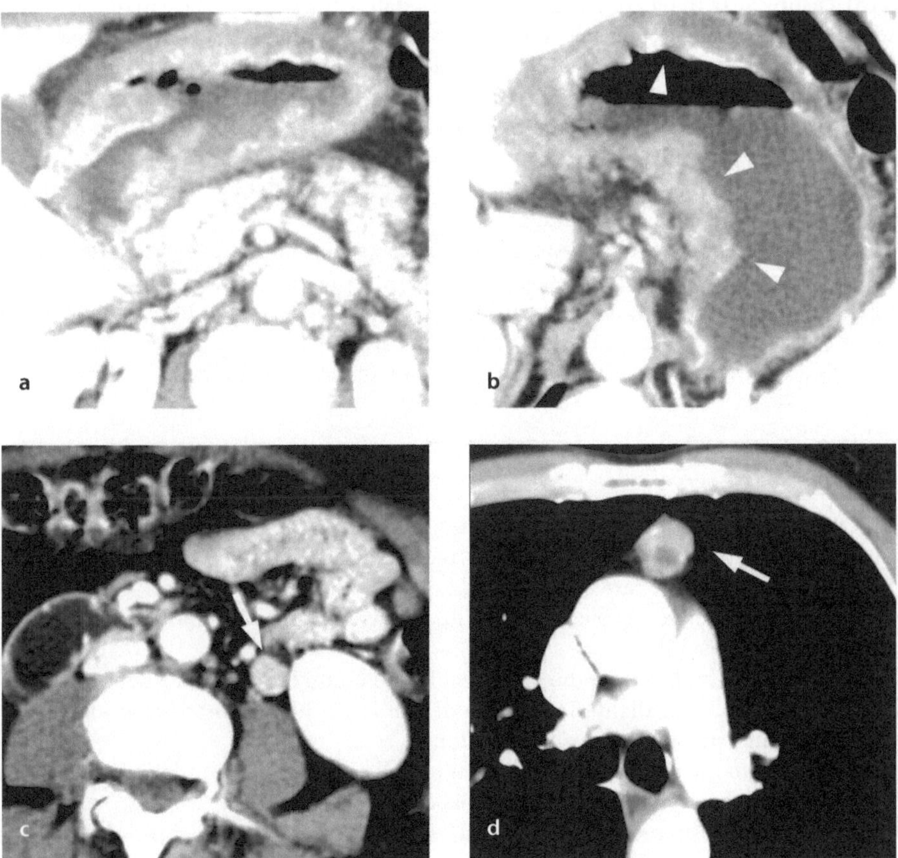

Fig. 1. Maschio, 62 anni, linfoma non-Hodgicin (LNH) a cellule T periferiche tipo pleomorfo primitivo gastrico, stadio EIII. Lo stomaco, disteso mediante somministrazione orale di acqua, presenta un diffuso ispessimento parietale di densità omogenea (*punte di freccia*); non si evidenziano stenosi del lume gastrico (**a, b**). La presenza di linfonodi ipodensi e tondeggianti al di sotto dell'ilo renale e soprattutto in sede sovradiaframmatica (*frecce*) è indicativa di malattia sistemica (**c, d**)

tubo gastrointestinale mediante esame radiografico a singolo o doppio contrasto, i cui segni radiologici sono spesso aspecifici, il ruolo di maggior valore diagnostico è rivestito dall'EUS, in grado di determinare con precisione la profondità dell'infiltrazione da parte del tessuto linfomatoso negli strati della parete del viscere.

Il linfoma MALT è un particolare tipo di linfoma extranodale caratterizzato da un decorso clinico relativamente meno aggressivo e da una prognosi migliore rispetto al linfoma gastrico a cellule B d'alto grado, generalmente più esteso alla presentazione, con localizzazioni ai linfonodi perigastrici e agli organi adiacenti. Poiché il grado, come l'isotipo, influenza il trattamento e la prognosi, alcuni autori hanno tentato di correlare il grado istologico con le caratteristiche radiologiche della malattia. Tra questi, Choi e coll. [12], in uno studio condotto su 58 pazienti con linfoma MALT gastrico, di cui 21 d'alto grado e 37 di basso grado, hanno riscontrato una correlazione statisticamente significativa tra grado di malignità, entità ed estensione dell'ispessimento della parete gastrica, presenza di ulcere e metastasi linfonodali. Tuttavia, sulla base di queste caratteristiche morfologiche, una corretta identificazione dei linfomi ad alto grado è stata possibile in una percentuale troppo esigua (10-14%) per consentirne un'applicazione routinaria. È apparsa invece altamente predittiva per la presenza di un linfoma MALT a basso grado l'assenza di anomalie di parete alla TC. Park e coll. [13] hanno ottenuto risultati simili riscontrando una differenza statisticamente significativa fra le caratteristiche radiologiche (esami TC e a singolo e doppio contrasto del tubo digerente superiore) dei linfomi a basso e ad alto grado.

Come già accennato in precedenza, in caso di sospetto linfoma MALT o linfoma di basso grado la metodica di *imaging* più indicata per la diagnosi e la stadiazione resta l'EUS, in quanto in grado di determinare con precisione la profondità dell'infiltrazione intramurale da parte del tessuto neoplastico, di individuare la presenza di linfonodi perigastrici e di valutare la risposta del tumore alla terapia (Tabella 2) [14].

Intestino tenue

I LNH rappresentano, in ordine di frequenza, la terza più comune neoplasia maligna del piccolo intestino, comprendendo circa il 10-15% di tutti i tumori maligni del viscere; i LH sono estremamente rari.

Il linfoma primitivo del piccolo intestino può avere le seguenti modalità di presentazione radiologica [5]:

- nodi parietali multipli, meglio apprezzabili con esami radiografici a doppio contrasto piuttosto che mediante TC, a causa delle minute dimensioni delle lesioni;
- formazione espansiva di varie dimensioni;
- ispessimento parietale con sovvertimento della normale anatomia intestinale e in particolare con distruzione delle valvole conniventi (Fig. 2);
- massa esofitica (in più del 50% dei casi), spesso ulcerata e difficilmente differenziabile dall'adenocarcinoma o dal GIST.

A differenza dell'adenocarcinoma, il linfoma si presenta di consistenza soffice e raramente causa ostruzione intestinale, mentre con maggior frequenza può portare all'invaginazione o, poiché il tumore infiltra lo strato muscolare della parete, può inibire la peristalsi e portare alla dilatazione aneurismatica delle anse intestinali affette (Fig. 2).

Particolare attenzione deve essere prestata alla ricerca di segni di un'eventuale perforazione tumorale, molto rara nei linfomi gastrici e colo-rettali, ma frequente nei linfomi del piccolo intestino; infatti le cellule linfoidi possono infiltrare la parete dei vasi sanguigni causando occlusione vascolare e sviluppo di necrosi ischemica sia nel tumore che nella parete sana, con conseguente perforazione intestinale [15, 16].

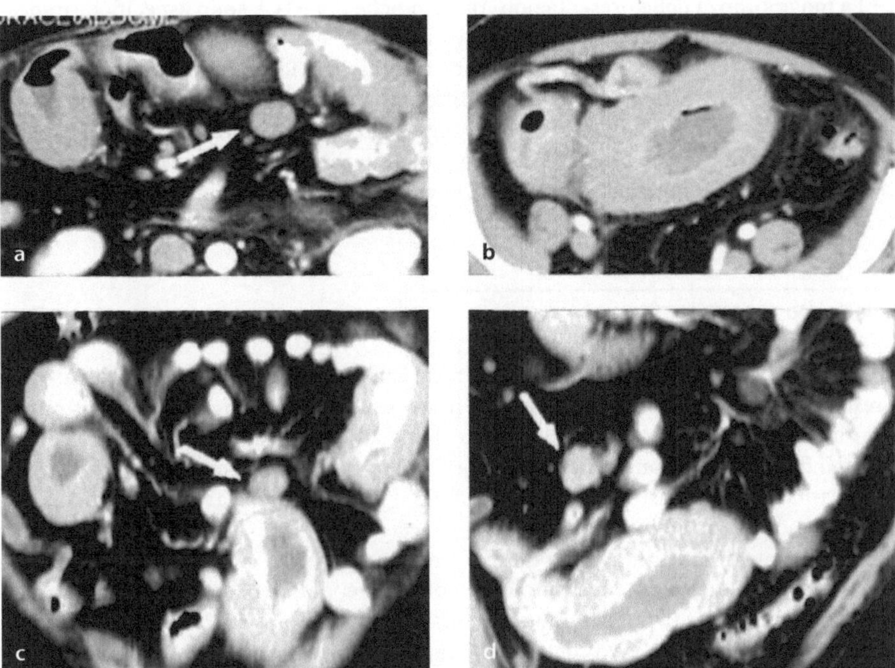

Fig. 2. Maschio, 72 anni, LNH a grandi cellule B primitivo del tenue, stadio EII. Marcato ispessimento parietale coinvolgente diversi segmenti del piccolo intestino (**a**, **b**). Si noti il marcato ispessimento e la dilatazione del lume di un'ansa dell'ileo distale (**b**), ben valutabile sulle riformattazioni coronali (**c**, **d**). Nel tessuto adiposo mesenteriale sono presenti numerose adenopatie (*frecce*). Per gentile concessione del Dott. Giovanni Bonenti

Oltre alla localizzazione primitiva al piccolo intestino, il LNH può insorgere nel mesentere e infiltrare in seguito le anse intestinali adiacenti. In tale caso, poiché la massa linfomatosa è soffice e i vasi mesenterici sono raramente compromessi, può comparire il cosiddetto segno del "sandwich", determinato dall'incarceramento dei vasi mesenterici - ancora ben riconoscibili - all'interno della massa neoplastica [5].

Mentre la maggioranza dei linfomi che coinvolgono l'apparato gastrointestinale sono LNH a cellule B e hanno come sito di localizzazione preferenziale lo stomaco e l'ileo distale, il piccolo intestino e la porzione superiore del digiuno rappresentano i siti preferenziali di localizzazione extranodale di un particolare tipo di LNH a cellule T: il linfoma a cellule T periferiche (PTCL). Il PTCL che origina dal tubo digerente è raro (incidenza del 4-6%), ma relativamente frequente nella popolazione di mezza età e anziana. Esso comprende una serie di entità clinico-patologiche, alcune delle quali, come l'*enteropathy-type T-cell lymphoma*, sono caratterizzate da particolari siti di localizzazione primitivi e da peculiari caratteristiche clinico-patologiche come l'associazione a malassorbimento, a morbo celiaco, e disordini autoimmuni o linfoproliferativi. Il PTCL è caratterizzato da decorso aggressivo e cattiva prognosi, con il 25% di sopravvivenza a 5 anni dalla diagnosi, e da scarsa risposta al trattamento [15, 16].

La maggioranza delle presentazioni radiologiche del PTCL sono aspecifiche e spesso simulano quelle di altre neoplasie intestinali o di malattie infiammatorie. La TC, eccetto per quelle forme limitate alla mucosa, evidenzia lesioni ipodense, omogenee, con caratteristiche di *enhancement* non differenti da quelle riscontrabili nei linfomi a cellule B. La presenza di adenopatie loco-regionali, mesenteriche o a distanza è ancora una volta il segno che più di ogni altro può aiutare nella diagnosi differenziale nei confronti di altre lesioni gastrointestinali, in cui l'interessamento linfonodale è in genere inferiore.

Colon-retto

Il linfoma colorettale si può manifestare sia, raramente, come neoplasia primitiva - rappresentando lo 0,4% di tutte le neoplasie maligne che hanno origine dal colon-retto - sia, più comunemente, come localizzazione di malattia generalizzata. I linfomi che interessano il colon-retto sono generalmente a cellule B; meno comuni sono i linfomi a cellule T, anche se alcuni istotipi, come a esempio il PTCL, hanno tra i siti preferenziali di localizzazione proprio il colon.

Le presentazioni radiologiche del linfoma primitivo del colon-retto sono varie e spesso simili a quelle di altre patologie coliche neoplastiche e infiammatorie, che devono essere prese in considerazione nella diagnosi differenziale. L'aspetto più frequente del linfoma primitivo colorettale è rappresentato dalla presenza di masse polipoidi di dimensioni variabili da pochi millimetri fino a 20 cm, localizzate frequentemente in prossimità della valvola ileo-cecale. Le formazioni polipoidi hanno spesso dimensioni maggiori rispetto a quelle di un adenocarcinoma e possono estendersi oltre la parete del viscere formando grosse masse peritoneali, che a volte appaiono escavate. La massa linfomatosa può presentarsi anche come un ispessimento concentrico di un lungo tratto di parete colica, associato talvolta a dilatazione aneurismatica, del lume (Fig. 3).

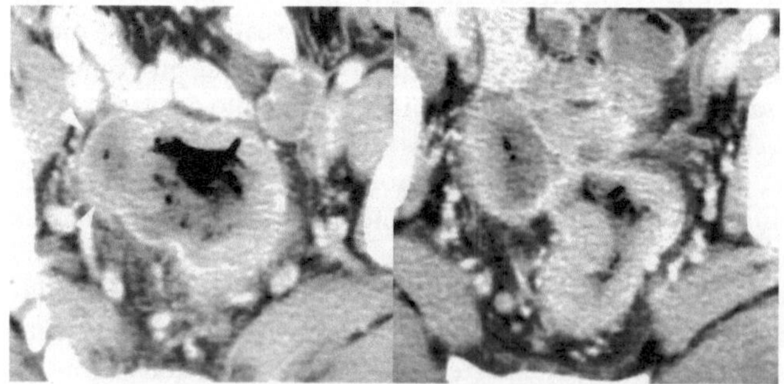

Fig. 3. Maschio, 70 anni, LNH a cellule T primitivo del sigma-retto, stadio EII. Ispessimento delle pareti del sigma con presenza di sfiancamento eccentrico in sede laterale destra (*punte di freccia*). Per gentile concessione del Dott. Roberto De Lucchi

Associata o alternativamente a tali reperti si può riscontrare la presenza di austre ispessite e irregolari, ricoperte da mucosa liscia o interessata da multiple e ampie ulcerazioni irregolari - caratteristica tipica del PTCL - meglio apprezzabili tramite clisma opaco a doppio contrasto. La presentazione con nodularità mucose, anch'esse ben evidenziabili a un'indagine radiografica a doppio contrasto, è più tipica nei linfomi a cellule B, e in particolare nei linfomi MALT. Raramente i noduli interessano solo un breve tratto del grosso intestino, più spesso sono estesi all'intero colon, e variano tra loro per morfologia e dimensioni, rappresentando una manifestazione di una malattia ormai generalizzata. Sicuramente quest'ultima modalità di presentazione pone grossi problemi di diagnosi differenziale nei confronti della poliposi familiare, dell'iperplasia linfoide e degli pseudopolipi infiammatori delle malattie infiammatorie intestinali [16, 17].

Bibliografia

1. Bonadonna G, Viviani S, Bonfante V (2003) Linfomi maligni. In: Bonadonna G, Robustelli della Cuna G, Valagussa P (eds) Medicina Oncologica. Casa Editrice Masson, Milano, pp 1275-1329
2. Mirk P, Gimondo P (1997) Neoplasie. Gimondo P (ed) Apparato gastroenterico-ecografia. Collana di ecografia diretta da Barzocchi M., vol 15. Guido Gnocchi Editore, Napoli, pp 93-115
3. Vinnicombe SJ, Reznek RH (2003) Computerised tomography in the staging of Hodgkin's disease and non-Hodgkin's lymphoma. Eur J Nucl Molec Imaging 30(Suppl 1):S42-S55
4. Horton KM, Fishman EK (2003) Current role of CT in imaging of the stomach. Radiographics 23:75-87
5. Horton KM, Fishman EK (2004) Multidetector-row computer tomography and 3-dimensional computer tomography imaging of small bowel neoplasms. J Comput Assist Tomogr 28:106-116
6. Ba-Ssalamah A, Prokop M, Uffmann M et al (2003) Dedicated multidetector CT of the stomach: spectrum of diseases. Radiographics 23:625-644
7. Boudiaf M, Jaff A, Soyer P et al (2004) Small-bowel disease : prospective evaluation of multidetector row helical CT enteroclysis in 107 consecutive patient. Radiology 233:338-344
8. Burton C, Ell P, Linch D (2004) The role of PET imaging in lymphoma. Br J Haematol 126:772-784
9. Rankin SC (2003) Assessment of reponse to therapy using conventional imaging. Eur J Nucl Med Mol Imaging 30(Suppl 1):S56-S64
10. Schaefer NG, Hany TF, Taverna C et al (2004) Non-Hodgkin lymphoma and Hodgkin disease: coregistered FDG PET and CT at staging and restaging - do we need contrast enhanced CT?. Radiology 232:823-829
11. Fischback W, Kestel W, Kirchner T et al (1992) Malignant lymphomas of the upper gastrointestinal tract: results of a prospective study in 103 patients. Cancer 70:1075-1080
12. Choi D, Lim HK, Lee SJ et al (2001) Gastric mucosa-associated lymphoid tissue lymphoma: helical CT findings and pathologic correlation. AJR Am J Roentgenol 178:1117-1122
13. Park MS, Kim KW, Yu JS et al (2002) Radiographic findings of primary B-cell lymphoma of the stomach: low-grade versus high-grade malignancy in relation to the mucosa-associated lymphoid tissue concept. AJR Am J Roentgenol 179:1297-1304
14. Ahmad A, Govil Y, Frank BB (2003) Gastric mucosa-associated lymphoid tissue lymphoma. Am J Gastroenterol 98:975-986
15. Byun JH, Ha HK, Kim AY et al (2003) CT findings in peripheal T-cell lymphoma involving the gastrointestinal tract. Radiology 227:59-67
16. Lee HJ, Im JG, Goo JM et al (2003) Peripheal T-cell lymphoma: spectrum of imaging findings with clinical and pathologic features. Radiographics 23:7-28
17. Lee HJ, Han JK, Kim TK et al (2001) Primary colorectal lymphoma: spectrum of imaging findings with pathologic correlation. Eur Radiol 12:2242-2249

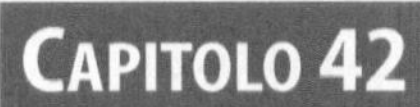

Addome acuto

Luigia Romano, Nicola Gagliardi, Francesco Lassandro,
Stefanella Merola, Antonio Pinto, Stefania Romano, Mariano Scaglione

Introduzione

Il termine *addome acuto* è molto generico e, come tale, non precisamente definito. Si rinvia a un gran numero di sindromi e condizioni cliniche, talora molto diverse, associate alla rapida insorgenza di dolore addominale acuto. Per tradizione tale termine si identifica con le emergenze chirurgiche. Tuttavia, solo un quarto dei pazienti che sono preliminarmente inquadrati nel pronto soccorso con addome acuto ricevono effettivamente un trattamento chirurgico. Ciò è ancora più vero nell'anziano, dove le implicazioni cliniche e diagnostico-differenziali pongono sovente notevoli difficoltà di inquadramento. È in questo scenario che si inserisce la diagnostica per immagini che ha il compito di abbreviare i tempi diagnostici e suggerire la più opportuna opzione terapeutica.

In questo capitolo saranno trattate schematicamente solo alcune tra le più comuni condizioni cliniche di addome acuto nell'anziano, con l'obiettivo di fornire qualche elemento diagnostico utile a chi si cimenta nella quotidiana sfida delle emergenze.

Occlusione intestinale

L'occlusione intestinale è tra le più frequenti cause di addome acuto, rappresentando circa il 20% dei ricoveri in chirurgia d'urgenza [1]. Circa l'80% delle occlusioni intestinali si localizza a livello del piccolo intestino. Sulla base della fisiopatologia, l'occlusione dell'intestino tenue può essere distinta almeno in due categorie principali: occlusione semplice e occlusione "ad ansa chiusa" [1]; questa distinzione, utile in termini patogenetici, risulta necessaria ai fini prognostici e per il corretto *timing* chirurgico [1].

L'*occlusione semplice* è rappresentata dall'interruzione del transito intestinale in uno o più punti a causa di un processo ostruente endoluminale, intrinseco alla parete dell'ansa o compressivo extraluminale (Fig. 1); il supporto vascolare dell'ansa è indenne. L'*occlusione "ad ansa chiusa"* riguarda un fenomeno dinamico molto più complesso che può regredire o richiedere la laparotomia d'urgenza (Fig. 2), pena un rischio notevolmente maggiore di complicanze (fino a 25%) [1]. Dal punto di vista clinico distinguere queste due entità nosologiche unicamente sulla base delle indagini cliniche e laboratoristiche può non essere semplice. Il ritardo diagnostico che ne può derivare può avere risvolti prognostici sfavorevoli per l'istaurarsi di complicanze anche gravi. In questo contesto, l'*imaging* radiologico può essere dirimente nella distinzione di queste due entità nosologiche.

L'esame radiografico diretto dell'addome, l'ecografia e la tomografia computerizzata (TC) sono metodiche che comunemente vengono impiegate nei casi di occlusione a insorgenza acuta, mentre l'enteroclisi, associata o meno alla TC, si utilizza nei casi di occlusione parziale (subocclusione).

L'esame radiografico diretto dell'addome rimane l'indagine di screening di riferimento nei pazienti con sospetta occlusione dell'intestino tenue, avendo un'eccellente accuratezza diagnostica nei casi con presentazione clinica classica: la sua specificità oscilla tra 50 e 60% dei casi, con un tasso di falsi negativi intorno al 20% [2]. L'ecografia è una metodica preziosa nella valutazione degli stadi evolutivi dell'occlusione meccanica. Il suo valore si esprime al meglio quando viene associata all'esame radiologico diretto dell'addome, consentendo di identificare, attraverso lo studio delle pareti delle anse e del liquido extraluminale, perlomeno tre stadi evolutivi del processo occlusivo, indipendentemente dalla causa patogenetica che ne è alla base [3]. La TC rappresenta il *gold standard* nell'occlusione meccanica a insorgenza acuta perché consente l'identificazione della causa alla base del fenomeno occlusivo [4]. Il valore aggiunto offerto dalla TC risiede nella possibilità di differenziare i casi di occlusione semplice da quelli ad ansa chiusa e, nell'ambito di questi ultimi, di distinguere potenzialmente i casi non

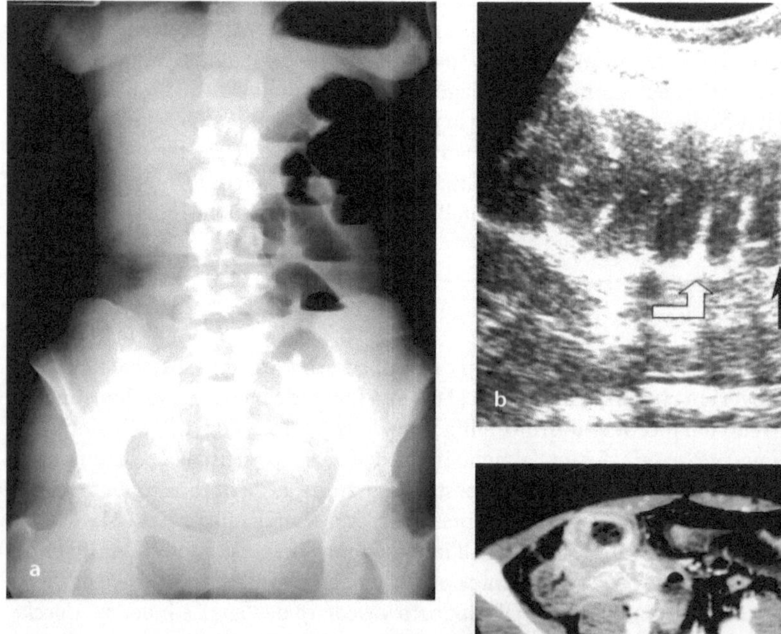

Fig. 1. Occlusione meccanica semplice. **a** Radiogramma dell'addome: distensione idro-gassosa delle anse del tenue. Assenza di gas nell'emi-addome di destra. **b** Scansione ecografica: ansa del tenue distesa da fluido con sottili pliche conniventi (*freccia*). **c** tomografia computerizzata (TC): processo neoplastico nella fossa iliaca destra che ingloba il cieco e l'ultima ansa del tenue

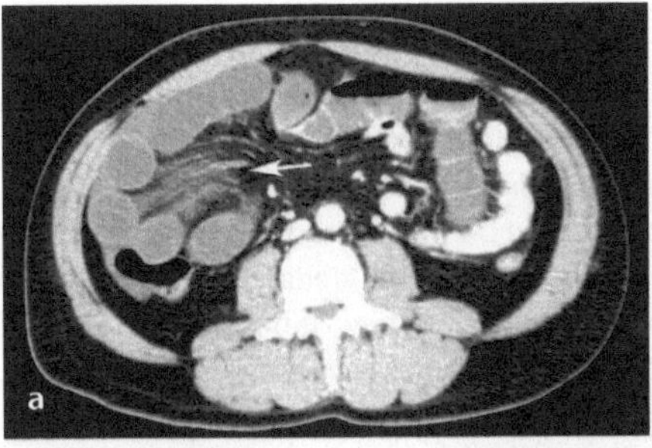

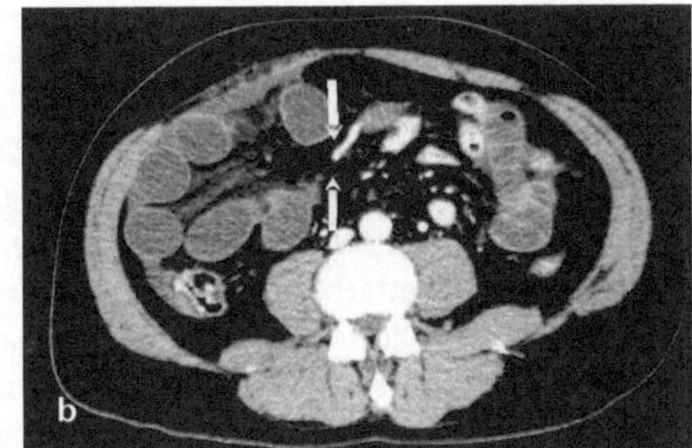

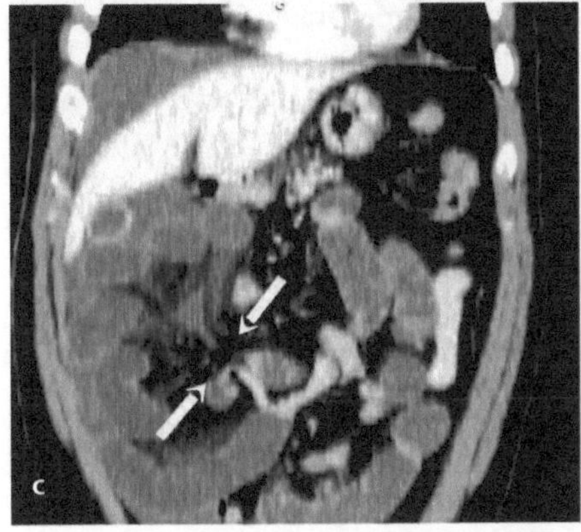

Fig. 2. Occlusione meccanica "ad ansa chiusa" complicata da ischemia intestinale). **a** TC: anse digiunali sovradistese da fluido, con ridotto *enhancement* parietale e ingorgo del meso (*freccia*). **b** TC: "zona di transizione" (*frecce*) tra le anse dilatate a monte e le anse collabite a valle. **c** Ricostruzione TC multiplanare: anse prossimali sovradistese con ridotto *enhancement* parietale e anse collabite distalmente al sito di ostruzione

complicati da quelli con segni di compromissione vascolare del supporto mesenterico e dell'ansa [4]. Le ricostruzioni multiplanari di elevata qualità ottenute grazie alle moderne apparecchiature TC multidetettore offrono nuove prospettive e possono fornire ulteriori dettagli che arricchiscono il contenuto diagnostico.

Nell'acuto, l'esame TC viene effettuato solo dopo somministrazione di mezzo di contrasto (MDC) iodato *per venam* [5]. Nei casi di occlusione semplice, la diagnosi TC viene posta attraverso l'identificazione della "zona di transizione" (anse dilatate a monte e collabite a valle della sede dell'ostruzione) e dei segni associati (livelli idroaerei, ispessimento delle pliche conniventi, liquido libero). Nei casi di occlusione "ad ansa chiusa" i segni TC possono essere distinti in 3 gruppi: 1) segni intestinali; 2) segni mesenterici; 3) segni peritoneali. I segni intestinali sono rappresentati dalla zona di transizione, anse con configurazione a C o U prossimamente al sito dell'ostruzione, il *beak sign*, il *whirl sign*, *enhancement* parietale dell'ansa aumentato (*target, halo signs*), ridotto o assente e la pneumatosi intestinale. I segni mesenterici includono: distribuzione radiale dei vasi mesenterici convergenti nella sede dell'ostruzione, disomogeneità e ingorgo del supporto mesenterico. I segni peritoneali consistono nel fluido libero tra le anse e nei recessi peritoneali.

L'evidenza di alterazioni ischemiche con TC indicano la necessità di procedere verso la laparotomia, mentre la sola osservazione di un'ansa chiusa non esclude la complicanza ischemica e rimane una condizione di urgenza vera [6]. Pertanto, l'occlusione "ad ansa chiusa" è un'evenienza da valutare con molta attenzione nei casi in cui si voglia tentarne la risoluzione attraverso la terapia conservativa.

Diverticolite

La patologia infiammatoria diverticolare è di comune riscontro nell'età geriatrica, osservata nel 65% della popolazione di oltre 65 anni di età. Si ritiene che il 15-30% dei pazienti con diverticolosi sviluppi successivamente una diverticolite sintomatica. La sintomatologia tipica, caratterizzata da algia acuta e resistenza localizzata nella maggior parte dei casi al quadrante addominale sinistro, si associa agli indici clinico-laboratoristici di flogosi. Il quadro clinico della diverticolite è causato generalmente da una microperforazione con reazione infiammatoria peridiverticolare, la quale può complicarsi fino a causare la formazione di ascessi pericolici o emorragie. La stadiazione (I-IV stadio) dipende dai reperti riscontrati ed è legata alla presenza di un flemmone (stadio Ia), di un ascesso localizzato (stadio Ib e II), di una perforazione con peritonite purulenta (stadio III) o fecaloide (stadio IV) [7]. Il segmento colico coinvolto può dare origine a fenomeni di substenosi oppure a stenosi franca, causando un quadro clinico di ileo meccanico. Le metodiche di diagnostica per immagini rappresentano un valido ausilio per un corretto inquadramento clinico in urgenza nella diagnosi differenziale e nella valutazione della effettiva presenza di diverticolite in soggetto con anamnesi positiva per diverticolosi, nonché della sua estensione e delle eventuali complicanze concomitanti.

L'esame radiografico diretto dell'addome e l'ecografia rappresentano le indagini eseguite spesso in prima istanza nel paziente sintomatico che giunge al pronto soccorso [8] e consentono di evidenziare la presenza di aria libera intraperitoneale e/o retroperitoneale, di sovradistensione delle anse intestinali e di livelli idroaerei, di ispessimenti parietali del colon, di versamenti o raccolte fluide peritoneali. Gli esami contrastografici convenzionali rappresentano indubbiamente le procedure maggiormente idonee nella diagnosi delle affezioni infiammatorie del grosso intestino. Tuttavia, attualmente nel paziente con colon acuto l'esame TC è stato proposto quale standard diagnostico per la diagnosi di diverticolite. Il ruolo di questa metodica sembra maggiormente indicato nella valutazione dei reperti patologici extramurali (Fig. 3) (ascessi, complicanze da eventuali tramiti fistolosi con strutture anatomiche viciniori, particolarmente la vescica) o qualora non sia stato possibile

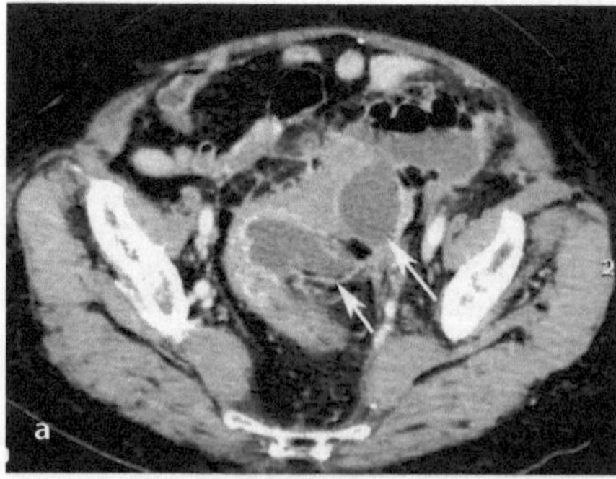

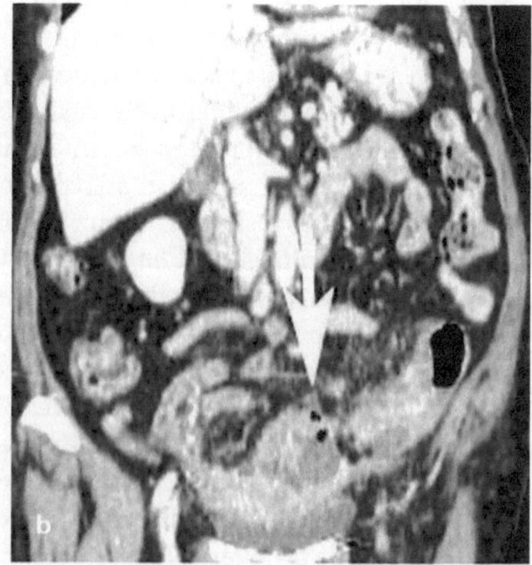

Fig. 3. TC scansione assiale (**a**) e ricostruzione coronale (**b**). Diverticolite del sigma ascessualizzata (*frecce in a*) e reazione infiammatoria estesa alle anse di piccolo intestino (*freccia in b*)

effettuare una diagnosi certa sulla scorta dei soli reperti dell'*imaging* di base. Inoltre, nella valutazione prognostica delle possibili complicanze evolutive successive a un episodio infiammatorio acuto trattato conservativamente, la TC è indicata nella localizzazione delle formazioni ascessuali (mesocoliche o pelviche), offrendo così al clinico informazioni che possono essere di effettivo ausilio nella scelta della terapia da instaurare [7].

Il reperto TC di diverticolite si basa sull'analisi dell'ispessimento parietale del segmento colico coinvolto, dell'infiltrazione infiammatoria del piano adiposo periferico, della presenza di ascessi nelle forme complicate.

La moderna tecnologia TC multistrato (MSTC) sembra anche essere particolarmente idonea alla diagnosi di microperforazioni diverticolari anche se non complicate da ascessi [8].

Appendicite acuta

L'appendicite acuta nell'anziano rappresenta un problema diagnostico da non sottovalutare per l'elevato tasso di mortalità e morbilità correlato a un inquadramento clinico e terapeutico non tempestivo. Inoltre, appare essenziale una corretta diagnosi differenziale, dal momento che le patologie neoplastiche appendicolari possono manifestarsi con sintomi e segni clinici di appendicopatia acuta [9]. Il paziente affetto da appendicopatia acuta lamenta algia insorta a sede epigastrica e poi migrata verso il quadrante addominale inferiore destro. Tra le metodiche di indagine, un ruolo essenziale è rappresentato dall'esame ecografico, sicuramente dotato di efficacia diagnostica acclarata. L'individuazione e lo studio ecografico dell'appendice non sono difficili, tuttavia in urgenza nel paziente con addome acuto, la presenza di distensione gassosa enterocolica unito allo stato di difesa della parete addominale può inficiare l'indagine. In questo caso, sulla scorta di reperti dell'*imaging* di base (radiogramma, ecografia) non completamente esaustivi, spetta all'esame TC dirimere i dubbi, dimostrando la presenza di flogosi appendicolare, di reazioni infiammatorie periferiche e della presenza di eventuali complicanze (perforazioni, ascessi) e di versamento fluido peritoneale (Fig. 4).

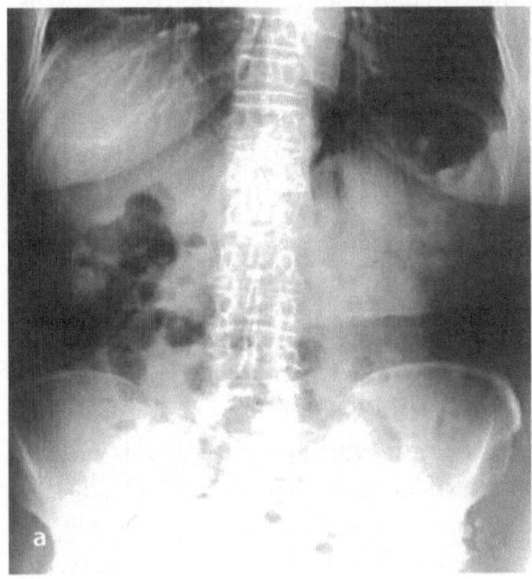

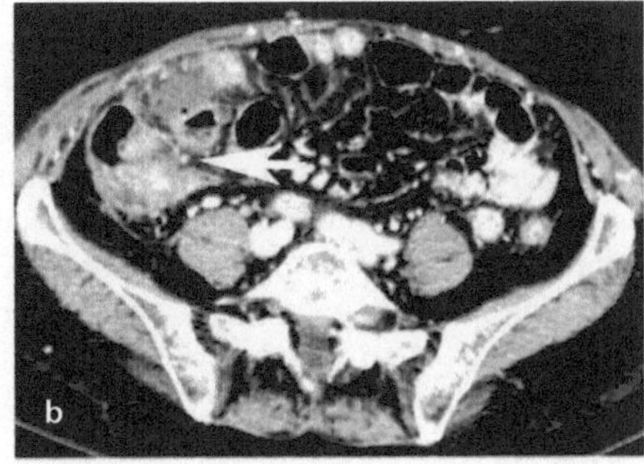

Fig. 4. Appedicite ascessualizzata. Radiogramma diretto dell'addome (**a**), scansione TC assiale (**b**) e ricostruzione TC sagittale (**c**): immagine a "binario" iperdensa dell'appendice, (*freccia*) con componente ascessuale

Perforazione gastrointestinale

La perforazione del tubo digerente può essere determinata da differenti patologie: nel paziente anziano le più frequenti sono rappresentate dall'ulcera peptica (Fig. 5), da neoplasie, da diverticolite e da cause iatrogene [10]. Il segno radiografico di perforazione gastrointestinale è l'aria libera extraluminale che, in base alla sua origine, può localizzarsi nella cavità peritoneale (pneumoperitoneo) e/o negli spazi retroperitoneali (pneumoretroperitoneo). Lo pneumoperitoneo può anche essere espressione di patologia non perforativa, essendo osservabile, per esempio, in caso di recente intervento chirurgico, paracentesi, insufflazione tubarica, trauma, *pneumatosis cystoides intestinalis*.

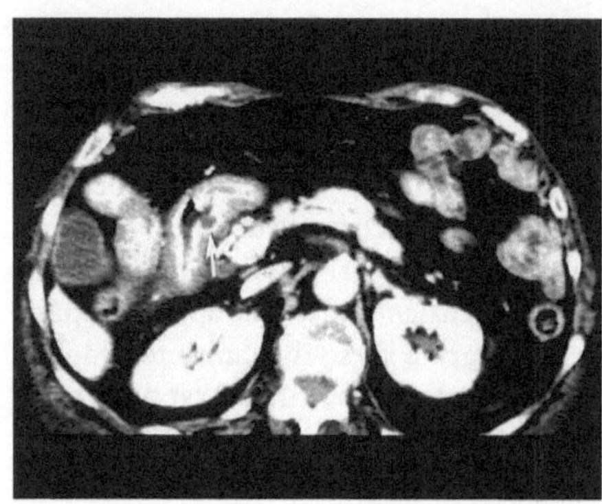

Fig. 5. TC: ulcera (*freccia*) nella parete mediale della seconda porzione del duodeno, associata a minima quota fluida periduodenale

I pazienti con perforazione del tubo digerente presentano generalmente segni e sintomi di peritonite localizzata oppure generalizzata. In fase clinica precoce, tuttavia, la sintomatologia può essere variabile in base alla sede e alla causa della perforazione, divenendo potenzialmente ascrivibile ad altre patologie addominali acute quali pancreatite, colecistite oppure appendicite acuta.

Nei pazienti con sospetta perforazione gastrointestinale, l'esame radiologico diretto dell'addome rappresenta la prima indagine diagnostica utlizzata: il pneumoperitoneo è agevolmente identificabile sotto forma di aria libera in sede sottodiaframmatica nel radiogramma sagittale del torace eseguito in ortostasi [11]. Nei pazienti anziani, spesso impossibilitati ad assumere la posizione ortostatica, l'esame radiologico diretto dell'addome eseguito con paziente in decubito supino, in decubito laterale sinistro oppure in decubito prono può essere estremamente utile nel mostrare numerosi segni di pneumoperitoneo, espressione di patologia di tipo perforativo, descritti nella letteratura [12-14].

Di recente sono state inserite nell'iter diagnostico del pneumoperitoneo anche altre metodiche di *imaging* quali l'ecografia [15] e, soprattutto, la TC. Quest'ultima metodica è sempre più utilizzata nel paziente anziano (Figg. 6, 7) con sospetta patologia perforativa [16] sia a causa della bassa sensibilità dell'esame diretto dell'addome nell'individuare la presenza di aria libera, soprattutto nelle perforazioni digiuno-ileali [17], sia a causa dell'elevata sensibilità diagnostica della TC nell'identificare piccolissime bolle di aria libera (Fig. 8), nel fornire preziose informazioni sulla causa e sulla sede di origine (Fig. 9) della perforazione [18] e nel rilevare ulteriori condizioni patologiche associate (Fig. 10).

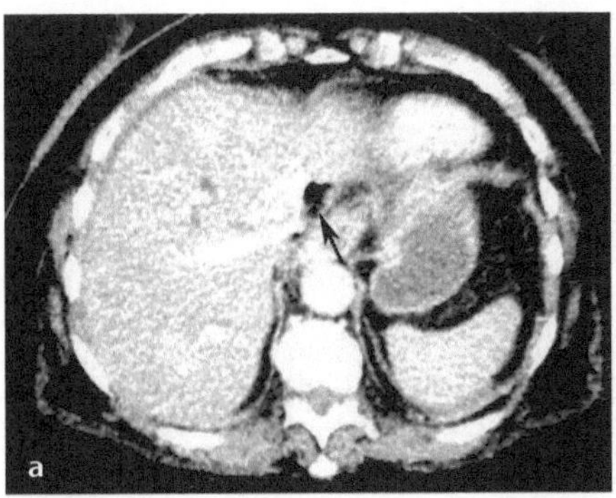

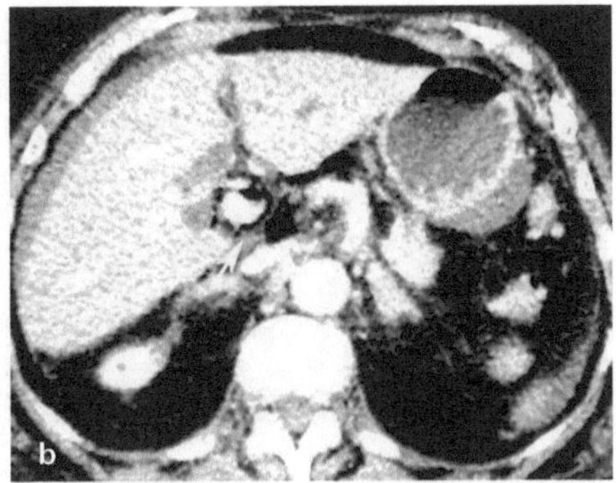

Fig. 6. TC: piccola quota di liquido libero in sede periepatica e di aria libera nel piccolo omento (**a**) estesa caudalmente intorno alla vena porta (**b**)

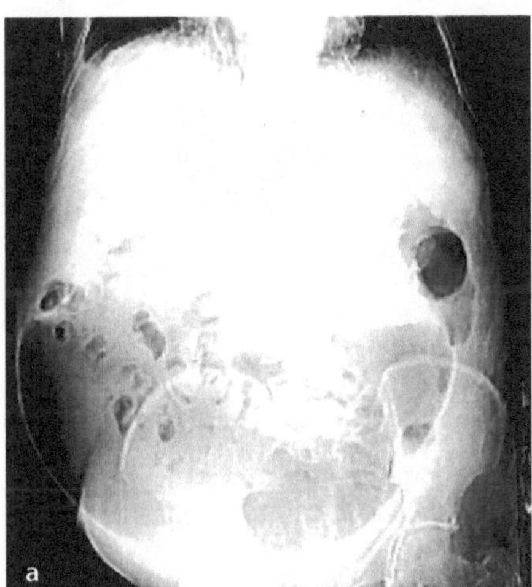

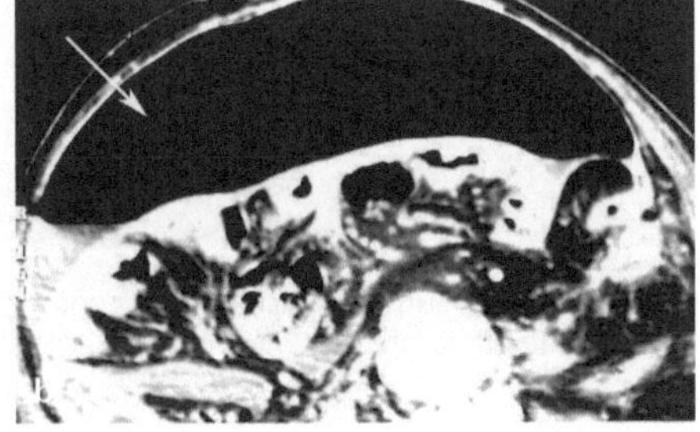

Fig. 7. a Radiogramma digitale: ampia raccolta gassosa ("segno del football") estesa tra i quadranti addominali medi e quelli inferiori. **b** TC: cospicuo idropneumoperitoneo

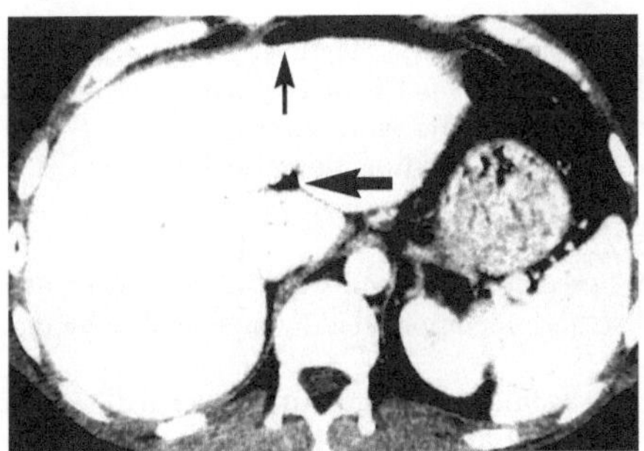

Fig. 8. TC: minima quota di pneumoperitoneo (*freccia piccola*), di liquido libero in sede periepatica, e bolla gassosa nel piccolo omento in corrispondenza della fessura per il legamento venoso (*freccia grande*)

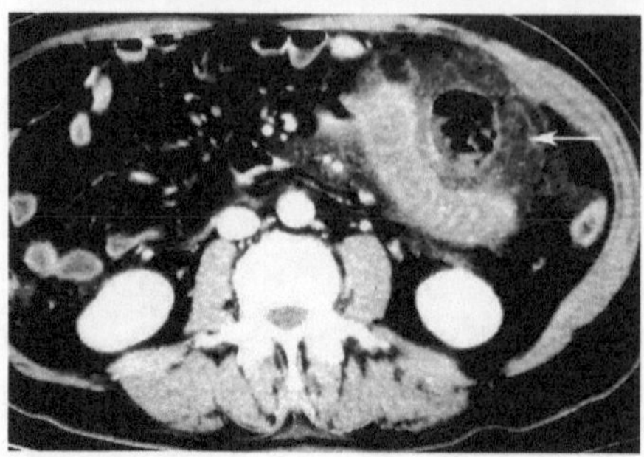

Fig. 9. TC: ascesso contiguo ad ansa digiunale con reazione di tipo infiammatorio del mesentere (*freccia*)

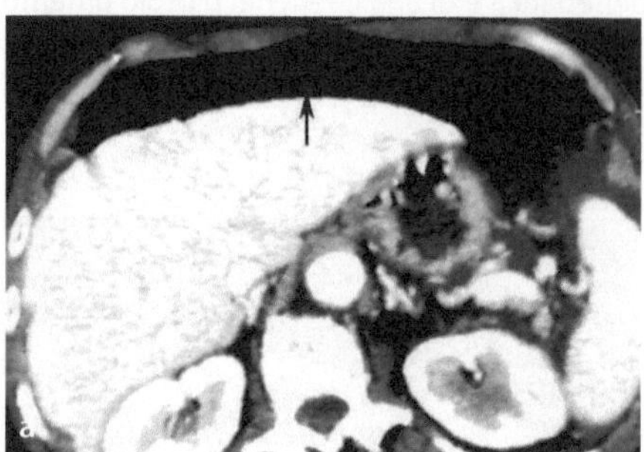

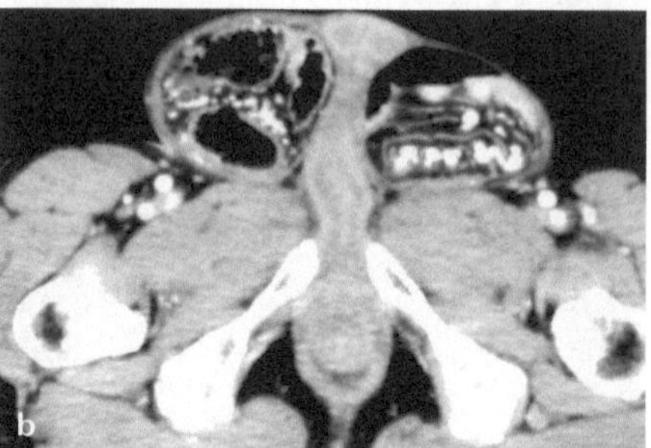

Fig. 10. TC: cospicuo pneumoperitoneo con modico versamento fluido (**a**). Si associa ernia inguino-scrotale bilaterale (**b**)

All'esame TC, i segni diretti di perforazione sono rappresentati dall'aria libera intraperitoneale, dallo stravaso extraluminale di MDC e dalla discontinuità della parete intestinale [19].

Bibliografia

1. Helinger H, Maglinte DD, Birnbaum BA (1999) Clinical imaging of the small intestine, 2nd ed. Springer, New York
2. Baker SR (1990) The abdominal plain film. Appleton and Lange, Hartford
3. Di Mizio R, Grassi R, Marchese E et al (1995) "Unbalanced" small bowel obstruction in adults. US findings of free fluid between the loops and its prognostic value. Radiol Med 6:787-793
4. Balthazar EJ (1994) CT of small-bowel obstruction. AJR Am J Roentgenol 162:255-261
5. Scaglione M, Romano S, Pinto F et al (2004) Helical CT diagnosis of small bowel obstruction in the acute clinical setting. Eur J Radiol 50:15-22
6. Scaglione M, Grassi R, Pinto A et al (2004) Positive predictive value and negative predictive value of spiral CT in the diagnosis of closed loop obstruction complicated by intestinal ischemia. Radiol Med 107:69-77
7. Kaiser AM, Jiang JK, Lake JP et al (2005) The management of complicated diverticulitis and the role of computer tomography. Am J Gastroenterol 100:910-917

8. Romano S, Flagiello F, Lombardo P et al (2005) Ecografia e imaging integrato nella diagnosi di diverticolite e appendicite in urgenza. Studio retrospettivo su 760 pazienti. Giornale Italiano di Ecografia 8:27-33
9. Todd RD, Sarosi GA, Nwariaku F, Anthony T (2004) Incidence and predictors of appendiceal tumors in elderly males presenting with signs and symptoms of acute appendicitis. Am J Surg 2004 188:500-504
10. Maniatis V, Chryssikopoulos H, Roussakis A et al (2000) Perforation of the alimentary tract: evaluation with computed tomography. Abdom Imaging 25:373-379
11. Grassi R, Di Mizio R, Pinto A et al (1996) Comparative adequacy of conventional radiography, ultrasonography and computed tomography in sixty-one consecutive patients with gastrointestinal perforation. Radiol Med 91:747-755
12. Cho KC, Baker SR, Thornhill BA et al (1988) Supine film diagnosis of pneumoperitoneum: new observations in the right upper quadrant. Radiology 169:405
13. Grassi R, Catalano O, Pinto A et al (1996) Case report: identification of the transverse mesocolon and root of small bowel mesentery; a new sign of pneumoperitoneum. Br J Radiol 69:774-776
14. Baker SR (1998) The uppermost abdomen in the recumbent patient: the last neglected area in radiology. Emerg Radiol 5:410-415
15. Pinto F, Scaglione M, Pinto A et al (2000) Gastrointestinal perforation: ultrasound diagnosis. Emerg Radiol 7:263-267
16. Pinto A, Scaglione M, Pinto F et al (2000) Helical computed tomography diagnosis of gastrointestinal perforation in the elderly patient. Emerg Radiol 7:259-262
17. Grassi R, Pinto A, Rossi G et al (1998) Conventional plain-film radiology, ultrasonography and CT in jejuno-ileal perforation. Acta Radiol 39:52-56
18. Pinto A, Scaglione M, Giovine S et al (2004) Comparison between the site of multislice CT signs of gastrointestinal perforation and the site of perforation detected at surgery in forty perforated patients. Radiol Med 108:208-217
19. Pinto A, Grassi R, Rossi G et al (1998) Computed tomography in the diagnosis of jejunoileal perforation. Personal experience. Radiol Med 96:602-606

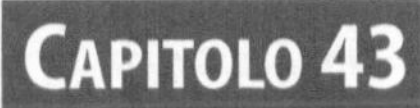

Patologia del perineo posteriore

Antonio Rotondo, Stefania Romano, Alfredo D'Andrea,
Attilio Cozzolino, Alfonso Reginelli, Ciro Mauro, Roberto Grassi

Intussuscezione

Si tratta di una particolare condizione di invaginazione dell'intestino su se stesso. In tali condizioni si apprezzano due cilindri concentrici, dei quali l'esterno costituisce la guaina mentre l'interno appartiene al segmento invaginato.

L'intussuscezione si può realizzare in qualsiasi segmento intestinale sia in età pediatrica che adulta [1-4], può essere sintomatica o asintomatica [4, 5] e, nel coinvolgimento del retto-sigma, può rappresentare una condizione di possibile riscontro nel soggetto anziano con disfunzionalità del pavimento pelvico.

Nel tratto distale dell'intestino sono possibili tre condizioni di intussuscezione rispetto alla sede dell'invaginato: sigmoido-rettale e retto-rettale, questi definiti anche prolassi occulti perché non evidenti all'indagine clinica, e retto-anale, detta anche procidentia. Le ultime due, se durante il ponzamento ostacolano l'espulsione delle feci, si rendono responsabili di stipsi ostinata.

All'inizio si invagina nel lume solo una porzione, di solito quella anteriore, dell'ampolla rettale e successivamente, continuando lo sforzo nel ponzamento continuo, anche a evacuazione ultimata, si instaura la vera e propria invaginazione completa [6].

Talora il/la paziente, riconoscendo la causa del blocco, specie nell'invaginazione retto-rettale o in quella retto-anale, acquisisce l'abitudine di risolvere temporaneamente l'ostacolo introducendo un dito nell'ano, la cosiddetta "defecazione digitale anale".

L'indagine tradizionale risulta ancora oggi la più indicata per documentare l'intero processo di intussuscezione, il segmento coinvolto, la sede precisa e l'eventuale quantità di mezzo di contrasto (MDC) non espulso. La risonanza magnetica (RM) può risultare utile nel documentare l'integrità e la corretta dinamica delle rimanenti strutture pelviche.

Prolasso rettale

In età geriatrica, il prolasso rettale è una condizione patologica di frequente riscontro, nella quale uno o più strati della parete della porzione terminale dell'intestino vengono a protrudere all'interno del lume rettale fino a esteriorizzarsi attraverso l'orifizio anale.

Il prolasso può essere parziale (o incompleto), cosiddetto "mucoso", o totale, cosiddetto "completo". Il primo si determina quando prolassa la sola mucosa, il secondo quando il prolasso interessa tutti gli strati della parete del retto.

Nel primo, il prolasso mucoso, si ha lo scivolamento della sola mucosa, fenomeno reso possibile dalla lassità della sottomucosa. È un reperto molto frequente, anche in pazienti asintomatici. Diviene sintomatico solo quando, durante la defecazione, la mucosa prolassata si impegna nell'ano.

Essa non regge all'insulto delle feci che vi transitano e si lede, con la formazione di piccoli focolai emorragici, spesso confusi con emorroidi.

Il secondo, il prolasso completo, è la diretta evoluzione dell'invaginazione retto-anale quando essa, dopo essersi impegnata nel canale anale, ne fuoriesce rendendosi drammaticamente manifesta. Esso è formato da due cilindri addossati, entrambi formati da tutti gli strati della parete. Il cul di sacco peritoneale che aderisce alla muscolare può scendere molto in basso tra i due cilindri interno ed esterno, formandosi tra essi una sorta di estroflessione del cavo peritoneale nella quale si possono impegnare il solo adipe omentale e/o le anse intestinali, realizzando il cosiddetto "edrocele". Il/la paziente, sentendo il canale anale impegnato, continua nello sforzo di ponzare. Se questa condizione non viene tempestivamente e correttamente diagnosticata, col tempo essa si complica drammaticamente con la *evisceratio* rettale.

L'indagine radiologica tradizionale risulta ancora oggi la più indicata per documentare la discesa del prolasso mucoso, il suo impegno nell'ano ed eventualmente delle anse del tenue. La RM può risultare utile nel documentare l'integrità e la corretta dinamica delle rimanenti strutture pelviche.

Rettocele

Con il termine rettocele si indica una deformazione della parete dell'ampolla rettale, come conseguenza di un cedimento del setto retto-vaginale e dell'impalcatura muscolare del pavimento pelvico, come può osservarsi nel paziente anziano.

Il tessuto connettivo costitutivo del setto medesimo prende il nome di fascia di Denonvilliers ed è fuso nella porzione caudale con la parete vaginale. La fascia retto-vaginale si estende in basso e posteriormente dalla cervice uterina e dai legamenti utero-sacrali al margine superiore delle ossa del bacino, assumendo rapporti di connessione con la larga fascia del muscolo elevatore dell'ano. Allorquando la connessione della fascia con le strutture muscolo-aponevrotiche del pavimento pelvico si indebolisce e si distacca da queste, l'intero perineo diventa più debole e si realizza la dislocazione dell'ampolla rettale dalla concavità sacrale e la sua discesa ben al di sotto della linea pubo-coccigea. Di conseguenza, durante il ponzamento e l'evacuazione, il torchio freno-addominale risulta parzialmente o totalmente inefficace nel vuotare l'ampolla dal suo contenuto. Questo, invece di fuoriuscire, preme ora contro la parete anteriore, deformandola con lo sviluppo di un rettocele.

Talora la paziente, avvertendo la sensazione di peso perineale, acquisisce l'abitudine di risolvere temporaneamente il disagio introducendo un dito in vagina e sorreggendo così il muro posteriore della vagina, o premendo addirittura il contenuto del rettocele nell'ano, la cosiddetta "defecazione digitale vaginale".

È possibile altresì individuare altre forme di deformazione del retto durante il ponzamento, quali il rettocele posteriore [7, 8]. La cedevolezza del setto retto-vaginale (traumi, parti precipitosi, ecc.) o la rimozione chirurgica dell'utero possono rappresentare l'etiologia del rettocele che, salvo eccezioni [9], colpisce soprattutto il sesso femminile.

Il rettocele è stato per lungo tempo considerato parte di un prolasso genitale. Solo nel 1965 Redding riconobbe il suo ruolo come causa di disturbi anorettali [10]. Nel 1967

Marks [11] riportava che la correzione del solo difetto vaginale non offriva vantaggi per la defecazione e Pitchford [12] suggeriva una riparazione del rettocele stesso. Attualmente, è stato proposto l'intervento di STARR (*double stapled trans-anal rectal resection*) nel trattamento dei rettoceli nella sindrome da defecazione ostruita [13, 14].

I punti di repere per la stima dell'entità della protrusione del viscere variano a seconda degli autori; alcuni hanno suggerito di tracciare una linea ideale del profilo rettale e da questa calcolare la profondità del rettocele, misurando in millimetri il segmento che va dalla massima curvatura del profilo del rettocele a quello "presunto" del retto (metodo di Bartram) [15]; è preferibile invece, perché più riproducibile e oggettiva, la misurazione tracciando un asse verticale passante per il canale anale e calcolando la distanza fra questo e il punto di maggiore convessità del rettocele [7, 14].

Il rettocele anteriore e quello posteriore vengono agevolmente individuati con la metodica tradizionale, così come la quantità di MDC residuo in ampolla, mentre la RM consente, inoltre, di misurare con maggiore precisione la discesa del pavimento pelvico e dell'ampolla rettale e di documentare se il cedimento sia limitato al solo del segmento posteriore o coinvolga anche il medio e/o l'anteriore [16, 17].

Enterocele

Un'altra entità clinica da considerare nel soggetto in età avanzata è rappresentata dall'enterocele, ossia la dislocazione delle anse del tenue nel recesso vescico-rettale. Talora, esso può impegnarsi verso il fornice vaginale posteriore in presenza dell'utero, e prende il nome di elitrocele, o attraverso il retto, edrocele.

La formazione dell'enterocele può essere facilitata dagli stessi fattori che causano il rettocele, ossia l'indebolimento dei sostegni muscolo-fasciali dovuto a traumi da parto, lavoro pesante, continua defecazione sotto sforzo.

Erroneamente viene posta talora diagnosi di enterocele quando le anse del tenue si dislocano al di sotto della linea pubo-coccigea, ma spesso esse appaiono in tale sede solo per una discesa dell'intero pavimento pelvico. Inoltre, la vagina tende nel ponzamento a orizzontalizzarsi, dislocandosi in basso e in avanti.

Per una corretta diagnosi è necessario documentare che le anse del tenue si insinuino realmente fra il retto e la vagina, almeno oltre il terzo superiore di quest'ultima.

Si definisce "da trazione" l'enterocele che si associa al prolasso uterino, "da pulsione" l'enterocele che segue una isterectomia e che si verifica in seguito alla separazione e alla lesione intraoperatoria dei ligamenti cardinali-uterosacrali.

Talora il sacco peritoneale, dopo essere erniato nello spazio retto-vaginale, preme sulla parete posteriore della vagina; in passato, sia l'enterocele che il rettocele anteriore venivano clinicamente etichettati quale "colpocele posteriore". Se l'enterocele non viene tempestivamente e correttamente diagnosticato, col tempo e in età avanzata può perforare la parete vaginale fino alla *evisceratio* vaginale.

L'enterocele è agevolmente documentato con la metodica radiologica tradizionale, purché condotta dopo una preventiva opacizzazione delle anse del tenue con MDC baritato, la cosiddetta defecografia a 4 contrasti [18]. La RM offre il vantaggio di poter evidenziare la dislocazione delle anse senza necessità di opacizzarle, di documentare la reale ampiezza dell'anello erniario e l'escursione dell'intero pavimento pelvico. Agevole infine risulta la diagnosi di omentocele, cioè la sola erniazione del tessuto adiposo.

Sigmoidocele - omentocele

Condizioni simili all'enterocele, ma meno frequenti, consistono nella protrusione del sacco peritoneale tra retto e vagina contenente un tratto di sigma o solo adipe omentale.

Il sigmoidocele veniva classificato sulla base della posizione che assumeva l'ultima porzione di intestino erniato durante lo sforzo defecatorio valutato in corso di defecografia e se ne definivano tre gradi:

- primo, quando il sigma erniato si limitava al di sopra della linea pubo-coccigea;
- secondo, quando il tratto di sigma erniato era posto al di sotto della linea pubo-coccigea e al di sopra di quella ischio-rettale;
- terzo, allorquando il limite inferiore era posto al disotto della linea ischio-coccigea.

Sulla scorta dei reperti delle nuove indagini diagnostiche, tale classificazione va attualmente abbandonata e le indagini strumentali e i criteri diagnostici sono simili a quelli utilizzati per l'enterocele.

Ernie ischiatiche

Con tale termine si indica un gruppo di ernie rare il cui sacco è formato a spese del peritoneo endopelvico e fuoriesce dal bacino attraversando il grande o il piccolo forame ischiatico. Tali ernie sono altresì denominate "glutee", prendendo il nome dalla regione dove esse vengono a occupare lo spazio al di fuori dello scavo pelvico.

Waldeyer nel 1884 ne descrisse tre varietà in rapporto alle strutture che il sacco erniario attraversa nella sua dislocazione: sovrapiramidale, sottopiramidale, spinotuberosa. I primi due tipi assumono il nome di "ernie del grande forame ischiatico", mentre la terza è detta "ernia del piccolo forame ischiatico".

Oltre al tessuto adiposo dell'epiploon, l'ernia ischiatica può contenere, di volta in volta, strutture diverse quali: intestino tenue, sigma, tuba e ovaio, vescica e diverticolo di Meckel.

Di conseguenza, mentre l'ernia ischiatica potrà essere individuata con le indagini tradizionali solo previo esame contrastografico delle singole strutture coinvolte, quali a esempio il colon o il tenue, la diagnosi risulta più agevole con la RM, documentando direttamente e agevolmente l'impegno erniario.

Ernie perineali

Consistono di un gruppo di ernie rare della regione del pavimento pelvico, il cui sacco attraversa il perineo. Quelle poste sulla linea mediana, che si producono per abnorme larghezza dello scavo di Douglas nella donna ovvero dello spazio vescico-rettale nell'uomo, per cui il sacco peritoneale si insinua nel piano perineale spingendo davanti a sé la parete anteriore dell'ampolla rettale (uomo) o della vagina (donna), riconducono alle già descritte condizioni rispettivamente di edrocele o elitrocele.

Al contrario, le ernie perineali laterali sono correlate a difetti tra gli interstizi presenti a livello degli spazi virtuali compresi tra il muscolo elevatore dell'ano e quello ischiococcigeo ovvero tra l'ischiococcigeo e il coccige, oppure ancora tra fissurazioni anomale dell'elevatore dell'ano. Queste ernie si manifestano nell'uomo alla radice dello scroto e nella donna ai lati della forchetta o nella parte posteriore delle grandi labbra.

Le ernie perineali laterali sono agevolmente individuate con la metodica radiologica tradizionale, ma è necessario integrarla con proiezioni in antero-posteriore. La RM è di valido ausilio, offrendo una valutazione panoramica del piano muscolare e dei tessuti molli che compartecipano.

Metodiche diagnostiche

Video-cisto-colpo-defecografia

La video-cisto-colpo-defecografia è una metodica per immagini che somma il raccolto diagnostico della defecografia [19, 20] e della colpo-cistouretrografia [21]. Essa consente la visualizzazione completa e sincrona dell'uretra e del collo vescicale, della vagina, del retto e del canale anale mediante la radio-opacizzazione. Un MDC iodato (circa 50 ml) viene introdotto in vescica mediante un catetere Nelaton, le pareti della vagina vengono verniciate con un MDC baritato, mentre nel retto vengono introdotti oltre 250 ml di mezzo di contrasto baritato fin oltre la giunzione retto-sigma. A paziente seduto, in proiezione latero-laterale, si assumo 4 radiogrammi per una documentazione della topografia dei visceri pelvici sia statica - a riposo - in contrazione, in ponzamento e in evacuazione (Fig. 1) sia dinamica, videoregistrando tutta la sequenza e in particolar modo la fase evacuativa, offrendo al paziente tutto il tempo che gli necessita.

A riposo, la posizione del margine inferiore della vescica con l'uretra, quella del retto e del canale anale e quella della vagina sono influenzate dal tono di base dei muscoli del pavimento pelvico.

Durante la contrazione, la muscolatura si accorcia in senso craniale e ventro-dorsale,

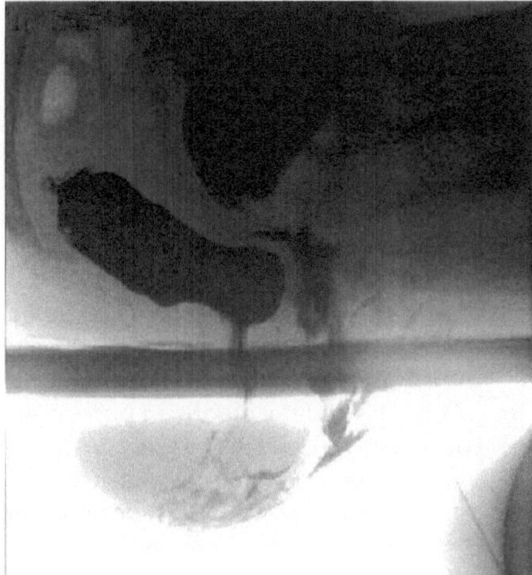

Fig. 1. Colpo-cisto-defecografia. A riposo il retto, la vagina e la vescica sono in sede

causando una compressione del canale genitale e uno spostamento in senso craniale dei visceri. Se la contrazione è valida, gli angoli vescico-uretrali e ano-rettali si riducono sensibilmente (Fig. 2).

Invitando il/la paziente a ponzare, ma evitando l'evacuazione dei mezzi di contrasto radiopachi introdotti, si evidenziano gli effetti sui visceri pelvici del rilassamento della muscolatura pelvica; il piano degli elevatori posto dietro al retto si sposta posteriormente, causando una modesta discesa dell'unità ano-rettale e l'apertura del canale genitale. Anche la porzione pubo-genitale degli elevatori si rilascia, causando una lieve discesa della vagina, della base vescicale e dell'asse uretrale (Fig. 3).

Nella ultima fase dell'evacuazione, possono essere individuate le alterazioni del profilo del retto, le modifiche dei rapporti tra parete anteriore del retto e porzione posteriore della vagina, l'escursione vescicale e quant'altro risulti utile ai fini della diagnosi e della programmazione terapeutica (Fig. 4).

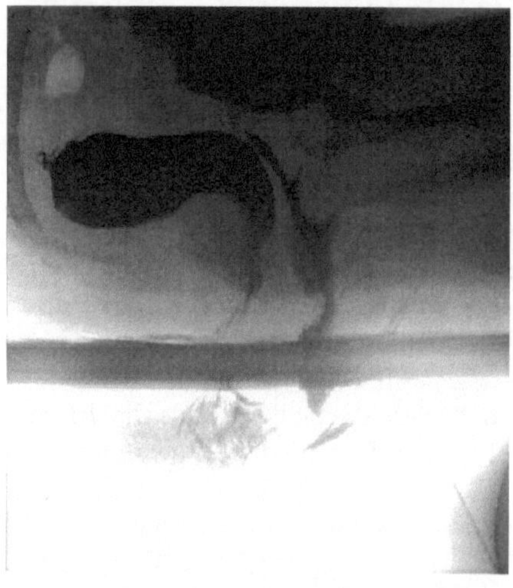

Fig. 2. Colpo-cisto-defecografia. In contrazione si apprezza l'impronta del muscolo pubo rettale sulla parete postero distale del retto e la risalita della base vescicale

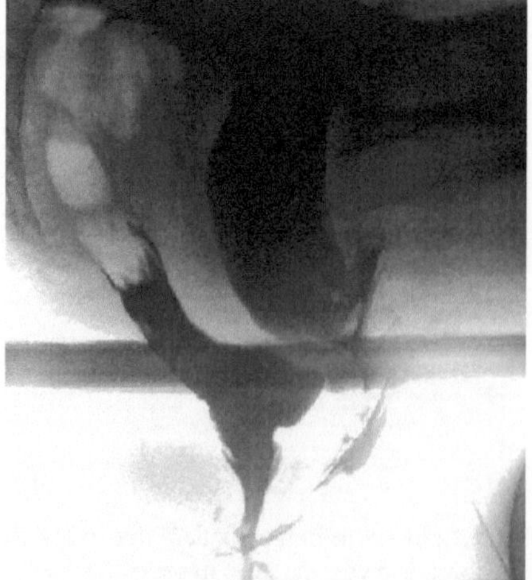

Fig. 3. Colpo-cisto-defecografia. In ponzamento si apprezzano la discesa della base vescicale sul piano di riferimento, l'orizzontalizzazione della vagina, la dislocazione della giunzione ano rettale al di sotto del piano di riferimento e il rettocele anteriore

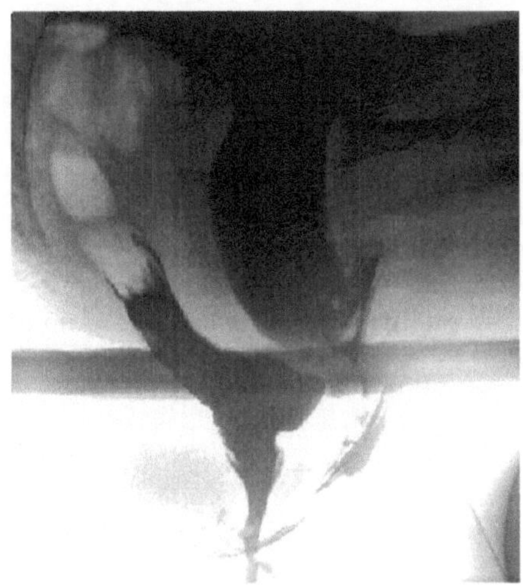

Fig. 4. Colpo-cisto-defecografia. In evacuazione si apprezzano l'ulteriore discesa della base vescicale e della giunzione ano rettale, il rettocele, l'intussuscezione retto-rettale con blocco dell'evacuazione e incompleta evacuazione del mezzo di contrasto (MDC) endorettale

Cine-defecografia RM

I disordini funzionali del pavimento pelvico sono responsabili di una serie complessa e multiforme di alterazioni anatomo-funzionali che condizionano sia la continenza ano-rettale e vescicale sia lo svuotamento. La terapia di tali affezioni resta molto complessa e ancora oggi non è stato raggiunto un unanime consenso fra gli interventi proposti. Sebbene la video-cisto-colpo-defecografia abbia contribuito a esplorare la dinamica degli organi pelvici e sia ormai largamente diffusa sul territorio, essa resta gravata sia dall'esposizione a radiazioni ionizzanti [22], sia da un campo di vista ridotto.

Per tale motivo, agli inizi degli anni Novanta [23, 24] alcuni autori suggerirono l'utilizzo della RM per lo studio dinamico del tratto ano-rettale. Sin dalla prime applicazioni furono subito apprezzate le grandi potenziali della metodica, in grado di valutare sia la topografia che le escursioni di tutte le strutture dell'intero pavimento pelvico e del bacino.

La cine-defecografia RM consente l'analisi dell'escursione vescicale, utero-vaginale e ano-rettale, dell'apertura del canale anale, dell'efficacia della contrazione del muscolo pubo-rettale e della discesa del pavimento pelvico durante l'evacuazione.

La metodica consente altresì di valutare il rapporto dei visceri con le strutture ossee e in particolare con il coccige, sul quale si inseriscono le fibre del muscolo elevatore dell'ano e del quale è possibile documentare l'articolazione con il sovrastante segmento sacrale durante l'evacuzione.

La cine-defecografia RM utilizza quale agente contrastografico il gel non salino comunemente utilizzato per l'ecografia, nella quantità di 250 ml circa per distendere il retto e una minima quantità per verniciare la vagina; non risultano necessari altri mezzi di contrasto perché è possibile visualizzare direttamente tutte le rimanenti strutture pelviche quali la prostata, la vescica distesa dall'urina, l'intestino tenue, il sigma e l'intera impalcatura muscolare addominale e pelvica.

La tecnica di studio comprende l'acquisizione di immagini secondo sequenze T1-

pesate nei piani assiale, coronale e sagittale, nonché dinamiche *gradient-eco* T2-pesate nel piano sagittale. L'acquisizione dinamica e la successiva analisi in modalità *cine-loop* consente di analizzare le variazioni morfologiche dell'intero comparto pelvico durante le varie fasi di riposo, contrazione, ponzamento ed evacuazione (Figg. 5-8).

Le prime indagini in cine-defecografia RM sono state svolte su apparecchiature tradizionali chiuse ad alto campo. Il/la paziente era quindi costretto a mantenere la posizione supina, una condizione non perfettamente corrispondente a quella fisiologica dell'atto della defecazione, non riuscendo nemmeno a evacuare. La disponibilità di sistemi "aperti" di RM a basso campo ma con alti gradienti consente oggi lo studio in posizione simile a quella assunta durante l'esame ginecologico [25, 26].

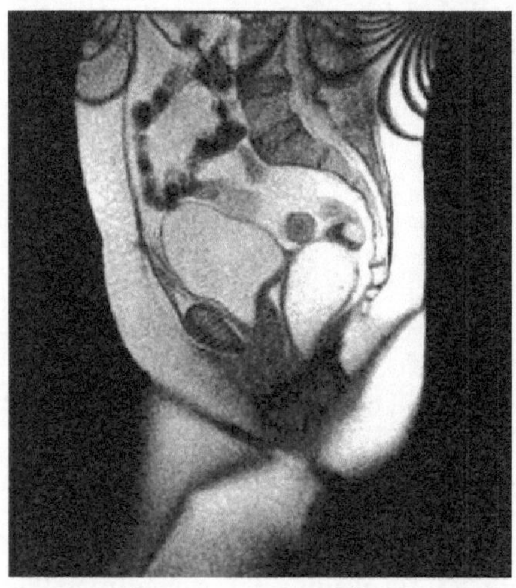

Fig. 5. Cine-defecografia RM. A riposo il retto, la vagina e la vescica sono in sede

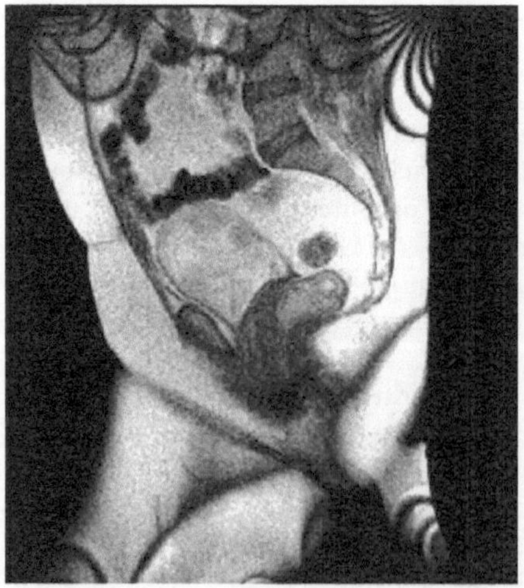

Fig. 6. Cine-defecografia RM. In contrazione si apprezzano l'impronta del muscolo pubo-rettale sulla parete postero-distale del retto e l'acutizzazione dell'angolo sacro-coccigeo

Recentemente sono disponibili apparecchiature RM aperte a medio campo nelle quali il/la paziente può essere esaminato sia in posizione supina che in ortostasi [25], in una posizione del tutto sovrapponibile a quella assunta durante il normale atto fisiologico.

Nella metodica cine-defecografia RM i punti di riferimento sono analoghi a quelli assunti per l'indagine radiografica tradizionale: linea pubo-coccigea – angolo ano-rettale – giunzione ano-rettale.

I vantaggi della cine-defecografia RM sono il grande campo di vista e l'assenza di esposizione a radiazioni ionizzanti, ma lo svantaggio principale rimane il difficile accesso a queste apparecchiature, presenti in maniera non ubiquitaria sul territorio, e l'alto costo.

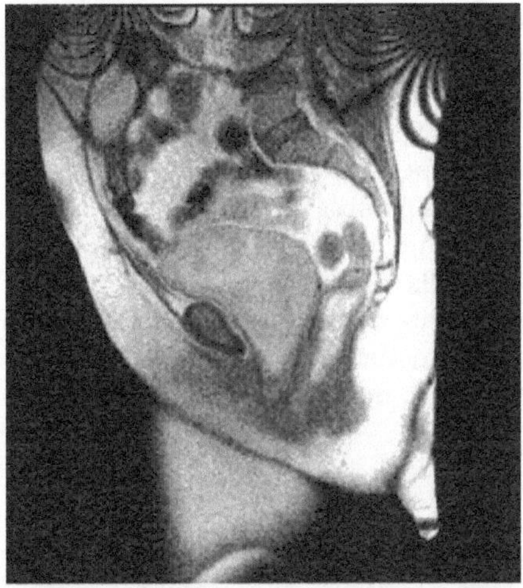

Fig. 7. Cine-defecografia RM. In ponzamento si apprezza la discesa al di sotto della linea pubo-coccigea della base vescicale, della vagina e del retto

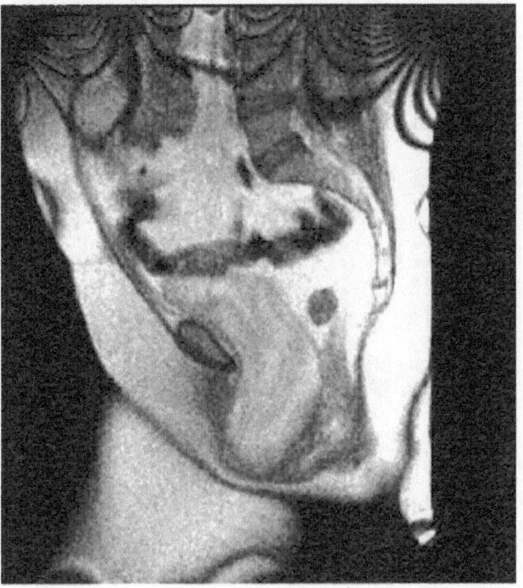

Fig. 8. Cine-defecografia RM. In evacuazione si apprezzano spianamento dell'angolo sacro-coccigeo, cistocele, colpocele e prolasso rettale

Ecografia

L'esame ecografico del pavimento pelvico può essere condotto utilizzando sonde endocavitarie (endoanali, transvaginali) oppure convenzionali (*imaging* transperineale).

Lo studio endoanale con sonda rotante atta a ricostruire un'immagine ad angolo giro delle strutture sfinteriali si esegue con paziente in decubito laterale sinistro, mentre nelle donne è preferibile la posizione prona o litotomica [27]. Si potranno esaminare utilizzando questa metodica le strutture sfinteriali interne ed esterne, così come i muscoli pubo-rettale e pubo-anale, evidenziandone anomalie strutturali supportanti difetti della funzionalità del comparto pelvico posteriore [28, 29]. Per esempio, uno sfintere anale interno di spessore aumentato può rappresentare un reperto non patologico poiché esso aumenta col passare degli anni, ma può essere altresì osservato nei casi di stipsi non complicata [30]. Tuttavia, tale reperto si associa frequentemente a invaginazione o a prolasso rettale [30], per cui esso può costituire un'indicazione all'esecuzione di un esame defecografico per escludere la presenza di prolassi clinicamente non diagnosticati [30]. Al contrario, uno sfintere anale interno di spessore sottile nel paziente anziano può accompagnarsi alla presenza di incontinenza passiva [30].

Lo studio transvaginale trova indicazione nell'*imaging* sfinteriale nella donna e si è mostrato di valido ausilio nel postoperatorio [31] e nella diagnosi di enterocele [32]. Ulteriori conferme sono da attendersi riguardo all'utilità dell'esame ecografico per via transperineale [33], anche dinamico nelle fasi di contrazione e ponzamento [34], nonché delle nuove tecniche 3D (Fig. 9), la cui esperienza nello studio dei traumi sfinteriali è stata segnalata in letteratura [35].

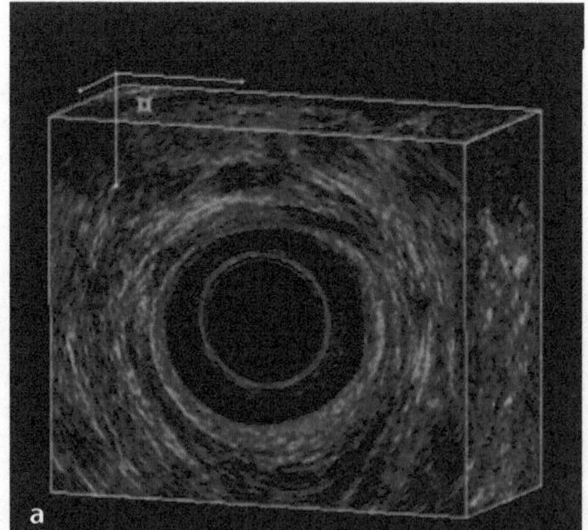

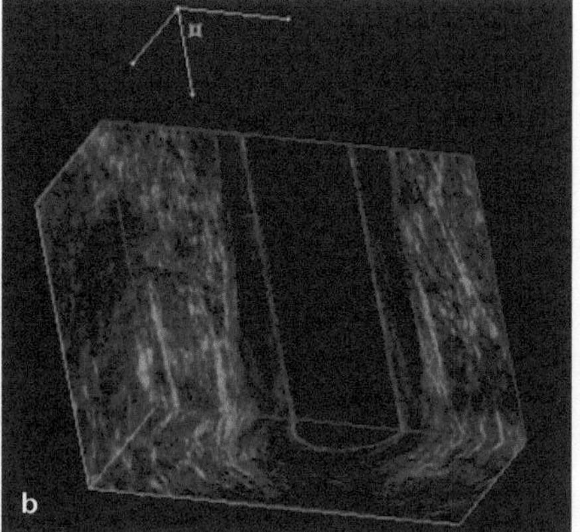

Fig. 9. a Esame ecografico volumetrico 3D dello sfintere anale. Scansione condotta a livello del terzo medio dello sfintere in paziente normale. Si noti l'area centrale priva di segnale che corrisponde alla sonda rotante a 360°. Esternamente a essa, un anello ipoecogeno corrisponde allo sfintere anale interno, all'esterno del quale si apprezza uno strato disomogeneamente iperecogeno che corrisponde allo sfintere esterno. **b** Selezione di un piano coronale nello stesso esame. Si noti il decorso dell'intero sfintere anale interno (ipoecogeno) e di quello esterno (iperecogeno)

Bibliografia

1. Salo JA, Ristimaki A, Salminen JT, Siren J (2002) Intussusception and spontaneous amputation of the esophagus. Thorac Cardiovasc Surg 124:205-206
2. Cappellani A, La Porta D, Di Stefano B et al (2004) Adult intestinal intussusception: a case report of a rare clinical entity. Ann Ital Chir 75:491-493
3. Cotton M (2004) Ileocolic intussusception in an adult. J Am Coll Surg 198:500
4. Barshes NR, Lee TC, Karpen SJ et al (2004) Asymptomatic small bowel intussusception associated with post-transplant lymphoproliferative disease. Pediatr Transplant 8:196-197
5. Ozguner IF, Savas C, Baykal B (2004) Ileoileal invagination without obstruction in a four-year-old boy. J Pediatr Surg 39:1595-1596
6. Ryan P (1980) Observation upon the aetiology and treatment of complete rectal prolapse. Aust N Z J Surg 50:109-115
7. Grassi R, Catalano O, Salzano A et al (1994) Disordini funzionali ano-rettali: reperti defecografici associati e loro corrispondenza con la sintomatologia. Radiol Med 88:56-62
8. Grassi R, Pomerri F, Habib FI et al (1995) Defecography study of outpouchings of the external wall of the rectum: posterior rectocele and ischio-rectal hernia. Radiol Med 90:44-48
9. Cavallo G, Salzano A, Grassi R et al (1991) Rectocele in males: clinical, defecographic and CT study of singular cases. Dis Colon Rect 34:964-966
10. Redding MD (1965) The relaxed perineum and anorectal disease. Dis Colon Rectum 49:279-282
11. Marks MM (1967) The rectal side of the rectocele. Dis Col Rectum 10:387-388
12. Pitchford CA (1967) Rectocele: a cause of anorectal pathologic changes in women. Dis Colon Rectum 10:464-466
13. Boccasanta P, Venturi M, Salamina G et al (2004) New trends in the surgical treatment of outlet obstruction: clinical and functional results of two novel transanal stapled techniques from a randomised controlled trial. Int J Colorectal Dis 19:359-369
14. Grassi R, Romano S, Micera O et al (2005) Radiographic findings of post-operative double stapled trans anal rectal resection (STARR) in patient with obstructed defecation syndrome (ODS). Eur J Radiol 53:410-416
15. Turnbull GK, Bartram CI, Lennard-Jones JE (1988) Radiologic studies of rectal evacuation in adults with idiopathic constipation. Dis Colon Rectum 31:190-197
16. Mostwin JL, Yang A, Sansers R, Genadry R (1995) Radiography, sonography and MR imaging for stress incontinence. Urol Clinics North Am 22:539-549
17. Goh V,Halligan S, Kaplan G et al (2000) Dynamic MR imaging of the pelvic floor in asymptomatic subiects. AJR Am J Roentgenol 174:661-666
18. Kelvin FM, Maglinte DD, Hale DS, Benson JT (2000) Female pelvic organ prolapse: a comparison of triphasic dynamic MR imaging and triphasic fluoroscopic cystocolpoproctography. AJR Am J Roentgenol 174:81-88
19. Mahieu P, Pringot J, Bodart P (1984) Defecography: I. Description of a new procedure and results in normal patients.Gastrointest Radiol 9:247-251
20. Mahieu P, Pringot J, Bodart P (1984) Defecography: II. Contribution to the diagnosis of defecation disorders. Gastrointest Radiol 9:253-261
21. Berthoux A, Bory S, Huguier M, Lan LS (1965) Une technique radiologique d'exploration des prolapsus genitaux et des incontinences d'urine: le colpocystogramme. Ann Radiologie 8:809
22. Zonca G (1997) Absorbed dose to gonads in adult people during defecographic examination with digital and conventional radiography. Radiol Med 94:520-523
23. Yang A, Moswin JL,Rosenhein NB, Zerhouini EA (1991) Pelvic floor descent in woman: dynamic evaluation with fast MR imaging and cinematic display. Radiology 179:25-33
24. Kruyt RH, Delemarre JB, Doornbos J, Vogel HJ (1991) Normal anorectum: dynamic MR imaging anatomy. Radiology 17:159-163
25. Bertschinger KM, Hetzer FH, Roos JE et al (2002) Dynamic MR imaging of the pelvic floor performed with patient sitting in an open-magnet unit versus with supine in closed-magnet unit. Radiology 223:501-508

26. Roos JE, Weishaupt D, Widermuth S et al (2002) Experience of 4 years with open MR defecography: pictorial review of anorectal anatomy and disease. Radiographics 22:817-832
27. Frudinger A, Bartram CI, Halligan S, Kramm M (1998) Examination techniques for endosonography of the anal canal. Abdom Imaging 23:301-303
28. Stoker J, Bartram CI, Halligan S (2002) Imaging of the posterior pelvic floor. Eur Radiol 12:779-788
29. Poen AC, Felt-Bersma RJ (1999) Endosonography in benign anorectal disease: an overview. Scand J Gastroenterol Suppl 230:40-48
30. Bartram CI (2003) Ultrasound. In: Bartram CI, DeLancey JOL (eds) Imaging pelvic floor disorders. Springer Verlag, Berlin Heidelberg, pp 69-79
31. Quinn MJ, Beynon J, Mortensen NN et al (1989) Vaginal endosonography in the post operative assessment of colposuspension. Br J Urol 63:295-300
32. Halligan S, Northover J, Bartram CI (1996) Vaginal endosonography to diagnose enterocoele. Br J Radiol 69:996-999
33. Piloni V (2001) Dynamic imaging of pelvic floor with transperineal sonography. Tech Coloproctol 5:103-105
34. Beer-Gabel M, Teshler M, Barzilai N et al (2002) Dynamic transperineal ultrasound in the diagnosis of pelvic floor disorders: pilot study. Dis Colon Rectum 43:239-245
35. Wisser J, Schar G, Kurmanavicius J et al (1999) Use of 3D ultrasound as a new approach to assess obstetrical trauma to the pelvic floor. Ultraschall Med 20:15-18

SEZIONE VII

Apparato urogenitale

Vie urinarie superiori e inferiori nell'anziano: modificazioni età-correlate e patologie più comuni

Mario Molaschi, Elisa Martinelli

Il rene senile

L'invecchiamento induce nel rene un progressivo deterioramento anatomico e funzionale che di per sé non crea particolari problematiche cliniche. L'insorgenza di patologie o di *noxae* esterne può palesare i limiti compensatori dell'organo, in particolare per quel che riguarda il bilancio idrosalino ed emodinamico. Inoltre, la ridotta funzionalità renale è alla base della patologia iatrogena da farmaci: in forma diretta (medicamenti nefrotossici - antinfiammatori non steroidei, aminoglicosidi, mezzi di contrasto) o indiretta, da accumulo di sostanze escrete per via renale (es. digossina).

Alle alterazioni correlate all'invecchiamento, genericamente definite con il termine di rene senile, si sovrappongono quelle secondarie a patologie verificatesi nel corso della vita, quali nefropatie, aterosclerosi, ipertensione arteriosa, diabete mellito, infezioni batteriche e, non da ultime, quelle conseguenti a cause tossiche, a errate abitudini di vita e a situazioni di malnutrizione.

Le principali modificazioni morfologiche del rene senile sono caratterizzate da una diminuzione del volume, che a 80 anni si riduce di circa il 20-30%, e da un calo di peso, che passa dai 250-270 grammi del soggetto giovane adulto, ai 180-200 grammi. Vi è un aumento di consistenza dell'organo che assume spesso aspetto pseudolobare, per la presenza di infossamenti, da cui il termine improprio di "rene grinzo arteriosclerotico". La capsula renale risulta ispessita e vi è un incremento del tessuto adiposo perirenale, in particolare a livello dell'ilo. A carico della corticale renale vi è una diminuzione del numero e delle dimensioni dei glomeruli con aumento relativo di quelli sclerotici. I tubuli si riducono numericamente e di lunghezza; il loro tratto distale, per la presenza di diverticoli, assume spesso un aspetto sacciforme con cisti da ritenzione, probabile espressione di reazioni infiammatorie e di fatti infettivi.

Il calibro dell'arteria renale e dei suoi rami principali risulta ridotto. Le arterie interlobari e arciformi, come quelle di calibro inferiore, perdono di elasticità. Le unità arteriolo-glomerulari presentano spesso una occlusione del lume delle arteriole preglomerulari e a livello iuxtamidollare sono presenti *shunt* tra arteriole afferenti ed efferenti. Tali alterazioni sono per lo più indistinguibili da quelle conseguenti ad arteriosclerosi e/o a ipertensione arteriosa. A livello dell'interstizio renale vi è un incremento delle fibre collagene e del tessuto fibroso; spesso sono presenti infiltrati di linfociti e di plasmacellule.

Le alterazioni funzionali correlate all'invecchiamento sono principalmente caratterizzate da una diminuzione progressiva del flusso plasmatico renale (FPR), che a 80 anni raggiunge valori di poco superiori al 50% rispetto a quello del soggetto giovane adulto (dai 600 ml/min ai 300 ml/min) e del filtrato glomerulare (FG) che dai valori medi di 130-145 ml/min si riduce ai 60-80 ml/min dopo gli 80 anni. Le modificazioni della funzionalità tubulare sono prevalentemente la conseguenza del ridotto numero di nefroni e sono responsabili della minor capacità di concentrare e diluire le urine.

Mentre nel soggetto giovane-adulto la creatininemia rappresenta un buon parametro di valutazione della funzionalità renale, non altrettanto si può affermare per il soggetto anziano, in cui la ridotta massa muscolare determina una minor produzione di creatinina e, quindi, basse concentrazioni ematiche. Poiché la valutazione della clearance della creatinina è poco attuabile in età avanzata, soprattutto per la difficoltà di raccogliere scrupolosamente le urine, Cockeroft e Gault hanno proposto una formula che tiene conto non solo della creatininemia, ma anche dell'età, del peso corporeo e del sesso del soggetto. Il valore di FG così calcolato è sicuramente più vicino al reale; limiti di tale formula sono l'estrema variabilità della massa muscolare dell'anziano, la presenza di importanti edemi o situazioni di cachessia.

Patologie urogenitali non neoplastiche

Insufficienza renale acuta e cronica

Affezioni renali o extrarenali, in grado di deprimere il FG, possono condurre rapidamente l'anziano allo sviluppo di insufficienza renale. Una eccessiva o ridotta somministrazione di liquidi, una rilevante perdita di questi o di soluti per via renale (diuretici) o extrarenale (vomito, diarrea, ecc.) sono spesso responsabili di un rapido peggioramento della funzionalità renale. L'incidenza dell'insufficienza renale cronica è circa dieci volte più frequente in età avanzata rispetto all'adulta e le cause sono sostanzialmente simili, sebbene relativamente più frequente nell'anziano sia l'insufficienza renale secondaria ad amiloidosi e diabete mellito.

Infezioni delle vie urinarie

Tra i 65 e i 70 anni, una batteriuria è presente in circa il 20% delle donne e nel 2-3% degli uomini, dopo gli 80 anni nel 30-50% dei soggetti di sesso femminile e nel 10% degli individui di sesso maschile. Spesso si tratta di batteriuria asintomatica, transitoria e con mutamento dell'agente microbico. Responsabili di tali infezioni sono le ostruzioni al flusso urinario a vari livelli e un abbondante ristagno vescicale postminzionale. Scadute condizioni generali, deterioramento cognitivo, alterazioni meccaniche e neurologiche dei meccanismi di minzione, incontinenza urinaria, patologie cronico-degenerative e deficit immunitari sono fattori predisponenti. I microrganismi coinvolti sono più frequentemente l'*Escherichia coli*, ma anche proteus, klebsiella, pseudomonas ed enterococco. L'aumentata prevalenza di germi diversi dall'*E. coli* nell'anziano sembra dovuta alla maggior tendenza all'ospedalizzazione dei soggetti di età avanzata, al più frequente impiego del cateterismo vescicale e di indagini strumentali invasive.

Uropatia ostruttiva

Con questo termine, si definisce qualsiasi ostruzione a livello delle vie escretrici renali in grado di determinare un ostacolo al flusso urinario. La stasi urinaria, a seconda della sede dell'ostruzione, provoca un aumento della pressione nelle vie escretrici a monte, con conseguente dilatazione degli ureteri e idronefrosi, cui seguono solitamente infezioni delle vie urinarie. Negli stadi più avanzati, quando l'innalzamento della pressione idrostatica all'interno del tubulo renale raggiunge un valore tale da compromettere il gradiente pressorio tra capillari glomerulari e capsula di Bowman, si ha riduzione del FG con possibilità di insufficienza renale. L'uropatia ostruttiva è una delle patologie più frequenti nell'anziano, spesso ignorata in rapporto al suo lento progredire e, almeno negli stadi iniziali, alla scarsa sintomatologia. Solo in caso di ostruzione acuta si ha dolore con sintomi gastrointestinali quali nausea, vomito e, talora, ileo paralitico. Cause più frequenti sono: a carico del rene, la nefropatia uratica e calcica; a livello degli ureteri, tutte le calcolosi e le stenosi conseguenti a precedenti interventi urologici o le compressioni sulle vie urinarie escretrici esercitate da malattie del retroperitoneo (fibrosi retroperitoneale, neoplasie); a livello di vescica e uretra, l'adenoma e il carcinoma della prostata, le neoplasie vescicali e pelviche, la litiasi e la vescica neurologica. Alla rimozione dell'ostruzione, quando possibile, segue abbondante diuresi, che può durare anche qualche giorno, con grave rischio di ipovolemia e di disidratazione.

Urolitiasi

Si distinguono: una calcolosi calcica (ossalica, fosfatica) radiopaca; una uratica, cistinica radiotrasparente; una struvitica fosfoammoniomagnesiaca (infetta). Le concrezioni, uniche o multiple, sono di dimensioni variabili da fine sabbia (microlitiasi) sino ad arrivare alla calcolosi a stampo e coralliforme. In molti casi non è individuabile un fattore eziopatogenetico (calcolosi idiopatica). Alterazioni metaboliche, che determinano ipercalciuria, iperossaluria, iperuricuria, rappresentano il fattore determinante in una discreta percentuale di casi (iperparatiroidismo, sindromi con alterato metabolismo delle purine, quali la gotta, ecc.). Determinanti sono la stasi urinaria, un carente apporto idrico e la sindrome da immobilizzazione, che causa riassorbimento di calcio dalle ossa. Nell'ipertrofia prostatica frequente è la litiasi vescicale da ristagno urinario. Una calcolosi inveterata e recidivante è responsabile di circa il 20% delle insufficienze renali croniche in età avanzata.

Stenosi dell'arteria renale

In circa il 60% degli ultrasessantenni sono presenti lesioni aterosclerotiche delle arterie renali, per lo più placche ateromasiche all'origine dell'arteria, in grado di indurre stenosi e responsabili di ipertensione arteriosa e di nefropatia ischemica.

Ipertrofia prostatica

L'ipertrofia prostatica è presente nel 25% degli uomini nella quinta decade di vita e in oltre l'80% dei settantenni: si tratta di una iperplasia nodulare che interessa in modo variabile la componente ghiandolare e stromale della prostata. L'ostruzione meccanica secondaria all'iperplasia, determinata sull'uretra, si ripercuote sulle vie urinarie a monte; il muscolo detrusore della vescica compensa l'ostruzione ipertrofizzandosi e determina il quadro noto come vescica da sforzo, o a celle e colonne, in cui sono spesso presenti diverticoli.

La sintomatologia minzionale (disuria, stranguria, pollachiuria, nicturia, ischiuria paradossa, ecc.) è in relazione al grado di ostruzione e alta è l'incidenza di complicanze, soprattutto infettive. Al fine di un efficace inquadramento diagnostico e terapeutico è opportuno valutare la funzionalità renale, dosare l'antigene prostatico specifico (PSA), valutare il residuo post-minzionale ed eventualmente effettuare una flussimetria. Nella scelta terapeutica bisogna sia escludere la concomitanza di turbe neurologiche associate, che porterebbero a un insuccesso, sia evitare inutili ipertrattamenti, che sarebbero rischiosi per un paziente anziano. In conclusione, bisogna tenere conto dell'impatto della terapia sulla qualità di vita.

Patologie urogenitali neoplastiche

I tumori urologici rappresentano una chiara dimostrazione del suggerito rapporto tra età, decadimento del sistema immunitario, mutazioni cromosomiche, prolungata esposizione a cancerogeni ambientali e oncogenesi.

Carcinoma renale

Il carcinoma renale origina dalle cellule epiteliali del tubulo contorto prossimale con due istotipi: a cellule chiare con citoplasma ricco di lipidi (80%) o a cellule granulose con citoplasma eosinofilo e abbondanti mitocondri (20%). Non è un tumore tipico dell'età molto avanzata, in quanto il picco massimo di insorgenza è intorno ai 60 anni e solo il 6,8% si sviluppa sopra i 70 anni. È generalmente dotato di una elevata aggressività e precoce è l'invasione delle vie escretrici, della vena renale e della cava, con conseguenti metastasi a distanza (polmone, fegato, ossa) e dei linfonodi regionali (ilari, aortocavali). La terapia è essenzialmente chirurgica e l'età non influisce sulla prognosi, che è strettamente legata all'invasione della vena renale e alla presenza di metastasi.

Carcinoma a cellule transizionali delle vie escretrici urinarie (uroteliomi)

Oltre il 90% dei tumori delle vie escretrici sono carcinomi uroteliali e l'età di più frequente insorgenza è 70-80 anni. Fattori di rischio sono, oltre al fumo di sigaretta, esposizioni occupazionali (coloranti anilinici, gas di combustione, aldeidi impiegate nella industria tessile, plastica, ecc.), infezioni croniche e calcolosi delle vie urinarie. Sono localizzati nel 5% dei casi a livello della pelvi renale e dei calici, nello 0,8% in sede ureterale, nel 93,6% in vescica e nello 0,6% in uretra. Circa il 35-75% dei pazienti con carcinoma uroteliale delle vie escretrici superiori ne sviluppa, in tempi più o meno brevi, anche uno a livello vescicale; negli anziani è significativa l'incidenza delle forme infiltranti ad alto grado di malignità, con propensione a invadere il parenchima renale e le strutture circostanti e con tendenza a metastatizzare a livello linfonodale e a distanza.

Il sintomo d'esordio più comune è l'ematuria, generalmente macroscopica; a seconda della sede della neoplasia il paziente potrà lamentare una differente sintomatologia. L'approccio terapeutico per i carcinomi uroteliali delle vie escretrici superiori è chirurgico (nefroureterectomia). Per i carcinomi vescicali, invece, esso è stabilito in base allo stadio e al grado di malignità istologica: endoscopico (TURB, *transurethral resection of bladder* - resezione transuretrale vescicale); cistectomia radicale; trattamento endovescicale chemioterapico o con bacillo di Calmette e Guérin (BCG).

Carcinoma prostatico

L'adenocarcinoma origina dagli acini ghiandolari della porzione periferica della prostata (lobi laterali e posteriore). È il tumore più frequente del sesso maschile, dopo il carcinoma polmonare, e il numero di casi diagnosticati tende ad aumentare a causa dell'invecchiamento della popolazione e dei programmi di screening. È caratterizzato da una lenta proliferazione delle cellule neoplastiche, per cui è ipotizzabile che in alcuni soggetti occorrano dai 10 ai 15 anni perché il tumore si manifesti. Questa sua peculiarità fa sì che tale neoplasia possa essere classificata come: *carcinoma prostatico latente* (evidenziato autopticamente), riscontrato nel 30% dei soggetti deceduti per altre cause con più di 50 anni e ben nel 60-70% di coloro con più di 80 anni senza che vi sia stata alcuna manifestazione clinica in vita; *carcinoma prostatico incidentale*, diagnosticato su reperti istologici di adenomectomie, o di resezioni endoscopiche prostatiche, o a seguito di biopsia eseguita per valori anormali di PSA; *carcinoma prostatico occulto*, diagnosticato in seguito alla sintomatologia metastatica, in quanto dotato di lenta evolutività locale; *carcinoma prostatico clinicamente manifesto*, infine, con reperto obiettivo, laboratoristico e strumentale diagnostico.

Il grado di malignità istologica è attualmente valutato secondo il punteggio di Gleason. Per quel che riguarda la diffusione intraghiandolare della neoplasia, la varietà monofocale, rilevata in particolare dopo i 70 anni, ha scarse possibilità evolutive, mentre quella plurifocale ha una potenzialità aggressiva statisticamente significativa. Il carcinoma prostatico che non si associ a una ipertrofia prostatica può rimanere a lungo clinicamente silente (il 38% circa è diagnosticato in stadio avanzato e metastatico). Quando si estende verso il collo vescicale, determina una sintomatologia minzionale sovrapponibile a quella della ipertrofia prostatica; in alcuni casi, tuttavia, le prime manifestazioni cliniche sono quelle legate a metastasi (sciatalgia da compressione radicolare, fratture patologiche, ecc.), a infiltrazione ureterale (idronefrosi) o, più raramente, a compressione linfonodale (edemi agli arti inferiori). Dal punto di vista diagnostico l'esplorazione rettale può essere indicativa di un carcinoma prostatico nel 50% dei casi; il dosaggio del PSA (PSA totale e PSA libero) interviene a tutti i livelli dell'iter diagnostico, nei programmi di screening, nonché nel follow-up di tutte le terapie.

Letture consigliate

- Barry M, Roehrborn C (2002) Benign prostatic hyperplasia. Clin Evid 8:849-863
- Beers MH, Berkow R (2000) The Merck manual of geriatrics. Merck & Co, Whitehouse Station
- Cockcroft DW, Gault MH (1976) Prediction of creatinine clerance from serum creatinine. Nephron 16:31-41
- Davison AM (1998) Renal disease in the elderly. Nephron 80:6-16
- Epstein M (1996) Aging and the kidney. J Am Soc Nephrol 7:1106-1122
- Fabris F, Molaschi M (1984) La normalità nell'anziano. Relazione 85° Congresso della Società Italiana di Medicina Interna. Roma 11-14 ottobre 1984. Luigi Pozzi, Roma
- Hazzard WR, Blass JP et al (2003) Principles of geriatric medicin and gerontology. McGraw-Hill, New York
- Kane RL, Ouslander JG, Abrass IB (1993) Essentials of clinical geriatrics. Mc Graw-Hill, New York
- Lindeman RD, Tobin J, Shock NW (1985) Longitudinal studies on the rate of decline in renal function with age. J Am Geriatr Soc 33:278-285
- Molaschi M (2003) Il rene senile. In: Fabris F (ed) Geriatria. CESI, Roma, pp 417-432
- Tizianello A, Salvidio G (1996) Alterazioni morfologiche e funzioni renali nell'anziano. In: Crepaldi G (ed) Trattato di gerontologia e geriatria. UTET, Torino, pp 757-759
- Walsh PC, Retik A, Vaughan E, Wein A (1998) Urologia di Campbell (Vol V), VII ed. Verducci Editore, Roma

CAPITOLO 45

Rene senile: insufficienza renale nell'anziano

Teresa Cammarota, Giuseppe Piccoli, Antonino Sarno,
Claudio Rabbia, Giovanni Bonenti, Gilda Olivieri

L'invecchiamento progressivo della popolazione nei paesi occidentali e l'elevata incidenza di ultrasessantenni avviati al trattamento dialitico regolare stanno focalizzando l'attenzione sulle nefropatie degli anziani e sulla fisiopatologia del rene senile [1, 2].

Invecchiamento renale

Con il progredire degli anni intervengono generalmente importanti modificazioni strutturali dei reni che ne determinano una riduzione di peso, di volume, delle dimensioni globali e dello spessore della corticale.

Mediamente, tra i 50 e gli 80 anni di vita il diametro longitudinale renale può diminuire anche di 2 cm, con una perdita di un 40% di volume [3].

Negli anziani, in genere i reni hanno una superficie liscia o finemente granulare; solo una minoranza presenta aree cicatriziali. Il grasso sinusale aumenta e l'area sinusale è in genere ampia. Cisti renali sono comuni: oltre la quinta decade il loro numero e il loro volume tendono a crescere. Nei glomeruli si espande la matrice mesangiale e la membrana basale si ispessisce; si accresce il numero dei glomeruli sclerotici, particolarmente di quelli corticali, e la massa nefronica si riduce [4]. Contemporaneamente ad alterazioni delle arteriole afferenti ed efferenti glomerulari, prevalentemente in sede midollare, si instaurano *shunt* tra arteriola afferente ed efferente. Compaiono diffusi fenomeni di fibrosi interstiziale, soprattutto nella midollare.

Il corrispettivo funzionale di queste modificazioni strutturali è rappresentato da una riduzione dei valori del filtrato glomerulare, mediamente da 130 a 80 ml/min tra i 30 e gli 80 anni [5], con un'accentuazione dopo i 65 anni [6]. Esistono peraltro ampie variazioni individuali, e una perdita sensibile di funzione renale non è inevitabile.

Nonostante la diminuzione dei valori della clearance della creatinina, quelli della creatininemia tendono a mantenersi a lungo invariati per la sua minor produzione da parte delle masse muscolari che, con l'invecchiamento, vanno incontro a una riduzione.

Il flusso ematico renale, particolarmente quello corticale, diminuisce; la frazione di filtrazione [7] e le resistenze vascolari aumentano [8]. Si riducono la riserva funzionale renale [8], la capacità di concentrare le urine, di eliminare prontamente un carico di acqua e di sodio e di trattenere il sodio in situazioni di restrizione acuta. È invece conservata la capacità di trattenerlo in condizioni di riduzione cronica del suo apporto [9].

La nicturia diventa comune. L'albuminuria aumenta con l'età [10, 11]; la microalbuminuria, la cui prevalenza è elevata in presenza di diabete, di ipertensione arteriosa e di nefroangiosclerosi [11, 12], è un predittore di mortalità accresciuta nei soggetti anziani non diabetici [13].

Un numero elevato di cisti corticali può contribuire al decremento funzionale, ma cisti renali isolate di dimensioni modeste sono ininfluenti sulla situazione funzionale.

Nessuno degli studi che hanno messo in evidenza queste alterazioni anatomo-funzionali degli anziani ha tuttavia escluso i pazienti con fattori comorbidi capaci di alterare le strutture renali [2, 9, 14]. Pertanto, il problema della reale responsabilità nella loro patogenesi del solo invecchiamento resta al momento insoluto, e nel singolo caso è spesso incerto quanto un decremento funzionale sia dovuto solo all'età e quanto all'intervento, eventualmente combinato, di numerosi processi patologici, spesso associati (Tabella 1).

Tabella 1. Processi patologici più comunemente responsabili, spesso in associazione, delle alterazioni anatomo-funzionali croniche dell'anziano

a) Nefroangiosclerosi, aterosclerosi, malattia renovascolare, embolia colesterinica, ipertensione arteriosa

b) Dislipemia, iperuricemia, obesità, sindrome metabolica, fumo di tabacco, insufficienza cardiaca, diabete, infezioni attuali o pregresse eventualmente inosservate, danni da farmaci (in particolare antinfiammatori , analgesici e antibiotici), fattori dietetici (?)

c) Nefropatie primitive e secondarie parenchimali vascolari, glomerulari, interstiziali, ostruzione delle vie urinarie, nefrolitiasi

In base a queste osservazioni si può affermare che, nell'anziano, alterazioni renali istopatologiche e funzionali sono comuni, ma anche che una sensibile perdita di funzione renale non è inevitabile, e che la compromissione ha spesso una patogenesi polifattoriale.

Malattie renali nell'anziano

Tutte le patologie glomerulari, vascolari e tubulointerstiziali già riscontrabili nelle età precedenti possono essere osservate nell'anziano, peraltro con una prevalenza differente dalle età precedenti.

La *nefroangiosclerosi* è la nefropatia cronica più comune. È caratterizzata da una fibroplasia intimale arteriosa, con riduzione delle cellule muscolari della parete e sostituzione con una neointima composta da strati concentrici di collagene, che interessa elettivamente le arterie interlobulari; è caratterizzata inoltre da jalinosi arteriolare, obsolescenza glomerulare e fibrosi interstiziale. I suoi rapporti con l'ipertensione arteriosa sono controversi sin dalle prime descrizioni di questa malattia, che Fahr riteneva essere una lesione primitiva, mentre Volhard la considerava come conseguenza dell'ipertensione arteriosa essenziale. È verosimile che entrambe le ipotesi possano essere valide. La seconda eventualità è però più frequente.

Il Baltimore Longitudinal Study of Ageing [4, 15], nel quale 446 persone sono state seguite anche per 24 anni, suggerisce che la riduzione dei valori di filtrato glomerulare sia strettamente collegata all'ipertensione: in assenza di ipertensione arteriosa o di altre cause identificabili di malattie renali, un terzo degli anziani aveva valori stabili di filtrato glomerulare su tutto il periodo esaminato. Questa osservazione concorda con il fatto che nella pratica clinica il rapporto della lesione renale con un'ipertensione arteriosa di lunga durata in genere è ben evidente, e spesso coesistono fattori cardiovascolari di rischio (dislipemia, intolleranza ai glicidi, fumo di tabacco, obesità).

La diagnosi di nefroangiosclerosi è d'abitudine clinica (Tabella 2); nella pratica clinica essa può essere sovrastimata, in quanto la sua presentazione è aspecifica e può essere simile a quella di altre nefropatie croniche oligosintomatiche.

Piuttosto comune nella terza età è la *malattia renovascolare*, termine con il quale si indicano i processi morbosi e le alterazioni anatomiche che, riducendo il lume delle arterie renali principali, determinano una condizione di ischemia renale [16].

Tabella 2. Elementi diagnostici in favore di una nefroangiosclerosi

Riduzione della clearance della creatinina con: - Proteinuria in limiti fisiologici o poco al di sopra - Sedimento urinario con alterazioni minori (cilindruria jalina, microematuria molto modesta) - Assenza anamnestica e attuale di segni e sintomi di altre nefropatie parenchimali - Ipertensione arteriosa di lunga data, in genere non ben corretta - Aterosclerosi a carico di altri distretti vascolari (aortico, periferico, cardiaco, ecc.) - Eventuali pregressi episodi di ipertensione grave
Sclerolipomatosi sinusale; riduzione dei diametri renali; riduzione dello spessore della corticale associate alla riduzione dei valori di clearance o eventualmente isolate
Negatività dell'eco-Doppler per stenosi delle arterie renali principali; aumento delle resistenze parenchimali intrarenali
La biopsia renale, raramente indicata, può consentire la diagnosi in un quadro clinico-laboratoristico dubbio

In questo contesto si distinguono l'*ipertensione renovascolare e la nefropatia ischemica.*

Schematicamente, l'ipertensione renovascolare può essere definita come condizione di ipertensione sistemica senza insufficienza renale, conseguente a un danno primitivo delle arterie principali di un solo rene, in grado di attivare il sistema renina-angiotensina.

Per nefropatia ischemica si intende invece una sindrome caratterizzata dalla riduzione del filtrato glomerulare e dalle alterazioni funzionali, ormonali e anatomiche secondarie all'ipoperfusione renale per una stenosi emodinamicamente significativa di entrambe le arterie renali (o di un'arteria renale in un rene unico).

Per quanto questa differenziazione mantenga un indubbio valore teorico e descrittivo, dal punto di vista pratico si preferisce spesso impiegare il termine di stenosi arteriosa renale, mono- o bilaterale, completato eventualmente da quello di "efficace" (per indicare le lesioni emodinamicamente significative, in genere superiori al 60-70% del lume vasale) e dal riferimento alla patologia di base, nell'anziano più comunemente aterosclerotica (Tabella 3).

La sua prevalenza cresce con l'età: una stenosi di grado severo (> 50%) è stata riportata nel 5% in pazienti deceduti con età < 64 anni, nel 18% in quelli deceduti tra 64-75 anni e ben nel 42% nei pazienti deceduti oltre i 75 anni. Nel 50% di tutti i casi la stenosi risultava bilaterale. Essa è inoltre elevata in presenza di lesioni ostruttive aterosclerotiche di altri distretti: nel 14,1-43,8% delle vasculopatie periferiche degli arti inferiori [16], nel 39% delle arteriopatie ileofemorali [17], nel 13-48% di stenosi coronariche [16], nel 38% degli aneurismi aortici [17].

Tabella 3. Eziologia delle stenosi dei grossi vasi arteriosi renali

- Malattia aterosclerotica
- Displasia fibromuscolare
- Arteriti (es. arterite di Takayashu, arterite di Kawasaki)
- Sindrome da antifosfolipidi
- Aneurisma dissecante dell'arteria renale
- Aneurisma dissecante dell'aorta addominale
- Compressione esterna da tumore (incluso il feocromocitoma)
- Cisti renali
- Traumi addominali

Non deve quindi stupire che negli ultimi anni questa diagnosi sia diventata piuttosto comune. L'interesse nei suoi confronti è largamente giustificato dalla sua capacità di indurre o aggravare l'ipertensione arteriosa e di provocare danni morfo-funzionali sino all'atrofia parenchimale e all'insufficienza renale irreversibile, e dal fatto che l'angioplastica può risolvere o migliorare l'ipertensione arteriosa, migliorare o proteggere la funzione renale e avere un effetto positivo su concomitanti problemi cardiovascolari secondari alla lesione renale.

Il sospetto diagnostico può essere suggerito da numerosi segni e sintomi (Tabella 4): i più comuni sono la comparsa improvvisa di un'ipertensione arteriosa grave o un suo

Tabella 4. Principali elementi di sospetto per una stenosi arteriosa dei grossi vasi renali

- Comparsa improvvisa di uno stato ipertensivo in età > 50-55 anni
- Anamnesi di forte consumo di sigarette
- Asimmetrica riduzione dei diametri renali
- Soffio addominale sisto-diastolico
- Ipertensione "refrattaria" alla terapia (tre farmaci a pieno dosaggio)
- Difficoltà al controllo pressorio in pressione arteriosa in precedenza ben controllata
- Episodi di *flash edema*
- Aumento della creatinina dopo:
  a) somministrazione di *ACE* inibitori
  b) un trattamento ipotensivo efficace (riduzione pressoria al di sotto di una pressione di perfusione renale critica)
  c) un trattamento diuretico o diarrea profusa specie in presenza di *ACE* inibitori (la deplezione di sodio tende a convertire una condizione di ipertensione sodiodipendente (tipica delle stenosi bilaterali) in renino dipendente
  d) somministrazione di *FANS*, specie in presenza di *ACE* inibitori e diuretici
- Rapido incremento o andamento irregolare di ascesa della creatininemia in assenza di alterazioni urinarie di rilievo
- Presenza di un contesto anatomo-clinico evocatore di associazione

ACE, acetil-colinesterasi; *FANS*, farmaci anti-infiammatori non steroidei

inspiegato aggravamento, una riduzione rapida dei valori di clearance della creatinina, eventualmente conseguente all'impiego di ACE (acetil-colinesterasi) inibitori, o anche la comparsa ricorrente di edema polmonare acuto (*flash edema*) in assenza di una importante cardiopatia di base, che può essere evitato con l'angioplastica renale [18]. La dimostrazione della o delle stenosi arteriose è affidata alla diagnostica per immagini, ecodoppler, scintigrafica e angiografica.

La condizione di stenosi arteriosa renale aterosclerotica "efficace", a seconda dei casi superiore al 60-75%, deve essere distinta dalla semplice malattia aterosclerotica dei grossi vasi per consentire una scelta corretta tra trattamento medico conservativo e di angioplastica, non esente da rischi, oltreché locali, di embolizzazione colesterolica, e anche di un rapido peggioramento funzionale renale.

Nelle indicazioni hanno naturalmente un peso decisivo la gravità della stenosi, in genere da considerarsi come preocclusiva quando supera l'80-85%, e i dati sulla storia naturale della malattia. A questo riguardo, inizialmente era stata descritta un'evolutività in un 30-50% dei casi, con un rischio occlusivo del 14-18% entro 3-5 anni. Gli attuali trattamenti medici sembrano aver migliorato la situazione: la stenosi non progredisce nel 50% dei casi e la progressione pare oggi più lenta che in passato. Il rischio occlusivo parrebbe ridotto intorno al 3%. Meno del 10% dei pazienti evolverebbe verso una insufficienza renale cronica (IRC) progressiva.

L'unica prova certa dell'esistenza di una stenosi efficace è costituita dalla normalizzazione o dal miglioramento della funzione renale e dell'ipertensione arteriosa post angioplastica. In questo ambito rimane quindi aperto il problema della corretta indicazione alla rivascolarizzazione, nella quasi totalità dei casi endovascolare (*percutaneous transluminal arterial stentig*), nella cui scelta si integrano abitualmente numerosi argomenti clinici, laboratoristici molto individualizzati.

L'*embolia colesterinica* costituisce un'altra causa di insufficienza renale, talora a rapida progressione. Raramente primitiva, essa consegue per lo più a manovre endoarteriose, a interventi di cardiochirurgia o a un trattamento anticoagulante. La diagnosi è clinico-laboratoristica (lesioni cutanee, ipo C3, eosinofilia; talora peggioramento della funzione renale, sintomi gastroenterici, reperto positivo all'esame del *fundus*) e occasionalmente bioptica; la diagnostica per immagini ha al momento un ruolo limitato.

Le *glomerulonefriti, primitive e secondarie, vasculiti renali e nefropatie interstiziali* rappresentano due gruppi di malattie diffuse tra gli anziani e di grande interesse pratico.

La diagnosi di certezza è abitualmente bioptica. Fanno eccezione le pielonefriti acute, nelle quali il sospetto è posto su basi clinico-laboratoristiche, ma l'accertamento è affidato alla diagnostica per immagini che, nelle forme secondarie, ha in genere anche il ruolo di identificare le eventuali condizioni predisponenti (calcolosi, ostruzione, reflusso vescico-ureterale).

Tra le nefropatie secondarie ha acquistato una grande importanza la *compromissione renale in corso di diabete*, anch'essa a genesi polifattoriale; negli USA è attualmente la prima causa per valori di incidenza tra i pazienti che iniziano la dialisi; in Italia è la seconda, dopo la nefroangiosclerosi.

Tra le *nefropatie congenite* merita ricordare la policistosi renale, spesso associata a quella epatica e che non eccezionalmente viene riconosciuta solo nella terza età.

Un'altra condizione di frequente riscontro nell'anziano è la *patologia ostruttiva* acuta e cronica (Tabella 5), anurizzante nelle forme bilaterali acute, spesso invece con poliuria anche di rilievo in quelle croniche. L'ostruzione può presentarsi con o senza IRC o con un episodio di insufficienza renale acuta (IRA).

Tabella 5. Principali cause di patologia renale ostruttiva nell'anziano

- Urolitiasi
- Ostruzione ureterale intrinseca o estrinseca neoplastica
- Sclerosi periureterale
- Patologie vescicali: vescica neurologica, neoplasie
- Ipertrofia e neoplasie prostatiche
- Ptosi vescicale grave (prolasso e tumori dell'utero, degli annessi e della vagina)
- Aneurisma dell'aorta addominale

In caso di ostruzione completa o subtotale monolaterale, con funzionalità del rene controlaterale parzialmente o totalmente conservata, la diuresi è in genere normale; se il rene controlaterale è danneggiato è invece abituale un'insufficienza renale, e si può avere un'oliguria; l'anuria è dovuta a ostruzione bilaterale delle vie escretrici o a ostruzione in rene unico (per assenza congenita o acquisita o per esclusione funzionale del rene controlaterale). La malattia può decorrere a lungo in modo asintomatico od oligosintomatico, sino alla comparsa di un'IRC, o di un'IRA.

L'ostruzione acuta o cronica delle vie urinarie determina un'ischemia renale riflessa, che a sua volta causa atrofia tubulare e fibrosi interstiziale e glomerulare, tanto più grave nel rene senile, già soggetto a importanti processi degenerativi, e questo fatto deve essere tenuto presente nella decisione sul momento di rimozione dell'ostacolo, che deve essere tempestiva, se si vogliono impedire danni irreversibili.

Questa successione di eventi è particolarmente importante nell'anziano, nel quale il recupero del danno anatomo-funzionale post-ostruttivo è in genere più lento e non di rado incompleto. Il decorso clinico dopo la rimozione dell'ostacolo può essere molto delicato, soprattutto in caso di poliuria post-ostruttiva per la labilità cardio-circolatoria dell'età senile.

Insufficienza renale acuta. Nell'anziano la forma più comune è quella "prerenale" da ipoperfusione, rapidamente reversibile con la correzione del disordine emodinamico causale, collegato a disidratazione, eventualmente dovuta a eccessivo uso di diuretici o a perdite intestinali, ipovolemia, infarto miocardico, insufficenza cardiaca, infezioni gravi, ecc.

In crescita è l'incidenza dell'insufficienza renale acuta iatrogena, a mediazione emodinamica, da antinfiammatori non steroidei e da ACE inibitori, spesso combinati, frequentemente con l'intervento scatenante della disidratazione. Non è raro che un'insufficienza renale acuta di questo tipo riveli l'esistenza di una stenosi renale bilaterale in precedenza silente.

Un'insufficienza renale acuta può conseguire a gran parte delle glomerulonefriti primitive e secondarie, a vasculopatie (in particolar modo a quelle vasculitiche) e a lesioni interstiziali acute. Come già ricordato, nell'anziano non sono rare le forme ostruttive che, in presenza di insufficienza renale acuta, devono essere sistematicamente escluse con la diagnostica per immagini, contemporaneamente alla valutazione della morfologia renale, fondamentale per differenziare le nefropatie acute da quelle croniche in fase terminale.

La diagnostica per immagini delle nefropatie dell'anziano

La presentazione clinico-laboratoristica delle nefropatie dell'anziano è quanto mai varia, comprende tutte le grandi sindromi (nefrosica, nefritica acuta, nefritica cronica, ecc.) ed è spesso aspecifica.

Nel loro iter diagnostico e, per quanto in precedenza ricordato, forse ancor più che nelle età precedenti, è affidato un ruolo importante alla diagnostica per immagini, alla quale si chiede preliminarmente di fornire informazioni sulla morfologia parenchimale e delle vie urinarie.

L'indagine strumentale fondamentale, e molto spesso unica, per la valutazione morfologica dei reni e delle vie urinarie è l'*ecografia*, che merita quindi un particolare rilievo. Nel soggetto adulto sono considerate normali le dimensioni renali quando il diametro longitudinale è compreso tra 9,5-10 e 12-12,5 cm, con una differenza tra i due lati (a favore del rene sinistro) sino a 1 cm, e una variabilità interindividuale relativa soprattutto all'habitus costituzionale.

In accordo con gli studi sulla riduzione del volume e dei diametri renali nel corso dell'invecchiamento, nella pratica clinica, a partire dai 60 anni di età, è convenzionalmente ritenuta compatibile con la norma una diminuzione del diametro longitudinale, rispetto ai valori dell'adulto, sino a 1 cm per ogni decade successiva. Si tratta ovviamente di una valutazione di massima, perché piuttosto raramente è possibile disporre di un esame ecografico precedente con accurata descrizione morfo-strutturale dei reni.

Contemporaneamente, si ritiene "fisiologica" nell'anziano una modesta riduzione di spessore del parenchima, cui si associano spesso l'ampliamento e la disomogeneità strutturale del seno pielico per sclerolipomatosi (Fig. 1) [19].

Altra modificazione ecostrutturale propria del rene senile è un modesto incremento della ecogenicità del parenchima, in particolare della midollare, con ridotta definizione o scomparsa della giunzione cortico-midollare, che è per contro molto accentuata nel rene del bambino e generalmente netta nel rene dell'adulto.

La valutazione dell'ecogenicità del parenchima renale e la definizione di normalità sono un problema aperto dell'ecografia, in quanto legate a diverse variabili (tipo di apparecchiatura, regolazione dei guadagni e dei fuochi, tipo costituzionale del pazien-

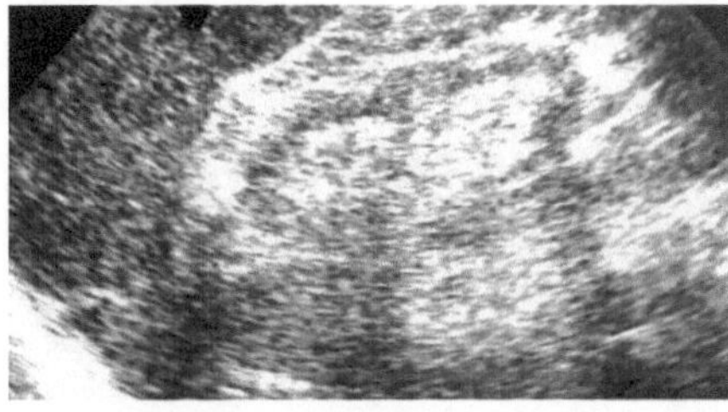

Fig. 1. Paziente di 82 anni, con parametri di funzionalità renale in range: rene del diametro longitudinale di 9 cm circa, con lievi irregolarità marginali, modesto assottigliamento del parenchima e ampliamento del seno pielico per sclerolipomatosi

te, esperienza dell'operatore) che non consentono una precisa classificazione di riferimento se non nelle alterazioni più marcate.

Convenzionalmente è ritenuta normale l'ecogenicità del parenchima renale quando risulta modicamente inferiore a quella del parenchima epatico, che peraltro è molto spesso incrementata per il frequente riscontro di steatosi, per cui sembra più obiettivo il confronto con il parenchima splenico [20].

Nell'adulto, un'ecostruttura del parenchima renale simile a quella del fegato (grado A) può già essere espressione di nefropatia [21, 22], anche se il valore predittivo positivo è molto basso [23]; quest'ultimo aumenta in modo molto significativo quando l'incremento della ecogenicità è più marcato (grado B > a quella del fegato; grado C = a quella del seno pielico) (Figg. 2-4).

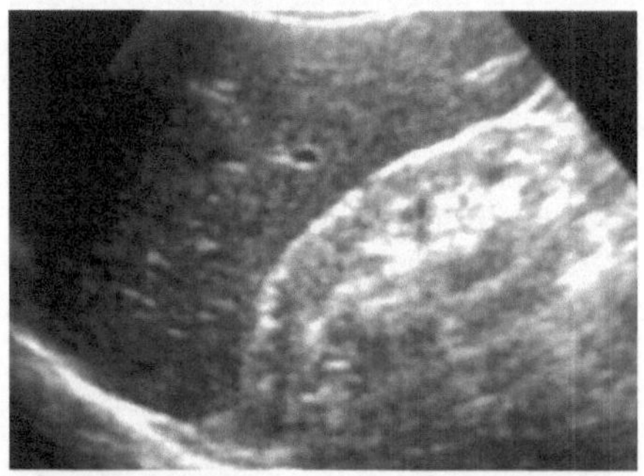

Fig. 2. Nefropatia interstiziale: rene di dimensioni in limiti di norma, con margini regolari e parenchima di spessore nel complesso conservato e di ecogenicità accentuata (> parenchima epatico)

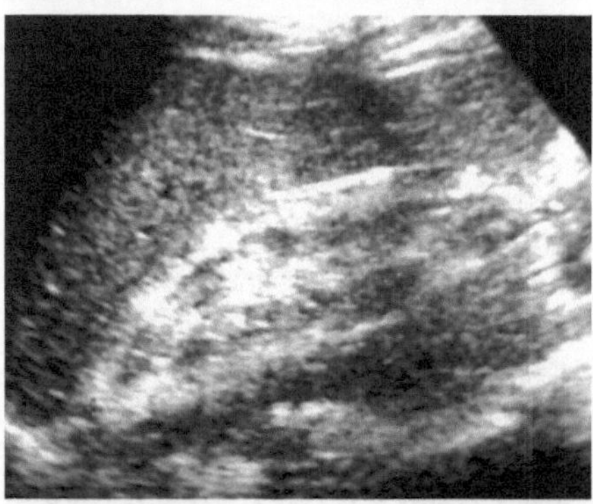

Fig. 3. Glomerulonefrite: rene di dimensioni normali, con margini regolari e parenchima di spessore conservato e di struttura nettamente iperecogena, simile a quella del seno pielico

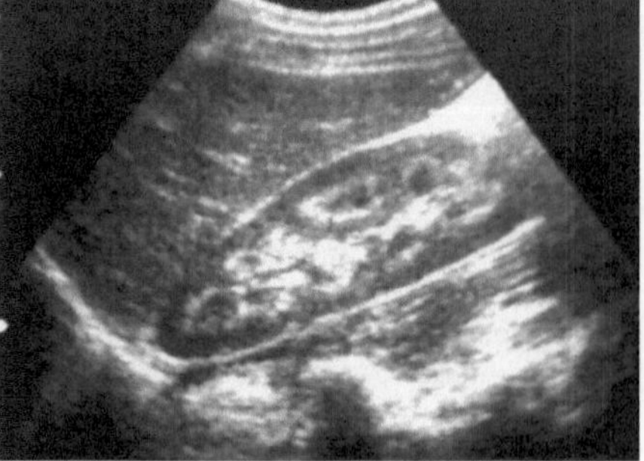

Fig. 4. Nefropatia diabetica: rene di dimensioni normali, con margini regolari e alterazione dell'ecostruttura parenchimale, caratterizzata dalla presenza di una stria iperecogena perimidollare

Ciò significa che nella valutazione ecografica del rene dell'anziano non bisogna prendere in considerazione il grado A dell'ecogenicità parenchimale, ma segnalare solo gli incrementi di grado B e C.

Quantunque non consenta di affermare la normalità strutturale del parenchima renale, un aspetto ecografico dei reni corrispondente a quello di un adulto "normale", o compatibile con l'età del paziente, è molto utile per escludere che sia avvenuta un'evoluzione importante verso la sclerosi parenchimale. Questo dato è particolarmente importante, per esempio, quando, in presenza di una sindrome nefrosica o di una sindrome nefritica cronica, si debba porre una diagnosi differenziale tra una nefropatia in fase "florida", potenzialmente trattabile con successo, e una manifestazione terminale di una nefropatia cronica evoluta in maniera irreversibile, e si debba decidere se eseguire o meno una biopsia renale.

Nella diagnostica delle singole nefropatie l'integrazione con i dati clinici e di laboratorio è sempre fondamentale, in quanto alterazioni morfologiche macroscopiche, espressione di un'involuzione legata all'età, non possono in genere essere distinte da quelle di una nefroangiosclerosi o di un'altra nefropatia parenchimale cronica diffusa non molto avanzata (Fig. 5). Fanno eccezione le patologie caratterizzate da alterazioni morfologiche localizzate (es. lesioni cicatriziali), che in genere hanno una causa vascolare o cicatriziale post-infiammatoria, oppure elettive o prevalenti di un rene, anch'esse il più spesso da causa vascolare, o post-ostruttiva, o post-infiammatoria. Per quanto riguarda le lesioni infiammatorie della pielonefrite acuta l'ecografia può mettere in evidenza un ingrossamento del rene *in toto* o in parte; può evidenziare un'area ipoecogena, o occasionalmente iperecogena. Possono essere dimostrate aree ascessuali, ma in un 50% dei casi il parenchima renale appare normale [24].

Non tutte le nefropatie croniche dell'anziano determinano una riduzione dei volumi che, anzi, in alcuni casi, possono essere aumentati, per esempio in corso di nefropatia diabetica iniziale e di amiloidosi.

In base a questi rilievi, nei soggetti adulti e nella terza età, anche per consentire valutazioni comparative nel tempo, assumono quindi importanza particolare la descrizione accurata delle dimensioni renali, del profilo dei due organi, dello spessore del parenchima e della sua ecogenicità, anche quando rientrino nella norma, e la segnalazione di cisti e di un'eventuale sclerolipomatosi sinusale. Fondamentale è inoltre la segnalazione di calcificazioni o di macro- o microlitiasi e di un'eventuale dilatazione delle vie urinarie.

Anche in caso di insufficienza renale di sospetta origine ostruttiva l'indagine di prima istanza è in effetti l'ecografia, che ha innanzitutto il ruolo di confermare l'ostruzione con la dimostrazione della dilatazione mono- o bilaterale delle cavità escretrici.

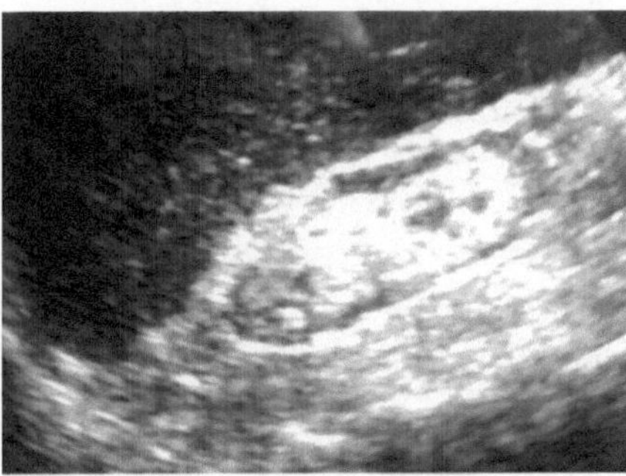

Fig. 5. Nefroangiosclerosi: rene di dimensioni ridotte, con margini nel complesso regolari, marcato assottigliamento del parenchima e ampliamento del seno pielico per sclerolipomatosi

In queste situazioni la metodica presenta elevata accuratezza diagnostica (> 95%), anche se sono possibili falsi positivi (pelvi ampie, iperidrazione, cisti pielogene, necrosi papillare, ecc.) e falsi negativi (ostruzione di recente insorgenza, calcolosi "a stampo", ecc.).

In caso di fondato sospetto clinico di nefropatia ostruttiva acuta, a fronte di un reperto ecografico negativo per dilatazione delle cavità escretrici, è opportuno ripetere l'ecografia a distanza di 12-24 ore, in modo che la dilatazione stessa possa rendersi apprezzabile: ciò è particolarmente importante nel paziente anziano, nel quale la ridotta *compliance* renale può impedire una rapida e apprezzabile dilatazione calico-pielica.

L'ecografia permette in genere di differenziare le nefropatie ostruttive acute da quelle croniche, o le ostruzioni di recente insorgenza da quelle di vecchia data (anche in assenza di insufficienza renale): nel primo caso il rene presenta dimensioni normali o aumentate e il parenchima è generalmente di spessore conservato e di ecogenicità accentuata (Fig. 6); nel secondo caso il rene presenta dimensioni ridotte, anche in maniera marcata, con assottigliamento del parenchima, di struttura più o meno iperecogena (Fig. 7).

L'indagine ecografica non deve comunque mai essere limitata alle logge renali, ma, in particolare nel sospetto di nefropatia ostruttiva, deve essere estesa a tutto l'ambito addominale, con sistematica esplorazione del decorso ureterale, dello spazio retrope-

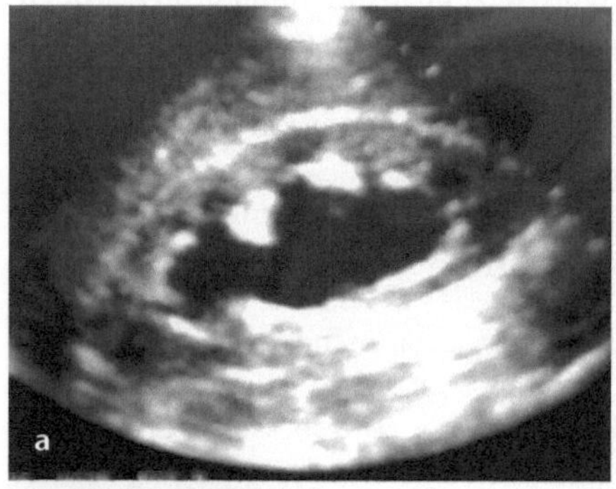

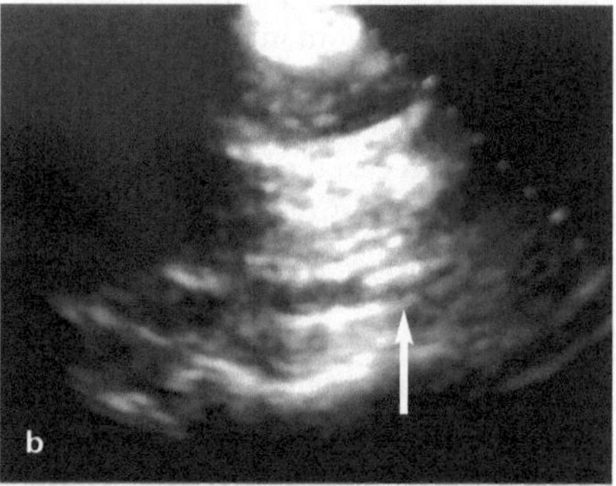

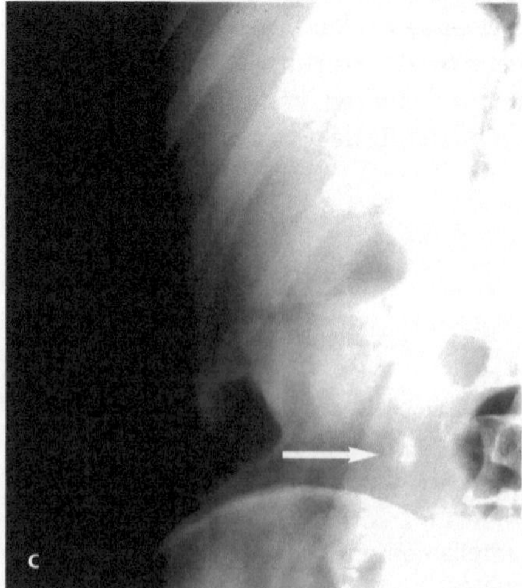

Fig. 6. Nefropatia ostruttiva acuta. **a, b** Rene di dimensioni aumentate, con parenchima di spessore nel complesso conservato e di struttura lievemente iperecogena e con idroureteronefrosi da litiasi dell'uretere medio prossimale (*freccia*). **c** Conferma radiografica del calcolo ureterale radiopaco (*freccia*)

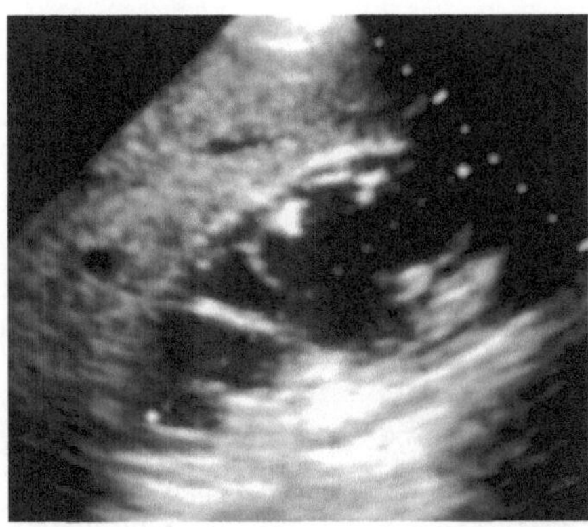

Fig. 7. Nefropatia ostruttiva cronica: rene di dimensioni modicamente ridotte, con marcato assottigliamento del parenchima e idronefrosi

ritoneale e dello scavo pelvico. In tal modo è possibile, nella maggioranza dei casi, mettere in evidenza la sede dell'ostacolo e, in una percentuale minore ma comunque apprezzabile di pazienti, anche la natura della causa ostruente.

Nello studio delle alterazioni vascolari del distretto renale l'*eco-color-Doppler* ha assunto un ruolo importante poiché permette una valutazione combinata morfo-funzionale, integrando gli aspetti ecografici con la valutazione del flusso. È una metodica di basso costo, ampiamente riproducibile e priva di controindicazioni. Se eseguita da un operatore esperto, per stenosi superiori al 50% la sensibilità è risultata del 92% e la specificità del 95% [25]. Oltre alla indicazione del grado di stenosi, essa consente di monitorizzarne agevolmente l'evoluzione e di determinare le resistenze intraparenchimali. È peraltro operatore-dipendente, ed è di difficile esecuzione negli obesi e quando il flusso ematico è molto ridotto.

La maggior parte delle stenosi risiede nel terzo prossimale del vaso, in particolare le lesioni ateromasiche, che risultano spesso indovate a livello dell'ostio, ove le placche ateromasiche dell'aorta protrudono nel lume dell'arteria renale; un esame corretto deve comprendere l'analisi del flusso, oltre che all'ostio, all'ilo e in sede intraparenchimale. Le ripercussioni emodinamiche di una stenosi ostiale possono infatti esaurirsi in pochi cm, accompagnandosi a un flusso a livello dell'ilo apparentemente normale. Per contro un flusso normale a livello dell'arteria renale può associarsi a un tracciato patologico intraparenchimale, espressione di nefroangiosclerosi.

Per quanto riguarda la valutazione diretta, vengono impiegati vari parametri, in particolare la velocità di picco sistolico, che in condizioni normali è < 100-150 cm/sec, oppure il rapporto di velocità aorto-renale, che deve essere < 3,5, o infine l'*aliasing*, inteso come mosaico di colori nella sede della stenosi.

I criteri indiretti sono invece le modificazioni dello spettro velocitometrico, rappresentate dal cosiddetto *tardus parvus pattern* e dall'indice di resistenza (IR), espressione del rapporto tra flusso sistolico e diastolico.

I processi di invecchiamento del rene, con coinvolgimento arteriosclerotico dei vasi intraparenchimali, causano un incremento delle resistenze: nei pazienti anziani il riscontro di un IR > 0,7 è piuttosto comune (Fig. 8). Valori superiori a 0,8 all'80% hanno un significato prognostico negativo. Altrettanto importante è la simmetria, che normalmente non dovrebbe superare il valore di 0,1.

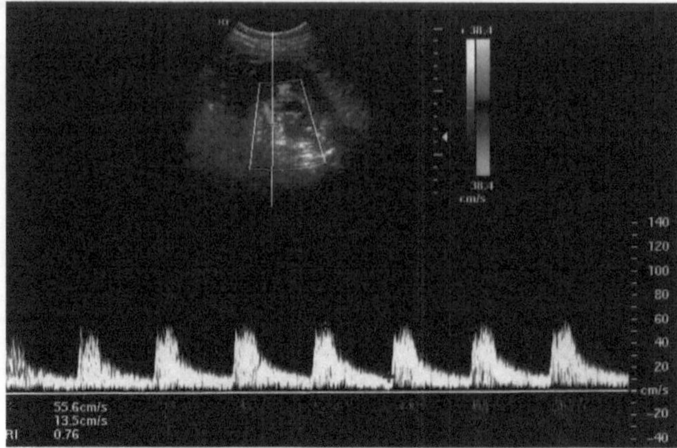

Fig. 8. Rene senile: indice di resistenza intraparenchimale > 0,7

L'esecuzione dell'eco-color-Doppler è indicata nei pazienti che presentano segni e sintomi sospetti per una stenosi dei grossi vasi arteriosi renali (Tabella 4), ma si tende a eseguirla sempre più sisstematicamente in tutti i pazienti anziani ipertesi con insufficienza renale ingravescente.

Purtroppo non esistono indicatori certi di previsione di risultato della rivascolarizzazione, anche se esistono elementi predittori di scarsa risposta, quali le resistenze intraparenchinali aumentate (IR ≥ 0,8), e le ridotte dimensioni del rene (diametro longitudinale < 7-8 cm) e un rilevante assottigliamento del parenchima.

Negli ultimi 20-25 anni, contemporaneamente all'affermazione dell'ecografia, nella diagnostica per immagini delle nefropatie dell'anziano l'*urografia endovenosa* è divenuta un esame quasi completamente obsoleto, soppiantata dalla *tomografia computerizzata* (TC) e dall'*uro-TC*, che peraltro, anche per i problemi di potenziale nefrotossicità dei mezzi di contrasto (MDC) iodati, particolarmente rilevanti in presenza di insufficienza renale, trovano indicazioni fondamentalmente nella patologia neoplastica (Fig. 9), nella

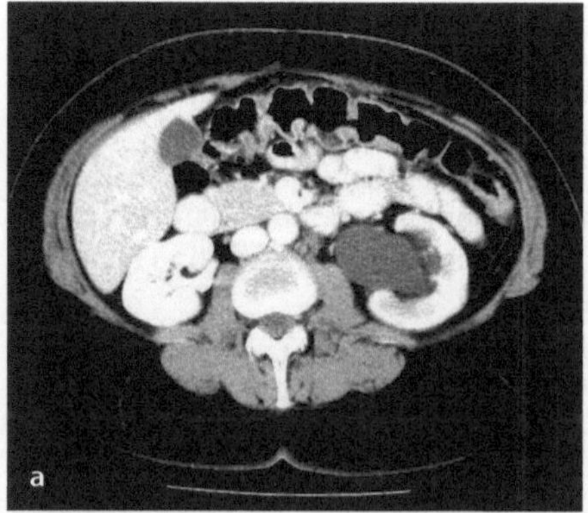

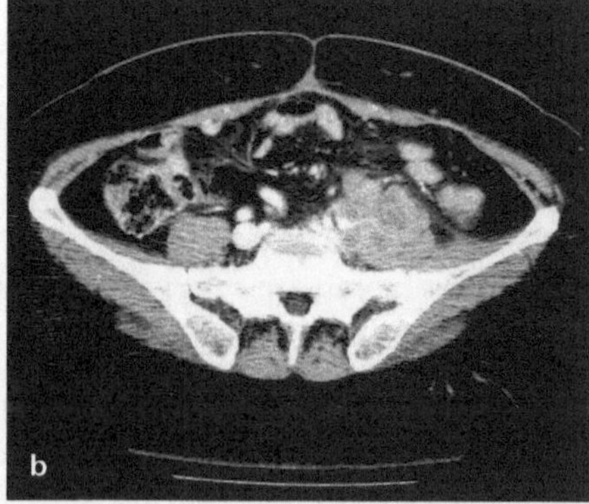

Fig. 9. Nefropatia ostruttiva da massa adenopatica. Rene sinistro di dimensioni aumentate (**a**), con evidente effetto parenchimografico e dilatazione delle cavità escretrici, non opacizzate, da compressione dell'uretere distale da parte di voluminosa tumefazione linfoghiandolare (**b**)

precisa definizione della patologia ostruttiva e, per l'angio-TC spirale, nello studio della malattia reno-vascolare (sensibilità 98%; specificità 94%) [26].

Un'importante eccezione è rappresentata dalle pielonefriti acute, spesso non identificate dall'esame ecografico. All'esame TC con MDC, i reperti più comuni di questa malattia interstiziale da tempo nota [27], ma recentemente oggetto di rinnovata attenzione [24, 28-35], sono rappresentati da aree mal definite, in genere cuneiformi, di densità ridotta irradiantisi dalla papilla nella midollare verso la corticale, con o senza rigonfiamento. La riduzione dell'*enhancement* è dovuta alla riduzione della concentrazione del mezzo di contrasto nei tubuli, causata dall'edema interstiziale, dall'ischemia e dall'ostruzione dei tubuli da parte di leucociti e di detriti cellulari. Possono inoltre essere messe in evidenza bande lineari di iper- e ipoattenuazione orientate parallelamente agli assi tubulari. Le aree ipodense possono risolversi o evolvere verso l'ascessualizzazione.

La TC spirale senza MDC, ancor più dell'esame radiografico diretto dell'addome, ha avuto in questi anni una sistematica diffusione, talora anche senza un esame ecografico preliminare, per la dimostrazione dei calcoli radiopachi situati lungo l'uretere al di fuori dei tratti esplorabili ecograficamente (sotto-giuntale e terminale).

Mantiene il suo valore diagnostico la pielografia percutanea, che può rappresentare la fase iniziale di una procedura di radiologia interventistica eventualmente completata da una seconda fase terapeutica, con posizionamento di cateteri pielostomici o di *stent* ureterali.

L'affinamento delle tecniche della *risonanza magnetica* sta consentendo una rapida diffusione anche in ambito nefrologico delle indicazioni di questa metodica, particolarmente interessante nei soggetti nefropatici per l' impiego di un mezzo di contrasto praticamente non nefrotossico. Le indicazioni in ambito nefrologico sono al momento quelle della TC. Nell'evidenziazione di una malattia renovascolare sono state riportate una sensibilità del 96% e una specificità del 74% [25]. Come per l'angio-TC, è importante ricordare la possibilità di evidenziare arterie accessorie, ma anche la scarsa capacità di evidenziare lesioni in sede arteriosa media e distale [26].

Oltre all'alto costo, la claustrofobia e l'impossibilità di esecuzione in presenza di metalli (il più comune, il pacemaker) ne limitano l'impiego.

Un cenno merita infine la *scintigrafia renale,* che consente di ottenere informazioni interessanti, oltreché morfofunzionali comparative tra i due reni, di particolare interesse quando si debba decidere se eseguire o meno una nefrectomia (il caso più comune è quello delle gravi lesioni post-ostruttive) nell'iter diagnostico della malattia renovascolare. In questa malattia, sensibilità (86%) e specificità (93%) sono elevate; limitazioni importanti sono peraltro costituite dalla riduzione dell'accuratezza nell'IRC, nelle lesioni bilaterali o nel rene unico.

Nella nostra esperienza, alla presenza di una positività della scintigrafia con il test dell'ACE inibizione si può attribuire un importante valore indicativo dell'esistenza di una stenosi efficace [36], mentre una positività dell'eco-Doppler per una stenosi con negatività di questo test consente un atteggiamento di attesa, con la sola terapia medica.

Bibliografia

1. Mulder WJ, Hillen HF (2001) Renal function and renal disease in the elderly. Eur J Intern Med 12:86-97
2. Lamb EJ, O'Riordanb SE, Delaney MP (2003) Kidney function in older people: pathology, assessment and management. Clin Chim Acta 334:25-40
3. McLachlan MS, Wasserman P (1981) Changes in size and distensibility of the aging kidney Br J Radiol 54:488-491
4. Kasiske BL (1987) Relationship between vascular disease and age associated changes in the human kidney. Kidney Int 31:1153-1159
5. Perrone RD, Madias NE, Levey AS (1992) Serum creatinine as an index of renal function: new insights from old concepts. Clin Chem 38:1933-1953
6. Rowe JW, Andres R, Tobin JD et al (1976) The effect of age on creatinine clearance in men: a cross-sectional and longitudinal study. J Gerontol 31:155-163
7. Back S-E, Ljungberg B, Nilsson-Ehle I et al (1989) Age dependence of renal function: clearance of iohexol and p-amino hippurate in healthy males. Scand J Clin Lab Invest 49:641-646
8. Fliser D, Zeier M, Nowack R, Ritz E (1993) Renal functional reserve in healthy elderly subjects. J Am Soc Nephrol 3:1371-1377
9. Epstein M (1996) Aging and the kidney. J Am Soc Nephrol 7:1106-1122
10. Hillege HL, Janssen WM, Bak AA et al (2001) Microalbuminuria is common, also in a nondiabetic, nonhypertensive population, and an independent indicator of cardiovascular risk factors and cardiovascular morbidity. J Intern Med 249:519-526
11. Jones CA, Francis ME, Eberhardt MS et al (2002) Microalbuminuria in the US population: third National Health and Nutrition Examination Survey. Am J Kidney Dis 39:445-459
12. James MA, Fotherby MD, Potter JF (1995) Screening tests for microalbuminuria in non-diabetic elderly subjects and their relation to blood pressure. Clin Sci 88:185-190
13. Damsgaard EM, Froland A, Jorgensen OD, Mogensen CE (1990) Microalbuminuria as predictor of increased mortality in elderly people. BMJ 300:297-300
14. McMurdo MET (2000) A healthy old age: realistic or futile goal? BMJ 321:1149-1151
15. Lindeman RD, Tobin JD, Shock NW (1984) Association between blood pressure and the rate of decline in renal function with age. Kidney Int 26:861-868
16. Linee Guida della Società Italiana di Nefrologia (1999) Identificazione sorveglianza e trattamento della nefropatia ischemica aterosclerotica. *www.sin-italy.org*
17. Olin JW, Melia M, Young JR et al (1990) Prevalence of atherosclerotic renal artery stenosis in patients with atherosclerosis elsewere. Am J Med 88(1N):46N-51N
18. Bloch MJ, Trost DW, Pickering TG et al (1999) Prevention of recurrent pulmonary edema in patients with bilateral renovascular disease through renal artery stent placement. Am J Hypert 12:1-7
19. Sandrone M, Piccoli G, Cammarota T (1995) Insufficienza renale acuta e cronica. In: Comino E, Cammarota T (eds) Lezioni di radiologia geriatrica. Minerva Medica, Torino
20. Cammarota T, Fiore R, Comino E (1987) L'ecotomografia nella diagnostica delle microematurie di origine renale. Us Med 8:181-197
21. Hricack H, Cruz C, Romanski R et al (1982) Renal parenchymal disease. Sonographic-histologic correlation. Radiology 144:141-147
22. Rosenfield AT, Siegel NI (1981) Renal parenchymal disease: histopatologic-sonographic correlation. AJR Am J Roentgenol 137:793-798
23. Platt JF, Robin JM, Bowerman RA et al (1988) The inability to detect kidney disease on the basis of echogenicity. AJR Am J Roentgenol 165:317-319
24. Piccoli G, Colla L, Maass J et al (2006) Acute pielonephritis: a new approach to an old clinical entity. J Nephrol (in stampa)
25. Radermacher J, Haller H (2003) The right diagnostic work-up: investigating renal and renovascular disorders. J Hypertens 21(Suppl 2)S219-S224
26. Textor SC (2004) Ischemic nephropathy: where are we now? J Am Soc Nephrol 15:1974-1982

27. Heptinstall RH (1992) Pyelonephritis: pathologic features. In: Heptinstall RH (ed) Pathology of the kidney, 4th ed. Little Brown, Boston, pp 1489-1561
28. Rosenfield AT, Glickman MG, Taylor KJ et al (1979) Acute focal bacterial nephritis (acute lobar nephronia). Radiology 132:553-561
29. Wegenke JD, Malek GH, Alter AJ, Olson JG (1986) Acute lobular nephronia. J Urol 135:343-345
30. Bjerklund Johansen TE (2002) Diagnosis and imaging in urinary tract infections. Curr Opin Urol 12:39-43
31. Pennington DJ, Lonergan GJ, Flack CE et al (1996) Experimental pyelonephritis in piglets: diagnosis with MR imaging. Radiology 201:199-205
32. Lonergan GJ, Pennington DJ, Morrison JC et al (1998) Childhood pyelonephritis: comparison of gadolinium-enhanced MR imaging and renal cortical scintigraphy for diagnosis. Radiology 207:377-384
33. Kawashima A, Sandler CM, Goldman SM (2000) Imaging in acute renal infection. BJU Int 86(Suppl 1):70-79
34. Craig JC, Wheeler DM, Irwig L, Howman-Giles RB (2000) How accurate is dimercaptosuccinic acid scintigraphy for the diagnosis of acute pyelonephritis? A meta-analysis of experimental studies. J Nucl Med 41:986-993
35. Sattari A, Kampouridis S, Damry N et al (2000) CT and 99mTc-DMSA scintigraphy in adult acute pyelonephritis: a comparative study. J Comput Assist Tomogr 24:600-604
36. Picciotto G, Sargiotto A, Petrarulo M et al (2003) The reliability of captopril renography in patients under chronic therapy with angiotensin II (ATII) receptor antagonists. J Nucl Med 44:1574-1581

Capitolo 46

Patologie renali chirurgiche

Marcello De Maria, Giuseppe Lo Re, Massimo Galia,
Tommaso Vincenzo Bartolotta, Massimo Midiri

Introduzione

Le principali patologie chirurgiche del rene senile che rivestono interesse dal punto di vista radiologico sono quelle neoplastiche [1].

I tumori renali, sia parenchimali che uroteliali, come avviene nel caso di molte altre neoplasie, prevedono infatti maggiore incidenza nell'età avanzata. Nel caso del paziente geriatrico la problematica gestionale delle neoplasie dell'apparato urinario è però particolarmente complessa: va tenuto infatti presente che spesso nei soggetti anziani la crescita tumorale può essere piuttosto lenta, e che in alcuni casi, quando vi sia rischio chirurgico elevato, può essere preferibile, per esempio per i tumori di basso grado, un atteggiamento attendistico o comunque il ricorso a terapie non troppo invasive, come la termoablazione con radiofrequenze [2].

In ogni caso, il riscontro di una neoformazione renale va valutato attentamente dal radiologo che oggi dispone di validi mezzi in grado di definire accuratamente sede, natura ed estensione della patologia.

L'ecografia e, maggiormente, la tomografia computerizzata (TC) sono in grado di riconoscere le neoplasie renali di diametro inferiore a un centimetro, e nel 40% dei casi le lesioni segnalate presentano diametro inferiore a 3 centimetri.

La sintomatologia del tumore renale è varia e spesso tardiva, motivo per cui il riscontro di una neoplasia renale avviene in maniera accidentale nel corso di indagini radiologiche eseguite per altri motivi. Il segno clinico più frequente del carcinoma renale è il riscontro di ematuria (50% dei casi) o di una massa addominale. Meno frequentemente si può avere dolore addominale, microematuria, varicocele - per infiltrazione e\o ostruzione della vena spermatica sinistra - e ipercalcemia [3].

Tumori renali benigni

I tumori renali benigni più frequenti sono l'adenoma e l'angiomiolipoma.

L'*adenoma* è una neoformazione benigna del rene, spesso asintomatica, che prende origine dalle cellule del tubulo renale; solitamente non mostra aree di anaplasia cellulare all'esame istologico, anche se viene considerata come una lesione preneoplastica. Si presenta come una formazione solida, di tipo papillare, tubulare o alveolare, capsulata e disomogenea per la presenza nel suo contesto di aree necrotiche o emorragiche.

Raramente raggiunge dimensioni superiori a 3 cm ed è difficilmente differenziabile dal tumore maligno. Una variante dell'adenoma è l'oncocitoma, formato da cellule chiamate oncociti, difficilmente differenziabile dalle forme neoplastiche maligne. Nel 25% circa dei casi è presente una caratteristica area stellata di fibrosi centrale, con aspetto a ruota di carro.

All'esame ecografico l'oncocitoma si presenta come una formazione nodulare, a margini regolari, disomogeneamente ipoecogena. Talvolta, specie nelle forme di maggiore diametro, è possibile dimostrare la presenza di un'area centrale iperecogena. Tuttavia questo aspetto deve essere messo in diagnosi differenziale con il tumore renale con area necrotica centrale.

In TC l'oncocitoma si presenta come una massa omogenea ipodensa con area fibrotica al centro nelle scansioni precontrastografiche e con *enhancement* omogeneo dopo infusione endovenosa di mezzo di contrasto. In risonanza magnetica (RM) la lesione appare ipointensa nelle scansioni T1 pesate e modicamente iperintensa in quelle T2 pesate, con area fibrotica ipointensa centrale in tutte le scansioni.

In ogni caso la diagnosi definitiva potrà essere effettuata soltanto con esame istologico.

L'*angiomiolipoma* renale è la neoplasia renale benigna più frequente, unica o multipla, specie quando associata alla sclerosi tuberosa (15-20% degli angiomiolipomi). È una neoplasia mesenchimale, di natura amartomatosa, costituita in proporzioni variabili da vasi, grasso e fibre muscolari. Nella maggior parte dei casi è asintomatica. Frequenti sono le emorragie intratumorali o extratumorali con formazione di ampie raccolte ematiche retroperitoneali associate alla brusca insorgenza di dolore gravativo al fianco. In particolare l'emorragia sembra sia dovuta alla presenza di un circolo vascolare costituito da vasi beanti e a pareti particolarmente sottili (Fig. 1). Un importante fattore predittivo di possibile sanguinamento degli angiomiolipomi è rappresentato dalle elevate dimensioni della neoplasia stessa. Tuttavia, recentemente è stato dimostrato come anche piccoli angiomiolipomi possano dare origine a fenomeni emorragici e come esista una importante relazione fra dimensioni del tumore e presenza di lesioni aneurismatiche nel suo contesto [4].

Ecograficamente è possibile apprezzare la presenza di una formazione iperecogena, a causa della ricca componente adiposa, a margini netti e regolari. Tuttavia non tutti gli angiomiolipomi appaiono iperecogeni a causa di una maggiore rappresentazione

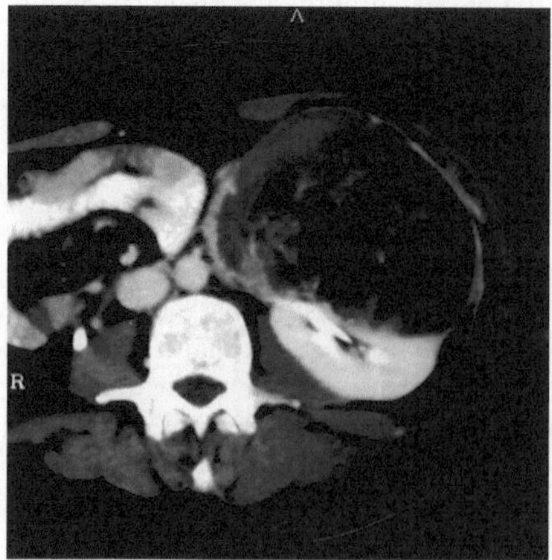

Fig. 1. Esame in tomografia computerizzata (TC). Il rene sinistro presenta una voluminosa formazione ipodensa disomogenea. Nel contesto della loggia renale si apprezza cospicuo versamento ematico che disloca anteriormente e controlateralmente i visceri addominali

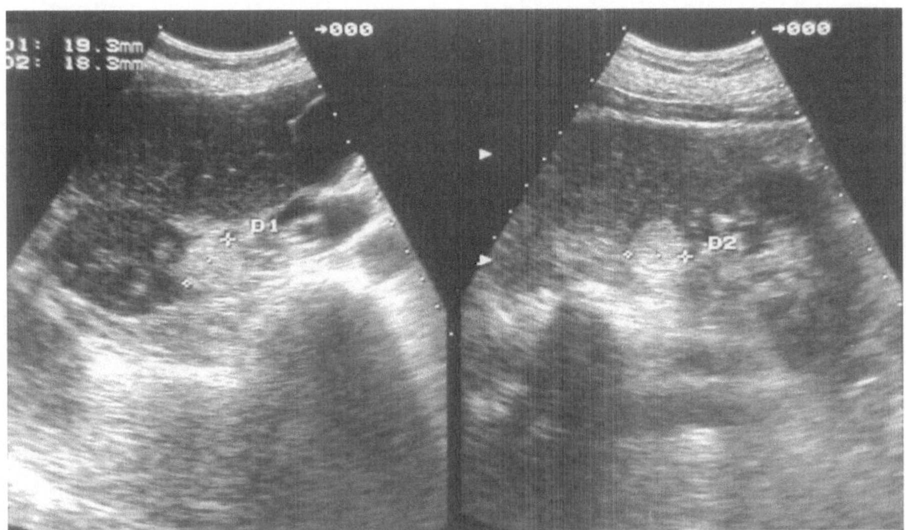

Fig. 2. Esame ecografico. Angiomiolipoma renale

delle altre due componenti rispetto al tessuto adiposo (Fig. 2). In TC la presenza di una formazione renale con valori di attenuazione propri del grasso permette spesso una diagnosi definitiva della lesione (Fig. 3).

Nel caso in cui la componente adiposa sia poco rappresentata possono essere di aiuto la valutazione del valore di densità nelle scansioni eseguite in assenza di mezzo di contrasto, dove la lesione apparirà iperdensa rispetto al parenchima circostante, e la valutazione delle caratteristiche semeiologiche dell'*enhancement* postcontrastografico. L'angiomiolipoma presenta infatti *enhancement* omogeneo e prolungato rispetto alle neoplasie renali [5].

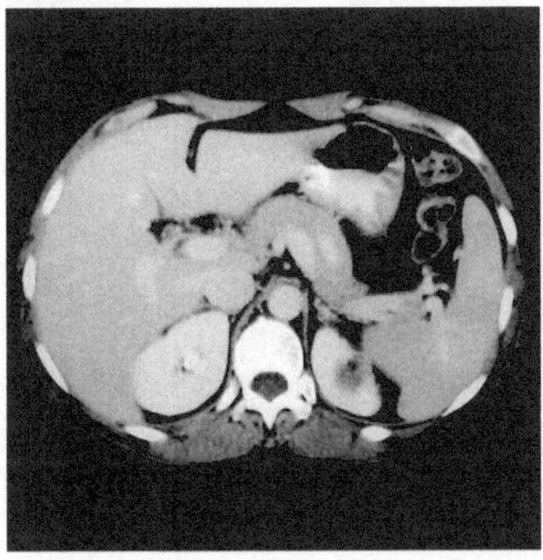

Fig. 3. Esame TC. Piccolo angiomiolipoma renale. In TC la lesione appare ipodensa, a margini definiti, senza segni di infiltrazione del parenchima renale e degli organi contigui

In ogni caso sarà necessario eseguire ulteriori esami per la diagnosi definitiva.

Anche in RM la presenza di tessuto adiposo orienta verso la diagnosi della lesione che presenterà una porzione isointensa al grasso in tutte le sequenze utilizzate. Per differenziare tale componente adiposa, propria degli angiomiolipomi, da possibili aree emorragiche, iperintense nelle sequenze T1 e T2, vengono di solito utilizzate sequenze con soppressione del segnale del grasso (STIR).

Nei casi in cui la componente adiposa sia poco rappresentata, sia in TC che in RM, non è possibile differenziare queste lesioni benigne dal tumore renale se non all'esame istologico.

Tumori renali maligni

L'adenocarcinoma renale è la neoplasia più frequente del rene, rappresentando l'85-90% di tutte le neoplasie renali [6], e circa il 2% di tutte le neoplasie [7].

Istologicamente la forma neoplastica maligna più frequente è il carcinoma a cellule chiare, o convenzionale, che da solo rappresenta circa il 70% dei tumori renali maligni. Altre forme meno frequenti sono il carcinoma papillare, il carcinoma del dotto collettore, il tumore a cellule cromofobe e i carcinomi non classificabili.

Il tumore a cellule chiare prende origine dalle cellule del tubulo renale e si accresce inizialmente nello spessore della corticale renale per poi assumere aspetto esofitico, sia con estensione al grasso perirenale, sia con vegetazione all'interno delle cavità calico-pieliche. Metastatizza frequentemente per via ematica al polmone e al rene, anche se ogni distretto corporeo può essere interessato.

Con l'esame radiologico diretto a volte è possibile evidenziare un ingrandimento dell'ombra renale o la presenza di calcificazioni sulla proiezione dei reni. Anche l'urografia è un esame che non dà una visualizzazione diretta della lesione ma solo segni indiretti, quali deformazione del contorno renale o delle strutture calicopieliche (Fig. 4), o sottoforma di riempimento nel loro contesto. Se il tumore raggiunge dimensioni tali da sostituire pressoché completamente il parenchima, o in caso di infiltrazione massiva della

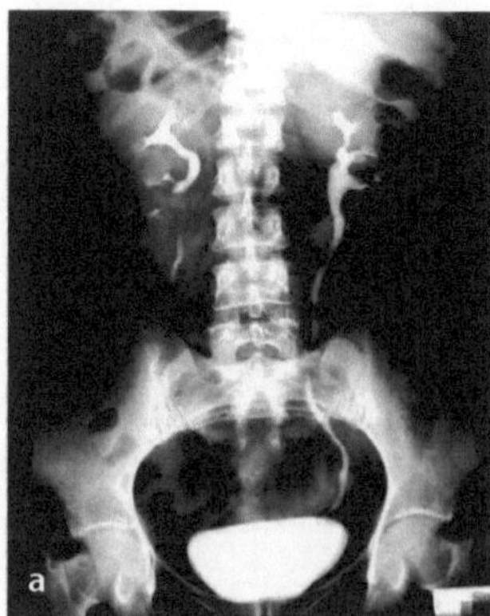

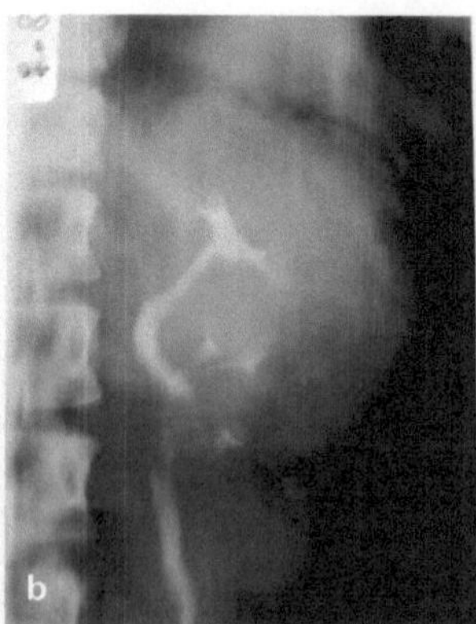

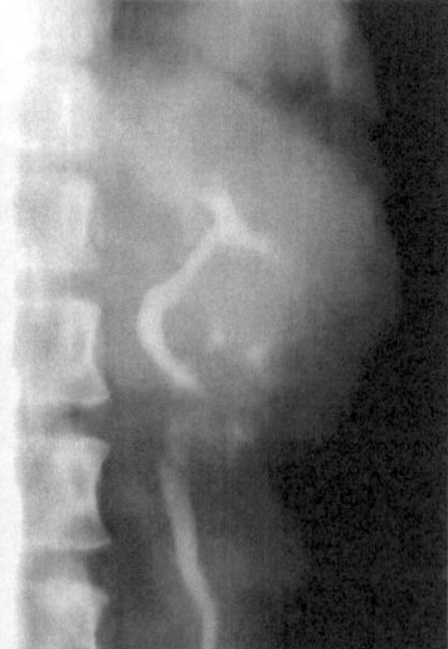

Fig. 4. Esame urografico. **a** Deformazione delle strutture caliceali del rene destro che appaiono compresse e dislocate. È inoltre apprezzabile un ingrandimento dell'ombra renale. **b** L'esame stratografico nella fase escretoria documenta con maggiore accuratezza la dislocazione delle strutture calico-pieliche e la deformazione del contorno renale

vena renale, il rene si presenterà funzionalmente escluso con assente impregnazione contrastografica.

All'ecografia il tumore renale mostra aspetti diversi in base alle dimensioni. La lesione di solito appare disomogeneamente ipoecogena con aree di necrosi e margini irregolari. Tuttavia non è infrequente il riscontro di aree disomogeneamente ipoecogene o modicamente iperecogene rispetto al parenchima circostante. Spesso la neoplasia determina, se di dimensioni adeguate, deformazione del contorno renale con modificazioni di forma. L'esame color-Doppler mette in evidenza una ricca componente vascolare intralesionale (Fig. 5). L'ecografia consente di valutare in modo abbastanza preciso il possibile interessamento trombotico della vena renale e le eventuali metastasi epatiche, ma non è in grado di fornire indicazioni riguardo al coinvolgimento linfonodale o alla presenza di metastasi in altri distretti corporei.

In TC l'adenocarcinoma renale si presenta come una massa solida che deborda dal margine del rene stesso verso il grasso della loggia renale o verso la cavità del seno renale (Fig. 6).

Se di piccole dimensioni è localizzato nello spessore della corticale renale e non è evidenziabile nella sola scansione di base.

Numerosi studi hanno di volta in volta dimostrato l'utilità di uno studio che preve-

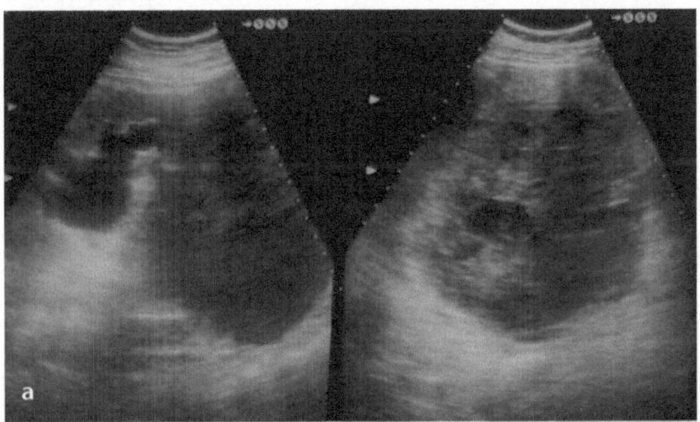

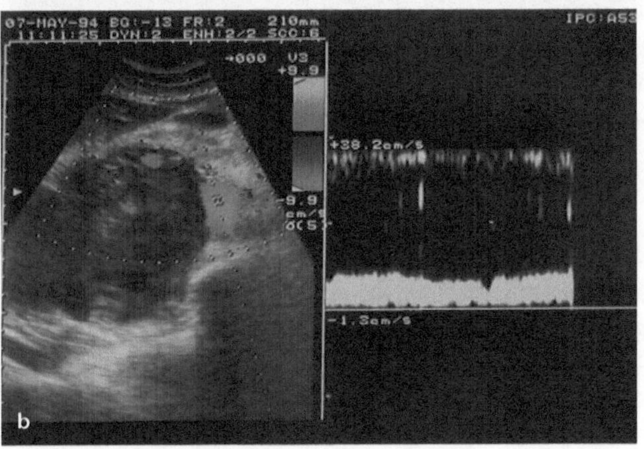

Fig. 5. Esame ecografico. **a** Voluminosa formazione neoplastica disomogeneamente ipoecogena del rene sinistro. **b** L'esame color-Doppler documenta la ricca vascolarizzazione della neoplasia

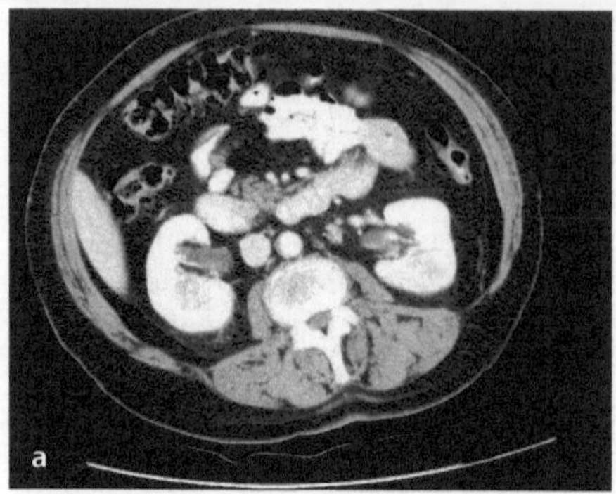

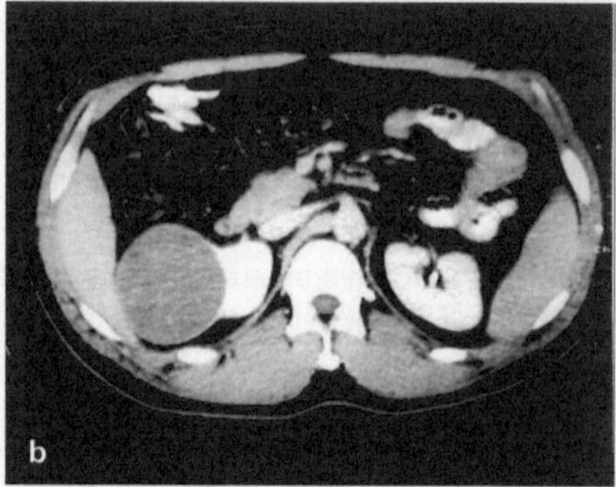

Fig. 6. a Voluminosa formazione neoplastica del rene destro. La lesione presenta margini regolari ed *enhancement* postcontrastografico omogeneo. Il quadro è riferibile a tumore renale a cellule chiare ben differenziato. **b** A carico di entrambi i reni si documentano due lesioni disomogenamente ipodense dopo infusione endovenosa di mezzo di contrasto iodato. Il quadro è riferibile a neoplasia sincrona del rene scarsamente differenziata

da l'esecuzione di diverse scansioni con tempi contrastografici arteriosi e portali. Raramente si ha la necessità di ricorrere alla fase escretoria tardiva. Nelle scansioni precontrastografiche il tumore si presenta come area isodensa al parenchima contiguo con aree ipodense o modicamente iperdense, rispettivamente espressione di fenomeni necrotici o emorragici intralesionali, nel contesto. Dopo infusione di mezzo di contrasto la lesione si presenta disomogeneamente iperdensa, ma comunque ipodensa rispetto alla corticale renale sana a causa di una minore vascolarizzazione rispetto alle strutture tubulari normali. L'esame TC esteso dall'encefalo alla pelvi fornisce un'adeguata stadiazione della neoplasia (Tabella 1).

Tabella 1. Classificazione dei tumori renali secondo Catalano e coll. [6]

Stadio	Estensione della malattia
I	Neoplasia confinata all'interno della capsula renale
II	Diffusione della neoplasia al grasso perirenale
IIIA	Invasione della vena renale o della vena cava
IIIB	Metastasi linfonodali
IV	Diffusione per contiguità agli organi adiacenti e/o diffusione metastatica a distanza

L'interessamento del grasso perirenale si rende manifesto con iperdensità dell'adipe e con ispessimento capsulare, dei setti reno-renali, reno-fasciali e della fascia di Gerota, mentre la trombosi venosa è apprezzabile solo dopo somministrazione endovenosa di mezzo di contrasto come un'area ipodensa che oblitera parzialmente o completamente il lume vascolare (Fig. 7).

Il tumore renale metastatizza ai linfonodi paraortici e paracavali; la presenza di formazioni linfonodali omogeneamente iperdense, con diametro maggiore ai 2 cm, è spes-

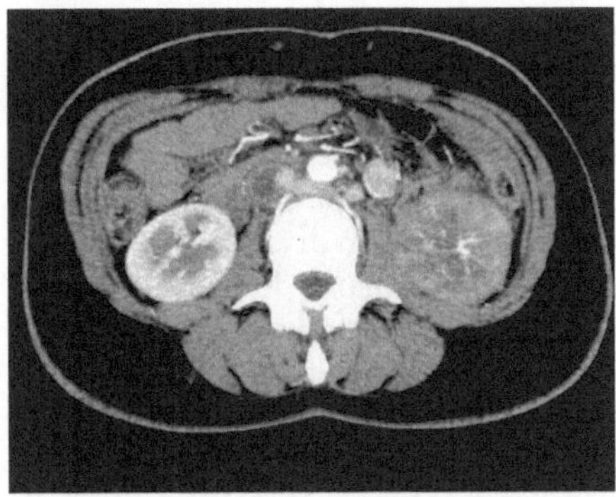

Fig. 7. Esame TC ricostruito secondo la tecnica con massima intensità di proiezione (MIP). Voluminosa formazione ipervascolare del rene sinistro. È possibile apprezzare trombosi della vena cava e della vena renale omolaterale. La vena ovarica sinistra, notevolmente aumentata di volume, ricanalizza la vena cava inferiore subito al di sopra della trombosi.
(Cortesia del Professore Gianandrea Rollandi. Pronto Soccorso Azienda Ospedaliera S. Martino e Cliniche Universitarie Convenzionate)

so suggestivo di metastatizzazione loco-regionale. Va tuttavia ricordato come il solo criterio dimensionale non è da solo sufficiente per un'adeguata diagnosi differenziale fra linfoadenomegalia neoplastica e linfoadenomegalia infiammatoria (Fig. 8). Le metastasi a distanza avvengono prevalentemente per via ematica e interessano prevalentemente il fegato, il polmone (Fig. 9), il rene controlaterale e lo scheletro. Nella maggior parte dei casi le lesioni secondarie renali sono ipervascolari e dunque iperdense dopo infusione endovenosa di mezzo di contrasto.

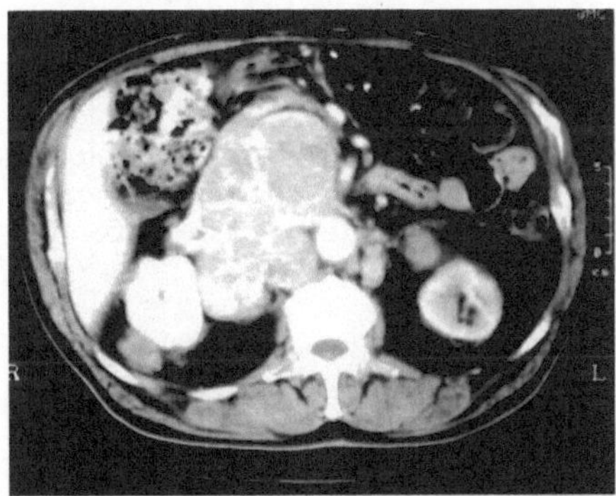

Fig. 8. Voluminosa linfoadenomegalia pericavale da neoplasia renale

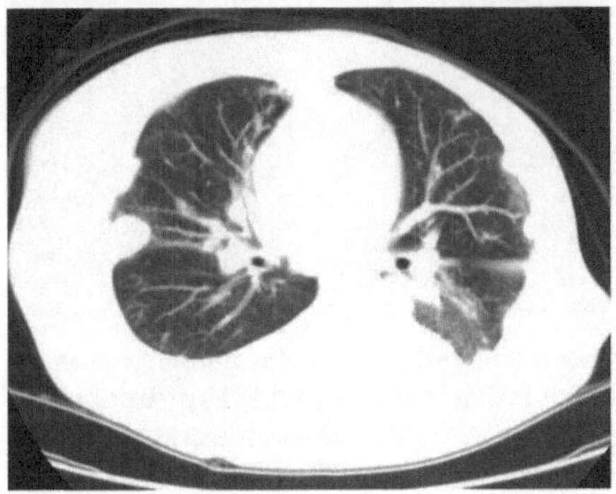

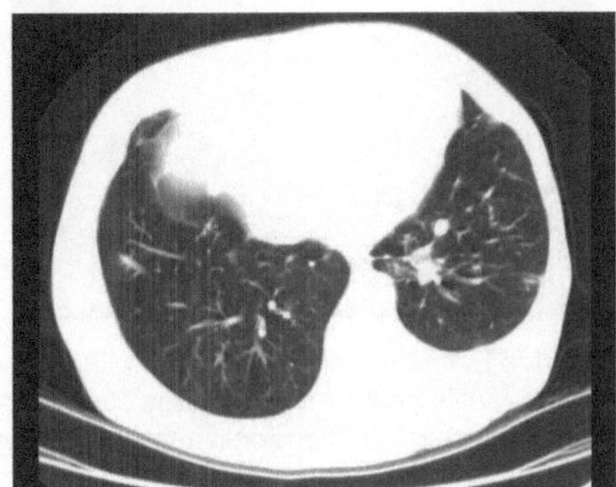

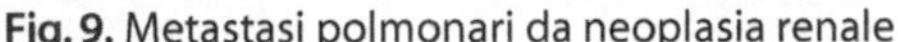

Fig. 9. Metastasi polmonari da neoplasia renale

In un recente studio del 2002, Kim e coll. hanno dimostrato come sia possibile tentare la diagnosi differenziale fra le diverse forme istologiche delle neoplasie renali in base all'aspetto contrastografico delle lesioni allo studio TC [8].

In particolare un *enhancement* disomogeneo o prevalentemente periferico è indicativo di neoplasia a cellule chiare, o di tumore del dotto collettore o di tumore papillare, mentre la presenza di *enhancement* omogeneo è indicativo di carcinoma a cellule cromofobe. Istologicamente la disomogeneità dell'*enhancement* è dovuta alla presenza di aree necrotiche o emorragiche, mentre un *enhancement* omogeneo indica una lesione solida omogenea, che peraltro è correlata con una prognosi migliore.

La TC ha ormai sostituito l'angiografia (Fig. 10) nella conferma dell'ipotesi di malignità di una massa renale visualizzata con altre metodiche, e nello studio della eventuale trombosi venosa neoplastica. Infatti utilizzando ricostruzioni con massima intensità di proiezione (MIP) e *volume rendering* delle scansioni TC postcontrastografiche è possibile avere una mappa accurata dei rami vascolari arteriosi e venosi del tessuto neoformato e una rappresentazione tridimensionale dei suoi rapporti con la vena cava (Fig. 11). In RM le neo-

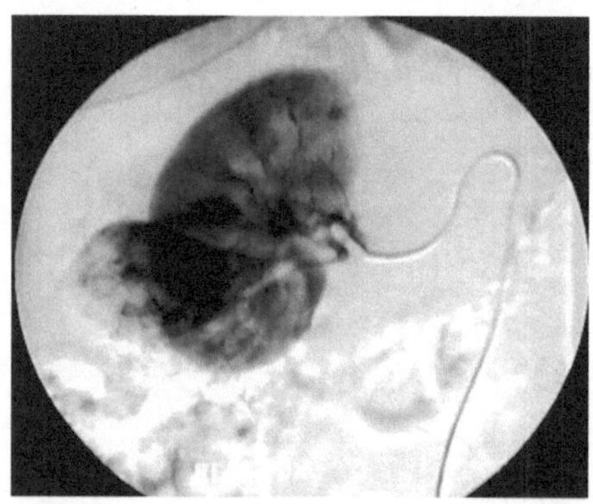

Fig. 10. Esame angiografico di una neoformazione del rene destro. È possibile apprezzare la ricca componente vascolare neoformata della lesione

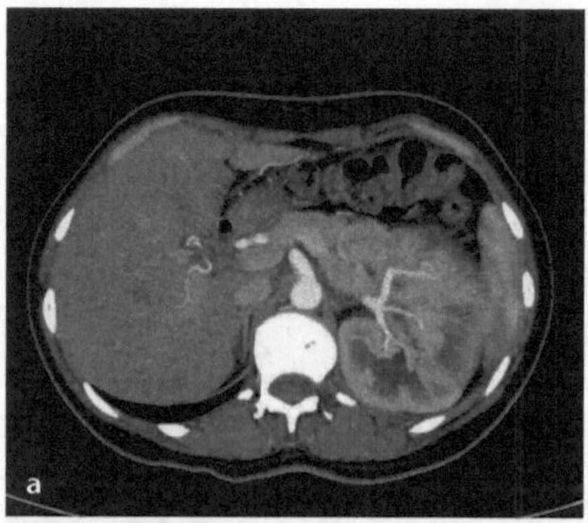

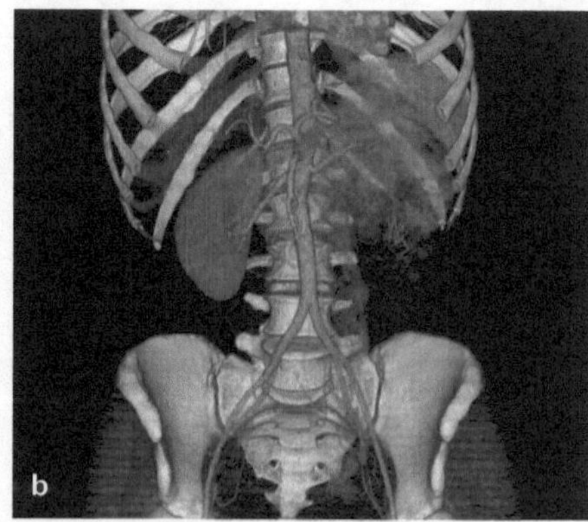

Fig. 11. a Esame TC con ricostruzioni MIP. Ricca componentre vascolare neoformata tributaria del tessuto renale neoformato. **b** Esame TC con ricostruzioni *volume rendering*. La ricostruzione permette di valutare tridimensionalmente la componente vascolare della neoplasia e la pressoché completa sostituzione del parenchima renale. (Cortesia del Professore Gianandrea Rollandi. Pronto Soccorso Azienda Ospedaliera S. Martino e Cliniche Universitarie Convenzionate)

plasie maligne del rene si presentano ipointense nelle sequenze T1 pesate e iperintense in quelle T2 pesate (Fig. 12). Un vantaggio proprio della RM è la possibilità di ottenere una buona caratterizzazione tissutale che permette di distinguere le diverse aree

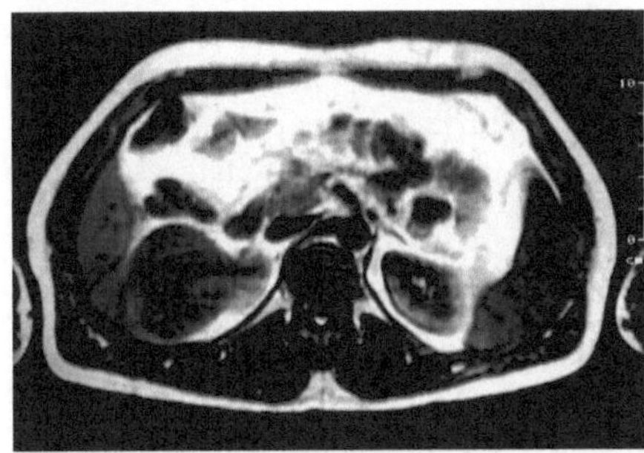

Fig. 12. Neoformazione a margini netti, modicamente iperintensa nelle scansioni T2 pesate. Non sono osservabili segni di infiltrazione della neoplasia a livello dei tessuti contigui

anatomiche del rene, con ottima differenziazione della corticale renale dalla midollare e dalle cavità calicopieliche, e di differenziare le diverse componenti (tessuto solido, aree emorragiche, aree cistiche) che costituiscono la neoplasia. In particolare si ha la possibilità di visualizzare le possibili aree emorragiche e le aree necrotiche intralesionali. Dopo somministrazione endovenosa di mezzo di contrasto paramagnetico le lesioni si presentano iperintense con caratteristiche di *enhancement* sovrapponibili a quanto precedentemente descritto per la TC. In ultimo la possibilità di utilizzare sequenze angiografiche con RM (Angio-RM) dedicate per lo studio vascolare, consente una buona valutazione dell'estensione trombotica della malattia a livello della vena renale e della vena cava inferiore.

L'approccio terapeutico più utilizzato per il carcinoma renale (Stadi I, II e IIIA - Tabella 1) è rappresentato dalla nefrectomia; solo in casi particolari, come per esempio nei pazienti mononefri, viene eseguita una nefrectomia parziale.

Tuttavia, nel caso di tumori di dimensioni piccole (< 3 cm), raramente metastatizzanti, per i quali già la chirurgia più conservativa è gravata da minore morbidità e mortalità, e soprattutto nel management di pazienti anziani, valida alternativa terapeutica è rappresentata dall'utilizzo di metodiche mini-invasive come la termoablazione percutanea con radiofrequenze ECO, TC o RM guidata. Proprio in un recente studio di revisione della letteratura [2] è riportata l'esperienza di più autori che hanno ottenuto validi risultati terapeutici con il trattamento percutaneo con radiofrequenze di tumori di dimensioni massime non superiori a 3 cm, ottenendo aree di necrosi coagulativa completa, esenti da residui neoplastici ipervascolari ai controlli TC eseguiti a breve e medio termine (3-12 mesi) o all'istologia nel caso di pazienti comunque sottoposti a nefrectomia. I vantaggi principali di tale terapia sono rappresentati dalla bassa morbilità, dai costi contenuti nonché dalla più elevata accettabilità e *compliance* del paziente.

Negli stadi più avanzati di malattia (IIIB e IV - Tabella 1) si è limitati a un trattamento palliativo dei sintomi e all'uso della chemioterapia neoadiuvante.

Il rene rappresenta una sede abbastanza frequente di localizzazione extralinfonodale dei linfomi [9], mentre il linfoma renale primitivo è raro.

I linfomi renali sono nella maggior parte dei casi linfomi non Hodgkin [10], ad alto grado, e con aspetto istologico di linfoma diffuso; rara è la forma nodulare.

Macroscopicamente si presentano come masse di elevato diametro, non capsulate e di colore giallastro. La componente vascolare della lesione, come avviene per tutte le lesioni linfomatose, è spesso scarsa.

Il tessuto neoplastico tende a crescere nello spessore del parenchima renale sano, comprimendo quest'ultimo perifericamente fino a distruggerlo. Rara è la sostituzione del tessuto sano con la componente neoplastica linfomatosa; in questi casi la diagnosi è resa impossibile dalla difficoltà di distinguere i due diversi tessuti. Di solito la sintomatologia d'esordio è aspecifica, con perdita di peso, astenia, ematuria o massa palpabile.

L'urografia, nello studio del linfoma renale, ha una valenza molto limitata, essendo in grado di visualizzare esclusivamente il possibile ingrandimento dell'ombra renale e la deformazione delle cavità escretrici. Raramente, quando il parenchima sano è massivamente compresso o distrutto dal tessuto linfomatoso, si può configurare il quadro di rene escluso.

All'ecografia si presenta come una formazione ipoecogena omogenea che si sviluppa nel contesto del parenchima renale.

In TC il linfoma renale si manifesta sotto forma di una massa omogeneamente isodensa al parenchima renale contiguo nelle scansioni precontrastografiche, e ipodensa dopo infusione endovenosa di mezzo di contrasto.

In particolare nella fase corticomidollare è ben valutabile la componente vascolare della neoplasia, in fase nefrografica si ha la migliore visualizzazione del tessuto linfomatoso, e nella fase escretoria del possibile interessamento delle vie escretrici [11].

Nel caso di lesioni di elevato diametro l'*enhancement* postcontrastografico potrà essere disomogeneo per la presenza di fenomeni necrotici.

Frequente è l'estensione della malattia nello spazio perirenale, sottoforma di formazioni nodulari di diametro variabile, e in sede retroperitoneale. Le formazioni nodulari di maggiore diametro possono determinare dislocazione degli organi contigui, mentre l'interessamento retroperitoneale frequentemente può provocare idroureteronefrosi per compressione delle vie escretrici.

Nel caso in cui la diffusione perirenale è l'unico segno di malattia la diagnosi differenziale andrà posta con le metastasi da melanoma.

In RM il linfoma si presenta come massa ipointensa in T1 e modicamente iperintensa in T2; dopo infusione endovenosa di mezzo di contrasto paramagnetico si apprezza *enhancement* omogeneo della lesione (Fig. 13).

Un cenno a parte meritano infine le lesioni cistiche renali.

Il riscontro di cisti renali è molto frequente nella popolazione (50%), e nella maggior

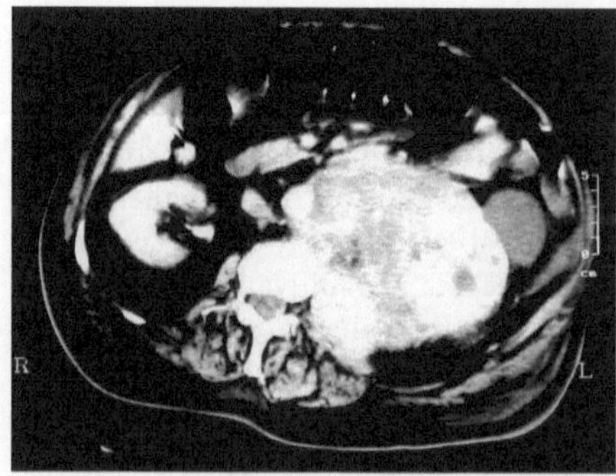

Fig. 13. Linfoma renale. Massa neoformata disomogena, iperdensa con aree ipodense e calcificazioni nel contesto, che disloca gli organi addominali

parte dei casi si tratta di cisti semplici, acquisite, senza ulteriore valenza di malattia. Va comunque ricordato come esistano dei disturbi su base ereditaria che determinano la formazioni di cisti multiple a carico dei reni, per esempio la malattia policistica dell'adulto. Le formazioni cistiche renali di tipo acquisito interessano prevalentemente soggetti di età superiore ai 40 anni e sono conseguenti a fenomeni degenerativi che interessano la membrana basale del tubulo distale del nefrone.

Nella maggior parte dei casi sono del tutto asintomatiche e solo raramente determinano sintomi di tipo gravativi nella regione del fianco a causa di uno stiramento del peduncolo vascolare renale; particolarmente rara è la rottura delle cisti renali, che nella maggior parte dei casi occorre a seguito di un trauma in soggetti con lesioni cistiche di elevate dimensioni.

Solo un piccolo numero di lesioni cistiche renali può evolvere in senso neoplastico, e, come avviene nel caso dei tumori solidi renali, la sintomatologia si manifesta spesso tardivamente rendendo impossibile una adeguata diagnosi precoce.

Le cisti renali all'esame urografico si presentano come delle immagini di minus nello spessore del rene, che non si opacizzano nemmeno nelle fasi tardive dell'esame e che possono, se di dimensioni adeguate, deformare le cavità calicopieliche. Inoltre se le cisti sono multiple e di diametro elevato frequentemente determinano ingrandimento delle ombre renali.

Tuttavia con il solo esame Rx non è possibile fornire alcuna conclusione diagnostica sul tipo di lesione.

L'ecografia permette di differenziare le cisti semplici, masse renali anecogene con rinforzo di parete posteriore, a pareti regolari e con assenza di segnale colore all'esame eco color Doppler, dalle cisti complicate, emorragiche, infettive o neoplastiche. La neoplasia intracistica si presenta come una massa ecogena disomogenea ed irregolare che origina dalle pareti della cisti e si aggetta al suo interno. Al color Doppler è possibile in questi casi mettere in evidenza un ricco territorio di vascolarizzazione della neoplasia.

In TC è ormai universalmente accettata la classificazione delle cisti renali di Bosniak del 1986, che divide le cisti renali in quattro diversi gruppi, dalle cisti benigne al cistoadenocarcinoma (Tabella 2).

Tabella 2. Classificazione delle cisti renali secondo Bosniak [13]

Categoria	Aspetto radiologico
I	Formazioni cistiche con contenuto a densità propria dell'acqua, pareti sottili senza sepimentazioni all'interno né calcificazioni parietali
II	Formazioni cistiche con possibili sepimenti sottili e regolari. A volte è possibile mettere in evidenza alcune rare e lineari calcificazioni e un modesto *enhancement* parietale
IIF	Rispetto alla categoria II si possono rilevare un maggior numero di sepimentazioni e la presenza di calcificazioni più spesse e talvolta nodulari. Anche in questo caso è possibile avere un minimo *enhancement* parietale
III	Le cisti presentano sepimenti e pareti ispessite, con grossolane calcificazioni, e chiaro *enhancement* postcontrastografico
IV	Si tratta di lesioni cistiche maligne Presentano pareti fortemente irregolari, a contatto con tessuto neoformato che, al pari delle pareti delle cisti mostra intenso *enhancement* postcontrastografico

Le formazioni cistiche semplici (Bosniak I) hanno alcune caratteriste semeiologiche costanti sia in TC che in RM: morfologia rotondeggiante ovalare, margini netti, pareti lisce e regolari, contenuto fluido omogeneo, assenza di incremento densitometrico o intensitometrico dopo infusione endovenosa di mezzo di contrasto.

Al contrario le cisti complesse (Bosniak II-IIF) possono presentarsi con morfologia irregolare, setti interni, calcificazioni periferiche o nel contesto, contenuto sovrafluido, ematico, più o meno omogeneo in condizioni di base, ma anch'esse non mostrano incremento densitometrico o intensitometrico dopo infusione endovenosa di mezzo di contrasto.

L'esame deve sempre prevedere una scansione senza mezzo di contrasto iodato, al fine di mettere in evidenza la possibile presenza di calcificazioni nel contesto delle formazioni cistiche e di consentire la diagnosi differenziale fra lesioni cistiche benigne iperdense (es. cisti emorragiche) e neoplasie, altrimenti difficoltosa eseguendo l'esame solo dopo somministrazione endovenosa di mezzo di contrasto iodato.

Il *contrast-enhancement* tuttavia è elemento semeiologico in qualche modo caratterizzante la natura della lesione, perché indice della presenza di una componente solida vascolarizzata. Con la TC diviene così possibile, grazie alla possibilità di valutare la variazione densitometrica di una massa renale dopo infusione endovenosa di mezzo di contrasto iodato, in fase portale (70 sec) e con scansioni tardive (1 ora), differenziare lesioni cistiche complesse da carcinomi cistici (Bosniak III-IV). In particolare, anche in mancanza di una scansione in condizioni di base, il riscontro di una massa renale che presenta, in fase portale, valori di densità superiori a 70 UH e disomogeneità interna, più o meno marcata, può indirizzare verso la diagnosi di malignità [12]. Inoltre con scansioni tardive è possibile rilevare, sempre con la TC, una riduzione della densità delle componenti solide, quando presenti, a fronte delle lesioni cistiche benigne la cui densità non si modifica: questo rilievo può essere utile nella distinzione tra cisti iperdense e lesioni cistiche maligne con componenti solide omogenee relativamente iperdense, specie quando non si dispone di scansioni basali.

L'iter diagnostico deve comunque essere orientato in tal modo: in presenza di formazioni cistiche appartenenti alle categorie I e II è possibile non eseguire ulteriori approfondimenti diagnostici; nel caso delle cisti di categoria IIF è utile programmare per questi pazienti un follow-up periodico al fine di monitorare l'evoluzione delle lesioni stesse. In ultimo nelle categorie III e IV è sempre indicato l'intervento chirurgico, a fine di completamento diagnostico nel primo caso e a fine terapeutico nel secondo.

È importante ricordare come in questi casi l'esame TC deve sempre prevedere una acquisizione in fase vascolare tardiva, essendo i cistoadenocarcinomi delle lesioni ipovascolari. In caso contrario potremmo non mettere in evidenza l'*enhancement* parietale, misconoscendo la lesione.

Spesso il riscontro di calcificazioni parietali, alla TC, impedisce di valutare in modo adeguato il possibile *enhancement* postcontrastografico delle pareti delle lesioni cistiche; in questi casi è utile completare l'iter diagnostico con un esame RM che permette di valutare le pareti, non visualizzando le calcificazioni.

La RM, come dimostrato da un recente studio di Israel, mostra una maggiore sensibilità nello studio dello spessore delle pareti e del numero e dello spessore delle sepimentazioni [13], specie per lesioni di minore diametro (< 1 cm) [14].

Recidive

Il carcinoma renale recidiva nel 40% dei pazienti sottoposti a intervento chirurgico [15], e comunque la frequenza di recidiva è direttamente correlata allo stadio della malattia al momento dell'intervento.

In particolare le recidive locali si verificano nel 5% dei casi, mentre le recidive a distanza si osservano nel 30% circa dei casi [16].

Dopo nefrectomia l'anatomia regionale della loggia renale subisce profonde modificazioni. Nel caso di nefrectomia destra la loggia renale viene occupata dal polo inferiore epatico, dal colon ascendente e dal duodeno, mentre in caso di nefrectomia sinistra la loggia renale viene occupata dalla milza, dal colon discendente e dal digiuno (Fig. 14). La presenza di tessuto neoplastico recidivante quindi può determinare l'infiltrazione di queste strutture. In caso di neoplasia renale è dunque indispensabile programmare il follow-up di questi pazienti nei primi cinque anni dall'intervento, con l'impiego di esami TC, dotati di elevata specificità e di buona sensibilità, e di esami *positron emission tomography* (PET), dotati di elevata sensibilità ma di scarsa specificità [17].

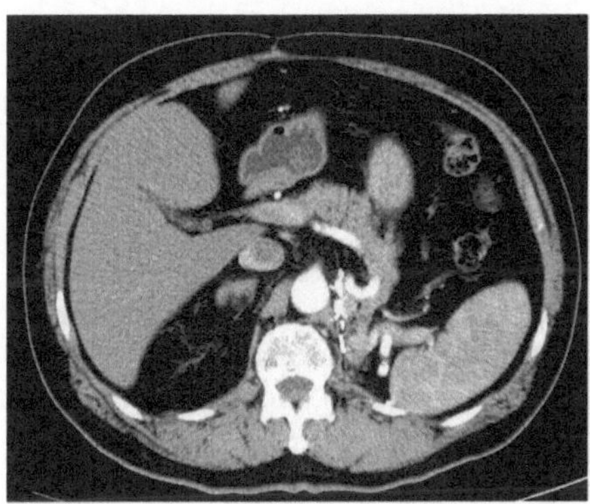

Fig. 14. Esiti di nefrectomia sinistra. La loggia è occupata dalla milza, dal pancreas e dai vasi portali. Sono ben evidenti le clip metalliche utilizzate durante l'intervento chirurgico

Carcinoma uroteliale

I tumori della via escretrice superiore sono nel complesso rari: i carcinomi del bacinetto rappresentano solo il 5-10% delle neoplasie renali maligne e i tumori uroteliali, che si localizzano più frequentemente nel tratto distale della via urinaria, costituiscono l'1-5% di tutte le neoplasie dell'apparato urinario e il 2,5-5% di tutti i tumori a cellule transizionali.

Il tumore uroteliale prevale negli adulti (50-70 anni) e nel sesso maschile (3:1).

I tumori primitivi della via escretrice superiore possono originare dall'urotelio transizionale, dal tessuto muscolare o connettivale e perciò devono essere distinti in epiteliali e mesenchimali. Gli epiteliali possono essere benigni (papillomi) o maligni (carcinomi a cellule di transizione).

La citologia esfoliativa urinaria è diffusa, facilmente eseguibile, ma poco specifica. L'uretropieloscopia transvescicale o percutanea ha elevata accuratezza diagnostica, specie se il prelievo tissutale è sufficiente; è abbastanza sicura ma resta metodica invasiva.

Poiché l'ematuria è il sintomo più frequente, l'approccio diagnostico a tale patologia inizia usualmente con l'ecografia, che è in grado di dimostrare l'eventuale presenza di una formazione ecosolida che deforma la pelvi o segni indiretti di dilatazione della via escretrice qualora la sede della neoplasia sia più distale.

L'urografia rappresenta metodica sensibile nella individuazione dei tumori della via escretrice alta e conserva un ruolo importante nell'iter diagnostico di tale tumore. Infatti consente di stabilire la sede, la natura della lesione nonché l'entità dell'idronefrosi da essa causata [18].

La TC, e in particolare l'uro-TC, ha una sensibilità del 90-93% nella diagnosi del tumore uroteliale. Essa svolge inoltre ruolo determinante nella stadiazione loco-regionale e nella ricerca di metastasi a distanza. La TC è in grado di mostrare l'infiltrazione del grasso periviscerale e il grado di estrinsecazione extramurale. Il carcinoma transizionale apparirà come una formazione endoluminale, sessile o polipoide, di densità solida (30-60 UH), simile a quella della parete sana, o come ispessimento focale, a placca o concentrico della parete.

L'incremento densitometrico dopo infusione endovenosa di mezzo di contrasto iodato è generalmente modesto a causa della scarsa vascolarizzazione. Tuttavia le grosse masse a sviluppo endoluminale possono mostrare discreto e disomogeneo *contrast-enhancement*. Altri segni TC sono rappresentati dalla distorsione caliceale da parte del tessuto neoplastico e, in fase avanzata, dall'infiltrazione parietale e del tessuto adiposo circostante, nonché dalla infiltrazione del muscolo psoas, del rene, dei vasi renali e dello spazio vascolare retroperitoneale (aorta e cava inferiore).

La distinzione tra tumori calico-pielici uroteliali e tumori parenchimali renali è possibile grazie alla minore densità dei primi, sia prima che dopo somministrazione endovenosa di mezzo di contrasto, in relazione alla loro minore vascolarizzazione, alla loro sede calico-pielica, alla conservazione del contorno renale esterno e del grasso perirenale.

Hanno maggiore tendenza alla diffusione loco-regionale con interessamento metastatico raro delle stazioni linfonodali omo- e\o controlaterali. Nelle fasi avanzate è possibile il riscontro di metastasi a distanza più frequenti nei polmoni, in sede epatica, surrenalica, peritoneale, ossea ed encefalica [19].

Anche l'uro-RM, eseguita con sequenze ad acquisizione idrografica con tecnica *fast spin echo* (FSE) T2 integrata da ricostruzioni MIP o con sequenze a eco di gradiente (GE) 3D dopo somministrazione endovenosa di mezzo paramagnetico, ha elevata accuratezza nella diagnosi delle neoplasie transizionali delle vie escretrici. Tali neoplasie appariranno come tessuto solido a intensità di segnale bassa, di aspetto vegetante a impianto parietale, circondato solo in parte da urina iperintensa [20].

Nella localizzazione ureterale è tipico il riscontro di tessuto che riempie il lume a calco con estensione variabile ed eventuale sconfinamento nel grasso periureterale.

La terapia delle forme in fase precoce prevede trattamenti conservativi come la tumorectomia e la resezione parziale, mentre nel caso di diagnosi più tardive è necessario il ricorso a trattamenti più demolitivi come la nefroureterectomia subtotale o totale con asportazione della cuffia vescicale contenente lo sbocco vescicale.

Bibliografia

1. Martinelli A et al (1994) Enciclopedia medica italiana, II edizione. USES, Torino, pp 587-611
2. Rehman J, Landman J, Lee D et al (2004) Needle-based ablation of renal parenchima using microwave, cryoablation, impedance and temperature-based monopolar and bipolar radiofrequency, and liquid and gel chemoablation: laboratory studies and review of the literature. J Endourol 18:83-105
3. Colombo G, Freschi M (2000) Medicina interna sistematica, IV edizione. Masson, Milano, pp 743-744
4. Yamakado K, Tanaka N, Nakagawa T et al (2002) Renal angiomyolipoma: relationships between tumor size, aneurysm formation, and rupture. Radiology 225:78-82
5. Kim JK, Park SY, Shon JH et al (2004) Angiomyolipoma with minimal fat: differentiation from renal cell carcinoma at biphasic helical CT. Radiology 230:674-684
6. Catalano C, Fraioli F, Laghi A et al (2003) High-resolution multidetector CT in the preoperative evaluation of patients with renal cell carcinoma. AJR Am J Roentgenol 180:1271-1277
7. Sheth S, Scatarige JC, Horton KM et al (2001) Current concepts in the diagnosis and management of renal cell carcinoma: role of multidetector CT and three-dimensional CT. Radiographics 21:S237-S254
8. Kim JK, Kim TK, Ahn HJ et al (2002) Differentation of subtypes of renal cell carcinoma on helical CT scans. AJR Am J Roentgenol 178:1499-1506
9. Richmond J, Sherman SR, Diamond HD (1962) Renal lesions associated with malignant Lymphomas. Am J Med 32:184-207
10. Reznek RM, Mootoosamy I, Webb JAW et al (1990) CT in renal and perirenal lymphoma: a further look. Clin Radiol 42:233-238
11. Urban BA, Fishman EK (2000) Renal lymphoma: CT patterns with emphasis on helical CT. Radiographics 20:197-212
12. Suh M, Coakley VF, Qayyum A et al (2003) Distinction of renal cell carcinomas from high-attenuation renal cysts at portal venous phase contrast-enhanced CT. Radiology 228:330-334
13. Israel GM, Hindman N, Bosniak MA (2004) Evalutation of cystic renal masses: comparison of CT and MR imagind by using the Bosniak classification system. Radiology 231:365-371
14. Nascimento AB, Mitchell DG, Zhang XM et al (2001) Rapid MR imaging detection of renal cysts: age-based standards. Radiology 221:628-632
15. Chae EJ, Kim JK, Kim AH et al (2004) Renal cell carcinoma: analysis of postoperative recurrence patterns. Radiology 234:189-196
16. Motzer RJ, Bander NH, Nanus DM (1996) Renal-cell carcinoma. N Engl J Med 335:865-875
17. Scatarige JC, Sheth S, Corl AM et al (2001) Patterns of recurrence in renal cell carcinoma: manifestation on helical CT. AJR Am J Roentgenol 177:653-658
18. Delomez J, Claudon M, Darmaillacq C et al (2002) Imaging of upper urinary tract tumors. J Radiol 83:825-481
19. Caoili EM, Inampudi P, Cohan RH et al (2005) Optimization of multi-detector row CT urography: effect of compression, saline administration, and prolongation of acquisition delay. Radiology 235:116-123
20. Kawashima A, Glockner JF, King BF Jr (2003) CT urography and MR urography. Radiol Clin North Am 41:945-961

Capitolo 47

Prostata

Ilario Menchi, Francesca Resi, Paolo Innocenti, Roberto Carpi

La grande maggioranza delle patologie prostatiche, e in particolare l'iperplasia prostatica benigna e il carcinoma, hanno naturale massima incidenza nell'età avanzata. I quadri di queste affezioni descritti nei normali testi di Diagnostica per Immagini sono dunque sostanzialmente analoghi anche nei soggetti geriatrici. È frequente tuttavia che l'età avanzata e le condizioni generali comportino un diverso atteggiamento nell'interpretazione dei quadri in immagini e nelle conseguenti scelte terapeutiche.

Pertanto, riportando in sintesi i quadri in Diagnostica per Immagini delle principali patologie prostatiche, cercheremo di evidenziare i rilievi peculiari dell'età geriatrica e definirne gli atteggiamenti diagnostici quando diversi dai consueti.

Iperplasia prostatica benigna

L'iperplasia prostatica benigna (IPB) è una malattia caratterizzata da ingrossamento della prostata che comporta sintomi delle basse vie urinarie (LUTS, *lower urinary tract symptom*) [1].

Questa patologia, i cui primi sintomi appaiono normalmente nella quinta decade di vita, ha la massima espressione statistica nella sesta-settima decade. È dimostrato che oltre gli ottanta anni la ghiandola prostatica non tende più all'aumento volumetrico. L'incremento nell'età avanzata dei disturbi disurici è in massima parte dovuto a scompenso della dinamica vescicale [2-4].

I disturbi legati all'ipertrofia prostatica sono del tutto caratteristici e consentono di solito con il semplice esame clinico e la uroflussimetria di effettuare non solo la diagnosi ma anche di emettere un giudizio di gravità. Lo sgocciolamento e la cattiva qualità del mitto sono sintomi iniziali, la pollachiuria, la disuria e la nicturia indicano solitamente un maggior grado di ostruzione cervico-uretrale la cui gravità è correlata alla gravità del sintomo stesso (caratteristica la frequenza delle minzioni diurne e notturne), l'occorrenza di episodi urosettici o di ritenzione acuta e la minzione per rigurgito sono indici di severità del quadro e della necessità di una sollecita valutazione chirurgica. In ogni caso la Diagnostica per Immagini è indispensabile per fornire il corrispettivo morfologico dell'ostruzione cervico-uretrale clinicamente e flussimetricamente evidente e per definirne meglio la gravità [5-9].

La metodica per Immagini da utilizzare è l'ecografia sovrapubica che deve essere eseguita in ogni paziente con sintomi sospetti per IPB. L'ecografia con sonda endorettale è invece da riservare a quesiti particolari [10].

All'ecografia sovrapubica si richiede di valutare:

a) **Il residuo dopo minzione.** Convenzionalmente si considera patologico un residuo postminzionale superiore a 50 cc. La valutazione del residuo dopo minzione, apparentemente semplice, è in realtà uno dei momenti più delicati dello studio dell'ostruzione cervico-uretrale nel maschio. È noto che una eccessiva replezione preminzionale comporta svuotamento incompleto della vescica e quindi residuo spesso falsamente elevato. Questo è particolarmente vero nell'anziano, dove le alterazioni parafisiologiche della dinamica della minzione, spesso indipendenti dal grado di ostruzione, vengono esaltate dall'eccessiva replezione. In questi soggetti sarebbe opportuno iniziare l'esame ecografico senza preliminare carico idrico, limitandosi a chiedere, ove possibile, astensione dalla minzione nelle due ore precedenti l'esame stesso. In questo modo si è in grado di conoscere il residuo postminzionale più vicino al reale e quindi di ottenere un dato molto importante alla gestione clinica del paziente ostruito. È chiaro che se nell'esame così iniziato non si ottenesse un grado di replezione sufficiente a un buono studio della vescica, si dovrà procedere successivamente alla somministrazione di graduali quantità di acqua fino a ottenere un seppur minimo desiderio di minzione. Altro accorgimento, apparentemente banale, ma spesso disatteso, è di chiedere al paziente di urinare senza fretta, ripetendo nella circostanza dell'esame le procedure che è solito mettere in atto nella consuetudine domiciliare (minzione in più tempi, minzione seduto ecc.). Queste devono essere riferite nel referto conclusivo.

b) **Lo stato della parete vescicale.** Frequentemente in soggetti "ostruiti" si riscontrano le tipiche alterazioni della parete vescicale, note come vescica da "sforzo", dovute all'ipertrofia detrusoriale e allo sfiancamento dello strato muscolare che causa la formazione di pseudodiverticoli, intramurali negli stadi iniziali ed estroflessi, anche di cospicue dimensioni, negli stadi avanzati. Questi rilievi possono accompagnarsi a calcoli intravescicali e sono particolarmente frequenti nei soggetti geriatrici. Definire e descrivere queste alterazioni è importante per la programmazione terapeutica e per la valutazione prognostica; infatti nei portatori di vescica da sforzo e ancor più di diverticoli è minore il recupero funzionale dopo adenomectomia. La presenza di vescica da sforzo, se di grado avanzato, può porre notevoli difficoltà nel rilievo o riconoscimento delle neoplasie uroteliali non infrequentemente concomitanti nei soggetti geriatrici. Si deve condurre un accurato esame ecografico, quando possibile, a diversi gradi di riempimento, studiando i sospetti aggetti endovescicali in tutti gli assi di scansione per definirne la morfologia nodulare o a placca, caratteristica della neoplasia, da differenziare rispetto a "speroni" di ispessimento peridiverticolare o ispessimento diffuso tipici della vescica da sforzo. Nei casi dubbi risulta di aiuto la citologia urinaria (Fig. 1).

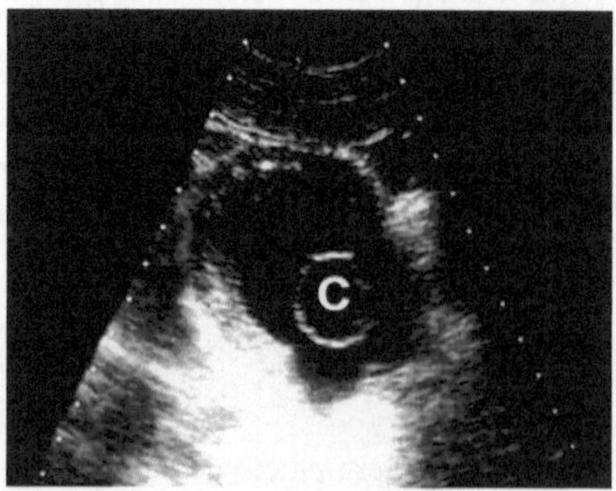

Fig. 1. Evidente ispessimento della parete vescicale per ipertrofia detrusoriale. In questi quadri è difficile il rilievo di contemporanee neoplasie uroteliali. Presenza di catetere a permanenza (*C*)

c) **Le dimensioni e la morfologia dell'adenoma prostatico.** È intuitiva l'importanza di definire le dimensioni della ghiandola prostatica. L'esplorazione rettale (ER), indagine semplice ed economica e comunque routinariamente eseguita in questo tipo di pazienti, sottostima notevolmente il volume prostatico in quanto è in grado di valutare esclusivamente la faccia posteriore della ghiandola. Il metodo migliore per valutare volume e morfologia prostatica è sicuramente l'ecografia transrettale (ETR). Il disagio del paziente e gli elevati costi legati al tempo dell'esame e alla necessità di operatori esperti ne consigliano tuttavia l'impiego solo in casi selezionati. Infatti la semplice ecografia sovrapubica, che abbiamo detto doversi comunque eseguire in questi pazienti per valutare il residuo e lo stato della parete vescicale, è in grado di fornire informazioni accurate circa il volume della prostata e la sua morfologia. È dimostrato che la valutazione sovrapubica del volume prostatico con l'ecografia è ostacolata dall' eccessiva replezione vescicale, da evitare comunque nello studio di questi pazienti. Difficile, inoltre, lo studio della prostata per via sovrapubica nei soggetti obesi. Il calcolo del volume prostatico è normalmente eseguito attraverso le tre misure, latero-laterale e antero-posteriore in scansione il più possibile assiale, e il maggior asse sagittale, utilizzando gli algoritmi di calcolo presenti in tutte le apparecchiature ecografiche che, volendo, sono in grado di effettuare la conversione volume-peso. È buona pratica misurare separatamente la porzione adenomatosa e descriverne la morfologia. È infatti noto che i sintomi ostruttivi non sono correlati semplicemente al volume della prostata ma anche alla sua morfologia [11-14].
Grossi noduli di IPB originanti dalle due zone transizionali a dare adenoma bilobato, magari di dimensioni cospicue ma totalmente intraprostatico, possono dare minori sintomi di piccoli noduli a origine dalla zona periuretrale che aggettano in vescica e con meccanismo a valvola ostruiscono l'imbuto minzionale (cosiddetto terzo lobo) (Figg. 2, 3).
La descrizione precisa della morfologia dell'adenoma è inoltre utile per la scelta del

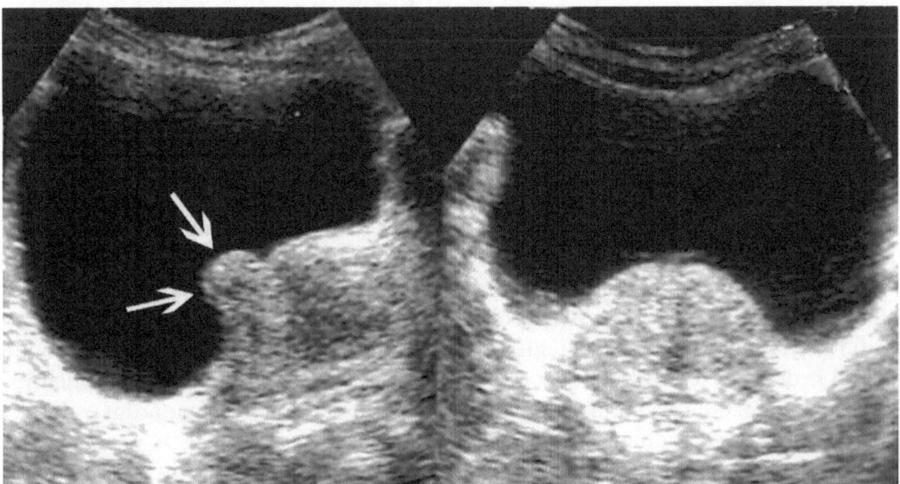

Fig. 2. Ecografia sovrapubica. Adenoma prostatico trilobato con evidente terzo lobo subcorticale (*frecce*) a origine dalla porzione periuretrale

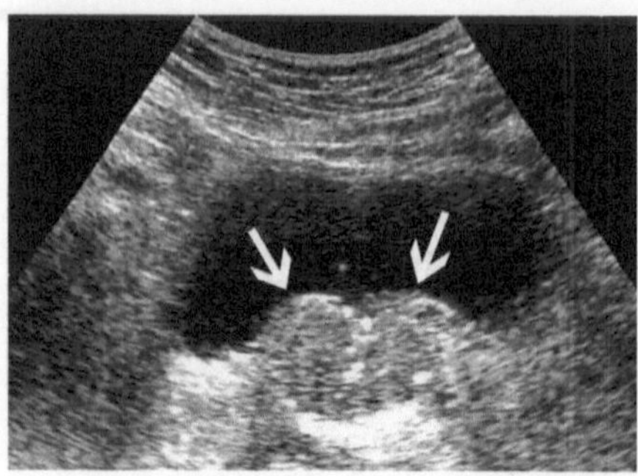

Fig. 3. Ecografia sovrapubica. Adenoma prostatico bilobato intraprostatico (*frecce*)

tipo di intervento chirurgico. Il piccolo o medio terzo lobo periuretrale viene solitamente rimosso per via transuretrale (TURP, *trans uretral resection prostate*) [15, 16]. Questo intervento, a minor morbilità e più conservativo, viene frequentemente preso in considerazione nei soggetti in età avanzata che, per patologie concomitanti, sono generalmente a maggior rischio operatorio.

La necessità di un preciso studio morfologico può rendere utile in alcuni di questi pazienti l'esecuzione di ecografia transrettale, che definisce in modo sicuramente migliore rispetto all'ecografia sovrapubica la morfologia dei noduli di IPB [17]. L'ecografia transrettale deve invece essere sempre eseguita nel sospetto, normalmente originato da alterazioni rilevate alla ER o da elevati valori dell'antigene prostatico specifico (PSA), di carcinoma prostatico [18-20].

Carcinoma prostatico

Il carcinoma prostatico è, nei paesi occidentali, il secondo tumore per frequenza nel sesso maschile.

L'incidenza di questo tumore è notevolmente aumentata in questi ultimi anni, in Italia e nei paesi industrializzati in genere, in conseguenza dell'uso estensivo del dosaggio del PSA che ha comportato la diagnosi di un numero elevato di tumori nella fase preclinica. A questo non ha fatto riscontro, per ora almeno, una variazione della mortalità. Questo pone il dubbio che l'uso del PSA finisca per rilevare un numero elevato di tumori "latenti", cioè destinati, in assenza di procedure di screening (il dosaggio del PSA), a non manifestarsi clinicamente nella vita [21, 22].

Del resto è ben documentata l'esistenza, in larghe serie di autopsie in pazienti tra 60 e 80 anni morti per altre cause, di oltre il 30% di carcinomi "latenti".

Il forte rischio della "sovradiagnosi" da un lato e la constatazione che comunque questa neoplasia costituisce la seconda causa di morte nel maschio dall'altro, identificano la diagnosi di carcinoma prostatico come uno dei problemi più ardui e controversi dell'oncologia moderna.

Questo è particolarmente vero nel paziente geriatrico in cui una eccessiva aggressività diagnostica aumenta, rispetto al soggetto giovane, il rischio di accertare una notevole quantità di tumori latenti che la ridotta aspettativa di vita non renderebbe mai clinicamente evidenti [23, 24].

Diagnosi

Al momento della diagnosi la maggior parte delle neoplasie prostatiche è clinicamente asintomatica. Il sospetto diagnostico, infatti, viene il più delle volte posto in seguito a visita urologica eseguita per disturbi legati alla concomitante iperplasia prostatica o al dosaggio del PSA eseguito per prevenzione secondaria.

Nei soggetti geriatrici senza storia di disturbi da IPB o già sottoposti ad adenomectomia e non sottoposti a dosaggio routinario del PSA il carcinoma prostatico può essere diagnosticato nella fase sintomatica e dunque notevolmente avanzata.

La sintomatologia locale è dominata da disuria e stranguria ingravescente dovuta all'estensione della malattia al trigono vescicale che può provocare ematuria e dolori addominali tipo colica da uropatia ostruttiva alta, conseguente a interessamento degli osti ureterali [10].

Una parte di questi pazienti giunge all'osservazione clinica per anuria ostruttiva e insufficienza renale acuta correlata. La semplice esplorazione rettale conduce in questi casi alla corretta diagnosi. L'ecografia renale individua la idroureteronefrosi conseguente all'infiltrazione trigonale o da compressione linfonodale e ha il compito di guidare il posizionamento, spesso in urgenza, della derivazione pielostomica.

Una parte di questi pazienti presenta come sintomo di esordio il dolore scheletrico da metastatizzazione ossea.

La maggiore attenzione sanitaria cui, attualmente, sono sottoposti i soggetti in età anche molto avanzata, rende questi quadri di esordio sempre più rari, per cui la diagnostica del carcinoma prostatico nell'anziano ricalca gli algoritmi normalmente utilizzati nel soggetto più giovane.

Il sospetto di carcinoma prostatico si pone in base a:
- dosaggio del PSA;
- esplorazione rettale;
- ecografia transrettale.

La diagnosi è sempre istologica e si ottiene con la agobiopsia ecoguidata [25].

L'*esplorazione rettale* dovrebbe costituire sempre il primo approccio diagnostico al paziente che presenti sintomatologia prostatica. Con l'ER si possono ovviamente apprezzare alterazioni soltanto della porzione posteriore della prostata che, secondo l'anatomia zonale di Mc Neal, corrisponde alla gran parte della porzione periferica dove è localizzato circa il 70% dei tumori prostatici. L'ER ha il notevole limite di essere fortemente operatore-dipendente e di essere, anche in mani esperte, poco specifica anche se molto sensibile [26, 27].

Il *PSA* è ritenuto un marcatore fondamentale nella diagnosi di carcinoma prostatico. Tuttavia, se non vi è dubbio che valori molto elevati di PSA (sopra i 20 ng/ml) siano indicativi di pressoché certa neoplasia prostatica, l'interpretazione dei valori intermedi crea notevoli problemi nei criteri decisionali.

I problemi sono legati al metodo, non sempre standardizzato, al valore soglia (recentemente la letteratura nordamericana ha abbassato il valore soglia che indica il prelievo bioptico da 4 ng/ml a 2,5 ng/ml), alla grande incidenza di valori compresi tra 4 e 10, con conseguente elevato numero di biopsie.

Sono stati pertanto proposti nel tempo molti metodi per aumentare l'efficienza diagnostica del marcatore; i più significativi sono:
- PSA-*density* che esprime il rapporto tra il PSA e il volume della prostata misurato eco-

graficamente e che consentirebbe di considerare normali valori di PSA tra 4 e 10 in relazione all'aumento del volume prostatico;
- rapporto tra PSA libero e totale, alto nell'iperplasia e basso nel carcinoma; da utilizzare soltanto per valori di PSA totale compresi tra 4 e 20;
- PSA-*velocity* che considera, oltre al valore assoluto del PSA totale, il suo incremento nel tempo. Un tasso di incremento costante nel tempo (20% annuo) sembra indicativo di carcinoma;
- PSA-*age*. Basandosi sul rilievo che il PSA è più elevato nei soggetti più anziani propone intervalli di riferimento aggiustati per età, con l'obbiettivo di aumentarne la specificità nei soggetti anziani.

Tra questi, il più affidabile è indubbiamente il PSA-*velocity*, mentre il PSA correlato all'età può risultare molto utile a diminuire l'aggressività diagnostica nei soggetti anziani [28-33].

L'*ecografia transrettale* (ETR) ha complessivamente una bassa sensibilità e specificità nel rilievo della neoplasia prostatica.

La recente letteratura dimostra come l'ETR sia in grado di evidenziare la neoplasia prostatica in percentuale non superiore al 50% dei casi. Una buona parte di questi, inoltre, ha un rilievo all'esplorazione rettale o presenta un PSA alterato. A questo si deve aggiungere che circa il 40% delle alterazioni considerate caratteristiche per neoplasia, cioè il nodulo o la placca ipoecogena, sono in realtà sostenute da alterazioni non neoplastiche [34, 35] (Fig. 4-6).

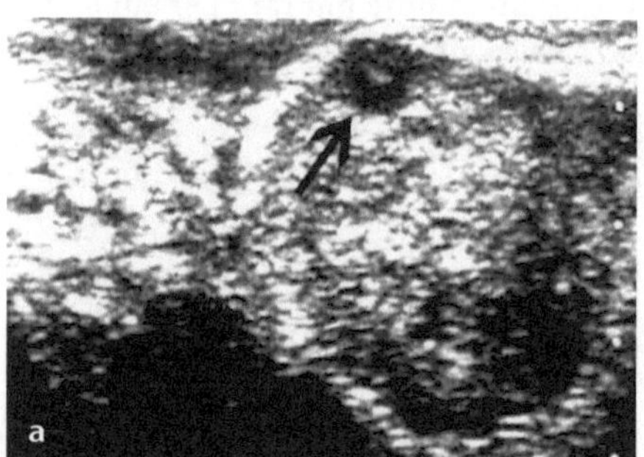

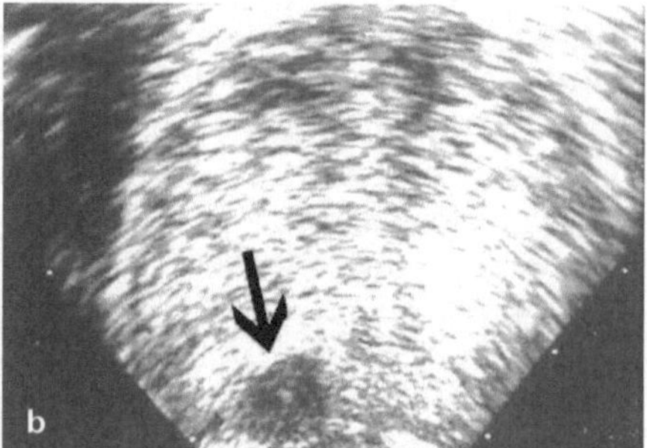

Fig. 4. Ecografia prostatica lineare (**a**) e trasversale (**b**). Evidente nodulo prostatico ipoecogeno caratteristico di carcinoma (*freccia*)

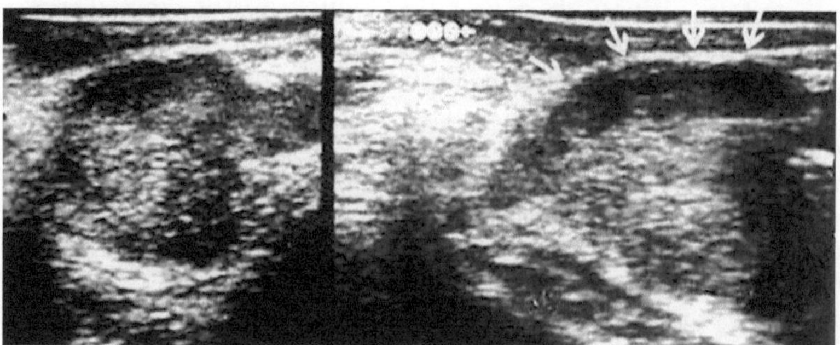

Fig. 5. Ecografia transrettale (ETR) lineare: evidente lesione ipoecogena a placca (*frecce*) da carcinoma prostatico che interessa le vescicole seminali

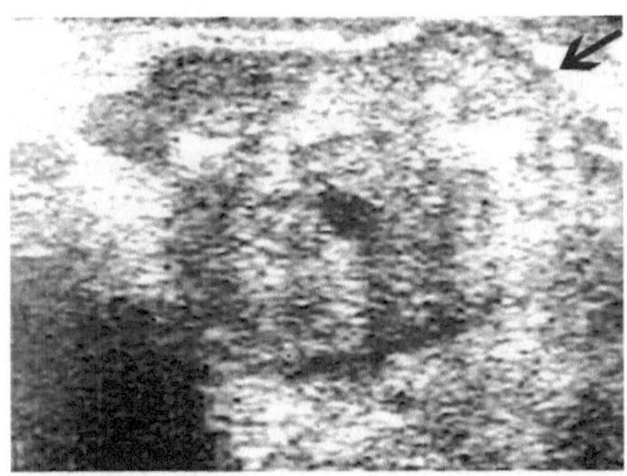

Fig. 6. Ecografia transrettale lineare: deformazione dei profili ghiandolari (*freccia*) per carcinoma prostatico isoecogeno. Il reperto era bene evidente all'esplorazione rettale

Per questi motivi l'ETR è attualmente da considerare un esame di secondo livello, da porre cioè in atto quando ER o PSA risultino sospetti.

L'ETR è da ritenersi indispensabile per guidare la biopsia.

La metodica per immagini che ha maggiore accuratezza nel rilievo di neoplasia prostatica è indubbiamente la risonanza magnetica (RM) condotta con bobina endorettale o con bobine *phased-array* ed eventualmente associata a spettroscopia. I recenti dati della letteratura riportano accuratezza, nella diagnosi di neoplasia, compresa tra l'80 e il 90% [36, 37].

La neoplasia prostatica appare all'esame RM come nodulo a bassa intensità di segnale nelle scansioni fortemente pesate in T2 (Fig. 7).

La spettroscopia, utilizzando colina e citrato, aumenta l'accuratezza globale dell'esame standard nel rilevo di lesione; recenti studi propongono l'utilizzo di colina, creatina, lisina in grado di aumentare ulteriormente l'accuratezza della metodica.

La scarsa disponibilità di apparecchiature idonee, in particolare per la spettroscopia che, come è noto, necessita delle alte intensità di campo nonché di operatori dedicati (si è dimostrata una notevole differenza di risultati nella lettura tra radiourologi e radiologi generalisti), non ne rendono tuttavia, almeno per ora, opportuna l'introduzione nel percorso diagnostico.

Se ne propone, da parte della letteratura di questi ultimi anni, l'eventuale impiego ai fini diagnostici in soggetti giovani con PSA alterato, ER ed ETR negative e ripetute biopsie sistematiche negative prima di rebiopsia [38, 39].

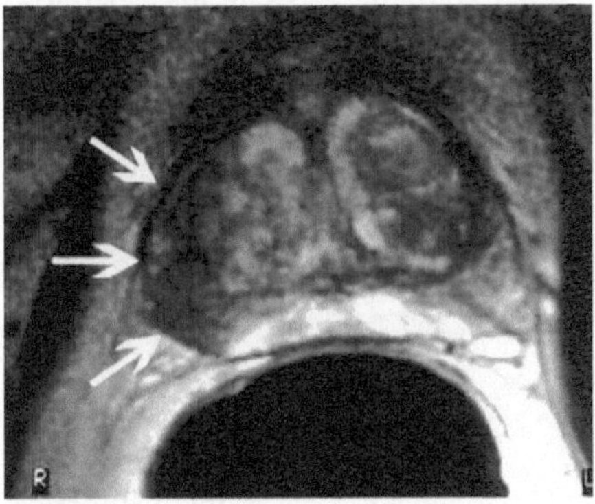

Fig. 7. Risonanza magnetica (RM), scansione assiale, T2 pesata, condotta con bobina endorettale. Lamina ipointensa basale destra (*frecce*) suggestiva di carcinoma prostatico. Coesiste adenoma bilobato centrale

La *biopsia prostatica* è indispensabile per la diagnosi e deve dunque essere eseguita in tutti i casi in cui ER o PSA indichino il sospetto di neoplasia. La non buona accuratezza dell'ecografia nel rilievo di lesione non permette di inserire con sicurezza la lesione ecografica a PSA ed ER negative tra le sicure indicazioni alla biopsia. La concomitanza di alterazione ecografica con il dato dell'esplorazione rettale o del PSA indica il prelievo mirato sulla lesione, in aggiunta ai prelievi randomizzati ritenuti comunque indispensabili per aumentare la *detection rate* e rendere più affidabile la valutazione anatomo-patologica del grado di differenziazione. Deve essere usato un tipo di ago che consenta il prelievo istologico, con calibro non inferiore ai 18 G [40-42].

Il numero di prelievi suggerito in letteratura varia tra un minimo di 6 a un massimo di 18. Nella nostra esperienza utilizziamo uno schema che prevede un minimo di 8 e un massimo di 12 prelievi eseguiti con tecnica randomizzata; a questi vanno aggiunti gli eventuali prelievi mirati quando si evidenzi una lesione focale [43].

Nei soggetti anziani è opportuno limitare il numero dei prelievi. Esistono alcuni nomogrammi che suggeriscono la scalare riduzione dei prelievi in maniera direttamente proporzionale all'età del paziente e inversamente al volume della prostata.

È possibile raggiungere la prostata introducendo l'ago per via transperineale o per via transrettale; non esiste un vero e proprio motivo per preferire l'una o l'altra soluzione se non la confidenza dell'operatore nella tecnica prescelta. Con buona esperienza di entrambe le tecniche noi preferiamo, solitamente, la via transperineale in quanto esente dalle complicanze settiche talora presenti nella via transrettale per contaminazione del tessuto prostatico dai microrganismi fecali.

La diagnosi nel paziente in età avanzata

Nel soggetto anziano i criteri decisionali devono essere guidati dall'attenta valutazione delle condizioni del paziente e delle patologie concomitanti e relative terapie attuate. Non è probabilmente sensato attuare un algoritmo rigidamente precostituito, seppure aggiustato per fascia di età. Non esistono attualmente in letteratura sufficienti evidenze che inducano a raccomandazioni di livello significativo. In linea generale si possono proporre i seguenti criteri, che, è bene precisare, sono basati sull'esperienza personale e sulla conoscenza della Letteratura anche se non supportata da livelli di evidenza significativa:

- devono essere le condizioni generali del paziente, più che l'età, a ispirare ogni criterio decisionale che deve essere dunque "personalizzato" in relazione alla aspettativa di vita e alla qualità di questa;
- il prelievo bioptico deve essere sempre eseguito nel caso di lesione fortemente sospetta all'esplorazione rettale, indipendentemente dai valori di PSA. Si possono limitare i prelievi privilegiando la zona sospetta ed evitando quelli randomizzati;
- si deve eseguire il prelievo bioptico per valori di PSA superiori a 20 ngr/ml anche in assenza di rilievo all'ER, limitandone il numero a un massimo di 8. In caso di esame istologico negativo si può proporre la vigile attesa monitorizzando i valori del PSA nel tempo (PSA-*velocity*), con l'eccezione di evidenti metastasi ossee che impongono comunque la ripetizione del prelievo;
- in presenza di alterazione ecografica sospetta si esegue prelievo mirato sulle lesione solo per valori di PSA superiori a 20 ngr/ml;
- non vi è forse spazio, in questi pazienti, all'utilizzo della RM per scopi diagnostici.

Stadiazione

La corretta stadiazione è importante per la prognosi e per stabilire la migliore strategia terapeutica (la stadiazione del carcinoma prostatico secondo il sistema TNM è riportata nella Tabella 1).

Le diverse opzioni terapeutiche del carcinoma prostatico tengono conto in prima istanza dell'aspettativa di vita del paziente. Secondo i protocolli in atto si dovrebbe proporre la chirurgia radicale a chi si riconosca una aspettativa di vita di almeno 15 anni. Per questo il carcinoma prostatico diagnosticato nell'età avanzata normalmente non necessita della diagnostica per immagini per scopi di stadiazione. Attualmente, infatti, si preferisce programmare la scelta terapeutica in base a un algoritmo piuttosto semplice che si basa sul dato statistico che lo stadio patologico è correlabile al valore del PSA e al grado di differenziazione ottenuto con biopsia sistematica [44-46].

Tabella 1. Classificazione TNM (*tumor, node and metastases*) del carcinoma prostatico (UICC 2002)

Tumore primitivo (T)	
TX	**Il tumore primitivo non può essere definito**
T0	**Nessun segno del tumore primitivo**
T1	**Tumore clinicamente non apprezzabile, non palpabile né visibile con la diagnostica per immagini**
T1a	Tumore scoperto casualmente nel 5% o meno del tessuto asportato
T1b	Tumore scoperto casualmente in più del 5% del tessuto asportato
T1c	Tumore diagnosticato mediante agobiopsia (es. a causa del PSA elevato)
T2	**Tumore limitato alla prostata**
T2a	Tumore che interessa la metà o meno di un lobo
T2b	Tumore che interessa più della metà di un lobo ma non entrambi i lobi
T2c	Tumore che interessa entrambi i lobi
T3	**Tumore che si estende attraverso la capsula prostatica**
T3a	Estensione extraprostatica (mono- o bilaterale)
T3b	Tumore che invade la/e vescichetta/e seminale/i
T4	**Tumore fisso che invade strutture adiacenti oltre alle vescichette seminali: collo della vescica, sfintere esterno, retto, muscoli elevatori e/o parete pelvica.**
Linfonodi regionali (N)	
NX	**I linfonodi regionali non possono essere definiti**
N0	**Non metastasi nei linfonodi regionali**
N1	**Metastasi in linfonodo(i) regionale(i)**
Metastasi a distanza (M)	
MX	**La presenza di metastasi a distanza non può essere accertata**
M0	**Non metastasi a distanza**
M1	**Metastasi a distanza**
M1a	Metastasi in linfonodo(i) extraregionale(i)
M1b	Metastasi ossee
M1c	Metastasi in altre sedi con o senza metastasi ossee

Questo algoritmo nella maggior parte dei casi appare in grado di fornire le informazioni necessarie a una ragionata e consapevole scelta terapeutica. La diagnostica per immagini, che ha ottime potenzialità nella stadiazione, viene riservata a quei casi in cui l'algoritmo di stadiazione probabilistica non fornisca sufficienti indicazioni per confermare o escludere la chirurgia radicale o la brachiterapia. I soggetti in età avanzata non fanno dunque normalmente parte di questi casi.

Il progressivo notevole miglioramento delle condizioni e qualità di vita nell'età avanzata inducono tuttavia a proporre non infrequentemente la soluzione chirurgica a questi soggetti. È dunque probabilmente opportuno, in casi selezionati, l'utilizzo della diagnostica per immagini a scopo stadiante anche nei soggetti geriatrici in quanto a maggior rischio chirurgico.

L'*ecografia* è stata proposta negli anni passati come metodica potenzialmente in grado di definire lo stadio del carcinoma prostatico. L'incapacità dell'ecografia a individuare la capsula anatomica ha fatto proporre segni di penetrazione capsulare legati alle dimensioni della lesione ipoecogena percepibile e al *bulging* e, come segni di interessamento vescicolare, l'asimmetria delle vescicole stesse e obliterazione dello spazio vescico-vescicolare. Molteplici studi dei successivi anni hanno definito che l'ecografia non è metodica affidabile per determinare la stadiazione locale del carcinoma prostatico [44, 45].

La *RM*, secondo i dati della letteratura recente, ha buona accuratezza nella definizione dello stadio locale, in particolare nella valutazione dell'interessamento delle vescicole seminali.

I risultati migliori si ottengono con l'utilizzo di bobina endorettale o *phased-array* con ulteriore incremento diagnostico dall'uso combinato della spettroscopia con colina. Se comparata con ecografia e tomografia computerizzata [46], la RM risulta di gran lunga il miglior metodo per definire l'estensione del tumore a uno (T1) o a entrambi i lobi (T2) prostatici e l'interessamento delle vescicole seminali (T3) o delle strutture adiacenti (T4). La letteratura riporta tuttavia una grande variabilità (50-92%) nell'accuratezza dello stadio locale con RM. Studi recenti hanno dimostrato che l'accuratezza della metodica è fortemente dipendente dall'esperienza del lettore. L'uso combinato della spettroscopia sembra ridurre la variabilità tra i lettori. I segni principali da ricercare per la diagnosi di estensione extracapsulare sono l'asimmetria del fascio neurovascolare, l'asimmetria dei contorni della ghiandola, i margini speculari e irregolari della lesione, l'obliterazione dell'angolo retroprostatico [47, 48] (Figg. 8, 9).

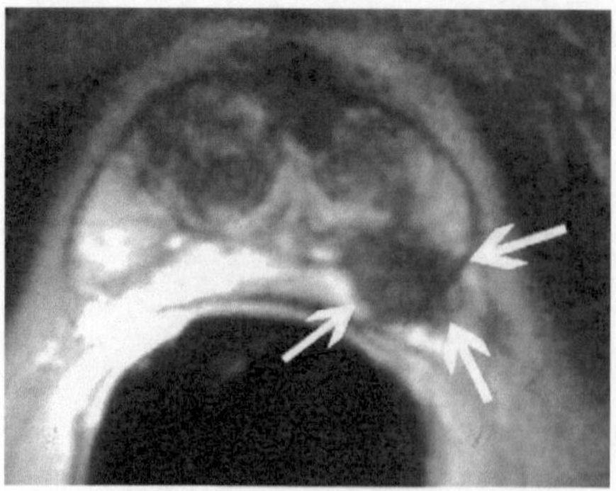

Fig. 8. RM, scansione T2 pesata, condotta con bobina endorettale. Nodulo ipointenso periferico sinistro con margini sfrangiati da evidente diffusione extracapsulare (*frecce*)

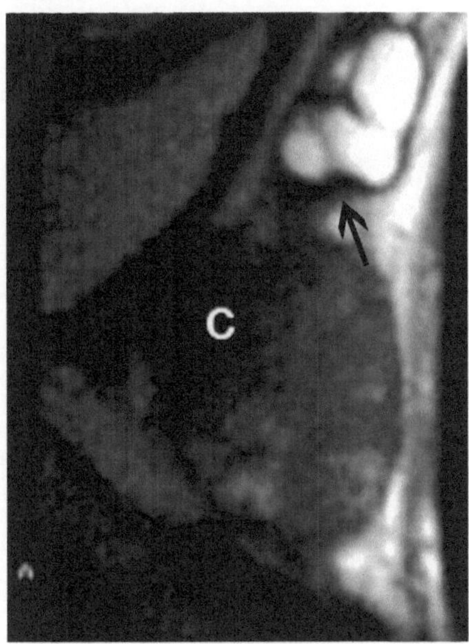

Fig. 9. RM, acquisizione sagittale, T2 pesata, con bobina endorettale. Lesione ipointensa da carcinoma (*C*) con piccola lamina ipointensa (*freccia*) che interessa la vescicola seminale omolaterale (stadio T3)

I segni invece di interessamento vescicolare sono l'ispessimento focale della parete vescicolare se in continuità con il tumore, focalità ipointensa all'interno della vescicola seminale nelle forme iniziali, sostituzione della normale struttura vescicolare da parte di lamina o nodulo ipointenso nelle forme avanzate [49].

Follow-up

Il monitoraggio del carcinoma prostatico è in tutti i soggetti, indipendentemente dall'età, affidato al dosaggio del PSA. Solo quando l'innalzamento del PSA indica una ripresa biochimica di malattia è giustificato il ricorso alla diagnostica per immagini [50].

In questo ambito giocano un ruolo importante la scintigrafia ossea, per definire la presenza di metastasi, e l'ecografia addominale, non soltanto per cercare la progressione locale, ma anche per lo studio della via urinaria alla ricerca di iniziale dilatazione della via escretrice per interessamento ureterale o linfonodale. Nei pazienti geriatrici, solitamente in terapia farmacologica, difficilmente è giustificato il ricorso ad altre metodiche di immagine cui si ricorre quando, a fronte di una ripresa biochimica, si debba discriminare tra ripresa locale e a distanza.

Bibliografia

1. Logie JW, Clifford GM, Farmer RD, Meesen BPW (2001) Lower urinary tract symptoms suggestive of benign prostatic obstruction - Triumph: the role of general practice databases. Eur Urol 39(Suppl 3):42-47
2. American Urological Association (2003) Guideline on the management of benign prostatic hyperplasia (BPH) *www.auanet.org/timssnet/products/guidelines/bph_management*, accesso 24 maggio 2003
3. Emberton M, Andriole GL, de la Rosette J et al (2003) Benign prostatic hyperplasia: a progressive disease of aging men. Urology 61:267-273
4. Jacobsen SJ, Jacobsen DJ, Girman CJ et al (1999) Longitudinal prostate growth rates during 5 years in randomly selected community men 40 to 79 years old. J Urol 161:1174-1179
5. de la Rosette J, Alivizatos G, Madersbacher S et al (2002) EAU guidelines on benign prostatic hyperplasia. Eur Urol 40:256-263
6. Barry MJ (2001) Evaluation of symtomps and quality of life in men with benign prostatic hyperplasia. Urology 58(6 Suppl 1)25-32; discussion 32
7. Lee T, Seong DH, Yoon SM, Ryu JK (2001) Prostate shape and symptom score in benign prostatic hyperplasia. Yonsei Med J 42:532-538
8. Eckhardt MD, van Venrooij GE, Boon TA (2001) Symptoms and quality of life versus age, prostate volume, and urodynamic parameters in 565 strictly selected men with lower urinary tract symptoms suggestive of benign prostatic hyperplasia. Urology 57:695-700
9. Grossfeld GD, Coakley FV (2000) Benign prostatic hyperplasia: clinical overview and value of diagnostic imaging. Radiol Clin North Am 38:31-47
10. Pavlica P, Barozzi L, De Matteis M, Menchi I (2000) Prostata. In: Bazzocchi M (ed) Ecografia. Gnocchi Editore, Napoli, pp 344-363
11. Roehrborn CG (1998) Accurate determination of prostate size via digital rectal examination and transrectal ultrasound. Urology 51(4A Suppl):19-22
12. Terris MK, Afzal N, Kabalin JN (1998) Correlation of transrectal ultrasound measurements of prostate and transition zone size with symptom score, bother score, urinary flow rate, and post-void residual volume. Urology 52:462-466
13. Watanabe T, Miyagawa I (2002) New simple method of transabdominal ultrasound to assess the degree of benign prostatic obstruction: size and horizontal shape of the prostate. Int J Urol 9:204-209
14. Yanoshak SJ, Roehrborn CG, Girman CJ et al (2000) Use of a prostate model to assist in training for digital rectal examination. Urology 55:690-693
15. Aarnink RG, de la Rosette JJ, Debruyne FM, Wijkstra H (1996) Reproducibility of prostate volume measurements from transrectal ultrasonography by an automated and a manual technique. Br J Urol 78:219-223
16. Sech S, Montoya J, Girman CJ et al (2001) Interexaminer reliability of transrectal ultrasound for estimating prostate volume. J Urol 166:125-129
17. Baltaci S, Yagci C, Aksoy H et al (2000) Determination of transition zone volume by transrectal ultrasound in patients with clinically benign prostatic hyperplasia. J Urol 164:72-75
18. Eri LM, Thomassen H, Brennhovd B, Haheim LL (2002) Accuracy and repeatability of prostate volume measurements by transrectal ultrasound. Prostate Cancer Prostatic Dis 5:273-278
19. Cascione CJ, Bartone FF, Hussian MB (1992) Transabdominal ultrasound versus excretory urography in preoperative evaluation of patients with prostatism. Ultraschall Med 13:228-233
20. Roehrborn CG, Chinn HK, Fulgham PF et al (1998) The role of transabdominal ultrasound in the preoperative evaluation of patients with benign prostatic hypertrophy. Fam Pract 15:534-536
21. Menchi I, Carpi R (2000) Prostata. In: Bazzocchi M (ed) Ecografia. Gnocchi Editore, Napoli, pp 364-372
22. Holund B (1980) Latent prostatic cancer in a consecutive autopsy series. Urol Nephr 14:29-43
23. Allaf ME, Caster HB (2004) Update on watchful waiting for prostate cancer. Curr Opin 14:171-175
24. Barry MJ (2001) Prostate specific antigen testing for early diagnosis of prostatic cancer. N Engl J Med 2:741-745

25. Cooner WH, Mosley BR, Rutherford CL Jr et al (1990) Prostate cancer detection in a clinical urological practice by ultrasonography, digital rectal examination and prostate specific antigen. J Urol 143:1146-1154
26. Carter HB, Partin AW (1998) Diagnosis and staging of prostate cancer. In: Walsh PC, Retik AB, Vaughan ED JR et al (eds) Campbell's urology 7th ed. WB Saunders, Philadelphia, p 2520
27. Ellis WJ, Chetner MP, Preston SD et al (1994) Diagnosis of prostate carcinoma: the yeld of serum prostate specific antigen, digital rectal examination and transrectal ultrasound. J Urol 152:1520-1525
28. Djavan B, Zlotta A, Kratzik C et al (1999) PSA density of transition zone, free/total PSA ratio and PSA velocity for early detection of prostate cancer in men with serum PSA 2,5 to 4.0 ng/ml. Urology 54:517-522
29. Catolona WJ, Smith DS, Wolfert RL et al (1995) Evaluation of percentage of free serum prostate specific antigen to improve specificity of prostate cancer screening. JAMA 274:1214-1220
30. Chang JJ, Shinohara K, Hovey RM et al (1998) Prospective evaluation of systematic sextant transition zone biopsies in large prostates for cancer detection. Urology 52:89-93
31. Allen EA, Kahane H, Epstein JI (1998) Repeat biopsy strategies for men with atypical diagnosis on initial prostate needle biopsy. Urology 52:803-807
32. Flanigan RC, Catalona VJ, Fichie JP et al (1994) Accuracy of digital rectal examination and transrectal ultrasonography on localizing prostate cancer. J Urol 152:1506-1509
33. Cooner WH, Mosley BR, Rutherford CL Jr et al (1990) Prostate cancer detection in a clinical urological practice by ultrasonography, digital rectal examination and prostate specific antigen. J Urol 143:1146-1152
34. Moon TD (1998) Prostate cancer in the elderly. In: Balducci L, Lvman GH, Ershler WB et al (eds) Comprehensive geriatric oncology. Harwood Academy Publishers, Amsterdam, pp 679-695
35. Turkeri L, Tarcan T, Biren T et al (1996) Correlation of transrectal ultrasonography and core biopsies with pathology results in radical prostatectomy specimens. Int J Urol 3:459-461
36. Ellis WJ, Brawer MK (1994) The significance of isoechoic prostatic carcinoma. J Urol 152:2304-2307
37. Bartolozzi C, Menchi I, Lencioni R et al (1996) Local staging of prostate carcinoma with endorectal coil MRI: correlation with whole-mount radical prostatectomy specimens. Eur Radiol 6:339-345
38. Mullerad M, Hricak H, Wang L et al (2004) Prostate cancer: detection of extracapsular extension by genitourinary and general body radiologists at MR imaging. Radiology 232:140-146
39. Allen EA, Kahane H, Epstein JI (1998) Repeat biopsy strategies for men with atypical diagnosis on initial prostate needle biopsy. Urology 52:803-807
40. Borboroglu PG, Comer SW, Riffemburgh RH, Amling CL (2000) Extensive repeat transrectal ultrasound guided prostate biopsy in patients with previous benign sextant biopsies. J Urol 163:158-162
41. Halpern EJ, Verkh L, Forsberg F et al (2000) Initial experience with contrast-enhanced sonography of the prostate. AJR Am J Roentgenol 174:1575-1580
42. Presti JC Jr, Chang JJ, Bhargava V, Shinohara K (2000) The optimal systematic prostate biopsy scheme should include 8 rather than 6 biopsies: results of a prospective clinical trial. J Urol Jan 163:163-167
43. Littrup PJ, Klein RM, Gross ML et al (1996) Color Doppler guides prostate biopsies to a higher grade cancer: racial implications. J Urol 155:429A-474A
44. Smith JA, Scardino PT, Resnick MI et al (1997) Transrectal ultrasound versus digital rectal examination for the staging of carcinoma of the prostate: results of a prospective multi-institutional trial. J Urol 157:902-906
45. Barentsz JO, Engelbrecht M, Jager GJ et al (1999) Fast dynamic gadolinium-enhanced MR imaging of urinary bladder and prostate cancer. J Magn Reson Imaging 10:295-304
46. Beyersdorff D, Taupitz M, Winkelmann B et al (2002) Patients with a history of elevated prostate-specific antigen levels and negative transrectal US-guided quadrant or sextant biopsy results: value of MR imaging. Radiology 224:701-706
47. Wefer AE, Hricak H, Vigneron DB et al (2000) Sextant localization of prostate cancer: com-

parison of sextant biopsy, magnetic resonance imaging and magnetic resonance spectroscopic imaging with step-section histology. J Urol 164:400-404

48. Jager GJ, Severens JL, Thornbury JR et al (2000) Prostate cancer staging: should MR imaging be used ? A decision analytic approach. Radiology 215:445-451
49. Halpern EJ, Ramey JR, Frauscher F et al (2005) Targeted biopsy of the prostate during contrast enhanced transrectal sonography for the detection of prostate cancer. Program and abstracts of the American Society of Clinical Oncology Multidisciplinary Prostate Cancer Symposium. February 17-19, Abstract 53
50. Harisinghani MG, Barentsz JO, Hann PF et al (2003) Noninvasive detection of clinically occult lymph-node metastases in prostate cancer. N Eng J Med 348:2491-2499

CAPITOLO 48

Patologie della vescica

Pietro Pavlica, Libero Barozzi, Ilario Menchi, Caterina Gaudiano

Gli studi epidemiologici hanno dimostrato che la prevalenza e l'incidenza dei disturbi e della patologia a carico della vescica aumentano con l'età e la loro frequenza clinica è poco inferiore a quella delle malattie cerebro-vascolari e ai disturbi cognitivo-relazionali [1,2].

L'invecchiamento vescicale non è una malattia a insorgenza acuta, ma un fenomeno dinamico e progressivo, nei riguardi del quale l'organismo sembra adattarsi lentamente, conseguente a continui e molteplici insulti di origine esogena ed endogena, il cui meccanismo d'azione è ancora in gran parte sconosciuto [3].

La patologia senile della vescica può essere suddivisa in:

1. disturbi funzionali del basso apparato urinario;
2. alterazioni anatomiche del piano perineale;
3. tumori e in particolare il carcinoma transizionale;
4. infezioni.

I disturbi del gruppo 1 e 2 sono propri dell'età e non si osservano in genere nei soggetti sotto i 50 anni, mentre le affezioni infiammatorie e i tumori possono essere riscontrati anche nei soggetti adulti, presentando una semeiotica clinica e radiologica sovrapponibile. L'età dei pazienti è però responsabile della diversa incidenza dei tumori, della loro diversa evoluzione e non da ultimo delle diverse scelte terapeutiche [4, 5].

Disturbi funzionali del basso apparato urinario

L'invecchiamento nella specie umana si associa ad alterazioni della capacità di contenzione della vescica e della funzione minzionale e quindi con quadri clinici variabili a seconda del disturbo principale o prevalente [6, 7]. Nelle società industriali le disfunzioni a carico del basso apparato urinario sono il problema geriatrico più comune, in quanto la loro incidenza supera quella dei disturbi cardiovascolari o dell'artrite. Essi hanno inoltre grande importanza clinica e sociale in quanto, oltre a essere un problema clinico, incidono sulla qualità della vita e hanno elevati costi socio-economici.

Dati statistici evidenziano che dopo i 60 anni il 15-30% dei soggetti [8], indipendentemente dal sesso, presenta perdite di urina, disuria o sintomi irritativi vescicali. Dopo gli 80 anni l'incontinenza è presente nel 20-30% degli individui, con il sesso femminile di gran lunga più colpito rispetto a quello maschile [9]. Per queste ragioni la conoscenza e lo studio delle alterazioni morfo-funzionali a carico delle vie urinarie inferiori legato all'età è di fondamentale importanza per la diagnosi dei diversi disturbi e per la scelta di un'adeguata terapia.

I sintomi urinari dell'invecchiamento si dividono in disturbi della funzione di contenzione, o disturbi irritativi, e disturbi della funzione di vuotamento, o ostruttivi [10]. Essi possono essere suddivisi in 4 gruppi principali:

1. alterazioni collegate alla difficoltà di vuotare completamente la vescica, per cause ostruttive sottovescicali;
2. l'incontinenza urinaria;
3. la ridotta capacità e *compliance* vescicale;
4. il progressivo incremento del residuo urinario.

Tutti questi disturbi si osservano indifferentemente in entrambi i sessi, anche se alcuni sono più tipici del maschio, mentre altri della femmina.

I disturbi irritativi sono la pollachiuria, la nicturia, la minzione imperiosa (*urgency*), mentre i disturbi ostruttivi sono caratterizzati da riduzione del getto, difficoltà a iniziare la minzione, incapacità a vuotare completamente la vescica e disuria. Nessuno di questi sintomi è però correlato a una lesione specifica, per cui attualmente essi vengono definiti come sintomi a carico del basso apparato urinario o con l'acronimo LUTS (*lower urinary tract symptoms*).

I disturbi della capacità di vuotamento possono essere collegati a una causa ostruttiva di tipo anatomico (come iperplasia prostatica benigna, stenosi uretrali, ecc.), oppure possono riconoscere genesi neurogena, in assenza di una vera ostruzione organica sottovescicale dimostrabile (Fig. 1). Studi anatomo-istologici hanno dimostrato che le alterazioni macroscopiche a livello della parete vescicale sono sovrapponibili sia nelle forme ostruttive che nell'incontinenza da stress. Si apprezza un'accentuazione della trabecolatura parietale e la frequente comparsa di diverticoli (Fig. 2) [11].

Le basi fisiopatologiche di questi sintomi non sono ben conosciute e si ritiene che essi siano espressione del progressivo invecchiamento del detrusore e del sistema nervoso centrale e periferico, dell'azione di farmaci assunti per patologie varie e non da ultimo anche delle modifiche nella produzione di urina [12].

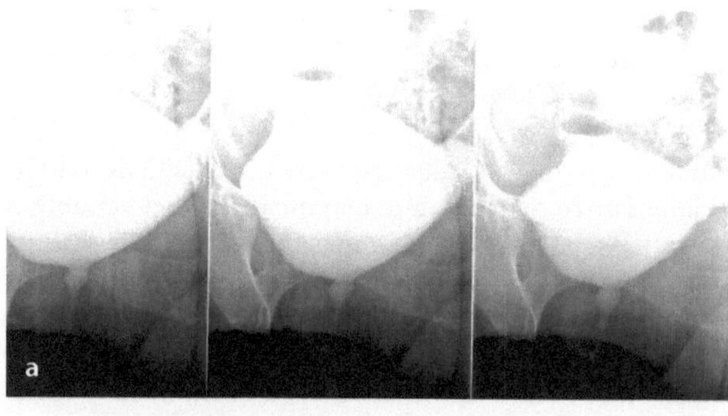

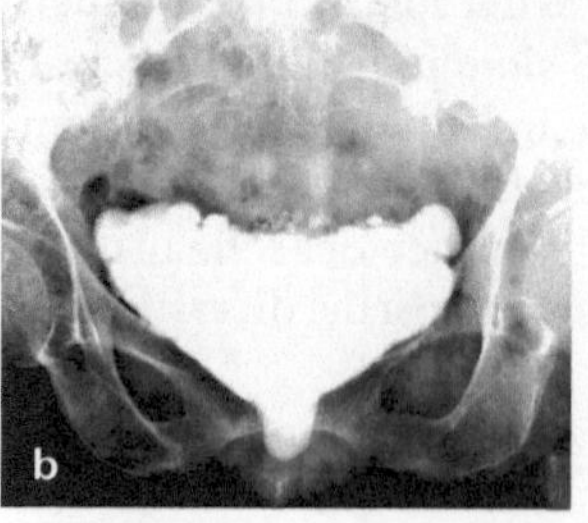

Fig. 1. Quadro ostruttivo sottovescicale da dissinergia tra contrazione del detrusore e muscolo striato dell'uretra in paziente con morbo di Alzeimer. La cistografia minzionale dimostra vescica da sforzo con estroflessioni diverticolari, ectasia dell'uretra prossimale ed ipertono dello striato (**a**). La ritenzione urinaria può essere dovuta a una marcata involuzione fibrotica del detrusore che perde il suo potere contrattile e presenta sfiancamenti diverticolari multipli realizzando un quadro simil-ostruttivo (**b**)

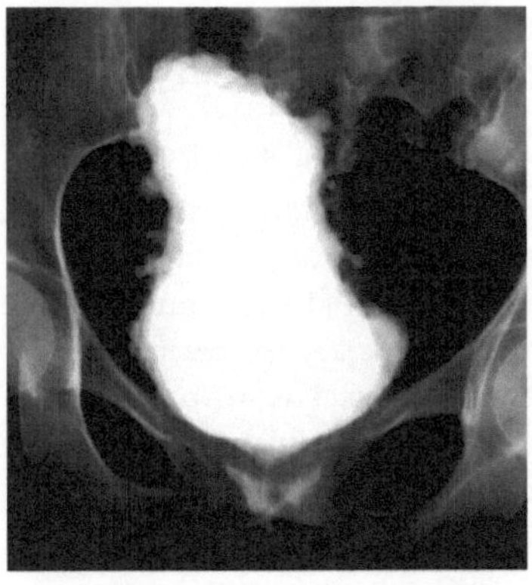

Fig. 2. Vescica senile in paziente di 92 anni con vescica a colonne e presenza di diverticoli associata a contrazioni involontarie del detrusore, responsabili dell'incontinenza di tipo imperioso

Studi clinici, radiologici e urodinamici [13] condotti in pazienti di sesso ed età diversa hanno evidenziato una progressiva riduzione del flusso massimo, riduzione della capacità vescicale, aumento del residuo urinario. I disturbi irritativi del detrusore presentano un incremento progressivo fino ai 70 anni circa nel maschio, mentre nella donna sono presenti già a partire dall'età di 40 anni (Fig. 3).

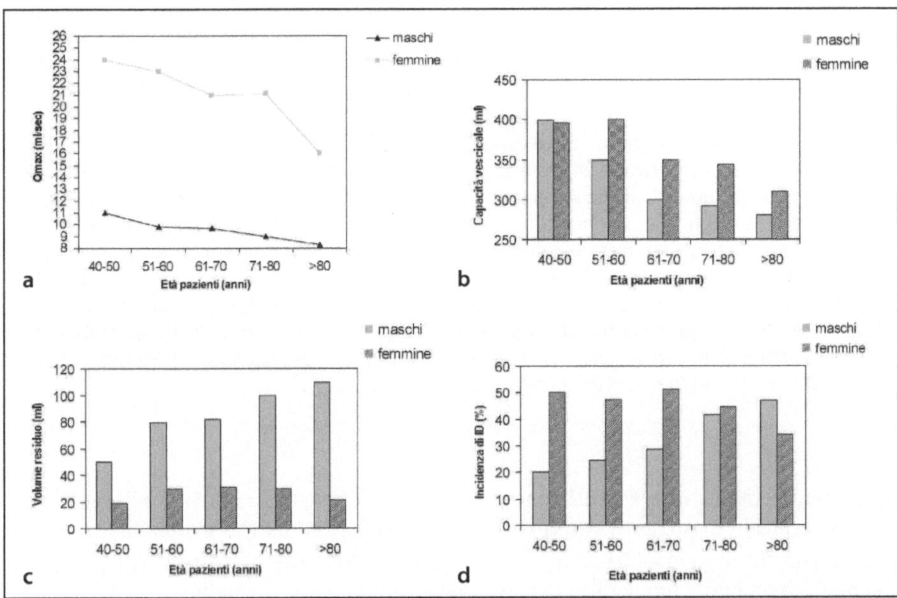

Fig. 3. a Variazioni del flusso urinario masimo (Qmax/sec) in funzione dell'età nel sesso maschile e femminile. Con l'invecchiamento la riduzione del flusso si osserva non solo nel maschio, ma anche nelle femmine. **b** Variazioni della capacità vescicale media (in ml) in rapporto all'età. Evidente il decremento dopo i 70 anni. **c** Modificazioni del residuo urinario con gli anni. Nel sesso maschile si osserva un incremento significativo che invece non è presente nelle donne. **d** Incidenza della iperattività del muscolo detrusore (ID) nelle diverse età. Nel sesso femminile l'iperattività è molto frequente anche nell'età presenile e non si modifica con l'invecchiamento. Al contrario, nei maschi l'incidenza dell'iperattività detrusoriale aumenta con gli anni

Con l'invecchiamento si osservano, soprattutto nelle donne, una riduzione significativa della pressione di chiusura dell'uretra e una diminuzione della lunghezza dell'uretra funzionale che consentono di spiegare la precoce comparsa dell'incontinenza [14]. Questi due parametri si riducono in maniera molto meno evidente nel maschio, sia per la maggiore lunghezza complessiva dell'uretra sia per la presenza della ghiandola prostatica [15].

Un altro fenomeno legato all'età è rappresentato dalla riduzione della forza contrattile del detrusore (Fig. 4), che si osserva in entrambi i sessi [16]. Secondo alcune ricerche il fenomeno sarebbe legato alla riduzione delle fibre nervose periferiche o a un aumento del tessuto collageno nella sottomucosa e attorno ai fasci neurovascolari della parete vescicale. Altri hanno segnalato la riduzione dell'elastina con aumento del collagene, che spiegherebbe la ridotta distensibilità vescicale e la diminuzione della forza contrattile con il passare degli anni.

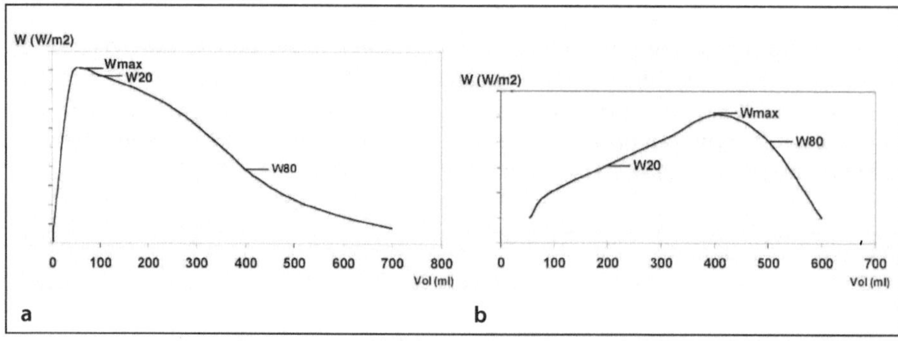

Fig. 4. Rappresentazione grafica delle variazioni della forza contrattile del muscolo detrusore (espressa in W/m2) in funzione all'età e al grado di riempimento vescicale. I grafici vanno letti da destra a sinistra, quando inizia la minzione a grande riempimento della vescica e termina con il vuotamento completo o con residuo. L'analisi dei due grafici evidenzia la progressiva compromissione della forza contrattile del detrusore in rapporto ai fenomeni degenerativi associati all'età. Nel soggetto normale (**a**) la forza di contrazione aumenta progressivamente con il diminuire del volume vescicale. Si può osservare che la forza di contrazione maggiore si sviluppa verso i 100-200 cc di distensione del viscere. Nei soggetti anziani (**b**) la forza contrattile della vescica diminuisce in termini assoluti e la massima forza si realizza a riempimento maggiore (circa 400-500 cc) e in maniera anticipata rispetto al soggetto giovane

Particolarmente interessanti sono gli studi di microscopia elettronica eseguiti sulla parete vescicale di pazienti con disturbi minzionali. Essi hanno evidenziato, a livello delle fibrocellule muscolari lisce, alterazioni ultrastutturali di 4 tipi [17, 18], ognuno dei quali associato a particolari disturbi della funzione minzionale:

1. aspetto a "bande dense", legato al fisiologico invecchiamento del detrusore;
2. aspetto "disgiunzionale" del detrusore, che si osserva nelle vesciche iperattive;
3. mioipertrofia che si osserva nelle condizioni ostruttive;
4. degenerazione diffusa che si riscontra quando il detrusore perde la sua capacità contrattile.

Diagnostica per immagini

La diagnostica per immagini, pur non avendo la possibilità di identificare le alterazioni anatomo-strutturali della parete vescicale proprie dell'istologia e della microscopia elettronica, consente una valutazione globale della morfologia vescicale e delle alterazioni della sua funzione.

Le alterazioni della capacità vescicale e le difficoltà al vuotamento si studiano mediante ecografia sovrapubica, che in maniera rapida e incruenta consente di valutare la distensibilità massima del viscere utilizzando la formula dell'ellissoide. La capacità vescicale massima può essere studiata in maniera molto più precisa con la cistografia retrograda (Fig. 5) e con la cistometria, ma entrambe richiedono l'applicazione di un catetere vescicale e risultano più impegnative in termini di tempo e di materiale impiegato. Di norma lo stimolo minzionale si manifesta oltre i 250-300 cc di urina e la sua comparsa a meno di 150 cc è indice di un'alterazione detrusoriale, la cui genesi può essere diversa. Analogamente viene calcolato il residuo urinario dopo minzione fisiologica; la valutazione può essere ripetuta nei casi dubbi per evitare diagnosi false positive per residuo. Un residuo superiore a 50 cc risulta clinicamente significativo, mentre per valori inferiori è solo espressione di una condizione ostruttiva ancora compensata. L'ecografia pur non avendo la precisione del cateterismo retrogrado per quantificare il residuo, rappresenta una soluzione rapida e sufficientemente valida poiché l'errore medio è di ± 15-20%, rispetto al dato calcolato [19, 20].

Lo studio ecografico e/o radiologico consente inoltre di documentare eventuali diverticoli, calcoli, coaguli, le dimensioni della prostata e lo spessore della parete vescicale. Quest'ultima non deve superare i 4 mm a viscere disteso.

Tra gli studi funzionali particolare valore conserva ancora la cistouretrografia minzionale che integra i dati derivanti dalla flussimetria. I parametri morfo-funzionali da

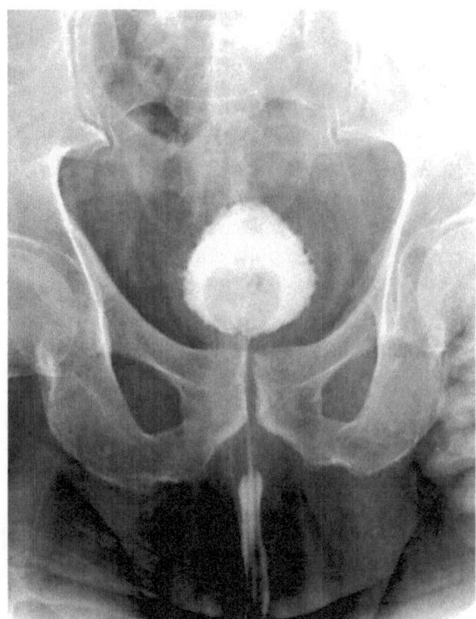

Fig. 5. Evidente riduzione della capacità vescicale con vescica iperattiva che determina la fuoriuscita di urina tra catetere e uretra. Ispessimento evidente del detrusore

valutare sono: la morfologia e l'ampiezza del collo vescicale, il calibro dell'uretra prostatica e distale, il tempo minzionale e le variazioni della parete vescicale che a volte si rendono manifesti solamente in fase di contrazione del detrusore.

La tomografia computerizzata (TC) e la risonanza magnetica (RM) non hanno trovato allo stato attuale un ruolo diagnostico per la caratterizzazione di questi disturbi della funzione vescicale legati all'età.

L'incontinenza, o perdita involontaria di urina, è un sintomo clinico importante la cui patogenesi può essere ricercata anche con le metodiche d'*imaging*. Quando essa è secondaria alla presenza di una vescica iperattiva si può documentare alla cistografia l'apertura improvvisa, involontaria e transitoria del collo vescicale associata o meno alla opacizzazione tenue e breve dell'uretra (Fig. 6). L'ecografia sovrapubica non riesce in genere a cogliere questo fenomeno, che invece può essere evidenziato con l'ecografia transrettale nell'uomo e transvaginale nella donna. Il collo si apre, assumendo per un breve periodo aspetto a "imbuto", per poi richiudersi. L'incontinenza urinaria può essere anche la conseguenza di una riduzione del tono muscolare dello sfintere liscio, come si osserva spesso nell'incontinenza della donna anziana, associato o meno a cistocele.

Nel maschio l'incontinenza può essere postchirurgica, come conseguenza di interventi sulla prostata con lesione dello sfintere liscio e striato.

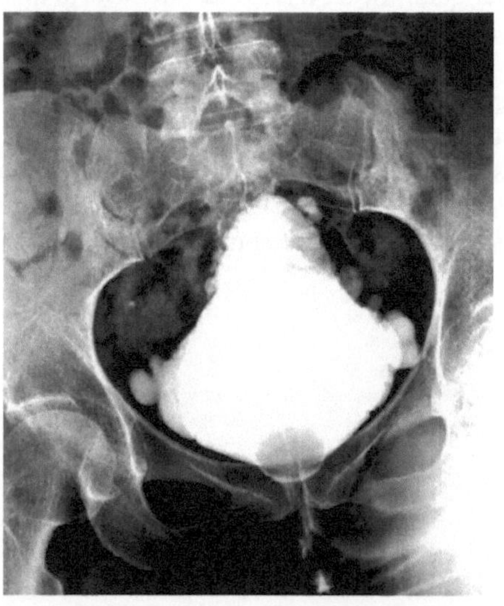

Fig. 6. Vescica iperattiva con apertura improvvisa e involontaria del collo vescicale associata a incontinenza. Diverticoli vescicali multipli con sfiancamento della cupola

Alterazioni senili del piano perineale

Il pavimento pelvico è una struttura anatomica particolarmente importante nella specie umana in quanto deve sostenere e contrapporsi alle variazioni intermittenti della pressione endoaddominale. Le basi anatomiche e soprattutto quelle funzionali sono ancora poco conosciute in quanto non è possibile uno studio comparativo con gli altri mammiferi, che camminano a quattro zampe, nei quali il piano perineale ha una funzione nettamente diversa [21, 22].

Il piano pelvico è formato da muscoli, fasce e legamenti ancorati alle strutture ossee del bacino. Il muscolo più importante è l'elevatore dell'ano, formato da due gruppi di fibre muscolari: quelle a lenta contrazione, che hanno un tono continuo, e quelle a rapida contrazione, che entrano rapidamente in attività durante gli aumenti improvvisi della pressione endoaddominale. Gli studi anatomo-funzionali hanno distinto nel contesto di questo muscolo tre diversi fasci muscolari:

1. muscolo ileo-coccigeo che si fissa all'arco tendineo della fascia endopelvica e della fascia del muscolo otturatore interno per inserirsi sul margine laterale del coccige;
2. muscolo pubo-coccigeo che ha origine dal pube e termina a livello del coccige;
3. muscolo pubo-rettale che nasce dal margine superiore e inferiore del pube e posteriormente forma un anello attorno al retto.

La fascia endopelvica è una struttura fibro-connettivale più o meno spessa che avvolge i numerosi visceri pelvici e li fissa alle formazioni ossee o muscolari del cingolo pelvico.

Nell'età senile queste strutture vanno incontro a fenomeni di involuzione con atrofia e riduzione di spessore, per diminuzione del numero degli elementi muscolari e riduzione della componente elastica e fibrillare nelle strutture legamentose e fasciali. Questi fenomeni involutivi sono più evidenti nel sesso femminile, nel quale il prolasso degli organi pelvici è molto più frequente, favorito dalle lesioni che si producono durante il parto. La loro comparsa nell'età presenile e/o senile sta a indicare che le alterazioni anatomiche del piano perineale sono sì favorite dalle gravidanze e dai parti, ma che la loro insorgenza è dovuta all'intervento di altre cause proprie della senilità che coinvolgono tutte le strutture muscolo-legamentose del corpo.

Per lo studio delle alterazioni morfologiche e funzionali del piano pelvico e degli organi del piccolo bacino, possono essere impiegate diverse metodiche d'*imaging*, la cui utilità diagnostica non è stata sempre dimostrata, ma che consentono una rappresentazione abbastanza precisa della nuova situazione anatomica che si è venuta creare con l'invecchiamento [23, 24].

Le formazioni anatomiche che devono essere studiate e documentate sono:

1. l'uretra, a partire dal meato interno fino a quello esterno e dei suoi legamenti;
2. la vescica e le sue strutture di supporto;
3. la volta vaginale e il collo uterino, se la paziente non è stata operata di isterectomia;
4. il retto.

La diagnostica per immagini comprende le seguenti procedure, ognuna delle quali ha dei vantaggi e dei limiti in termini di semplicità di esecuzione e di informazioni diagnostiche che può fornire:

1. cistografia retrograda con catenella o catetere opacizzato e assunzione di radiogrammi in stazione eretta, a riposo e sotto sforzo. La tecnica della cistografia con catenella, molto più complessa da eseguire, è ormai poco usata. L'esame può essere associato alla opacizzazione della vagina e del retto per lo studio dei compartimenti mediale e posteriore del piano perineale [25].
2. Ecografia per via transperineale o transvaginale, in decubito e in stazione eretta, a riposo e sotto sforzo. L'ecografia transperineale e introitale si esegue posizionando la sonda lineare o convex da 3,5-5 MHz sul perineo, con paziente in posizione ginecologica. L'ampio campo di vista e la buona penetrazione del fascio d'ultrasuoni consentono di visualizzare contemporaneamente la vescica, l'uretra, la vagina e il retto.

La tecnica presenta delle difficoltà esecutive e interpretative in presenza di marcato prolasso genitale. La tecnica introitale si esegue con sonda *end-fire* posizionata all'introito vaginale, subito sotto al meato uretrale esterno. Bisogna fare attenzione a non introdurre la sonda profondamente in vagina per non modificare i rapporti anatomici e ridurre il prolasso degli organi pelvici. La tecnica ecografica per via transvaginale o transrettale richiede una sonda lineare ad alta frequenza, attualmente non sempre disponibile su tutti gli apparecchi. L'esame viene eseguito in posizione ginecologica e talvolta in posizione ortostatica. I parametri da valutare sono la posizione dell'uretra e il suo asse a riposo e sotto sforzo rispetto al margine inferiore della sinfisi pubica [26, 27].

3. RM con scansioni nei tre piani dello spazio, a riposo e sotto sforzo. Attualmente l'esame viene eseguito quasi sempre in decubito supino e solo con particolari apparecchi di RM di tipo aperto può essere effettuata in stazione eretta. L'esame in decubito presenta notevoli limiti funzionali in quanto risulta difficile che l'aumento della pressione endoaddominale sia analogo a quello che si realizza in stazione eretta, per cui i valori misurati possono essere alquanto diversi. Vengono utilizzate sequenze veloci T2 pesate, con scansioni nel piano sagittale e coronale, senza uso di mezzo di contrasto. Per quantificare il grado di rilasciamento del piano perineale e del prolasso genitale, vengono tracciate sugli scanogrammi due linee che misurano l'ampiezza dello iato del muscolo elevatore e il grado del prolasso genitale. La linea "H" (ampiezza dello iato dell'elevatore) misura la distanza tra il margine inferiore dell'osso pubico e il profilo posteriore del canale anale. La linea "M" (piano muscolare del perineo) viene tracciata sempre dal margine inferiore dell'osso pubico all'articolazione sacro-coccigea (analogamente alla linea pubo-coccigea della cistografia). Vengono valutate la distanza tra pube e meato uretrale interno e volta vaginale e le variazioni degli assi uretrali e vaginale a riposo e sotto sforzo. Sulla base dei valori ottenuti si quantifica il grado del prolasso e la situazione delle strutture muscolo-legamentose [28, 29].

Uretra

In condizioni di normalità si trova per buona parte del suo decorso in sede endoaddominale, mentre nelle alterazioni senili del piano pelvico acquista una mobilità abnorme e può associarsi a incontinenza (Fig. 7) [30]. Nell'età avanzata l'uretra, e in particolare la regione del collo vescicale, può localizzarsi in posizione bassa per l'alterazione dei suoi meccanismi fisiologici di sostegno. L'ipermobilità dell'uretra e le modificazioni del suo asse sotto sforzo sono agevolmente identificabili con qualsiasi metodica, anche se la cistografia con catetere (Fig. 8) e la RM sono le più dimostrative.

In condizioni di riposo l'uretra presenta un decorso quasi verticale o ha una lieve obliquità in senso cranio-caudale e postero-anteriore. Come conseguenza dell'invecchiamento, durante l'aumento della pressione endoaddominale l'uretra ruota in basso e posteriormente e il suo asse tende a divenire orizzontale. La vagina opacizzata si proietta al di sotto della linea pubo-coccigea, che approssimativamente rappresenta il decorso anatomico del piano perineale muscolare normale. L'uretra può non distendersi e quindi non opacizzarsi di urina o di contrasto iodato in quando le strutture muscolari lisce

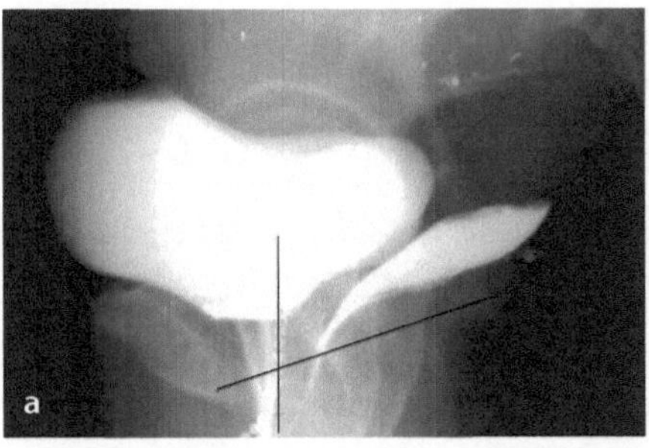

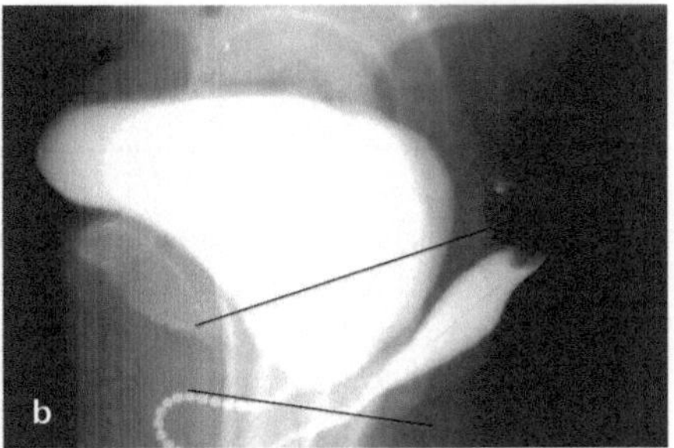

Fig. 7. Cistografia retrograda con catenella associata a opacizzazione della vagina. Radiogrammi in stazione eretta a riposo (**a**) e sotto sforzo (**b**). In condizioni basali la vescica e l'uretra si proiettano al di sopra della linea pubo-coccigea e scendono al di sotto della suddetta linea sotto sforzo, con rotazione posteriore dell'uretra prossimale. Sotto sforzo la vagina assume un aspetto lievemente convesso

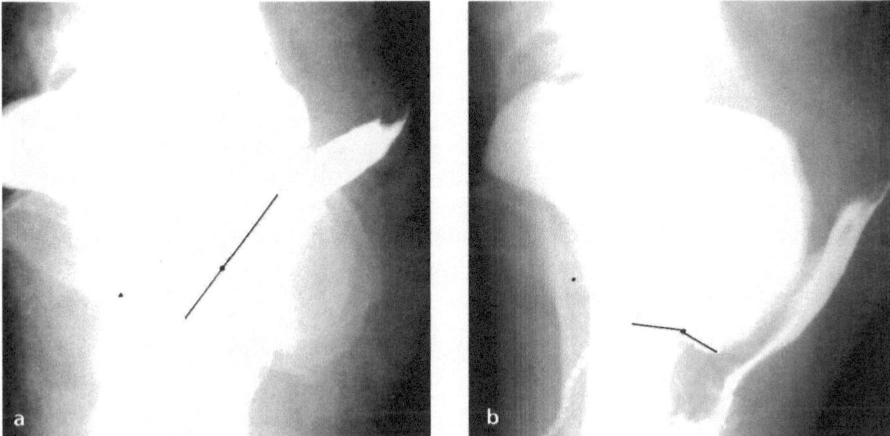

Fig. 8. Cistografia retrograda con catenella associata a opacizzazione della vagina in paziente operata di isteroannessiectomia. Radiogrammi in stazione eretta a riposo (**a**) e sotto sforzo (**b**). La vescica e la vagina si proiettano al di sopra della linea pubo-coccigea con aspetto appiattito del profilo posteriore della vescica per stiramento della vagina fissata al promontorio sacrale. Sotto sforzo si osserva cedimento del compartimento perineale anteriore con discesa della base vescicale e della vagina

del collo e dello sfintere liscio sono efficienti, oppure può aprirsi parzialmente e assumere un aspetto imbutiforme per una concomitante debolezza o insufficienza dello sfintere intrinseco dell'uretra [31, 32].

Le alterazioni dei legamenti pubo-uretrali possono essere direttamente documentate con la RM, mentre con la radiologia tradizionale e l'ecografia transperineale si evidenziano i segni indiretti costituiti dall'aumento della distanza pubo-uretrale e dall'aumento di ampiezza dell'angolo uretro-vescicale posteriore (oltre i 115°) [33].

Vescica

Nelle alterazioni del piano perineale anche la vescica modifica i sui rapporti anatomici rispetto agli organi endopelvici e al muscolo elevatore dell'ano. Per la lassità muscolo-legamentosa, la vescica scende realizzando il cistocele, che si manifesta clinicamente e radiograficamente con un *bulging* della parete vaginale anteriore. Il prolasso vescicale può essere più marcato di quello dell'uretra, che viene angolata, per cui la paziente non accusa incontinenza, bensì disuria e residuo vescicale abbondante dopo minzione. Il cistocele è in genere conseguente a un'alterazione delle strutture di supporto della vescica e in particolare della fascia pubo-cervicale.

I criteri semeiologici proposti per la diagnosi di cistocele sono:

1. profilo vescicale inferiore sotto a una linea passante per il margine inferiore della sinfisi pubica;
2. profilo vescicale inferiore che supera la linea pubo-coccigea;
3. profilo vescicale inferiore che si proietta 1 cm al di sotto della linea pubo-coccigea.

Questi caratteri possono essere studiati con la radiologia convenzionale, l'ecografia e la RM (Fig. 9) [34, 35].

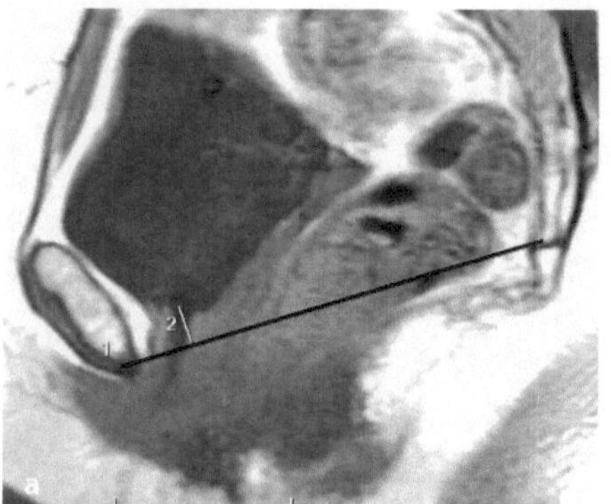

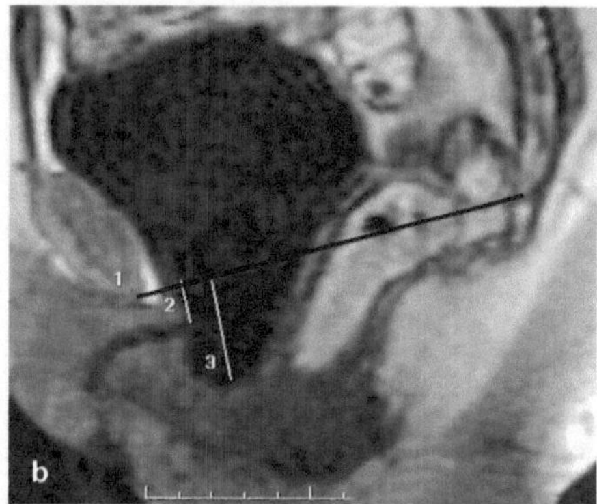

Fig. 9. Cistocele associato a prolasso rettale in paziente con pregressa isterectomia. Scansioni sagittali risonanza magnetica (RM) T1 pesate a riposo (**a**) e durante la manovra di Valsalva (**b**). In coincidenza con l'aumento della pressione endoaddominale la base vescicale e il retto si proiettano sotto la linea pubo-coccigea. L'uretra si sposta caudalmente assumendo un decorso orizzontale

Volta vaginale e collo dell'utero

Le alterazioni di sede della vescica come conseguenza dei fenomeni di involuzione senile interessano quasi sempre anche la vagina e l'utero. Questi organi possono prolassarsi in quanto non più adeguatamente sostenuti e fuoriuscire dall'ostio vaginale, creando una serie di problemi clinici e sociali che peggiorano notevolmente la qualità della vita delle donne.

In condizioni normali i legamenti utero-sacrali mantengono la volta vaginale e il collo dell'utero al di sopra del muscolo elevatore dell'ano, stirandoli posteriormente verso il sacro. Queste strutture non sono visualizzabili con la radiologia tradizionale, mentre le scansioni RM sul piano sagittale risultano particolarmente utili e diagnostiche. In presenza di prolasso la vagina perde il suo orientamento normale e sotto sforzo si sposta in basso superando la linea del piano perineale (Figg. 10, 11) [36].

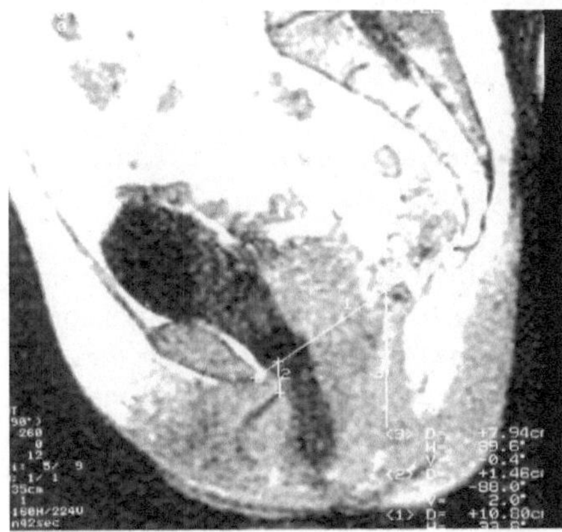

Fig. 10. Marcato cistocele con prolasso di utero atrofico. RM in scansione sagittale T1 pesata sotto sforzo. Evidente discesa degli organi pelvici rispetto alle linee di riferimento, per alterazione delle strutture di sostegno della vescica e dell'utero. Anche il retto presenta una posizione abnorme e l'uretra si proietta al di fuori della cavità addominale e tende ad assumere decorso orizzontale. Le alterazioni documentate dalla RM sono espressione di compromissione anatomo-funzionale di tutto il piano perineale

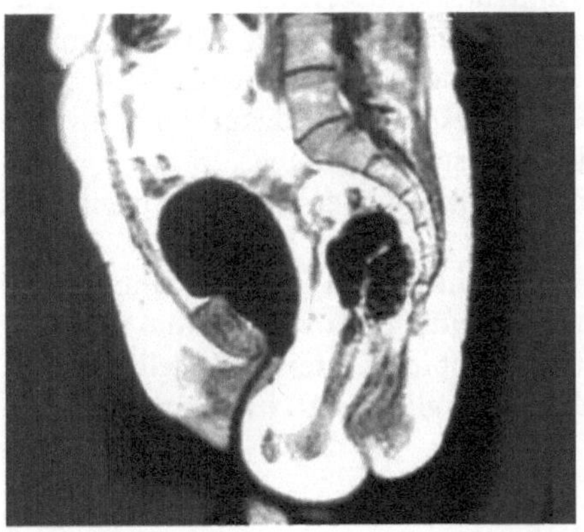

Fig. 11. Esiti di isteroannessiectomia con enterocele e rettocele, associati a incontinenza. RM in scansione sagittale T1 pesata sotto sforzo. La vescica è mantenuta nella sua sede sovrapubica dalla vagina verticalizzata e ancorata alla regione presacrale. L'incontinenza è da riferire allo stiramento posteriore del collo vescicale con scomparsa dell'angolo vescico-uretrale posteriore. Tra vagina e retto si interpongono il mesentere e alcune anse del tenue espressione dell'enterocele

Carcinoma vescicale

Il carcinoma della vescica è un tumore che incide profondamente sulla morbilità e mortalità della popolazione senile e la sua incidenza lo pone al quarto posto tra i tumori nel maschio e all'ottavo nelle femmine. La sua frequenza aumenta con l'età e l'età media dei pazienti interessati da questa affezione supera i 65 anni. I dati epidemiologici evidenziano in questi ultimi anni un aumento dell'incidenza del carcinoma vescicale (CaTr), a cui non corrisponde un analogo incremento della mortalità, probabilmente per il miglioramento dei mezzi diagnostici a disposizione e per le migliori soluzioni terapeutiche possibili (chirurgiche, chemioterapiche, immunostimolanti, ecc.) [37].

Il CaTr è il tumore vescicale di gran lunga più frequente e da solo rappresenta il 92% dei casi, mentre il carcinoma squamoso costituisce il 6-7% e l'adenocarcinoma l'1-2% [38].

La complessità clinica e diagnostica del carcinoma vescicale dipende dal fatto che può assumere forme diverse:

1. varietà papillare, superficiale, non infiltrante e a basso grado, che però recidiva frequentemente, anche a breve intervallo;
2. carcinoma rapidamente infiltrante, di alto grado istologico che metastatizza precocemente;
3. carcinoma *in situ* che può rimanere tale per lungo tempo oppure andare incontro a rapida progressione e trasformarsi in carcinoma infiltrante.

Nonostante i numerosi studi non esistono ancora indicatori definiti su quella che sarà la storia naturale del tumore una volta diagnosticato, la cui evoluzione è condizionata dalle caratteristiche intrinseche del processo piuttosto che dalla efficacia della terapia.

La diagnostica del CaTr nell'anziano non differisce da quella che si utilizza nel soggetto adulto e riguarda il problema della prima diagnosi e quella del follow-up dopo terapia [39]. In entrambe le eventualità il problema principale è quello di definire il grado di infiltrazione della parete e, nel follow-up, stabilire quando il tumore da superficiale diviene infiltrante e se le cellule hanno già assunto la capacità di metastatizzare [40].

Il sintomo principale con cui il tumore vescicale si presenta, indipendentemente dall'età, è l'ematuria asintomatica, in genere intermittente, sotto forma di micro- o macroematuria. Nell'anziano una microematuria persistente impone una serie di accertamenti diagnostici per stabilirne l'origine in quanto il 75-80% delle microematurie sono dovute al CaTr. Il secondo sintomo per frequenza è rappresentato dai disturbi irritativi che però vengono facilmente attribuiti all'iperplasia prostatica benigna.

L'*imaging* viene ampiamente impiegato sia nella fase di identificazione iniziale del tumore, nella stadiazione e nel follow-up.

L'ecografia dell'apparato urinario è la metodica iniziale in tutti i pazienti anziani con sospetto clinico di neoplasia (Fig. 12). Per lo studio della vescica sono necessari una buona distensione del viscere e soprattutto l'impiego sistematico della seconda armonica e della sono-TC, che consentono di ridurre gli artefatti e una migliore defi-

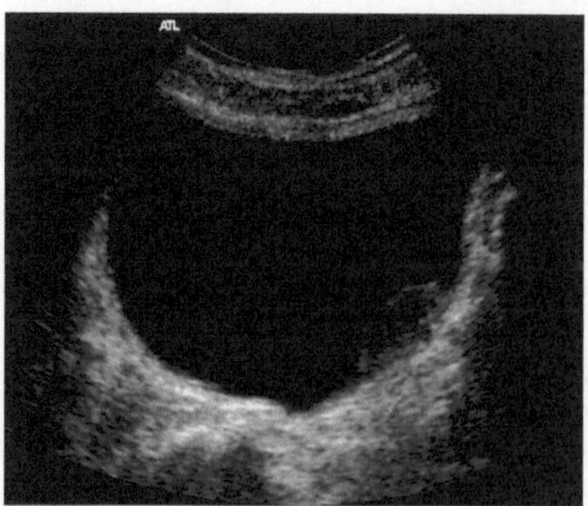

Fig. 12. Carcinoma infiltrante della vescica. Ecografia sovrapubica. Si evidenzia una lesione a larga base d'impianto che interrompe la continuità della parete vescicole e sconfina nel tessuto adiposo perivescicale

nizione delle strutture esaminate. L'esame per via transrettale risulta utile per la ricerca di lesioni localizzate a livello della regione del trigono e dei meati. La sensibilità diagnostica dell'ecografia sovrapubica è strettamente correlata alle dimensioni della lesione e alla sua sede d'insorgenza. Diversi lavori hanno dimostrato una sensibilità elevata (90-100%) per lesioni con diametro superiore a 5 mm e per lesioni localizzate sulla parte posteriore o laterale (Tabelle 1, 2) [41-46].

Tabella 1. Accuratezza diagnostica dell'ecografia in rapporto alla sede di insorgenza del tumore

Sede del tumore	Iztchak et al.	Brun et al.
Parete posteriore	96,6%	68%
Parete laterale	100%	83%
Collo	0%	55%
Parete anteriore	16,7%	75%

Tabella 2. Accuratezza diagnostica dell'ecografia in rapporto alle dimensioni del tumore

Autori	< 0,5 cm	> 0,5 cm
Brun et al. [40]	28,5%	100%
Olsen et al. [44]	0%	100%
Juul et al. [42]	0%	100%
Malone et al. [43]	38%	82%
Rosi et al. [45]	57%	91%

La fase cistografica dell'urografia è stata a lungo impiegata per la diagnosi di tumore vescicale e viene ancora oggi richiesta dagli urologi per una rappresentazione panoramica di tutto l'apparato urinario con l'obiettivo di ricercare i tumori sincroni o metacroni a livello delle vie escretrici superiori. Questa metodica sta oggi perdendo di indicazione da parte della uro-TC eseguita con apparecchi multistrato.

Nel follow-up dei pazienti trattati mediante resezione endoscopica o trattati farmacologicamente, la diagnostica per immagini è poco utilizzata, se non nei casi in cui esiste il sospetto di progressione locale o di interessamento delle alte vie urinarie. Alcuni urologi propongono l'ecografia vescicale nel follow-up dei pazienti trattati per CaTr di basso grado, con citologia urinaria negativa, per ridurre i costi e i rischi della uretrocistoscopia ravvicinata che fa parte del protocollo di studio dei pazienti con neoplasia vescicale.

La TC e la RM con mezzo di contrasto (Figg. 13, 14) sono, al contrario, le metodiche principali per la stadiazione del tumore vescicale iniziale o per la ricerca delle recidive locali o delle metastasi (Fig. 15) [47]. La sensibilità e la specificità stadiante delle due metodiche varia ampiamente a seconda degli studi riportati in letteratura.

Lo sconfinamento nel grasso perivescicale è in genere facilmente riconoscibile, mentre l'identificazione delle metastasi linfonodali si basa esclusivamente sul criterio volumetrico.

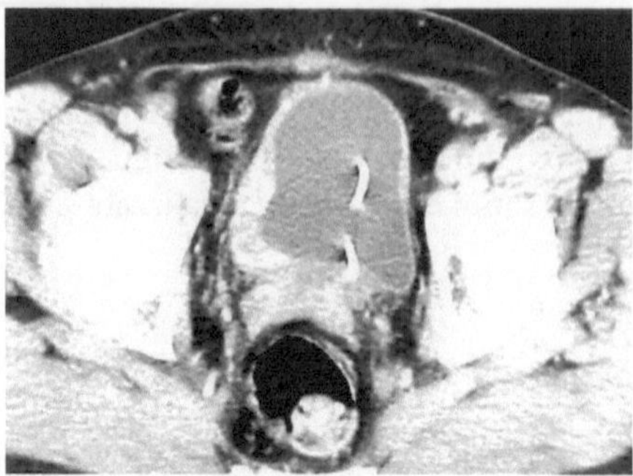

Fig. 13. Estesa neoplasia infiltrante che interessa le pareti laterale destra e posteriore. Tomografia computerizzata (TC) pelvica con vescica distesa da urina, studiata con mezzo di contrasto in fase arteriosa

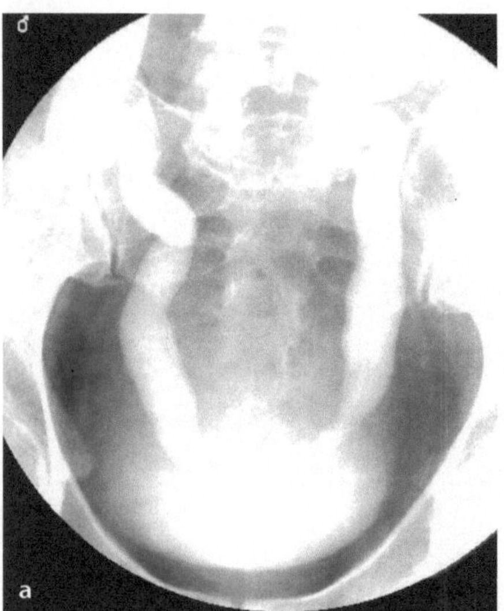

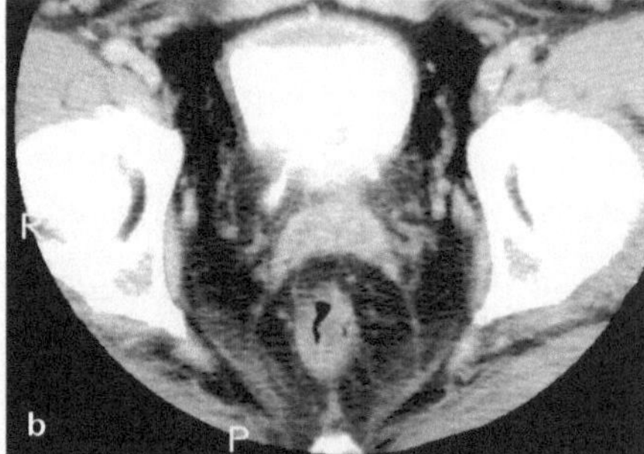

Fig. 14. Estesa neoplasia infiltrante il trigono e la prostata con conseguente idroureteronefrosi ostruttiva bilaterale. Fase cistografica dell'urografia (**a**) e TC pelvica (**b**). Marcata dilatazione di entrambi gli ureteri senza evidenti cause ostruttive all'urografia, mentre la TC dimostra una estesa neoplasia del trigono con infiltrazione degli sbocchi ureterali

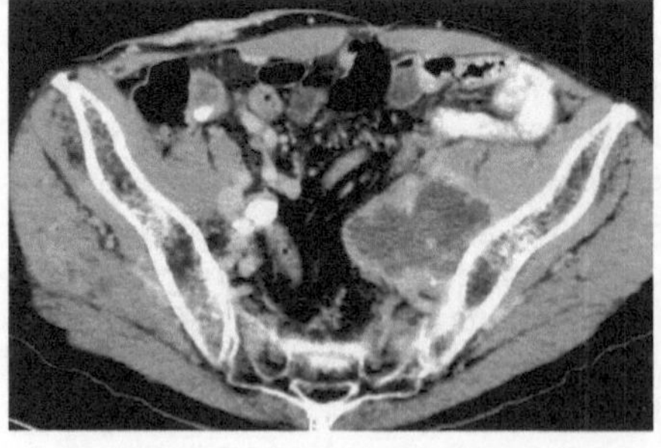

Fig. 15. Voluminosa metastasi ulcerata da carcinoma transizionale della vescica, localizzata a livello dell'emibacino di sinistra. TC in scansione assiale

Infezioni

Le infezioni delle vie urinarie inferiori sono comuni in tutte le età e sono più frequenti nel sesso femminile. La loro frequenza è seconda solo alle infezioni dell'apparato respiratorio [48, 49].

La batteriuria che si osserva nell'1-4% delle donne sotto i 50 anni raggiunge nell'età senile il 7-20%, mentre la cistite supera il 50% nelle donne dopo gli 80 anni. Nel sesso maschile la batteriuria è rara sotto i 50 anni (meno dell'1%), ma raggiunge valori simili a quelli della donna dopo i 70 anni [50].

La maggiore incidenza delle infezioni urinarie pertanto può essere considerata realmente una patologia dell'anziano e trova le sue ragioni nella concomitanza di diversi fattori predisponenti quali: a) alterazioni della fisiologia minzionale; b) microtraumatismi; c) alterazione dei meccanismi difensivi immunitari; d) affezioni croniche a carico di altri apparati (diabete, demenza, intossicazioni, ecc.) [7].

La diagnostica per immagini non viene in genere impiegata per la diagnosi delle cistiti acute e può trovare indicazione solo nelle cistiti croniche o recidivanti. L'obiettivo è di escludere patologie che possono favorire l'insorgenza o il mantenimento di una flogosi nonostante una terapia corretta e adeguata.

L'ecografia consente di rilevare in primo luogo i caratteri tipici delle cistopatie quali la riduzione della capacità vescicale o l'esistenza di calcoli endoluminali. La presenza di echi diffusi senza cono d'ombra si può osservare nelle cistiti croniche micotiche che si osservano nei pazienti immunodepressi per cause infettive o terapeutiche. Nei pazienti portatori di catetere a permanenza si può documentare una cistite focale sulla parete posteriore, di tipo bolloso, con ispessimento irregolare circoscritto (Fig. 16).

Tra le cistopatie croniche dell'anziano rientrano la cistite cronica post-ostruttiva, caratterizzata da marcato ispessimento della mucosa e sottomucosa vescicale, mentre il detrusore è sottile. Una cistopatia infettiva cronica è quella che si riscontra dopo terapia endovescicale con bacillo di Calmette e Guérin (BCG) nei pazienti con CaTr di alto grado. In questi casi l'urografia e, soprattutto, la TC consentono di evidenziare un ispessimen-

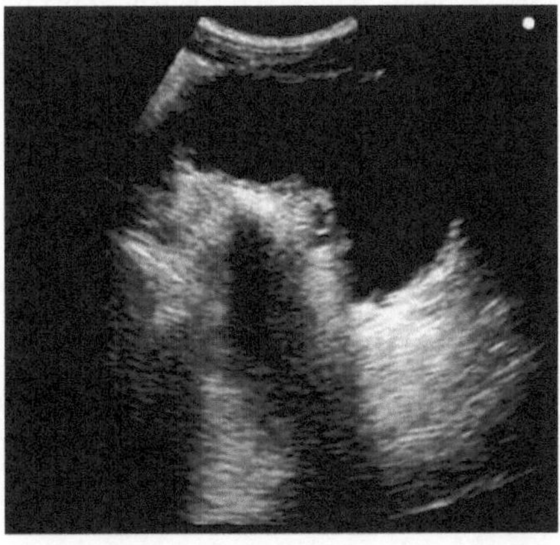

Fig. 16. Cistite bollosa in paziente portatore di catetere a permanenza per demenza senile. Ecografia sovrapubica in scansione sagittale. Sulla parete posteriore del viscere si osserva ispessimento focale pseudotumorale della mucosa conseguente al microtraumatismo esercitato dal catetere

to diffuso della parete associata a ridotta distensibilità (Fig. 17). La cistografia retrograda può trovare indicazione per la ricerca di reflussi vescico-ureterali. Questi ultimi possono attualmente essere identificati anche mediante cistosonografia retrograda associata all'introduzione di mezzo di contrasto ecografico. L'osservazione in *real time* consente di rilevare il passaggio delle bolle di gas dalla vescica negli ureteri e nella pelvi.

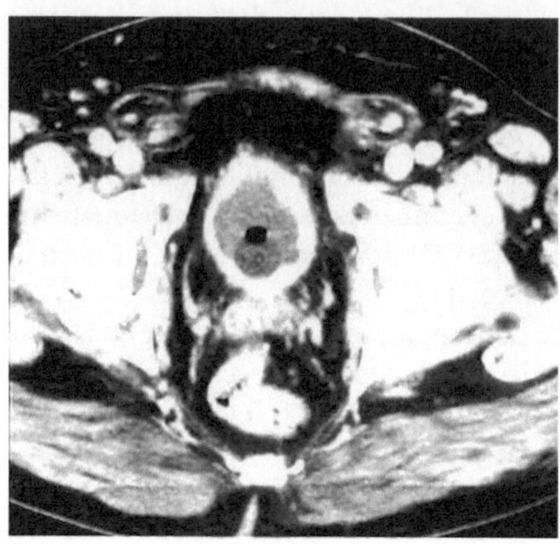

Fig. 17. Cistite cronica conseguente a terapia endovescicale con bacillo di Calmette e Guérin (BCG) in paziente con neoplasia multicentrica della vescica, non operabile per l'età avanzata. La TC evidenzia una ridotta capacità vescicale con diffuso ispessimento delle pareti

Bibliografia

1. Lepor H, Machi G (1993) Comparison of AUA symptom index in unselected males and females between fifty-five and seventy-nine years of age. Urology 42:36-40
2. Fultz NH, Herzog AR (1996) Epidemiology of urinary symptoms in the geriatric population. Urol Clin North Am 23:1-10
3. Furlan AJ (1985) Central nervous system causes of urinary incontinence in the elderly. In: Zawada ET, Sica DA (eds) Geriatric nephrology and urology. PSG Publishing Company Inc, Littleton, pp 329-333
4. Diokno AC, Brown MB, Goldenstein N et al (1992) Epidemiology of bladder emptying symptoms in elderly men. J Urol 187:1827-1821
5. Payne CK, Babiarz JW, Raz S (1994) Genitourinary problems in the elderly patient. Surg Clin North Am 74:401-429
6. Ross MA (1993) Neuropathies associated with diabetes. Contemp Clin Neurol 77:111-124
7. Grasso M, Lania C, Buonaguidi A et al (1990) Valutazione dell'attività del muscolo detrusore della vescica e analisi della funzione vescicale in soggetti affetti da diabete mellito in trattamento insulinico. Minerva Urol Nefrol 42:201-205
8. Van Mastrigt R (1992) Age dependence of urinary bladder contractility. Neurourol Urodyn 11:315-317
9. Stone AR (1997) Urinary incontinence. J Urol 158:1750-1751
10. Resnik NM, Yalla SV (1987) Detrusor hyperactivity with impaired contractile function. An unrecognized but common cause of incontinence in elderly patients. JAMA 257:3076-3081
11. Maynor CH, Kliewer MA, Hertzberg BS et al (1996) Urinary bladder diverticula: sonographic diagnosis and interpretative pitfalls. J Ultrasound Med 16:189-194
12. deGroat WC, Booth AM (1980) Physiology of the bladder and urethra. Ann Int Med 92:312-315
13. Madersbacher S, Pycha A, Schatzl G et al (1998) The aging lower urinary tract: a comparative urodynamic study of men and women. Urology 51:206-212

14. Ruud Bosch JL, Kranse R, Van Mastrigt R et al (1995) Dependance of male voiding efficiency on age, bladder contractility and urethral resistence: development of a voiding efficiency nomogram. J Urol 154:190-194
15. Zawada ET Jr (1985) Voiding problems in the elderly: functional disorders of the lower urinary tract. In: Zawada ET, Sica DA (eds) Geriatric nephrology and urology. PSG Publishing Company Inc, Littleton, pp 317-328
16. Ueda T, Yoshimura N, Yoshida O (1997) Diabetic cystopathy: relationship to autonomic neuropathy detected by sympathetic skin response. J Urol 157:580-584
17. Elbadawi A, Yalla SV, Resnick NM (1993) Structural basis of geriatric voiding dysfunction. I. Methods of a prospective ultrastructural/urodynamic study and an overview of the findings. J Urol 150:1650-1656
18. Elbadawi A, Yalla SV, Resnick NM (1993) Structural basis of geriatric voiding dysfunction. II. Aging detrusor: normal versus impaired contractility. J Urol 150:1657-1667
19. Gooding GA (1996) Ultrasound of the bladder. The Radiologist 3:311-317
20. Schnider P, Birner P, Gendo A et al (2000) Bladder volume determination: portable 3-D versus stationary 2-D ultrasound device. Arch Phys Med Rehabil 81:18-21
21. Babiarz JW, Raz S (1996) Pelvic floor relaxation. In: Raz S (ed) Female urology. WB Saunders, Philadelphia, pp 445-456
22. Tunn R, Paris S, Fischer W et al (1998) Static magnetic resonance imaging of the pelvic floor muscle morphology in women with stress urinary incontinence and pelvic prolapse. Neurourol Urodyn 17:579-589
23. Fielding JR, Dumanli H, Schreyer AG et al (2000) MR-based three-dimensional modelling of the normal pelvic floor in women: quantification of muscle mass. AJR Am J Roentgenol 174:657-660
24. Fielding JR, Griffiths DJ, Versi E et al (1998) MR imaging of the pelvic floor continence mechanisms in the supine and sitting positions. AJR Am J Roentgenol 171:1607-1610
25. Kelvin FM, Hale DS, Maglinte DDT et al (1999) Female pelvic organ prolapse: diagnostic contribution of dynamic cystoproctography and comparison with physical examination. AJR Am J Roentgenol 173:31-37
26. Khullar V, Abbott D, Cardozo LD et al (1994) Perineal ultrasound measurement of the urethral sphincter in women with urinary incontinence: an aid to diagnosis? Br J Radiol 67:713
27. Schaer GN, Koechli OR, Schuessler B et al (1995) Perineal ultrasound for evaluating the bladder neck in urinary stress incontinence. Obstet Gynecol 85:220-224
28. Unterweger M, Marincek B, Gottstein-Aalame N et al (2001) Ultrafast MR imaging of the pelvic floor. AJR Am J Roentgenol 176:959-963
29. Vanbeckevoort D, Van Hoe L, Oyen R et al (1999) Pelvic floor descent in females: comparative study of colpocystodefecography and dynamic fast MR imaging. J Magn Res Imaging 9:373-377
30. Chen GD, Lin LY, Gardner JD et al (1998) Dynamic displacement changes of the bladder neck with patient supine and standing. J Urol 159:754-757
31. Kayigil O, Ahmed SI, Metin A (1999) The coexistence of intrinsic sphincter deficiency with type II stress incontinence. J Urol 162:1365-1366
32. Pajoncini C, Guercini F, Porena M (1996) Protocollo uro-ginecologico per lo studio dell'incontinenza urinaria da stress. Arch Ital Urol Androl 68:225-228
33. Gousse AE, Barbaric ZL, Safir MH et al (1998) Dynamic "HASTE" MRI sequence in the evaluation of female pelvic pathology. J Urol 159:328-333
34. Comiter CV, Vasavada SP, Barbaric ZL et al (1999) Grading pelvic prolapse and pelvic floor relaxation using dynamic magnetic resonance imaging. Urology 54:454-457
35. Goh V, Halligan S, Kaplan G et al (2000) Dynamic MR imaging of the pelvic floor in asymptomatic subjects. AJR Am J Roentgenol 174:661-666
36. Lienemann A, Anthuber CJ, Baron A et al (1997) Dynamic MR colpocystorectogaphy assessing pelvic-floor descent. Eur Radiol 7:1309-1317
37. Dreicer R, Cooper CS, Williams RD (1996) Management of prostate and bladder cancer in the elderly. Urol Clin North Am 23:87-97
38. Klein FA (1985) Bladder Cancer. In: Zawada ET, Sica DA (eds) Geriatric nephrology and urology. PSG Publishing Company Inc, Littleton, pp 455-483

39. Dalla Palma L, Pozzi-Mucelli RS, Stacul F et al (1992) L'imaging integrato dei tumori vescicali. In: Dalla Palma L (ed) Radiourologia. Lint, Trieste, pp 131-140
40. Brun B, Gammelgaard J, Christoffersen J (1984) Transabdominal dynamic ultrasonography in detection of bladder tumors. J Urol 132:19-20
41. Itzchak Y, Singer D, Fischelovitch Y (1981) Ultrasonographic assessment of bladder tumors. I. Tumor detection. J Urol 126:31-33
42. Juul N, Torp-Pedersen S, Larsen S et al (1986) Bladder tumor control by abdominal ultrasound and urine cytology. Scand J Urol Nephrol 20:275-278
43. Malone PR, Weston-Underwood J, Aron PM et al (1986) The use of transabdominal ultrasound in the detection of early bladder tumors. Brit J Urol 58:520-522
44. Olsen PR, Jorgensen PM, Roed-Petersen K et al (1985) Control for recurrences of urinary bladder tumors by trans-abdominal ultrasonic scanning. Scand J Urol Nephrol 19:105-107
45. Rosi P, Parziani S, Di Stasi SM et al (1989) Ultrasonografia versus endoscopia nel follow-up dopo TUR di neoplasie vescicali superficiali. Studio comparativo. Acta Urol Ital 4:605-608
46. Barentsz JO, Witjes JA, Ruijs JH (1997) What is new in bladder cancer imaging. Urol Clin North Am 24:583-602
47. Wong You Cheong JJ, Wagner BJ, Davis CJ (1998) Transitional cell carcinoma of urinary tract: radiologic-pathologic correlation. Radiographics 18:123-142
48. Lippman RH (1985) Pathology of the lower urinary tract. In: Zawada ET, Sica DA (eds) Geriatric nephrology and urology. PSG Publishing Company Inc, Littleton, pp 299-315
49. Schleupner CJ (1985) Urinary tract infections in the elderly. In: Zawada ET, Sica DA (eds) Geriatric nephrology and urology. PSG Publishing Company Inc, Littleton, pp 361-381
50. Elbadawi A (1997) Interstitial cystitis: a critique of current concepts with a new proposal for pathologic diagnosis and pathogenesis. Urology 49:14-40

CAPITOLO 49

Patologie dell'uretra

Libero Barozzi, Pietro Pavlica, Massimo Valentino, Caterina Gaudiano

Introduzione

La patologia dell'uretra senile è strettamente collegata ai fenomeni involutivi che interessano gli organi adiacenti o quelle strutture, come la vescica, con le quali esiste una stretta correlazione anatomo-funzionale. Per questi motivi risulta difficile scindere quei disturbi che sono propri dell'invecchiamento dell'uretra da quelli degli organi limitrofi.

Non esiste una patologia tipica dell'età senile, anche se esistono affezioni la cui incidenza aumenta con il passare degli anni o si osserva quasi esclusivamente nell'anziano.

I fenomeni involutivi interessano in primo luogo la mucosa, sia nell'uomo che nella donna, con fenomeni di atrofia come conseguenza delle variazioni dei livelli degli ormoni sessuali. Allo stesso tempo le strutture muscolari lisce e striate che costituiscono la parete del canale uretrale si riducono di spessore, ma soprattutto vanno incontro a fenomeni degenerativi già presenti a livello della muscolatura vescicale. Non da ultimo nel processo dell'invecchiamento uretrale sono coinvolte le strutture vascolari rappresentate dal tessuto spongioso dell'uretra nel maschio e dal plesso venoso periuretrale e sottomucoso nella donna.

Le ripercussioni funzionali che ne derivano non hanno sempre un equivalente morfologico e soprattutto sono di difficile dimostrazione con l'*imaging* [1-4]. L'uretra diventa più ampia e meno elastica e le strutture sfinteriali meno valide, per cui si osservano sgocciolamento postminzionale, incontinenza e disuria di tipo pseudostruttivo.

Uretra maschile

Le affezioni senili nell'uomo sono più numerose per la maggiore lunghezza e quindi per la molteplicità degli organi adiacenti. Le affezioni possono essere primitive e secondarie a patologia da adiacenza o postchirurgica.

Patologia compressiva

L'uretra intraprostatica risente in maniera evidente del processo di ingrandimento ghiandolare che si verifica nell'anziano.

Quando l'iperplasia interessa le ghiandole periuretrali si osservano segni di compressione sul collo vescicale, che può risultare anteriorizzato, documentabili in maniera elettiva con la cistouretrografia minzionale o con l'ecografia transrettale che evidenziano un lobo medio aggettante posto dietro al meato uretrale interno [5].

Quando l'iperplasia prostatica benigna (IPB) interessa invece prevalentemente i lobi laterali, i segni di compressione sul collo vescicale sono meno marcati, mentre prevalgono quelli sull'uretra intraprostatica che risulta dorsalizzata, assottigliata, con aspetto a sciabola. Quest'ultimo aspetto è ben visibile soltanto in fase minzionale.

Le conseguenze funzionali sono la disuria, che risulta generalmente più marcata nell'iperplasia delle ghiandole periuretrali, e la conseguente stasi urinaria che può evolvere sino alla ritenzione acuta (Fig. 1).

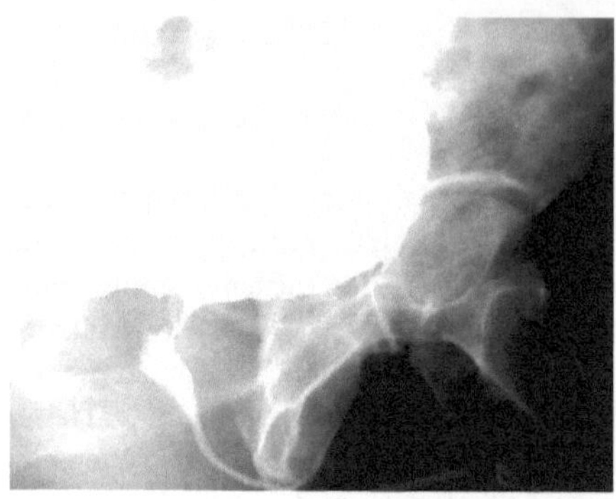

Fig. 1. Iperplasia delle ghiandole prostatiche periuretrali con evidenti segni di compressione sul collo vescicale e conseguente sindrome ostruttiva. Cistouretrografia minzionale. A livello vescicale numerosi diverticoli, espressione di iperpressione endovescicale. Uretra filiforme per riduzione del flusso

Nei soggetti anziani con segni di involuzione cerebrale la ritenzione urinaria cronica da iperplasia può insorgere in maniera progressiva e del tutto asintomatica in rapporto a una ridotta o assente percezione dello stimolo minzionale. Il riscontro di residui urinari di 800-1500 cc, con idroureteronefrosi bilaterale, è un'evenienza comune che viene agevolmente e rapidamente diagnosticata con l'ecografia.

Traumi

Nell'anziano i traumi di origine iatrogena prevalgono nettamente rispetto a quelli legati all'attività sessuale o ai traumi diretti. Più spesso sono secondari a manovre endoscopiche o a cateterismi eseguiti in condizioni di urgenza (Fig. 2). Si realizzano lacerazioni della mucosa con formazione di false strade con conseguenti infezioni e ascessualizzazioni. Le sedi elettive sono l'uretra bulbare e membranosa, dove il canale uretrale presenta degli incurvamenti fisiologici o delle stenosi relative per attraversamento dei piani muscolari [6, 7].

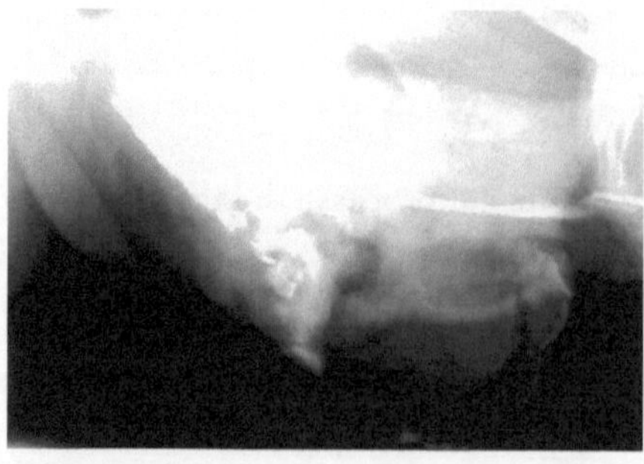

Fig. 2. Rottura iatrogena dell'uretra bulboperineale conseguente a manovre di cateterizzazione. Uretrografia retrograda. Evidente stravaso del mezzo di contrasto (MDC) a livello della radice del pene associato a infiltrazione flogistica dei tessuti molli

Il dolore, ma soprattutto l'uretrorragia, sono i sintomi principali. Se non trattati tempestivamente evolvono verso stenosi cicatriziali.

L'uretrografia retrograda rappresenta la metodica principale per dimostrare la sede di origine e il tragitto del tramite. Le complicanze flogistiche e ascessuali sono invece meglio definibili con l'ecografia, con la tomografia computerizzata (TC) e con la risonanza magnetica (RM).

Flogosi

Le uretriti acute batteriche sono rare nell'anziano autosufficiente, mentre rappresentano una complicanza comune nei portatori di catetere a permanenza.

Le infiammazioni delle ghiandole periuretrali possono portare alla formazione di raccolte ascessuali che dalla sottomucosa si estendono alla spongiosa per fistolizzarsi all'esterno (fistole uretro-cutanee).

L'uretrografia retrograda definisce la sede e il percorso del tramite, mentre l'estensione della raccolta deve essere definita con l'impiego dell'ecografia o delle macchine pesanti [8, 9].

Le raccolte ascessuali svuotate possono riepitelizzarsi, con formazione di cavità pseudodiverticolari comunicanti con il lume uretrale (uretrocele) (Fig. 3).

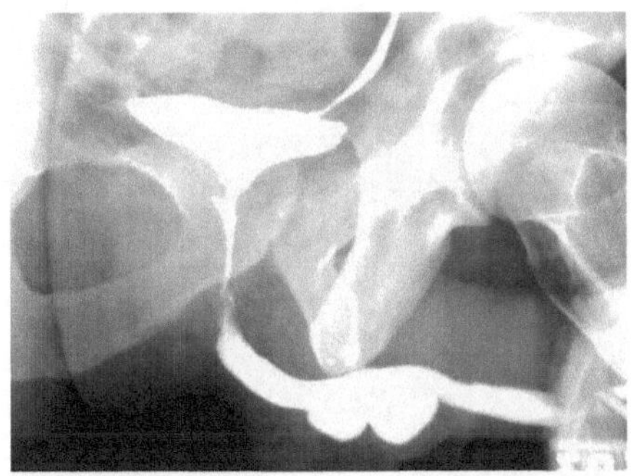

Fig. 3. Uretrocele in paziente anziano con catetere a permanenza da molti anni. Uretrografia retrograda. Le cavità sacciformi periuretrali si formano per rottura di raccolte ascessuali sottomucose nel lume uretrale e successiva epitelizzazione

Tumori

I tumori primitivi dell'uretra sono rari, mentre quelli secondari, a partenza dalla vescica o dalla prostata, sono molto più comuni.

L'infiltrazione dell'uretra prostatica nel carcinoma prostatico è un fenomeno tardivo e si riscontra soltanto nelle neoplasie avanzate, se si tiene conto dell'origine periferica dei tumori primitivi.

Le neoplasie vescicali a cellule transizionali presentano invece molto più spesso localizzazioni secondarie uretrali, con incidenza che diminuisce progressivamente dal collo all'uretra distale. Ricerche istologiche hanno riscontrato nel 10-15% dei pazienti con neoplasia vescicale localizzazioni metastatiche a livello del collo e dell'uretra prossimale.

La diagnostica per immagini si avvale soprattutto della cistouretrografia minzionale, che evidenzia vegetazioni endoluminali o infiltrazione della parete.

I tumori primitivi dell'uretra sono più frequenti a livello dell'uretra peniena e originano dall'epitelio di rivestimento, quindi appartengono ai carcinomi transizionali. Si presentano come lesioni vegetanti o infiltranti che progressivamente portano alla stenosi o all'ostruzione.

L'*imaging* è rappresentato dalla radiologia tradizionale dell'uretra, dalla sonouretrografia e dalla RM [2, 10, 11].

La diagnosi viene in genere posta con la cistouretrografia minzionale (Fig. 4a) o con l'uretrografia retrograda, a seconda che sia presente una stenosi completa o incompleta. L'ecografia con sonda ad alta frequenza, previa distensione dell'uretra, permette la dimostrazione diretta della massa tumorale sia nella parte aggettante nel lume uretrale, sia nella parte che infiltra il corpo spongioso o i corpi cavernosi. Solo di recente viene impiegata la RM, che per la sua panoramicità ed elevata risoluzione di contrasto consente la stadiazione locale e a distanza favorendo una corretta pianificazione terapeutica.

Nei tumori non ostruenti, all'indagine radiologica si apprezzano difetti di riempimento unici o multipli che interessano un segmento uretrale circoscritto. Con l'avanzare dell'infiltrazione si instaura una occlusione completa, con conseguente ritenzione urinaria.

L'infiltrazione dei tessuti periuretrali è ben visibile con la sonouretrografia e con la RM.

All'ecografia, eseguita con la tecnica dell'uretrografia retrograda, si apprezza una lesione aggettante di forma allungata, che riduce il lume uretrale e provoca un'alterazione strutturale del tessuto spongioso circostante (Fig. 4b, c). Alla RM il reperto è rappresentato da una formazione ipointensa in T1, che in genere appare iperintensa e disomogenea in T2 (Fig. 5). Dopo mezzo di contrasto (MDC) si osserva un discreto *contrast enhancement*.

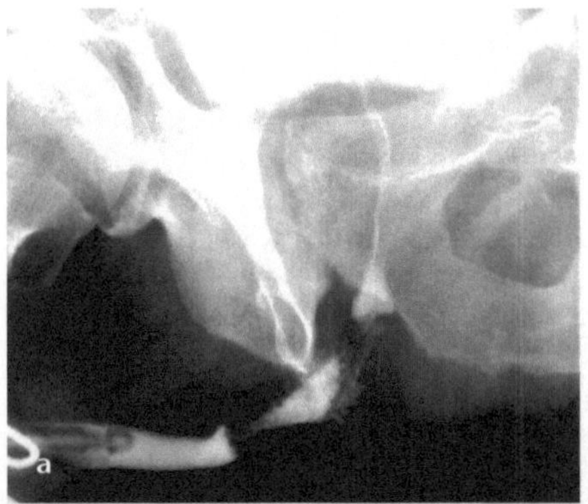

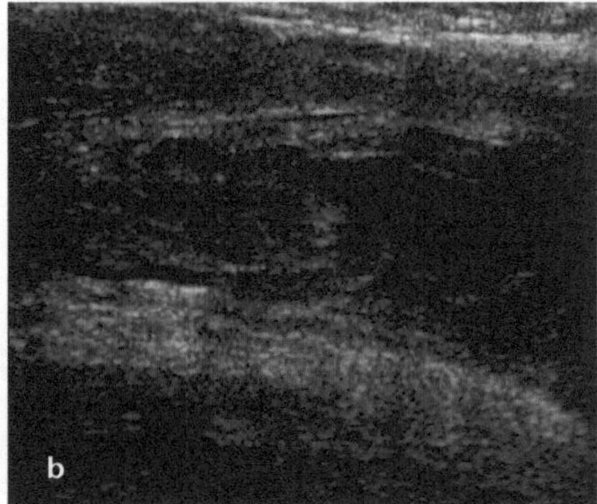

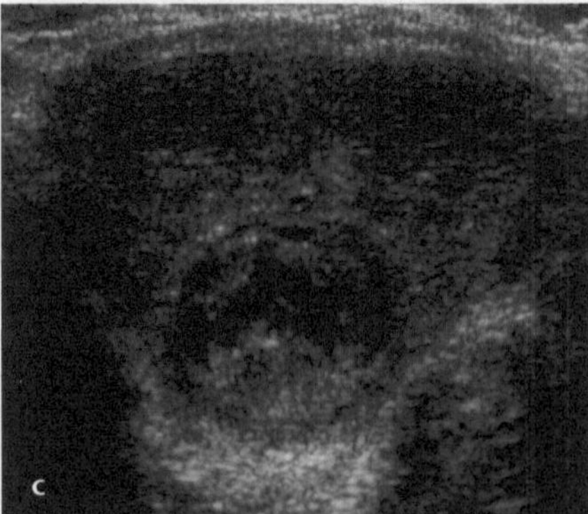

Fig. 4. Neoplasia a cellule di transizione dell'uretra bulbare senza evidente dilatazione delle vie urinarie a monte. Cistouretrografia minzionale (**a**). La sonouretrografia in scansione sagittale (**b**) e trasversale (**c**) documenta l'infiltrazione dei tessuti circostanti e permette una migliore stadiazione del processo

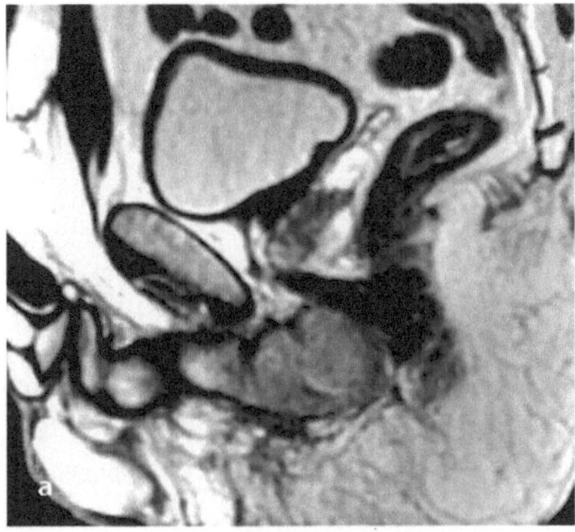

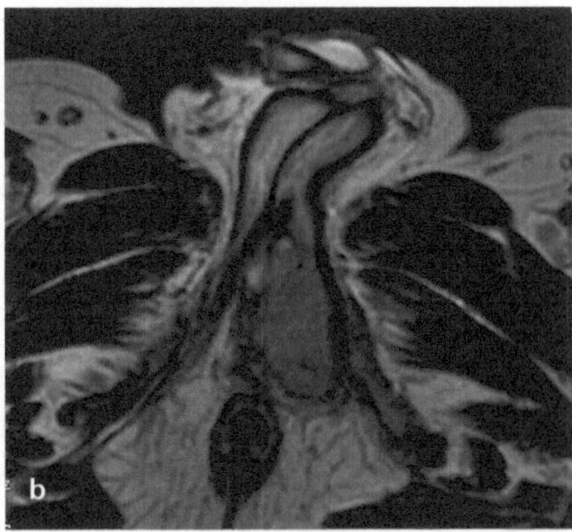

Fig. 5. Adenocarcinoma dell'uretra bulbare con estensione al tessuto spongioso e alla crura sinistra. Risonanza magnetica (RM) in scansioni sagittale (**a**) e assiale (**b**) T2 pesate

Stenosi

Rappresentano la lesione di più comune riscontro nell'anziano e sono nella maggioranza dei casi conseguenti a processi infiammatori, provocati da manovre strumentali (cateterismo, cistoscopia, resezioni endoscopiche) che hanno leso la mucosa uretrale.

Clinicamente la diagnosi di stenosi uretrale nel soggetto anziano è difficile, in quanto i sintomi si confondono con quelli propri dell'iperplasia prostatica. Prevalgono comunque i sintomi ostruttivi quali la disuria e soprattutto un abbondante sgocciolamento postminzionale, solitamente più marcati rispetto a quelli provocati dalla semplice IPB.

Le stenosi si documentano con la radiologia tradizionale (fase minzionale e uretrografia) [12-15] o con l'ecografia e si distinguono per sede e lunghezza (Fig. 6). Esse si

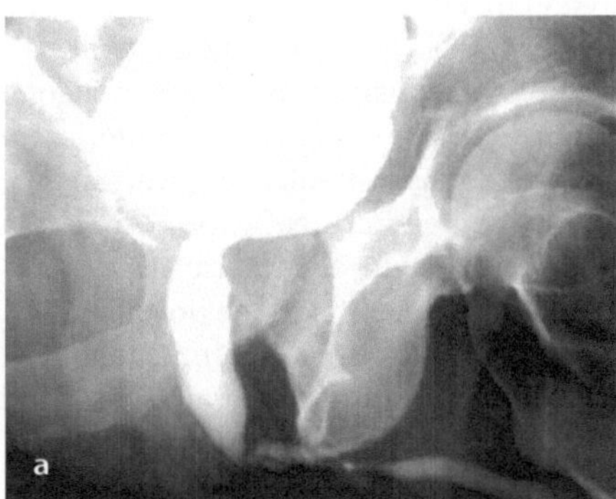

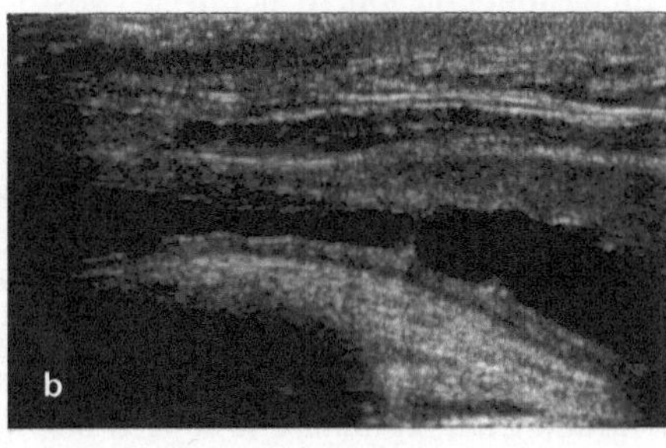

Fig. 6. Stenosi estesa dell'uretra bulbare studiata con cistouretrografia minzionale (**a**) e sonouretrografia retrograda (**b**). La fase minzionale fornisce una rappresentazione panoramica morfofunzionale che evidenzia la sede della stenosi, la sua gravità e le ripercussioni funzionali a livello vescicale e uretrale. La sonouretrografia presenta una minore panoramicità ma consente la misura precisa della lunghezza della stenosi, delle alterazioni cicatriziali della mucosa e sottomucosa e dell'estensione dei fenomeni di spongiofibrosi

localizzano preferibilmente a livello del collo vescicale, come conseguenza di interventi endoscopici, oppure al di sotto dell'uretra membranosa come brevi stenosi anulari conseguenti all'ischemia prodotta dalla compressione dell'uretroscopio [16]. Un'altra sede caratteristica è rappresentata dalle stenosi del meato esterno, la cui insorgenza è favorita dalle flogosi periuretrali conseguenti a cateterismi prolungati.

L'ecografia uretrale dimostra un restringimento concentrico, con superficie mucosa iperecogena e irregolare sotto la quale si osserva una spongiosa che ha perso la sua normale struttura areolare ed è diventata ipoecogena per fenomeni di fibrosi postinfiammatoria [17-28]. Alla RM le alterazioni strutturali dei tessuti peristenotici si manifestano sotto forma di un ispessimento della sottomucosa e del tessuto spongioso, che risultano ipointensi in tutte le sequenze. L'impiego del MDC paramagnetico può essere utile per definire il grado di attività del processo infiammatorio che si associa sempre alla stenosi [3, 29].

Uretra femminile

Nella donna i fenomeni involutivi senili sono molto più spiccati in quanto l'uretra femminile risente in misura notevole delle variazioni dell'assetto ormonale tipiche del periodo postmenopausale. La mucosa di rivestimento va incontro a un processo di displasia, la sottomucosa a una riduzione delle fibre elastiche e la muscolare a riduzione degli elementi cellulari, con rarefazione e aumento del tessuto connettivo interposto tra i fasci [30, 31].

Particolarmente spiccate sono anche le alterazioni a carico del plesso vascolare, il quale risente della carenza di estrogeni. L'insieme di questi fenomeni è responsabile della sintomatologia riferita che comprende stranguria, disuria e incontinenza.

Diverticoli

Affezione frequente, favorita dalla flogosi delle ghiandole di Skene, con formazione di raccolte ascessuali che si sviluppano nella sottomucosa e che possono assumere anche dimensioni notevoli. In alcuni casi possono circondare l'uretra e spingersi verso il collo vescicale, sollevandolo e comprimendolo. La sintomatologia può essere molto modesta e rimanere a lungo misconosciuta in quanto i disturbi minzionali che determina vengono confusi con quelli della cistite o con le flogosi vaginali. L'esame obiettivo è caratterizzato dal riscontro di una tumefazione a livello della parete vaginale anteriore, scarsamente dolente, con fuoriuscita di materiale simil-urinoso alla spremitura. Nelle forme tipiche la diagnosi è puramente clinica e non richiede accertamenti diagnostici particolari che invece sono necessari nelle forme clinicamente atipiche e nella pianificazione prechirurgica.

Le tecniche di *imaging* più vantaggiose sono la cistouretrografia minzionale e l'ecografia transvaginale, che consentono la diagnosi e soprattutto di definire i rapporti del diverticolo con il canale uretrale [32-34] (Fig. 7).

La raccolta fluida si dispone più spesso nello spazio compreso tra uretra e parete vaginale anteriore e il suo contenuto può essere caratterizzato dall'esistenza di echi fini per la presenza di materiale corpuscolato di tipo flogistico. A volte sono presenti dei veri calcoli o neoformazioni di tipo neoplastico che complicano il decorso clinico della malattia.

La cistouretrografia minzionale non riesce sempre a documentare il diverticolo per l'incompleta opacizzazione della sacca diverticolare a causa della presenza di materiale flogistico o per il calibro ridotto del colletto. I più utili risultano i radiogrammi dopo minzione in proiezione cranio-caudale, i quali riescono a evidenziare anche modeste tracce di contrasto residuate dopo il vuotamento della vescica.

L'uretrografia retrograda è tecnicamente complessa, anche ricorrendo a specifici cateteri a doppio palloncino che dovrebbero consentire la diffusione del MDC nel diverticolo per aumento della pressione di iniezione endouretrale. Rispetto all'ecografia l'unico vantaggio clinico è rappresentato dalla possibilità di evidenziare il colletto diverticolare, la sua ampiezza e il suo decorso.

La RM si propone nei casi in cui è necessaria una diagnosi differenziale con le raccolte fluide di altra origine o nella pianificazione chirurgica per definire i rapporti della formazione diverticolare con l'uretra e la muscolatura del piano perineale anteriore [35, 36] (Fig. 8).

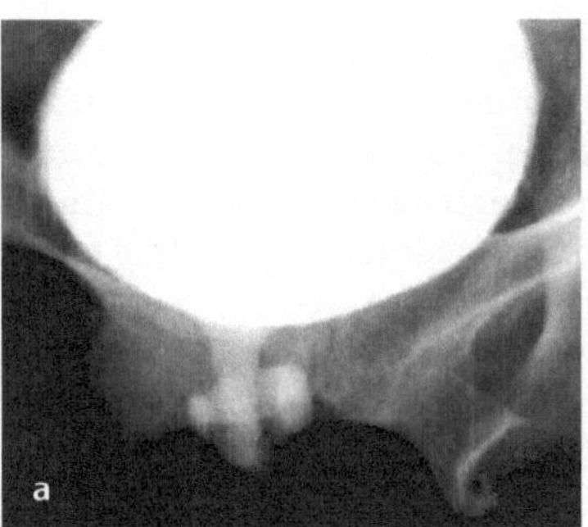

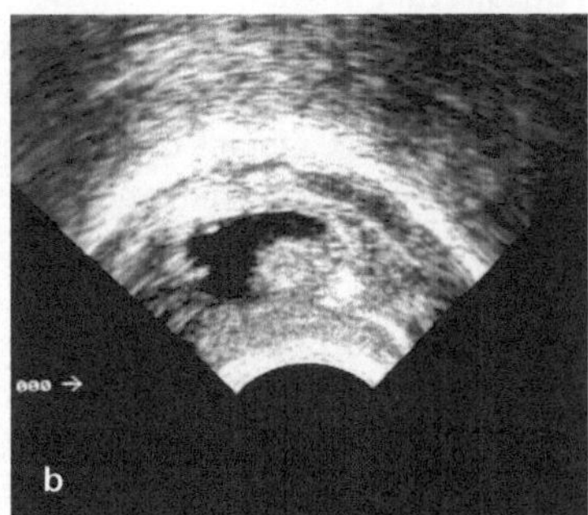

Fig. 7. Diverticolo pluriconcamerato dell'uretra femminile. **a** Cistouretrografia minzionale. **b** Ecografia transvaginale in scansione trasversale. In sede periuretrale si osserva in fase minzionale l'opacizzazione di cavità multiple parauretrali. L'ecografia definisce meglio i rapporti del diverticolo con l'uretra in previsione dell'intervento chirurgico

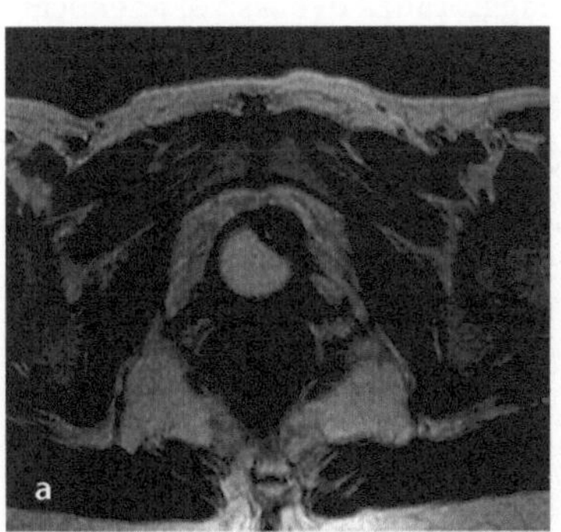

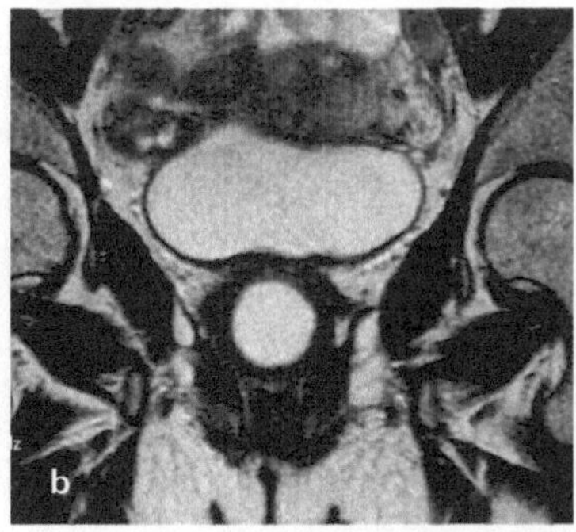

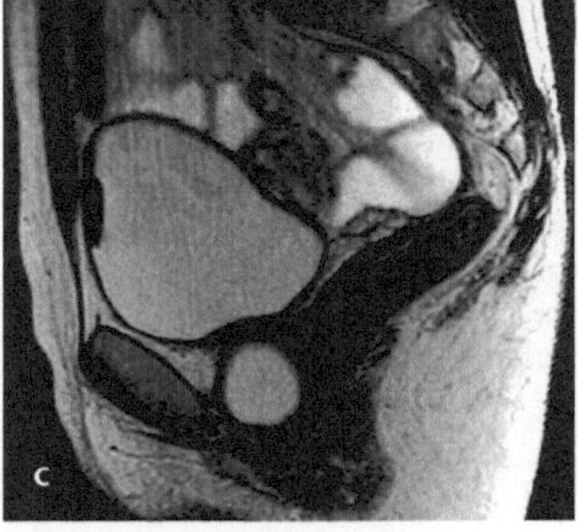

Fig. 8. Diverticolo dell'uretra femminile. RM in scansione assiale (**a**), coronale (**b**) e sagittale (**c**) con sequenze T2 pesate. La RM dimostra le caratteristiche del diverticolo e definisce i rapporti anatomici con le strutture adiacenti

Tumori

Le neoplasie dell'uretra femminile sono molto più frequenti di quelle dell'uretra maschile e presentano una netta prevalenza nell'età senile. Le neoformazioni possono essere di tipo benigno o maligno, in quest'ultimo caso primitive o a partenza dagli organi adiacenti. I *tumori benigni* più comuni sono fibromi, leiomiomi, leiomiofibromi e neurinomi, anche se sono state descritte altre forme con istologia più rara (angiomi, cisti dermoidi). La diagnosi, sospettata sulla base dell'esame clinico, trova la sua conferma dall'*imaging*. Le due metodiche principali sono l'ecografia e la RM, mentre la cistouretrografia minzionale e la TC risultano meno informative e pertanto impiegate soltanto per risolvere particolari quesiti diagnostici.

L'ecografia sovrapubica evidenzia una lesione ipoecogena che quando voluminosa, realizza un'immagine di pseudoprostata. Più utile l'ecografia transvaginale, che dimostra una massa ipoecogena e disomogenea, a margini in genere ben definiti, che impronta e disloca l'uretra. La natura benigna, sospettata sulla base dei caratteri morfologici, deve però avere una conferma bioptica, facilmente eseguibile con le sonde *end-fire*.

Informazioni simili sono fornite anche dalla RM, che può caratterizzare maggiormente la struttura istologica, sulla base del comportamento di segnale e sulla risposta alla somministrazione dei MDC paramagnetici. Le masse leiomiomatose presentano intensità di segnale analoga a quella dei muscoli pelvici in T1, mentre in T2 l'intensità di segnale varia in base all'entità della componente fibrosa e alla vascolarizzazione [37-39]. I *tumori maligni* sono caratterizzati da una sintomatologia clinica più evidente, con disuria progressiva fino alla ritenzione urinaria e dolori perineali a volte molto intensi, espressione del carattere infiltrante. L'esplorazione vaginale dimostra una massa dura, bozzellata o a margini non definibili, spesso fissa alle strutture muscolo-scheletriche. Dal punto di vista istologico si tratta, nella maggioranza dei casi, di adenocarcinomi, più o meno indifferenziati, mentre i carcinomi epidermoidi e quelli transizionali risultano rari. I tumori maligni di origine mesenchimale possono essere leiomiosarcomi, rabdomiosarcomi, neurinomi maligni, angiosarcomi, non differenziabili tra loro da un punto di vista morfologico (Fig. 9).

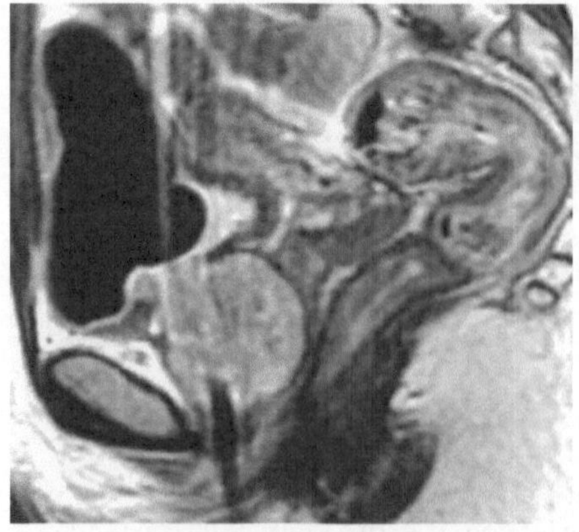

Fig. 9. Leiomiosarcoma dell'uretra. RM in scansione sagittale T1 pesata dopo somministrazione di MDC. L'esame evidenzia una voluminosa massa sottovescicale a limiti ben definiti che impronta la vescica e presenta disomogeneo *contrast enhancement*

I tumori maligni secondari possono essere a partenza dalla vagina, dal collo dell'utero o dalla base vescicale, con diffusione per contiguità. Sono state descritte anche metastasi da melanoma o tumore mammario.

All'ecografia transvaginale gli adenocarcinomi si presentano come masse solide, marcatamente disomogenee, a margini irregolari e spesso non definiti, che infiltrano la parete vaginale anteriore, la muscolatura del piano perineale e spesso anche la base vescicale. La caratterizzazione istologica avviene mediante biopsia, mentre la strategia chirurgica viene fatta con la RM che permette una buona definizione della estensione loco-regionale della neoplasia. La somministrazione del MDC migliora le performance dell'*imaging*. La TC non ha un ruolo di rilievo in questa patologia.

Stenosi

L'uretra senile è caratterizzata dalla presenza di stenosi distali che spesso vengono clinicamente sottovalutate per la loro insorgenza subdola e progressiva, in quanto i sintomi vengono confusi con quelli dell'incontinenza, comuni nelle donne dopo la menopausa. Le stenosi possono essere sostenute dalla formazione di un anello rigido fibroso all'altezza del meato uretrale esterno oppure dall'ispessimento della parete del canale uretrale. I sintomi sono rappresentati da disuria, sensazione di vuotamento vescicale incompleto e stranguria.

La metodica diagnostica più valida è rappresentata dalla cistouretrografia minzionale, che dimostra una ectasia più o meno marcata di tutta l'uretra con morfologia a imbuto, vescica da sforzo con eventuali diverticoli e residuo vescicale post-minzionale.

L'ecografia transvaginale, soprattutto se si dispone di una sonda lineare ad alta frequenza, consente di evidenziare un diffuso ispessimento della parete uretrale (Fig. 10) per fenomeni di iperplasia della muscolatura o per aumento della componente connettivale [40-42]. La fase minzionale, quando possibile, dimostra una ectasia dell'ure-

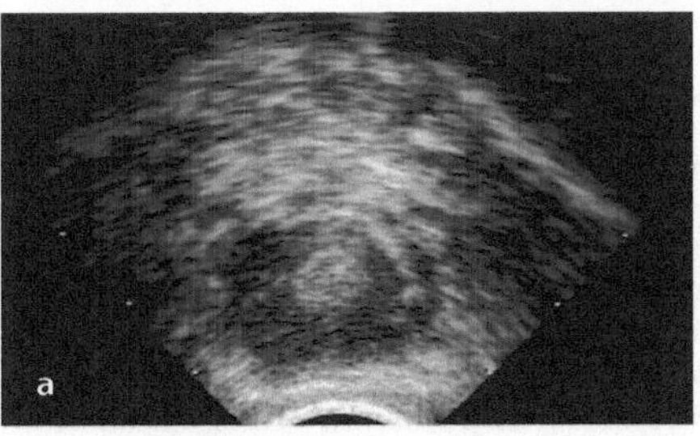

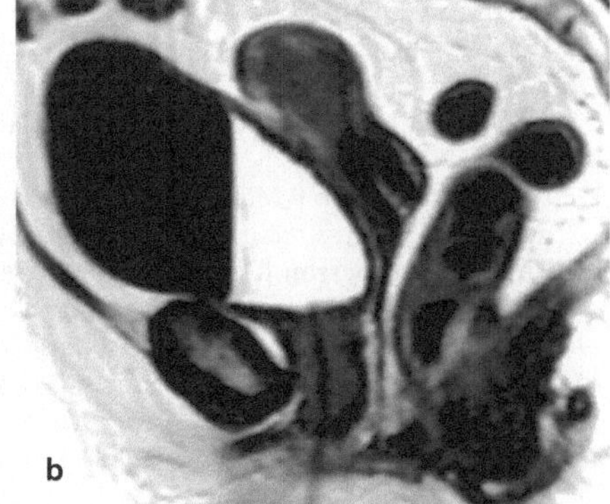

Fig. 10. Stenosi uretrale diffusa da ipertrofia fibromuscolare della parete uretrale. Ecografia transvaginale in scansione trasversale (**a**) e RM in scansione sagittale T2 pesata dopo insufflazione della vescica (**b**). Si apprezza con entrambe le metodiche un evidente ispessimento circonferenziale delle strutture parietali dell'uretra

tra, con rallentamento del flusso. La diagnosi deriva dall'integrazione dei dati morfologici con quelli flussimetrici.

La RM trova rare indicazioni al di fuori delle diagnosi differenziale con le lesioni neoplastiche.

Bibliografia

1. Friedland GW (1990) The urethra – Imaging and intervention in the 1990s. Clin Radiol 42:157-160
2. Pavlica P, Barozzi L, Menchi I (2003) Imaging of male urethra. Eur Radiol 13:1583-1596
3. Pavlica P, Menchi I, Barozzi L (2003) New imaging of the anterior male urethra. Abdom Imaging 28:180-186
4. Robinson D, Toozs-Hobson P, Cardozo L et al (2004) Correlating structure and function: three-dimensional ultrasound of the urethral sphincter. Ultrasound Obstet Gynecol 23:272-276
5. McCallum RW (1979) The adult male urethra: normal anatomy, pathology and method urethrography. Radiol Clin North Am 17:227-244
6. Perkash I, Friedland GW (1987) Ultrasonographic demonstration of false passage arising from the posterior urethra in spinal cord injury patients. J Urol 137:701-702
7. Sandler CM, McCallum RW (1990) Injuries of the urethra. In: Pollack HM (ed) Clinical urography. WB Saunders, Philadelphia, pp 1522-1534
8. Schaer G (2001) The clinical value of sonographic imaging of the urethrovesical anatomy. Scand J Urol Nephrol Suppl 207:80-86
9. Bearcroft PW, Berman LH (1994) Sonography in the evaluation of the male anterior urethra. Clin Radiol 49:621-626
10. McCallum (1990) Urethral neoplasms. In: Pollack HM (ed) Clinical Urography. WB Saunders, Philadelphia, pp 1404-1413
11. Bissada NK, Cole AT, Fried FA (1974) Extensive condylomas acuminata of the entire male urethra and the bladder. J Urol 112:201-203
12. Andersen J, Aagaard J, Jaszczak P (1987) Retrograde urethrography in the postoperative control of urethral strictures treated with visual internal urethrotomy. Urol Int 42:390-391
13. Askin B, Nilsson A, Pettersson S (1984) Functional evaluation of anterior urethral strictures with combined antegrade and retrograde urethrogaphy. Scand J Urol Nephrol 18:1-7
14. Gallentine ML, Morey AF (2002) Imaging of the male urethra for stricture disease. Urol Clin North Am 29:361-372
15. Hoebeke PB, Van Laecke E, Raes A et al (1997) Membrano-bulbo-urethral junction stenosis. Eur Urol 32:480-484
16. Sikafi Z, Butler MR, Lane V et al (1985) Bladder neck contracture following prostatectomy. Br J Urol 57:308-310
17. Barbagli G, Azzaro F, Menchi I et al (1995) Bacteriologic, histologic and ultrasonographic findings in strictures recurring after urethrotomy. Scand J Urol Nephrol 29:193-195
18. Chiou RK, Anderson JC, Tran T et al (1996) Evaluation of urethral strictures and associated abnormalities using high-resolution and color doppler ultrasound. Urology 47:102-107
19. Das S (1992) Ultrasonographic evaluation of urethra stricture disease. Urology 40:237-242
20. Derschum W, Dittrich A, Vandendris M et al (1996) Echography in the diagnosis of strictures of the anterior male urethra. J Urol 155:426
21. Gluck CD, Bundy AL, Fine C (1988) Sonographic urethrogram: comparison to roentgenographic techniques in 22 patients. J Urol 140:1404-1408
22. Gupta S, Majumdar B, Tiwari A et al (1993) Sonourethrography in the evaluation of anterior urethral strictures: correlation with radiographic urethrography. J Clin Ultrasound 21:231-239
23. Kostakopoulos A, Makrychoritis K, Deliveliotis C et al (1998) Contribution of transcutaneous ultrasonography to the evaluation of urethral strictures. Int Urol Nephrol 30:85-89

24. McAninch JW, Laing FC, Jeffrey RB (1988) Sonourethrography in the evaluation of urethral strictures: a preliminary report. J Urol 139:294-297
25. Merkle W, Wagner W (1988) Sonography of the distal male urethra: a new diagnostic procedure for urethral strictures – results of a retrospective study. J Urol 140:1409-1411
26. Nash PA, McAninch JW, Bruce JE et al (1995) Sono-urethrography in the evaluation of anterior urethral strictures. J Urol 154:72-76
27. Prestia S, Di Leo G, Marino G et al (1998) Ecografia uretrale: un nuovo approccio diagnostico nella valutazione della stenosi dell'uretra maschile. Arch Ital Urol Androl 70:169-171
28. Desser TS, Nino-Murcia M, Olcott EW (1999) Advantages of performing sonourethrography with lidocaine hydrochloride jelly in a prepackaged delivery system. AJR Am J Roentgenol 173:39-40
29. Thoumas D, Sibert L, Marliere F et al (1997) Ultrasonography of the urethra: prognostic value of the ultrasonographic structure of corpus spongiosum peristenotic fibrosis: prospective study of 33 patients. Prog Urol 7:628-632
30. Fontana D, Porpiglia F, Morra I et al (1999) Transvaginal ultrasonography in the assessment of organic diseases of female urethra. J Ultrasound Med 18:237-241
31. Beco J, Leonard D, Leonard F (1998) Study of the female urethra's submucous vascular plexus by color Doppler. World J Urol 16:224-228
32. Fernandez Gonzalez I, Sanchez Sanchez E, Martin Oses E et al (1997) Echographic diagnosis of female urethral diverticulum. Arch Esp Urol 50:781-784
33. Garcia Triana M, Pereda Gutierrez-Cortines T, Lastra Garcia-Baron P et al (2001) Diverticuli of the female urethra. Diagnosis with transrectal ultrasonography. Arch Esp Urol 54:441-444
34. Vargas-Serrano B, Cortina-Moreno B, Rodriguez-Romero R et al (1997) Transrectal ultrasonography in the diagnosis of urethral diverticula in women. J Clin Ultrasound 25:21-28
35. Khati NJ, Javitt MC, Schwartz AM et al (1998) Resident's teaching files: MR imaging diagnosis of a urethral diverticulum. Radiographics 18:517-522
36. Natale F, Ciccariello M, Morello P et al (1998) Diverticoli dell'uretra femminile. Tecniche di imaging a confronto. Minerva Urol Nefrol 50:237-240
37. Schulz B, Muller R (1999) Leiomyoma of the female urethra. Zentralbl Gynakol 121:248-249
38. Pavlica P, Bartolone A, Gaudiano C et al (2004) Female paraurethral leiomyoma: ultrasonographic and magnetic resonance imaging findings. Acta Radiol 45:796-798
39. Saidi R, Langar W, Toufahi M et al (1999) Leiomyoma of the female urethra (case report and review of the literature). Tunis Med 77:54-56
40. Athanasiou S, Khullar V, Boos K et al (1999) Imaging the urethral sphincter with three-dimensional ultrasound. Obstet Gynecol 94:295-301
41. Siegel CL, Middleton WD, Teefey SA (1998) Sonography of the female urethra. AJR Am J Roentgenol 170:1269-1274
42. Schaer GN, Schmid T, Peschers U (1998) Intraurethral ultrasound correlated with urethral histology. Obstet Gynecol 91:60-64

Capitolo 50

Patologie dello scroto

Michele Bertolotto, Loretta Calderan, Stefania Gava,
Lorenzo E. Derchi, Maria Assunta Cova

Introduzione

Il paziente anziano è spesso coinvolto in un complesso di patologie multiorgano che possono manifestarsi con il rilievo clinico di una tumefazione scrotale o con la sintomatologia dello scroto acuto.

Le tumefazioni scrotali possono essere dovute a un aumento di spessore della parete dello scroto, o ad aumento di volume del contenuto scrotale per la presenza di idrocele, di grosse cisti dell'epididimo, o di lesioni infiammatorie granulomatose o croniche. Nell'anziano le neoplasie del testicolo sono più rare che nel giovane e i tumori non germinali prevalgono su quelli della serie germinale. Il varicocele, frequente nel giovane, è piuttosto raro nell'anziano ed è spesso secondario ad altre patologie.

Mentre nel giovane con scroto acuto la diagnosi differenziale riguarda soprattutto la torsione testicolare e la patologia flogistica, nell'anziano la torsione testicolare è più rara dell'ernia strozzata e degli infarti lobulari.

L'ecografia rappresenta l'indagine di scelta nella valutazione della patologia dello scroto; la combinazione dei reperti ecografici e clinici consente di raggiungere la diagnosi corretta nella maggior parte dei casi.

Anatomia e semeiotica ecografica

Il testicolo presenta morfologia ovalare e dimensioni variabili con l'età. Piccolo nel bambino, esso subisce un notevole e rapido incremento volumetrico con la pubertà raggiungendo nell'adulto un diametro longitudinale medio di 3,5-4,5 cm, un diametro antero-posteriore di 3-3,5 cm e un diametro trasversale di circa 2,5 cm. In età senile il testicolo tende ad atrofizzarsi; il volume può ridursi anche del 25% e la consistenza del parenchima diminuisce [1-6].

L'epididimo si localizza sul margine postero-laterale del didimo. La testa ha forma arrotondata e dimensioni medie di 1-1,5 cm; il corpo si presenta come una struttura allungata dello spessore di circa 0,5 cm; la coda è leggermente più voluminosa del corpo e si incurva sul limite posteriore della faccia mediale del testicolo continuandosi con il deferente. Le appendici del testicolo (idatide del Morgagni) e dell'epididimo sono spesso riconoscibili in corrispondenza del polo superiore del testicolo e a livello della testa dell'epididimo [1, 2, 4-6].

Il testicolo, l'epididimo e il funicolo spermatico sono rivestiti da più strati tissutali acquisiti con la discesa dalla posizione retroperitoneale a quella scrotale; dall'esterno verso l'interno si riconoscono la cute, il *dartos*, lo strato sottodartoico, la fascia cremasterica, il muscolo cremastere, la tunica vaginale, distinta in un foglietto parietale e in uno viscerale, e la tunica albuginea da cui partono i setti che dividono il testicolo in lobuli. Tra i due foglietti della tunica vaginale si raccoglie generalmente una minima quantità di liquido [1, 2, 4-6].

All'ecografia il testicolo si presenta come una formazione ovalare a ecostruttura omogenea delimitata da una interfaccia iperecogena costituita dall'albuginea e dal foglietto interno della tunica vaginale. All'interno del testicolo si riconosce il *mediastinum testis* come una struttura iperecogena di forma ovalare o triangolare nelle scansioni assiali e allungata nelle scansioni longitudinali [1, 2, 4, 5, 7].

Il testicolo dell'anziano e, in generale, il testicolo atrofico presentano ecogenicità ridotta ed ecostruttura disomogenea per una maggiore evidenza delle strutture vascolari e dell'architettura lobulare (Fig. 1) [4, 7].

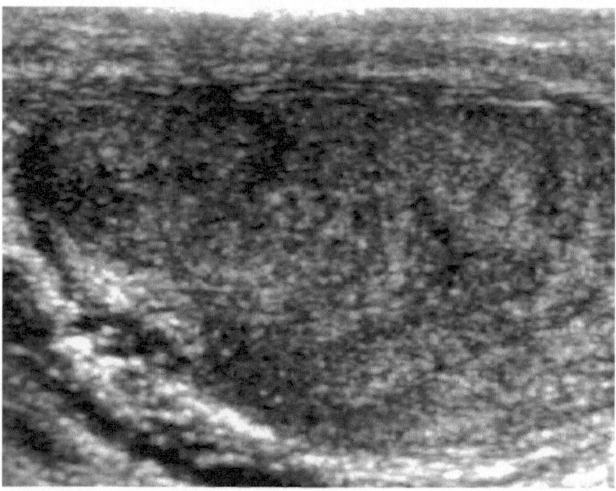

Fig. 1. Ipotrofia del didimo in un paziente di 75 anni. Scansione longitudinale che dimostra riduzione delle dimensioni e dell'ecogenicità del didimo. L'ecostruttura è disomogenea con maggiore evidenza della struttura lobulare

L'ecografia consente di esplorare tutte le porzioni dell'epididimo. Il funicolo non è sempre ben delimitabile a causa della sua ecogenicità, simile a quella delle strutture adiacenti [1, 4, 7].

Con le migliori apparecchiature color Doppler è possibile riconoscere i vasi funicolari, le arterie e le vene principali del testicolo. La vascolarizzazione dell'epididimo non è in genere apprezzabile [1, 4, 7].

Tumefazioni scrotali

L'aumento di spessore della parete scrotale è frequente nell'anziano. Cause comuni di tumefazione scrotale sono: l'ernia, l'idrocele, la patologia cistica e la patologia flogistica acuta o cronica. Il varicocele, i tumori del funicolo del testicolo e delle strutture paratesticolari sono rari.

Ispessimento della parete scrotale

La cellulite scrotale è una infiammazione delle borse scrotali comune soprattutto nei pazienti obesi, diabetici e immunodepressi. Una rara causa infiammatoria di ispessimento della parete dello scroto a prognosi severa è la gangrena di Fournier, una fascite necrotizzante dello scroto causata in genere da germi anaerobi che tende a estendersi alla parete addominale inferiore. La gangrena di Fournier costituisce una emergenza urologica ed è gravata da una mortalità che può raggiungere il 75% [1, 4, 5].

Lo spessore della parete scrotale può aumentare anche per cause non infiammatorie, quali l'ostruzione venosa o linfatica, o come una delle manifestazioni cliniche dell'insufficienza cardiaca e dell'insufficienza epatica. Le cause neoplastiche, primitive o secondarie, sono estremamente rare.

L'ecografia documenta l'aumento di spessore della parete scrotale e l'alternanza di interfacce ecogene e ipoanecogene (Fig. 2) dovute alla presenza di liquido. Nelle forme flogistiche sono spesso presenti nella parete segnali color Doppler. La diagnosi di gangrena di Fournier è clinica. L'esame radiografico diretto dell'addome, l'ecografia e la tomografia computerizzata (TC) documentano la presenza di aria nel contesto dei tessuti delle borse scrotali [5].

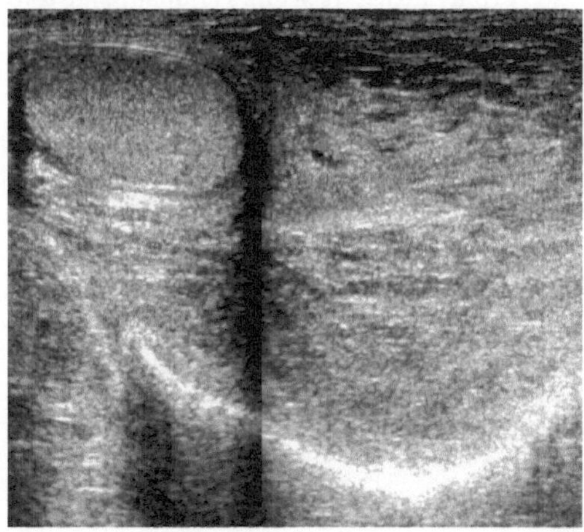

Fig. 2. Edema scrotale in un paziente con cirrosi scompensata. Marcato ispessimento degli involucri scrotali con aspetto stratificato per l'alternanza di interfacce ecogene e anecogene

Ernia scrotale

La diagnosi di ernia scrotale è in genere possibile sulla base della sola valutazione clinica l'ecografia può essere dirimente se l'ernia è irriducibile o mima una massa scrotale. Le ernie di piccole dimensioni contengono in genere omento; nell'anziano non è raro individuare ernie anche molto voluminose contenenti anse intestinali (Fig. 3) o, più raramente, la vescica [1, 2, 5].

Il lume delle anse intestinali collabite si presenta come una interfaccia iperecogena. Le anse distese da liquido o da gas si presentano con contenuto ipoecogeno corpuscolato o come interfacce fortemente riflettenti con cono d'ombra o riverberazioni posteriori.

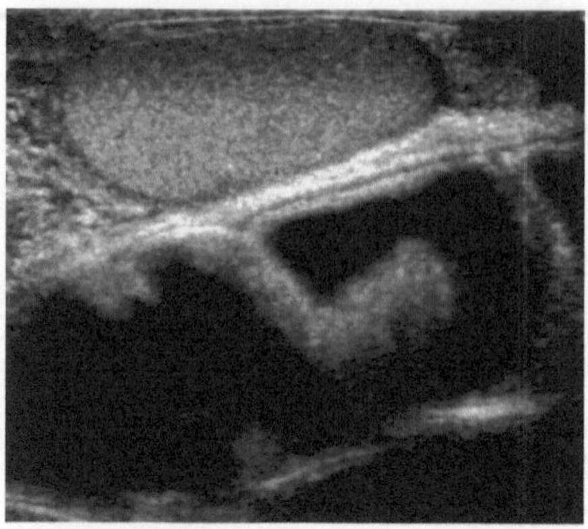

Fig. 3. Ernia scrotale. È riconoscibile un'ansa intestinale distesa da liquido come una struttura a contenuto anecogeno con parete pluristratificata

La parete intestinale presenta struttura pluristratificata e prolungando l'esame per un tempo sufficiente è in genere possibile individuare movimenti peristaltici [1, 4, 5].

La diagnosi di ernia vescicale può essere sospettata all'ecografia per la presenza di una struttura a parete spessa contenente liquido che si riduce di volume dopo la minzione con aumento dello spessore della parete. Spesso l'ernia può essere seguita cranialmente fino in prossimità della porzione intra-addominale della vescica. La diagnosi è confermata con la cistografia retrograda, l'urografia, la TC o la risonanza magnetica [9].

Idrocele

Si tratta di una raccolta liquida localizzata tra gli strati parietale e viscerale della tunica vaginale; nell'adulto può essere primitiva o associata a infiammazioni, traumi e processi neoplastici.

L'ecografia documenta la raccolta fluida tra i foglietti della tunica vaginale; negli idroceli voluminosi il testicolo e l'epididimo appaiono accollati alla parete posteriore della borsa scrotale (Fig. 4) e può essere difficile la diagnosi differenziale con uno spermatocele

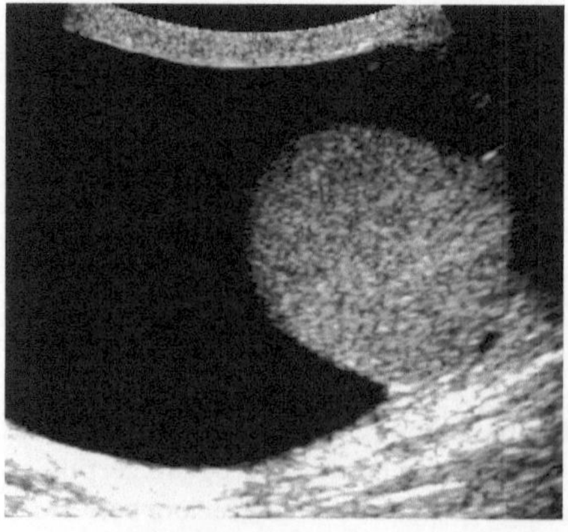

Fig. 4. Idrocele. Raccolta fluida nella tunica vaginale che circonda il didimo dislocandolo posteriormente

di grosse dimensioni. Nelle forme croniche o quando si verifica una sovrapposizione batterica è frequente il riscontro di liquido corpuscolato con livelli fluido-fluido o con aspetto pluriconcamerato per la presenza di tralci di fibrina; non è raro riconoscere un ispessimento delle pareti scrotali, calcificazioni parietali o scrotoliti [1, 2, 4, 5, 10].

Patologia cistica

Le cisti e gli spermatoceli rappresentano una causa molto frequente di tumefazione scrotale nel paziente anziano. Si localizzano prevalentemente alla testa dell'epididimo, ma possono anche collocarsi in altre porzioni dell'epididimo e all'interno del didimo. Gli spermatoceli, difficilmente differenziabili dalle cisti, sono dovuti a una dilatazione cistica dei dotti seminiferi per ostruzione duttale parziale. Sono in genere di maggiori dimensioni rispetto alle cisti e contengono cellule spermatiche. La dilatazione della *rete testis*, spesso bilaterale, è dovuta a ostruzione della stessa per causa infiammatoria, traumatica o iatrogena ed è in genere associata a spermatoceli extra- e intratesticolari [1, 2, 4, 5, 10].

Le formazioni cistiche si presentano anecogene all'ecografia; il contenuto degli spermatoceli e delle cisti emorragiche o infiammatorie può apparire finemente corpuscolato o con livelli fluido-fluido (Fig. 5) [1, 4, 5, 11, 12].

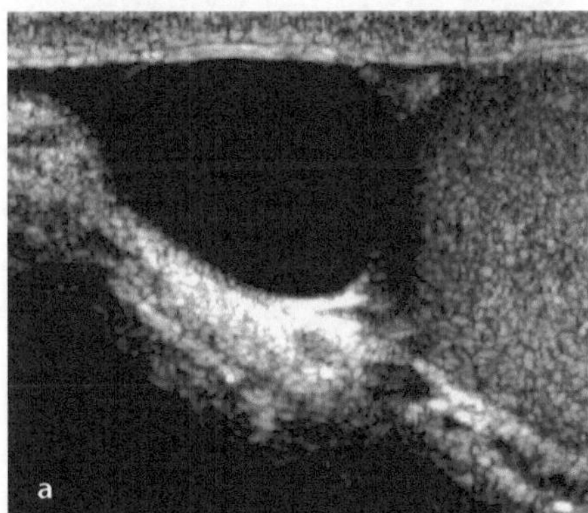

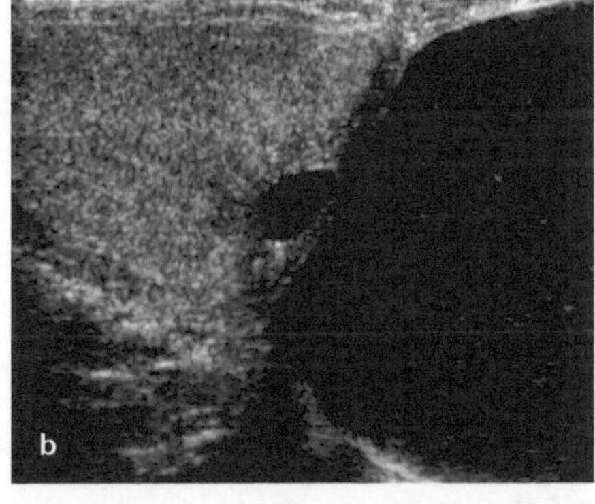

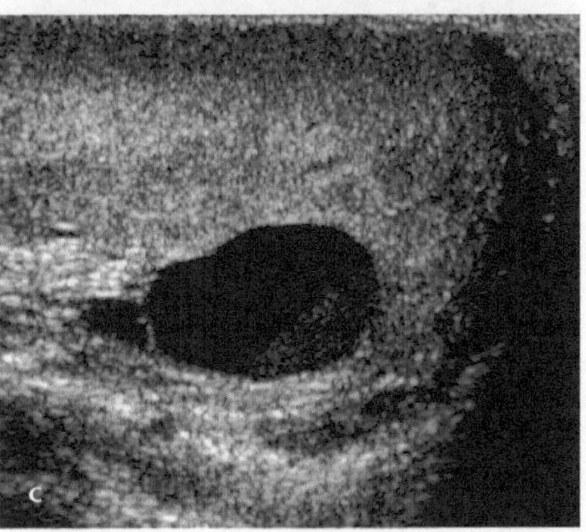

Fig. 5. Patologia cistica. **a** Cisti dell'epididimo. Formazione rotondeggiante localizzata a livello della testa dell'epididimo. **b** Spermatocele. Formazione a contenuto liquido finemente corpuscolato localizzata a livello della coda dell'epididimo. **c** Spermatocele intratesticolare. Formazione a contenuto liquido nel contesto del didimo con un livello fluido-fluido

Neoplasie

Esiste una grande varietà di neoplasie scrotali. Tra i tumori testicolari prevalgono le forme maligne, tra quelli extratesticolari, rari anche nell'anziano, prevalgono le forme benigne [1, 4, 5, 10]. I tumori maligni del testicolo hanno la massima incidenza tra i 15 e i 35 anni. Nell'anziano prevalgono le forme a partenza dalle linee non germinali, in particolare i linfomi. L'interessamento linfomatoso del testicolo può essere isolato o associato a interessamento di altri organi nei pazienti con malattia sistemica. Tra i tumori della linea germinale, il più frequente nell'anziano è il seminoma spermatocitico, un tumore a lenta crescita e rara metastatizzazione, con buona prognosi, che rappresenta nella popolazione generale solo il 10% di tutti i tumori seminomatosi [13].

All'ecografia le neoplasie del testicolo si presentano generalmente ipoecogene, a ecostruttura omogenea o disomogenea, talvolta con aree iperecogene e calcificazioni. La vascolarizzazione al color Doppler è variabile. Nei linfomi, spesso bilaterali (Fig. 6), i testicoli sono

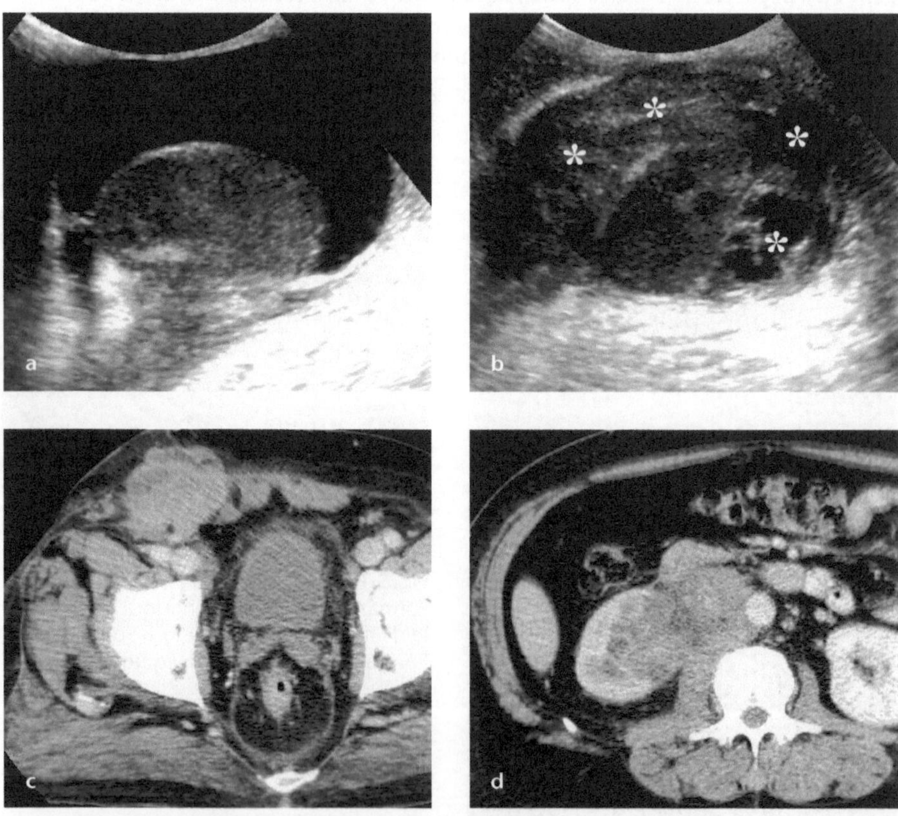

Fig. 6. Linfoma testicolare. Paziente di 65 anni con voluminosa massa scrotale e impegno linfonodale inguinale. Entrambi i didimi (**a**, **b**) presentano dimensioni notevolmente aumentate ed ecostruttura sovvertita. A destra (**a**) è presente idrocele. A sinistra (**b**) l'epididimo è tumefatto (*asterischi*) e non clivabile dal didimo. La tomografia computerizzata (TC) conferma la presenza di metastasi linfonodali a livello inguinale destro (**c**), in sede paracavale destra e all'ilo renale destro (**d**)

aumentati di dimensioni, ipoecogeni, talvolta con aree focali ipoecogene circoscritte, ipervascolarizzati al color Doppler. La diagnosi differenziale con le flogosi croniche può essere difficile. Possono associarsi linfoadenomegalie a livello addominale e inguinale [1,4,5,11,12].

Varicocele

Nel soggetto anziano la comparsa improvvisa e rapidamente progressiva di un varicocele deve essere considerata con sospetto, potendone essere la causa un carcinoma renale o qualsiasi altra neoplasia retroperitoneale che coinvolga la vena renale o la vena spermatica. L'eco-color Doppler dimostra la presenza di strutture tubulari anecogene serpiginose con flusso venoso, situate superiormente e posteriormente al testicolo; permette inoltre di valutare l'entità e le caratteristiche del reflusso e di escludere la presenza di una massa addominale che possa produrre un varicocele secondario (Fig. 7) [1,2,4,5,10].

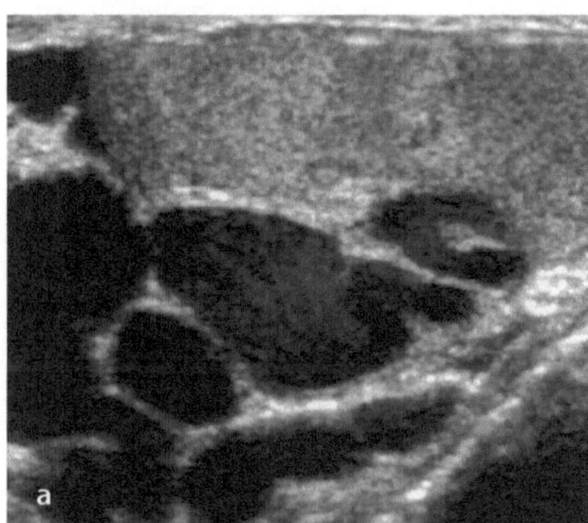

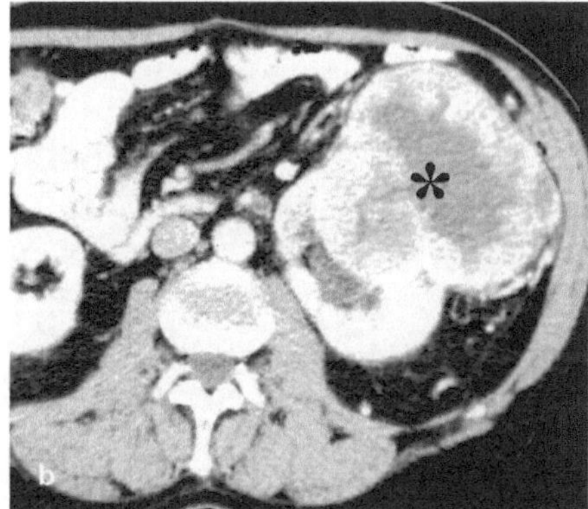

Fig. 7. Varicocele secondario. Paziente di 63 anni con varicocele clinicamente evidente di recente insorgenza. L'ecografia (**a**) conferma la presenza di varici in sede peritesticolare e intratesticolare. La TC (**b**) dimostra come il varicocele sia secondario alla presenza di una voluminosa neoplasia renale (*asterisco*)

Scroto acuto

Epididimite ed epididimo-orchite acuta

L'epididimite acuta è la causa più frequente di scroto acuto nell'adulto. Mentre nel giovane prevalgono le forme sessualmente trasmesse, nel soggetto anziano prevalgono le forme da enterobatteri secondarie a infezione delle basse vie urinarie. La coda dell'epididimo è la prima a essere coinvolta dall'infiammazione che, successivamente, tende a diffondersi a tutto l'organo; il testicolo è interessato dal processo flogistico più raramente. È comune la presenza di idrocele reattivo e nelle forme severe può associarsi aumento dimensionale e iperemia del funicolo. L'orchite pura, in genere a eziologia virale, nell'anziano è rara [1,4,10,14].

Il compito dell'ecografia è differenziare le flogosi da altre cause di scroto acuto, determinare l'estensione del processo infiammatorio, escludere la formazione di ascessi e documentare l'evoluzione del quadro in corso di terapia. Nelle flogosi acute l'epididimo si presenta aumentato di dimensioni, a ecostruttura disomogenea, tendenzialmente ipoecogeno. Il quadro può essere complicato dalla presenza di cavità ascessuali riconoscibili come lesioni circoscritte con pareti irregolari e contenuto corpuscolato (Fig. 8). Spesso si associano ispessimento delle borse scrotali e del funicolo e idrocele corpuscolato o plurisettato. All'eco-color Doppler è apprezzabile un'accentuazione della vascolarizzazione dell'epididimo (Fig. 8). Questo aspetto presenta un'affidabilità molto alta nello scroto acuto, incrementando notevolmente la confidenza diagnostica nella diagnosi differenziale con la torsione testicolare [1, 4, 5, 14].

L'estensione al testicolo del processo flogistico è riconoscibile all'esame *B-mode* per la presenza di aree ipoecogene, in genere con morfologia triangolariforme, e all'eco-color Doppler come un aumento diffuso della vascolarizzazione del didimo. Le orchiti focali, più rare, possono assumere forma rotondeggiante, con aumento circoscritto del

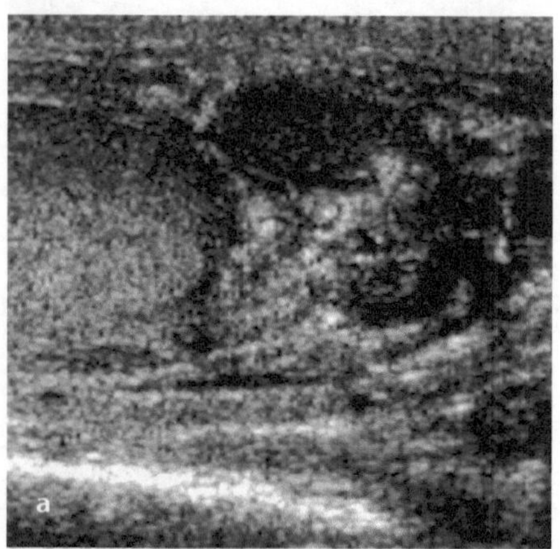

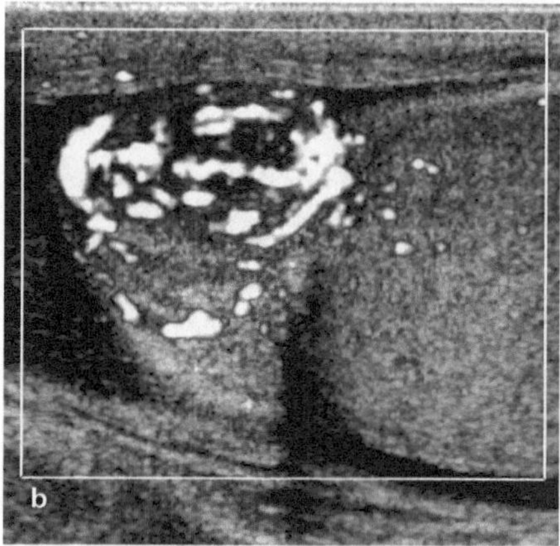

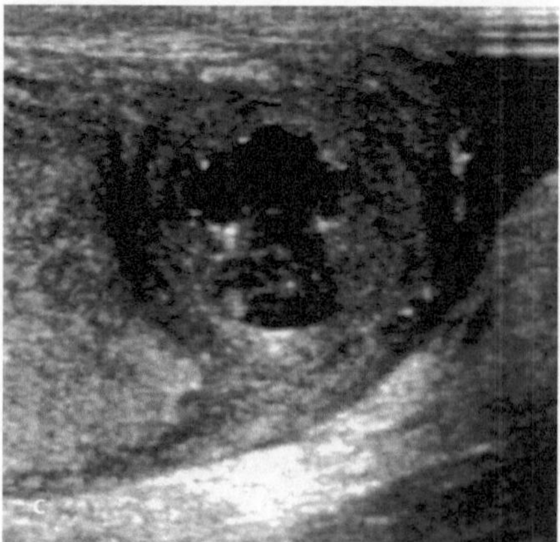

Fig. 8. Patologia flogistica. **a** Epididimite acuta. Incremento di volume e disomogeneità ecostrutturale della coda dell'epididimo. **b** Epididimite acuta. Incremento della vascolarizzazione della testa dell'epididimo al power Doppler. **c** Ascesso dell'epididimo. Lesione rotondeggiante a pareti irregolari e contenuto corpuscolato nel contesto della coda dell'epididimo

segnale colore nella zona interessata dalla flogosi che simula una neoplasia. La clinica di flogosi dovrebbe far considerare la patologia flogistica e orientare verso un follow-up dopo opportuna terapia antibiotica, piuttosto che verso l'orchiectomia [8].

Ischemia testicolare

L'ischemia testicolare può essere causata da diverse situazioni patologiche; nell'anziano prevalgono l'ischemia postflogistica, gli infarti lobulari o globali secondari a patologie vascolari sistemiche, situazioni di ipercoagulabilità, embolizzazione sistemica, compressione del cordone spermatico da ernia incarcerata. La torsione del funicolo, che rappresenta la causa più frequente di ischemia testicolare nel giovane, è rara nell'anziano [14].

L'ischemia postflogistica è dovuta a compressione delle strutture vascolari del testicolo da parte dell'epididimo e del funicolo tumefatti. L'eco-color Doppler dimostra l'aumento di segnale colore a livello dell'epididimo e riduzione della vascolarizzazione del didimo; più tardivamente le lesioni ischemiche sono riconoscibili come aree ipoecogene anche all'ecografia *B-mode*. Il testicolo può andare incontro ad atrofia [1, 2].

Gli infarti lobulari si presentano ecograficamente come aree ipoecogene di aspetto triangolariforme prevalentemente periferiche (Fig. 9), prive di vascolarizzazione al color Doppler, che nei controlli ecografici successivi tendono a ridursi di dimensione per necrosi e atrofia del parenchima testicolare coinvolto. Nel contesto dell'area necrotica possono comparire calcificazioni [15].

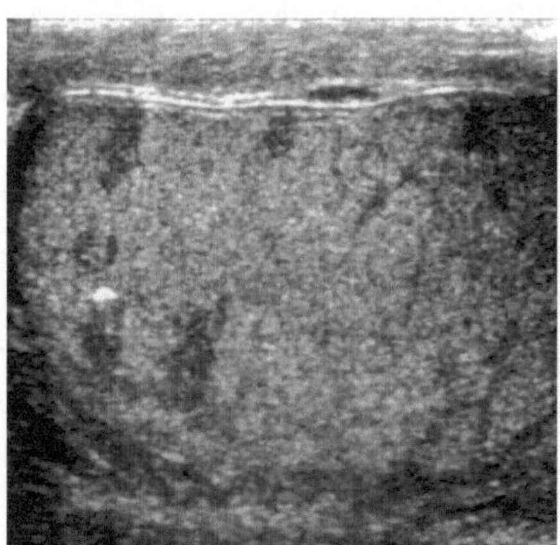

Fig. 9. Infarti testicolari. Paziente diabetico e vasculopatico che lamenta dolori scrotali acuti ricorrenti. Entrambi i testicoli presentano multiple aree ipoecogene periferiche di aspetto triangolariforme

La diagnosi di torsione del funicolo si basa sulla dimostrazione diretta all'ecografia *B-mode* del cordone spermatico torto e sull'assenza di segnale colore all'interno del didimo, in genere accompagnato alla persistenza e, anzi, all'incremento di flussi a livello delle pareti scrotali. Il primo segno è utile soprattutto per riconoscere le torsioni incomplete, nelle quali la diagnosi può essere difficile al color Doppler per la persistenza di segnale colore all'interno del didimo [1, 4, 14].

Altre cause di scroto acuto nell'anziano

L'ernia strozzata rappresenta una causa non trascurabile di scroto acuto nell'anziano. In genere il viscere interessato è l'intestino tenue, ma è possibile l'interessamento anche di altri visceri come il colon e la vescica. L'ecografia permette di riconoscere i visceri erniati nel sacco scrotale consentendo la diagnosi differenziale con altre cause di scroto acuto [1, 2].

La torsione delle appendici scrotali è prevalente nel bambino, ma può riscontrarsi occasionalmente anche nell'adulto e nell'anziano. Il quadro ecografico è scarsamente specifico: l'appendice colpita si presenta ingrandita, dolente, con ecogenicità variabile. In genere si associano idrocele, ispessimento della parete scrotale e ingrandimento della testa dell'epididimo. Il color Doppler rivela flusso normale o addirittura incrementato del testicolo corrispondente. Il ruolo degli ultrasuoni è principalmente escludere la torsione del funicolo o un'epididimo-orchite acuta [5, 14].

Altre patologie scrotali

Flogosi croniche

Le epididimiti croniche sono comunemente l'esito di episodi ripetuti di epididimo-orchiti acute batteriche non completamente risolte. Clinicamente il paziente lamenta persistenza del dolore; ecograficamente l'epididimo è di volume aumentato e ipervascolarizzato al color Doppler, sia pure in misura minore rispetto alle flogosi acute, con ecogenicità disomogenea per la presenza di aree fibrotiche o di calcificazioni. Le pareti scrotali sono spesso ispessite e iperemiche [1, 4].

Le epididimo-orchiti granulomatose, più frequenti nell'anziano, costituiscono un gruppo di patologie flogistiche rare, a decorso cronico, caratterizzate istologicamente dalla presenza di granulomi in sede interstiziale. La diagnosi differenziale con altre forme di epididimo-orchiti croniche si basa fondamentalmente sui dati clinici e sull'anamnesi di infezione tubercolare, di brucellosi, di actinomicosi, di sarcoidosi o di altre patologie che possono complicarsi con una epididimo-orchite granulomatosa. Nella fase non colliquativa i granulomi possono essere pressoché isoecogeni rispetto alle strutture contigue e l'ecografia può evidenziare solamente una disomogeneità strutturale e un incremento dimensionale del didimo e dell'epididimo. Altre volte i granulomi sono riconoscibili come lesioni circoscritte rendendo difficile la diagnosi differenziale con la patologia neoplastica primitiva e con l'infiltrazione linfomatosa [16, 17].

Il granuloma spermatico costituisce una forma di epididimite cronica, di comune riscontro nell'età adulta e nell'anziano, dovuta a stravaso di sperma nel tessuto epididimale con conseguente reazione granulomatosa. Spesso di piccole dimensioni e asintomatico, si presenta in genere ecograficamente come una lesione solida ipoecogena a margini ben definiti all'interno dell'epididimo [1, 10].

Calcificazioni scrotali

Il riscontro di calcificazioni scrotali è comune nell'anziano. Le calcificazioni dell'epididimo sono spesso l'esito di un processo flogistico; in particolare, calcificano frequentemente le forme granulomatose a eziologia tubercolare e i granulomi spermatici. Anche l'appendice dell'epididimo e del didimo possono calcificare. Gli scrotoliti, o calcoli scrotali, spesso singoli, sono depositi di materiale fibrinoso intorno a un nucleo di idrossiapatite o residui delle appendici del didimo e dell'epididimo distaccatesi in seguito a torsione. Sono in genere associate a idrocele e si presentano ecograficamente come formazioni calcifiche mobili tra i foglietti della tunica vaginale.

All'interno del testicolo sono frequentemente osservabili nell'anziano calcificazioni vascolari riconoscibili per la loro disposizione lungo il decorso dei vasi. *Foci* calcifici più voluminosi possono essere l'esito di traumi, infarti o insulti flogistici pregressi. Calcificazioni raggruppate nel contesto di un'area ipoecogena sono di comune riscontro negli infarti lobulari; la sede periferica e l'aspetto cuneiforme facilitano la diagnosi differenziale con le neoplasie, che sono in genere rotondeggianti e situate in sede più centrale. La microlitiasi testicolare è una condizione patologica asintomatica di riscontro occasionale a tutte le età; si presenta ecograficamente come minute calcificazioni diffuse bilateralmente nel parenchima dei didimi [2, 5, 15, 18].

Bibliografia

1. Fowler R (2001) The scrotum and penis. In: Meire H, Cosgrove D, Dewbury K, Farrant P (eds) Clinical ultrasound, a comprehensive text. Abdominal and general ultrasound, vol 2. Churchill Livingstone, London, pp 627-657
2. Dewbury KC (2000) Scrotal ultrasonography: an update. BJU International 86:43-152
3. Rizzatto G (2000) Superficial structures. Ultrasound Med Biol 26:116-122
4. Vallone G, Rea G (2002) Scroto. In: Bazzocchi M (ed) Ecografia, vol 3. Idelson-Gnocchi, Napoli, pp 1057-1087
5. Dogra VS, Gottlieb LH, Oka M et al (2003) Sonography of the scrotum. Radiology 227:18-36
6. Sarteschi LM, Morelli G, Menchini-Fabris GF (2003) Anatomia della borsa scrotale. In: Sarteschi LM, Menchini-Fabris GF (eds) Ecografia andrologica. Athena, Modena, pp 23-27
7. Sarteschi LM, Palego P (2003) Eco-color Doppler del contenuto della borsa scrotale: quadro normale. In: Sarteschi LM, Menchini-Fabris GF (eds) Ecografia andrologica. Athena, Modena, pp 29-42
8. Lerner RM, Mevorach RA, Hulbert WC et al (1990) Color Doppler US in the evaluation of acute scrotal disease. Radiology 176:355-358
9. Bacigalupo LE, Bertolotto M, Barbiera F et al (2005) Imaging of urinary bladder hernias. AJR Am J Roentgenol 184:546-551
10. Woodward PF, Schwab CM, Sesterhenn IA (2003) From the Archives of the AFIP. Extratesticular scrotal masses: radiologic-pathologic correlation. Radiographics 216:215-240
11. Harris RD, Chouteau C, Partrick M et al (2000) Prevalence and significance of heterogeneous testes revealed on sonography: ex vivo sonographic-pathologic correlation. AJR Am J Roentgenol 175:347-352
12. Sarteschi LM, Morelli G (2003) Lesioni espansive scrotali. In: Sarteschi LM, Menchini-Fabris GF (eds) Ecografia andrologica. Athena, Modena, pp 229-240
13. Contran RS, Kumar V, Robbins SL (1994) Male genital system. In: Contran RS, Kumar V, Robbins SL (eds) Robbins pathologic basis of disease. Saunders, Philadelphia, pp 1007-1032

14. Sarteschi LM, De Maria M, Morelli G (2003) Scroto acuto. In: Sarteschi LM, Menchini-Fabris GF (eds) Ecografia andrologica. Athena, Modena, pp 213-228
15. Bushby LH, Miller FN, Rosairo S et al (2002) Scrotal calcification: ultrasound appearances, distribution and aetiology. Br J Radiol 75:283-288
16. Salmeron I, Ramirez-Escobar MA, Puertas F et al (1998) Granulomatous epididymo-orchitis: sonographic features and clinical outcome in brucellosis, tuberculosis and idiopathic granulomatous epididymo-orchitis. J Urol 159:1954-1957
17. Chung JJ, Kim MJ, Lee T et al (1997) Sonographic findings in tuberculous epididymitis and epididymo-orchitis. J Clin Ultrasound 25:390-394
18. Cast JE, Nelson WM, Early AS et al (2000) Testicular microlithiasis: prevalence and tumor risk in a population referred for scrotal sonography. AJR Am J Roentgenol 175:1703-1706